新编 *XINBIAN NEIFENMI*
DAIXIEBINGXUE
内分泌代谢病学

柳　河　等/编著

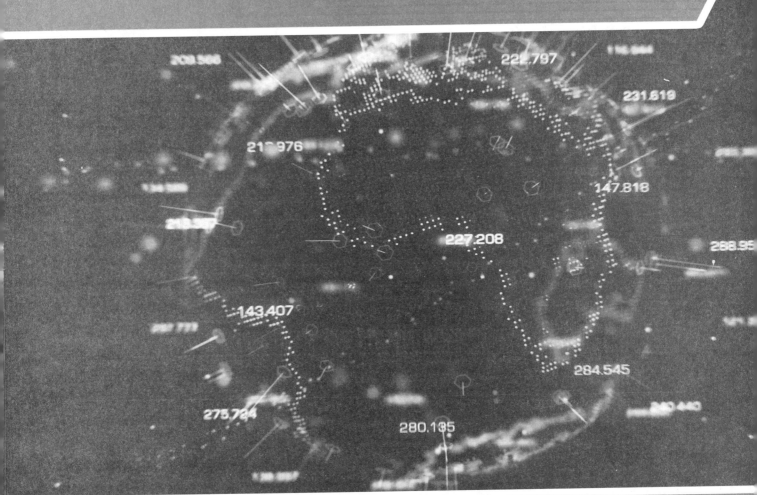

吉林科学技术出版社

图书在版编目（CIP）数据

新编内分泌代谢病学 / 柳河等编著. -- 长春：吉
林科学技术出版社, 2018.4
ISBN 978-7-5578-3858-4

Ⅰ.①新… Ⅱ.①柳… Ⅲ.①内分泌病－诊疗②代谢
病－诊疗 Ⅳ.①R58

中国版本图书馆CIP数据核字(2018)第075528号

新编内分泌代谢病学

出 版 人	李 梁
责任编辑	孟 波 孙 默
装帧设计	孙 梅
开　　本	889mm×1194mm　1/16
字　　数	1472千字
印　　张	45.75
印　　数	1-3000册
版　　次	2019年5月第1版
印　　次	2019年5月第1次印刷

出　　版　吉林出版集团
　　　　　吉林科学技术出版社
发　　行　吉林科学技术出版社
地　　址　长春市人民大街4646号
邮　　编　130021
发行部电话/传真　0431-85635177　85651759　85651628
　　　　　　　　　85677817　85600611　85670016
储运部电话　0431-84612872
编辑部电话　0431-85635186
网　　址　www.jlstp.net
印　　刷　三河市天润建兴印务有限公司

书　　号　ISBN 978-7-5578-3858-4
定　　价　258.00元

前　言

　　随着人类生活水平的提高和生存环境的改变,内分泌与代谢性疾病的发病率呈逐年上升的趋势,这类疾病病机复杂,大多数发病隐匿、缓慢、迁延难愈。鉴于此,为了帮助和指导临床医生更准确地诊断疾病,更合理、科学地进行治疗,我们特组织一批专家学者协力编写了本书。

　　全书在简单回顾各种内分泌与代谢性疾病诊断标准的同时,着重介绍了其治疗原则与治疗方法。在编写过程中,参考和引用了近年来国际上诸多循证医学的结果和理论,力求准确把握医学发展的脉搏,做到推陈出新,尽可能展示内分泌与代谢性疾病诊疗学最新的进展。本书具有条理清楚,实用性强等特点,同时又兼顾简明扼要,不失简洁的风格。希望本书能为临床医师的工作带来实质性的便利。

　　本书编者们在百忙中反复组稿、修改、审订,力求为广大读者奉献一本对知识阐述全面的临床参考书。由于内分泌学建立在基础学科的坚实基础上,其知识库也在不断更新,加之时间紧迫,如存在疏漏之处,恳请广大读者惠予指正,使之日臻完善。

目　　录

第一章　内分泌常用临床试验操作

第一节　垂体功能检查

垂体功能检查包括各种垂体激素的检测和垂体储备功能的检查。

一、腺垂体功能检查

完整地判断腺垂体的功能状态,必须同时了解腺垂体合成、分泌的6种激素及靶腺激素的水平。

1.血浆ACTH测定　ACTH主要作用于肾上腺皮质的束状带和网状带,促进糖皮质激素和性激素生成。一般正常人血浆ACTH浓度高峰在上午6～10时,呈明显昼夜节律性。①正常参考值:2.64～13.2pmol/L(12～60pg/ml)。②ACTH血浆半衰期短,仅为3～9min,抽取血浆标本时最好用冷注射器,快速在4℃下分离血浆,并冷藏留待检测。③ACTH增高,见于ACTH瘤、异位ACTH综合征、Nelson综合征、下丘脑性闭经、原发性肾上腺皮质功能减退症及ACTH不敏感综合征。④ACTH降低,见于腺垂体功能不全、非ACTH垂体瘤、肾上腺性库欣综合征以及长期应用糖皮质激素者。

2.血清GH测定　GH基础分泌量受生理因素影响较大,且因为脉冲式分泌,故随机检测并没有多大价值。如怀疑为GH缺乏,可做GH兴奋试验;如怀疑为GH分泌过多,则选择GH抑制试验。

(1)GHRH兴奋试验:静脉注射GHRH 100μg,分别于注射前15min和注射后0min、15min、30min、45min、60min、75min、90min、105min及120min测血GH浓度。

(2)TRH兴奋试验:静脉注射TRH 200～500μg,分别于注射前15min和注射后0min、15min、30min、45min、60min、75min、90min、105min及120min测血GH浓度。正常人无GH分泌反应,垂体GH瘤对TRH刺激有GH分泌反应。

(3)促性腺激素释放激素(GnRH)兴奋试验:静脉注射GnRH 100μg,分别于注射前15min和注射后0min、15min、30min、45min、60min、75min、90min、105min及120min测血GH浓度。

(4)口服葡萄糖抑制试验:口服75g葡萄糖,分别于口服葡萄糖前30min,口服葡萄糖后30min、60min、90min和120min采血测GH浓度。正常人服葡萄糖120min后GH显著降低。

(5)多巴胺抑制试验:静脉注射多巴胺5μg/kg,于注射后0min、15min、30min、60min、90min、120min分别采血测GH,GH瘤患者的平均抑制率可达70%。

(6)精氨酸抑制试验:试验前1d晚餐后禁食,次日早晨在空腹休息时静脉滴注L-精氨酸0.5g/kg(溶于250ml生理盐水中)持续滴注30min,于滴注0min、30min、60min、90min及120min采血测GH。

3.血清PRL测定　正常非妊娠、哺乳女性及正常男性的基础PRL分泌一般<20μg/L;在排除生理性

及药物性原因情况下,PRL升高主要见于PRL瘤。由于PRL分泌的脉冲频率较固定且幅度不大,因此检测随机血清PRL水平有诊断价值。患者进食与否及抽取标本的时间对检测结果影响较小,一般不予考虑。如果常规抽血标本测得血清PRL水平轻微升高,应排除应激及脉冲影响。

4.血清TSH测定　腺垂体每日产生$50\sim200\mu g$的TSH,其半衰期为53.4min。

(1)血清TSH正常参考值为$0.3\sim5mU/L$(高灵敏度检测技术)。高灵敏度检测技术的最低检出值为$0.04mU/L$,称为高敏TSH(sTSH),一般可取代TRH兴奋试验用于诊断甲状腺功能亢进症。免疫化学发光法(ICMA)检测TSH的灵敏度可达$0.01mU/L$。

(2)血清TSH升高主要见于TSH瘤、原发性甲状腺功能减退症。

(3)TSH降低常见于Graves病及其他甲状腺性甲状腺功能,亢进症、继发性甲状腺功能减退症。

5.血清LH和FSH测定　LH作用于睾丸间质细胞和卵巢滤泡,调节性腺类固醇激素的产生;FSH主要作用于性腺的滋养细胞,促进精子生成和卵巢滤泡的发育。正常男性和女性在青春期两者浓度并不恒定,在青春期以前两性的FSH和LH水平差别不大,女性在性成熟后伴随规律的月经周期,两者浓度呈显性变化,男性在性成熟后FSH和LH水平变化不大,一般相对稳定在一个较窄的范围内。男性及性成熟前女性检测血清LH和FSH水平有诊断意义,儿童真性性早熟患者LH和FSH升高,常见于松果体瘤、间脑错构瘤等;假性性早熟者及青春期延迟者常有LH和FSH下降。

二、腺垂体功能的动态试验

1.联合兴奋试验　腺垂体功能减退时,该试验可用于判断腺垂体的储备功能及鉴别下丘脑或是垂体本身原因引起的腺垂体功能减退。方法:相继静脉注射(GnRH $100\mu g$、TRH $200\mu g$、CRH和GHRH各$1\mu g/kg$),均溶于5ml生理盐水中,依次在$20\sim30s$注射完。分别在注射前30min、注射后0min、15min、30min、60min、90min及120min抽血检测ACTH、皮质醇、TSH、LH、FSH及GH水平。

2.生长激素分泌的动态试验　GH兴奋试验可判断患者是否存在GH缺乏。GH抑制试验可用于诊断肢端肥大症或巨人症。

3.诊断催乳素瘤的动态试验　PRL瘤分泌具有自主性,PRL兴奋试验或抑制试验时没有明显变化,而非PRL瘤则有明显变化。PRL兴奋试验主要有TRH兴奋试验、氯丙嗪兴奋试验、甲氧氯普胺(胃复安)兴奋试验等。PRL抑制试验有左旋多巴抑制试验、溴隐亭抑制试验等。

4.用于下丘脑-垂体-性腺轴功能评价的动态试验　主要有GnRH兴奋试验、氯米芬试验、孕激素试验等。

三、神经垂体功能检查

1.血浆AVP测定　AVP合成减少或排泌障碍会产生尿崩症;抗利尿激素分泌不适当综合征患者血浆AVP水平增加。

2.AVP动态试验　AVP兴奋试验有禁水加压素试验、高渗盐水试验;AVP分泌的抑制试验有水负荷试验等。

（段珠山）

第二节　甲状腺功能试验

一、血清甲状腺激素测定

1.血清总甲状腺素（TT_4）　T_4全部由甲状腺产生，正常情况下血液循环中T_4约99.96％与特异的血浆蛋白结合，其中约60％与甲状腺素结合球蛋白（TBG）结合，其余的与TH转运蛋白和清蛋白结合。TBG与T_4的亲和力最强，因此血清中TT_4的水平主要受TBG的影响。妊娠、雌激素、急性病毒性肝炎、先天因素等可引起TBG升高，导致TT_4增高；雄激素、糖皮质激素、低蛋白血症、先天因素等可以引起TBG降低，导致TT_4降低。

正常参考值：RIA法，65～156nmol/L（5～12μg/dl）；免疫化学发光法（ICMA），58.1～154.8nmol/L（4.5～11.9μg/dl）。

导致TT_4升高的原因主要有：①甲状腺功能亢进症。但T_3型甲状腺功能亢进者的TT_4正常。②高TBG血症。③家族性异常清蛋白血症。此为一种常染色体显性遗传性疾病，血中清蛋白升高而分子结构异常。④药物。有些药物可使TT_4升高，如胺碘酮、含碘造影剂、β受体阻滞药、奋乃静、氟尿嘧啶、苯丙胺、二醋吗啡等。⑤T_4抵抗综合征。

导致TT_4降低的原因有：①甲状腺功能减退症。一般来说，用TT_4来诊断甲状腺功能减退症较TT_3敏感。②缺碘性甲状腺肿。③低TBG血症。④药物。如二硝基苯酚、保泰松、硫氰酸盐、肝素等药物或化合物可竞争性结合血中TBG，使TT_4下降；另一类药物如苯妥英钠、水杨酸类、氯贝丁酯（安妥明）等可抑制TBG合成。

2.总三碘甲腺原氨酸（TT_3）　TT_3仅有20％直接来自甲状腺，其余约80％在外周组织中由T_4转换而来。T_3是甲状腺激素在组织实现生物作用的活性形式，约99.6％与甲状腺素结合球蛋白（TBG）特异性结合，T_3与TBG的结合亲和力明显低于T_4，这是血清中T_3浓度明显低于T_4的原因之一。

正常参考值：RIA法，1.8～2.9nmol/L（115～190μg/dl）；ICMA法，0.7～2.1nmol/L（44.5～136.1μg/dl）。

导致TT_3升高的常见原因为：①甲状腺功能亢进症。甲状腺功能亢进症患者的血TT_3升高较TT_4明显，测定TT_3更适合于轻型甲状腺功能亢进症、早期甲状腺功能亢进症和亚临床型甲状腺功能亢进症以及甲状腺功能亢进症治疗后复发的诊断。T_3型甲状腺功能亢进症患者仅有TT_3和FT_3升高。②高TBG血症。

导致TT_3下降的原因有：①甲状腺功能减退症。较重甲状腺功能减退症患者的血TT_3和TT_4均下降，而轻型甲状腺功能减退症的TT_3不一定下降，故诊断轻型甲状腺功能减退和亚临床甲状腺功能减退症时，TT_3不如TT_4敏感。②全身性疾病或慢性病变常导致TT_3下降（NTIS），多见于慢性肾衰竭、慢性心力衰竭、糖尿病、心肌梗死、肺心病等患者。

3.血清游离甲状腺素（FT_4）、游离三碘甲腺原氨酸（FT_3）　FT_4和FT_3不受血清中TBG变化的影响，直接反映了甲状腺的功能状态，其敏感性和特异性均高于TT_3和TT_4。

正常参考值：RIA法，FT_4为9～25pmol/L（0.7～1.9μg/dl），FT_3为3～9pmol/L（0.19～0.58μg/dl）；ICMA法，FT_4为9～23.9pmol/L（0.7～1.8μg/dl），FT_3为2.1～5.4pmol/L（0.14～0.35μg/dl）。

导致FT_3、FT_4升高的主要原因有：①甲状腺功能亢进症。目前，FT_3和FT_4是诊断甲状腺功能亢进症的主要指标。②低 T_3 综合征。由于 5'-脱碘酶受抑制，T_4 的外周脱碘作用障碍使 FT_4 升高。③TH 不敏感综合征。FT_3 和 FT_4 均明显升高，但无甲状腺功能亢进症表现。④某些药物，如胺碘酮、肝素等可使 FT_4 升高。因此，FT_3 测定最适合于甲状腺功能亢进症和 L-T_4 治疗中药物是否过量的判断。

导致 FT_3 和 FT_4 下降的主要原因有：①甲状腺功能减退症。一般两者均下降，轻型甲状腺功能减退症、甲状腺功能减退症初期多以 FT_4 下降为主。②低 T_3 综合征可仅有 FT_3 下降。③药物。ATD 可使 FT_3、FT_4 下降，呈现治疗作用，但下降的程度和速度可不平行。一般先以 FT_4 下降为明显，在治疗过程中 FT_3 的水平与甲状腺功能亢进症控制程度有更好的相关性。此外，有些药物，如苯妥英钠、多巴胺或糖皮质激素等也可使 FT_3 和 FT_4 降低。

4.血清反 T_3(rT_3)测定　T_4 在外周组织中，除经 5'-脱碘酶作用外环脱碘形成 T_3 外，还有 55% 左右的 T_4 在内环 5'-脱碘形成 rT_3。rT_3 无生物活性。血清中 98% 的 rT_3 与 TBG 结合，故凡影响 TBG 的因素均可影响 rT_3 的浓度。在通常情况下，rT_3 的浓度与 TT_3 和 TT_4 的变化平行，但有时也出现所谓的"分离现象"。值得注意的是，有些甲状腺功能亢进症早期或甲状腺功能亢进症复发初期患者可仅表现为 rT_3 升高。在重症营养不良或某些全身性疾病时，rT_3 也可明显升高，而 TT_3 明显降低（低 T_3 综合征）。

正常参考值：成年人 rT_3 为 0.2～0.8nmol/L(13～53ng/dl)。

二、血清促甲状腺激素（TSH）测定

血清 TSH 浓度的变化是反映甲状腺功能最敏感的指标。用免疫化学发光法（1CMA）测定的 TSH 灵敏度可达 0.01mU/L，称为高敏 TSH(sTSH)，其特异性高，且方法简便，快速可靠，无放射污染。

正常参考值：成年人为 0.3～4.8mU/L。

TS～sTSH 临床应用：①诊断甲状腺功能亢进症和甲状腺功能减退症。sTSH 是首选指标。②诊断亚临床甲状腺功能异常（亚临床甲状腺功能亢进症和亚临床甲状腺功能减退症）。③监测原发性甲状腺功能减退症 L-T_4 替代治疗，TSH 目标值设定为 0.2～2.0mU/L；老年人适当提高，建议为 0.5～3.0mU/L。④监测分化型甲状腺癌（DTC）L-T_4 抑制治疗。抑制肿瘤复发的 TSH 目标值，低危患者为 0.1～0.5mU/L，高危患者＜0.1mU/L。⑤对甲状腺功能正常的病态综合征（ESS），建议采用较宽的 TSH 参考值(0.02～10mU/L)，并联合应用 FT_4/TT_4 测定。⑥中枢性（包括垂体性和下丘脑性）甲状腺功能减退症的诊断。原发性甲状腺功能减退症当 FT_4 低于正常时，血清 TSH 值应＞10mU/L。若此时 TSH 正常或轻度增高，应疑似中枢性甲状腺功能减退症。⑦不适当 TSH 分泌综合征（垂体 TSH 瘤和甲状腺激素抵抗综合征）的诊断。甲状腺激素水平增高而 TSH 正常或增高的患者需考虑本病。

三、甲状腺自身抗体测定

临床常用的是甲状腺过氧化物酶抗体（TPOAb）、甲状腺球蛋白抗体（TgAb）和 TSH 受体抗体（TRAb）。

1.甲状腺过氧化物酶抗体（TPOAb）　TPOAb 是以前的甲状腺微粒体抗体（TMAb）的主要成分，是一组针对不同抗原决定簇的多克隆抗体，以 IgG 型为主，主要用于诊断自身免疫性甲状腺疾病。TPOAb 对于甲状腺细胞具有细胞毒性作用，引起甲状腺功能低下。

TPOAb 测定的临床应用：①诊断自身免疫性甲状腺疾病，如自身免疫性甲状腺炎，Graves 病等；②TPOAb阳性是 α 干扰素、白介素-2 或锂治疗期间出现甲状腺功能减退症的危险因素；③TPOAb 阳性是

胺碘酮治疗期间出现甲状腺功能异常的危险因素;④TPOAb 阳性是 Down 综合征患者出现甲状腺功能减退的危险因素;⑤TPOAb 阳性是妊娠期间出现甲状腺功能异常或产后甲状腺炎的危险因素;⑥TPOAb 阳性是流产和体外受精失败的危险因素。

2.甲状腺球蛋白抗体(TgAb)　　TgAb 是一组针对甲状腺球蛋白(Tg)不同抗原决定簇的多克隆抗体,以 IgG 型为主,也有 IgA 和 IgM 型抗体。一般认为 TgAb 对甲状腺无损伤作用。

TgAb 测定的临床应用:①自身免疫性甲状腺疾病的诊断。其意义与 TPOAb 基本相同,抗体滴度变化也具有一致性。②分化型甲状腺癌(DTC):血清 TgAb 测定主要作为血清 Tg 测定的辅助检查。因为血清中存在低水平的 TgAb 可以干扰 Tg 测定,因此 Tg 测定时要同时测定 TgAb。

3.TSH 受体抗体(TRAb)　　TRAb 包括 3 个类别。①TSH 受体抗体(狭义 TRAb):也称为 TSH 结合抑制免疫球蛋白(TBII)。TRAb 阳性提示存在针对 TSH 受体的自身抗体,但是不能说明该抗体具有什么功能。Graves 病患者存在 TRAb 一般视为甲状腺刺激抗体(TSAb)。②TSAb:是 TRAb 的一个类型,具有刺激 TSH 受体,引起甲状腺功能亢进的功能,是 Graves 病的致病性抗体。③甲状腺刺激阻断抗体(TS-BAb):也是 TRAb 的一个类型,具有占据 TSH 受体、阻断 TSH 与受体结合而引起甲状腺功能减退的功能,是部分自身免疫甲状腺炎发生甲状腺功能减退症的致病性抗体。

个别自身免疫性甲状腺疾病患者可以出现 TSAb 和 TSBAb 交替出现的现象,临床表现为甲状腺功能亢进症与甲状腺功能减退症的交替变化。

TRAb 测定的临床应用:①初发 Graves 病 60%～90% 阳性,甲状腺功能正常的 Graves 眼病可以阳性。②对预测抗甲状腺药物治疗后甲状腺功能亢进症复发有一定意义。抗体阳性者预测复发的特异性和敏感性约为 50%,但抗体阴性的预测意义不大。③对于有 Graves 病或病史的妊娠妇女,有助于预测胎儿或新生儿甲状腺功能亢进症发生的可能性。因为该抗体可以通过胎盘,刺激胎儿的甲状腺产生过量甲状腺激素。

四、甲状腺球蛋白测定

甲状腺球蛋白由甲状腺滤泡上皮细胞分泌,是甲状腺激素合成和储存的载体。血清 Tg 水平升高与以下 3 个因素有关:甲状腺肿;甲状腺组织炎症和损伤;TSH、HCG 或 TRAb 对甲状腺刺激。血清 Tg 的测定临床应用于以下情况。

1.非肿瘤性疾病　　①评估甲状腺炎的活动性,炎症活动期血清 Tg 水平增高;②诊断口服外源性甲状腺激素所致的甲状腺毒症,其特征为血清 Tg 不增高。

2.分化型甲状腺癌　　血清 Tg 主要作为 DTC 的肿瘤标记物,监测其复发,具有很高的敏感性和特异性,但是前提是 TgAb 阴性,因为 TgAb 干扰 Tg 的测定结果。DTC 患者中约 2/3 在手术前有 Tg 水平的升高,但由于许多人患甲状腺良性疾病时均可伴有 Tg 水平升高,故不能作为 DTC 的诊断指标。DTC 患者接受甲状腺近全部切除和 ^{131}I 治疗后,血清 Tg 应当不能测到。如果在随访中 Tg 增高,说明原肿瘤治疗不彻底或者复发。手术后有 3 种情况说明肿瘤切除不彻底或肿瘤复发:①在基础状态下可测到 Tg 或原为阴性变成阳性;②停用甲状腺激素抑制治疗 3～4 周(内源性 TSH 增高),Tg 增高达 2μg/L 以上;③外源性 TSH 刺激后,Tg 增高达 2μg/L 以上,注射重组人促甲状腺激素(thTSH)后测定血清 Tg 优于测定基础 Tg;在后两种情况下均要求 TSH>30mU/L。

五、血清甲状腺素结合球蛋白

血清中的 TBG 是一种糖蛋白,1 个 TBG 分子含 1 个激素结合位点,正常人的血清 TBG 结合容量即为其浓度,是影响 TT_3 和 TT_4 的决定性因素。成年人血清的 TBG 浓度为 260nmol/L(15μg/ml),TBG 在血浆中的半衰期约为 5d,代谢清除率约 800ml/d。TBG 的糖化作用对血浆清除率和等电聚焦分析结果的影响很大。出现差异的原因主要与涎酸残基数目有关。孕妇、急性肝炎、应用雌激素或口服避孕药者,由于酸性 TBG 增加、血浆清除率减慢而使血清 TBG 升高。正常情况下,TT_3 和 TT_4 的量主要受 TBG 影响。为了消除 TBG 对 TT_3 和 TT_4 测定的干扰,一方面可直接测定血清 TBG,另一方面可用游离 T_3 指数(FT_3I)和游离 T_4 指数(FT_4I)来校正。由于 FT_3 和 FT_4 的测定方法已相当稳定可靠,避免 TBG 影响的最佳选择应该是直接测定 FT_3 和 FT_4。

正常参考值:成年人的 TBG 最大结合容量为 11~27mg/L,平均约 20mg/L。

(常　湛)

第三节　甲状旁腺疾病检查

甲状旁腺功能检查包括生化指标、影像学检查、动态功能试验 3 类。

一、实验室检查

1.血清钙　血清离子钙约占血清总钙的 50%,正常值为 1.1~1.2mmol/L(4.4~4.8mg/dl)。正常人血总钙值为 2.2~2.7mmol/L(8.8~10.9mg/dl),血游离钙值为(1.18±0.05)mmol/L。多数原发性甲状旁腺功能亢进症患者有高钙血症(正常值为 2.1~2.55mmol/L),少数呈间断性高钙血症与正常血钙。甲状旁腺功能亢进症危象时,血钙可达 3.75~4.25mmol/L。

2.血清磷　正常成年人为 0.97~1.45mmol/L(3~4.5mg/dl)、儿童为 1.29~2.10mmol/L(4.0~6.5mg/dl)。甲状旁腺功能亢进症患者的血清磷降低,甲状旁腺功能减退症患者的血清磷升高,但其诊断意义不及血钙水平。高蛋白饮食能提高血清磷,高糖类饮食则降低血清磷。低血清磷症为原发性甲状旁腺功能亢进症的特点之一,低血清磷(<0.87mmol/L)常与高血钙共存。约 50% 的患者血清磷可正常,但在肾功能不全、肾小球滤过率降低时,血清磷可正常或升高。血清磷应在空腹状态下测定,因餐后血清磷值低。

3.血清镁　原发性甲状旁腺功能亢进症的低镁血症不常见,一般约 19% 在正常水平以下,低于0.66mmol/L者不到 7%。低血镁的症状与低血钙相似,包括神经肌肉激惹、精神错乱和衰弱等。术后持续低血镁及低血钙者,常难以确定系哪一种离子缺乏引起的症状,而血清钙恢复正常后,低血镁也易于纠正。

4.血清碱性磷酸酶及其同工酶组分分析　通常情况下血 ALP 主要来源于肝,但在生长发育期及存在骨病变时,升高的血 ALP 主要来自骨组织(骨源性 ALP-Ⅲ)。许多代谢性骨病都可因成骨细胞合成 ALP 增加、ALP 活性增强而致血 ALP 升高。儿童的骨骼生长活跃,其正常值较成年人高 2~3 倍。合并骨病时或骨形成或骨吸收加强时亦增高。长期接受血液透析者,如发现血 ALP 升高,应警惕合并有骨病或原有的骨病恶化;佝偻病患者的血 ALP 多明显升高,如 ALP 升高与骨病程度不成平行关系或根本不升高时,要想到磷酸酶缺乏症或骨干骺端发育不良的可能,佝偻病亦有低钙血症,但其 ALP 是增高的。甲状旁腺功能减退症患者的 ALP 正常;假性甲状旁腺功能减退症合并囊性骨纤维炎者的 ALP 也增高。

5.血氯及氯/磷比值　甲状旁腺功能亢进症时血氯可升高,常>106mmol/L,并可有轻度的代谢性酸中毒。氯/磷比值可>30。高血钙患者,血浆氯高于 102mmol/L 者提示为原发性甲状旁腺功能亢进症。原发性甲状旁腺功能亢进症时磷平均为 0.84mmol/L,氯为 107mmol/L,氯/磷比值为 31.8～80(其中 96％的患者氯/磷比值在 33 以上);相反,其他原因引起的高血钙患者氯/磷比值为 17～32.3,92％患者的氯/磷比值<33。

6.血 PTH(PTH)　由于测定片段不同和季节对 PTH 也有影响,各单位报道的正常值差异较大,如 PTH-C 值比 PTH-N 值大数倍,但是在诊断原发性甲状旁腺功能亢进症时,无论是 PTH-C、PTH-N 还是 PTH-M,其测定值都升高,在发病早期增高的幅度已很明显,可达正常值的 10 倍,准确性为 95％～100％。免疫反应性 PTH(iPTH)为(2.5±0.8)pmol/L,PTH-N 为 1.3～12pmol/L。PTH 升高的常见原因有:①原发性甲状旁腺功能亢进症及继发性甲状旁腺功能亢进症;②约 70％的甲状旁腺功能减退症患者血浆 PTH 明显降低;③甲状腺功能减退症患者血 PTH 亦可降低,而甲状腺功能亢进症患者血 PTH 在正常范围内。需强调的是 PTH 应与血钙同时测定。

7.降钙素　正常人 CT 白天有较大波动,中午有一高峰,以后逐渐下降,夜间较恒定。正常成年人为 5.0～30.0pmol/L;儿童为(27.9±12.6)pmol/L。妊娠 12～28 周孕妇血清 CT 为(26.7±2.7)pmol/L,脐血 CT 为(42.3±5.1)pmol/L,分娩以后血清 CT 降至(18.9±6.6)pmol/L。

8.血浆 1,25-(OH)$_2$D$_3$　取静脉血 2.0ml,不加抗凝剂送检。正常成年人血 25-(OH)D3 为 8.75～75nmol/L(3.5～30ng/ml),但有季节变化。有报道,夏季为(47.25±16.25)nmol/L[(18.9±6.5)ng/ml],冬季为(33±9.5)nmol/L[(13.2±3.8)ng/ml]。1,25-(OH)$_2$D$_3$ 为 52.8～141.6nmol/L(22～59ng/ml),夏季为(45.36±15.6)nmol/L[(18.9±6.5)ng/ml],冬季略低。

9.血抗酒石酸酸性磷酸酶(TRAP)　此为存在于破骨细胞中酸性磷酸酶Ⅱ的一种同工酶,当骨吸收和骨转换增高时浓度增高。

10.骨钙素　骨钙素有 49 个氨基酸残基,在肝、肾和血清中分解后可形成片断(1～19)、(20～49)、(20～43)、(1～43)和(44～49)。采用针对 C 和 N 末端的两个抗体,使检测的方法更准确。清晨取空腹血 1.0ml,不加抗凝剂送检。正常成年男性 10.92±6.36μg/L(n=333),女性为 9.9±4.5μg/L(n=87),男、女之间差异无显著性。

11.尿钙排量　我国正常成年人随意饮食时尿钙排量为每天 1.9～5.6mmol(75～225mg)。凡血钙增高者均可有尿钙增高,24h 尿钙>6.24mmol。若患者用低钙(限制钙入量饮食 3.74mmol/d 以下 3～4d),则 24h 尿钙>4.99mmol 即为升高,肾衰竭时降低。甲状旁腺功能亢进症时因血钙增高,肾小球滤过钙增多致尿钙排量增加。由于尿钙测定很受饮食中钙量的影响,对临界性甲状旁腺功能亢进症患者可做低钙试验,限制钙入量为每日 3.75mmol(150mg)以下 3～5d(试验时饮蒸馏水,不用牙膏刷牙),若最后 1 天 24h 尿钙排量>5mmol(200mg)应高度怀疑为原发性甲状旁腺功能亢进症的可能,若>3.75mmol(150mg),则支持本病的诊断,阳性率在 80％左右。儿童尿钙排量增加,24h>0.1mmol/kg(4mg/kg)或>0.15mmol/kg(6mg/kg)。

12.尿磷排量　受饮食等因素的影响,对诊断的意义不如尿钙排量。另外,肾小球磷的滤过负荷与血磷浓度及肾小球滤过率成正比,由于血磷在多数情况下波动较小,故肾小球滤过率就成为尿磷排出的重要因素之一。另一重要因素是肾小管的磷重吸收能力,它主要受 PTH 和维生素 D 的影响。由于尿钙磷值受饮食中摄入量的影响较大,因此,尿钙磷测定仅作为代谢性骨病的初筛试验。尿磷增高主要见于高磷饮食、甲状旁腺功能亢进症(常增高,24h尿磷＞193.7mmol/L)、碱中毒、急性高血钙及低血钙、利尿药、遗传性低血磷佝偻病、原发性高血压、肾性高血压和恶性肿瘤等。

13.尿羟脯氨酸排量　尿羟脯氨酸的50%左右来自骨胶原,故测定血、尿尿羟脯氨酸可了解胶原代谢状况,可供某些代谢性骨病的诊断和疗效评价。PTH促进骨的吸收,骨转换增加,甲状旁腺功能亢进症时排量增多。血羟脯氨酸较恒定,男、女差异不明显。但尿羟脯氨酸排量受年龄、代谢水平和饮食的影响,用尿肌酐校正或取空腹2h尿测定尿羟脯氨酸与肌酐的比值,可部分避免这些影响。肉皮、鱼和明胶等含有丰富的羟脯氨酸,测定前3d应限制高胶原饮食,并停用维生素C等药物。甲状旁腺功能亢进症时尿羟脯氨酸增高,＞330μmol/24h。

二、动态试验

1.肾小管磷重吸收率(TRP)试验　正常人TRP为84%～96%,甲状旁腺功能亢进症者为60%～83%。正常成年人低磷饮食时为95%,高磷饮食者为75%。此试验可用于肾小球滤过率＞50ml/min的患者,严重肾小球功能损害时无诊断价值。PTH抑制肾小管对磷的重吸收,促进尿磷的排泄。正常人用固定钙磷饮食(钙700mg/d,磷1200mg/d)5d,肾小管磷重吸收率可降至83%以下(正常值为84%～96%);甲状旁腺功能亢进症时,可降至60%～83%,一般＜78%。定量钙磷膳食:患者每日饮食中含钙300～400mg,磷1000～1400mg,禁肉食5d,在第3、4天晚8时至次晨8时,或第4～5天晨6～8时空腹留12h或2h尿,并取静脉血测磷及肌酐浓度,磷以"mmol/L"表示,肌酐以"μmol/L"表示。

用最大的肾小管重吸收磷TmPO$_4$为指标,能更好地反映肾小管在PTH作用下处理磷酸盐的能力,测验的准备条件及化验项目与肾小管磷重吸收率试验相同。

2.其他动态试验　磷廓清试验、钙耐量试验、快速滴注钙抑制试验、低钙试验、低磷试验、Ellsworth-Howard试验、糖皮质激素抑制试验、噻嗪类利尿药激发试验、代谢平衡试验,其中糖皮质激素抑制试验因可较好地将原发性甲状旁腺功能亢进症与其他原因引起的高钙血症如类癌、结节病、多发性骨髓瘤、转移癌、甲状腺功能亢进症和维生素D中毒等区分开来,临床上常用于高钙血症的鉴别诊断试验,而氢氯噻嗪(DHCT)兴奋试验虽然也能较好地鉴别高尿钙是由于原发性甲状旁腺功能亢进症还是肾性或吸收性高尿钙所致,但由于其会进一步升高甲状旁腺功能亢进症患者血清钙的水平,故患者血钙水平较高时慎用。

三、影像学与特殊检查

1.^{99m}Tc-sestamibi扫描　在有关原发性甲状旁腺功能亢进症患者术前做^{99m}Tc-sestamibi扫描,若证实只有1个腺体时,其正确率几乎为100%。该法检测腺瘤的敏感性为85%～100%,准确率约94%,检测的最小腺体重400mg,本法对增生的检查价值不如腺瘤。^{99m}Tc-sestamibi扫描的另一优点是可对腺瘤的功能做出判断。

2.SPECT扫描　SPECT扫描是借助注射放射性的Tc-sestamibi、^{201}TI、^{123}I或Tc-MIBI(锝-甲氧基异丁基异氰化物)等得到三维图形的技术,可发现约60%的甲状旁腺肿瘤,但2.0g以下的小腺瘤易于遗漏。

3.MRI　用于甲状旁腺的定位(当反应呈阳性时),阳性率不到75%,故一般很少用它作为常规检验。新近有作者比较了CT、MRI、超声以及Tc-MIBI的敏感性与特异性,依次分别为13%、17%、27%、57%和39%、65%、65%、58%。

4.CT扫描　前、中纵隔上方为异位甲状旁腺瘤的好发部位,特别适合于薄层CT扫描,可望显示细小病变。CT 扫描对其他部位的甲状旁腺病变的诊断亦有重要价值。CT 与 ^{99m}Tc＋^{201}TI 及 ^{99m}Tc-sestamibi 和超声的敏感性依次为 80.4％、83.5％、85.2％、81.1％，异位诊断中依次为 73.3％、81.2％、79.5％、81.6％。

5.超声　超声检查可用于甲状旁腺的定位，但准确性和阳性率不高，对个别的甲状旁腺功能亢进症再次手术前的定位诊断有一定帮助。甲状旁腺腺瘤表现为肿块性超声图像，回声弥漫、细微、强度较低，可发现直径 5mm 以上的腺瘤，假阳性率约 4％。

6.选择性动脉造影　在选择性动脉造影图上，甲状旁腺肿瘤的表现是甲状腺动脉及其分支移位、变形和肿瘤染色，其中肿瘤染色定位的符合率为 50％～70％，但应注意选择性动脉造影可引起短暂性脊髓缺血，如配合测定甲状腺下静脉和(或)上静脉血 PTH，对肿瘤定位，腺瘤、腺癌与增生的鉴别有重要价值。此外，手术前 1h 静脉滴注亚甲蓝 5mg/kg 使甲状旁腺染色深于其他组织，有助于术前定位，方便手术探查。

7.热像图　甲状旁腺腺瘤区红外线发射增强，用乙醇冷却皮肤后即可使病灶显像，但不能用于纵隔病灶检查。

8.骨扫描　用 ^{99m}Tc 磷酸盐等作为示踪剂，可对全身骨骼进行扫描或进行局部骨扫描，以显示骨骼形态与密度。其突出优点是骨骼病灶显影清晰，对骨肿瘤有特殊诊断价值，可早期发现骨肿瘤和代谢性骨病所引起的局限性骨损害。此外，对骨关节病、骨质疏松症、变形性骨炎的诊断和疗效评定等也有一定价值。骨扫描属于形态学检查，缺点是对病灶不能定性，各种代谢性骨病除纤维囊性骨炎外，在扫描图上均缺乏特异性表现。

9.骨放射自显影和显微放射显影　放射自显影是利用放射线使照相胶片感光，根据感光银颗粒的部位和强度，判断放射性示踪剂的位置和含量。显微放射显影则是将胶片直接置于定位显微镜下观察骨组织的微结构，目前这两种检查技术主要用于科研和对特殊代谢性骨病的诊断。显微放射显影技术如与光子吸收法结合，可明显提高骨质疏松的早期诊断率。

10.X 线检查　甲状旁腺疾病所致各种代谢性骨病在 X 线照片上的基本变化可归纳为骨质疏松、骨质软化与佝偻病、骨质硬化、纤维囊性骨炎和软组织钙化与骨化等几种。

11.骨密度(BMD)测量　采用双能 X 线骨密度测量仪(DXA)测量仰卧正位 $L_{2~4}$、左侧股骨颈、大转子和 Ward's 三角区。BMD 是近 30 年来骨质疏松诊断的一项突破性进展，不仅可以诊断骨量减少和骨质疏松，而且能预测骨折危险性。自 1987 年 DXA 问世后，已被公认为诊断骨质疏松的金指标。WHO 制定的诊断标准基于 DXA 测定的 BMD 值与同性别、同种族健康人峰值骨量(PBMD)下降的标准差，即 －2.5＞T-score＜－1.0 为骨量减少，T-score≤－2.5 为骨质疏松。目前围绕骨质疏松症的诊断与评估依然存在诸多的问题，有人建议统一应用高加索人正常 BMD 数据库，无须种族调整，诊断仅用股骨颈的 T 分，且 T 分参考标准来自 20～29 岁白种人女性的 PBMD。然而，不同地区、不同种族不同性别的 PBMD 存在较大差异；骨质疏松与正常人 BMD 多有重叠，且预测低能量骨折尚不敏感；男性 BMD 缺乏标准需参照女性。此外，不同仪器间 BMD 数据如何参照对比？上述问题都直接影响 BMD 在临床实际工作中的运用。

(李占侠)

第四节　肾上腺功能检查

下丘脑-垂体-肾上腺皮质(HPA)轴的功能检查是了解 HPA 轴功能，诊断有关疾病的重要方法。HPA 轴的功能检查主要包括血、尿中皮质激素及其代谢产物的测定和 HPA 轴的动态试验，必要时还可借助影像学检查和病理学检查来协助诊断。

一、血浆激素测定

血浆中的 HPA 轴激素包括 CRH、ACTH、皮质醇等,因 CRH 含量低,所以临床上一般只测定 ACTH 和皮质醇水平。RAA 轴系统主要测定血浆肾素活性、AT-2 和 ALD,用间接的代谢产物或代谢表现也可反映 ALD 的分泌量或分泌速率(如立卧位试验、高钠试验、低钠试验等)。

1.血浆 ACTH 测定　因使用的方法不同、各地的正常值范围有一定的差异。垂体的 ACTH 分泌受下丘脑 CRH 的影响,有明显的昼夜节律性。一般正常人的血浆 ACTH 浓度高峰在上午 6～10 时,正常值 2.64～13.2pmol/L(12～60pg/ml)。

2.血皮质醇和皮质醇节律测定

(1)血浆总皮质醇测定:正常人的血总皮质醇以上午最高,午夜最低,男、女无显著性差异。在应激情况下,血浆皮质醇可比正常高 2～4 倍。库欣综合征时不但血浆总皮质醇增高,而且正常昼夜节律紊乱,其夜间水平亦较高。此外,肾上腺皮质腺瘤时,24h 内总皮质醇浓度波动范围极小,此对肿瘤和增生的鉴别有一定价值。

(2)血浆游离皮质醇测定:血浆游离皮质醇不受皮质醇结合球蛋白(CBG)影响,反映了直接发挥生理作用的皮质醇的量,故有较大临床意义。一般于早晨 8 时和下午 4 时采血测定,必要时午夜加测 1 次。

(3)皮质醇昼夜节律测定:正常人 24h 血浆皮质醇浓度曲线可有多种类型和一定差异,每 20～30min 采血,次,血浆皮质醇的节律性为现晨间峰值时间在上午 4～8 时,而下午 4 时前后似有一小的分泌峰,入睡后的皮质醇水平均明显降低,且下午的血皮质醇平均值均低于上午的平均值。

在库欣综合征的早期往往表现为 ACTH 及皮质醇昼夜节律的消失,故测定皮质醇的昼夜节律有早期诊断意义。

3.血浆和脐血 CRH 测定　血浆 CRH 测定主要用于评价分娩的安全性,正常脐血 CRH 为(115±13)pg/ml,胎盘静脉血为(145±18)pg/ml。非妊娠成年女性血浆 CRH 为(28.37±2.53)(19.0～40.6)pg/ml,妊娠期的血 CRH 逐渐升高,分娩时的峰值为(3784.0±197.3)pg/ml(伴有高血压)及(1386.0±101.8)pg/ml(正常妊娠),故 CRH 也是诊断妊娠性高血压的敏感指标。

4.CRH 结合蛋白(CRH-BP)测定　CRH-BP 可用双位点 ELISA 法测定,可测值为 2.7～8000fmol(敏感性为 0.4fmol)。正常人血浆 CRH-BP 为(0.9±0.08)nmol/L,妊娠时 CRH-BP 升高。

5.血浆肾素活性和 AT-2 测定

(1)方法:检查前应停用对血浆肾素活性和血管紧张素水平有影响的药物(主要为 β 受体阻滞药、降压药、利尿药和甘草制剂等)1～2 周。试验前及试验中进普通饮食,钠的摄入量中等(3～4g/d),但必须于醒后卧位采血。

(2)正常范围:各地结果有一定差异,一般为 0.2～1.9pg/(L·h);口服呋塞米后的立位正常值为 1.5～6.9pg/(L·h)。

(3)临床应用:肾素活性增高见于原发性高血压、肾性高血压、肾素瘤、肾功能不全,各种原因所致的继发性 ALD 增多症、嗜铬细胞瘤、Bartter 综合征、甲状腺功能亢进症、脑血管病、肝衰竭及心力衰竭等。口服避孕药、利尿药、降压药等也常导致血浆肾素活性升高。血浆肾素活性降低常见于原发性 ALD 增多症、CAH(11-和 17-羟化酶缺乏)、异位 ACTH 综合征和低肾素性原发性高血压等。Liddle 综合征及一些慢性肾病变(如肾石病、肾盂肾炎等)、长期应用盐皮质激素、甲基多巴、可乐定、利舍平等亦常伴血浆肾素活性下降。高钠摄入者的血浆肾素活性低于低钠摄入者。

6.血浆 ALD 测定 血浆及 24h 尿 ALD 的浓度测定主要用于高血压的诊断和鉴别诊断。

(1)方法:可分为立位或卧位取血法两种,基础值常以上午 8 时卧位取血的测定值为标准。采血前 1d 留 24h 尿测尿 ALD。

(2)血、尿 ALD 增高多见于原发性或继发性 ALD 增多症、孕妇和应用雌激素、口服避孕药及某些利尿药物者。血、尿 ALD 降低见于选择性 ALD 减少症、腺垂体功能减退症、艾迪生病、库欣综合征以及 11-、17-、21-羟化酶缺陷所致的先天性肾上腺皮质增生的患者。有些药物(利舍平、甲基多巴、普萘洛尔、可乐定、甘草等)也可致血、尿 ALD 降低。

(3)常用正常值:卧位血 ALD,(218.8 ± 94.2) pmol/L[(7.9 ± 3.4) ng/ml](男性)及(254.8 ± 110.8) pmol/L[(9.2 ± 4.0) ng/ml](女性);立位血 ALD,(537.4 ± 177.3) pmol/L[(19.4 ± 6.4) ng/ml](男性)及(631.6 ± 246.5) pmol/L[(22.8 ± 8.9) ng/ml](女性);24h 尿 ALD,$(2.9\pm1.4)\mu$g/24h(男性)及$(2.5\pm1.3)\mu$g/24h(女性)。

二、尿中激素及其代谢产物测定

1.尿游离皮质醇

(1)如无 HPA 轴的器质性疾病,一般 24h 尿游离皮质醇浓度可作为应激指标。尿游离皮质醇增多见于感染、创伤、大型手术后、精神刺激、焦虑或失眠等,高血压和肥胖等许多情况亦使其升高。

(2)当肾上腺皮质功能不全患者在用天然皮质激素替代治疗时要特别注意替代过量,除主要根据临床表现判断用量外,尿游离皮质醇对替代治疗的用量判断有一定帮助,但最好的方法可能是观察血中皮质醇的浓度曲线变化。

(3)24h 尿游离皮质醇和晚间(11 时)的唾液皮质醇测定简便,可作为库欣综合征的初筛检查,如仍不能肯定皮质醇增多的病因,可用地塞米松抑制试验加 CRH 刺激试验来进一步明确诊断。

2.尿 ALD 测定 一般与血浆 ALD 测定同时进行,并分别采取卧、立位两种方法进行比较。

3.尿儿茶酚胺测定 尿儿茶酚胺包括肾上腺素、去甲肾上腺素和少量多巴胺,尿、血清或组织中儿茶酚胺测定对诊断嗜铬细胞瘤、肾上腺髓质增生以及成神经细胞瘤有重要意义。

(1)正常人 24h 尿儿茶酚胺总量不超过 180μg(去甲肾上腺素标准)或 50μg(肾上腺素标准),正常值因各实验室采用的方法不同而有差别,可测定儿茶酚胺总量或分别测定去甲肾上腺素或肾上腺素。正常人尿为 $20\sim40\mu$g/24h,肾上腺素为 $1.5\sim1.8\mu$g/24h。

(2)嗜铬细胞瘤患者于发作期,尿中儿茶酚胺的排出量常显著增高(常为正常值的 $10\sim100$ 倍),但间歇期可正常或稍升高,故应多次反复测定才有诊断价值。

(3)高血压病、甲状腺功能亢进症患者儿茶酚胺正常或轻度升高。

4.尿 17-羟皮质类固醇和 17-酮皮质类固醇测定 肾上腺皮质分泌的皮质醇经肝降解后,大部分以四氢化合物葡萄糖醛酸酯或硫酸酯的形式自尿液排出,总称 17-羟皮质类固醇,每日从尿中排出的总量约为皮质醇分泌的 $30\%\sim40\%$。单纯性肥胖者可偏高,肾上腺皮质癌者则显著增高。肾上腺皮质及垂体功能低下者,尿 17-OHCS、17-KS 均下降。一般对诊断肾上腺皮质功能说来,17-OHCS 比 17-KS 的诊断价值大。正常参考值为:尿 17-OHCS,男性 $5\sim15$ mg/24h 尿,女性 $4\sim10$ mg/24h 尿。尿 17-KS,男性 $10\sim20$ mg/24h 尿,女性 $5\sim15$ mg/24h 尿。

三、下丘脑-垂体-肾上腺轴动态试验

1.ACTH 兴奋试验（ACTH 刺激试验）　利用外源性 ACTH 对肾上腺皮质的兴奋作用,从尿和血中肾上腺皮质激素及其代谢产物的变化以及外周血中嗜酸性粒细胞计数降低的程度来判定肾上腺皮质的最大反应能力（储备功能）。

传统的方法是连续留 4d 24h 尿,测定尿 17-OHCS、17-KS（也可观察皮质醇）。第 1、2 天只留尿作为空白对照。第 3、4 天留 24h 尿,并于早晨 8 时取血做嗜酸性粒细胞计数。传统的标准方法是用 ACTH 25U（0.125mg）稀释于 5％葡萄糖溶液 500ml 中（如为艾迪生病,可用 5％葡萄糖盐水或生理盐水稀释）,持续静脉滴注,于 8h 内滴完。滴完后,再做嗜酸性粒细胞计数。

结果分析:①肾上腺皮质功能正常者在静脉滴注 ACTH 后,每日尿中 17-OHCS 应较对照增加 8～16mg（增加 1～2 倍）,尿 17-KS 增加 4～8mg,血皮质醇呈进行性增高,尿游离皮质醇增加 2～5 倍,而嗜酸性粒细胞减少 80％～90％。②肾上腺皮质增生者往往呈过度反应,尿 17-OHCS、17-KS 均增加 2 倍以上,由于大剂量 ACTH 易造成肾上腺出血,目前已不常用。③肾上腺皮质腺瘤者的尿 17-OHCS、17-KS 排出量正常或稍增加,因肾上腺皮质储备能力差,静脉滴注 ACTH 当日常增加不明显。④肾上腺皮质癌者往往无反应,尿 17-OHCS 及 17-KS 无显著变化（自主性分泌）。⑤肾上腺皮质功能减退者的尿 17-OHCS 基础值正常或稍偏低,静脉滴注 ACTH 后,17-OHCS 不增多,嗜酸性粒细胞无明显下降,说明其肾上腺皮质分泌功能已达极限。必须注意,肾上腺皮质功能明显减退者做此试验有诱发急性肾上腺皮质危象的可能。

2.CRH 兴奋试验　静脉注射 CRH（hCRH）0.4μg/kg（通常用 25～100μgCRH 静脉注射）,每 10 分钟采血 1 次,以确定血 ACTH 的分泌节律。CRH 兴奋试验的临床意义尚待进一步观察,一般认为其与 ACTH 依赖性库欣综合征的符合率为 70％（高于大剂量地塞米松抑制试验）。ACTH 瘤患者在注射 CRH 后,血 ACTH 和皮质醇明显升高。如仍有 ACTH 节律存在,则应测定晚上的血 ACTH（无明显下降）,而用地塞米松不能完全抑制。ACTH 瘤患者有时除测得高浓度的 ACTH1-39 外还可测出大分子 ACTH 物质。

3.胰岛素低血糖试验　本试验主要用于垂体功能测定（如 GH、PRL）,亦可了解 ACTH 的储备功能。胰岛素引起低血糖性应激,诱发中枢交感神经兴奋,促使 ACTH 分泌。正常人 ACTH 对胰岛素低血糖反应灵敏,血 ACTH 较基础值明显升高,男、女性的反应无明显差别,月经周期对试验无干扰。

4.地塞米松抑制试验　糖皮质激素对垂体释放 ACTH 有抑制作用,从而使肾上腺皮质激素分泌减少,血、尿中的皮质醇降低,尿 17-OHCS 和 17-KS 减少。地塞米松对 ACTH 分泌的抑制作用强,试验所需的地塞米松用量小,不影响常规类固醇的测定,对测定结果影响不大。

(1)小剂量地塞米松抑制试验:先测定 24h 尿 17-OHCS,连续 2d 做对照。口服地塞米松 2mg/24h（每6 小时 0.5mg 或每 8 小时 0.75mg）,连服 2d,同时留尿测 24h 尿 17-OHCS。正常人在服用地塞米松后,尿 17-OHCS 明显降低,一般低于对照值的 50％。单纯性肥胖者尿 17-OHCS 可偏高,小剂量地塞米松抑制后可同于正常人。库欣综合征患者（无论增生或腺瘤）的尿 17-OHCS 不被抑制,仍高于对照值 50％以上（4mg/24h 尿）。

(2)大剂量地塞米松抑制试验:如果小剂量法结果阴性（17-OHCS 无明显下降）,提示存在皮质醇增多症,应进一步鉴别其病因为增生或肿瘤。试验方法同前,仅将每日地塞米松剂量加至 8mg/24h（每 6 小时服 2mg）,如为 0.75mg 片剂,可依 3、3、3、2（片）分次服用。如为肾上腺皮质增生,17-OHCS 应下降到对照值的 50％以下,如大剂量仍不能抑制,提示肾上腺有自主分泌的皮质腺瘤。另外,异位 ACTH 分泌综合征

所致的库欣综合征亦不被抑制。

5.胰高糖素试验　肌内注射或皮下注射高血糖素可诱发 ACTH 和皮质醇分泌(静脉注射时无此作用，静脉注射亦不能促进 GH 分泌)，这种作用不是通过 CRH 或 AVP 促进 ACTH 分泌所致。高血糖素对 ACTH 的兴奋作用至少与 CRH 或 AVP 相当，而 CRH 和 AVP 对高血糖素的 ACTH 兴奋作用有相加效果。高血糖素用量为 o.017mg/kg，但服用硝苯地平者可呈假阴性反应。

6.美替拉酮(甲吡酮)试验　本试验用于估计 HPA 轴功能的完整性，在不能测定 ACTH 的情况下，用于估计垂体的储备功能。

经典的标准美替拉酮试验是于 24h 内每 4 小时口服美替拉酮 750mg，以后有许多改良方法。目前一般用 500mg，每 6 小时口服 1 次，共 4 次。如果第 2 日的尿 17-OHCS 增加值比基础值高 100% 以上，说明垂体的功能是正常的。如用血皮质醇作指标，其方法是于第 1 日上午 8 时测血浆皮质醇，然后按常规服 4 次美替拉酮，第 2 日上午 8 时再测血皮质醇，正常人应降低到基础值的 1/3 以下。如用静脉法给药，先留 2 次 24h 尿测尿 17-OHCS 及 17-KS 做对照，第 3 日将美替拉酮 30mg/kg 加入生理盐水 500ml 中避光静脉滴注 4h，滴注当日及次日留尿测 17-OHCS 及 17-KS。正常人在滴注当日或次日尿 17-OHCS 较对照日至少增加 6～7mg(可提高 2～3 倍)。

临床意义：①对照日尿 17-OHCS、17-KS 低于正常，试验日尿 17-OHCS、17-KS 不升高者提示下丘脑分泌 CRH 和(或)垂体分泌 ACTH 功能减退。如对照日尿 17-OHCS、17-KS 高于正常，试验日尿 17-OHCS、17-KS 升高甚微或不升高提示垂体存在分泌 ACTH 的肿瘤，因肿瘤持续大量分泌 ACTH，肾上腺已被 ACTH 过分刺激，因此不再有反应。或者由于某些肾上腺肿瘤不受 ACTH 的调控而无反应。如能测 ACTH，前者升高，后者降低可资鉴别。②皮质醇增多症患者的尿 17-OHCS 不受大剂量地塞米松抑制而对美替拉酮有反应提示其病因为增生，如患者对 ACTH 有反应而对美替拉酮无反应则提示为腺瘤。③正常人服药日尿 17-OHCS 至少较基础值增加 100%，血皮质醇降低至基础值的 1/3 以下。垂体功能减退及肾上腺皮质功能减退者均无反应，而库欣综合征患者尿 17-OHCS 明显增加，腺瘤者通常无反应。

7.立、卧位试验　①此试验主要用于鉴别腺瘤和增生。②特发性 ALD 增多症(即增生型)患者血 ALD 的基础值常轻度升高，立位后血 ALD 进一步升高，其程度明显超过正常人。因为这些患者在立位后，血浆肾素活性升高，同时患者对 AT-2 的敏感性也增强，而 ALD 瘤患者的血浆 ALD 基础值已升高，立位后血 ALD 反而下降。因为 ALD 瘤本身过度分泌的 ALD 对肾素-血管紧张素系统有强烈抑制作用，或由于这些患者 ALD 的分泌率部分受 ACTH 调节(正常时上午的血 ACTH 较低)造成，因此对直立位无反应。③患者于清晨起床前(卧位)及起床后(保持直立体位 4h)分别采血测定血浆 ALD。正常人立位后血浆 ALD 水平上升，说明体位的作用超过 ACTH 的影响。特发性醛固酮增多症患者上午 8～12 时直立体位后，血浆 ALD 明显升高。ALD 瘤患者血浆 ALD 于立位后下降。

8.螺内酯(安体舒通)试验　螺内酯可阻滞 ALD 在肾远曲小管对电解质的作用，从而纠正水盐代谢、降低血压、减轻患者的症状。但尿中 ALD 的排出量仍明显升高。螺内酯 60～80mg(微粒)每日 4 次，共 5d。服药前钠、钾定量饮食 7d。服药前 2d 取血测钾、钠、CO_2CP、pH，并留 24h 尿测尿钾、钠。服药后第 6 天，做同样化验，与服药前比较。原发性醛固酮增多症患者服用大量螺内酯后，可使尿钾排出减少，尿钠排出增加，血钾上升至正常，钾呈轻度正平衡，钠呈负平衡，代谢紊乱得到初步纠正，同时血压有不同程度的下降。本试验可作为门诊原发性醛固酮增多症患者的筛选，但不能鉴别出原发性还是继发性 ALD 增多症。此外，对螺内酯的反应是非特异性的，因该药还拮抗其他盐皮质激素(包括去氧皮质酮、皮质酮、氟氢皮质酮和皮质醇等)，对失钾性肾病(肾炎或肾盂肾炎)患者，服螺内酯后不受影响，可作为与 ALD 增多症的鉴别依据之一。

9.低钠试验　原发性醛固酮增多症患者在低钠条件下,到达肾远曲小管的钠显著减少,虽然 ALD 分泌增多,但钠、钾交换减少,使尿钾减少,血钾上升,而失钾性肾炎有大量的失钠、失水,继发 ALD 分泌增多,即使减少钠的摄入量,尿钠排出仍不减少,尿钾的减少也不明显。每日限制患者钠的摄入量在 20mmol(1.2g氯化钠)内,而钾的摄入量正常(60mmol/24h),共 6d。于试验前及试验的第 5、6 天留 24h 尿测钾、钠,同时采空腹血测钾、钠。原发性醛固酮增多症患者于第 5、6 天尿钠明显减少,甚至无钠排出,尿钾明显下降,血钾上升。正常人低钠饮食后血钾不上升。失钾性肾炎患者,低钠试验后,尿钠排出不减少。

10.高钠试验　正常人及一般高血压的患者,高钠饮食后,ALD 的分泌受到抑制,肾远曲管对钠的重吸收减少,而原发性醛固酮增多症患者由于腺瘤能自主分泌 ALD,即使高钠摄入,肾小管对钠的重吸收仍很高,通过钠、钾交换使钾丢失,低血钾变得更明显。高钠饮食(240mmol/d 或氯化钠 14g/d 或普通饮食加氯化钠 6g/d)连续 4～9d。试验前及试验的第 5、6 天留 24h 尿测钾、钠,同时取空腹血测钾、钠。原发性醛固酮增多症患者血钾降至 3.5mmol/L 以下,原发性醛固酮增多症的临床表现及生化检查变得明显,病情加重。正常人及一般高血压患者,血钾无改变。如原发性醛固酮增多症的临床及生化表现很典型,禁止进行此试验,因高钠后会加重症状。

11.冷加压试验　用于血压正常或稍高或有波动者,施行激发试验前应停用镇静药至少 2d,停用降压药至少 1 周以上。试验前患者先卧床 15～20min,测血压数次,待血压稳定后将患者左手放入 4℃冰水中至腕部,停留 1min 退出。从左手入冰水开始,每 30s 测右臂血压 1 次,直至血压恢复至基础水平。

反应灵敏者的收缩压升高 4.67～6.67kPa(35～50mmHg)以上,舒张压升高 3.33～6.0kPa(25～45mmHg)以上,见于正常人(26.1%)和原发性高血压(82.1%)患者。不稳定型高血压患者及原发性高血压患者的血压上升至平时波动的最高值,其程度超过药物激发试验,而正常人血压波动很少>5.33kPa(70mmHg),嗜铬细胞瘤患者的血压较其发作时或激发试验时低。一般收缩期血压超过 24.0～37.3kPa(180～280mmHg)时,不宜做冷加压试验。

12.组胺试验　组胺可刺激嗜铬细胞瘤释放儿茶酚胺,使血压突然升高,该试验用于阵发性高血压的发作间歇期而收缩期血压低于 24.0～34.7kPa(180～260mmHg)者。该试验有一定的危险性,偶可诱发心力衰竭及脑血管意外。

(1)方法:患者平卧休息至血压稳定(或在冷加压试验后血压恢复基础水平)。为避免静脉穿刺对血压的影响,可先静脉注射生理盐水 2ml 后再改用组胺注入。组胺用量为 0.025mg 或 0.05mg 基质(磷酸组胺 2.75mg,含组胺基质 1mg)加生理盐水 2ml 静脉快速推注(实际注射的磷酸组胺 0.07～0.14mg)。注射后每 30s 测同侧上臂血压,连续 10 次后,每分钟测量血压 1 次,共 5～8 次或至血压恢复到基础水平。

(2)结果:正常人在注入组胺 30s 后血压稍下降。嗜铬细胞瘤患者血压迅速上升,2min 达高峰,并出现发作时的其他症状。注入酚妥拉明 5mg 后,约 1min 症状消失,血压下降。阳性结果指血压上升 10.67/5.33kPa(80/40mmHg)以上或较冷加压试验最高血压值再升高 4.67/2.67kPa(35/20mmHg)以上。嗜铬细胞瘤患者的阳性率为 75%,假阳性约为 11%。正常人和原发性高血压患者注入组胺后,开始血压稍下降,血压升高不超过 4.67kPa(35mmHg)。

13.酪胺试验　酪胺的作用原理与组胺相同,但不良反应小,安全性强。用酪胺 1mg 加生理盐水 2ml 快速静脉注射,其他步骤同组胺试验。嗜铬细胞瘤患者注射酪胺后血压上升 9.33/4.67kPa(70/35mmHg)以上为阳性反应。正常人和原发性高血压患者注入酪胺后收缩压的上升在 3.3kPa(25mmHg)以下。一般注射后血压立即上升,1～2min 达高峰,5～10min 后恢复到试验前水平。

14.高血糖素试验　试验前的准备同上。静脉迅速推注高血糖素 0.5mg 或 1mg,按前法测量血压,若血压急剧上升,应静脉注射酚妥拉明 5mg。正常人或原发性高血压患者,注射高血糖素后,血压也可升高,但 1min 后,血压可下降 2.67～3.33kPa(20～25mmHg),一般血压不升高或升高不显著。嗜铬细胞瘤患者,在注药 15s 左右血压骤升,收缩压可达 53.3～66.7kPa(400～500mmHg),比冷加压试验时的血压还高出 2.67/4.67kPa(35～20mmHg)为阳性结果。

15.酚妥拉明试验　用于收缩压高于 26.67/40kPa(300～200mmHg)的患者。酚妥拉明为 α-肾上腺素能受体阻滞药,可阻滞儿茶酚胺的 α 受体效应,对持续性高血压或阵发性高血压发作时的嗜铬细胞瘤患者有明显的降压作用。

16.可乐定抑制试验　一般可用可乐定 0.3mg(70kg 者)口服。非应激状态下,血浆去甲肾上腺素≥11820pmol/L(2000pg/ml)者,可乐定抑制试验的诊断符合率 100%,≤11820pmol/L(2000pg/ml)者,符合率为 92%[使去甲肾上腺素下降至 2955pmol/L(500pg/ml)以下]。本试验有一定的假阴性和假阳性率,假阴性主要见于血基础儿茶酚胺升高不明显者,假阳性主要见于使用利尿药、β受体阻滞药和抗抑郁药者。故本试验的特异性较低(67%),部分患者对可乐定的反应剧烈,可导致低血压或休克。本试验还可用于估计患者术中的血流动力学稳定性,阳性反应者提示病情不稳定,术中的血压波动大。

四、肾上腺特殊检查

1.肾上腺超声检查　可确定肾上腺病变的大小、范围和基本性质,并能发现"意外瘤",了解肾上腺的血流情况,为进一步的检查提供线索。在超声引导下还可进行肾上腺活检或行肾上腺肿瘤的腔镜下切除术,开腹手术中可于术中协助微小病变的定位或做局部的引导性化疗或栓塞等介入性治疗。产前超声可发现肾上腺的先天性增生,在为肾上腺性两性畸形患儿决定手术方式时,超声可精确了解阴道、尿生殖窦的解剖情况,为手术提供决策和可靠资料。

2.肾上腺 CT 和 MRI 检查　一些肾上腺病变在 CT 或 MRI 图像上有特殊表现,故可为诊断提供特有的依据(如肾上腺出血、钙化、囊肿、髓脂瘤等)。CT 在艾迪生病伴肾上腺肉芽肿性病变时较 MRI 优越。在腺瘤和非腺瘤的鉴别方面,增强对照有重要意义,尤其是延迟增强 CT 可明显提高鉴别的敏感性和特异性。肾上腺恶性肿瘤术后的随访和转移性癌的追踪观察也主要依赖于 CT 检查。

(王丽静)

第五节　胰腺功能相关试验

一、血浆胰岛素浓度测定

主要用于糖尿病的分型诊断,也可协助诊断胰岛素瘤。目前常用放射免疫法(RIA)测定,其测定值以免疫活性胰岛素来表示(免疫反应性胰岛素,IRI)。正常参考值:早晨空腹为 5～25mU/L(或以 μU/ml 表示)。血中胰岛素转换的中间产物与胰岛素和 C 肽含有相同的肽段和一定程度的免疫交叉反应,但正常人和一般疾病患者的周围血胰岛素原占全部 IRI 值的 15% 以下,为 C 肽值的 3% 左右。正常人血糖上升刺激 B 细胞分泌胰岛素,血胰岛素浓度升高。血胰岛素的测定对区分胰岛素依赖型糖尿病、非胰岛素依赖型糖尿病及指导治疗具有重要意义。非胰岛素依赖型糖尿病在糖负荷后,胰岛素释放缓慢,胰岛素分泌曲线呈现不同程度的升高,但是与血糖的增高不成比例,表明患者的外周组织对胰岛素不敏感并存在相对性胰岛素缺乏,葡萄糖利用障碍,多数非胰岛素依赖型糖尿病属于这一类。胰岛素依赖型糖尿病在葡萄糖负荷后血糖上升很高,但胰岛素的分泌很少或不对血糖刺激发生反应,胰岛素水平仍基本处于空腹时的状态,青年起病或某些严重的成年人糖尿病属于此类表现,胰岛素缺乏是病情严重和血糖不稳定的主要原因之一。

目前 IRI 的 RIA 测定受胰岛素原和胰岛素抗体的免疫交叉反应干扰,因此对已用过胰岛素治疗的患者应测定 C 肽。

二、血 C 肽测定

B 细胞分泌的胰岛素原可被相应的酶水解生成胰岛素和 C 肽。C 肽作为评价 B 细胞分泌胰岛素能力的指标比胰岛素更为可信,其理由是:①C 肽和胰岛素均系胰岛素原经蛋白酶和羧肽酶分解而成的等克分子浓度的两种肽类物质,因此在门静脉血中的当量浓度是相等的。②胰岛素可被肝、肾组织中的胰岛素酶灭活,其半衰期仅为 4~8min,而 C 肽被胰岛素靶器官利用很少,仅被肝内的酶灭活,其半衰期长,为 10~13.5min。在周围血中,C 肽与胰岛素的克分子比相对恒定,为(5~10):1。③C 肽从尿中排泄,其清除量为(5.1±0.6)ml/L,而胰岛素仅为(1.1±0.2)ml/L;前者在尿中的排泄量可占分泌总量的 5%,而后者仅为 0.1%,因此也可测定尿 C 肽来反映 B 细胞的分泌功能。④由于胰岛素抗体和 C 肽无交叉免疫反应,外源性胰岛素中不含 C 肽,故 C 肽测定的特异性高,能反映用胰岛素治疗糖尿病患者的 B 细胞合成和分泌能力,同时对糖尿病的分型、治疗和预后估计也有意义。如胰岛素依赖型糖尿病患者血和尿中 C 肽含量很低,甚至测不出,葡萄糖刺激后血清 C 肽浓度明显低于正常。正常参考值:早晨空腹 0.24~0.9pmol/L(0.8~3.0μg/L)。24h 尿 C 肽(36±5)μg。胰岛素依赖型糖尿病患者空腹 C 肽常低于 0.4pmol/L。餐后 C 肽低于 0.8pmol/L。

三、胰岛素释放试验

葡萄糖不仅可直接激发 B 细胞释放胰岛素,而且还可增强其他非葡萄糖物质的胰岛素释放作用,因此葡萄糖激发胰岛素释放试验是了解 B 细胞分泌功能有无障碍、B 细胞数量和有无胰岛素抵抗的重要方法。

试验方法同 OGTT。在采血测血糖同时分出血标本测定胰岛素(或 C 肽)。正常人空腹 IRI 5~25mU/L,糖刺激后胰岛素分泌增多,其高峰与血糖高峰一致,一般在服糖后 30~60min。为基础值的 5~10 倍,180min 恢复到基础水平。胰岛素依赖型糖尿病患者血基础胰岛素水平降低,服糖刺激后胰岛素分泌不增加或增加甚微,呈低平曲线;非胰岛素依赖型糖尿病患者可呈现与正常人相似的反应,胰岛素分泌呈延迟曲线,但胰岛素分泌高峰与血糖高峰不平行,其高峰时间可延至 120~180min,因此有些早期非胰岛素依赖型糖尿病患者可表现为餐后低血糖症。

四、C 肽释放试验

在 OGTT 中,C 肽的分泌反应与 IRI 相同。文献报道用 100g 馒头餐兴奋后,胰岛素依赖型糖尿病 C 肽的曲线下面积为(0.465±0.447)pmol/(ml·h),非胰岛素依赖型糖尿病用胰岛素治疗者为(1.25±0.47)pmol/(ml·h),未用胰岛素治疗的非胰岛素依赖型糖尿病患者为(3.90±2.09)pmol/(ml·h),正常人为(3.43±1.77)pmol/(ml·h)。

五、胰高糖素-胰岛素-C 肽刺激试验

高血糖素可使肝糖原分解、血糖升高,外源性高血糖素刺激 B 细胞分泌胰岛素。空腹时肌内注射高血糖素 1mg,注射前和注射后的 15min、30min、60min、90min 和 120min 分别取静脉血测血糖和胰岛素、C 肽。正常人肌内注射高血糖素后,血糖可升高 2.78～5.55mmol/L(50～100mg/dl),高峰出现在 45min 左右,2h 血糖恢复正常,胰岛素分泌高峰与血糖一致,峰值达 50～100mU/L。糖尿病患者注射高血糖素后血糖升高幅度高于正常人,并持续较长时间,严励报道胰岛素依赖型糖尿病患者空腹及静脉用胰高糖素 1mg 后 6min,血 C 肽分别为(84.5±55.6)pmol/L 和(180.4±153.1)pmol/L;非胰岛素依赖型糖尿病患者空腹及刺激后 C 肽值为(675.3±332.3)pmol/L、(1110.1±401.9)pmol/L。血压明显升高的患者不宜做此试验。

六、左旋精氨酸刺激试验

左旋精氨酸带正电荷,可使 B 细胞钙离子通道开放,胞质钙离子浓度升高,从而促进胰岛素的分泌,但临床上难以与高血糖本身对胰岛功能的影响、胰岛素的敏感性下降、胰岛素的分泌异常、葡萄糖负荷后的胰岛素反应(即胰岛素早期分泌相)减弱或缺失等情况区别。空腹取血后注射 25% 左旋精氨酸 5g(或 0.52mg)/(kg·min),30s 内注射完毕,于注射后 2min、4min 和 6min 静脉采血,分别测定胰岛素、C 肽、IGF-1 等。除检测胰岛素敏感性外,精氨酸刺激试验还可了解受试者的血管扩张功能。

七、甲苯磺丁脲试验

甲苯磺丁脲与胰岛 B 细胞膜特异性受体结合后,促进胰岛素分泌,降低血糖。临床上以此观察不同时相血糖下降的幅度及持续时间,以了解 B 细胞的储备功能。多用于诊断胰岛素瘤,并协助诊断早期非胰岛素依赖型糖尿病,其方法有口服法和静脉法两种。口服法:试验前 24h 内停用一切降糖药物(包括甲苯磺丁脲),试验前 1d 晚餐后不再进食,于试验日晨空腹口服甲苯磺丁脲 2g、碳酸氢钠 4g(促进甲苯磺丁脲在胃内吸收)。于服药前及服药后的 30min、60min、90min、120min 和 180min 分别采静脉血,测血糖和胰岛素浓度。正常人服药后 30～60min 的血糖下降至空腹时的 50%～60%,90～120min 恢复或接近服药前水平,或胰岛素/血糖比值<0.3。部分糖尿病患者在 30～60min 时血糖仅下降至空腹时的 80%～90%;90～120min 仍可继续下降。胰岛素定量无峰值或峰值出现时间延迟。静脉法结果基本同口服法,但胰岛素分泌高峰在 20～30min 出现。

八、稳态模型和恒定葡萄糖输注的模型评价

胰岛素抵抗的测定方法很多,但许多方法的精确度和敏感性不高。在一般情况下,最好的方法是正常血糖下的胰岛素钳夹试验,此法优于核素稀释法、插管法、间接热量测量法,甚至也优于正电子发射断层显影(PET)及磁共振扫描法等。

用稳态模型(HOMA)、恒速输入葡萄糖(CIGMA),测定稳定状态(或近于稳态)时的葡萄糖与胰岛素浓度,再求得胰岛素的敏感性(输入葡萄糖的时间通常为 1h),结果用胰岛素相对敏感指数表示。输入的葡萄糖量由其分布容量、生成率和利用率决定,并假定稳态下的外周糖利用与生成取决于血糖浓度、胰岛素

浓度和胰岛素抵抗指数(R)。当 R＝1 时,代表体内环境的调节正常,R＞1 表示有胰岛素抵抗(可能来源于外周组织或肝)。CIGMA 实际上是一种简化了的高血糖钳夹试验,优点是简便易行,缺点是仍不能对胰岛素抵抗进行定量分析,而且不能鉴别抵抗的原因,在存在胰岛素缺乏时,R 值的解释困难。

用空腹血糖和胰岛素浓度的数学模型求得的胰岛素敏感指数和分泌指数也有一定的诊断和鉴别价值。

九、B 细胞功能指数

OGTT 1h 胰岛素与空腹胰岛素比值(INS1/FINS),2h 胰岛素与空腹胰岛素比值(INS2/FINS)、空腹胰岛素/血糖比值(FINS/FBG);1h 胰岛素与血糖比值(INS1/PG1);胰岛素净增值与血糖净增值比值[(INS1/FINS)/(PG1/FPG),简写为 ΔINS/ΔPG]。李光伟等观察了上述指标在 181 例糖耐量正常(NGT)及 281 例糖耐量降减(IGT)者中对 B 细胞功能指数的实用价值,结果发现:①OGTT 1h 血浆胰岛素和葡萄糖比值(OGTT,ΔINS/ΔPG)以及 HOMA 模型中的 20×FINS/(FBG－3.5)都能分辨 MNGT、IGT 的 B 细胞功能变化,却不能辨认 IGT 血糖水平不同亚群的 B 细胞功能差别。②调整胰岛素敏感性的影响因素后,它们则具有各种不同程度的分辨上述人群 B 细胞功能变化趋势的能力。因此,认为使用上述 B 细胞功能指数必须排除影响胰岛素敏感性的因素;FINS/FPG 可在流行病学研究中评估 B 细胞功能,其分辨力不逊于 HOMA 模型中的 20×FINS/(FPG－3.5)。

十、葡萄糖钳夹技术

将高血糖钳夹或正常血糖钳夹技术用以定量评价 B 细胞对葡萄糖的敏感性,即 B 细胞功能。

十一、外源性胰岛素抑制试验与胰岛素耐量试验

1.胰岛素耐量试验　早期的胰岛素敏感试验以胰岛素耐量试验(ITT)为代表。注射外源性胰岛素(胰岛素 0.1U/kg)前及注射后每 5 分钟(共 40min)采血测血糖及血胰岛素。在半对数坐标纸上做两者的浓度曲线,血糖量呈直线下降,直线的斜率(KITT)表示胰岛素敏感性,K 值愈大,胰岛素的敏感性愈高(葡萄糖的分布容量假定为 200～250ml/kg),用方程式计算葡萄糖清除率。本试验的优点是简单,与葡萄糖钳夹试验结果的相关性好,缺点是试验为药理性动态试验,在葡萄糖的清除方面只假定为单指数性过程,但事实上,糖在体内的廓清是复杂的多指数性变化过程。

2.胰岛素抑制试验　胰岛素抑制试验(IST)与钳夹试验相反,输入的外源性胰岛素恒定不变,在血糖浓度达到稳态后,血糖愈高者的胰岛素敏感性愈差。

Shen 等使用一种四重输入技术,恒定地输入 6μg/min 的肾上腺素以抑制胰岛素的分泌,并先用 5mg 普萘洛尔(心得安)阻滞内源性葡萄糖生成,再以 80μg/min 的剂量维持。当加入 0.48nmol/min 胰岛素和 33nmol/(kg·min)的葡萄糖后,血胰岛素浓度在 3h 内达到峰值,约 600pmol/L(血胰岛素稳定状态)。血糖逐渐升高,最后稳定在某一水平(血糖稳定状态,SSPG),稳态下的血糖浓度取决于个体的胰岛素敏感性。此法的优点是能对胰岛素敏感性进行定量分析,缺点是肾上腺素对葡萄糖的代谢影响往往不能被普萘洛尔抑制,而且肾上腺素偶可引起心律失常,禁用于心血管疾病患者。后来人们用生长抑素(20μg/h)代替肾上腺素,取得更好的效果。由于在 SSPG 中内源性葡萄糖被高胰岛素血症、高血糖和低高血糖素强烈

抑制,故此时所指的胰岛素敏感性仅代表外周组织对胰岛素的敏感程度。

Graci 等应用快速静脉胰岛素耐量试验在普通人群中筛查胰岛素抵抗患者,K 值≤4.8 为胰岛素抵抗,其精确度为 82%,敏感性为 83.3%,特异度为 80.5%,试验安全、简便、迅速,重复性好。

ITT 分为常规(0.1U/kg)和低剂量(0.05U/kg)胰岛素两种方法。虽然两种方法均是安全的,由于诊断效率相近,故多主张采用低剂量法(改良胰岛素耐量试验)。

SSPG 的主要缺点是血糖难以达到要求的稳定状态,对胰岛素特别敏感者可能出现低血糖症,而对存在严重胰岛素抵抗者来说,血糖升高可超过肾糖阀值,出现糖尿。此外生长抑素对许多糖代谢有抑制作用,故对结果也有一定影响。

(顾红芳)

第二章 下丘脑、垂体疾病

第一节 下丘脑-垂体肿瘤

垂体瘤是一组来自腺垂体和神经垂体及胚胎期颅咽管囊残余鳞状上皮细胞发生的肿瘤。

【分类】

1.**按内分泌功能分类** 根据肿瘤细胞有无合成和分泌有生物活性激素的功能,将垂体肿瘤分为功能性垂体肿瘤和无功能肿瘤。具有分泌生物活性激素功能的垂体瘤可按其分泌的激素不同而命名,如催乳素(PRL)瘤,生长激素(GH)瘤,促肾上腺皮质激素(ACTH)瘤,促甲状腺激素(TSH)瘤,黄体生成素(LH)瘤或卵泡素(FSH)瘤及混合瘤等,其中 PRL 瘤最常见,占 $50\%\sim55\%$;其次为 GH 瘤,占 $20\%\sim23\%$;ACTH瘤占 $5\%\sim8\%$;TSH 瘤与 LH 瘤或 FSH 瘤较少见。不具备激素分泌功能的垂体瘤称为无功能垂体腺瘤,占 $20\%\sim25\%$。

2.**按影像学检查和手术所见分类** 根据垂体影像学检查和手术所见(如肿瘤大小、鞍外扩展情况和浸润程度等)进行的分类对决定垂体瘤的治疗方案和估计预后相当重要。依据肿瘤扩展情况及发生部位可分为鞍内、鞍外和异位 3 种;根据肿瘤的大小可分为微腺瘤($<10\mathrm{mm}$)和大腺瘤($\geqslant10\mathrm{mm}$)两种;根据肿瘤的生长类型可分为扩张型和浸润型两种,后者极为少见。

3.**按术后病理检查分类** 术后病理组织切片通过免疫细胞化学分析可查出肿瘤分泌激素的类型,但必须强调免疫染色阳性只反映某一激素有储存,不一定与该激素的合成或释放增多相关。采用垂体激素原位杂交技术能检测出组织切片中该激素特异性 mRNA,可用来作为垂体瘤免疫组化分类的辅助诊断。

【发病机制】

垂体瘤发病机制的研究曾出现过两种学说,即垂体细胞自身缺陷学说和下丘脑调控失常学说。现基本统一起来,认为垂体瘤的发展可分为两个阶段——起始阶段和促进阶段。

1.**垂体瘤细胞自身内在缺陷** 大多数有功能的及无功能的腺瘤是单克隆源性的,源于某一单个突变细胞的无限制增殖。

2.**旁分泌与自分泌功能紊乱** 下丘脑的促垂体激素和垂体内的旁分泌或自分泌激素可能在垂体瘤形成的促进阶段起一定作用。

3.**下丘脑调节功能紊乱** 下丘脑抑制因子的作用减弱对肿瘤的发生可能也有促进作用。

【临床表现】

1.肿瘤压迫症状

(1)头痛:见于 $1/3\sim2/3$ 的病人,初期不剧烈,以胀痛为主,可有间歇性加重。头痛部位多在两颞部、额部、眼球后或鼻根部。引起头痛的主要原因是鞍膈与周围硬脑膜因肿瘤向上生长而受到牵拉所致。当肿瘤穿破鞍膈后,疼痛可减轻或消失。如鞍膈孔较大,肿瘤生长受到的阻力较小,头痛可不明显。肿瘤压迫邻近的痛觉敏感组织如硬脑膜、大血管壁等,可引起剧烈头痛,呈弥漫性,常伴有呕吐。肿瘤侵入下丘脑、第三脑室,阻塞室间孔可引起颅内压增高,使头痛加剧。

(2)视神经通路受压:垂体腺瘤向鞍上扩展,压迫视交叉等可引起不同类型的视野缺损伴或不伴视力减退。这是由于肿瘤生长方向不同和(或)视交叉与脑垂体解剖关系变异所致。

(3)其他症状:当肿瘤向蝶鞍两侧扩展压迫海绵窦时可引起所谓海绵窦综合征(第Ⅲ、Ⅳ、Ⅴ及Ⅵ对脑神经损害)。

2.激素分泌异常症群

(1)垂体激素分泌减少:垂体瘤病人的垂体激素分泌减少的表现一般较轻,进展较慢,直到腺体有 3/4 被毁坏后,临床上才出现明显的腺垂体功能减退症状。即使肿瘤体积较大,激素缺乏的症状也很少达到垂体切除术后的严重程度。故一般情况下,垂体瘤较少出现垂体激素分泌减少的症状,尤其是功能性腺瘤。

(2)垂体激素分泌增多:由于不同的功能腺瘤分泌的垂体激素不同,临床表现各异。

【诊断】

垂体瘤的诊断一般并不困难,部分患者甚至单纯依据临床表现就可做出正确的判断。较为困难的是有些微腺瘤,其激素分泌增多不显著,激素检测值仅高出正常范围上限。

1.临床表现 ①上述肿瘤压迫症状。②某一垂体激素分泌增多表现(如溢乳闭经、肢端肥大以及特殊面容)或表现为满月貌和向心性肥胖等。③垂体激素分泌减少的表现,如生长发育滞缓、低血压,低血糖、怕冷畏寒等。

2.实验室检查 可根据患者的临床表现选择相应的垂体激素基础值测定及其动态试验,一般应检查腺垂体性腺轴激素、垂体甲状腺轴激素和垂体肾上腺轴激素,还有垂体分泌的 PRL、GH 等。充分运用内分泌正、负反馈机制评价垂体的储备功能,若诊断尚有疑问时,可进行动态试验协助诊断。

3.影像学检查 如果垂体瘤已达到一定大小,常规 X 线体层摄片即可达到诊断目的。典型垂体瘤的 X 线表现为:蝶鞍扩大(蝶鞍可向各方向增大),鞍壁变薄,鞍底变阔,前、后床突变细。垂体瘤的影像学检查宜首选磁共振(MRI),因其能更好地显示肿瘤及其与周围组织的解剖关系。

4.其他检查 视力、视野检查可以了解肿瘤向鞍上扩展的程度。

【鉴别诊断】

本病需与其他一些引起颅内压迫、损害视交叉的疾病相鉴别。

1.颅咽管瘤 可发生于各种年龄,以儿童及青少年多见。视野缺损常不对称,往往先出现颞侧下象限缺损。

2.淋巴细胞性垂体炎 本病多见于妊娠或产后的女性,病因未明,可能为病毒引起的自身免疫性疾病。临床表现可有垂体功能减退症以及脑垂体肿大。

3.视神经胶质瘤 多见于儿童,尤以女孩多见。视力改变常先发生于一侧,视力丧失发展较快。患者可有突眼,但无内分泌功能障碍。

4.异位松果体 多见于儿童及青少年。视力减退,双颞侧偏盲。常有渴感丧失、慢性高钠血症等下丘脑功能紊乱的表现。

5.颈内动脉瘤 常引起单侧鼻侧偏盲,可有眼球瘫痪及腺垂体功能减退表现,蝶鞍可扩大。对该类患者如误诊为垂体瘤而行经蝶窦垂体切除术将会危及患者生命,因此垂体瘤患者需仔细排除颈内动脉瘤的可能,确诊依赖于 MRI。

6.球后视神经炎 起病急,视力障碍多为一侧性,大多在数周内有所恢复。常伴眼球疼痛、瞳孔调节反射障碍。

7.脑膜瘤　部分脑膜瘤其影像学表现类似于蝶鞍区肿瘤,内分泌功能检查仅有垂体柄受压引起的轻度高 PRL 血症,临床上易误诊为无功能垂体腺瘤。

【治疗】

垂体瘤的治疗方法主要有 3 种:手术治疗、药物治疗和放射治疗。治疗方法的选择主要依据垂体肿瘤的类型而定,一般 PRL 瘤首选药物治疗,大多数 GH 瘤、ACTH 瘤、TSH 瘤以及无功能大腺瘤则首选手术治疗。

1.手术治疗　除 PRL 瘤外,其他垂体瘤的首选治疗仍为手术治疗。目前主要采用经蝶窦术式手术,它是在手术视野较开阔条件下(在显微镜下进行手术操作),对肿瘤进行选择性摘除。

2.药物治疗　虽然药物治疗在 GH 瘤、TSH 瘤等腺垂体肿瘤方面取得了一定疗效,但尚不能动摇手术治疗及垂体放疗在腺垂体肿瘤治疗方面的地位。在众多治疗垂体瘤的药物中,药物治疗已成为 PRL 瘤的首选治疗,如溴隐亭,2.5～7.5mg/d,每日 1～3 次,口服,恶心、呕吐、头晕多呈一过性,与食物同服可减少不良反应。国内外已有大量报道,溴隐亭可缩小 PRL 瘤,有效率在 90% 左右。溴隐亭也可用于 GH 瘤,每日剂量在 20～30mg,使 GH 瘤缩小者仅占 10%～15%;也可应用生长激素激动药(奥曲肽)皮下注射 50～100μg,每 8 小时 1 次;或采用长效制剂 20～30mg,每日 1 次,28d 为 1 个疗程。

3.放射治疗　垂体放射治疗可阻止肿瘤进一步生长并最终使分泌增多的激素水平下降。在经蝶窦显微外科垂体瘤摘除术之前,垂体放射治疗是肢端肥大症的主要治疗方法。

【注意事项】

1.垂体瘤的诊治应建立在内分泌科、神经外科与放疗科有效沟通与配合的基础之上。因此治疗之前,3个专业的会诊实属必要。

2.垂体瘤手术或放疗后,内分泌科应及时评估垂体与靶腺功能,并决定是否采取激素替代疗法。

(陈晓琴)

第二节　颅咽管瘤

颅咽管瘤(CP)是一种良性先天性肿瘤,亦称垂体管瘤,是胚胎期颅咽管的残余组织发生的良性先天性肿瘤,约占颅内肿瘤的 4%,但在儿童却是最常见的先天性肿瘤,占鞍区肿瘤的第一位。本病可以发生在任何年龄,但 70% 是发生在 15 岁以下的儿童和少年,女性稍多于男性。

【病因与发病机制】

颅咽管瘤为先天性肿瘤,多见于儿童及少年。肿瘤大多位于鞍上区,可向第三脑室、下丘脑、脚间池、鞍旁、两侧颞叶、额叶底及鞍内等方向发展,压迫视神经及视交叉,阻塞脑脊液循环而导致脑积水。

【临床表现】

1.颅内压增高　一般是因肿瘤向鞍上发展累及第三脑室前半部,阻塞室间孔导致脑积水。可表现为头痛、呕吐以及视盘水肿。

2.视力视野障碍　肿瘤位于鞍上可压迫视神经、视交叉或视束,导致视野缺损和视力减退,双侧可不对称。

3.垂体功能低下　肿瘤压迫腺垂体导致生长激素及促性腺激素分泌不足,18 岁以下患者可见生长发育障碍、生殖器官发育不良,成年人可出现性功能减退或闭经等。

4.下丘脑损害　肿瘤向鞍上发展使下丘脑受压可表现为体温偏低、嗜睡、尿崩症及肥胖性生殖无能综合征。

【诊断】

对于生长发育滞缓的青少年,尤其合并多饮、多尿、肥胖和性幼稚者应考虑本病,若出现垂体功能减退时更应关注此诊断。实验室检查 GH 低下,胰岛素低血糖试验无 GH 分泌高峰,此外可见垂体性腺轴、垂体甲状腺轴或垂体肾上腺轴激素低下。颅骨 X 线摄片除见蝶鞍增大变浅外,可见鞍上区有钙化,脑垂体CT 或 MRI 检查有助于诊断。

【鉴别诊断】

1.特发性 GH 缺乏症　患儿除生长发育滞缓外,无视野缺损或视野障碍,鞍上一般无钙化。垂体 CT或 MRI 可见垂体柄断裂或垂体萎缩,但无占位影像学表现。

2.垂体无功能腺瘤　最早出现和最常见的是性腺功能减退,可有视力减退或视野缺损。颅骨 X 线平片显示蝶鞍呈球形扩大,鞍背竖直,但颅咽管瘤累及鞍内时也见球形扩大,然而肿瘤钙化更常见,垂体 CT或 MRI 有助于明确肿瘤的部位。

【治疗】

颅咽管瘤的治疗较为困难,目前采用的不同治疗手段,在一定程度上均可取得相应的效果。手术具有全切除或减少肿瘤体积的优越性,放疗对部分患者也较敏感,但目前分歧仍较大。此外,还有囊内放疗与化疗或微创手术。内科治疗主要是 GH 或性腺激素替代疗法,以保证患者生长发育的需求。

(陈晓琴)

第三节　下丘脑综合征

下丘脑疾病由多种致病因素累及下丘脑使其结构、代谢及功能受损所致,主要临床表现为下丘脑功能异常及轻微的神经、精神症状。

【病因与发病机制】

1.先天性损害及遗传性因素　与性发育不全有关的疾病可引起下丘脑综合征,如家族性嗅神经-性发育不全综合征、性幼稚-色素性网膜炎-多指畸形综合征、主动脉瓣上狭窄综合征。此外,下丘脑激素缺乏性疾病,如下丘脑性甲状腺功能减退、下丘脑性性腺功能低下等均可导致下丘脑综合征。

2.肿瘤　引起下丘脑综合征的肿瘤很多,主要有颅咽管瘤、星形细胞瘤、漏斗瘤、垂体瘤(向鞍上生长)、异位松果体瘤、脑室膜瘤、神经节细胞瘤、浆细胞瘤、神经纤维瘤、髓母细胞瘤、白血病、转移性癌肿、外皮细胞瘤、血管瘤、恶性血管内皮细胞瘤、脉络丛囊肿、第三脑室囊肿、脂肪瘤、错构瘤、畸胎瘤、脑膜瘤等。

3.肉芽肿　见于结核瘤、结节病、网状内皮细胞增生症、慢性多发性黄色瘤、嗜酸性肉芽肿等。

4.感染和炎症　常见的有结核性或化脓性脑膜炎、脑脓肿、病毒性脑炎、流行性脑炎、脑脊髓膜炎、麻疹、水痘、狂犬疫苗接种、组织胞浆菌病。坏死性漏斗-垂体炎也可引起下丘脑综合征。

5.退行性变　下丘脑综合征可由各种退行性病变引起,如结节性硬化、脑软化、神经胶质增生等。

6.血管损害　主要见于脑动脉硬化、脑动脉瘤、脑出血、脑栓塞、系统性红斑狼疮和其他原因引起的血管炎等。

7.物理因素　见于颅脑外伤、脑外科手术、脑或脑垂体区放射治疗。

8.脑代谢性疾病　可见于急性间歇发作性血卟啉病、二氧化碳麻醉等。另外,也见于原发性脑脊液压力过低或脑脊液压力增高症。

9.药物　主要见于长期服用氯丙嗪、利舍平及避孕药的患者。

10.功能性障碍　病因未明,神经因素引起精神性闭经、阳痿及厌食时可伴有下丘脑综合征。

【临床表现】

1.内分泌功能障碍　①生长激素释放激素(GHRH)分泌亢进者引起肢端肥大症或巨人症;减退者导致身材矮小。②促甲状腺激素释放激素(TRH)分泌失常引起下丘脑性甲状腺功能亢进或下丘脑性甲状腺功能减退症。③PRL 释放因子分泌过多发生溢乳症或溢乳-闭经综合征及性功能减退;PRL 释放因子减少则引起 PRL 缺乏症,但极为罕见。④促肾上腺皮质激素释放激素(CRH)分泌失常引起肾上腺皮质增生型皮质醇增多症。⑤促性腺激素释放激素(GnRH)分泌过多引起性早熟,减退者引起神经源性闭经、性欲减退、月经失调;闭经不育。男性亢进者性早熟,减退者出现肥胖、生殖无能、营养不良症、性功能减退、性发育不全和嗅觉丧失。⑥精氨酸加压素(AVP)分泌过多者引起抗利尿激素分泌不适当综合征;减退者表现为尿崩症。

2.神经系统表现　①嗜睡和失眠。②多食肥胖或顽固性厌食消瘦。③发热和体温过低。④精神障碍。⑤其他如头痛较为常见,另外可有多汗或汗闭、手足发绀;括约肌功能障碍及下丘脑性癫痫。

【诊断】

临床上遇有下列线索有助于下丘脑疾病的诊断:①内分泌症状及体征不能用单一的靶腺或单纯垂体损害加以解释。②内分泌紊乱症状伴有肥胖、多食、消瘦、厌食、嗜睡、精神失常及体温异常等,不能用其他疾病解释者。③颅内压增高伴视力减退或视野缩小,以及合并尿崩症、性功能低下、乳溢者。④少数患者可以表现为生长发育不良、嗅觉丧失、畸形、性腺发育不全。

1.功能诊断　①视前区受损出现自主神经功能障碍。②下丘脑前部视前区受损导致高热。③下丘脑前部受损可出现摄食障碍。④下丘脑前部、视上核、室旁核受损可致中枢性特发性高钠血症、尿崩症、AVP 分泌不适当综合征。⑤下丘脑腹内侧正中隆起受损出现性功能低下,ACTH、GH 和 PRL 分泌异常,尿崩症等。⑥下丘脑中部外侧区受损可致厌食,体重下降。⑦下丘脑腹内侧区受损常与贪食、肥胖、性格改变有关。⑧下丘脑后部受损可导致意识障碍、嗜睡、运动功能减退、低体温。⑨乳头体、第三脑室壁受损表现为精神错乱、严重记忆障碍。

2.病因诊断　病因诊断往往要结合病史、症状、体征、实验室检查及其他辅助检查等综合分析,不同的病因诊断难易程度不一。形态学及其他检查包括头颅 X 线平片可示蝶鞍扩大,鞍背、后床突骨吸收或破坏,鞍区病理性钙化等表现,必要时进一步做蝶鞍薄层片、脑血管造影、头颅 CT 或 MRI,以显示颅内病变部位和性质。脑脊液检查除颅内占位病变有颅压增高和炎症时有白细胞升高外,一般均属正常。脑电图检查一般正常。

【鉴别诊断】

要注意与原发性甲状腺、性腺、肾上腺、神经垂体受损、腺垂体功能低下、神经衰弱、精神分裂症等相鉴别。

【治疗】

对肿瘤占位引起的下丘脑疾病可采取手术切除或放射治疗。对感染则选用适当的抗生素治疗。由药物引起者则立即停用有关药物;精神因素引起者需进行精神治疗;有垂体功能减退者,则应根据靶腺受累的程度,予以激素替代疗法(HRT);有溢乳者可用溴隐亭 2.5～7.5mg/d 或左旋多巴(L-多巴)1～2mg/d;发热者可用氯丙嗪或苯巴比妥钠、中药以及药物降温;不能根治的肿瘤而伴有显著的颅内压增高者,可行减压术,以减轻症状。

（蒋雪羚）

第四节　神经性厌食症

神经性厌食症是一种慢性神经内分泌疾病,主要影响青年女性,其临床特征为患者因存在体像评价及其他认知障碍而自行节食减肥,导致体重减轻、严重的营养不良及下丘脑-垂体-性腺轴功能紊乱,该症是生理、心理、社会综合因素影响的结果。

【病因】

1.社会文化因素　许多青年女性追求身材"苗条"并视为时尚,这种审美观念的改变对女性形成了压力,过度节食变得流行,因此本病的发病率逐年提高。

2.心理因素　神经性厌食患者存在以肥胖恐惧和体像评价障碍为主要表现的心理障碍,因为害怕肥胖而主动节制饮食,部分患者甚至对食物产生厌烦,于是出现体重下降及多种并发症。

3.生物学因素　神经性厌食患者的饱腹感以及体温调节紊乱提示存在下丘脑功能异常,易感个体在青春期前后遭遇的生物、心理方面的事件可通过下丘脑神经递质、内分泌或免疫方面的变化,导致神经性厌食心理和行为上的特征性表现。

4.其他因素　影响下丘脑食欲和摄食中枢的因素很多,如脂多糖、白细胞介素-1(IL-1)、白细胞介素-6(IL-6)、肿瘤坏死因子(TNF)、白细胞抑制因子(LIF)、雌二醇、胆囊收缩素(CCK)、肾上腺素、去氢异雄酮、胃泌素释放肽(GRP)、胰高血糖素及生长抑素等。

【临床表现】

1.症状、体征　大多数患者恐惧肥胖,厌食和消瘦,甚至有心理与行为异常。

2.并发症　神经性厌食症病人中内分泌功能障碍很常见,例如闭经,在体内脂肪含量达体重的22%左右时,90%的人月经周期又可恢复正常;虽然病人甲状腺功能正常,但基础代谢率降低。此外,神经性厌食发展至某一阶段时,可有如心动过缓、心动过速、低血压、窦性心律失常、心力衰竭和各种心电图异常等;胃肠道可见食管糜烂或溃疡、胃炎、恶心、呕吐等;还可出现血尿素氮增高、顽固性低血钙、低血钾、低血镁等。

【辅助检查】

1.内分泌异常　雌激素及黄体酮水平均低,CRH水平升高,皮质醇升高,瘦素水平明显降低,血小板单胺氧化酶活性下降,提示存在5-羟色胺能系统功能障碍。

2.代谢异常　神经性厌食患者体内血浆天冬酰胺、谷氨酸、甘氨酸、蛋氨酸、苯丙氨酸和组氨酸水平明显升高,而精氨酸和半胱氨酸水平下降。

3.免疫因子异常　血浆中肿瘤坏死因子α(TNF-α)与可溶性TNF受体Ⅱ(sTNFRⅡ)水平明显升高。

4.影像学检查　神经性厌食患者头部MRI检查发现脑容积减少,尤以灰质为甚,这种灰质容积的减少被认为是不可逆的。

【诊断】

1.国内诊断标准　①发病年龄<25岁(最常见于14~19岁),女性占95%以上;②厌食,日进食量<150g,体重丧失25%以上;③对进食及体重持无情的不关心态度,不顾饥饿,也不理睬别人的规劝或安慰,病人不承认自己有病,对体重丢失及拒食认为是享受,对极端消瘦认为是美观,病人常有低血钾及心律失常;④所有女性都出现闭经,25%发生在大量体重丧失之前;⑤缺少其他身体上或精神上的疾病是诊断本病的先决条件。

2.美国诊断标准　①体重低于理想体重的85%或体重指数≤17.5;②肥胖恐惧;③对自己体形、体重的认知障碍;④继发性闭经。

【鉴别诊断】

神经性厌食的诊断可以认为是一种排除性诊断,需与原发性内分泌疾病(如腺垂体功能减退症和 Addison 病),肠道疾病(如克罗恩病、口炎性腹泻),慢性感染,肿瘤性疾病如淋巴瘤及人类获得性免疫缺陷综合征、下丘脑肿瘤等相鉴别。

【治疗】

本病的治疗原则是不仅要恢复患者的营养状况,治疗各种临床并发症,还应注意纠正导致神经性厌食的心理和环境因素,包括一般治疗、营养治疗、药物治疗、心理治疗、并发症治疗以及其他治疗等。

1.一般治疗　治疗开始前需要对患者进行临床评估,以选择营养、药物治疗方案,并提供心理支持。医师在整个治疗过程中应鼓励患者主动配合治疗;采取客观、诚实的态度,得到患者的信任;安排亲属参与治疗计划。

2.营养治疗　根据病人营养不良具体分级提供个性化营养方案。无论是经胃肠还是胃肠外营养补充都要避免并发症的发生,纠正过快常产生水潴留、水肿、继发性代谢紊乱甚至心力衰竭等。体重达到标准体重 80% 以上后不主张继续鼻饲或胃肠外营养支持,以免造成心理压力和心理创伤,也不利于患者主动参与治疗,影响食欲,妨碍恢复正常饮食习惯。

3.药物治疗　目前尚未发现十分有效的药物,但氯丙嗪、阿米替林、碳酸、5-羟色胺回收抑制药氟西汀等药物对住院病人有一定效果,可用于长期营养和行为治疗计划的辅助治疗。

4.心理治疗　心理治疗可用来纠正患者异常的饮食行为,增进其心理社会功能;认知行为治疗可有效地恢复体重;家庭治疗因可改善家庭成员之间的关系,长期坚持效果明显。

5.并发症治疗　多数并发症常可随体重的增加而改善,辅用小量性激素周期治疗有利于建立其治疗信心。

（姚华强）

第五节　青春期发育延迟

青春期发育延迟可定义为至青春期发育平均年龄加 2 个标准差年龄以后尚未出现青春期发育者,由于青春期发育的年龄在地区和民族之间存在一定差异,具体年龄界限难以确定,一般男孩到 14 岁的睾丸容积<4ml,女孩到 13 岁时仍无月经初潮可认为是青春期发育延迟。

【病因】

青春期发育延迟较常见,虽然导致本症的病因很多,但绝大部分青春期发育延迟患者的病因未明。临床上较常见的是:①中枢神经系统肿瘤,如颅咽管瘤和生殖细胞瘤等;②下丘脑-腺垂体功能减退,如特发性低促性腺激素性性腺功能减退和垂体性矮小症等;③原发性睾丸(卵巢)功能减退,如 Klinefelter 综合征和性腺发育不全等;④严重的慢性全身性疾病,如营养不良、吸收不良综合征、支气管哮喘、肾病和先天性心脏病等。

女性的青春期发育并非生殖系统的独立事件,受全身健康状况的影响,如营养不良、过瘦、过胖等。

【分类】

青春期发育延迟按病因分为以下 3 类。

1.体质性(特发性)青春期延迟　下丘脑黄体激素释放激素(LHRH)脉冲发生器活动延迟。

2.低促性腺激素性青春期延迟　①中枢系统(CNS)疾病。肿瘤性病变(颅咽管瘤、生殖细胞瘤、垂体瘤)，非肿瘤性病变(Langerhan组织细胞增生症)，CNS的感染性病变，CNS的血管病变(放射治疗后、先天性畸形、头颅创伤后)。②单一性促性腺激素缺乏。Kallman综合征，先天性肾上腺发育不良(DAX1突变)，单一性LH、FSH缺乏。③特发性垂体多激素缺乏。④先天性垂体多激素缺乏。⑤其他疾病如Prader-Willi综合征，Laurence-Moon-Biedl综合征，慢性全身性疾病(镰状细胞性贫血、HIV感染、慢性肾衰竭、慢性血吸虫病、慢性胃肠疾病、高PRL血症、Gaucher病)。

3.高促性腺激素性青春期延迟

(1)男性:克兰费尔特Klinefelter综合征及其变异型,其他类型的原发性睾丸功能减退症(化学抗癌药物治疗、放射治疗、睾丸激素的生物合成酶缺陷、LH抵抗综合征、隐睾症和无睾症)。

(2)女性:Turner综合征及其变异型,XX和XY性腺发育不全症(家族性、散发性),其他类型的原发性卵巢功能减退症(卵巢早衰和过早绝经、自身免疫性卵巢炎、卵巢抵抗综合征、FSH受体基因突变、多囊卵巢综合征、Noonan综合征)。

【临床表现】

1.体质性(特发性)青春期延迟　体质性青春期延迟是儿童青春期发育延迟的主要原因之一,患者常有阳性家族史,母亲多有月经初潮推迟或其父亲和同胞兄弟姐妹有青春期延迟(14～18岁)病史。在整个儿童期身材矮小,波动在相应年龄的第3个百分位点上下,但其身高增长速度接近正常,每年约为5cm。在正常儿童出现生长发育骤长的年龄阶段,体质性青春期发育延迟儿童的生长发育仍缓慢,与其同伴间的差异逐步扩大。患者于13～16岁仍缺乏任何第二性征的发育,其表型特征为身材矮小、幼稚,从外观上估计其年龄较实际年龄要小,但患儿身体健康,智力正常。骨龄超过18岁仍无青春期启动者,以后绝大部分患者不能出现青春期发育。

2.低促性腺激素性性腺功能减退症　低促性腺激素性性功能减退症(HH),表现为青春期延迟、不孕、血清促性腺激素水平低下。HH大部分病例的分子机制尚不清楚,但已报道了某些下丘脑垂体基因的单个基因突变。Kallma综合征是由于KAL基因(位于Xp22.3)突变;先天性肾上腺皮质发育不全合并HH是由于DAXi基因突变所致的、极少见的X-连锁隐性遗传病;90%的HH原因不明。本症的临床表现根据患者发病年龄早晚、激素缺乏程度以及是否合并其他垂体激素缺乏而不同。

3.高促性腺激素性性腺功能减退症　大多数患者系遗传因素导致的性腺分化和发育异常,如①Turner综合征:核型45,XO或其变异型,呈女性外表,身材矮小、性幼稚、乳腺不发育,原发性闭经,常伴有身体的畸形;②Klinefelter综合征:核型47,XXY或其变异型,呈男性性幼稚,多数为小睾丸和不育;其他病因导致高促性腺激素型青春期延迟者较少见。

4.其他

(1) Prader-Willi综合征:Prader-Willi综合征即Prader-Lab-hart-Willi-Fanconi综合征、Prader-Labhart-Willi综合征或肌张力减退-智力低下-性腺功能减退-肥胖综合征。本征的主要临床表现有以下几点。①肌张力和智力低下,学习成绩差,智商水平约60;②性腺功能减退伴外生殖器无发育或发育不全,阴茎小,可伴隐睾;③肥胖的主要原因可能与进食过多及活动减少有关;④部分病人伴糖尿病,其发病机制未明,但至少与肥胖有一定关系;⑤患者身材矮小、肢端短、面容不均、额小、眼裂小、斜视或伴面部、头部及四肢的其他畸形。

(2)组织细胞增生症(Hand-Schuler-Christium综合征):①性功能减退,青春期不启动,常有尿崩症及其他垂体功能减退;②本病可表现为单一性局部病变,也可累及多脏器,如骨、肺、肝等;③中枢神经肿瘤尚有下丘脑或视神经胶质瘤、星形细胞瘤和嫌色细胞瘤;④该病变既可引起下丘脑-垂体激素的缺乏,也可引起下丘脑-垂体-性腺轴激活而导致性早熟。

（3）囊性纤维化（CF）：影响西北欧高加索人的常见疾病，可出现营养不良和生长发育延迟，而后者是由于营养不良致下丘脑-垂体-性腺轴成熟延迟的结果。

【诊断与鉴别诊断】

1.诊断　要结合病人的临床表现、体格检查及病史做出初步判断，然后再行实验室及影像学检查。

（1）男孩14岁仍无第二性征发育的征象，睾丸容积低于5ml或长径＜2.5cm，阴毛分布范围小，生长迟缓，身材低于正常同龄儿童平均值的2.5个标准差，要考虑青春期发育延迟。

（2）女孩13岁尚未出现乳腺发育，15岁无阴毛生长，18岁未见月经初潮者，可诊断为青春期发育延迟。

2.实验室检查　患者的性激素水平低于正常，LH和FSH水平高低可用来评估低或高促性腺激素性性腺功能减退症，进而有助于病因诊断。TSH对促甲状腺释放激素（TRH）兴奋的反应以及促肾上腺皮质激素（ACTH）皮质醇轴功能正常，GH分泌也无异常，如年龄尚小，可继续观察，每半年随诊一次，观察第二性征、外生殖器发育状况和LH、FSH、性激素水平、骨龄、身高、第二性征等。

3.影像学检查

（1）X线检查：手腕X线平片测定骨龄应列为常规检查，因青春期起始与骨龄的相关性明显于其与实际年龄的相关性。头颅X线检查，颅咽管瘤大多有鞍区异常，且70％呈现钙化，因此侧位X线平片检查可协助诊断。

（2）B超检查：可了解卵巢（或睾丸）大小、形态发育情况，也有助于其他病变的诊断。

（3）CT和MRI检查：CT和MRI对于中枢神经的肿瘤具有重要的诊断价值。

（4）其他：①染色体检查，对于性腺发育不全或某些特殊面容体征者常提示需进行染色体核型分析；②腹腔镜检及性腺活检：对疑有卵巢病变（如卵巢发育不良或肿瘤）者，必要时可行腹腔镜检查及性腺的活检。

4.鉴别诊断　主要是高促性腺激素性性腺功能减退和低促性腺激素性性腺功能减退两大类的鉴别，前者病变在性腺，包括各种原因引起的睾丸或卵巢发育不全或功能衰竭，它们的共同特点是血浆LH和FSH水平显著增高，因而不难鉴别。后者的病变在下丘脑（如Kallman综合征）或垂体（如垂体或鞍上区肿瘤等），这些病变虽然都引起LH和FSH水平降低，但是降低的程度和对GnRH的反应程度存在不均一性，即垂体受破坏的程度是有差别的。此外，还有原发病（如肿瘤）的表现，鉴别也不困难。Kallman综合征有嗅觉减退或缺失者容易鉴别，无嗅觉缺失不易鉴别，目前临床上尚无一种有效的试验能将特发性青春期延迟与无嗅觉缺失的Kallman综合征鉴别开来，一般的办法是以18岁为分界线，即到了18岁仍无青春期启动的患者，可诊断为Kallman综合征或特发性低促性腺激素性性腺功能减退症。

【治疗】

青春期延迟的治疗主要根据引起本症的病因和疾病的性质而定。

1.体质性青春期延迟　因该症患儿最终会出现青春期启动，一般不需治疗，但要提供必要的咨询和有关激素的检查。若某些患儿因发育落后于同龄人而产生精神压力，甚至出现精神、心理和行为方面的异常，必要时可适当给予药物治疗，选用短程激素疗法以刺激性征的出现。

2.病理性青春期延迟

（1）去除病因：病因能够祛除者以病因治疗为主，如手术切除肿瘤、积极治疗全身性疾病，改善营养状况等。病因一旦去除即可缓解，对病因无法去除者则需应用性激素替代疗法。

（2）激素替代治疗：对原发性性腺功能减退患者需长期进行性激素替代治疗，初始小剂量，类似于体质性青春期延迟的治疗方法,2～3年后逐渐增加到成年人替代量,以模拟正常青春期启动后的激素水平。

(姚华强)

第六节　性早熟

性早熟指青春期发育过早出现,即男孩在9岁前、女性于8岁前出现青春期发育者。性早熟可分为真性(又称为中枢性完全性)性早熟和假性(又称为周围性不完全性)性早熟两类。真性性早熟指下丘脑-垂体-性腺轴不适当地过早活跃,导致青春期发育提前出现,其表现与正常的发育期相同,第二性征与遗传性别一致,能产生精子或卵子,有生育能力。假性性早熟为由性腺中枢以外的因素而产生的性激素增多,有第二性征发育,但生殖细胞并无同步成熟,无生育能力。临床上真性性早熟比假性性早熟多见。

【病因分类】

性早熟的病因很多,在临床上以女性GnRH依赖性性早熟较常见。

1.真性性早熟(GnRH依赖性性早熟)或特发性真性性早熟

(1)原因不明:不能发现任何明确的器质性病变,也不能找到明确的致病因素,属于特发性性早熟。一般为散发性,散发病例以女性多见(女:男约为4:1)。少数可呈家族性(可能属常染色体隐性遗传),家族性性早熟多见于男孩。可能的原因是下丘脑对性腺发育的抑制失去控制(如下丘脑后部对下丘脑前部的阻遏作用失去),使GnRH及垂体促性腺激素过早分泌,而导致下丘脑-垂体-性腺轴的超前启动而引起性早熟。

(2)CNS肿瘤:视交叉胶质瘤、下丘脑星形细胞瘤、畸胎瘤。

(3)CNS非肿瘤性病变:发育异常如灰结节、Williams综合征、脑炎和脑病、脑脓肿、结节病性或结核性肉芽肿、头部创伤、脑水肿、蛛网膜囊肿、血管病变、头颅放射治疗后。

2.假性性早熟(非GnRH依赖性性早熟)

(1)男性:①CNS的人绒毛膜促性腺激素(HCG)瘤,如绒毛膜上皮瘤、生殖细胞瘤、畸胎瘤等;②CNS外的HCG瘤:如肝癌、畸胎瘤、肾癌、绒毛膜上皮瘤等;③肾上腺或睾丸分泌雄激素过多;④医源性或外源性雄激素制剂;⑤青春期发育异常,青春期乳腺发育、巨睾症。

(2)女性:①卵巢囊肿;②卵巢或肾上腺分泌雌激素肿瘤;③Peutz-Jeghers综合征;④甲状腺功能减退症;⑤医源性或外源性雌激素制剂;⑥青春期发育异常,包括乳腺发育提前、单纯性月经来潮提前;⑦肾上腺发育提前。

【发病机制与临床表现】

1.真性性早熟

(1)特发性性早熟:①本病女性患者占多数,常在8岁前出现性发育,阴唇发育有色素沉着,阴道分泌物增多。②男孩表现为睾丸、阴茎长大,阴囊皮肤皱褶增加伴色素加深、阴茎勃起增加,甚至有精子生成、肌肉增加、皮下脂肪减少。两性都表现为身材骤长、骨龄提前,最终可使骨骺过早融合,使其到成年时身材反而矮于正常人。③患儿性心理成熟也早,有些可有性交史甚至妊娠史。

(2)中枢神经系统疾病所致性早熟:①本型性早熟的发育经过与特发性性早熟相似。②两型区别在于特发性者不能查出相应病因,而本型能找出器质性颅内病变,可通过头部X线、CT、MRI等检查予以鉴别。

(3)原发性甲状腺功能减退症伴性早熟:①甲状腺激素分泌降低,对下丘脑的负反馈作用减弱,使下丘脑TRH分泌增多。而TRH不仅刺激垂体分泌TSH,还可刺激垂体的PRL、LH和FSH分泌增多。这些激素作用于性腺、乳腺导致性早熟现象。②本症在用甲状腺激素治疗后可好转。

（4）多发性骨纤维异样增殖症伴性早熟：①病因不明，有认为与颅骨肥厚压迫到颅底致下丘脑功能紊乱有关。②患者有骨骼发育不良、躯干皮肤有棕色色素斑，好发于女孩，男孩极少。③女孩表现为月经来潮、生殖器官发育成熟、乳腺发育，其性发育不按正常次序（正常为先乳房发育→阴毛生长→月经来潮），因而认为它与真性性早熟有区别。

（5）Silver 综合征：①机制未明，推测与机体细胞对 GH 敏感性低有关。②本病伴有矮小症、先天性半身肥大、性早熟。③患者尿中促性腺激素增高，性发育早，而骨龄与性发育相比则明显延迟。

（6）Williams 综合征：①为一种遗传性疾病，伴有许多器官的发育畸形，尤其是动脉狭窄，其遗传缺陷为 7 号染色体的 7q11.23 微缺失。②有精神迟钝和学习障碍，认识和个性特殊。③常有性早熟，骨龄正常或提前。

（7）睾酮中毒症：①又称家族性男性非促性腺激素依赖性性早熟伴 Leydig 细胞和生殖细胞发育提前症。②本征的病因已基本查明，LH/HCG 受体为 80～90kD 大小的糖蛋白。受体基因位于 2p21。LH/HCG 受体为 G 蛋白耦联受体家族中的成员，目前已有至少 10 多种错义的活化性突变类型，主要发生于542～581 区段，由于活化性突变而使 Leydig 细胞和生殖细胞受到过分而长期的刺激，因而发生性早熟。③患儿出生后即有肥大的阴茎。④患儿的纵向生长和骨龄提前、肌肉发达、血浆睾酮升高达到成年人水平。

2.男性假性性早熟

（1）产生促性腺激素的肿瘤：①可见于绒毛膜上皮癌或畸胎瘤产生 HCG、肝肿瘤产生 LH 样物质，促使性激素分泌增多。②由于只产生一种促性腺激素，不能造成真性性早熟。③患者几乎都是男性，外生殖器发育增大，但无生育能力。

（2）雄激素产生过早过多：①可由于睾丸 Leydig 细胞瘤（致睾丸单侧增大、血浆睾酮明显升高）或肾上腺病变（如 21 羟化酶缺乏或 11 羟化酶缺乏引起先天性肾上腺皮质增生、皮质醇合成受阻、ACTH 分泌增加，刺激肾上腺分泌雄激素增加）引起血中雄激素水平增加。②也有少数为医源性或误用过多雄激素所致。

（3）雌激素产生过多：①如卵巢颗粒细胞瘤、卵巢囊肿或分泌雌激素的肿瘤，使女性外生殖器及第二性征过早发育，但无生殖细胞成熟。②使用过多外源性雌激素或含外源性雌激素食物可导致女性假性性早熟，停服后自行恢复正常。

【诊断与鉴别诊断】

1.必须根据详细的临床资料和必要的实验室检查排除下丘脑、垂体、性腺和肾上腺器质性病变。

2.实验室检查应首先确定性早熟是否为促性腺激素依赖性，LH/FSH 脉冲性分泌有助于两者的鉴别。

3.影像学检查主要用于寻找垂体和性腺的肿瘤。

4.如无器质性病变可查，可继续追踪观察，但应排除 LH 受体基因突变可能。

5.非促性腺激素依赖性性早熟的病因主要在性腺和肾上腺，因分泌过量性腺激素所致。但必须注意，有些性腺肿瘤也和下丘脑错构瘤一样，可自主合成和分泌促性腺激素。

【治疗】

1.真性性早熟的治疗

（1）甲羟孕酮或氯地孕酮：①可直接抑制下丘脑 GnRH 脉冲发生器和垂体促性腺激素的释放。②剂量为 4～8mg/d，对性器官发育有抑制作用。③缺点为对骨龄发育加速无影响，长期应用可导致性腺萎缩，停药后月经恢复慢。④由于此药有类皮质激素作用，可引起体重增加、高血压和类 Cushing 综合征。

(2)环丙孕酮：①孕激素的衍生物，抑制促性腺激素的合成与释放。②口服每日剂量为 70～100mg/m² 或肌内注射 100～200mg/m²，每 2～4 周 1 次。③对性器官成熟有明显抑制作用，对骨龄加速的抑制作用不肯定。④不良反应除可有头痛、疲乏、失眠、恶心外，对 ACTH 分泌也有抑制作用.因而长期用药要观察肾上腺皮质功能的变化。

(3)GnRH 激动药：①生理作用有剂量的双重性，小剂量脉冲式注射时对垂体促性腺激素起兴奋作用，连续大剂量注射起抑制作用，利用此原理临床上用于治疗性早熟。②目前临床应用较多的有布舍瑞林，每日 10～20μg/kg，皮下注射或 600μg 鼻吸，每 6 小时 1 次。德舍瑞林，每日 4～10μg/kg，皮下注射。③长期应用未发现明显的不良反应，但到青春期年龄就应停止使用。

(4)酮康唑：①可用于男性特发性性早熟用 GnRH 激动药治疗无效者。②该药主要影响类固醇 17～20 裂解酶，从而干扰睾酮生成。③每日 200～600mg，分 2～3 次口服。

(5)达那唑：①人工合成的一种甾体杂环化合物，系 17a-炔孕酮衍生物。②具有抑制卵巢雌激素合成和卵巢滤泡发育作用，还有抗促性腺激素作用及轻度雄激素作用。

2.假性性早熟的治疗

(1)GnRH 激动药治疗无效，可依据病情选用甲羟孕酮、睾酮内酯、螺内酯(安体舒通)、酮康唑等。

(2)在原发病的治疗方面，先天性肾上腺皮质增生者可用糖皮质激素辅以必要的矫形治疗(如切除肥大的阴蒂等)。

(3)对颅内、睾丸、卵巢、肾上腺及其他部位肿瘤应行手术或放射治疗。

(姚华强)

第七节 肢端肥大症和巨人症

因腺垂体分泌生长激素过多所致，发病在青春期前，骨骺部未融合者，称为巨人症；发病在青春期后，骨骺部多已闭合者，称为肢端肥大症。巨人症患者常继续发展为肢端肥大性巨人症。

【病理生理】

绝大多数肢端肥大症患者是由于腺垂体生长激素细胞腺瘤或增生，导致生长激素(GH)分泌过多，过多的 GH 过度刺激细胞数增加，RNA、DNA 及蛋白质合成，促进机体合成性代谢旺盛，包括氮、磷、钾、钠的正平衡，钙吸收增加，表现为软组织、骨骼及内脏生长增大。

【临床表现】

1.骨骼及软组织改变　在过量 GH 的作用下，全身骨骼及软组织肥大、增生。早期多表现为手足增厚、变阔，症状明显时患者可呈特征性的面貌，头部骨骼增生致面部变形，眼眶上缘、前额骨、颧骨及下颌骨突出，面部皮肤增粗变厚，鼻形宽大，唇厚牙稀，舌大而厚，音调低沉，言语模糊。脊柱骨增宽，骨质疏松，脊柱活动受限，椎间孔骨质增生可压迫神经根而引起神经痛、感觉异常。晚期还可有胸廓增大。

2.内脏肥大　心、肝、肺、胰、脾、肾、甲状腺等均可增大，可伴有心力衰竭、高血压等。

3.内分泌代谢紊乱　患者可有甲状腺弥漫性肿大，基础代谢率增高，偶可出现甲状腺功能亢进的表现。女性患者可有毛发增多，月经失调甚至闭经，男性患者早期可有性欲亢进、外生殖器增大，疾病后期可出现乏力、软弱，性功能减退，可能与肾上腺皮质功能减退有关。过多分泌的 GH 作用于乳腺组织中泌乳素(PRL)受体，或垂体混合瘤同时分泌过多的 GH 和 PRL，女性可呈持久性泌乳，男性可有乳腺发育，甚至泌乳。

4.垂体肿瘤所致的局部压迫症状　多见视物模糊及两颞侧偏盲,当肿瘤压迫脑神经或下丘脑时,可出现垂体性卒中,表现为急骤头痛、眼球麻痹,伴有弱视、神志模糊,可出现脑膜反应等症状。

【诊断依据】

GH 由垂体分泌后,通过其靶激素 IGF-1 发挥促进生长、调节代谢的作用,因此,这两种激素是垂体 GH 分泌腺瘤的最主要诊断指标。

1.OGTTGH 抑制试验是肢端肥大症的诊断依据和活动性判断的指标　GH 水平测定采用口服糖耐量抑制试验(OGTT),观察 GH 谷值,需要选择灵敏度$<0.05\mu g/L$ 的 GH 检测方法,如 ITMA 和 ELISA 法,国际上诊断肢端肥大症 OGTTGH 抑制试验谷值的切点为 $1\mu g/L$。

2.血清 IGF-1 水平是肢端肥大症最敏感、最可信的诊断指标　正常人血清 IGF-1 水平随年龄、性别而变化,患者的测定结果必须与相应的正常值比较。诊断肢端肥大症的判断标准为高于同龄、同性别正常人水平的 2 倍标准差。

3.其他　如 TRH 及 GHRH 兴奋试验对判断肢端肥大症病情活动性也有参考意义,临床表现和鉴别诊断也是肢端肥大症诊断过程中重要组成部分。

【治疗方案】

肢端肥大症的治疗目标为:①将 GH 水平控制到随机 GH 水平$<2.5\mu g/L$,而在口服葡萄糖负荷后血 GH 水平$<1\mu g/L$;②使 IGF-1 水平下降至与年龄和性别匹配的正常范围内;③消除或者缩小肿瘤并防止复发;④消除或减轻并发症表现,特别是心脑血管、肺和代谢方面的紊乱;⑤垂体功能的保留及重建内分泌平衡。

1.手术是肢端肥大症治疗的首选途径　在获得对疾病的控制方面,外科手术的作用在于切除肿瘤,可明显和迅速缩小肿瘤体积,所以手术切除垂体生长激素腺瘤是治疗肢端肥大症的首选方法。手术治疗的优势是快速降低 GH 水平,缩小或完全切除肿瘤。经蝶窦手术切除垂体腺瘤对肢端肥大症患者安全有效,治愈率分别为 80%～91%(微腺瘤)、40%～52%(大腺瘤),就术后并发垂体功能减退而言,微腺瘤罕见,大腺瘤为 5%～10%。手术前后应用生长抑素类似物的良好疗效。所有患者术后均应定期、长期随诊,观察临床症状,监测 GH 和 IGF-Ⅰ水平,定期进行影像学检查。

2.药物治疗　药物治疗在肢端肥大症各治疗阶段越来越受重视。目前,临床上用于肢端肥大症的治疗药物有 3 种,生长抑素受体配基(SRL)即生长抑素(SST)类似物、多巴胺激动药、GH 受体拮抗药。根据临床疗效和安全性观察结果,生长抑素类似物是首选药物。而在生长抑素类似物中,两种长效生长抑素类似物——奥曲肽长效制剂和兰瑞肽,目前是国际和国内推荐的最主要治疗药物。

(1)生长抑素类似物——药物治疗的首选:此类药物的优点是疗效确切,安全性、耐受性好。可使 42%的患者肿瘤缩小,超过 97%患者的肿瘤生长得到控制。几种生长抑素类似物中,奥曲肽长效制剂缩小肿瘤体积的总体疗效最显著,57%的患者肿瘤缩小。

(2)多巴胺受体激动药:多巴胺受体激动药可以通过下丘脑的多巴胺受体而抑制 GH 释放,其主要缺陷是疗效不理想。第一代多巴胺激动药溴隐亭和新型多巴胺激动药(如喹高利特)使 GH 水平达标的比例分别不超过 10%和 20%。

(3)GH 受体拮抗药:GH 受体拮抗药(如培维索孟)是相对较新的一类药物,其特点是起效快,能迅速降低 IGF-1 水平。缺点是安全性尚未得到国际大规模研究的认可。

3.放疗是 GH 分泌型垂体腺瘤的重要辅助治疗手段　垂体放疗通常不作为首选治疗方案,最常用于术后病情缓解不全残留肿瘤的辅助治疗。常规放疗对 GH 分泌型垂体腺瘤是有效的,但垂体功能低下的发生率亦很高。对于手术和药物未能控制的肢端肥大症患者仍是适宜的方法。新型放疗方法包括立体定向放射治疗、立体定向放射手术和质子治疗等。其目的就是减少靶周边剂量,提高疗效,降低放射损伤。由于肢端肥大症患者生存期长,因此必须要求放疗技术精湛,剂量精确,以获得最佳疗效,同时将放射损伤减至最小。

【小结】

对于肢端肥大症患者,应通过相关检查评估垂体功能,明确诊断后进行并发症评估,决定治疗方式并积极治疗并发症,所有接受治疗的患者都应长期监测随访。2 个月复查 OGTTGH 1 次;半年复查垂体MRI、OGTTGH 1 次;对于有并发症的患者应每年进行一次并发症的评估;对于控制良好的患者,术后每年复查一次 IGF-1 及 OGTTGH,术后第 1 年、2 年、5 年、10 年复查垂体 MRI。

（蒋雪羚）

第八节　尿崩症

尿崩症是由于下丘脑-神经垂体功能减低,导致抗利尿激素合成和分泌不足引起的疾病,本症部分病例如是创伤、肿瘤、感染等使下丘脑-神经垂体束受损则称为中枢性或垂体性尿崩症。抗利尿激素充分缺乏或严重不足者称为完全性尿崩症,抗利尿激素轻度缺乏者称为不完全性(部分性)尿崩症。另外,下丘脑-神经垂体分泌抗利尿激素正常,而是由于各种原因包括遗传因素等导致肾对抗利尿激素敏感性下降显示不同程度的尿浓缩功能缺陷而引起本症,称为肾原性尿崩症。

【病理生理】

1.原发性尿崩症　分为遗传性和迟发性。遗传性者为常染色体显性遗传,呈家族性发病倾向,病理上表现为合成加压素(AVP)的神经元选择性退行性变。导致合成和分泌抗利尿激素的减少。肾性尿崩症亦为遗传性疾病,较常见的为 X 连锁隐性遗传,少见的为常染色体隐性遗传。大部分家系对 AVP 呈完全性抵抗,少数家系对 AVP 呈不完全性抵抗。

2.继发性尿崩症　继发性尿崩症主要是下丘脑产生抗利尿激素的神经核(视上核、室旁核)和(或)其神经纤维(下丘脑-神经垂体束)由下列病变而遭破坏所致,常见的病因有头颅外伤、下丘脑垂体肿瘤及手术。肉芽肿、感染、炎症及血管病变等引起的较少见,还有某些全身性疾病(主要是血液病及网状内皮系统疾病等),如白血病、淋巴瘤、淋巴网状细胞瘤、黄色瘤、结节病等亦可引起继发性尿崩症。

【临床表现】

尿崩症的起病多呈渐进性,数日或数周内逐渐加重,也可突然起病,部分患者可说出起病的某一时辰。多数患者先有排尿增多,继而烦渴多次,喜饮冷水,少数烦渴出现于多尿以前。儿童尿崩症初期表现为夜间遗尿,病情进展后尿量明显增多,成年人尿量可达 5～20L/24h,比重多在 1.001～1.005,渗透压为 50～200mOsm/kg,明显低于血渗透压(300＋10mOsm/kg)。患者如有足够的水分补充,一般情况接近于正常人,仅有轻度脱水现象如口渴、皮肤干燥、汗液或涎液减少、食欲减退、便秘及消瘦等,久而久之可出现头痛、乏力、失眠、困倦、精神不振等现象。如得不到足够的水分补充,患者可迅速发展到严重脱水、电解质紊乱、高渗综合征而出现烦躁不安及神志模糊。若体内高渗状态得不到代偿,会进一步导致细胞内脱水,特别是脑细胞脱水,使脑细胞发生功能障碍,最后导致昏迷,甚至死亡。

【诊断依据】

1.多尿、多饮、24h 尿量可达 5～10L 或更多。

2.低渗、低比重尿,尿渗透压低于血渗透压、尿渗透压多<200mOsm/kg,尿比重多在 1.005～1.003 或

以下。

3.禁饮或高渗盐水不能增加 AVP 的释放,尿量无显著减少,尿比重、尿渗透压无显著提高。

4.用外源性加压素治疗效果明显,尿量减少、尿比重、尿渗透压显著升高,但肾性尿崩症应用外源性加压素无明显疗效。

【治疗方案】

1.病因治疗   根据不同的病因做相应的积极治疗如及时切除脑部肿瘤(巨大垂体瘤、颅咽管瘤、松果体瘤等)及全身性疾病所致的尿崩症(白血病、淋巴瘤、黄脂瘤)等的相应治疗。

2.激素替代治疗

(1)去氨加压素(DDAVP):此加压素类似物为首选药物,其抗利尿作用持久,且无收缩血管和升高血压作用,成年人皮下注射,1/d,每次 0.5～2μg,鼻吸,1～2/d,每次 5～20μg。儿童剂量减半,并应注意药物奏效尿量减少后,即应减少饮水,调整药物剂量,以免引起水中毒。

(2)鞣酸加压素油剂(长效尿崩停):肌内注射,天冷时需稍加温,用前摇匀,每毫升油剂含加压素 5U,开始每次肌内注射 0.1ml,根据疗效调整剂量,一般以疗效维持 2～3d 为宜,剂量过多可导致水潴留甚至水中毒。

(3)赖氨酸加压素粉剂(尿崩灵):每次 20～50mg 涂抹鼻黏膜上,疗效可维持 3～5h,2～3/d,应注意粉剂过敏者可导致支气管痉挛,长期应用还可引起萎缩性鼻炎。

(4)去氨加压素片(弥凝片):每片 100～200yg,2～3/d,口服,长期使用首选,个别患者每次需要 400μg,根据个体差异及疗效调整剂量。

3.其他口服药物

(1)噻嗪类利尿药:该类药物可能刺激 AVP 的分泌,增加 AVP 的敏感性,故对中枢性和肾性尿崩症均有效,奏效时尿量可减少 50% 以上,尿渗透压可升高 1 倍以上。

(2)卡马西平(酰胺咪嗪):每次 0.1g,3/d,不良反应有头痛、恶心、肝功能受损或白细胞减少等。

4.对症治疗   渴感正常的患者应适当饮水补充失去的水分,不应强行控制饮水,同时适量应用激素替代或口服药物的治疗。对于年老或渴感减退的尿崩症患者,应通过严密的临床观察和反复摸索,根据病情变化给予固定的水量补充和适当的药物治疗以维持正常的水盐平衡,维持正常的生活水平。

【小结】

尿崩症主要临床症状为多尿、烦渴、多饮、低比重、低渗透压尿,但尿溶质排出量正常,用抗利尿激素治疗有效,而肾性尿崩症临床症状同上,但应用抗利尿激素疗效欠佳或无效。

(赵 旭)

第九节   腺垂体功能减退症

腺垂体功能减退症是由不同病因导致下丘脑-垂体受损,使腺垂体(垂体前叶)合成与分泌激素的功能部分或完全丧失,相应靶腺功能减退的一系列临床症候群。主要病因为鞍区各类肿瘤、放疗、手术、外伤、感染、浸润性病变与淋巴细胞性炎症等,垂体瘤为常见病因。生育期妇女因产后大出血引起的腺垂体功能减退症又称希恩综合征,为典型腺垂体功能减退症。儿童期发生腺垂体功能减退,可导致生长发育障碍而形成垂体性矮小症。

【诊断标准】

腺垂体功能减退起病缓慢,临床症状较轻时常常被忽视,因此凡有引起腺垂体功能减退症原发疾病者,如下丘脑/垂体肿瘤、颅面部发育异常、颅脑炎症性病变、颅脑创伤或手术、空泡蝶鞍综合征和既往有围产期相关大出血或血压改变等患者,都应进行腺垂体功能减退症的筛查。

腺垂体功能减退症的诊断主要依据临床表现、血中激素水平测定和腺垂体功能试验。如靶腺激素水平降低而垂体促激素水平正常或降低可以确诊为腺垂体功能减退症,对轻症患者可行腺垂体功能试验协助诊断。

1.临床表现

(1)垂体-靶腺轴功能减退症候群:本症的临床表现取决于各种腺垂体激素减退的速度及相应靶腺萎缩的程度。一般生长激素(GH)及PRL、促性腺激素缺乏最早表现;其次为促甲状腺激素(TSH)、促肾上腺皮质激素(ACTH)缺乏。

①促性腺激素和泌乳素分泌不足症候群:产后无乳,乳腺萎缩,长期闭经与不育为本症的特征。毛发常脱落,尤以腋毛、阴毛为明显,眉毛稀少或脱落。男性胡须稀少,伴阳痿。性欲减退或消失,如发生在青春期前可有第二性征发育不全。女性生殖器萎缩,宫体缩小,会阴部和阴部黏膜萎缩,常伴阴道炎。男性睾丸松软缩小,肌力减退。

②促甲状腺激素分泌不足症候群:属继发性甲状腺功能减退,但临床表现较原发性甲状腺功能减退轻,患者常诉畏寒,皮肤干燥而粗糙,较苍白、少光泽、少弹性、少汗等。较重病例可有食欲减退、便秘、精神抑郁、表情淡漠、记忆力减退、行动迟缓等。心电图示心动过缓、低电压、心肌损害、T波平坦、倒置等表现。

③促肾上腺皮质激素分泌不足症候群:患者常有极度疲乏,体力软弱。有时厌食、恶心、呕吐、体重减轻、脉搏细弱、血压低。重症病例有低血糖症发作,对外源性胰岛素敏感性增加。肤色变浅,由于促肾上腺皮质激素——促脂素(ACTH-βLPH)中黑色素细胞刺激素(MSH)减少所致,故与原发性肾上腺皮质功能减退症的皮肤色素沉着不同。

④生长激素(GH)不足症候群:成人症状较为复杂,儿童可引起生长障碍。

⑤垂体内或其附近肿瘤压迫症候群:最常见者为头痛及视神经、视交叉受损引起偏盲甚至失明等。MRI示蝶鞍扩大,床突被侵蚀与钙化点等病变,有时有颅压增高症候群。垂体瘤或垂体柄受损,由于多巴胺作用减弱,PRL分泌偏高。

(2)病史采集及体检:有视野颞侧偏盲伴头痛者常是鞍区占位病变;有突发头痛伴恶心、呕吐史者可能是垂体瘤卒中;有糖尿病伴高龄者可能是血管病变;有产后大出血病史者常是希恩综合征。

(3)较少见的表现:儿童可有生长发育障碍;老年人可因纳差伴乏力和低血钠而确诊;部分病例可同时伴有尿崩症。

(4)垂体危象:在全垂体功能减退的基础上,各种应激如感染、败血症、腹泻、呕吐、失水、饥饿、寒冷、急性心肌梗死、脑血管意外、手术、外伤、麻醉使用镇静药、安眠药、降糖药以及靶腺激素替代治疗中断等均可诱发垂体危象。临床呈现:①高热型(>40℃);②低温型(<30℃);③低血糖型;④循环衰竭型;⑤水中毒型;⑥混合型。各种类型可伴有相应的症状,突出表现为消化系统、循环系统和神经精神方面的症状,诸如高热、循环衰竭、休克、恶心、呕吐、头痛、神志不清、谵妄、抽搐、昏迷等严重垂危状态。

2.辅助检查 可疑患者需进行下丘脑-垂体-靶腺激素测定,兴奋试验将有助于了解靶腺激素的储备及反应性,可明确病变部位(下丘脑或垂体)。对于下丘脑-腺垂体的病变可用MRI辨别,行鞍区薄层扫描加动态增强更为精确。

(1)下丘脑-垂体-性腺轴功能检查:女性主要测定血FSH、LH及雌二醇;男性测定血FSH、LH和睾酮。黄体生成激素释放激素(LHRH)兴奋试验可协助定位诊断,如静脉注射LHRH 100~200μg后于0分钟、30分钟、45分钟、60分钟抽血测FSH、LH,正常多在30~45分钟时出现高峰。如FSH、LH虽有升高,但反应较弱或延迟提示病变在下丘脑,如无反应,提示为腺垂体功能减退。

(2)下丘脑-垂体-甲状腺轴功能检:查 T_3、T_4、FT_3、FT_4、TSH 均低于正常,如疑为下丘脑病变所致时,需作 TRH 兴奋试验。

(3)下丘脑-垂体-肾上腺皮质轴功能检查:24 小时尿 17-羟皮质类固醇,游离皮质醇及血皮质醇均低于正常,血 ACTH 可降低。CRH 兴奋试验有助于确定病变部位,垂体分泌 ACTH 功能正常者,静脉注射 CRH 后,15 分钟 ACTH 可达高峰,垂体 ACTH 分泌功能减退者此反应减退或无反应。

(4)下丘脑-垂体-生长激素轴功能检查:80%以上的患者 GH 储备降低。但正常人 GH 的分泌呈脉冲式,有昼夜节律,且受年龄、饥饿、运动等因素的影响,故一次性测定血清 GH 水平并不能反映 GH 的储备能力。胰岛素耐受性试验(ITT)是诊断 GH 缺乏的"金标准",但对于 60 岁以上,且存在心、脑血管潜在疾病的患者不宜采用。生长激素释放激素(GHRH)兴奋试验可助明确病变部位。

(5)鞍区磁共振(MRI)薄层扫描加动态增强检查:对鞍区占位病变最具诊断价值。CT 对鞍区疾病的诊断价值不大。必要时加做眼底、视力和视野检查。可行 DXA 骨密度检查了解骨质疏松症情况。

3.鉴别诊断

(1)神经性厌食:多为年轻女性,主要表现为厌食、消瘦、精神抑郁、固执、性功能减退、闭经或月经稀少、第二性征发育差、乳腺萎缩、阴毛及腋毛稀少、体重减轻、乏力、畏寒等症状。内分泌功能除性腺功能减退较明显外,其他垂体功能正常。

(2)多靶腺功能减退:如 Schimidt 综合征患者有皮肤色素加深及黏液性水肿,而腺垂体功能减退者往往皮肤色素变淡,黏液性水肿罕见,腺垂体激素升高有助于鉴别。

【治疗原则】

1.营养及护理　患者宜进高热量、高蛋白及富含维生素膳食,还需提供适量钠、钾、氯,但不宜过度饮水。尽量预防感染、过度劳累与应激刺激。

2.靶腺激素替代治疗　成人全腺垂体功能减退症患者大多数宜用靶腺激素替代治疗,即在糖皮质激素和 L-T_4 替代治疗的基础上,男性加用睾酮治疗,女性加用雌激素和孕激素治疗,如需维持生育功能者应改为 HCG、HMG 或 HCG 加 FSH 治疗。

(1)糖皮质激素替代治疗:最为重要,且应先于甲状腺激素的补充,以免诱发肾上腺危象。糖皮质激素的剂量应个体化,服法应模仿生理分泌,如每日上午 8 时服全日量 2/3,下午 4 时服 1/3 较为合理。随病情调节剂量,如有感染等应激时,应加倍口服。危象及严重应激时可静脉用糖皮质激素。

(2)甲状腺激素替代治疗:需从小剂量开始,如用干甲状腺片,从小剂量开始,每日 10～20mg 起始,每 2～3 周增加 20mg;如用 L-T_4,起始每日 12.5～25μg,每 2～3 周增加 25μg,均需在测定甲状腺功能后调整剂量,直至甲状腺功能正常。对年老、心脏功能欠佳者,如立即应用大剂量甲状腺激素,可诱发心绞痛,对同时有肾上腺皮质功能减退者应用甲状腺激素宜慎重,需同时补充小量糖皮质激素及甲状腺激素。

(3)性激素替代治疗:育龄期妇女,病情较轻者需采用雌孕激素联合人工月经周期治疗。可每天口服乙烯雌酚 0.5～1.0mg 或炔雌醇 0.02～0.05mg,连续服用 25 天,在最后 5 天(21～25 天),每天同时加用甲羟孕酮(安宫黄体酮)6～12mg 口服,或每天加黄体酮 10mg 肌内注射,共 5 天。在停用黄体酮后,可出现撤退性子宫出血,周期使用可维持第二性征和性功能。必要时可用人绒毛膜促性腺激素(HCG)以促进生育。如下丘脑疾病引起者还可用 LHRH(以微量泵作脉冲式给药)和氯米芬,以促进排卵。男性患者可用十一酸睾酮 250mg 每月肌内注射 1 次。可改善生育,促进第二性征发育,增强体力。亦可联合应用 HMG 和 HCG 以促进生育。

(4)生长激素替代治疗:1996 年美国 FDA 正式批准基因重组人生长激素(rhGH)用于治疗成人生长激

素缺乏症（AGHD）。但 GH 替代治疗剂量尚无统一的标准，具有高度个体化特点。目前有限资料提示 rhGH 能使 AGHD 患者生活质量、骨密度显著改善及降低心血管疾病危险因素，但 GH 治疗是否会导致肿瘤的复发及恶性肿瘤的发生目前仍无太多循证医学证据。

3.垂体危象处理

（1）补液：快速静脉注射 50% 葡萄糖溶液 40～60ml，继以 10% 葡萄糖生理盐水滴注，以抢救低血糖症及失水等。液体中加入氢化可的松，每日 200～300mg，或用地塞米松注射液作静脉或肌内注射，亦可加入液体内滴入，以解除急性肾上腺皮质功能减退危象。

（2）周围循环衰竭及感染：有循环衰竭者按休克原则治疗，有感染败血症者应积极抗感染治疗。

（3）低温或高热：低温与甲状腺功能减退有关，可用热水浴疗法，电热毯等使患者体温逐渐升至 35℃ 以上，并给予小剂量甲状腺激素。高热者用物理降温法，并及时去除诱发因素，慎用药物降温。

（4）水中毒：可口服泼尼松 10～25mg 或氢化可的松 40～80mg，以后每 6 小时用 1 次。不能口服者静脉用氢化可的松 50～200mg（地塞米松 1～5mg）。

（5）禁用或慎用药物：禁用或慎用吗啡等麻醉剂、巴比妥安眠剂、氯丙嗪等中枢神经抑制剂及各种降血糖药物，以防止诱发昏迷。

【预后】

轻者可带病延至数十年，但常呈虚弱状态。轻症患者经适当治疗后，其生活质量可如正常人。重症患者通常因重度感染等严重应激危及生命。

恰当的靶腺激素替代治疗可以提高腺垂体功能减退症患者的生活质量，但除了 IGF-1 可以作为可靠的生物学指标来检测 GH 替代治疗的疗效外，大多数激素没有可靠的生物学指标来检测、指导替代治疗，只能根据测得的激素水平、临床症状来评估替代治疗是否恰当。

（陈晓琴）

第十节　催乳素瘤和高催乳素血症

催乳素瘤（PRL 瘤）是最常见的一种垂体腺瘤，在垂体腺瘤中占 50% 左右，也是唯一能用药物控制的垂体肿瘤。本病多见于 20～40 岁，女性显著多于男性，部分腺瘤有侵袭性。许多原因可以引起高催乳素血症，人群中 PRL 升高超过实验室正常高限者可占 10%。在生育期女性的闭经患者中 9% 存在高 PRL 血症，有泌乳者占 25%，既有闭经又有泌乳者占 70%；在男性不育、阳痿患者中可占 5%。

【病因与发病机制】

PRL 是腺垂体 PRL 细胞合成和分泌的一种多肽激素，其分泌受下丘脑的调节，与其他腺垂体激素不同，下丘脑对 PRL 分泌主要起抑制作用。在生理状态下，下丘脑释放 PRL 释放抑制因子（PIF）和 PRL 释放因子（PRF），现已公认多巴胺（DA）是最主要的 PIF，PRL 的分泌主要受下丘脑 DA 的抑制性调节，一旦这一机制发生障碍，则引起 PRL 分泌增加。

1.下丘脑多巴胺缺乏　一些下丘脑疾病如肿瘤、动静脉畸形、结节病的炎症进展等可导致 DA 的合成和释放减少。此外，一些药物（如甲基多巴、利舍平）也减少中枢 DA 储存。

2.多巴胺转运机制缺陷　垂体柄病变可导致 DA 从下丘脑向 PRL 细胞的转运受损，如垂体柄肿瘤或垂体肿瘤压迫垂体柄，导致多巴胺不能到达腺垂体 PRL 细胞。

3.PRL 细胞对多巴胺的敏感性降低　垂体 PRL 细胞存在 DA 受体，静脉输入 DA 时，PRL 瘤病人

PRL 的抑制程度明显低于正常对照组,提示 PRL 瘤病人的 PRL 细胞对多巴胺的敏感性下降。许多 DA 受体的拮抗药可引起高催乳素血症,如氯丙嗪、氟哌啶醇、甲氧氯普胺、舒必利、多潘立酮。

4.对催乳素细胞的刺激　　原发性甲状腺功能减退导致 TRH 分泌增加,TRH 可作为一种 PRF 引起高催乳素血症。雌激素可从垂体水平直接刺激 PRL 细胞,增加 PRL 的释放。此外,雌激素还可增加 PRL 细胞的有丝分裂,增加细胞数量。胸壁的损伤、吸吮乳头也可通过神经反射引起高催乳素血症。

【临床表现】

1.PRL 过多引起的症状　　主要表现为溢乳或性腺功能减退,溢乳发生率为 30%～80%,但并非 PRL 瘤最常见的表现。高 PRL 血症通常伴随月经紊乱、月经稀少、闭经或不孕,偶有月经过多。若 PRL 轻度升高,可不出现月经紊乱,但若 PRL>180μg/L,通常会出现月经紊乱。男性溢乳少见,可仅表现为性欲低下、阳痿,常常未引起重视,直至出现肿瘤压迫症状才来就诊。长期的高催乳素血症可引起骨量减少。

2.肿瘤局部压迫症状　　PRL 大腺瘤、分泌其他激素的大腺瘤或者无功能的大腺瘤,可有鞍外生长的趋势,主要表现为头痛、视野缺损、眼外肌麻痹等。当压迫周围正常的腺垂体组织时可引起甲状腺或肾上腺皮质功能减退的表现。

3.青春期延迟　　发生于青春期或青春前期的儿童可表现为青春期延迟、生长停滞或头痛、视野缺损等,儿童和青少年常出现侵袭性催乳素瘤。

【辅助检查】

1.基础 PRL 测定　　正常血清 PRL 基础浓度一般<20μg/L。如果 PRL 水平升高但<40μg/L,应重复测定。通常 PRL 水平与 PRL 瘤的大小相关,PRL 微腺瘤(直径<10mm),PRL 水平一般在 200μg/L 左右。

2.其他激素和肝、肾功能测定　　高水平 PRL 可抑制 LH、FSH,至睾酮或雌激素水平降低。临床怀疑 PRL 瘤者除测定 PRL 外,还应检测 LH、FSH、TSH、GH、ACTH、睾酮及雌激素,有 25% 的生长激素瘤伴有 PRL 升高。有些混合性的腺瘤除 PRL 增高外,尚有其他腺垂体激素增多。甲状腺激素的测定对排除原发性甲状腺功能减退有鉴别意义。肝、肾功能的测定对排除因 PRL 代谢异常导致的 PRL 升高有帮助。

3.蝶鞍区 MRI 及 CT　　脑垂体高度超过正常范围(正常<7mm,女性妊娠期可略增大),垂体柄不居中是早期微腺瘤的表现。

(1)MRI 应为首选,在垂体部位观察矢状位及冠状位的薄层扫描,MRI 可以更好地观察垂体的解剖结构及其与周围组织的关系。垂体微腺瘤在 MRI 的 T_1 加权像表现为等信号或低信号影。注射钆造影剂后 T_1 加权像信号对比更清楚。大腺瘤可见囊变及出血灶。

(2)CT 对观察骨质的改变和周围的钙化优于 MRI。CT 一般表现为垂体形态改变,左右不对称,腺体密度不均,可见较模糊的低密度灶,大的腺瘤可有向鞍外扩展。增强 CT 扫描见瘤体组织强化。

【诊断】

1.PRL>200μg/L 时结合临床及影像学检查即可诊断 PRL 瘤　　大腺瘤 PRL 水平通常超过 250μg/L,在某些情况下,可达 1000μg/L。当 PRL 水平很高,但是患者又无临床症状时需注意巨催乳素血症的情况,用聚乙二醇(PEG)沉淀和色谱分析可以鉴别。

2.基础血清 PRL>60μg/L 而<200μg/L 时必须结合影像学检查来判断　　若腺瘤直径>10mm,而血清 PRL 水平<200μg/L,可能为垂体无功能腺瘤,但是需排除测定技术原因。血清 PRL 免疫测定法存在高剂量钩状效应,主要是由于较高浓度的抗原饱和抗体,阻止抗体-抗原-抗体夹心复合物的形成,产生假性低值。临床上已报道许多侵袭性巨催乳素瘤的病例因 PRL 钩状效应而被误诊,可通过血清稀释后测定 PRL 或采用其他不存在钩状效应的测定方法,避免假性低值而选择不必要的手术治疗。

【鉴别诊断】

1.生理原因　妊娠可以使 PRL 水平增加 10 倍。哺乳、胸壁刺激,进餐和运动后都会增加 PRL 水平。

2.原发性甲状腺功能减退症　一般情况下,甲状腺功能减退症特有的表现易将其与 PRL 瘤鉴别,但在少数情况下,甲状腺功能减退症可导致高 PRL 血症,也可致腺垂体增大,误认为存在垂体腺瘤,因此要谨慎鉴别。

3.药物性高 PRL 血症　许多药物会引起 PRL 升高,较常见的如一些镇静药、H_2 受体阻滞药及口服避孕药。甲氧氯普胺、吩噻嗪和丁酰苯可导致催乳素水平超过 $100\mu g/L$,长期服用氯丙嗪和甲氧氯普胺的病人血清 PRL 水平甚至可达 $200\sim500\mu g/L$,且有闭经-泌乳。利舍平、单胺氧化酶抑制药、三环类抗抑郁药、5-羟色胺再摄取抑制药也可致高催乳素血症,但很少超过 $100\mu g/L$。10% 服用维拉帕米的患者催乳素水平升高。药物引起的高催乳素血症在停药数天后可恢复到正常。

4.垂体非 PRL 瘤　血 PRL 一般 $<200\mu g/L$,MRI 或 CT 检查可发现腺垂体内有占位病变,向鞍上扩展。腺垂体激素检测发现除 PRL 增高外,还有另一种激素增高(无功能腺瘤则无)。用溴隐亭治疗后,PRL 降至正常,但垂体瘤的大小很少变化,临床上遇到此种情况要考虑垂体非 PRL 瘤可能。

【治疗】

PRL 瘤的治疗方法取决于肿瘤的大小和高 PRL 血症是否引起症状。PRL 瘤的治疗方案以药物治疗为主,其次为手术、放疗。

1.高催乳素血症和微腺瘤　PRL 水平 $<100\mu g/L$,且 CT 或 MRI 扫描正常或微腺瘤可选择药物治疗或随访监测,治疗高催乳素血症的药物主要为 DA 激动药,常用的有溴隐亭和卡麦角林,两者均可减少 PRL 的分泌,缩小肿瘤。

(1)溴隐亭不仅能抑制 PRL 的合成与释放,而且能特异地抑制细胞有丝分裂,增加 PRL 在细胞内降解,使瘤体迅速缩小,有效地抑制溢乳,改善 FSH、LH 的释放,促使排卵和月经的恢复。溴隐亭可使 82% 患微腺瘤的妇女 PRL 恢复正常,并且超过 90% 的患者恢复正常月经和生育能力。起始剂量为 0.625mg 每晚 1 次,可逐渐加量,使总量达到 5.0mg,1 个月后重复测定 PRL,通常溴隐亭 $5.0\sim7.5mg/d$,分 2 次给药,能将 PRL 控制在正常水平。主要不良反应包括恶心、直立性低血压,抑郁等,夜间给药可减少不良反应。

(2)阴道内给药可减少胃肠道不良反应,并且作用可持续 24h,可出现阴道刺激症状,多可耐受。对大多数女性来说,溴隐亭每日 $2.5\sim5.0mg$ 可使 PRL 恢复正常。

(3)卡麦角林对减少 PRL 分泌和恢复排卵周期更有效,在对溴隐亭无反应的患者中,卡麦角林 70% 仍有效,并且不良反应更少,起始剂量为 0.25mg,1 周 2 次,剂量逐月增加直至 PRL 分泌正常,最大剂量为 1mg,每周 2 次。卡麦角林,每次 $0.25\sim0.5mg$,每周 2 次,通常能将 PRL 控制在正常水平。

(4)不能耐受溴隐亭或药物治疗无效者可采用经蝶窦手术,手术对微腺瘤的有效率为 74% 且与手术者的技术水平有关,腺瘤小、停经时间短及 PRL 水平低于 $200\mu g/L$ 者成功率更高。

2.大腺瘤　起始治疗仍为多巴胺受体激动药,与微腺瘤患者相比,大腺瘤患者一般需要更高剂量的溴隐亭($7.5\sim10.0mg/d$)或卡麦角林($0.5\sim1.5mg$,每周 2 次)。以恢复生育为目的时同样首选溴隐亭,如果药物治疗效果不佳,应采用手术方式。手术很少治愈,术后加用多巴胺受体激动药治疗可使 PRL 分泌正常。如果手术后仍然存在大量肿瘤组织,可能需要放疗,放疗的主要不良反应是垂体功能减退、破坏视神经功能。

3.PRL 腺瘤患者妊娠的治疗　动物实验及临床的资料显示溴隐亭对胎儿的影响不大,对于要求生育的患者,溴隐亭为首选药物,在恢复 2 个正常月经周期前应采用避孕措施。停用避孕措施后,一旦规律的月经周期延时 2d 应停用溴隐亭,然后明确是否妊娠,并密切观察肿瘤是否增大。蝶鞍内大腺瘤在妊娠期间治疗与微腺瘤患者相同,在鞍上扩展的大腺瘤妊娠期间 15.5%～41% 有增大的风险,这种大腺瘤在妊娠前应进行手术治疗,术后加用溴隐亭。妊娠期间应至少每 3 个月进行一次视野检查。如果出现肿瘤增大的症状要复查 MRI。妊娠期间出现肿瘤增大时,建议重新使用溴隐亭治疗。

【注意事项】

1.PRL 的分泌有昼夜变化并呈脉冲性分布,醒来前 1h 左右最高。血 PRL 基础浓度一般<20μg/L,一般 PRL 的生理性增加的幅度为 20～60μg/L,若血 PRL>60μg/L,结合临床表现鉴别高 PRL 的原因。

2.所有病理性高 PRL 血症患者,必须先详细询问病史,进行体格检查及常规肝、肾功能检查以逐一排除药物性、应激性及系统性疾病的可能,其中要常规排除原发性甲状腺功能减退症,尤其是高 PRL 血症合并垂体增大者。

3.确诊 PRL 瘤或高 PRL 血症的患者,溴隐亭和卡麦角林治疗效果较好。以恢复生育为目的的患者应首选溴隐亭。

4.治疗 2 年后 PRL 正常者,可每 3 个月减少卡麦角林(每周 0.25mg)或溴隐亭(2.5mg/d)的用量,在大腺瘤的患者,监测 PRL 水平,6 个月后复查 MRI;高催乳素血症和微腺瘤患者在减药后 PRL 仍正常 1 年者可以停药,观察 PRL 水平变化。

(鲁红红)

第十一节　无功能垂体腺瘤

绝大多数垂体腺瘤具有较高的分泌功能,使血中激素水平升高,并产生相应的临床症状,但也有一些垂体腺瘤并不伴有血中激素水平升高,也无激素过多症状,称为临床无功能垂体腺瘤,简称无功能垂体腺瘤,亦称临床无活性垂体腺瘤(CIPA)、无内分泌活性腺瘤或非分泌性垂体腺瘤。无功能腺瘤占所有垂体腺瘤的 25%～30%,多发生于 40～50 岁,发病率无明显性别差异。

【病因与发病机制】

1.病因　无功能垂体腺瘤实际上是一组异质性肿瘤,它们中的大多数具有分裂功能(多为促性腺激素瘤),只是其分泌功能较低,不引起血激素水平的升高,这类肿瘤称为沉寂性腺瘤。有些无功能腺瘤可能确实没有分泌功能,其细胞来源不清,称为裸细胞瘤或无特征细胞腺瘤。

2.发病机制　垂体瘤的发展可分为两个阶段——起始阶段和促进阶段,在起始阶段垂体细胞自身缺陷是起病的主要原因,在促进阶段下丘脑调控失常等因素发挥主要作用,即某一垂体细胞发生突变,导致癌基因激活和(或)抑癌基因的失活,然后在内外因素的促进下单克隆的突变细胞不断增殖,逐渐发展为垂体瘤。

(1)垂体瘤细胞自身内在缺陷:大多数无功能腺瘤是单克隆源性的,源于某一单个突变细胞的无限制增殖,而发生变异的原因为癌基因的激活和(或)抑癌基因的失活。

(2)旁分泌与自分泌功能紊乱:下丘脑的促垂体激素和垂体内的旁分泌或自分泌激素可能在垂体瘤形成的促进阶段起一定作用。

(3)下丘脑调节功能紊乱:下丘脑抑制因子的作用减弱对肿瘤的发生可能也有促进作用。

【临床表现】

无生物活性激素分泌功能的垂体腺瘤主要包括两方面的临床表现:①肿瘤向鞍外扩展压迫邻近组织结构的表现,这类症状最为多见,往往为病人就医的主要原因;②因肿瘤周围的正常垂体组织受压和破坏引起不同程度的腺垂体功能减退的表现。

1.压迫症状

(1)头痛：见于 1/3～2/3 的病人，初期不甚剧烈，以胀痛为主，可有间歇性加重，部位多在两颞部、额部、眼球后或鼻根部。引起头痛的主要原因是鞍膈与周围硬脑膜因肿瘤向上生长而受到牵拉所致，当肿瘤穿破鞍膈后，疼痛可减轻或消失，如鞍膈孔较大，肿瘤生长受到的阻力较小，头痛可不明显。肿瘤压迫邻近的痛觉敏感组织如硬脑膜、大血管壁等，可引起剧烈的弥漫性头痛，常伴有呕吐。肿瘤侵入下丘脑、第三脑室，阻塞室间孔可引起颅内压增高，使头痛加剧。

(2)视神经通路受压：垂体腺瘤向鞍上扩展，压迫视交叉等可引起不同类型的视野缺损伴或不伴视力减退，这是由于肿瘤生长方向不同和(或)视交叉与脑垂体解剖关系变异所致，视力减退和视野缺损的出现时间及严重程度不一定平行。少数病人发生阻塞性脑积水及视盘水肿系由于颅内压增高，视网膜静脉回流障碍所致。

(3)其他症状：当肿瘤向蝶鞍两侧扩展压迫海绵窦时可引起所谓海绵窦综合征(第Ⅲ、Ⅳ、Ⅴ及Ⅵ对脑神经损害)。巨大的腺瘤可侵犯下丘脑，则可出现尿崩症、嗜睡、体温调节紊乱等一系列症状。肿瘤可偶尔扩展至额叶、颞叶引起癫痫样抽搐、偏瘫、锥体束征及精神症状等。当肿瘤侵蚀鞍底及蝶窦时，可造成脑脊液鼻漏。

2.激素分泌异常症群

(1)垂体激素分泌减少：垂体瘤病人的垂体激素分泌减少的表现一般较轻，进展较慢，直到腺体有 3/4 被毁坏后，临床上才出现明显的腺垂体功能减退症状，即使肿瘤体积较大，激素缺乏的症状也很少能达到垂体切除术后的严重程度，故一般情况下，垂体瘤较少出现垂体激素分泌减少的症状，尤其是功能性腺瘤，但有时垂体激素分泌减少也可成为本病的突出表现，儿童期尤为明显，表现为身材矮小和性发育不全。有时肿瘤还可影响到下丘脑及神经垂体，血管加压素的合成和排泌障碍引起尿崩症。在腺垂体功能减退症的垂体瘤患者中，性腺功能减退约见于 3/4 的病人；甲状腺功能减退不如性腺功能减退常见，但亚临床型甲状腺功能减退较为多见；如不出现严重的应激状态，肾上腺皮质功能通常可以维持正常，若垂体 ACTH 储备不足，在应激时可出现急性肾上腺皮质功能减退(肾上腺危象)。

(2)出现腺垂体功能减退症的垂体瘤病人面容苍白，皮肤色素较浅，可能与黑色素细胞刺激素的分泌减少有关。男性病人稍肥胖，其脂肪分布类似女性体型，腋毛、阴毛稀少，毛发稀疏、细柔，阴毛呈女性分布，体重可减轻，有时体重不减甚或增加，此与下丘脑功能紊乱有关，除性欲减退、性功能障碍外，尚可出现生殖器萎缩，睾丸较软、较小。女性病人有闭经或月经稀少，性欲减退。

(3)在发生应激(如感染、手术)时，病人抵抗力较低，易于发生危象甚至昏迷。

3.垂体卒中

(1)垂体腺瘤有时可因出血、梗死而发生垂体急性出血征群即垂体卒中，其发生率为5%～10%。

(2)垂体卒中起病急骤，表现为额部或一侧眶后剧痛，可放射至面部，并迅速出现不同程度的视力减退，严重者可在数小时内双目失明，常伴眼球外肌麻痹，尤以第Ⅲ对脑神经受累最为多见，也可累及第Ⅳ、Ⅵ对脑神经，严重者可出现神志模糊、定向力障碍，颈项强直甚至昏迷。

(3)有的病人出现急性肾上腺皮质功能衰竭的表现，大多数病人的脑脊液清亮，部分可为血性。

(4)CT 示蝶鞍扩大。

(5)垂体腺瘤易发生瘤内出血，特别是瘤体较大者。

(6)诱发因素多为外伤、放射治疗等，亦可无明显诱因。

(7)出现急性视力障碍者，应在糖皮质激素保护下尽快进行手术治疗。

【辅助检查】

1.内分泌学检查　应广泛检查 6 种腺垂体激素水平,当某一激素水平有变化时应检测其靶腺激素的水平。当诊断尚有疑问时,可进行动态试验协助诊断。多数患者血促性腺激素水平降低或在正常范围,但少数患者可有血促性腺激素和(或)其亚单位的升高,性激素的水平一般下降。血 TSH、GH 及 ACTH 水平一般正常或轻度降低,其储备功能及靶腺激素水平也多降低,但显著降低者不多见。偶尔无功能腺瘤作为亚临床 GH 瘤或 ACTH 瘤,则 24 小时尿皮质醇或血 IGF-1 水平可轻度升高。

无功能垂体腺瘤对下丘脑激素的反应具有一定的特点,这在诊断上具有重要意义,常见的利用下丘脑激素的诊断试验有以下几种。

(1)TRH 试验:正常促性腺激素细胞并无 TRH 受体,故给正常人注射 TRH 并不引起血 LH 和 FSH 水平的升高。大多数无功能腺瘤起源于促性腺激素细胞,约 1/3 的瘤性促性腺激素细胞含有 TRH 受体,它们对 TRH 有反应,约 40% 的无功能腺瘤病人于注射 TRH 后血促性腺激素和(或)其亚单位水平升高。

(2)GnRH 试验:无功能垂体腺瘤多起源于促性腺激素细胞,这些瘤性促性腺激素细胞含有 GnRH 受体,故对内源性 GnRH、GnRH 激动药性类似物及 GnRH 拮抗药都有反应。正常情况下,GnRH 对促性腺激素细胞的刺激作用依赖于其特征性脉冲分泌,如连续给予 GnRH 或长效 GnRH 类似物则出现失敏现象,促性腺激素分泌反而减少,而无功能腺瘤不存在这种失敏现象是其特征之一。

2.视力视野检查　可以了解肿瘤向鞍上扩展的程度。

3.影像学检查

(1)如果垂体瘤已达到一定大小,常规 X 线体层摄片即可达到诊断目的。典型垂体瘤的 X 线表现为蝶鞍扩大(蝶鞍可向各方向增大),鞍壁变薄,鞍底变阔,前后床突变细,甚至缺损,彼此分开,使鞍口扩大,鞍底腐蚀下陷,有时肿瘤稍偏于一侧,可使一侧鞍底明显下陷(呈现双鞍底)。前床突被侵蚀是由于颈内动脉被肿瘤压向骨组织、颈内动脉的搏动所致;后床突变薄,甚或缺如。

(2)普通 X 线检查不能诊断者及垂体微腺瘤需要进行高分辨率 CT、MRI 及其增强显像或三维构像,才能做出正确的定位诊断,高分辨率 CT 和 MRI 可显示直径>3mm 的微腺瘤。

(3)应用于鞍区疾病的放射性核素显像技术发展也很迅速,如正电子断层扫描(PET)、[111]铟二乙烯三戊乙酸-奥曲肽扫描以及 [123]碘-酪氨酸-奥曲肽扫描已开始应用于临床垂体瘤的诊断。

(4)垂体瘤的影像学检查宜首选 MRI,因其能更好地显示肿瘤及其与周围组织的解剖关系。

【诊断】

1.存在垂体瘤的影像学证据。

2.有头痛、视野缺损等垂体占位的表现。

3.无垂体激素过多的临床表现和实验室证据(PRL 除外)。

4.有腺垂体功能减退的表现。

5.由于大多数无功能腺瘤患者有血 PRL 水平的升高,故 PRL 测定具有重要意义。

6.由于无功能垂体腺瘤缺乏特异的血清激素标志,故确诊常很困难,有时需依赖手术标本的病理检查及免疫细胞化学检查。

【鉴别诊断】

1.无功能垂体腺瘤需与其他垂体腺瘤及多种蝶鞍部病变相鉴别,由于无功能垂体腺瘤常伴有血 PRL 水平的升高,故易与 PRL 瘤混淆。无功能垂体腺瘤患者的血 PRL 水平多为轻至中度升高,一般低于 6.8nmol/L(150μg/L),而 PRL 瘤的血 PRL 水平一般超过 9.1nmol/L(200μg/L)。

2.部分无功能垂体腺瘤血促性腺激素或其亚单位水平升高,亦有助于鉴别。

3.沉寂性 ACTH 细胞瘤与 PRL 瘤极为相似,其鉴别有赖于病理检查及免疫细胞化学检查。

【治疗】

同其他垂体腺瘤一样,无功能腺瘤的治疗方法有外科治疗、放射治疗和内科治疗。目前仍以外科治疗为首选,手术效果不佳或术后复发者可加用放射治疗,肿瘤压迫症状不显著者可试用内科治疗,如内科治疗效果不佳仍应采取手术治疗。

1.外科治疗　是否采用外科治疗常取决于肿瘤的大小及临床表现,对于压迫症状较明显且瘤体较大者一般推荐外科治疗,成功的手术可有效地解除因肿瘤占位效应而产生的一系列症状,而且手术标本可做免疫细胞化学等检查对明确诊断具有极为重要的意义,而对于无症状的微腺瘤则并不推荐手术治疗。一般认为,存在视野缺损及神经症状者应尽早手术,以防止视交叉和脑神经出现不可逆性损害。目前多采取经蝶窦术式,可使90%的病例视野缺损获得改善,约60%的病例视力可完全恢复,经蝶窦手术最主要的并发症是垂体功能减退。

2.放射治疗　手术切除不完全或术后复发者可做术后放射治疗,对于提高无功能腺瘤的预后具有一定的意义;常规放射治疗的总剂量约为45Gy,每天剂量1.8Gy;放射治疗主要的不良反应为垂体功能减退。

3.内科治疗　无功能垂体腺瘤的内科治疗近年来取得了不小的进展,但治疗效果仍然不能令人满意。目前用以治疗的药物主要有生长抑素类似物奥曲肽和多巴胺激动药溴隐亭,GnRH 激动药及 GnRH 拮抗药也曾试用于临床,但因效果不佳而未能广泛应用。

4.其他治疗　对于无功能垂体腺瘤伴有的腺垂体功能减退也应给予有效的激素替代治疗,少数病人合并尿崩症。亦需给予必要的干预。

【注意事项】

1.诊断方面要注意腺垂体功能减退症的识别。

2.要告知病人及其家属激素替代治疗要坚持终身,治疗前禁用镇静催眠药。

(陈晓琴)

第十二节　垂体卒中

垂体卒中是以垂体腺突然出现的出血或者梗死引起的头痛、呕吐、视野缺损、眼运动神经麻痹和神志改变为特点的临床综合征。

垂体卒中多限于腺垂体,少数情况下亦可累及神经垂体。多数情况是在垂体腺瘤的基础上发生的,但正常垂体也可发生。垂体卒中多起病急骤,轻者可于数日后自行缓解,重者可迅速出现严重的神经系统症状,昏迷、甚至死亡。

【发病率】

垂体卒中的发病率占垂体腺瘤的0.6%～10%,男性患者较女性为多,男、女发病率比例约为 2∶1。文献报道认为垂体腺瘤出血在颅内肿瘤中发病率是最高的,因为在颅内肿瘤出血中,胶质瘤占50%,垂体腺瘤占25%,而垂体腺瘤只占颅内肿瘤的9.5%左右。垂体卒中一般见于大腺瘤,偶有报道发生于垂体微腺瘤者。

【病因与发病机制】

垂体卒中的确切原因尚不清楚,目前认为可能与以下因素有关。

1.缺血因素

(1)当垂体腺瘤的生长速度超过血液供应能力时,瘤组织内出现缺血坏死区,继而发生出血。

(2)垂体有独特的血管供应,仅通过来自垂体柄处的垂体门脉系统供给,当垂体腺瘤向鞍上生长时,可以嵌入鞍膈切迹和垂体柄的中间狭窄部位,阻断了垂体远侧部和肿瘤的营养血管,导致整个腺垂体和肿瘤的缺血、坏死和出血。垂体腺瘤向侧方生长压迫海绵窦,外因使海绵窦压力增加,引起肿瘤内静脉压增高,使肿瘤供应动脉受损而梗死。

2.血管因素   垂体腺瘤内血管丰富,形成不规则血窦,血窦壁菲薄,肿瘤体积增大引起局部压力增高导致血管破裂出血。现代血管造影技术已证实垂体腺瘤内血管比正常腺体的血管细小,直径不一,在电镜下观察这些血管不完全成熟,其基底膜呈破裂或节段状,血管周围间隙被血浆蛋白和红细胞压缩,这些均是垂体腺瘤出血的基础。

3.肿瘤类型   文献报道催乳素腺瘤多有垂体卒中,不仅因为它在垂体腺瘤中较多见,而且由于该瘤体积一般较大,易引起局部血液循环和血供障碍。以往认为垂体卒中多见于体积较大的腺瘤,但目前认为小腺瘤亦可发生,许多微小腺瘤卒中后,临床症状不显著,称为亚临床垂体卒中。

4.诱发因素

(1)外伤:垂体腺瘤患者若头部受到外力作用,头颅与脑运动速度不一致,肿瘤与脑颅在运动的瞬间发生挤压或牵拉,导致供瘤血管出血,尤其是肿瘤病理血管出血。

(2)放疗:垂体腺瘤放射治疗可以使得瘤体内血管增加,增加出血的机会。

(3)雌激素:实验表明雌激素能导致垂体充血,易出现垂体卒中。

(4)上呼吸道感染、喷嚏使海绵窦内压力增高,如腺瘤长入海绵窦内,则瘤内静脉回流压力剧增,引起瘤内血供不足或动脉栓塞。

(5)其他:如溴隐亭、氯丙嗪、抗凝治疗、酗酒、血管造影、垂体功能动态检查、外科手术后以及蝶窦炎、动脉粥样硬化栓塞、血小板减少等也能诱发垂体卒中。

【临床表现】

垂体卒中主要表现为严重的出血所致的脑膜刺激症状以及对周围组织的压迫症状,但不是所有垂体腺瘤出血的病人都表现为垂体卒中的症状,由于出血量的不同,临床表现亦不同。起病多呈急性,少数为亚急性及慢性。

1.剧烈头痛   可能为蝶鞍壁扩张、硬脑膜牵拉刺激、出血刺激蛛网膜下腔所致。头痛多为持续性,部位在一侧额、颞、眶后或顶、枕部进而扩展至全头部。

2.视交叉压迫   视力可在数小时内急剧减退,甚至黑矇、全盲。视野检查双颞侧偏盲,并可出现复视、眼外肌麻痹、瞳孔异常、眼睑下垂及面部感觉障碍为第Ⅲ、Ⅳ、Ⅴ、Ⅵ对脑神经受累的鞍旁压迫征,可为双侧或单侧。

3.脑膜刺激征   瘤内出血如逸出至蛛网膜下腔致下丘脑功能障碍、颅内压增高,可出现头痛、恶心、呕吐、颈项强直、脑脊液呈血性、细胞数增多,约见于 50% 病人。

4.意识障碍   瘤内出血坏死导致垂体功能急性衰竭以及下丘脑受压,均可引起意识障碍。1/3 病例可出现嗜睡、神志模糊,直至昏迷等。

5.其他   可有高热、休克、心律失常、消化道出血、低血压、电解质紊乱、暂时性尿崩症及内分泌、下丘脑功能障碍等一系列临床表现。对垂体功能的影响取决于卒中的部位和程度,卒中可影响下丘脑分泌释放激素,阻塞垂体门脉系统血流或破坏垂体腺细胞或三者兼备。另外,颈内动脉海绵窦内段受压时可出现脑缺血征象,如偏瘫、不全偏瘫、四肢瘫、癫痫发作等。

另有学者根据肿瘤卒中后对周围结构的影响和病情缓急及严重程度,将垂体卒中分为4种类型。

(1)暴发性垂体卒中(Ⅰ型):指出血迅猛,出血量大,直接影响下丘脑,此时病人均伴有脑水肿及明显颅内压增高,出血后3h内即出现明显视力、视野障碍,意识障碍进行性加重,直至昏迷甚至死亡。

(2)急性垂体卒中(Ⅱ型):指出血比较迅猛,出血量较大,已累及周围结构,但未影响下丘脑,也无明显脑水肿及颅内压增高,临床表现为头痛,视力、视野障碍,眼肌麻痹或意识障碍,在出血后24h达到高峰,在观察治疗期间症状和体征无继续加重倾向,但占位效应明确。

(3)亚急性垂体卒中(Ⅲ型):出血较缓慢,视力障碍或眼肌麻痹,原有垂体腺瘤症状轻度加重,无脑膜刺激征及意识障碍,常被病人忽略。

(4)慢性垂体卒中(Ⅳ型):出血量少,无周围组织结构受压表现,临床上除原有垂体腺瘤的表现外,无其他任何症状,往往是在做CT、MRI或手术时才发现。

6.并发症　垂体卒中可使原已存在的腺垂体功能减退加重,有人观察了70例垂体卒中病人,发现约2/3的病人有急性肾上腺皮质功能减退;88%的病人有GH的缺乏;42%的病人有甲状腺功能减退;几乎所有病人都有性腺功能减退。PRL水平则升高(约见于2/3的病人),原因可能为出血引起垂体柄受压,使到达腺垂体的PIF减少。病理检查证实神经垂体受累常见,但出现尿崩症者少见,原因可能是神经垂体受累较轻,不足以使抗利尿激素严重减少。据文献报道,一过性尿崩症的发生率约为4%,永久性尿崩症的发生率约为2%。少数病人因下丘脑受累而出现抗利尿激素分泌不当综合征(SIADH)。

【辅助检查】

1.X线检查　X线平片可发现蝶鞍扩大,前床突消失,鞍底变薄或破坏,但蝶鞍扩大,鞍底变薄也可见于非卒中的垂体腺瘤,故无特异性。

2.CT扫描　CT平扫时,肿瘤可呈现为低密度影(水肿或坏死),也可出现高密度区(出血),注射造影剂后肿瘤可呈现周边性强化。CT扫描尚可明确蛛网膜下腔出血的扩散范围以及是否向脑室内扩展,根据垂体腺瘤出血的病程和时间可做出诊断,对手术选择入路有一定参考价值。

3.MRI检查　垂体卒中发生时,在T_1和T_2加权图像上,可显示病灶内为高信号区。MRI在诊断垂体卒中上优于CT,但MRI不能显示急性出血,故在诊断时不作为首选。

4.脑血管造影　脑血管造影对垂体卒中的诊断并非必须,但在下列情况下仍有意义:①有脑膜刺激征伴单眼麻痹体征时;②鞍上动脉瘤与垂体腺瘤相类似,仅用CT扫描较难做出诊断时;③为了区别血管痉挛所引起的神经功能缺失时。

5.激素测定　如存在腺垂体功能减退则血中甲状腺激素、促甲状腺激素、皮质醇、促肾上腺皮质激素、促性腺激素、睾酮、雌二醇均降低。如垂体瘤为催乳素瘤,血中催乳素水平升高。如为分泌生长激素的腺瘤,血中生长激素水平升高。如为分泌ACTH的腺瘤,血中ACTH及皮质醇水平升高。

【诊断】

对于之前有垂体腺瘤病史的患者诊断并不困难,此类病人突然出现剧烈的头痛、呕吐,应想到垂体卒中的可能。如病人同时有视力减退、视野缺损及眼运动功能障碍,更应高度怀疑垂体卒中。对于无垂体腺瘤病史的患者则不易立即做出诊断,易被误诊为动脉瘤、脑膜炎或球后视神经炎。

多数学者同意以下诊断标准:①突然头痛并伴有呕吐和脑膜刺激征;②有鞍内肿瘤证据,伴有或不伴有鞍上侵犯;③突然视力视野障碍;④眼肌麻痹。如果只有前两点出现,同时出血来源不太明确时,应行血管造影排除颅内动脉瘤。有时进行性头痛是垂体卒中的唯一报警信号。

【鉴别诊断】

垂体卒中应与蛛网膜下腔出血、细菌性脑膜炎、脑出血、脑梗死、垂体转移性肿瘤、视交叉性卒中、球后视神经炎等疾病鉴别。

1.蛛网膜下隙出血　蛛网膜下隙出血多由颅内动脉瘤破裂或动、静脉血管畸形引起,表现为突然出现的剧烈头痛,伴呕吐、意识障碍及脑膜刺激征,与垂体卒中极为相似。但本病发展较垂体卒中为快,从头痛到意识障碍的时间很短,腰椎穿刺显示血性脑脊液,CT 扫描显示脑池、脑裂内积血但无蝶鞍占位。不过,垂体卒中时血液亦可进入蛛网膜下腔,但很罕见进入的血液量远较原发性蛛网膜下隙出血为少。

2.细菌性脑膜炎及病毒性脑炎　头痛、脑膜刺激症状明显且伴有发热的病人应与细菌性脑膜炎及病毒性脑炎鉴别。细菌性脑膜炎和病毒性脑炎的体温升高更明显,血白细胞计数增高,脑脊液白细胞和蛋白增加,无神经眼科症状,CT 扫描无蝶鞍占位的表现,据此可与垂体卒中鉴别。值得注意的是,曾有人报道个别垂体卒中患者可表现为无菌性脑膜炎,此时与细菌性脑膜炎难以鉴别,这类病人抗生素治疗无效为其特点。

3.脑出血和脑梗死　可出现头痛、呕吐、视野缺损、眼运动神经麻痹、脑膜刺激症状、意识障碍,故须与垂体卒中鉴别。脑出血和脑梗死有所谓"三偏"表现,CT 扫描可显示脑内出血或缺血灶,可与垂体卒中鉴别。

4.垂体转移性肿瘤　垂体转移性肿瘤一般为恶性,生长快可引起严重头痛、视野缺损、眼运动神经麻痹,但这些症状逐渐出现而与垂体卒中不同,另外 CT 和 MRI 检查有助于鉴别。

5.视交叉性卒中　视交叉性卒中是由于视交叉部位的血管畸形所引起,临床表现与垂体卒中相似,如突然出现的头痛、视野缺损、视力减退、恶心、呕吐。本病一般无脑膜刺激症状,CT 显示蝶鞍无扩大但鞍上可出现高密度病变。

6.球后视神经炎　球后视神经炎可有前额或眼球后疼痛,伴视力减退、视野缺损及瞳孔的变化,与垂体卒中相似,但本病的眼底表现迥异,球后视神经炎病人视盘充血、边缘模糊不清并有轻度隆起,视网膜有水肿、出血及渗出;垂体卒中的眼底多正常。此外,垂体卒中者 CT 检查可显示蝶鞍扩大等表现,而球后视神经炎者则正常。

【治疗】

1.内科治疗　垂体卒中一经确诊应立即给予激素替代治疗,以增强应激能力和减轻视神经、视丘下部的急性水肿,使临床症状趋于稳定,降低手术病死率。由于病人多存在急性肾上腺皮质功能减退,且处于应激状态,故糖皮质激素的用量要大。一般每 6 小时静脉给予氢化可的松 100mg,直到病情稳定后才考虑减量。Ⅰ型病人在确诊后应立即给予脱水药物及激素治疗,并尽早手术以减轻对下丘脑及视神经、视交叉的压迫;Ⅱ型病人可首先采用非手术治疗措施,等病人一般状况好转后,及早行手术治疗;对Ⅲ、Ⅳ型病人,如已有视力、视野障碍,观察治疗一段时间无好转,应手术治疗。如无视力视野障碍,可以在严密观察、定期随访的基础上采取非手术疗法,适当补充激素。在此期间如果占位效应明确,应考虑手术治疗。

2.手术治疗　视力改变明显或病情急剧恶化者应立即行手术治疗以解除鞍周脑组织受压症状。一般采用经蝶窦手术,如肿瘤鞍上扩展明显而蝶鞍不大则应采取经颅手术早期减压,可使垂体功能完全或部分恢复,部分病人可免于长期激素替代治疗。手术治疗还可防止卒中的再次发作,且对肿瘤本身也有治疗作用。现在有人采用立体定向方法经蝶窦穿刺抽吸可使视力迅速恢复,神经功能障碍缓解,然后加放射治疗以防止复发。

3.放射治疗　急性期不主张采用放射治疗,病人度过急性期后对腺瘤本身可采用放射治疗。

(蒋雪羚)

第十三节　促性腺激素瘤

尽管垂体腺瘤合成促性腺激素(尤其是 FSH),但患者中只有一少部分出现血清 FSH 或 LH 增高。这些肿瘤大部分产生 FSH 和 P-gp α 亚单位,有的同时分泌 FSH 和 LH,也有的只分泌 LH。此类肿瘤多为大腺瘤,有视力受损。主要临床表现为性功能减退和多种其他垂体功能低下。激素水平测定:许多患者表现为增高的 FSH 伴正常水平 LH,P-gp α 亚单位基础水平增高。如果表现为 FSH 和 LH 同时增高可能提示原发性性腺功能低下。TRH 刺激使 33% 的患者 FSH 增加,66% 的患者 LH-β 增加。治疗可以通过外科手术切除肿瘤,因为腺瘤较大,通常还需放射治疗。

【临床表现】

促性腺激素瘤好发于中老年男性,其中以 50～60 岁发病率最高。头痛为最常见的症状,视野缺损亦很常见,首次就诊时即有 80% 的患者存在视野缺损,严重病例可有恶心、呕吐等高颅压症状。肿瘤压迫垂体柄可产生高 PRL 血症,压迫正常垂体可产生垂体功能减退症。患者在就诊时往往已有垂体功能减退(特别是 LH/FSH 的缺乏)。男性患者在首次就诊时已有性欲下降、阳痿及不育,绝经前妇女可出现月经减少乃至闭经。部分患者可有 LH/FSH 增多的表现,男性出现睾丸增大、性欲亢进,女性出现卵巢过度刺激的表现。如果患者年幼,可出现性早熟。

【实验室检查与影像学检查】

患者血 LH 和 FSH 可升高、降低或正常,部分患者血 P-gp α 亚单位和 PRL 水平升高,多激素型腺瘤可有其他垂体激素水平的升高。大多数患者性激素水平降低。垂体 MRI 可显示肿瘤。

【诊断】

促性腺激素瘤的诊断要点是:①患者有垂体瘤占位效应的表现如头痛、视力下降、视野缺损以及轻度的腺垂体功能减退;②患者有垂体占位的影像学证据;③血 FSH 及 LH 或 P-gp α 亚单位水平升高。

【鉴别诊断】

促性腺激素瘤与 PRL 瘤的鉴别主要为血 PRL 升高的幅度,前者血 PRL 常低于 9.1nmol/L(200ng/ml),后者则多在 9.1nmol/L(200ng/ml)以上。

促性腺激素瘤同无功能腺瘤的鉴别更加困难,常需依赖手术标本的免疫细胞化学检查。绝大多数无功能腺瘤起源于促性腺激素细胞,它们实际上是一类不典型的促性腺激素瘤。

【治疗】

经蝶手术是促性腺激素瘤首选的治疗方法,如肿瘤有明显的鞍上扩展则应采取经颅式式。手术可有效地解除肿瘤占位效应,于部分病例可使性腺功能减退得到改善。手术本身也可引起垂体功能减退。手术切除不完全或术后复发者可行放射治疗,有手术禁忌证者也可采取放射治疗。对于肿瘤较小症状较轻者也可试用药物治疗,如效果不佳仍应采用手术治疗。长效 GnRH 激动药可降低部分患者血促性腺激素水平,但它们一般不能使瘤体缩小。CnRH 拮抗药如曲普瑞林也有一定的效果。溴隐亭可使血促性腺激素水平下降,在部分患者还可使瘤体缩小,绝大多数患者对溴隐亭反应不佳。目前只作为手术治疗的辅助措施。

(陈晓琴)

第十四节　促甲状腺激素瘤

促甲状腺激素瘤简称 TSH 瘤,为罕见的垂体肿瘤。

【临床表现】

TSH 瘤为少见的垂体瘤。主要特点是高甲状腺素血症时,同时有 TSH 增高。患者对常规的抗甲亢治疗有抵抗现象,为控制甲状腺毒血症,常需要使用大剂量,甚至数倍 ^{131}I 剂量和多次手术。病理上,TSH 瘤多为嫌色腺瘤。甲亢为 TSH 瘤的突出表现。患者一般没有 Graves 病的甲状腺外表现,如眼病和皮肤病变。TSH 瘤多为大腺瘤,患者可有头痛、视野缺损等表现。

【实验室检查和影像学检查】

1.血 TSH 和甲状腺激素水平同时升高为 TSH 瘤最突出的实验室检查特点。但有的患者的血 TSH 在正常范围内。

2.TSH 瘤合成和分泌的 P-gp α 亚基明显升高,α 亚单位/TSH 比值＞1。

3.垂体 MRI:垂体肿瘤。

【诊断】

如果患者血 T_3、T_4 水平升高,血 TSH 增高(仍可测出),垂体影像阳性改变,支持诊断。

【鉴别诊断】

1.原发性甲状腺功能减退:由于外周甲状腺水平长期低下,导致垂体促甲状腺素细胞和泌乳素细胞增生,出现垂体增大,表现为鞍区扩大甚至鞍上扩展。鉴别要点:低甲状腺素和甲减症状。

2.甲状腺激素抵抗:有 T_3、T_4 水平升高,鉴别较为困难。在临床症状上患者表现为没有高代谢综合征表现,有类似疾病家族史。垂体 MRI 没有肿物生长。α 亚单位水平正常。

3.Graves 病,垂体 TSH 瘤多有甲亢,极易误诊为 Graves 病或其他甲状腺性甲亢。垂体 TSH 瘤和 Graves 病的鉴别要点为垂体 TSH 瘤患者血 TSH 水平正常或升高,而未经治疗的 Graves 病血 TSH 水平显著降低甚至测不出,垂体 TSH 瘤患者血甲状腺自身抗体(如 TSH 受体抗体)常常阴性,Graves 病多为阳性,TSH 瘤患者可有头痛、视野缺损等表现,Graves 病则无;TSH 瘤患者垂体影像学检查可显示腺瘤(多为大腺瘤),Craves 病垂体影像学检查一般无阳性发现。

【治疗】

垂体 TSH 瘤的首选治疗方法是手术切除肿瘤,一般采取经蝶显微外科治疗。如肿瘤很大并伴有鞍上扩展,应考虑采用经颅术式。对于大腺瘤,还可联合其他治疗方法。生长抑素类似物能使 70％的患者 T_4、TSH 恢复正常,40％的患者肿瘤缩小,使用剂量同肢端肥大症治疗。如果手术和生长抑素类似物仍不能抑制 TSH 分泌,可考虑做垂体放射治疗。另外,这样的患者为控制甲状腺毒血症还需要行甲状腺 ^{131}I 或手术治疗。

（马　超）

第十五节　淋巴细胞性垂体炎

1962 年,Goudie 和 Pinkerton 报道 1 例 22 岁的女性病人,同时患有腺垂体炎和桥本甲状腺炎。以后有不少学者相继报道若干病例,表现为腺垂体炎伴腺垂体功能减退。这些病例的组织学特点是腺垂体有弥漫性淋巴细胞浸润,因此命名为淋巴细胞性腺垂体炎。后来的研究显示,上述炎症性病变亦可累及神经垂体和垂体柄,称为淋巴细胞性漏斗神经垂体炎,临床上主要表现为中枢性尿崩症。如病变累及整个垂体,则称为淋巴细胞性垂体炎。这种疾病较少见,多见于妊娠时或产后妇女,但也有报道在绝经后妇女中发现。患者往往有乏力、嗜睡、肥胖、毛发脱落、阳痿、闭经等症状,其中以甲状腺功能低下、肾上腺皮质功能低下多见。

【发病机制】

本病的病因尚未完全明了,由于垂体有明显的淋巴细胞浸润,部分病人血中可检出抗垂体抗体,故目前认为本病可能因自身免疫所致,但是抗垂体抗体的检出率并不高,桥本等分析 1962～1995 年间文献中报道的 124 例淋巴细胞性腺垂体炎(其中 100 例经病理证实),发现只有 7 例抗垂体抗体阳性,抗垂体抗体阳性率较低可能与所用检测方法(免疫荧光法)不够敏感有关,Crock 等在淋巴细胞性垂体炎中检测到一种抗 49kDa 垂体蛋白的抗体。此外,淋巴细胞性腺垂体炎的自身抗体和淋巴细胞性漏斗神经垂体炎的自身抗体也不同,前者主要针对腺垂体细胞,后者则针对分泌血管升压素的细胞。而有 30% 的患者同时伴发其他自身免疫疾病,包括桥本甲状腺炎、Graves 病、甲状旁腺炎、特发性肾上腺炎、阿狄森贫血和腹膜后纤维化,这也支持本病系自身免疫所致的观点。

关于发生自身免疫反应的原因,目前尚不很清楚,由于绝大多数病人为妊娠或产后的妇女,因此,有学者认为自身免疫可能与妊娠有关,妊娠时(特别是晚期妊娠)垂体肿大,血供增加,易于发生一些微小的损伤,从而使垂体抗原暴露;此外,妊娠还会引起机体免疫状态的变化,使机体易于产生自身免疫反应。Vanneste 曾报道 1 例 49 岁妇女,在患病毒性脑膜炎后,发生垂体功能低下,1 年后手术证实为淋巴细胞性垂体炎,据作者推测这可能是由于病毒与垂体具有相同的抗原,引起机体交叉反应,故本病的自身免疫反应可能与病毒感染也有一定关系。

【临床表现】

妊娠 1 年内妇女多见,也有发生在绝经期后,早期临床表现较为隐匿,随着疾病的发展,临床表现很类似垂体无功能瘤。

1.腺垂体功能低下 为淋巴细胞性垂体炎最常见和最主要的临床表现,患者往往有乏力、嗜睡、肥胖、毛发脱落、阳痿、闭经等症状,其中以甲状腺功能低下、肾上腺皮质功能低下多见。

2.溢乳 不多见,可能由于①垂体中淋巴细胞增生、浸润,压迫垂体柄,使下丘脑产生的催乳素抑制因子不能到达垂体,促使 PRL 分泌增多;②自身抗体刺激 PRL 细胞,促使分泌 PRL。

3.类似"垂体瘤"的症状 如头痛,视力、视野改变,病变侵犯至颈静脉窦,可引起动眼神经麻痹。本病缺少特异性的表现,确诊依赖于病理学检查,而垂体标本甚难获取,故明确诊断极为困难,这也是迄今文献报道甚少的原因(估计漏诊病例不在少数),避免漏诊的关键是提高警惕性,对影像学提示垂体增大的腺垂体功能减退病人应想到本病,如血沉增快或合并有其他自身免疫性疾病,则更支持本病。

【辅助检查】

1.自身抗体 本病的实验室检查显示出自身免疫病的特点,如血沉加快、抗垂体抗体阳性、合并慢性淋巴细胞甲状腺炎者,抗甲状腺球蛋白抗体和微粒体及过氧化物酶抗体可阳性,有时可检出抗肾上腺抗体、抗血小板抗体、抗平滑肌抗体、抗线粒体抗体和抗核抗体等,血 CD4 淋巴细胞、CD8 淋巴细胞比值升高。

2.内分泌激素 内分泌功能检查显示出腺垂体功能减退及相应的靶腺功能减退的特点,但血催乳素、促甲状腺素及生长激素水平也可升高。

3.影像学 头颅 X 线平片一般正常,不过,垂体明显增大的病人头颅 X 线平片也可有蝶鞍增大的表现。CT 和 MRI 对诊断有重要的意义,本病垂体 CT 和 MRI 的表现有垂体增大、垂体柄增粗、空鞍、垂体有囊性病变,垂体增大是最常见的影像学改变,约见于 90％ 的病人,本病垂体多呈弥漫性增大而与垂体腺瘤不同,对鉴别诊断有一定的意义。垂体柄增粗则较少见,多发生于神经垂体和漏斗受累的病人;空鞍和垂体囊性病变则更为少见,久病者可有垂体萎缩但蝶鞍仍扩大,少数病人垂体 CT 和 MRI 检查可无异常发现。

【鉴别诊断】

本病需与垂体腺瘤、细菌性垂体炎、垂体增生、Sheehan 综合征等相鉴别。

1.垂体腺瘤　　分泌性垂体腺瘤多有某种腺垂体激素过多的表现,借此可与本病鉴别。分泌性垂体腺瘤中的 PRL 瘤易与本病混淆,但 PRL 瘤病人血 PRL 升高较本病更为明显。无功能垂体腺瘤无垂体激素过多的症状(PRL 可轻至中度升高),表现为腺垂体功能减退,与本病很相似,但无功能垂体腺瘤的占位症状(头痛、视力减退、视野缺损等)较本病常见且显著。此外,无功能垂体腺瘤引起的腺垂体功能减退以促性腺激素减少最先出现且最为常见,ACTH 和 TSH 减少出现较晚且较少见;淋巴细胞性垂体炎引起的垂体功能减退则以 ACTH 和 TSH 减少较先出现且最为常见,促性腺激素减少出现较晚且相对少见一些。影像学检查对垂体腺瘤和本病的鉴别有很大价值。在 CT 和 MRI 上,垂体腺瘤病人的垂体为局灶性增大,本病则为弥漫性、均质性增大;垂体腺瘤可有蝶鞍骨质的破坏,本病一般没有。

2.细菌性垂体炎　　细菌性垂体炎极为罕见,为垂体的急性化脓性感染,多因细菌性脑膜炎扩散所致(极少因败血症播散而引起)。细菌性垂体炎为急性起病,病前多有化脓性脑膜炎的病史,发热等全身症状明显,血象升高,借此可与淋巴细胞性腺垂体炎鉴别。

3.垂体增生　　垂体增生与淋巴细胞性腺垂体炎在影像学上几乎无法鉴别,但两者的临床表现不同。生理性垂体增生(如妊娠期的垂体增生)没有任何临床症状,实验室检查亦无腺垂体功能减退的证据,血 PRL 水平可轻度升高;病理性垂体增生多有某种腺垂体激素增多的表现,如能获取垂体组织做病理学检查可做决定性的鉴别。

4.Sheehan 综合征　　本病好发于产后,且常有腺垂体功能减退的表现,应与 Sheehan 综合征鉴别,但 Sheehan 综合征病人多有产时或产后大出血史,垂体影像学检查可见垂体萎缩,无头痛、视野缺损、视力受损等表现。

5.坏死性漏斗垂体炎　　坏死性漏斗垂体炎为罕见疾病,以中枢性尿崩症为主要表现,如累及腺垂体其表现酷似淋巴细胞性垂体炎,一般需借助组织学检查方能与淋巴细胞性垂体炎鉴别。垂体影像学检查对鉴别诊断亦有意义,坏死性漏斗垂体炎多有垂体柄增粗,而淋巴细胞性垂体炎垂体柄增粗较少见。

【治疗】

治疗目的是调整机体免疫功能,抑制疾病的发展,治疗腺垂体功能低下。

1.免疫抑制药　　虽然没有完整报道免疫抑制药的治疗效果,但理论上能控制疾病的发展。近年来,国外有人报道用糖皮质激素治疗本病可使增大的垂体缩小并能改善垂体功能。

2.补充靶激素　　主要补充甲状腺素、肾上腺皮质激素及性腺激素,尿崩症者应用去氨加压素。

3.手术　　当淋巴组织浸润严重,纤维增生压迫视交叉影响视力、视野时,可行手术解除压迫症状。

(常　湛)

第十六节　生长激素缺乏性侏儒症

生长激素缺乏性侏儒症,即垂体性矮小症,是指在青春期以前,因腺垂体功能不足,GH 缺乏或 GH 生物效应不足所致的躯体生长障碍,又称 GH 缺乏症(GHD)。GH 缺乏有两方面的含义,一是 GH 量的减少,其活性正常;二是 GH 量正常而生物活性缺乏,主要见于 GHRH 受体基因突变、GH 不敏感综合征、IGF-1 缺乏等。

【病因】

按病因可分为特发性和继发性两类;按病变部位可分为垂体性和下丘脑性两种;按受累激素的多少可分为单一性 GH 缺乏和伴垂体其他激素缺乏症的不同类型。

1.GH 缺乏性侏儒

(1)原发性:①遗传性。见于 GH-I 基因缺陷、Pit-I 转录因子缺陷、GH 不敏感综合征。②特发性。下丘脑-垂体功能障碍,GH 峰值降低。③下丘脑-垂体发育不良、垂体发育不良、空蝶鞍综合征。

(2)继发性:①下丘脑肿瘤(颅咽管瘤、神经纤维瘤、错构瘤、神经胶质瘤)。②损伤(放射损伤、头颅创伤)。③颅内感染。④其他(白血病、含铁血黄素沉着症、其他浸润性病变)。

(3)暂时性:环境因素、精神与心理创伤等。

2.非 GH 缺乏侏儒症

(1)家族性和体质性。

(2)Turner 综合征。

(3)宫内发育迟滞。

(4)软骨发育不全、发育低下、营养不良或先天畸形(21-三体综合征)。

【发病机制】

1.影响生长发育的因素

(1)GH:GH 可促进所有组织的生长,增加体细胞的体积和数目。在骨组织中,GH 促进骨的纵向生长,而对骨的成熟无明显作用。

(2)性激素:性激素促进骨的生长,同时加速骨骺融合。青春期身高的骤增,男性是雄激素而女性是肾上腺皮质和卵巢雄激素作用的结果,雌激素也起一定作用,雄激素和雌激素都加速骨的成熟。经过青春期的身高骤增后,身高停止增长,最终达到的身高取决于骨骺纵向生长的速度和骨骺融合的时间。生长得愈慢或骨骺融合得愈早,身材愈矮小。

(3)其他因素:人类个体的身高还受遗传素质、营养状况、体力活动等多种因素的影响。

2.病理变化　以垂体萎缩为主,腺垂分泌生长激素不足以致发育迟缓,也可能由于下丘脑生长激素释放因子缺乏。生长激素主要为一种蛋白质合成激素,它能加速氨基酸由细胞外转运到细胞内,刺激 DNA 的复制及 RNA 的转录,生长激素能减少外周组织对葡萄糖的利用,血糖因而升高,它能抑制葡萄糖向细胞内转移,与胰岛素促进葡萄糖向细胞内运转的作用恰好相反,因此,它与胰岛素在糖代谢的调节中存在着相互拮抗的作用。此外,它能促进脂肪的动员与利用以供应能量。当生长激素缺乏时则引起生长缓慢甚至停滞。

多数患者同时有垂体促性腺激素分泌不足,部分病例也有促甲状腺素、促肾上腺皮质激素分泌不足而引起相关内分泌腺的功能障碍。

【临床表现】

1.原发性垂体性侏儒症多见于男孩　初生时身高体重往往正常,与正常小儿差别不明显,自 1～2 岁以后开始生长速度减慢,停滞于幼儿期身材,年龄越大落后越明显,至成年其身高也多不超过 130cm,但智力发育正常,患儿外观比较其实际年龄为小,但身体上部量与下部量的比例常与其实际年龄相仿,故各部分发育的比例仍相称。患者头稍大而圆,毛发少而质软,皮肤细而滑腻,面容常比其实际年龄幼稚,胸较窄,手足亦较小。出牙延迟,骨化中心发育迟缓,骨龄幼稚与其同身高、年龄小儿相仿,骺部融合较晚。

2.多数患儿性腺发育不全　第二性征缺乏,至青春期男性生殖器仍小如幼童,隐睾症颇常见,声调如童音。女性往往有原发性闭经,乳房、臀部均不发达,身材无女性成年人特征,子宫小,外阴幼稚。甲状腺、肾上腺皮质功能亦往往偏低,但临床症状常不明显。

3.继发性垂体性侏儒症可发生于任何年龄　得病后生长发育开始减慢并伴有原发病的症状,患颅内肿瘤者可见颅内压增高和视神经受压迫的症状及体征,如头痛、呕吐、视野缺损或缩小等,甚至由于神经垂体或下丘脑也受损害而并发尿崩症。

【辅助检查】

1.一般常规检查　主要包括血常规、尿常规及相关生化检查以了解全身基本情况,注意有无血吸虫病和肠寄生虫病。由于 GH 分泌呈脉冲式,峰值与谷值相差较大,故不能仅靠基础 GH 值来诊断本病。一般可根据需要和重点怀疑的病因选择必要的检查,如 T_3、T_4、FT_3、FT_4、TSH、ACTH、皮质醇、LH、FSH、PRL、睾酮、雌二醇等。

2.垂体功能检查

(1)胰岛素低血糖-GH 刺激试验。①原理:低血糖刺激脑内葡萄糖受体,激活单胺类神经元通过 α_2 受体促进 GHRH 分泌,同时抑制生长抑素(SS)分泌。②方法:胰岛素 0.1U/kg 加入 2ml 生理盐水中一次静脉注射。采血测 GH 的同时测血糖,血糖低于 2.78mmol/L 或比注射前血糖值降低 50% 以上为有效刺激。试验前及试验后 30、60、90min 采血测 GH、血糖。③结果:刺激后 GH 峰值＞$10\mu g/L$ 时为正常反应,＜$5\mu g/L$ 为反应低下。

(2)左旋多巴-GH 刺激试验。①原理:左旋多巴通过刺激 GHRH 促进 GH 的分泌。②方法:患者餐后服左旋多巴制剂 500mg,体重 15～30kg 者服 250mg。服药前及服药后 30、60、90、120min 分别采血测 GH值。③结果:正常人 60～120min 时 GH≥$7\mu g/L$,垂体性矮小者无反应。于口服左旋多巴前 20min 内上下楼梯 20 次左右可提高试验的反应性,称运动-左旋多巴试验。

3.血浆 GH、IGF-1 测定　空腹血浆 GH 降低,对兴奋 GH 分泌的因素(如胰岛素低血糖、精氨酸、胰高血糖素、左旋多巴等)的反应减弱。某医院测定 586 名新生儿至 20 岁青年的血清 IGFP1 水平,血 IGF-1 水平随年龄升高,于青春发育中期(女孩 11～12 岁,男孩 13～14 岁)达高峰,以后逐渐下降至成年人水平。

【诊断与鉴别诊断】

1.诊断　主要根据病史及体检,1～2 岁以后生长缓慢,身高低于同年龄正常小儿 3SD,身体各部分发育比例相称,智力正常,尚应注意检查是否有原发疾病。

具体的诊断要点:①身高在同地区、同性别、同年龄正常儿童身高的 3SD 以下者,应立即进行常规病因的筛选及垂体功能检查。②身高低于同性别、同年龄正常儿童身高 2～3SD 者,应做常规病因的筛选检查,若未发现异常,应至少观察生长速度 6 个月。③身高在同性别、同年龄正常儿童身高 0～2SD 者,观察生长速度 6 个月后,再决定是否需做病因检查。④生长速度低于同性别,同年龄正常儿童期值的第 3 百分位数者,不论其身高是否正常,均应进行病因检查。

2.鉴别诊断　对身材矮小的小儿应注意与以下情况相鉴别。

(1)慢性疾病所引起的生长发育障碍:如慢性感染、慢性肝病、营养不良、先天性心脏病、先天性肾小管疾病。

(2)其他内分泌代谢疾病:如呆小病、卵巢发育不全、软骨营养不良、糖原贮积症及黏多糖增多症等。

(3)家族性矮小:父母身材矮小或家族中有矮小者,但智力正常,性发育亦正常。

(4)青春期延迟症(体质性生长延迟症):患儿青春期延迟,不但性发育较迟,其体格发育包括骨骼发育比正常小儿可落后 2～4 年,智力正常。一旦到达青春期后即有很大变化,生长速度加快,最后能达到完全正常的高度。

(5)原基性侏儒症:病因尚不清楚,患儿生长激素正常,从胎儿期开始发育延迟,因此出生时体格即很细小,婴儿期即显侏儒,智力正常。有些病例尚伴有其他畸形,如头、眼、耳、颈及心脏的异常变化。

【治疗】

1.治疗目的和原则　GH 缺乏性身材矮小的治疗目的是使患儿尽量达到正常身高。

2.GH 治疗

(1)适应证:①年龄同性别正常儿童第 3 百分位以下;②速率小于每年 4cm;③龄落后实际年龄 2 年以上;④种 GH 兴奋试验示 GH 分泌均不正常,GH 激发峰值＜5μg/L 为完全性 GH 缺乏,峰值在 5～10μg/L 为部分性 GH 缺乏;⑤血清 IGF-1＜0.5U/ml;⑥其他原因所致的身材矮小。

(2)机制:①GH 能直接刺激成骨细胞、骨骼血管内皮细胞等的增殖和分化,促进前软骨细胞分化成软骨细胞,同时刺激局部 IGF-1 的合成和分泌,后者通过自分泌和旁分泌方式促进软骨细胞的增殖。因此,GH 缺乏性矮小症患者用 GH 治疗时,骨的长度增加,而骨骼的成熟并不加速。②GH 对性腺功能有明显影响。有研究观察到,外源性 GH 可刺激 GH 缺乏雄性大鼠的精子生成,恢复生育功能,GH 能直接影响性腺或通过局部的 IGF-1 而发挥作用但对处于相对静止状态的青春期前的下丘脑-垂体-性腺轴无明显影响,而一旦进入青春发育期,GH 与促性腺激素有明显的协同作用,并使青春期过程缩短。也有人认为 GH 治疗可启动青春期发育,GH 治疗的 GHD 男孩血睾酮升高可能是 GH 介导睾丸局部 IGF-1 的作用,促使睾丸发育,睾酮合成增多。

(3)剂量与用法:①重组的人 GH(rhGH)治疗剂量多按临床经验决定,近年来用药剂量已增至每周 0.5～0.7U/kg。增加剂量会提高生长反应,但两者不呈线性关系,若剂量增倍,生长反应只增加 1/3,故应根据价格-效果方程式,按体表面积或体重计算 rhGH 剂量,可以每日给药或者每周注射(肌内注射和皮下注射的效果相同)2～3 次,间歇治疗(治疗 6 个月停药 3～6 个月)或者连续治疗,治疗效果以每日给药连续治疗较好,另外夜间注射会收到更佳的治疗效果。②用 thGH 治疗 GHD 患儿,第 1 年生长速度可达 8～15cm,第 2 年仍稍高于正常生长速度,但第 3～4 年则降到正常的生长速度。血液循环中 IGF-1、IGFBP-3 及瘦素被认为是评价生长反应的重要指标。

3.GHRH 治疗　目前认为 GHRH 治疗仅应用于 GH 分泌障碍较轻的下丘脑性 GHD 患儿,但其剂量、用药途径,包括鼻内吸入用药及注射频率尚未确定,严重的 GHD 儿童仍用 GH 治疗。

4.IGF-1 治疗　动物实验表明,持续静脉滴注 IGF-1 的转基因小鼠的身高及体重均增加。由于不能同时提高 IGF-1 结合蛋白量,其类胰岛素作用表现明显,易发生明显的低血糖反应。

5.GHD 的神经递质治疗　目前试用于临床治疗 GHD 身材矮小的神经递质有多巴胺及可乐定。

6.合成类固醇及性类固醇治疗　多年来临床试用合成类固醇来促进患儿的生长,最早应用于临床的是氟甲睾酮,体质性生长发育迟缓者可用氧雄龙,1.25mg/d 或 2.5mg/d,生长加速,但骨龄不增。除 Turner 综合征外,一般不用此类药物治疗矮小症。

7.其他下丘脑垂体激素　部分 GHD 患者可有多发性垂体激素缺乏。GH 治疗可使潜在的下丘脑性甲状腺功能减退症病情加重。若患儿对 GH 反应不理想或血清 T_4 水平降至正常值以下,应及时补充甲状腺素。确有肾上腺皮质功能减退者应长期补充可的松。必要时可给小剂量的促性腺激素或性激素以诱发青春发育。

近年来又研制了可口服或鼻内吸入的 GHRH 制剂,它们的促 GH 分泌作用是特异的,不激活垂体的腺苷酸环化酶,不抑制 GH 的分泌,但其效果有待进一步观察。

(常　湛)

第十七节　松果体病

【概述】

1.松果体的解剖　松果体是位于第三脑室后端的一个重要神经内分泌器官,主要合成和分泌褪黑素(MLT),其作用十分广泛,对人及脊椎动物的生殖系统、内分泌系统、生物节律、免疫系统、中枢神经系统和许多代谢过程等都有明显的调节作用。

人的松果体位于脑胼胝体后尾下方,居于中脑的左、右上丘构成的凹内,并有一柄与第三脑室后丘脑顶部相连,长约 8mm,最大宽度约 4mm,重 0.1～0.18g,呈椭圆形,极似松果,因而得名。人类松果体在发育早期即出现,起源于神经外胚层。出生后松果体细胞停止增生,但体积继续增大,并增加神经胶质及间质等成分。7～10 岁起,松果体开始退化并逐渐钙化,形成脑砂(或松果砂),在头颅 X 线检查时往往可见,据统计 70％的人松果体在 60 岁前均已钙化。

松果体表面包以软膜,软膜结缔组织伴随血管伸入腺实质,将实质分为许多小叶,松果体实质主要由松果体细胞和神经胶质细胞构成,缺乏血脑屏障。松果体受颈上神经节发出的交感神经节后纤维的支配,颈上神经节的节后神经元释放去甲肾上腺素(NE)刺激松果体细胞上的肾上腺素 β_1 受体,促进松果体主要激素——褪黑素的合成,并释放入脑脊液和循环血液。

2.松果体的生理　松果体的节律性活动可概括为 3 种。①近日节律:指 MLT 合成分泌呈 24h 周期性变化,影响松果体 MLT 近日节律的主要生理因素是光照的刺激。光照可通过特定途径抑制 NE 的释放,从而抑制 MLT 的分泌;受夜间暗光刺激信号 MLT 高峰值在夜晚。②月节律:女性血中 MLT 波动与月经周期同步,来潮时,MLT 升高至排卵前 5 倍左右,前 LH 达高峰,MLT 水平则降到最低,MLT 下降对排卵可能起"允许"作用。③年度节律:生殖年度的特点是生殖力的高潮与垂体、静止交替出现,这一交替现象可能由于日照期长短通过松果体影响生殖系统而实现的。

在哺乳动物,褪黑素具有抑制生殖腺发育的效应,主要是通过抑制垂体促性腺激素而间接影响生殖腺的活动。近年研究报道,褪黑素的合成分泌不足,可能会引起睡眠紊乱、情感障碍、肿瘤发生等。

松果体疾病主要由肿瘤引起,多表现为肿瘤压迫症状及性腺功能障碍或性早熟等内分泌表现。

【松果体区肿瘤】

1.命名　1923 年,Krabbe 最早将松果体生殖细胞瘤命名为松果体瘤,目前这种命名已被废弃。因为此类肿瘤并非均起源于松果体本身,起源于松果体的肿瘤可侵犯邻近结构,而邻近结构的肿瘤亦可侵犯或推移松果体,有时难以准确判断原发部位。因此,在临床上将发生于松果体部位的肿瘤统称为松果体区肿瘤。组织学诊断确定后,再冠以组织学名称,例如松果体区星形细胞瘤。

2.松果体区解剖范围　关于松果体区解剖范围的界定,文献中有多种解释。Ringertz 将其定义为上界为胼胝体压部和中间帆,下界为四叠体板,前界为第三脑室后缘、后界为小脑上蚓部;Olivecrona 将起源于四叠体板甚至基底节后部的病变也包括在内;Koos 将松果体区肿瘤和中脑肿瘤归为一类;而 Stein 在描述松果体区肿瘤时包括了第三脑室肿瘤。

3.流行病学　流行病学研究结果显示,松果体区肿瘤在颅内肿瘤中发病率较低,欧美为 0.4％～1％,东亚可达 2.7％～6.7％,但在儿童发病率较高,占儿童颅内肿瘤的 3％～11％。尽管发病率低,其病理组织类型异常丰富的特点非常突出。

4.分类　根据肿瘤起源及神经系统 WHO 分类,松果体区肿瘤可分为 4 种主要类型:①生殖细胞肿瘤;

②松果体细胞肿瘤;③神经胶质细胞瘤;④其他类型肿瘤。各种类型的肿瘤组织学分化可有很大不同,其范围可以从良性到极度恶性,有时在同一肿瘤内同时含有良性和恶性成分,或者有两种以上不同的细胞来源,如胶质细胞和松果体细胞兼有,此类肿瘤称为混合性肿瘤。

(1)生殖细胞肿瘤:包括纯生殖细胞瘤、畸胎瘤、绒毛膜癌、卵黄囊肿瘤、胚胎性癌、混合性生殖细胞肿瘤。

(2)松果体细胞肿瘤:包括松果体细胞瘤、松果体母细胞瘤;神经胶质肿瘤包括星形细胞瘤、少突胶质细胞瘤、室管膜瘤等。

(3)其他类型的肿瘤:包括邻近组织的肿瘤(脑膜瘤、血管外皮细胞瘤、第三脑室后部与胼胝体肿瘤)和松果体区转移癌(如来自胃肠道的腺癌)。此外松果体区还可发生松果体退行性囊肿、蛛网膜囊肿、血管畸形(如 Galen 静脉瘤、海绵状血管瘤等)、炎症性病变等。

(4)异位松果体瘤:指位于松果体正常部位以外的松果体组织细胞肿瘤,肿瘤可异位于第三脑室附近、下丘脑、漏斗部等部位,而松果体本身正常。主要症状有尿崩症、视力障碍、下丘脑-腺垂体功能异常等。病理类型多属不典型畸胎瘤,恶性程度高,可经脑脊液播散至脑室壁、蛛网膜下隙、颅底等处。其诊断、治疗可参考松果体区肿瘤进行。

(5)松果体的其他病变:①松果体钙化是指随着年龄的增长,松果体出现的钙质沉着症,脑砂由钙、镁的碳酸盐和磷酸盐组成,其有机成分为吲哚化合物含量很高的蛋白多肽复合物。松果体钙化由幼儿期开始,其大小、数量随年龄增长而增加,至青春期可在颅骨 X 线片上表现为钙斑,成年后松果体钙的总含量恒定,不再随年龄增长而增加。一般认为松果体钙化出现过早(如<6.5 岁)或直径>1cm 者应视为异常。在肿瘤与钙化并存时,松果体钙化被吞灭或包绕提示肿瘤起源于松果体,如被推移则提示肿瘤起源于松果体之外或外向性生长,70%~80%的松果体区肿瘤尸检证实有钙化(肿瘤性钙化)。尽管以往认为松果体钙化并不影响其功能,但松果体钙化程度增加或提前可能提示褪黑素生成减少,从而导致 24h 睡眠-觉醒周期紊乱,使患者在白天感到倦怠。这一观点有待进一步研究证实。②松果体发育不全临床上少见,多伴有性早熟与垂体损害。Maurizi 等认为继发于宫内营养不良的松果体发育不良可能是导致婴儿猝死综合征、成年后冠心病和缺血性脑卒中的病因。由于患者缺乏褪黑素的抗氧化活性,动脉粥样硬化的风险增加。③松果体囊肿,由松果体隐窝衍变而来。

【临床表现】

松果体区肿瘤的临床表现与肿瘤生长速度、大小及生长方向有关。

1.脑积水与颅内压增高　瘤体增大压迫中脑导水管,使第三脑室及四叠体变形,造成脑积水、颅内压升高,表现为恶心、呕吐、头痛、视盘水肿、视力减退和视野缩小、记忆力减退等。

2.眼部病症　表现为眼球向上运动的麻痹,是由于皮质顶盖束中止于上丘脑,前内侧部受压,则出现两眼不能上视、动眼神经小神经元核等受损,瞳孔对光反应迟钝或消失。

3.尿崩症　由于下丘脑视上核受损,尿崩症、视力损害和腺垂体功能减退是第三脑室底部生殖细胞瘤的"三联征"表现。某些松果体生殖细胞瘤可以中枢性尿崩症的形式起病。

4.性早熟和青春期延迟　由于松果体瘤破坏了正常松果体从而使松果体对促性腺激素的抑制解除,可引起性早熟,伴有性早熟的肿瘤并非松果体主细胞形成的肿瘤,而以畸胎瘤居多,松果体主细胞瘤则引起青春期发育延迟。

5.下丘脑垂体功能异常症状　当肿瘤侵犯第三脑室底部时,除尿崩症外,还可出现腺垂体功能减退症状,当肿瘤累及下丘脑时可出现嗜睡、多食、肥胖或厌食、消瘦等症状,也可出现烦渴、多饮或少饮,导致高钠血症。

6.马尾和神经根痛   颅内生殖细胞瘤10%可转移至脊髓,脊髓及马尾神经疼痛表明肿瘤已转移至脊髓、蛛网膜下隙。

7.共济失调   脑积水或肿瘤挤压小脑可产生步态不稳。

【辅助检查】

1.相关肿瘤标记物   松果体区生殖细胞瘤的患者血清和脑脊液人 β-促绒膜性腺激素(HCG-β)、甲胎蛋白(AFP)水平增高。标记物的检查不仅有助于诊断,而且还可监测对治疗的反应,也可在 MRI 检查之前发现肿瘤复发。HCG-β 增高的松果体区肿瘤,容易复发,预后较差。如果发现生殖细胞瘤标记物升高,为获取组织学诊断的活检手术可能不再需要,可直接进行放疗、化疗或者单纯化疗。

2.脑脊液脱落细胞学检查   对诊断生殖细胞瘤、松果体母细胞瘤最有价值,因这两种肿瘤细胞易脱落,并出现脑脊液内种植,如脑脊液脱落细胞学检查发现病理细胞,即可明确诊断。脑脊液内种植可刺激脑室脉络丛分泌过多脑脊液,导致交通性脑积水,故肿瘤很小即可合并显著脑积水。

3.CT 引导立体定向活检   可于病灶局部获取组织,明确病理诊断,对颅内肿瘤的组织学诊断、制订合适的治疗方案很有必要。

4.羟基吲哚-氧-甲基转移酶   是褪黑素生物合成最后步骤的关键酶,其水平升高有助于诊断松果体细胞实质瘤。

5.影像学检查   根据临床表现选择 CT 或 MRI 检查。CT 是松果体区肿瘤的首选检查,可做增强及冠状面扫描;增强 MRI 检查对诊断松果体区肿瘤最有价值,可明确肿瘤的大小、血供情况和质地,同时可了解肿瘤与周围解剖结构和第三脑室的关系,明确脑积水的程度。如果肿瘤不规则生长,提示具有侵袭性。虽然高分辨 MRI 有了长足的进展,但松果体区肿瘤类型繁多,单依赖影像学预测肿瘤的组织学类型是不可靠的。

【诊断】

松果体区肿瘤的诊断必须以病理组织学分类为依据,因为各型肿瘤的治疗方案和预后差别很大,而最大的困难还是很难获得组织学标本,因而强调立体定向松果体区病变活检的重要性。

【治疗】

松果体区肿瘤的治疗方法主要有手术(包括分流造口术)、放疗、化疗,具体治疗视肿瘤的组织学类型、部位、有无转移或转移的程度,是否合并脑积水而定,但目前对于该区肿瘤尚缺乏规范化的治疗方案,大多数学者主张对于松果体区肿瘤合并梗阻性脑积水,首选放射治疗(伽马刀,X-刀以及普通放射治疗)+脑室腹腔分流,认为80%的松果体区肿瘤对射线敏感,可避免开颅手术所带来的巨大风险。部分学者则主张积极开展松果体区肿瘤手术切除,认为随着显微手术技术的进步,松果体区手术相关的死亡率和致残率已有显著降低,且36%～50%的松果体区肿瘤属良性,手术切除可获得良好的全切率,同时其对明确肿瘤性质、制订后期治疗方案具有指导作用。

1.手术处理   近90%松果体区肿瘤患者表现有脑积水和颅内压增高症状,对并发脑积水的传统治疗方法多为脑室-腹腔分流术,死亡率低,手术成功率高。通常可显著改善症状,经1周左右脑室逐渐缩小,再行肿瘤切除手术。在分流之前,应顺便获取脑脊液标本,行细胞学和肿瘤标记物的检查。第三脑室造口术也是处理因松果体区肿瘤导致脑积水的常用方法,常在立体定向引导下操作。与分流术相比,第三脑室造口的优点在于避免了感染、分流失败或肿瘤播散转移等并发症。

松果体区肿瘤术后最常见的并发症是眼外展功能障碍、共济失调和精神改变,上述大多数并发症常是暂时的,短期内即可恢复或消失。增加术后并发症发生的因素包括术前放射治疗、恶性或侵袭性肿瘤、术前病情进展迅速等。术前放射治疗由于会引起肿瘤周围结构纤维化和粘连、血管损害,降低脑组织对手术的耐受性,使手术风险增加。肿瘤次全切后瘤床出血是最严重的并发症,多数情况下,出血可在数天内延迟发生,常见于富血管肿瘤,如松果体细胞瘤。

2.放射治疗　生殖细胞瘤、松果体细胞瘤、松果体母细胞瘤、星形细胞瘤对放射治疗较敏感,放射治疗包括立体定向放射治疗(伽马刀和 X-刀)与普通放射治疗。前者集中靶点照射,较小影响周围正常脑组织,但不能解决生殖细胞瘤的种植转移问题;后者可以预防肿瘤的种植转移,但全身反应较重。可将普通放射治疗应用于对放射线敏感且具有播散性的肿瘤,而将立体定向放射治疗应用于不具播散性的肿瘤。有关脊髓放射治疗仍有争议,大多临床医师赞成不做脊髓放射治疗,除非有脊髓转移证据。

放射治疗潜在的并发症包括下丘脑和内分泌功能障碍、脑坏死、肿瘤新生以及认知障碍,尤其多见于 3 岁以下儿童。

3.化学治疗　松果体母细胞瘤、畸胎瘤和生殖细胞瘤对化学治疗敏感,畸胎瘤对放射治疗不敏感而化学治疗却可获得较好的疗效。如 CEB 方案为卡铂、依托泊苷、平阳霉素,用于治疗畸胎瘤与生殖细胞瘤;依托泊苷和顺铂治疗放射治疗后的畸胎瘤;长春新碱、卡铂、依托泊苷与环磷酰胺治疗放射治疗前的松果体母细胞瘤;ECOMB 方案治疗畸胎瘤等。化学治疗只是治疗方案的一部分,患者常需另外接受手术或放射治疗。少数生殖细胞瘤患者在接受高剂量化学治疗后再予以骨髓移植(HDC/BMT),可显著延长患者的寿命。

【随访】

恶性肿瘤患者术后应注意观察脊髓转移,最准确的方法是全脊髓的平扫或同时增强 MRI 检查,检查应当在术后 2 周进行,因为术后变化在早期 MRI 可出现椎管内增强区,易产生假阳性结果。当 MRI 扫描结果不肯定时,最好在 1～2 周后重复扫描,不应盲目推荐不必要的治疗。CT 脊髓造影对诊断有一定帮助,但不如 MRI 敏感。全部恶性肿瘤患者,包括松果体瘤、恶性生殖细胞瘤和室管膜瘤,都应行术后的脊髓检查。有些松果体区肿瘤在诊断治疗后 5 年可以复发,有必要长期随访,尤其是生殖细胞瘤和生殖母细胞瘤。根据肿瘤组织学类型、手术切除程度和其他临床因素,定期进行 MRI 检查。向患者推荐的 MRI 随访时间应该是,恶性肿瘤在术后 3～6 个月,良性肿瘤在术后 6～12 个月。对于生殖细胞肿瘤,包括术前细胞标记物未增高者,都要定期进行细胞标记物检测,以早期发现肿瘤复发。随访研究还包括治疗引起的长期不良反应,例如认知和内分泌方面的问题等。

【预后】

松果体区肿瘤患者的预后因其组织学类型、病情的严重程度及治疗情况不同而异,生殖细胞瘤患者预后较好(有报道 5 年存活率为 83%),而松果体母细胞瘤和混合性胚细胞瘤患者的预后较差。Jouvet 等根据松果体实质瘤的组织学特征将其预后分为 4 级:松果体细胞瘤为 I 级;光学显微镜下发生有丝分裂的细胞少于 6 个且神经丝免疫标记为阳性的松果体实质瘤为 II 级;光镜下发生有丝分裂的细胞≥6 个,或神经丝免疫标记为阴性的松果体实质瘤为 III 级;松果体母细胞瘤预后最差,为 IV 级。

(顾红芳)

第十八节　空蝶鞍综合征

空蝶鞍综合征(ESS)是指蛛网膜下隙从鞍膈与垂体柄相接处疝入蝶鞍内,因由脑脊液填充,可使蝶鞍扩大、变形,垂体受压,并向蝶鞍后下壁推移引起临床综合征。临床表现主要包括头痛、高血压、肥胖、内分泌功能紊乱、视力障碍,少数患者有精神错乱、脑脊液鼻漏等。

【分类】

ESS 可分为两类:发生在鞍内或鞍旁手术、放射治疗垂体疾病以及垂体卒中。后者为继发性空蝶鞍综合征;非手术或放射治疗引起而无明显病因可寻者为原发性空蝶鞍综合征。

【病因与发病机制】

1.原发性空蝶鞍综合征　病因至今尚未完全阐明,主要与下列因素有关。①鞍膈的先天性解剖变异:Buoch 尸检 788 例中,发现仅有 41.5% 鞍膈完整,21.5% 鞍膈为 2mm 宽的环,5.1% 鞍膈完全缺如。鞍膈不完整或缺如时,在搏动性脑脊液压力持续作用下使蛛网膜下隙疝入鞍内。②脑脊液压力:尤其是慢性颅内压增高可造成空蝶鞍。③鞍区蛛网膜粘连是本病发生的重要因素之一。④内分泌因素:在妊娠期垂体呈生理性肥大,可增大 2~3 倍,多胎妊娠时尤为明显,妊娠中垂体变化有可能把鞍膈孔及垂体窝撑大,而分娩后垂体逐渐回缩,使鞍膈孔及垂体窝留下较大的空间,有利于蛛网膜下隙疝入鞍内。原发性空蝶鞍多见于多胎妊娠的中年妇女可能与此有关。有内分泌靶腺(性腺、甲状腺、肾上腺)功能减退或衰竭者垂体可增生肥大,用相应靶腺激素替代治疗后,可使增生的垂体回缩,从而产生空蝶鞍。⑤年龄因素:40 岁以后随年龄的增加空蝶鞍的发生率明显增高。

2.继发性空蝶鞍综合征　常见于下列几种情况。①垂体瘤手术或放射治疗后引起局部粘连或肿瘤坏死,可牵引蛛网膜下隙疝入垂体窝内。②垂体肿瘤梗死、卒中或退变,临床可见鞍内疝与垂体肿瘤共存。③继发于 Sheehan 综合征,常同时伴有甲状腺功能减退和慢性肾上腺皮质功能减退表现。④继发于淋巴细胞性垂体炎,使垂体萎缩而形成空蝶鞍综合征。⑤特发性颅内高压常导致失明,有时并发 ESS。⑥偶尔在用 GnRH 给垂体瘤病人做垂体储备功能试验时或在治疗中可诱发部分性 ESS。

临床区别原发性与继发性 ESS 具有一定意义。一般原发性者多呈良性经过,症状轻,进展较缓慢,病情较稳定,而继发性者则症状较重,因同时有原发病变,故经过较复杂。

【临床表现】

任何年龄均可发病,多在 20~70 岁,平均为 40 岁。一般好发于中年肥胖妇女,经常见,特别是多次妊娠者。

1.症状体征　①头痛是最常见的症状,有时较剧烈,疼痛发作的部位、时间不一,缺乏特征性。②可有轻、中度高血压,头晕、恶心及呕吐。③少数病情严重或病期较久者可有视神经萎缩,视力减退和视野缺损,可呈向心性视野缩小或颞侧偏盲,可能因蛛网膜粘连累及视神经所致,继发性空蝶鞍多由于视交叉神经受瘢痕收缩牵位所致,原发者可合并中央视网膜静脉闭塞。④少数患者有良性颅内压增高症,可伴有视盘水肿。⑤部分患者可出现脑脊液鼻漏,发生原因可能是脑脊液压力短暂升高(如喷嚏、咳嗽)时,引起蝶鞍与口腔之间胚胎期遗留的通道开放。⑥部分患者伴有垂体功能低下,但一般多不明显,可呈轻度性腺和甲状腺功能减退及高催乳素血症(闭经或月经紊乱、泌乳、不孕、性功能减退等)。⑦神经垂体功能一般正常,但个别患者可出现中枢性尿崩症。⑧合并垂体 GH 瘤则有相应肢端肥大。⑨可发生继发性糖尿病、继发性骨质疏松。

2.实验室检查　垂体功能检查,垂体激素(GH、PRL、TSH、LH、FSH、ACTH)可有异常。虽然在病理上垂体受到明显压缩,由于腺垂体的潜力较大,只要有少量正常组织存在,即可维持功能,故临床上发生明显的垂体功能减退者少见,其中最常见的损害为单独有性腺功能低下、高催乳素血症和全垂体功能低下。实验室检查表现为相应的 LH 下降、PRL 上升以及生长激素对胰岛素所致的低血糖反应降低、TSH 分泌不足等。在神经垂体功能方面,一般不伴有尿崩症。

3.眼科检查　空蝶鞍一般对视力无影响,但如疝较大导致挤压视交叉时则可发生不同程度的视力损害、视野缺损(呈向心性缩小或颞侧偏盲)、单侧或双侧视盘苍白。

4.影像学检查

(1)X线平片结合气脑造影曾是空蝶鞍综合征的主要诊断方法，头颅X线侧位片显示蝶鞍扩大，严重者呈气球样变，但其密度分辨较低且要与其他鞍区病变区别，故其诊断价值有限，特异性较低而敏感性较高，而且造影时气体可进入鞍内。

(2)CT冠状薄层扫描可以观察到垂体组织并避免骨伪影干扰，除显示蝶鞍扩大，可见脑脊液低密度区，但受颅底伪影影响较多，显示欠清，同样具有较低的特异性和较高的敏感性。

(3)MRI诊断准确率最高，扫描图像于正中矢状位观察效果最佳，蝶鞍扩大或正常，显示鞍内呈长 T_1 、长 T_2 脑脊液样信号，垂体左右径、前后径、上下径均有明显改变。垂体受压变薄，厚度≤3mm，向后下方移位，紧贴鞍底，呈短弧线状。冠状位观察垂体与周围组织的毗邻关系效果最佳，垂体柄居中，垂体呈向下浅弧形成"锚状"，可清晰地显示垂体与垂体柄、海绵窦、颈内静脉的关系。由于MRI具有无创性且可分别从矢状位、冠状位及横位等不同的方位观察垂体情况，对空蝶鞍综合征的诊断具有较高的特异性和敏感性，明显优于头颅X线侧位片及CT两种检查方法，目前已成为空蝶鞍综合征诊断的最佳影像学检查手段。

【诊断】

根据病史及有限临床症状可拟诊为空蝶鞍综合征，但确诊有赖于影像学检查。空蝶鞍综合征曾被认为是少见疾病，但是随着MRI检查的普及，临床上诊断空蝶鞍综合征越来越多，应引起临床医师的高度重视，凡有顽固性头痛、头晕、视力障碍、内分泌紊乱等症状而无其他疾病可合理解释者应考虑到空蝶鞍综合征的可能。MRI是目前诊断本病最可靠的检查手段，应作为首选的影像学检查方法。

【鉴别诊断】

与垂体瘤鉴别，垂体功能性细胞瘤有相应内分泌功能亢进表现，确定诊断需用CT扫描或MRI，以明确增大的蝶鞍是肿瘤引起抑或空蝶鞍所致。蝶鞍X线检查只能确定蝶鞍是否增大，但蝶鞍形状有时可有参考意义，空蝶鞍增大可呈球形，但蝶鞍扩大者不都是垂体瘤，尤其对无内分泌功能障碍者应与空蝶鞍鉴别。垂体瘤术后或放射治疗后、视力障碍一度好转后又恶化，不一定都是肿瘤复发，应首先排除空蝶鞍的可能，而且如鞍区病变疑为肿瘤，术前或放射治疗前亦应排除空蝶鞍。此外原发性空蝶鞍伴高PRL血症患者，可能在鞍底的基底部分合并微腺瘤。

【治疗】

空蝶鞍综合征的治疗主要根据临床表现，无任何症状者不必治疗，但需严密观察和随访。有症状者应行对症治疗，伴有明显腺垂体功能减退者，应用相应靶腺激素替代治疗及用溴隐亭纠正高催乳素血症等。必要时行手术治疗，其指征是顽固性头痛、进行性视力减退、视野缺损、脑脊液鼻漏、颅内压增高及严重内分泌紊乱。

手术方式为空蝶鞍填充术，可采用经额进入途径或采用经蝶窦进入途径，目前还可采用鼻腔镜手术治疗，其目的为：①消除鞍内异常的蛛网膜下隙，解除脑脊液搏动对垂体组织及骨质的压迫；②抬高陷入鞍内的视路结构，减轻垂体柄的牵拉。鞍内填充物包括肌肉、脂肪、吸收性明胶海绵等，因生物材料可被吸收致空蝶鞍综合征复发，故有人采用惰性材料如(可脱性球囊、硅橡胶等)填充。有人采用肌肉-骨骼-肌肉制成的"三明治"样填充物，术后5年复查，未见明显吸收表现，短期疗效较显著，即刻改善头痛、视野缺损等症状，长期疗效有待大组病例长期随访观察。若系视神经周围粘连，可行粘连松解术。对非肿瘤性囊肿，可行囊肿包膜部分切除术。空蝶鞍合并垂体肿瘤可先经蝶窦手术切除肿瘤再修补空蝶鞍。

（赵　旭）

第十九节　抗利尿激素分泌失调综合征

抗利尿激素分泌失调综合征(SIADH),是多种原因引起的抗利尿激素不按血浆渗透压调节而分泌异常增多或活性作用超常,导致体内水分潴留、尿钠排出增多、尿渗透压升高及稀释性低钠血症等临床表现的一组综合征。

【病因与发病机制】

1.异位 ADH 分泌

(1)多种恶性肿瘤如肺癌、胰腺癌、淋巴瘤、网状细胞肉瘤膀胱癌、嗅神经母细胞瘤、鼻咽癌等均可分泌 ADH 或类 ADH 物质,导致异源性 ADH 分泌增加,其中最常见的是肺癌,特别是小细胞肺癌(燕麦细胞癌)。

(2)肺结核、肺脓肿、金黄色葡萄球菌肺炎、慢性气管炎等疾病肺组织也能自行合成、释放 ADH 样肽类物质。

2.非渗透性刺激促使神经垂体分泌过多 ADH

(1)非肿瘤性胸肺疾病:①胸膜腔内压增加、低氧血症和高碳酸血症引起肺小血管收缩,导致肺血管阻力增加,使肺静脉回心血量减少,兴奋左心房、颈静脉窦压力感受器,通过迷走反射刺激中枢释放 ADH;②低氧血症、高碳酸血症通过外周化学感受器和压力感受器改变中枢对 ADH 释放的渗透性抑制。

(2)中枢神经系统疾病:①直接刺激 ADH 分泌增加;②引起下丘脑压迫、水肿和破坏,使下丘脑-垂体系统功能紊乱,致 ADH 释放不受渗透压调控。

(3)急性颈髓损伤:①颈椎颈髓损伤时视丘下部轻微损伤或受刺激使 ADH 分泌增加;②或因自主神经功能调节障碍,有效血容量减少,经压力感受器的神经调节机制使 ADH 分泌增加。

(4)药物:①刺激下丘脑释放 ADH,如降糖药物氯磺丙脲及抗肿瘤药物长春新碱等;②使储存 ADH 释放,如抗精神病药物可导致神经阻滞药恶性综合征引起下丘脑功能失常;③使大脑中血管紧张素 Ⅱ 增多,进而刺激渴感,使 ADH 分泌增加,如血管紧张素转换酶抑制药赖诺普利等。

(5)其他:①二尖瓣狭窄分离术后,由于左心房压力骤减可刺激容量感受器,反射性地使 ADH 分泌增加;②手术应激、疾病、精神创伤、焦虑等可通过边缘系统刺激下丘脑垂体分泌过量 ADH;③恶心、呕吐患者常由于血容量的减少而使 ADH 释放增加。

3.肾小管细胞对 ADH 或类似物反应增强

(1)一些药物可增加肾集合小管 cAMP 浓度,增强 ADH 对肾的作用,如氯磺丙脲、卡马西平、氨茶碱、阿司匹林、吲哚美辛等。

(2)皮质醇缺乏也可促进 ADH 对肾小管的作用。

应该注意的是,SIADH 是多种病因导致的临床综合征,不同原因可通过不同机制导致 ADH 分泌增加和(或)作用增强,某些因素也可通过多个机制导致 ADH 分泌增加。

【临床表现】

1.SIADH 多继发于其他疾病

(1)起病隐匿,症状及体征无特异性,常被原发基础病的表现所掩盖,有时低钠血症与中枢神经系统疾病、慢性呼吸衰竭等引起的胃肠道症状和神经精神症状很难区分。

(2)病人一般无水肿,也无血容量减少引起的心动过速及直立性低血压。

2.临床表现取决于低血钠严重程度及进展速度

(1)当水潴留、低钠血症发生缓慢、血钠≥120mmol/L时,临床上无明显症状,仅表现为少尿、体重增加。

(2)当血钠快速下降或≤120mmol/L时,可发生急性脑水肿,出现恶心、呕吐、易激惹或嗜睡、食欲缺乏、软弱无力,严重时有意识障碍、性格改变、精神失常、惊厥、昏迷,甚至发生脑疝,致中枢性呼吸衰竭而死亡。

(3)若在24h内血钠急性降低至120mmol/L以下时,成年患者病死率高达50%。

(4)当血钠<110mmol/L时可有肌无力、腱反射减弱或消失,有时可呈延髓麻痹或假性延髓麻痹症,惊厥、昏迷甚至死亡;

(5)如果血钠缓慢下降,则表现为深反射减弱、全身肌无力、过度换气或其他病理体征阳性。

【辅助检查】

1.实验室检查 ①血清钠一般<130mmol/L;②血浆渗透压<270mOsm/L;③尿渗透压不适当升高,在血浆渗透压下降时尿渗透压>血浆渗透压;④尿钠排泄增加,>20mmol/L;⑤二氧化碳结合力正常或稍偏低,血清氯化物偏低;⑥血清尿素氮、肌酐、尿酸、清蛋白常降低;⑦血浆和尿中ADH水平升高,血浆ADH>1.5ng/L(血浆渗透压<280mOsm/L时,血浆ADH值<0.5ng/L);⑧甲状腺、肝、肾、心脏和肾上腺皮质功能均正常。

2.水负荷试验 正常人水负荷时有利尿作用,于5h内有80%水排出,尿渗透压降低至100mOsm/L(比重为1.003左右),比血浆渗透压低,而本病患者尿量少于摄入水量40%,且不能排泄低渗尿,尿渗透压>血浆渗透压,偶尔SIADH患者在严格限钠后尿渗透压可低于血浆渗透压,但尿渗透压仍不能降低到理想程度(仍>100mOsm/L)。

3.乙醇与苯妥英钠抑制试验 缓慢静脉注射95%乙醇50ml或苯妥英钠0.25g,注射前、后测血浆ADH。正常人及下丘脑调节功能紊乱所致的SIADH,注射后ADH下降,肿瘤所致SIADH患者ADH不下降。

4.影像学检查 根据临床线索积极进行CT、MRI等影像学检查及支气管镜检查等,有利于原发病的诊断。

【诊断】

经典的SIADH诊断标准由Bartter和Schwartz提出,包括:①低钠血症,血钠<135mmol/L;②血浆渗透压降低伴尿渗透压升高,血浆渗透压<280mOsm/L,尿渗透压>血浆渗透压;③尿钠>20mmol/L;④临床上无脱水、水肿;⑤心脏、肾、肝、肾上腺、甲状腺功能正常。

张天锡提出的SIADH诊断标准,包括:①血钠<130mmol/L;②血浆渗透压<270mOsm/L;③尿钠>80mmol/d;④尿渗透压升高,尿渗透压/血浆渗透压>1;⑤严格限制水摄入后,症状减轻;⑥无水肿,心、肝、肾功能正常;⑦血浆ADH升高>1.5ng/L。

【鉴别诊断】

1.失钠性低钠血症 ①除胃液外,各种消化液中钠离子浓度均与血浆钠离子浓度相近,腹泻、呕吐及胃肠、胆道、胰腺造口或胃肠减压吸引可失去大量消化液,而致低钠血症。②显性出汗时,汗液中含钠量可增高到接近血浆钠浓度。高热病人或在高温区劳动大量出汗时,如仅补充水分而不补充电解质,可发生以缺钠为主的失水。③肾衰竭时尿钠排泄可增多,加以此时肾对低钠时的主动潴钠反应消失,肾小管对醛固酮不起反应,尿中继续排钠而致低钠血症。失盐性肾病、醛固酮减少症、Fanconi综合征、远端肾小管性酸中毒、甲状旁腺功能亢进症、Bartter综合征等均可导致肾小管重吸收钠减少,尿排钠增多而致低钠血症。

2.稀释性低钠血症   充血性心力衰竭、肾病综合征和肝硬化失代偿时由于低血容量、低血压等因素刺激压力感受器引起非渗透性 ADH 释放,稀释性低钠血症,此类患者多有明显水肿、腹水、尿钠降低,血浆肾素活性和醛固酮可升高。

3.内分泌疾病   ①肾上腺皮质功能低下常伴有效循环血容量减少、低渗透压血症、低血压、低渗性脱水及氮质血症,能被糖皮质激素纠正;②甲状腺功能减退时 ADH 释放过多或肾不能排出稀释尿,而引起低钠血症,常有低代谢症状群如怕冷、嗜睡、便秘、脉缓、体重增加,可有典型的黏液性水肿,血清 T_3、T_4 降低,TSH 升高。

4.体内水分再分布   ①高血糖患者细胞外液张力增加,使细胞内液渗透性移至细胞外(血糖每升高 5mmol/L,可使血钠约下降 1.5mmol/L),且此时肾小管滤液中含糖多,渗透压高,肾小管对钠的重吸收受抑,尿中排钠增多;②腹水所含钠离子浓度与血浆相近,反复多次放腹水或一次放腹水过多,可致低钠血症;③大面积烧伤使血浆外渗致失钠、失水,但缺钠比缺水更明显,易于鉴别。

5.慢性病细胞综合征   久病虚弱者,如肺结核、肺癌、肝硬化晚期、营养不良及年老体弱者,长期营养不良、恶病质使细胞内有机物质丧失,细胞外钠离子进入细胞内或患者渗透压阈值重调,导致低钠血症。

6.精神性烦渴   饮水过多可引起低钠血症,血浆渗透压可降低,但尿渗透压明显降低,尿比重低,易与 SIADH 鉴别。

7.脑性失盐综合征(CSWS)   常继发于各种中枢神经系统疾病,也以低钠血症、低血渗透浓度造成的神经系统症状为主,但 CSWS 是肾保钠功能下降,尿钠进行性增多,血容量减少引起的低钠血症,患者除有低血钠外,还有体重下降、血容量不足、血细胞比容和血红蛋白偏高等血液浓缩的表现。临床上可通过检查中心静脉压或试验性治疗确诊,如补液试验,应用等渗盐水静脉滴注若患者症状改善则为 CSWS。

【治疗】

1.一般治疗   部分患者长期卧床,肢体运动减少,可帮患者按摩肢体、抬高床尾等,促进静脉回流,增加左心房充盈,反馈抑制 ADH 释放。

2.病因治疗   ①恶性肿瘤者应早诊断早治疗,SIADH 的病情常可随肿瘤的缓解而缓解;②有感染者,应积极控制感染;③药源性 SIADH 应立即停止可疑药物或同时合用地美环素(去甲金霉素),以减少低钠血症的发生。

3.纠正水负荷过多和低钠血症

(1)轻型患者根据体重变化限制水分摄入,每天给水 800~1000ml,有效限水应使体重减少 1~1.5kg。一般经 7~10d 可使血浆渗透压及血钠浓度逐步升高至正常水平。

(2)襻利尿药如呋塞米可抑制肾小管襻升支对钠的重吸收,阻碍肾髓质高渗状态的形成,使肾小管腔内水的重吸收受阻,抑制 ADH 的作用,产生稀释尿,大剂量时对肾功能不全者亦有效,可代替输注高渗盐水法,用于治疗急性重症低血钠。呋塞米 40mg 或依他尼酸(利尿酸)50mg,一次给药,如在用药后 8h 内尿量少于全日尿量的 60%,则可将剂量加倍。

(3)患者病情严重,出现如意识模糊、抽搐、昏迷症状,或血钠低于 115mmol/L 时应静脉输给 3%~5% 氯化钠 200~300ml,以迅速提高血钠浓度至 120mmol/L。

(4)盐皮质激素治疗 SIADH 低钠血症时,用量多较大,如去氧皮质酮用量为 20mg/d、醛固酮用量为 1mg/d、9α-氟氢可的松用量为 2~8mg/d。潴钠激素氟氢可的松可减少尿钠排出,其用法为每次 0.1~0.3mg,每日 2 次,可提高血钠 4~8mmol/L,因其增加尿钾排泄,应酌情补钾。应用激素时仍应限水,否则效果不好。

4.ADH 分泌抑制及活性拮抗药物   地美环素、碳酸锂等药物可拮抗 ADH 对肾小管上皮细胞受体腺苷酸还化酶的作用而引起利尿,但不良反应大,应慎用。

5.加压素受体拮抗药治疗

(1)考尼伐坦是非选择性加压素受体拮抗药,它可阻断加压素 V_1 受体,引起血管扩张,该药已被美国食品与药品管理局批准,经静脉使用治疗血容量正常的低钠血症和血容量增加的低钠血症。

(2)口服加压素 V_2 受体拮抗药托伐普坦,能抑制血管加压素与肾单位远端 V_2 受体结合,显示利尿作用,且不伴有明显的电解质丢失。国外 3 期临床试验业已证实,该药对多种基础疾病伴随的低钠血症有显著疗效,安全性好。

【注意事项】

1.SIADH 病因复杂,涉及多个系统,治疗原发病是治疗 SIADH 的根本措施。

2.一般在血钠>125mmol/L 时,才可做水负荷试验,否则有诱发水中毒的危险。

3.SIADH 导致的是稀释性低钠血症,机体并不真正缺钠,一旦诊断明确,即要严格限制水分的摄入。

4.高盐饮食抑制 ACTH-肾上腺皮质轴而兴奋神经垂体,刺激 ADH 释放,故补钠有害无益。

5.急性严重病例,血钠<120mmol/L,伴有意识障碍、抽搐等神经症状时应补充 3% 高渗盐水,但纠正血钠浓度不可过快,按每小时提高 0.5mmol/L,先将血钠浓度提高到 120～125mmol/L 为宜,以免发生中央脑桥脱髓鞘。

6.临床上易将低钠血症症状误认为是原发病本身的中枢神经系统症状,故应注意监测血钠、血浆渗透压、尿渗透压及尿钠排泄量,合并低钾、低钙、低镁及酸碱平衡紊乱须同时治疗。

7.老年患者,病情复杂,需同时应用多种药物时,发生 SIADH 的危险性增加,应提高警惕。

(顾红芳)

第二十节　垂体功能减退性糖尿病综合征

垂体功能减退性糖尿病综合征又称 Houssay 综合征或糖尿病消失综合征,是指糖尿病病人合并腺垂体功能低下时,糖尿病的高血糖可自行缓解,病人对胰岛素的敏感性增加,甚至出现低血糖反应,待适当补充激素后,糖尿病症状又重新出现的一组症候群。

【病因】

1.腺垂功能低下的原因　①产后大出血、脑垂体坏死——Sheehan 综合征;②全身性肉样病瘤,垂体受累及垂体周围浸润;③全身动脉硬化等;④少数原因不明。糖尿病的血管损害引起垂体的梗塞坏死可能是重要的病理基础。年龄愈大,病程愈长,血管受损机会越多,发生 Houssay 综合征的机会愈多。

2.垂体拮抗胰岛素作用　垂体生长激素有拮抗胰岛素作用,而垂体分泌的 ACTH 和 TSH 通过靶腺分泌的可的松和甲状腺激素致使糖异生增多,肝糖原储存增加,肝糖输出增多。周围组织对葡萄糖利用减少,都使血糖升高。这些激素直接或间接地拮抗胰岛素作用。当糖尿病合并垂体功能低下时,由于这些拮抗激素的减少,则胰岛素敏感性增强,而使血糖下降,甚至停用胰岛素或口服降糖药也保持血糖不高,严重时发生低血糖昏迷。

【临床表现】

1.糖尿病病史

2.治疗过程中出现胰岛素敏感性增加　患者频发生低血糖反应,胰岛素日需量逐渐减少甚至停药,部分患者停药后仍可发生严重的低血糖。

3.垂体部位原发病的表现　如产后大出血史、颅内压增高、视野改变等。

4.腺垂体功能减退表现　如乏力、食欲降低、嗜睡、便秘、怕冷、少汗等；性腺功能减退出现较早也最常见，其次是继发性甲状腺功能减退，病人多表现为 T_3 降低，T_4 多在正常低限。

5.病情进展　按其病程演进可分为慢性进展型和垂体卒中型两种。

【诊断】

诊断要点：①有明确的糖尿病史。②糖尿病病程中出现腺垂体功能减退表现。③出现腺垂体功能减退表现后，糖尿病症状减轻，血糖下降而且波动较大。④实验室检查提示垂体及相应靶腺分泌激素减少，功能不全。⑤胰岛素实验显示胰岛素敏感性增加。

【治疗】

本病患者可死于低血糖昏迷或各种继发感染，但该病如能及早发现，谨慎使用降血糖药物，并适量补充肾上腺皮质激素、甲状腺素和性激素，防止低血糖和继发感染的发生，其预后良好。

1.继续使用胰岛素等纠正糖代谢障碍　注意监测血糖，调整药物剂量，防止低血糖发生。

2.针对腺垂体功能减退给予激素替代治疗　其中肾上腺皮质激素可促进糖异生，有助防治低血糖，改善症状。

3.积极抢救垂体危象患者　给予大量的盐水、葡萄糖、氢化可的松及足够的液体，维持生命体征，慎用胰岛素以防低血糖。

4.针对低血糖昏迷　除静脉给予葡萄糖外，还应给予一定量的肾上腺皮质激素。

【注意事项】

1.糖尿病与原发性垂体肿瘤之间似乎无明显联系，但糖尿病与垂体感染、垂体缺血以及免疫性垂体损害之间的关系似乎还不能完全除外。

2.Houssay 综合征患者由于糖尿病合并了腺垂功能减退而掩盖或部分掩盖了糖尿病的高血糖状态，所以使医师产生一种糖尿病治愈或减轻的假象。因此，在临床上当遇到一个糖尿病患者降糖药用量越来越少，或用小量的降糖药就可出现低血糖或对镇静药敏感性增强时应当除外病人是否同时合并腺垂体功能减退。

3.糖尿病患者特别是老年糖尿病患者合并腺垂体功能低下或亚临床型的腺垂体功能低下者并非罕见，必要时行腺垂体激素刺激释放试验以明确诊断。

（顾红芳）

第二十一节　下丘脑垂体激素不敏感综合征

激素不敏感综合征(HIS)是指在相同条件下一定量的激素得不到与正常人相同的反应，即 HIS 病人的血中激素水平升高，却无激素增多的临床表现。

一、促肾上腺皮质激素不敏感综合征

【病因与发病机制】

目前确定的促肾上腺皮质激素不敏感综合征的病因可分为下列 3 种。

1.ACTH 受体基因突变及缺失　由于 ACTH 受体(MC_2R)基因突变，所表达的 ACTH 受体在结构和功能方面均可异常,从而使 ACTH 受体结合 ACTH 减少或结合亲和力降低而导致本症,ACTH 受体基因位点的缺失也可导致 ACTH 功能丧失。

2.受体后缺陷 曾报道 ACTH 不敏感综合征患者,血清 ACTH 水平升高,血皮质醇和去氢异雄酮降低,对外源性 ACTH 无反应。周围血单核白细胞 ACTH 受体数目、受体与 ACTH 结合和 G 蛋白及其与腺苷酸环化酶的耦联均无异常,静脉滴注二丁酰 cAMP 无皮质醇和醛固酮升高反应;注射呋塞米或低盐饮食有醛固酮升高反应。患者 3 种肾上腺皮质激素(皮质醇、醛固酮和去氢异雄酮)均降低,这提示患者对 ACTH 不敏感的缺陷在 G 蛋白或 cAMP 的下游。

3.其他缺陷 伴有泪液分泌缺乏、贲门失弛缓和皮肤过度角化的 ACTH 不敏感综合征亦称 3A 综合征。病因可能是由于丢失了与正常肾上腺和神经系统及皮肤角质化相连锁的必需基因,为常染色体隐性遗传病。

【临床表现】

本综合征有家族发病倾向,患者父母多为杂合子,无本征的临床表现。近亲婚配所生子女较多见。临床表现根据发病年龄不同而异,从新生儿到儿童期间均可发病。

1.新生儿发病者 出生后常表现为反复发作的低血糖症,有的可出现黄疸而需治疗。患者常易患感染,有的以哮喘发作起病,且对糖皮质激素治疗有效,值得注意。

2.儿童期发病者 典型表现为易患感染、倦怠,伴生长发育障碍;常有皮肤色素沉着而被误诊为儿童 Addison 病。皮肤色素沉着一般在出生后 5~12 个月出现,但也可出现于新生儿期者,由于不发生盐皮质激素缺乏,故临床上无失水、失盐的临床表现。由于肾上腺雄激素受 ACTH 调控,患儿无发生于 7 岁左右的肾上腺皮质功能初现,故血雄激素水平常不可检出,但因处于儿童期,故无临床表现。因大多数患者醛固酮分泌正常,故多无电解质紊乱。

3.3A 综合征 ACTH 不敏感综合征的另一类表现,仅极少数患者肾上腺皮质 3 种皮质激素均缺乏,除有家族性糖皮质激素缺乏的临床特征外,还有贲门失弛缓症和泪腺分泌缺乏。

【实验室检查】

1.测定血浆和尿中肾上腺皮质 3 种激素 即皮质醇、醛固酮、去氢雄酮和雄烯二酮水平和(或)其在尿中的代谢产物(如尿 17 羟皮质类固醇和尿 17 酮皮质类固醇)。本病患者除醛固酮正常外,其余两种激素在血中水平及其在尿中的代谢产物均明显降低。

2.ACTH 明显升高 但节律存在,注射外源性 ACTH 后无血皮质醇和尿 17-羟皮质类固醇、尿 17-酮皮质类固醇升高反应;注射促肾上腺皮质激素释放激素(CRH)后,血 ACTH 可有过分升高反应。

3.血糖可降低 特别是新生儿患者,儿童患者血清电解质多正常。

4.相关抗体检测 抗肾上腺皮质细胞抗体和抗 ACTH 抗体均为阴性。

5.CRH 试验 对杂合子的患者父母和家族成员用羊 CRH 做试验呈过分反应或延迟反应,血皮质醇反应正常或稍升高。

【诊断与鉴别诊断】

1.诊断线索 根据明显色素沉着及糖(或同时有盐)皮质激素减少症候群,血皮质醇明显低于正常,ACTH 明显增高,肾上腺对外源性 ACTH 无反应等做出临床诊断。对易发生低血糖、婴儿期小儿出现皮肤色素沉着者为诊断本综合征的重要线索。

2.鉴别诊断 ACTH 不敏感综合征主要应与原发性慢性肾上腺皮质功能减退症、继发性肾上腺皮质功能减退症、X-性连锁肾上腺皮质发育不良症和先天性肾上腺皮质增生症等鉴别。

【治疗】

1.糖皮质激素的终生替代治疗　目前暂无根治方法,主要是依赖糖皮质激素的终生替代治疗。

(1)所用剂量取决于年龄及缺陷的严重程度,且应随年龄的增长而增加。由于缺陷的严重程度不同,故所用糖皮质激素剂量应个别化。

(2)因本病常于婴幼儿期发病,故应特别注意剂量不应过大,以免影响儿童的生长发育。原则上糖皮质激素剂量不应超过同年龄、同性别儿童每日肾上腺所分泌的皮质醇剂量。

(3)糖皮质激素制剂以醋酸可的松或氢化可的松口服为宜,前者剂量为 $0.5\sim1mg/kg$,后者为 $0.4\sim0.8mg/kg$,也可用泼尼松,剂量为 $0.1\sim0.2mg/kg$。成年人每天醋酸可的松用量为 $25\sim37.5mg$,氢化可的松为 $20\sim30mg$,泼尼松为 $5\sim7.5mg$。早晨 1 次口服或将每日总剂量分早晚各 1 次分服,早晨剂量为总剂量的 $2/3$,傍晚为总剂量的 $1/3$。一般不选用强效糖皮质激素制剂(如地塞米松等)。

(4)如遇应激情况,根据应激严重程度将糖皮质激素剂量增大 3 倍或 3 倍以上。

(5)如发生急性肾上腺皮质功能衰竭,则应按危象进行抢救,此时糖皮质激素应静脉滴注,待危象纠正后,再改为口服给药,并逐渐减至原来替代治疗时的剂量。

2.盐皮质激素替代治疗　如患者同时有盐皮质激素缺乏,则应同时用去氧皮质酮肌内注射,每天 1 次,剂量为 $1\sim5mg$ 或 $1.5\sim2.0mg/m^2$。

二、促甲状腺激素不敏感综合征

促甲状腺激素不敏感综合征(TSH insensitivity syndrome)是由于甲状腺对 TSH 作用有抵抗而引起的一种先天性甲状腺功能减退症。TSH 作用的靶器官主要为甲状腺,甲状腺功能减退的严重程度不一,主要取决于 TSH 受体缺陷的严重性和功能代偿的程度。

【病因与发病机制】

可能为常染色体隐性遗传,理论上 TSH 与 TSH 受体作用过程中的任何一个步骤或受体后有障碍都可引起本综合征。遗传性 TSH 不敏感综合征属于先天性甲状腺功能减退的范畴,常见病因有:①TSH-β 亚基基因突变;②TSH 受体基因突变;③Gsα 亚基基因突变;④TSH 受体信号转导途径的先天性缺陷,如转录因子 PAX8 基因的突变。

【临床表现】

本综合征的临床特点为:①血清 T_3、T_4 减少,TSH 减少或正常;②血清 TSH 明显升高;③注射 TSH 后甲状腺无反应或反应下降;④TSH 受体(TSHR)结构或功能异常;⑤部分病例具家族性,患者父母为表亲婚配者多;但也可无亲缘关系或父母的 TSHR 结构正常(新突变病例)。

【辅助检查】

1.甲状腺的位置及大小　可做甲状腺 B 超、单光子发射电子计算机断层扫描(SPECT)等,本综合征甲状腺位置正常,多数病例甲状腺大小正常。

2.垂体-甲状腺轴功能测定　包括测定血清 TT_3、TT_4、FT_3、FT_4、TSH 及 TRH 兴奋试验,甲状腺摄^{131}I率、过氯酸钾排泌试验、血清甲状腺球蛋白(Tg)测定等。本综合征甲状腺摄^{131}I率、过氯酸钾排泌试验正常,血清 TT_3、TT_4、FT_3、FT_4 正常或降低。Tg 降低,TSH 明显升高。TRH 兴奋试验有反应,但无同时的 T_3、T_4 升高。

3.甲状腺对 TSH 的反应

(1)体内试验除前述的 TRH 兴奋试验外,还有 TSH 兴奋试验,即注射外源性 TSH 后,甲状腺摄碘率不增加,也可测血清总三碘甲腺原氨酸(TT₃)、血清总甲状腺素(TT₄)作为判断指标。

(2)体外实验是用甲状腺活检所得的甲状腺组织制成薄片或用鼠甲状腺癌细胞(FRTC)与加有 TSH(用抗人 TSHβ 亚基单克隆抗体提取)的培养液进行温育,测定培养液中的 cAMP 含量,也可证明甲状腺对 TSH 作用敏感与否。本综合征的此实验结果是 cAMP 含量不增加。

4.受体基因缺陷检查 克隆突变的 TSHR 基因,进行 cDNA 测序。用转染突变的 TSHR 基因的细胞所表达的 TSHR 功能与转染野生型 TSHR 基因的细胞所表达的 TSHR 功能进行比较,以证明突变型 TSHR 基因所表达的 TSHR 功能有缺陷,同时检出 TSHR 基因的突变部位及性质。

5.其他检查 为了确诊,还应证明患者的 TSH 具有生物活性。可克隆分离 TSH-β 亚基基因,进行 cDNA 测序并与正常的 β 亚基基因比较,由正常的 TSH-β 亚基基因所表达的 TSH 具有生物活性。有的学者发现患者血清中的甲状腺球蛋白减少或不可检出,注射 TSH 后不增高。此外,还应测定甲状腺自身抗体,对患者家系做调查研究。

【诊断】

1.诊断要点 对具有下列情况之一者,应怀疑本综合征可能。①具有临床甲状腺功能减退症的表现,实验室检查有 T₄ 和(或)T₃ 降低而甲状腺不肿大,且甲状腺位置正常;②家族中有已确诊的本综合征患者;③TRH 兴奋试验:TSH 有过分反应,但无血清 TT₃、TT₄ 升高反应;④先天性甲状腺功能减退症患者。

2.诊断标准 Takamatsu 等提出本综合征的临床诊断标准为:①甲状腺位置正常;②甲状腺大小正常或萎缩;③TSH 明显增高并具有生物活性;④甲状腺对 TSH 的反应降低。血清 TT₃、TT₄ 和 Tg 降低也可作为诊断标准之一,肯定病因应做有关分子生物学检查。

【鉴别诊断】

本综合征应与其他原因引起的先天性甲状腺功能减退症和一些后天性甲状腺功能减退症进行鉴别。

1.慢性淋巴细胞性甲状腺炎 引起原发性甲状腺功能减退的常见病因,甲状腺肿大,血中甲状腺球蛋白抗体(TgAb)和甲状腺过氧化物酶抗体(TPOAb)阳性及甲状腺活检有大量淋巴细胞浸润及滤泡中 Tg 不减少,可与本综合征鉴别,但慢性自身免疫性甲状腺炎病人对 TSH 的反应有代偿性抵抗。

2.先天性甲状腺不发育或异位甲状腺 患者在出生后即有甲状腺肿大,甲状腺摄碘率降低,过氯酸钾排泌试验阳性。血中 Tg 水平不降低,有的病人伴有耳聋。根据酶缺乏的种类和严重程度不同,临床上有不同程度的甲状腺功能减退,代偿完全者可无甲状腺功能减退的表现。

3.变异 TSH 性甲状腺功能减退 本病由于 TSH 结构变异使 TSH 生物活性降低,如 TSH-β 亚基的纯合子突变(C105V)引起的遗传性甲状腺功能减退于出生后即有典型甲状腺功能减退表现。TSH 不敏感综合征者的 TSH 活性则正常,可将鼠甲状腺癌滤泡细胞(FRTL-5)与提取的 TSH 一同温育以测定 TSH 的生物活性。

4.全身型甲状腺激素不敏感综合征 由于垂体和周围靶器官对甲状腺激素作用不敏感,绝大多数病例是由于甲状腺激素受体缺陷所致,其共同的临床表现为甲状腺肿大、聋哑、甲状腺功能减退或正常,但 T₃、T₄ 升高,TSH 正常或升高,外源性甲状腺激素制剂不能纠正甲状腺功能减退。

5.TRH 不敏感综合征 表现为中枢性甲状腺功能减退,血 T₃、T₄、TSH 均降低,但与垂体 TSH 缺乏所致的垂体性甲状腺功能减退不同的是,TRH 兴奋试验后,不但 TSH 对 TRH 无反应,而且对 PRL 亦无反应(单纯性 TSH 细胞缺乏者应有反应)。

【治疗】

治疗注意事项:①对在临床上无甲状腺功能减退症状,发育正常,血清总 T₃、T₄ 正常,只有血清 TSH 增高者,是否需要补充甲状腺激素尚有不同意见。②替代治疗的制剂一般用左甲状腺素,满意的替代治疗的目标是血清 TSH、T_3 和 T_4 浓度在正常范围。③如果 TSHR 缺陷严重,出生后未被诊断又未得到及时治疗,可使患者的身体和智力发育有严重障碍,以后即使给予甲状腺素制剂治疗,效果也不满意,特别是智力发育障碍难以改善。因此,要特别注意早期诊断和早期治疗。④治疗应终身维持。

三、促性腺激素释放激素不敏感综合征

【病因与发病机制】

促性腺激素释放激素不敏感综合征(GnRH insensitivity syndrome)是由于 GnRH 受体基因发生突变,使 GnRH 受体发生突变,从而影响 GnRH 受体功能而不能发挥其生理作用,使垂体 FSH 和 LH 分泌减少,从而引起先天性性腺功能减退。发病具有家族倾向。

【临床表现】

GnRH 受体基因突变引起低促性腺激素性性腺功能减退症。由于突变影响 GnRH 受体功能受损的严重程度不同,故临床表现不一,轻重不等,男性患者多于女性。由于雄激素分泌减少使骨骺融合延迟,故身材较高。男性阴毛稀少、阴茎较小,睾丸在阴囊内,但容积小;阴囊无皱嵴,色素沉着不明显。精液检查无精子,核型为正常男性(46,XY)。女性多表现为原发性闭经,可有青春期乳腺发育,阴毛、乳腺和外生殖器又如正常人,子宫正常或缩小,卵巢小,无卵泡发育。男、女患者均无生育力。

【诊断】

本综合征的诊断依据是:①男、女临床表现为性腺功能减退。②男性外生殖器和第二性征发育差,女性可有正常发育,但卵巢小。③男性血浆 FSH、LH、睾酮均低;女性 FSH 可正常,但 LH 和雌二醇低,表现为原发性闭经。④对 HCG 有睾酮和雌二醇升高反应。⑤对 GnRH 刺激无 FSH 和 LH 升高反应。⑥DNA测序和转染实验可证明突变的位点和性质。

【鉴别诊断】

1.LH 或 FSH 不敏感综合征　LH 受体基因突变(如 I625K,A593P,S616Y 等)亦引起睾丸 Leydig 细胞增生不良症和男性性腺功能减退症,但血清 LH 和 FSH 升高,而 GnRH 受体基因突变者的血清 LH 和 FSH 降低,两者易于鉴别。

2.下丘脑或垂体器质性疾病引起低促性腺激素性性腺功能减退　GnRH 兴奋试验对鉴别诊断有帮助,本综合征对注射 GnRH 无 FSH 和 LH 升高反应;而由下丘脑器质性疾病引起者则有反应。垂体器质性疾病引起者对 GnRH 兴奋也可无反应,但常有腺垂体的其他激素缺乏。

3.高 PRL 血症　高 PRL 血症(包括 PRL 瘤)对 GnRH 有抵抗,临床上也表现为闭经、不育和性腺功能低下,应与本综合征鉴别,但高 PRL 血症用溴隐停治疗有效。

【治疗】

1.外源性 HCG　使用外源性 HCG 可使睾酮分泌增高到正常水平,使外生殖器发育达到正常男性。如果联合 FSH 治疗,睾丸可增大并促进精子生成,但不能达到正常故无生育能力。女性可用人工周期可使月经来潮,是否用人绝经后促性腺激素和大剂量 HCG 联合治疗可引起排卵,尚待观察。

2.GnRH 受体激动药　GnRH 受体激动药可能对部分 GnRH 受体突变者(如血清游离 α 亚基水平不升高或升高不明显)有效,但给药方式必须是脉冲性(静脉注射)的,以诱导排卵,且用量宜较大(常规用量为 75ng/kg,诱导排卵为 100ng/kg 或更大一些),可使个别卵泡成熟,血清 LH 达到触发排卵时的水平,但血清孕激素常不能达到使黄体成熟浓度,当 GnRH 用量达到 250ng/kg 时可使患者妊娠。

四、卵泡刺激素不敏感综合征

卵泡刺激素不敏感综合征(FSH insensitivity syndrome)系指FSH受体(FSHR)基因突变引起的卵巢发育不全,临床表现为原发性或继发性闭经。在男性中只有不同程度的生精障碍,除不育外一般无特殊表现。

【临床表现】

①患者多为女性,有家族发病倾向,为常染色体隐性遗传。②女性患者表现为高促性腺激素性闭经,卵巢卵泡不发育。③男性(纯合子)患者的雄性化正常,睾丸小,精子生成被抑制,有些男性患者的表型及生育力亦可正常,仅在家系调查时发现。

【辅助检查】

①血浆或尿中的FSH水平均明显升高(常>40U/L),即达到正常绝经期水平。②血中雌二醇明显降低。③对注射大剂量人绝经后促性腺激素(HMG)或基因重组的人FSH后,卵巢无反应,血雌二醇无升高反应。注射HMG 15d后再注射5000U HCG也无排卵或月经来潮,有的患者有撤退性阴道出血,但无排卵。④个别患者服氯米芬后有血浆雌二醇和雌三醇升高,但FSH和LH不升高。⑤染色体检查为46,XX(女性患者)或46,XY(男性患者)。

【诊断】

本病在青春期前由于卵巢处于静止期,故诊断较困难,直到过了青春期发育后仍无月经来潮才被发现异常而做进一步检查以确诊。临床表现为继发性闭经者,确诊往往较晚。

诊断标准为:①原发性闭经或40岁以前提前绝经。②血浆或尿中FSH明显升高,LH正常,血中此雌二醇明显降低。③卵巢对大剂量HMG、重组人FSH加LH刺激无雌二醇升高和排卵反应。④卵巢活检原发性闭经者和继发性闭经者不同。⑤染色体为46,XX。⑥阴道B超检查双侧卵巢大小正常,但无成熟卵泡。确诊有赖于分子生物技术检查以确定FSHR基因突变。

【鉴别诊断】

本综合征特点为染色体正常而有高促性腺激素的卵巢功能衰竭,故应与其他原因引起的高促性腺激素性卵巢功能衰竭鉴别。

1.卵巢发育不全症　此病有先天性卵巢发育不全,血清雌二醇降低,对FSH分泌的负反馈作用消失而有FSH分泌增多,使血中FSH水平升高,但本病核型正常,临床表现为原发性闭经。超声检查卵巢呈条索状,故可与本综合征鉴别。

2.FSH-β亚基突变　由于FSH-β亚基突变而使突变型FSH不能与正常的FSHR结合,同样有FSH作用缺失而引起与本综合征相似的临床表现。此病FSHR正常,故卵巢对外源性HMG或重组人FSH刺激后卵巢有反应,据此可与FSH受体基因突变所致的FSH不敏感综合征进行鉴别。

3.睾丸完全女性化　临床上有女性表现型外阴,青春期无月经来潮,但本病核型为46,XY,且青春期有男性化第二性征发育,故不难与本综合征鉴别。

【治疗】

本综合征为先天性FSHR基因突变所致,故无根治之法。文献中虽有一些治疗方法报道,如卵巢楔形切除术,大剂量肌内注射FSH(1350～3150U),一般疗效均较差,少数患者可获得怀孕,是否这些极少数患者FSHR功能缺陷比较轻,偶有个别卵泡达到成熟而排卵,有待进一步观察。

五、黄体生成素不敏感综合征

黄体生成素不敏感综合征(LH insensitivity syndrome)主要累及男性,是由于 LH 受体(LHR)基因突变,使 LH 不能刺激睾丸间质细胞合成和分泌睾酮。多数表现为睾丸女性化;女性患病时,多表现为原发性闭经,无生育能力,但性腺性别和表型性别均为女性。

【临床表现】

1.本综合征为常染色体隐性遗传,有家族发病倾向。

2.男性患者外阴呈两性畸形,呈幼稚性女性外阴,有的患者有大阴唇下方融合,阴道短但与尿道口分开,因此,患儿出生后常作女孩抚养,待到青春发育期无月经来潮,乳腺不呈女性发育,阴蒂可增大。睾丸常不下降,多在腹股沟或腹腔内,睾丸触之松软。男性第二性征发育差,如阴毛、腋毛稀少、喉结不明显。如果 LHR 基因突变使 LHR 功能障碍较轻,则外阴可完全为男性,只是发育较差,如阴茎较小、阴囊着色浅、性功能低下、无精或少精,即使外阴为男性,也无生育能力。

3.女性患者外阴及内生殖器发育正常,有正常的女性青春期发育,成年后因为 LHR 缺陷而无排卵,表现为原发性闭经,但青春期的乳腺发育一般正常。

【辅助检查】

患者核型为 46,XY。内分泌方面的检查有以下几种。①睾酮水平低,FSH 和 LH 水平升高。②17α-羟孕酮、雄烯二酮和尿-17 酮皮质类固醇均低,但也可与患者年龄相称。③注射 HCG 后,血睾酮、雄烯二酮、去氢异雄酮、17α-羟孕酮、雌酮无升高反应;对 ACTH 刺激雄烯二酮、去氢异雄酮有升高反应。④用分子生物学技术可检出 LHR 基因突变。

【诊断】

本综合征在青春期可做出诊断,凡遇有核型与外阴不一致者,均应考虑到本综合征。诊断标准:①核型为 46,XY,外阴呈两性畸形的儿童或成年人外阴有发育不良;②血清睾酮水平低,注射 HCG 也无升高反应;③血清 LH 升高或正常,FSH 水平正常或升高;④睾丸活检做病理切片检查有间质细胞不发育等病理特征,并做^{125}I-HCG 结合试验有结合量减少。用睾丸间质细胞做分子生物学检查可检出 LHR 基因突变。

【鉴别诊断】

1.LH-β 亚基基因突变　本综合征的主要病因为 LHR 基因突变。LH-β 亚基基因突变也可引起与本综合征相同的临床表现,属广义的 LH 不敏感综合征中的受体前缺陷之一,两类的鉴别有赖于 LHR 和LH-β 基因的突变分析。

2.GnRH 受体突变　LHR 基因突变应与 GnRH 受体突变所致的低促性腺激素性性腺功能减退症鉴别,鉴别的要点是血清 LH 测定,前者升高而后者降低。

3.其他疾病　应与完全睾丸女性化、5α-还原酶缺陷症及先天性肾上腺皮质增生症鉴别。

【治疗】

矫治外生殖器畸形可根据外生殖器表型而定,如果外生殖器类似于女性,则患者的核型尽管为男性46,XY,其社会性别也应维持或改为女性,因为女型外生殖器难以通过矫形术改造为男性外生殖器。患者的睾丸应予切除,术后应用人工周期,以保持女性体态特征。如果外生殖器为发育不好的男性外生殖器,则用睾酮制剂进行治疗,以促进外生殖器和男性第二性征的发育,待达到正常男性化后,则减量维持。睾酮治疗应在青春期开始后进行,过早应用睾酮将使患者身高变矮。治疗后女性仍无月经,男、女均无生育能力。

六、生长激素不敏感综合征

生长激素不敏感综合征或抵抗综合征(GHIS)是由于靶细胞对生长激素不敏感而引起的一种矮小症，Laron综合征是其典型代表，本病多呈常染色体隐性遗传，其病因复杂多样，多数由GH受体(GHR)基因突变所致，少数因GHR后信号转导障碍、IGF-1基因突变或IGF-1受体异常引起。患者的临床表现与严重的生长激素缺乏症相似，但血生化检查示GH水平正常或升高，而IGF-1和IGF结合蛋白-3(IGFBP-3)水平显著降低。本病患者对外源性GH治疗无反应，目前唯一有效的治疗措施是使用重组人IGF-1替代治疗。

【病因与分类】

GH不敏感综合征病因复杂多样，多数系GH受体(GHR)基因突变所致，少数由GH结合蛋白(GHBP)异常或GHR后信号转导障碍引起。Laron等根据病因将GH不敏感综合征分为以下几种类型。

1.原发性GH不敏感综合征、Laron侏儒症、遗传性(或先天性)缺陷　①GHR缺陷(包括GHR质和量的缺陷)；②GH信息传递异常(受体后缺陷)；③原发性合成缺陷，或靶组织对IGF-1无反应。

2.继发性GH不敏感综合征(后天获得，有时为短暂性)　①血液循环中存在抗GH抗体；②抗GHR抗体；③营养不良所致GH不敏感；④肝脏疾病所致GH不敏感；⑤其他原因。

【临床表现】

由于病因以及缺陷严重程度的不同，因此临床表现极不均一，但共同特征为身材矮。

1.患儿出生时与正常婴儿无异　随年龄的增长，体重增长快于身高增长，患者有肥胖倾向，且为均匀性肥胖。身材矮是该征共同特点。大多患者手或足较短，上身长于下身，上、下身长比值均>1.1。

2.骨骼发育延迟　骨龄落后于实际年龄。在儿童期，前额突出、脸部短、下颌小、头部较大，呈"脑积水"外观。

3.所有患者均有性发育延迟　但都有青春期发育，男孩患者有外生殖器及睾丸偏小，女性患者有月经初潮推迟，但男、女患者均有生育功能。

4.患者智力发育均正常　只要患者能与正常儿童享有相同的环境和教育，患者智力并不比正常儿童差。

5.其他临床表现　①蓝巩膜；②肘关节活动受限；③关节退行性变和骨质疏松等。

总之，GH不敏感综合征不论其病因如何，均对胰岛素作用敏感，特别是儿童患者容易出现低血糖而引起抽搐。

【辅助检查】

1.血浆GH水平升高或正常。

2.IGF-1、IGFBP-3和GHBP降低。

3.IGF生成试验：患者接受外源性GH 0.1U/(kg·d)，连续皮下注射4d，注射前和注射结束后第2天抽血，测IGF-1和IGFBP-3，GHR缺乏者IGF-1增加<8μg/L，IGFBP-3增加<0.2mg/L。

4.分子生物学技术可检出GHR基因突变。

【诊断与鉴别诊断】

患者临床表现为身材矮，血IGF-1、IGF-2和IGFBP-3降低伴GH升高，且对外源性GH无反应或反应减弱，强烈提示为GH不敏感综合征。应与下列疾病鉴别：

1.生长激素缺乏性垂体侏儒症　GH基础值明显降低或测不出，用胰岛素-低血糖兴奋试验及精氨酸、左旋多巴、可乐定兴奋后,GH 无明显增高,对外源性 GH 制剂替代治疗均有不同程度的反应。

2.呆小病　患者常伴有甲状腺功能减退表现,智力低下,而 GH 水平正常。

3.Turner 综合征　原发性闭经,伴颈蹼、肘外翻等畸形,核型为 45,XO。

4.体质性矮小症和性早熟　智力正常,血清 GH 和 IGF-1 水平正常。

【治疗】

1.目前治疗原发性 GH 不敏感综合征唯一有效的方法是应用重组人 IGF-1(rhIGF-l)治疗。Laron 综合征系先天性遗传性疾病,目前尚无根治办法。自 1986 年开始,Laron 采用 rhIGF-1 替代治疗,取得了较理想的治疗效果。

2.据报道 rhIGF-1 150μg/(kg·d)每天 1 次,早餐前皮下注射,治疗 2.5 年,可使患儿生长速度从治疗前的每年(4.6±1.3)cm 增加到每年(8.4±0.8)cm。

3.IGF-1 的主要不良反应是低血糖,在注射 5h 后发生,多数出现在治疗后第 2～5 天。此外,还有电解质紊乱、注射局部疼痛、头痛、皮肤真菌感染、阴囊水肿、高钙血症、假性脑瘤、癫痫样抽搐、视盘水肿、高血糖、酮血症、面神经麻痹、肝酶增高和心动过速等。

七、抗利尿激素不敏感综合征

抗利尿激素(ADH 或 AVP)不敏感综合征(AVP insensitivity syndrome)是指由于 AVP 受体(AVPR)基因突变所致的一组疾病。临床特点有口渴、多饮、多尿、尿不能浓缩等,称肾性尿崩症。

【分类与发病机制】

肾性尿崩症分为先天性和后天性两种临床类型,前者又称遗传性肾性尿崩症;后者又称为继发性肾性尿崩症。根据症状的严重程度可分为完全性肾性尿崩症和部分性肾性尿崩症两种;根据发病机制不同,先天性肾性尿崩症可分为 I 型和 II 型,前者的缺陷在 V$_2$ 受体;后者的病变则在 AVP 受体后。发病机制主要是 AVPR 基因突变,也有为受体后缺陷所致或为调节集合管上皮的水孔蛋白 2(AQP$_2$)基因突变所致。

【临床表现】

先天性肾性尿崩症发病呈家族性,有症状者多为男性,女性为突变 V$_2$ 基因携带者。如果在胎儿时期发病可使怀孕母亲羊水过多。生后发病者如果未引起注意而未及时治疗,新生儿可因严重失水而夭折。

婴儿时期的主要表现为:①患儿尿布常湿,要频繁更换尿布;②贪饮;③不明原因的发热;④生长发育障碍,常由细心的母亲发现。

随着年龄的增长,则出现典型的多尿、口渴和多饮症状;每日饮水量可达数千毫升;到具有生活能力时,一般不出现失水和高渗状态。儿童可有体格和智力发育迟缓。有些患儿可有颅内和血管钙化,其机制不明。

继发性肾性尿崩症多发生于成年人,除口渴、多尿和多饮症状外,还有原发性疾病的临床表现。

【辅助检查】

1.尿常规检查　尿量每日达数千到 1 万毫升以上。①尿比重低于 1.005,先天性部分性肾性尿崩症患者比重可达 1.010 以上。继发性肾性尿崩症由慢性肾脏器质性疾病引起者尿比重常固定于 1.010。②尿渗透压常低于血浆渗透压,少数轻症患者可排出高渗尿。③尿常规检查其余项目,先天性肾性尿崩症者无异常;继发性肾性尿崩症患者则取决于原发性疾病。

2.血液检查　婴儿和生活不能自理的幼儿常因失水而有血容量减少和血渗透比容高,同时可导致血细胞比容增加和血清电解质及血浆蛋白浓度升高。血浆 AVP 水平升高或正常。

3.肾功能检查　先天性肾性尿崩症除浓缩功能减退外,其余肾功能检查无异常;继发性肾性尿崩症者则取决于原发性疾病,由于器质性疾病引起者多有其他肾功能异常。

4.禁水-加压素试验　①禁水后尿量不减少或稍有减少,尿比重和尿渗透压也不上升或稍微升高。②在禁水过程中因失水而有体重减轻和血钠、血浆渗透压升高。③由 V_2 受体缺陷引起者,注射血管加压素或强效 1-脱氨-8-右旋精氨酸加压素(DDAVP)尿量也不减少,尿比重和渗透压也不升高,尿排出的 cAMP 也无增多,也有少数病人 cAMP 排出正常者。④受体后缺陷和由 AQP_2 基因突变引起者,除尿排出的 cAMP 增多外,其余变化与 V_2 受体缺陷相同。

5.1-脱氨-8-右旋精氨酸加压素试验(DDAVP)　由 V_2 型 AVPR 缺陷引起者,给予 DDAVP 4μg 后无血浆Ⅷ因子和 vwf 升高反应,AVPR 基因突变的女性携带者也无反应,只有少数人对 DDAVP 有反应;受体后缺陷、AQP_2 基因突变和继发性肾性尿崩症对 DDAVP 则有反应。因此,此试验对鉴别 V_2 型 AVPR 缺陷与 AQP_2 基因突变和继发性肾性尿崩症有意义。

【诊断与鉴别诊断】

1.诊断依据　肾性尿崩症的诊断根据是:①家族史。可引起继发性肾性尿崩症的原发性疾病病史,患者母亲怀孕时有羊水过多史。②婴儿患者有尿布更换频繁、贪饮、生长发育障碍和不明原因的发热,儿童和青少年患者则有多尿、口渴和多饮症状。③每日尿量明显增加,比重≤1.010,尿渗透压低。④禁水-加压素试验常无尿量减少、尿比重和渗透压升高反应,尿渗透压与血浆渗透压比值<1。

2.鉴别诊断　各种病因引起的肾性尿崩症的鉴别诊断见表 2-1。

表 2-1　肾性尿崩症鉴别诊断

	AVP-NPⅡ基因突变	V_2 型 AVPR 基因突变	AQP_2 基因突变	继发性肾性尿崩症
家族史	可有	可有	可有	无
发病年龄	婴幼儿或成年人,家族内聚集	胎儿、新生儿、幼童	新生儿和幼童	成年人
临床表现	多尿、口渴、多尿	多尿、口渴、多饮	多尿、口渴、多饮	除多尿、口渴、多饮症状外,还有原发性疾病临床表现
尿浓缩功能和其他肾功能	尿浓缩功能差,其他功能正常	除尿浓缩功能受损外,其他肾功能正常	除尿浓缩功能受损外,其他肾功能正常	尿浓缩功能和其他肾功能均有损害
注射加压素后尿排出 cAMP 反应	有反应	大多无反应,少数反应正常	有反应	有反应但低于正常
DDAVP 试验(Ⅷ、vwf 升高反应)	正常反应	大多无反应,少数有反应	有反应	有反应
分子遗传学检查	AVP-NPⅡ基因突变	2 型 AVPR 基因突变	AQP_2 基因突变	无遗传学异常
治疗	AVP 替代治疗有效	无根治方法	无根治方式	原发性疾病可治愈者可以根治

【治疗】

先天性肾性尿崩症尚无根治之法,但随着年龄的增长,自我生活调理的能力增强,患者可自我保持水的平衡。继发性肾性尿崩症者能否根治则取决于原发性疾病可否治愈。无论是先天性或继发性肾性尿崩症,下列药物均可部分缓解患者症状。

1.噻嗪类利尿药　临床上常用者为氢氯噻嗪,这类药物治疗肾性尿崩症的机制还不十分清楚,可能一方面通过排钠而降低血渗透压而使口渴减轻,饮水量减少,同时因血容量减少而减少肾小球滤过量;另一方面,血钠降低,肾小球滤过钠减少,使肾远曲小管重吸收钠增多。通过这两方面的作用而使尿量减少。一般可使每日尿量减少 1/3～1/2。在服药过程中应限制钠的摄入,否则影响疗效,同时应补充钾。小儿剂量为 2mg/kg;成年人剂量为 25～50mg,每日 3 次。

2.保钾利尿药　常用者为阿米洛利和氨苯蝶啶,此类药物治疗肾性尿崩症的机制也不清楚,可能与噻嗪类利尿药相似。在治疗由锂引起的继发性肾性尿崩症中可能通过阻止肾小管上皮摄取锂,使肾小管上皮细胞中锂的含量减少而使 AVP 重吸收水的作用加强。成年人剂量为每日 10～20mg;小儿剂量因年龄不同而异。疗效与噻嗪类药物相似。

3.前列腺素合成抑制药　此类药物包括吲哚美辛、布洛芬等,前列腺素在肾中对水的排泄有调节作用,可直接抑制由 AVP 所引起的腺苷酸环化酶活性,从而使 cAMP 生成减少。抑制肾中前列腺素合成,将使腺苷酸环化酶活性增强,从而使 cAMP 生成增多而使 AVP 作用得到增强。

4.选择性 V_2 受体激动药　临床上应用的药物为 DDAVP 此药可口服和由鼻吸入,用于 V_2 受体和 AQP_2 基因缺陷所引起的部分性肾性尿崩症和继发性肾性尿崩症。婴儿剂量为每次 0.5～1.0μg,每天 2 次;儿童每次 2.5μg,每日 2～3 次。

5.联合用药　联合应用可将噻嗪类药物与保钾利尿药搭配;噻嗪类利尿药或保钾利尿药与前列腺素合成抑制药搭配;吲哚美辛与 DDAVP 搭配。

6.基因治疗　用重组腺病毒载体系统来转染并导入正常的 AVP-NP 亚基因可能成为本病基因治疗的发展方向之一,但目前仅在动物实验中有一些进展。

（顾红芳）

第三章　甲状腺疾病

第一节　甲状腺疾病的诊断与治疗原则

甲状腺疾病包括功能性疾病、器质性疾病或兼而有之3种情况。功能性疾病方面,或为甲状腺激素合成或分泌过多,或为甲状腺激素合成不足。而因甲状腺激素抵抗而发生的甲状腺功能性疾病在临床则很少见。甲状腺的器质性疾病,大多数都伴有不同程度的功能性变化,但这与所处疾病的阶段性有关,无功能的器质性疾病也常见到。

一、甲状腺激素过多类型

甲状腺激素过多通常表现为甲状腺功能亢进,为甲状腺组织增生、肿瘤等所致甲状腺激素合成过多,或甲状腺细胞破坏一时性过多排泌所致。也有因于医源性甲状腺激素补充失当或过多,或甲状腺激素合成原料超出正常需要所致者。临床常表现为代谢亢进,多器官功能过旺,交感神经张力过高表现。如由于胃肠道分泌和蠕动过旺而出现食欲增多,易于饥饿,大便次数增多或稀溏;心血管功能过旺而出现心率加快,收缩血压增高或伴舒张压降低(这有利于增加更多的外周血液循环),患者出现心悸、心慌,并可由此导致心肌不同程度的缺氧、心功能耗竭而出现胸闷、胸痛,或疲乏无力、劳力下降等。肝脏可出现甲亢性功能损害、胆汁郁积。中枢神经兴奋过度则可有失眠、心烦急躁、易怒、情绪失常或焦躁,也有老年患者表现为情绪低下、焦虑、少言语等。交感神经功能失调则可有多汗及皮肤潮湿、失眠、大小便排泌失常等。此外,因于不同的病因,则当有其他相应的临床表征。

甲状腺的上级内分泌腺的功能过旺,如垂体或下丘脑产生激素过多,可刺激甲状腺滤泡细胞的功能,使甲状腺腺泡增生并合成增加。另外,甲状腺对上级腺体激素的敏感性增加,也可导致相似的效果。

仅仅因于靶组织对甲状腺激素的敏感性增加而出现甲状腺功能过旺而病者少见,一般伴随着甲状腺激素过多。例如,甲状腺功能亢进症进时一些组织的儿茶酚胺受体的敏感性增高,而并发心房纤颤者经常为心脏已有异常改变者。

此外,在一些自身免疫性疾病中,自身免疫性抗体与受体发生结合,有类似激素的作用。如Graves病中刺激性抗体可以引起甲状腺功能亢进症。继发于全身性疾病的激素高分泌状态,系正常的内分泌腺体受过量的生理性或病理性刺激所致。如在寒冷、紧急危险状态等应激状态下甲状腺激素分泌往往增加。但此种情况多为一过性,相应状态消除后甲状腺激素则恢复正常。

表现为甲状腺激素过多的疾病:

(1)原发性甲亢:①Graves病;②多结节性毒性甲状腺肿;③毒性腺瘤(Plummer病);④多发性自身免疫性内分泌综合征伴甲亢;⑤甲状腺癌(滤泡型腺癌);⑥新生儿甲亢;⑦碘甲亢;⑧TSH受体基因突变致

甲亢。

(2)垂体性甲亢(TSH 甲亢):①垂体 TSH 瘤或 TSH 细胞增生致甲亢;②垂体型 TSH 不敏感综合征。

(3)伴瘤综合征和(或)hCG 相关性甲亢:①恶性肿瘤(肺、胃、肠、胰、绒毛膜等)伴甲亢(分泌 TSH 类似物);②hCG 相关性甲亢(绒毛膜癌、葡萄胎、侵蚀性葡萄胎、多胎妊娠等)。

(4)卵巢甲状腺肿伴甲亢。

(5)医源性甲亢。

(6)暂时性甲亢:①亚急性甲状腺炎,亚急性肉芽肿性甲状腺炎(巨细胞性甲状腺炎)、亚急性淋巴细胞性甲状腺炎、亚急性损伤性甲状腺炎及亚急性放射性甲状腺炎。②慢性淋巴细胞性甲状腺炎。

二、甲状腺激素缺乏类型

甲状腺激素缺乏通常表现为甲状腺功能低下,为各种原因所致的甲状腺腺泡破损或功能丧失,或者甲状腺细胞被其他组织细胞所取代等所致的甲状腺激素合成不足。如甲状腺在感染、炎症的某个阶段可能出现一过性甲状腺功能减退;甲状腺纤维化所致的功能丧失;甲状腺被无功能组织占位等。也可能甲状腺滤泡细胞尚能合成足够的甲状腺激素,而由于其他原因如过多摄碘,而致甲状腺激素的释放障碍等。也有先天性甲状腺不发育或发育不良而致甲状腺功能低下者。甲状腺手术不当或误切,也是导致甲状腺激素不足的重要原因之一,凡有甲状腺手术史的甲减患者都应考虑到这种可能。患者多有代谢不足或低下,尤其是分解代谢不足的表现,以及交感神经低张力状态。典型者体重逐渐增加,终致肥胖,或出现黏液性肿。常喜坐懒动,体力活动减少。怕冷或肢体温度降低及低体温。中枢神经系统可出现记忆、学习能力下降,反应敏感谢性下降。心血管系统可有心率减慢或心律不齐,或者出现低血压。消化系统可有胃肠蠕动减缓,消化能力下降,易于胃胀、腹胀,或大便于燥等。病情较久者,可有血糖、血脂升高,进而发生糖尿病和高脂血症,再进展到心脑血管疾病等。

也有甲状腺组织对下丘脑分泌的促甲状腺激素释放激素敏感性下降而致甲状腺激素不足,以及甲状腺激素靶组织对甲状腺激素不敏感而致相对甲状腺激素不足者,但临床少见。

表现为甲状腺激素不足的疾病:

1.原发性甲状腺功能减退症

(1)获得性被毁损:包括特发性黏液性水肿;慢性淋巴细胞性甲状腺炎(桥本甲状腺炎),甲状腺全切或次全切除手术后,甲亢^{131}I 治疗后,晚期 GD,颈部疾病放射治疗后,亚急性甲状腺炎(一般为暂时性),硬化性甲状腺炎,甲状腺内广泛病变(如甲状腺癌或转移癌、血色病、结节病、淀粉样变性、硬皮病等)。

(2)获得性 TSH 合成障碍:包括缺碘性地方性甲状腺肿,碘过多,药物诱发(如锂盐、硫胺类、磺胺类、对氨基水杨酸钠、过氯酸盐及硫氰酸盐等),致甲状腺肿物质(长期大量食用某些白菜、芜菁、甘蓝、木薯等)。

(3)先天性:包括孕妇缺碘或口服过量抗甲状腺药、胎儿 TH 合成酶系异常、先天性甲状腺不发育、异位甲状腺。

2.继发性或下丘脑垂体性甲状腺功能减退症　此病包括垂体肿瘤、垂体手术或放射治疗后、缺血性垂体坏死、垂体感染或浸润性病变、特发性 TSH 分泌不足、TSH 合成障碍、下丘脑性甲减。

3.TSH 或 TH 不敏感综合征　TSH 或 TH 不敏感综合征包括 TSH 不敏感综合征(TSH 受体缺陷),TH 不敏感综合征(分为全身性 TH 不敏感型、选择性外周 TH 不敏感型)。

此外,多发性内分泌腺瘤病或称 Schmidt 综合征,往往在一个患者身上同时有多个腺体患病,而其中甲状腺疾病涉及较多。该综合征的 3 个亚型,包括 MEN Ⅰ 型(Wermer 综合征)、MEN Ⅱ 型(Sipple 综合征)及 MENⅢ 型等,都可与甲状腺功能异常有关。

三、常见甲状腺病

(1)自身免疫性甲状腺病包括:Graves 病、桥本甲状腺炎、黏液性水肿(多为特发性甲状腺功能减退症所致)。

(2)单纯性甲状腺肿包括:地方性甲状腺肿、缺碘性甲状腺肿、散发性甲状腺肿、青春期甲状腺肿。

(3)甲状腺炎包括:慢性淋巴细胞性甲状腺炎、亚急性甲状腺炎、急性化脓性甲状腺炎。

(4)甲状腺肿瘤及结节。

(5)甲状腺先天性异位、畸形。

四、甲状腺疾病的诊断原则

完整的内分泌疾病的诊断应包括 3 个方面:①功能诊断;②病理诊断(定位及定性);③病因诊断。详细的病史和全面体格检查经常可以提供有重要意义的线索,注意考虑诊断或需要排除的内分泌疾病。为尽可能的早期诊断,争取最好的预后,要注意以下几点:

1.甲状腺激素浓度测定 目前可以用放射免疫法、酶联免疫法等测定体液(主要是血液)中甲状腺激素的浓度。测定值的可靠性,取决于抗体的纯度和特性,收集样本的质量等。有效地区分游离甲状腺激素或结合型甲状腺激素,对于判断甲状腺疾病也是很有价值的。因为游离甲状腺激素的生物活性是结合型的数倍乃至于数十倍,正确地认识测定激素的活性是重要的。应该注意的是,测定甲状腺激素应当同时测定促甲状腺激素。

2.促甲状腺素测定 垂体分泌的促甲状腺激素是维持甲状腺功能的重点保证。由于促甲状腺激素与甲状腺激素之间存在着复杂的正/负反馈或调节,血清促甲状腺测定对于甲状腺疾病的功能诊断有时较直接测定甲状腺激素含量更为敏感和重要。

3.甲状腺激素调节功能检查 包括促甲状腺激素兴奋试验(检查对促激素的反应)和抑制试验(检查反馈抑制功能),在鉴别生理性变化和病理性改变,以及明确病理变化的性质方面有较大意义。

4.受体测定 对各种靶细胞受体的量与质的测定,主要用于激素水平与临床表现不一致的患者,受体变化的节律也有重要的临床意义。如血细胞核 T_3 受体测定等。但临床只有特殊情况下才考虑。

5.靶细胞功能检查 甲状腺的功能状态是通过靶细胞的反应来体现的。因此,测定靶细胞的功能可以客观的评价甲状腺激素的效应。例如,甲状腺功能亢进时血小板 Na^+-K^+-ATP 酶活性明显升高,心肌等容收缩期缩短,基础代谢率升高等。

6.形态学检查 主要为影像学检查,包括甲状腺超声波或彩色超声多普勒检查,ECT 检查,必要时也可行 CT 或增强 CT 检查以确定甲状腺的肿瘤或癌症病灶等。在判断占位病变的性质时,甲状腺附近的淋巴结是否肿大、呼吸道移位等具有参考意义。

7.甲状腺病理检查 包括甲状腺细针穿刺细胞病理学检查,或甲状腺粗针穿刺组织病理学检查等。主要用于确定病变的性质,对于癌性病变、炎症性病变等有一定价值。

五、甲状腺疾病的治疗原则

西医治疗原则

1.甲状腺激素过多　①属于良性病变者,一般可通过口服抗甲状腺药物以降低甲状腺激素的合成,从而减少甲状腺激素的产生和排泄。通过适当的治疗阶段,功能过旺的甲状腺滤泡细胞可逐渐被抑制,使其功能维持在一个恰当的范围。②对于占位性病变所导致的甲状腺激素分泌过多,常考虑手术治疗。如需要,手术之后可继续给予适当的药物,以弥补手术治疗的不足。③对于医源性甲状腺激素过多者,应即时调整必要的药物的用量。如经评估弊大于利则宜考虑停药。④必要时可考虑放射治疗,以消除部分功能过旺的细胞。⑤用甲状腺激素反馈抑制促甲状腺激素释放激素,是治疗甲状腺增生性疾病的方法之一。

2.甲状腺激素不足　①甲状腺激素轻度缺乏,TSH 稍升高从而可基本代偿者,可暂时不予补充甲状腺激素,并动态观察。有的原因导致的这种轻度甲状腺激素缺乏,可能逐渐恢复。如亚急性甲状腺炎或部分原因导致的一时性甲状腺功能减退。②对于明显失代偿者,则宜适当补充甲状腺激素以维持生理性需要。③继发性甲状腺功能减退者,可考虑给予促甲状腺激素释放激素。④对于补充甲状腺激素有一时的困难者,可同时采用其他措施如补充钙剂和维生素 C,以维持内环境的稳定。待制约因素消除后,给予必要的甲状腺激素补充治疗。

3.部分特殊情况的治疗　如甲状腺相关性突眼,一般可给予免疫抑制治疗或非特异性抗感染治疗。属 Graves 病所致者,还当同时有效控制甲状腺功能。甲状腺相关的胫前皮损,可考虑免疫抑制治疗和局部治疗结合、中医治疗与西医治疗相结合。对于甲状腺疾病或抗甲状腺药物所导致的肝功能损害,一般可考虑免疫治疗和保护肝功能治疗,同时给予必要的支持。

（王丽静）

第二节　单纯性甲状腺肿

单纯性甲状腺肿是一种常见的甲状腺疾病,其基本特征是非炎症性和非肿瘤性甲状腺肿大,不伴甲状腺功能减退和亢进的表现。因碘所致者,常呈地方性分布,称为地方性甲状腺肿;因甲状腺激素(TH)合成障碍或致甲状腺肿物质引起者,多为散发分布,称为散发性甲状腺肿。

【病理生理】

合成 TH 的必需原料碘的缺乏、TH 合成障碍、TH 分泌障碍(如高碘、致甲状腺肿物质)、机体对 TH 需要量增加及基因突变等因素引发甲状腺肿大。初期甲状腺均匀、弥漫性增大,仍保持原有轮廓。后期甲状腺可出现不规则增生并形成结节,表现为多结节性甲状腺肿,可出现自主功能,可发生结节内出血、钙化或因结节退行性变而形成囊肿。

【临床表现】

1.甲状腺肿大　肿大呈渐进性,常呈轻度或中度弥漫性肿大,表面光滑,质地较软,无压痛。随着病情发展,可进一步增大,并可触及单个或多个结节。

2.压迫症状

(1)呼吸困难:气管受压所致,长期压迫可使气管狭窄、弯曲、变形,诱发肺气肿、支气管扩张。

(2)吞咽困难:食管受压所致。

（3）声音嘶哑：喉返神经受压所致。

（4）面颈部及上肢静脉回流受阻：主要为胸骨后甲状腺肿压迫所致，表现为面部青紫、水肿，颈部和胸部浅表静脉扩张。出现 Pemberton 征，表现为抬高手臂，阻塞加重。

（5）Horner 综合征：颈交感神经受压所致，表现为眼球下陷、瞳孔变小、眼睑下垂。

【疾病评估】

1.分型

（1）弥漫型：甲状腺均匀肿大，未触及结节，属早期甲状腺肿。

（2）结节型：甲状腺上触及一个或多个结节，属晚期甲状腺肿。

（3）混合型：弥漫肿大的甲状腺上触及一个或多个结节。

2.分度　当颈部处于正常位置时，可分三度。

（1）Ⅰ度：甲状腺看不见，摸得着。

（2）Ⅱ度：甲状腺看得见，摸得着，肿大未超过胸锁乳突肌。

（3）Ⅲ度：甲状腺看得见，摸得着，肿大已超过胸锁乳突肌。

【诊断依据】

主要依据为甲状腺肿大而甲状腺功能基本正常。

1.病史询问　可能存在的甲状腺肿病因，地方性甲状腺肿地区的流行病史有助于本病诊断。

2.症状体征

3.实验室检查　甲状腺功能一般正常，血甲状腺素（T_4）正常或偏低，三碘甲状腺原氨酸（T_3）正常或偏高，TSH 偏高或正常。缺碘甲状腺肿患者尿碘排出量明显降低。

4.影像学检查　超声可明确显示甲状腺形态、大小、结构，同时对甲状腺结节的良恶性鉴别有一定意义。胸骨后甲状腺肿可行 CT 或 MRI 检查，明确其与邻近组织的关系，以及颈部甲状腺的延续情况。

5.放射性核素检查　甲状腺摄^{131}I率大多增高，但高峰不提前，可被 T_3 抑制，但当甲状腺结节有自主功能时，可不被 T_3 抑制。放射性核素扫描可见甲状腺肿大及有或无功能性结节图像，用来评估甲状腺功能、甲状腺结节功能及甲状腺组织是否具有自主功能（"热"结节）的手段。"热"结节的存在是排除甲状腺癌的强烈指征。

6.甲状腺组织细针穿刺　被列为甲状腺结节的初筛检查，有助于进一步鉴别甲状腺结节的良恶性。

【鉴别诊断】

对单纯性甲状腺肿的鉴别诊断应该从功能和解剖两方面来考虑。

1.慢性淋巴细胞性甲状腺炎（桥本病）　本病也可仅表现为甲状腺肿大，但质地较硬，表面可不光滑。甲状腺球蛋白抗体（TGAb）与甲状腺过氧化物酶抗体（TPOAb）常明显升高。甲状腺穿刺细胞学检查呈现典型淋巴细胞浸润特征。

2.甲状腺癌　单纯性甲状腺肿出现结节时，特别是当结节内出血、迅速增大，扫描显示"冷"结节时，需与甲状腺癌鉴别。恶性包块可有结节感、不规则、质硬，和周围组织有粘连，移动度差，甲状腺组织细针穿刺活检找到癌细胞可明确诊断。

3.甲状腺功能亢进症　本病肿大的甲状腺质地柔软，可触及震颤，可闻及"嗡鸣"样血管杂音。本病多伴有怕热多汗、多食善饥、心慌手颤等症状，可有眼球外突，同时血清 TH 和促甲状腺激素（TSH）水平异常。

【治疗方案】

主要取决于病因。

1.病因治疗

(1)缺碘所致者:应进食含碘丰富的食品,适当补充碘盐。缺碘性甲状腺肿流行地区可采用碘化食盐防治。但结节性甲状腺肿的成年患者应避免大剂量碘治疗,以免诱发碘甲状腺功能亢进。

(2)摄入致甲状腺肿物质所致者:停用后,甲状腺肿一般可自行消失。

2.TH 替代或抑制治疗　以补充内源性 TH 不足,抑制 TSH 分泌。一般用左甲状腺素(L-T$_4$),从25～50μg/d 小剂量开始口服,每隔 2～3 周增加 25μg/d,维持量为 25～150μg/d;或甲状腺片,由 15～30mg/d 逐渐增至 60～120mg/d,分次口服。3～6 个月后可使甲状腺肿明显缩小或消失,但停药后易复发,应长期使用。病程长多结节性甲状腺患者,应做促甲状腺激素释放激素(TRH)兴奋试验,若 TSH 反应降低或无反应,提示结节已有自主功能,不宜 TH 治疗,老年人以免加重心脏负荷,TH 剂量应酌减。

3.手术治疗　本病患者大多数不须手术治疗,但当患者出现压迫症状,或药物治疗无改善、有自主性高功能结节,或疑有甲状腺结节癌变时,应考虑手术治疗。儿童和青春期生理性甲状腺肿者,禁忌手术治疗。

【小结】

由于饮食中碘含量的变化及环境、内分泌干扰物的影响,单纯性甲状腺肿的发病率有逐年上升的趋势。鉴于本病患者甲状腺功能无明显异常,临床上不主张常规使用甲状腺激素制剂治疗,尤其对于骨质疏松和心脏病患者。碘剂应慎用于多结节性甲状腺肿者,以免诱发甲状腺功能亢进。

(姚华强)

第三节　甲状腺功能亢进症

甲状腺功能亢进症,简称"甲亢",归属于甲状腺毒症范畴,甲状腺毒症是指血循环中甲状腺激素过多,引起以神经、循环、消化等系统兴奋性增高和代谢亢进为主要表现的一组临床综合征。其中由于甲状腺腺体本身功能亢进,合成和分泌甲状腺激素增加所导致的甲状腺毒症称为甲状腺功能亢进症。临床表现以高代谢综合征、神经兴奋性增高、甲状腺弥漫性肿大、不同程度的突眼为特征,是内分泌系统常见的一大类疾病。各年龄段均可发病,尤以 20～40 岁女性多发,据统计本病发病率为 0.5%～1%。随着我国经济的迅速增长,社会竞争激烈、家庭及工作压力的不断增大,以及饮食结构的改变,本病发病率呈日益上升趋势。

甲亢属于中医的瘿病范畴,但两者之间并不相等。临床上可根据相关突出症状将其归为"心悸"(伴甲亢性心脏病者)、"自汗"(伴泌汗功能异常者)、"消渴"(伴多饮、多食、形体消瘦者)等,更符合辨证论治的需要。甲亢病机复杂,临床表现多样,目前提倡采用中西医结合的治疗方法,取长补短,可收到较为满意的疗效。

【病因病机】

(一)中医

本病虽归于"瘿病"范畴,但中医的"瘿"是指甲状腺肿大。宋《三因方·瘿瘤证治》将"瘿"分为石、肉、筋、血、气五瘿。文中描述的五种瘿病形态既包括甲亢性甲状腺肿,也有其他颈部肿瘤,故治疗时应注意辨析。

历代医家多把"瘿病"责之于肝,强调气滞、痰浊、瘀血等邪实因素为瘿病的主要病机。近年来随着对甲亢的研究不断深入,越来越多的医家认为,先天禀赋不足,如素体阴亏,阴虚阳亢,加之情志刺激导致人体气血阴阳平衡紊乱为诱因,变生阴虚火旺、气阴两虚、阴损及阳等诸症,病程可夹杂痰瘀为患。其病位涉及肝、肾、心为主;初起多实,病久则由实致虚,尤以阴虚、气虚为主,以致成为虚实夹杂之证。

1.先天肝肾阴虚　先天禀赋不足、肝肾阴虚是甲亢发病的内在基础。由于先天肝肾不足,脏腑失养,故阴虚之人尤易徒生虚火,扰神动怒,日久便灼津成痰,从而痰凝气结血瘀,发为瘿病。甲亢中期随着病情的发展,肝郁化火,或痰郁结火,阴伤阳亢;痰气、瘀血及火热之邪,与阴液耗伤互为因果,阴虚则痰火愈结愈炽,进一步耗伤阴液,形成恶性循环。如《证治汇补·惊悸怔忡》记载:"有阴气内虚,虚火妄动,心悸体瘦,五心烦热,面赤唇燥,左脉微弱,或虚火无力者是也。"而妇人之所以好发,是以肝血为先天,若先天天癸亏虚,冲任失充,更兼妇人经、带、胎、产、乳等影响肝经气血,每遇情志不遂等诱因,更易发病。《临证指南医案》云:"女子以肝为先天,阴性凝结,易于怫郁。"现代西医研究证实,甲亢与甲状腺的自身免疫反应及遗传因素密切相关,与此甚为契合。

2.情志失调　甲亢的发生,其后天因素多由患者恼怒忧思,久郁不解,或突受精神刺激,情志不遂,肝失疏泄,气郁痰凝;或肝气横逆犯脾,脾失健运,聚湿成痰,痰气交阻;而五志过极易化火伤阴,灼津成痰,气血不畅,则痰瘀互结,交阻颈前,渐起瘿肿。而甲亢病情进退又与情志变化密切相关。《诸病源候论·瘿候》言:"瘿者,由忧恚气结所生";《圣济总录》言:"瘿病,妇人多有之,缘忧恚有甚于男子也。"由于女性容易受到情绪的影响,故其较男性更易罹患甲亢。

3.饮食水土失宜　长期嗜食肥甘厚味,或偏嗜辛辣刺激之物,一则脾胃受损,聚湿生痰;二则辛辣之品,助生胃火,肝胃火盛,灼津成痰,终致瘿病发生。瘿病发生与水土因素也有极为密切的关系,对此古人亦有观察。《吕氏春秋·尽数篇》载曰:"轻水所,多秃与瘿人";《诸病源候论·瘿候》曰:"诸山水黑土中,出泉流者,不可久居,常食令人作瘿气,动气增患",以上各论均说明本病的发生与地理环境有一定关系。

4.失治误治,他病转化　甲亢也可由其他医源性因素导致,如过用益火伤阴药物,而致肝肾阴虚阳亢;或甲减治疗用药过度;也可因过用高碘中药,或长期服用抗心律失常、慢性咽炎的高碘药物等而诱发。这在用药泛滥的当今社会并不少见,需加强关注。他病转化者,如甲状腺炎早期未得到正确治疗,或甲减过度治疗等,均可导致甲亢。

(二)西医

西医认为引起甲亢病因复杂,发病机制尚未完全清楚。临床以 Graves 病最为常见,占所有甲亢的85%左右。

1.Graves 病　Graves 病(GI)即弥漫性毒性甲状腺肿,是一种自身免疫性甲状腺疾病,其病因和发病机制末明。主要特征是血清中存在与甲状腺组织反应(抑制或刺激作用)的自身抗体即促甲状腺受体抗体(TR-Ab)。TR-Ab 中甲状腺刺激抗体 TS-Ab 与促甲状腺激素受体(TSHR)结合后,促进甲状腺激素(TH)释放入血,甲状腺细胞受刺激而增生。另外,近代研究证明,GD 是在遗传因素的基础上,受感染、毒素、药物、精神创伤等应激因素而诱发,是抑制性 T 淋巴细胞(Ts)功能缺陷,辅助 T 淋巴细胞(Th)活化增殖,产生各种细胞因子,所导致的器官特异性自身免疫病。

2.多结节性甲状腺肿伴甲亢　多结节性甲状腺肿伴甲亢又称毒性多结节性甲状腺肿、Plummer 病,常与地方性甲状腺肿合并存在。目前病因不明,大多表现为甲状腺中的一些细胞对促甲状腺激素(TSH)、胰岛素样生长因子(IGF)、成纤维细胞生长因子(FGF)等反应敏感而呈结节状增生,发展成为滤泡腺瘤或腺瘤样增生,进而自律性地产生甲状腺激素,引起甲状腺功能亢进。

3.碘源性甲亢　由于长期过量摄碘所致,多见于地方性甲状腺肿地区,或长期服用含碘药物,如胺碘酮。发病机制目前仍有争议,近年来认为,发生碘甲亢的患者补碘后反应性甲状腺激素合成增加,未发挥激素调节的正常负反馈作用,提示患者的甲状腺功能可能原已存在缺陷,过量摄碘只是诱因,促进有自主分泌功能的结节 TH 释放增多,从而造成甲亢。

4.自主性高功能甲状腺腺瘤　临床表现为甲状腺结节不受垂体 TSH 调节,而结外的甲状腺组织仍保持正常反馈作用,病因尚不明。甲亢的发生与否取决于结节的大小、细胞的功能状态和碘化物的供给。腺瘤较大(超过 3cm)时,分泌过多 TH 就可引起甲亢症状。

5.其他类型甲亢

除新生儿甲亢因母亲孕期体内较高浓度的 TR-Ab 经胎盘传给胎儿属原发甲亢以外,另有各种原因导致血中 TSH 浓度增加的继发性甲亢,如因垂体瘤分泌大量 TSH 所致的垂体性甲亢。

【临床表现】

(一)甲亢典型临床表现

甲亢症状和体征主要由循环中甲状腺激素过多引起,其严重程度与病史长短、激素升高的程度和患者年龄等因素相关。临床表现主要有:

1.甲状腺毒症

(1)高代谢综合征:由于 T_3、T_4 分泌过多,促进物质代谢,患者常有疲乏无力,怕热多汗,皮肤温暖潮湿,体重下降。TH 加速糖的吸收利用和糖原分解等,可致糖耐量异常,或使原有糖尿病加重;TH 促使脂肪分解与氧化,胆固醇合成、转化及排出,常致血中总胆固醇降低;蛋白质代谢加速,负氮平衡,尿肌酸排出增多。

(2)精神神经系统:TH 导致大脑皮质兴奋,患者表现多言好动,紧张多虑,焦躁易怒,不安失眠等;患者对儿茶酚胺类敏感性增加,故有手、眼睑和舌肌细震颤,腱反射亢进;精神狂躁,或有幻觉。

(3)心血管系统:TH 对心肌细胞有直接兴奋作用,且能增强儿茶酚胺作用,导致患者心悸气短,心动过速,第一心音亢进,收缩压升高、舒张压降低,脉压增大。严重者可继发甲亢性心脏病,其中心律失常表现最常见,房颤为主,伴心室率增快(>120 次/分);心脏增大;部分患者可有心力衰竭,右心衰多见。

(4)消化系统:因 TH 促进代谢消耗增加,患者常有食欲亢进,多食消瘦;由于肠蠕动增加,消化吸收不良,患者排便次数增多,便中含较多不消化残渣;严重者长期腹泻。

年老或病久者可合并甲亢性肝损害:临床症状较轻微,多表现为轻度的消化障碍,如厌油,纳差、肝区不适;或无症状,仅肝功能检查提示异常;严重者可出现黄疸。

(5)肌肉骨骼系统:由于机体负氮平衡,磷酸肌酸分解增强,临床 30%～50%患者出现肌无力。甲亢也可影响骨骼钙含量,导致骨质疏松,尿钙增多,但血钙一般正常。严重者并发甲亢性肌病:急性甲亢性肌病,罕见,可迅速发展为延髓麻痹,表现为迅速发展的严重肌无力,无明显肌肉萎缩;慢性甲亢性肌病,多见,表现为肌无力进行性加重,甚至肌萎缩,无肌肉瘫痪和感觉障碍;甲亢伴周期性麻痹,多见于亚洲青壮年男性,表现为发作性肌无力,呈弛缓性瘫痪,伴血钾降低,但尿钾不高;甲亢伴重症肌无力,罕见,临床表现同一般重症肌无力。另有 Graves 肢端病,罕见,表现有增生性骨膜下骨炎,外形似杵状指或肥大性骨关节病变。

(6)生殖内分泌系统:TH 常导致女性月经减少或闭经;男性有阳痿,偶有乳腺发育,催乳素水平增高。影响内分泌系统可见垂体肾上腺轴功能早期反应增强,久病反应下降,储备功能下降。

(7)造血系统:白细胞总数偏低,但淋巴细胞比例增加,单核细胞偏高,血小板寿命缩短,有时出现血小板减少性紫癜。

(8)皮肤及肢端:下肢黏液性水肿,多为对称性、非凹陷性,好发胫前,早期皮肤增厚,呈淡红或淡紫色,病久皮肤粗厚,如树皮样,皮损融合。

2.甲状腺肿　视诊:甲状腺多呈弥漫性、对称性肿大,肿大程度与甲亢轻重无明显关系;触诊:甲状腺随吞咽动作上下移动,扪之震颤,质软,久病者较韧;听诊:左右叶上下级可闻及动脉收缩期杂音,为特征性表现。另有极少数甲状腺位于胸骨后纵隔内,需要同位素或 X 线检查确定。

3.眼征

(1)非浸润性突眼:为轻度突眼,突眼度<18mm,由于 TH 所致交感神经兴奋性增高有关,使眼外肌与上睑肌群张力增高,球后及眶内软组织改变不大,甲亢控制后可自行恢复,预后良好。其特征性表现有:瞬目减少,双目炯炯(stellwag 征);向下看时,上眼睑不能随眼球下落(vonGraefe 征);向上看时,前额皮肤不能皱起(Joffroy 征);两眼看近物时,眼球辐射不良(Mobius 征)。

(2)浸润性突眼:约占 5%,突眼程度与甲亢无明显关系。眼球可显著突出,突眼度一般在 19mm 以上,两侧常不对等,有时仅一侧突眼。患者自诉异物感明显,眼球胀痛、畏光、流泪、复视、视力减退。查体:眼睑肿胀,结膜充血水肿、眼球活动受限、视野缩小。重者伴发角膜溃疡、全眼球炎,甚至失明。

(二)甲亢特殊临床表现

1.甲状腺危象 多发生于甲亢较重,治疗不充分患者,由感染、手术、创伤、精神刺激等诱发。临床表现有:高热大汗,心动过速(140 次/分以上),烦躁谵妄,恶心呕吐,严重者可并发心力衰竭,休克及昏迷,死亡率为 20% 以上。

2.T_3 型甲亢 患者 T_3 和 T_4 的比例失调,T_3 产生量显著多于 T_4,发生机制尚不清楚。临床表现同一般甲亢。实验室检查 TT_3、FT_3 升高,但 TT_4、FT_4 正常。

3.T_4 型甲亢 仅 T_4 升高见于两种情况,一是碘甲亢,大约有 1/3 碘甲亢患者的 T_3 是正常的;另一种是甲亢伴其他严重性疾病(又称"假 T_4 型甲亢"),此时 T_4 在外周转变为 T_3 障碍,T_3 主要来自甲状腺的分泌,故 T_3 正常。临床表现同一般甲亢。实验室检查 TT_4、FT_4 升高,但 TT_3、FT_3 正常。

4.亚临床甲亢 患者不伴或伴有轻微的甲亢症状。实验室检查见血清 TSH 水平低于正常值下限,而 TT_3、TT_4 在正常范围,部分患者可发展为临床型甲亢。

5.妊娠合并甲亢 指原有甲亢妇女怀孕后甲亢复发。除了一般甲亢表现外,孕妇体重不能随妊娠月数增加而增长,重者发生早产、流产、妊娠高血压综合征、畸胎等。注意此型需与"妊娠剧吐型甲亢"鉴别,其由于 HCG 病理性升高,刺激 TSHR 出现甲状腺毒症表现。

6.淡漠型甲亢 患者无典型甲亢症状,实验室检查同一般甲亢表现。主要症状为纳差、消瘦、精神抑郁,甲状腺常不大,也无典型突眼,起病隐匿,老年人多见,易漏诊误诊。

7.桥本甲亢 指桥本甲状腺炎与 Graves 病同时存在,甲状腺穿刺活检结果兼具两者特征。血清 TG-Ab 和抗甲状腺过氧化物酶抗体(TPO-Ab)高滴度。当 TS-Ab 占优势时,临床表现为 Graves 病;当 TPO-Ab 占优势时,临床表现为桥本甲状腺炎或(和)甲减。

【辅助检查】

1.甲状腺功能测定

(1)血清游离甲状腺素(FT4)与游离三碘甲状腺原氨酸(FT3):FT_3、FT_4 是循环血中甲状腺激素的活性部分,不受血中甲状腺素结合球蛋白(TBG)变化的影响,直接反映甲状腺功能状态,有较高的敏感性和特异性。

(2)血清甲状腺素(TT4)与血清总三碘甲状腺原氨酸(TT3):二者受 TBG 变化影响,故分析时必须注意。TT_4 是判定甲状腺功能最基本筛选指标。TT_3 为诊断甲亢初起,或治程中疗效观察与治后复发先兆的敏感指标,特别是诊断 T_3 甲亢的特异指标。

(3)血清反 T3(rT3):rT_3 一般与 T_4 变化一致,部分甲亢初期或复发早期仅有 rT_3 升高,可作为较敏感的指标。在严重营养不良或某些全身疾病状态时,rT_3 明显升高,为诊断低 T_3 综合征的重要指标。

(4)促甲状腺激素免疫放射测定分析:有很高的灵敏度,可作为单一指标进行甲亢筛查,广泛用于甲亢诊断及治疗监测。一般甲亢患者 TSH<0.1mIU/L。但垂体性甲亢 TSH 不降低或升高。

2.甲状腺自身抗体测定

(1)甲状腺刺激性抗体(TS-Ab)测定:TS-Ab 作用于 TSHR 是目前公认导致 GD 的根本原因。TS-Ab 阳性率在 GD 患者中可达 80%～95%以上,对本病不但有早期诊断意义,也被作为判断 Graves 病预后和抗甲状腺药物停药的指标。因 TS-Ab 可以通过胎盘导致新生儿甲亢,所以对新生儿甲亢也有预测作用。

(2)TSH 受体抗体(TR-Ab)测定:临床上检测为简便,往往通过检测 TR-Ab 推断 TS-Ab 水平,意义基本同 TS-Ab 测定。

(3)甲状腺球蛋白抗体(TG-Ab)和甲状腺过氧化物酶抗体(TPOAb):二者阳性反映甲状腺自身免疫状态的存在,在 Graves 病时其滴度不及桥本氏病高,经治疗多可下降。

3.甲状腺摄^{131}I 率测定 主要足对引起甲状腺毒症原因有鉴别意义。甲状腺功能本身亢进时,^{131}I 摄取率增高,高峰前移(在 3～6 小时出现)。注意本法不能反映甲亢病情严重程度。

4.甲状腺 B 超 B 超已作为甲状腺疾病诊断的常规辅助检查,用以确定结节位置、外形、大小等。二维声像图见甲状腺对称均匀肿大,腺体回声弥漫性减低,甲状腺上下动脉内径可增宽。彩色多普勒见腺体满布搏动性的彩色血流信号,即"火海征"。病久或反复发作者可能无典型表现,仅为血流信号较正常丰富。

5.甲状腺核素扫描 非常规检查,主要用于可触及的甲状腺结节性质的判定,可根据结节摄取核素能力的不同分为热结节、温结节、冷结节,对多结节性甲状腺肿伴甲亢和自主高功能腺瘤的诊断意义较大。

6.甲状腺穿刺细胞学检查 非常规检查,在甲亢病因诊断困难时,可明确甲状腺细胞病变性质,排除恶变可能。

【诊断与鉴别诊断】

(一)甲亢的诊断程序

1.先明确甲状腺毒症的诊断。

2.再确定甲状腺毒症是否源于甲状腺功能亢进。

3.最后确定引起甲亢的原因。

(二)临床甲亢的诊断标准

1.临床高代谢的症状和体征。

2.甲状腺体征:甲状腺肿大和(或)甲状腺结节。少数病例无甲状腺体征。

3.血清激素:TT_4、FT_4、TT_3、FT_3 增高,TSH 降低,一般<0.1mIU/L。T_3 型甲亢时仅有 TT_3、FT_3 升高。

(三)Graves 病的诊断标准

1.临床甲亢症状和体征。

2.甲状腺弥漫性肿大(触诊和 B 超证实),少数病例可以无甲状腺肿大。

3.血清 TSH 浓度降低,甲状腺激素浓度升高。

4.眼球突出和其他浸润性眼征。

5.胫前黏液性水肿。

6.甲状腺 TSH 受体抗体(TRAb 或 TSAb)阳性

以上标准中,1、2、3 项为诊断必备条件,4、5、6 项为诊断辅助条件。

(四)鉴别诊断

1.西医 本病应与其他可引发甲状腺毒症疾病相鉴别,如亚急性甲状腺炎、妊娠剧吐型甲亢;与甲状腺系统其他疾病相鉴别,如单纯性甲状腺肿、甲状腺癌等。

2.中医　本病应与瘰疬、消渴、虚劳、惊悸等相鉴别。

【治疗】

（一）一般治疗

1.健康教育　因甲亢是需长期调理的疾病,有必要对患者进行健康教育,使之充分了解相关知识,树立正确的抗病信念,提高患者诊疗的依从性。

2.情志调节　鼓励患者树立乐观向上的人生态度,保持心情愉悦,减轻心理压力,控制焦虑抑郁等不良情绪。

3.饮食治疗　补充足够热量和营养,包括糖、蛋白质和 B 族维生素;适量增加钙、磷的供给;控制高碘食物的摄入;忌辛辣刺激之品和浓茶、咖啡。

（二）辨证论治

1.气郁痰阻

症状:颈前正中肿大,质软不痛;颈部觉胀,胸闷,喜太息,或兼胸胁窜痛,病情的波动常与情志因素有关,苔薄白,脉弦。

治法:理气舒郁,化痰消瘿。

方药:柴胡疏肝散合二陈汤加减。方用柴胡、陈皮各 6g,炒枳实、白芍、制香附、法半夏、夏枯草、白芥子、象贝各 10g,牡蛎(先煎)30g。柴胡、香附、白芍疏肝柔肝以解郁,贝母、白芥子、陈皮、法半夏化痰散结,夏枯草平肝清热散结。咽颈不适加桔梗、木蝴蝶、射干利咽消肿。气郁甚者,加川楝子、佛手加强疏肝理气之功。

2.肝胃火旺

主症:面赤烘热,心悸失眠,烦躁不安,汗出怕热,多食善饥,口渴,颈脖肿大,喉堵塞感明显,眼球突出。舌红,苔黄,脉弦数。

治法:清泄肝胃之火。

方药:龙胆泻肝汤合白虎汤加减。方用龙胆草、丹皮、栀子、黄芩、丹参、赤芍、知母、生地黄各 10g,瓜蒌 15g,珍珠母、生石膏各 20g。方中龙胆草、黄芩、山栀子苦寒清热泄肝,石膏、知母清泻胃火,配合生地、丹皮、赤芍清热凉血,珍珠母平肝宁神。失眠久者加酸枣仁(炒)、柏子仁以养心安神。头晕手颤者加石决明、天麻以平肝潜阳息风。但需注意本方针对的阳亢化火的高代谢症状,火盛伤阴,且方中清火药较多,易苦寒化燥,更伤津液。当中病即止,并配合养血滋阴之品。

3.痰结血瘀

主症:颈前肿块,按之较硬或有结节,肿块经久未消,胸闷,纳差,声嘶,舌黯苔白腻,脉弦或涩。

治法:理气活血,化痰消瘿。

方药:三棱化瘿汤加减。方用三棱、莪术、青皮、陈皮、法半夏、贝母、当归、川芎各 10g,连翘 15g,生甘草 5g。方中三棱、莪术破瘀消肿,青皮、陈皮、半夏、贝母理气化痰散结,当归、川芎养血活血,稍佐连翘、生甘草清热解毒散结。结块较硬难消者,可酌加露蜂房、山甲片、丹参等,以增强活血软坚作用。郁久化火者,加夏枯草、丹皮、玄参以清热泻火。吞咽不利者,可加代赭石、旋覆花以镇逆下气。

4.心肝阴虚

症状:瘿肿或大或小,质软,心悸不宁,心烦少寐,急躁易怒,眼干,目眩,乏力,汗多,舌质红,少苔,脉弦细数。

治法:滋养阴精,宁心柔肝。

方药:天王补心丹合一贯煎加减。方用生地、玄参、麦冬、天冬、枸杞、太子参、五味子、当归、丹参各

10g,茯苓、酸枣仁各 20g,远志、川楝子各 6g。生地、玄参、麦冬、天冬养阴清热生津,太子参、当归益气养血,丹参、酸枣仁、柏子仁、远志养心安神。大便稀溏,便次增加者,加白术、苡仁、淮山健运脾胃。病久肝肾不足,精血耗伤者,可酌加龟板、桑寄生、牛膝、山茱萸等补益正气、滋养精血之品。

5.阴虚风动

症状:瘿肿可大可小,头晕目眩,耳鸣咽干,五心烦热,腰膝酸软,手指震颤,甚则猝然昏扑,手足拘急;常有男子遗精,女子月经量少,舌体颤动,质红少苔,脉细数。

治法:滋阴养血,柔肝息风。

方药:阿胶鸡子黄汤合大定风珠加减。方用阿胶(烊化)、白芍、天麻各 10g,熟地 12g,钩藤 20g,生龙骨(先煎)、生牡蛎(先煎)各 15g,夜交藤 20g,青蒿 15g,鸡子黄 1 枚。方中熟地滋肾填精,龙骨、牡蛎潜阳镇逆,天麻、钩藤平肝息风,鸡子黄、阿胶、白芍育阴柔肝,青蒿清肝解郁。肾虚耳鸣者,加龟板、牛膝滋肾潜阳。男子遗精早泄者,加知母、黄柏、金樱子滋阴降火固精。女子闭经者,加丹参、泽兰、益母草活血通经。

6.气阴两虚

症状:颈部瘿肿日久,神疲乏力,口干,气促,汗多,头晕失眠,纳谷不香,五心烦热;阴虚重者有急躁易怒,两颧潮红。舌偏红,苔薄白,脉沉细数。

治法:益气养阴,散结消瘿。

方药:生脉散合牡蛎散加减。方用黄芪、生麦芽 15g,麦冬、太子参、白芍、生地各 12g,白术、陈皮、夏枯草各 10g,酸枣仁 15 克,生牡蛎 30g(先煎)。方中黄芪、太子参益气生津,生地、麦冬、白芍酸甘化阴,白术、陈皮运脾开胃,生麦芽、牡蛎、夏枯草消积散结。口渴喜饮者,酌加乌梅、天花粉生津止渴。脾虚便溏者,去生地滋腻,加山药、炒扁豆、建曲以健脾止泻。

(三)特色专方

1.甲亢益气养阴汤配合化结消囊散　浙江温州名中医邱志济仿其师国医大师朱良春调正阴阳平衡之法,总结甲亢的病因病机主要是正气衰竭,脾中元气下陷,肾水不足,阴火上乘。自拟"甲亢益气养阴汤"治疗甲亢伴结节,方用生黄芪、怀山药各 30g,太子参、炒白芍、炒白术、制香附各 12g,淫羊藿、射干各 15g,夏枯草 25g,肉桂、炙甘草各 3g,每日 1 剂,水煎服。待诸证基本消失,转投"化结消囊散"善后,以图缩小甲亢结节,药用:白头翁、射干、荔枝核、制香附、胆南星、制半夏、制首乌共碾为散,日服量 15g,分 3 次,用生黄芪 30g,大枣 6 枚煎水送散药。治疗甲亢久病,结节难消,气阴两虚患者,取效良好。

2.舒肺达肝平突汤配合白虎汤　浙江温州名中医邱志济仿其师国医大师朱良春佐金平木,先标后本之法治疗甲亢突眼。首投大剂白虎汤,见便秘者合大承气汤加味,釜底抽薪,继用自拟"舒肺达肝平突汤"加减。药用:生黄芪、北沙参、炒川楝子、夏枯草、云母石各 30g,枇杷叶、浙贝、射干、生白芍各 15g,制香附 12g,甘草 6g,知母 18g,日 1 剂,水煎服。待诸征好转,眼球渐见回缩,白睛水肿消退。上方改为散剂,日服 35g,分 3 次,饭前半小时服。尤其足恶性突眼早期,肝火炽盛者,疗效理想。

3.养阴清热方　全国中医甲状腺学会主任委员许芝银认为,原发性甲状腺功能亢进症本虚以阴虚为主,标实为郁火、痰浊及瘀血,因此以养阴清热为主之方,随证加减,取得满意疗效。药用黄芩 10g,夏枯草 10g,生地黄 10g,赤芍 10g,白芍 20g,五味子 10g,黄连 3g,麦冬 10g,生牡蛎 20g(先煎),南沙参 10g,炙甘草 6g,在此基础上随症加减,心悸失眠者加酸枣仁 10g,远志 10g,茯神 10g。多食善饥者加生石膏 30g,知母 20g。手颤者加钩藤 10g,珍珠母 20g。眼突者加石决明 10g,决明子 10g。易汗者加浮小麦 20g,糯稻根 20g。2 个月为 1 个疗程,观察 3 个疗程,治疗 52 例患者中,治愈 10 例,显效 32 例,有效 8 例,总有效率 96.15%。

4.李氏甲亢方　河北省首届名中医李英杰认为甲亢是阴虚肝郁为主,肝火只是甲亢的一过性表现,阴虚火旺才是甲亢本质。据此拟用以养阴为主,清热为辅,配以软坚散结之甲亢方。药用炒白芍 10g,木瓜 10g,乌梅 15g,生龙牡 20g(先煎),太子参 15g,麦冬 10g,五味子 10g,黄连 10g,炒栀子 10g,柴胡 6g,桑叶 10g,莲子肉 10g,大贝母 10g,夏枯草 15g,炙甘草 10g。治疗阴虚火旺之甲亢,收效理想。

5.防己黄芪汤加减　湖北省名中医陈如泉善用防己黄芪汤配合活血化瘀之法治疗甲亢引起的胫前黏液水肿伴气虚血瘀者,他认为本病以治疗血瘀为急,当重用活血化瘀之品通经利水。方用生黄芪 30g,汉防己 15g,水蛭 5g,毛冬青 30g,泽兰 15g,益母草 15g,茯苓 15g,白芥子 10g,猫爪草 10g,鬼箭羽 15g,怀牛膝 15g,甘草 5g。一日 1 剂。若有瘀热之象,则易黄芪加丹皮、夏枯草等清热凉血之品。

6.益气消瘿汤　山东省中医院内分泌主任陈益春教授治疗甲亢多从疏肝解郁,益气养阴,滋阴潜阳入手,自拟"益气消瘿汤"为甲亢治疗基本方,药用生黄芪 30g,夏枯草 15g,连翘 12g,白芥子 9g,玄参 9g,生地 9g,牡蛎 30g,鳖甲 10g,柴胡 9g,酸枣仁 30g。每日 1 剂,一日 2 次。

7.丹栀逍遥散加减　唐氏运用丹栀逍遥散加减配合西药,治疗糖尿病合并甲亢患者。药用当归 10g,白芍 10g,白术 10g,柴胡 12g,茯苓 15g,生姜 5g,牡丹皮 12g,栀子 12g,苍术 10g,甘草 6g。伴心悸、失眠、汗出者加生地、丹参、炒酸枣仁、远志、龙骨、牡蛎。急躁易怒者加龙胆草、夏枯草,倍用丹皮、栀子。手指颤抖者加白蒺藜、钩藤。多食易饥者加石膏。便溏次多者加薏苡仁、麦芽,倍用白术、茯苓。消瘦乏力者,加黄芪、党参、当归、熟地黄、枸杞子。皮肤瘙痒者加地肤子、苦参。每日 1 剂,一日 2 次。同时给予原定降糖药及抗甲状腺药。结果 18 例患者中显效 6 例,有效 10 例,无效 2 例,总有效率 88.89%。

8.芪精平亢汤　李氏用本方配合他巴唑治疗 Graves 甲亢 30 例。药用生黄芪 40g,黄精 40g,女贞子 20g,旱莲草 20g,五味子 12g,丹参 15g,生牡蛎 30g,夏枯草 20g,浙贝母 15g。烦渴、盗汗甚者加玄参、麦冬;突眼甚者加茺蔚子、决明子;心悸甚者加酸枣仁、龙齿。每日 1 剂,一日 2 次。与对照组 15 例患者单纯用他巴唑治疗 3 个月后相比,有效率分别为 96.67%、66.67%,治疗组疗效优于对照组(P<0.01)。

9.益肾膏　刘氏治疗骨代谢紊乱的中老年女性甲亢患者,在用他巴唑、心得安同时,加用中药益肾膏治疗。药用女贞子、枸杞、杜仲、菟丝子、补骨脂、鹿角胶等制膏,每次 30ml,每日 3 次,6 周为 1 个疗程,疗程间歇 1～2 周,共治疗 3 个疗程,对照组单纯用西药治疗。结果两组甲亢症状控制基本一致,但试验组比对照组尿钙丢失明显减少。

(四)中药成药

1.夏枯草膏　组成:夏枯草。辅料为蜂蜜。用法用量:口服,一次 9 克,一日 2 次。适应证:肝火亢盛甲亢。

2.甲亢灵胶囊　组成:夏枯草、墨旱莲、丹参、山药、煅龙骨、煅牡蛎等。用法用量:口服,一次 4 粒,一日 3 次。适应证:阴虚阳亢型甲亢。

3.抑亢丸　组成:羚羊角,白芍,桑椹,天竺黄,香附,延胡索(醋灸),玄参,黄精,黄药子,女贞子,天冬,地黄,青皮等十四味。用法用量:口服一次 1 丸,一日 2 次。适应证:心肝火旺型甲亢。

4.昆明山海棠片　组成:卫矛科植物昆明山海棠的干燥根的浸膏制成的片剂,外包糖衣。用法用量:每次 2 片,日 3 次。适应证:因本品有免疫抑制、解热、抗炎作用,主要针对 Graves 甲亢初发。但本药有较强肾毒性和抗生育作用,肾功能不全、年轻女性慎用,且普通患者服药不宜过久。

5.瘿气灵片　组成:太子参、麦冬、五味子、黄芪、玄参、牡蛎、酸枣仁、浙贝母、夏枯草、赤芍、猫爪草等。用法用量:每次 5 粒,每日 3 次。适应证:气阴两虚型甲亢。

(五)针灸疗法

1.针刺疗法

主穴:a.气瘿、三阴交、复溜;b.上天柱、风池。

配穴：a.痰热甚者，加丰隆、合谷、脾俞；阴虚火旺者，加间使、神门、太冲、太溪；气阴两虚者，加内关、足三里、关元、照海；阴阳两虚者，加命门、肾俞、关元、太溪。b.攒竹、丝竹空、阳白、鱼腰。

操作方法：①主穴和配穴之a组用于甲亢之高代谢症状。每次选用3～4穴，气瘿穴进针后，针体作倾斜45°角，刺入腺体1/2以上，再在两侧各刺1针；四肢穴根据病情虚实需要决定提插补泻手法。②主穴和配穴之b组用于甲亢性突眼。刺入上天柱穴和风池穴，针尖向鼻尖作70°内斜，进针1.3～1.5寸，用徐出徐入手法，使针感到达眼区；攒竹、丝竹空、阳白三针齐刺，透向鱼腰。以上各穴留针15～30分钟，每日或隔日1次，50次为一疗程。

（注：气瘿穴位置，相当于天突穴，视甲状腺肿大程度而稍有出入；上天柱穴位置，天柱穴直上5分。）

2.电针疗法　主穴取阿是穴（肿大甲状腺外侧），配穴随症加减。如心悸失眠者，配以太阳、内关、神门。针刺后针尾接上电脉冲理疗仪的电极板，以直流电25V对阿是穴行强刺激。各配穴予中等强度刺激。每次刺激时间为30～40分钟。每日1次，18次为一疗程，疗程间隔7天。

3.穴位注射　针对甲亢性突眼治疗。可取双侧上天柱穴，用透明质酸酶1500U加醋酸可的松25mg为单次注射量，进针后逐步向前送针至1～1.5寸深，略加提插，待针感向同侧眼部或头部放射，缓慢推入药液。隔日1次，10次为一疗程。停治10天后，再作下一疗程，一般用1～3个疗程。

4.艾灸疗法　主要是针对甲亢日久，阴损及阳，阴阳两虚者。艾灸可补阳益阴。取背部相应俞穴，如肝俞、肾俞等，以及命门、关元、气海等，施以艾条温和灸或隔附子饼灸，每次5～7壮。

5.埋线疗法

（1）简易埋线法：适于心肝火旺，偏实证的患者。

操作方法：取双侧肝俞、心俞穴。常规消毒后局麻，用12号腰椎穿刺针穿入羊肠线1.5～2cm，刺入穴位得气后埋入羊肠线，以无菌干棉球按压片刻，外敷创可贴，两周1次，4次后，间隔两个月再埋线4次。

（2）挑筋割脂埋线法：适于甲亢症状顽固，西药治疗疗效不佳，或副反应明显者。

操作方法：主穴：阿是穴、喉2、喉3、喉4、喉6、喉7、肝俞、鸠尾；配穴：心悸者加膻中、巨阙，消谷善饥者加中脘。（注：喉2点的位置：颈部正中线上，从甲状软骨结节上的凹陷正中至胸骨柄上切迹正中上1寸处的连线上1/3折点处；喉3点的位置：颈部正中线上，从甲状软骨结节上的凹陷正中至胸骨柄上切迹正中上1寸处的连线下1/3折点处；喉4点的位置：即胸骨柄上切迹正中上1寸处；喉6点的位置：人迎穴直下，与喉2点相平；喉7点的位置：人迎穴直下，与喉3点相平。）

6.挑筋法　患者仰卧，上述穴位常规消毒局麻后，用专用针具（如：I型针挑针）横刺表皮，翘高针尖，抬高针体，左右摇摆，拉断挑起表皮，再挑出一些有黏性的皮下纤维，反复多次，直至把针口半径为0.25cm范围内的纤维挑完为止。操作完毕，创口涂上碘酊，外贴无菌小纱垫。

7.割脂埋线法　取鸠尾穴时患者仰卧，取肝俞穴时患者俯卧。穴位常规消毒后局麻，铺洞巾，先用手术刀于矢状方向切开皮肤长约1cm，再用止血钳分离刀口周围皮下组织，范围2～3cm，割去少许皮下脂肪；然后将准备好的2号羊肠线4～5cm，打成小结放入穴位皮下，缝合刀口，消毒后外贴无菌纱块，5天后拆线。

挑筋每次取1～2个主穴或配穴，开始每日挑1次，待常规点挑完后，可隔3～5日挑1次，10次为一疗程，第一及第二疗程结束时，分别于鸠尾穴和肝俞穴做割脂埋线疗法1次。一疗程未改善者，休息10天再行下一疗程。

（六）推拿治疗

1.甲亢瘿肿治疗

（1）气郁痰阻型：点按肝俞、心俞，揉拿手三阳经，点按内关、合谷，分推胸胁，点按天突、天鼎、天容。

（2）痰瘀互结型：揉拿手三阴经，点按内关、神门，推脾运胃，点按天突、水突、天容，提拿足三阴经，点按三阴交、丰隆。

注：可采用逆经重按手法，达到泄热益阴，调节阴阳的目的。点按天突穴时，配合频咽唾液 3 分钟。

2.甲亢伴周期性麻痹治疗　上肢拿肩井筋，揉捏臂臑、手三里、合谷部位肌筋，点臂臑、曲池等穴，搓揉臂肌来回数遍。下肢拿阴廉、承山、昆仑筋，揉捏伏兔、承扶，殷门部肌筋，点腰阳关、环跳、足三里、委中、解溪、内庭等穴，搓揉股肌来回数遍。（注：手法刚柔并济，以深透为主。每日一次，7 日为一疗程。）

3.甲亢足部推拿

（1）足底部反射区：头部（大脑）、脑垂体、小脑及脑干、三叉神经、颈项、眼、甲状腺、甲状旁腺、肝、心、脾、肾上腺、肾、输尿管、膀胱、胃、胰、十二指肠、盲肠（阑尾）、回盲瓣、升结肠、横结肠、降结肠、乙状结肠及直肠、小肠、肛门、生殖腺。可用拇指指端点法、食指指间关节点法、钳法、拇指关节刮法、食指关节刮法、双指关节刮法、拳刮法、拇指推法、擦法、拍法、拳面叩击法等手法刺激。

（2）足内侧反射区：颈椎、尿道及阴道。可用拇指推法、食指外侧缘刮法等手法刺激。

（3）足外侧反射区：生殖腺。可用食指外侧缘刮法、拇指推法、叩击法等手法刺激。

足背部反射区：上身淋巴结、下身淋巴结、胸部淋巴结（胸腺）、扁桃体。可用拇指指端点法、食指指间关节点法、食指推法等手法刺激。

（七）中药外治法

1.湿敷法　针对瘿病痰瘀互结者，热毒较盛者，本方有活血化瘀，清热散结之功。药用：黄药子 30g，生大黄 30g，全蝎 10g，僵蚕 10g，土鳖虫 10g，蚤休 15g，明矾 5g，蜈蚣 5 条。上药共研细末，备用。用时以醋、酒拌敷于患处，保持湿润，每 3 日换药 1 次，7 次为一疗程。

2.膏贴法　针对瘿肿硬结，顽固不消者，本方有温经通络，活血散结之功。药用川乌 60g，草乌 50g。乳香 60g，没药 60g，急性子 160g，三七 30g，麻黄 30g，肉桂 30g（后下），全蝎 30g，白芷 60g，川芎 30g，生马钱子 30g，丁香 30g，紫草 30g。将上药置于 3600ml 芝麻油中煎至药枯，滤净，加热至 240℃撤火，兑入加热之章丹 1200g，搅匀，凝结后放入冷水中浸 15～20 日，每日换水一次。用时加温摊纸或布上，大者 5～6g，小者 2～3g，做成膏药，外贴，5～7 日换药一次。

（八）气功治疗

1.气郁痰结型

外气治疗：取天突、天鼎、足三里、翳风各穴。用点法发凉气，以调肝理脾、解郁散结；用抓法抓甲状腺 10 次；用导引法作全身性导引，以疏通经络、散结消瘿。

辨证施功：肝郁化热则心烦急躁，用剑指站桩功调和气血；"嘘"字功，吸短呼长，以泻肝火；逍遥步，配以"嘘"字口型长呼气，做慢步行功，以解郁散结；伴血压高者做降压功，每晚盘坐腹式调息一次，60 分钟。

2.肝胃火旺型

外气治疗：取天突、天容、天鼎、合谷、足三里。用点法发凉气，以清泻肝胃之火；用抓法抓甲状腺 10 次，再用剑指向甲状腺发凉气；然后以剑指导引，沿肩、臂到手，反复 6 次以上。

辨证施功：肝胃火旺则伤阴，用月华功以养阴清热，每晚练功 40～60 分钟；练"嘘"字功，以呼为主，泻肝火；"呵"字功，以呼为主，清心火，意在泻其子；逍遥步，以疏肝泄热。伴血压高者做降压功，早晚盘坐腹式调息各 40 分钟。

3.心肝阴虚型

外气治疗：取曲泽、天突、天容、翳风、合谷、足三里，用点法发凉气，以滋养心肝之阴；用抓法抓甲状腺 10 次以上，再用剑指向甲状腺发凉气；然后以剑指导引，沿肩、臂到手，反复 6 次以上。

辨证施功：以剑指站桩功 40 分钟，合用月华功 60 分钟，以养心肝之阴。合"嘘"字功，以平肝火；"呵"字功、"吹"字功以补肾宁心;逍遥步,以"嘘"字功口型长呼气,作慢步行功。

4.阳亢风动型

外气治疗:用点法对百会发凉气,配合呼气,意守下丹田或涌泉;用全身导引,泻亢阳从四肢而出;再以双手导引,配"嘘"字功口型大口吐气,连续导引 10～15 分钟,再用剑指站桩功、"嘘"字功、"吹"字功,以潜阳息风。

辨证施功:阳亢津伤则风动,以剑指站桩功、八段锦、"嘘"字功为主,可达滋水涵木、平肝息风之效;见手足抖动或肢体搐搦等症,应以逍遥步"吹"字功为主;血压升高时,可意守丹田或涌泉,以收濡养筋脉、除烦息风之功。

5.肝郁脾虚型

外气治疗:取内关、肝俞、章门、魂门、足三里、建里,发放热气,以理脾运,用导引法进行全身性导引。

辨证施功:以逍遥步、"嘘"字功,可调肝解郁。肝木侮土见腹泻、纳差者,则应以"呼"字功,吸长呼短,补益脾气;再以"嘘"字功口型长呼气,顿足跟,搓胁肋,可收疏肝健脾、条达气机之功。

6.阴虚火旺型

外气治疗:以揉按法向肾俞、三阴交、期门、内关、涌泉发热气;向心俞、申脉用点法发放凉气;用导引法进行全身性导引。

辨证施功:阳盛灼阴,以月华功补心肾之阴;逍遥步,配以"呵"字口型长呼气,作慢步行功,泻心火;松静功,每日两次,一次 30～40 分钟;"吹"字功,八段锦,以期滋阴降火,水火既济。

7.气阴两虚型

外气治疗:以揉按法向肝俞、脾俞、足三里、神门、中脘发热气,益气养阴;用双掌同时发热气,一掌对百会,一掌对气海、关元,培补真元之气。

辨证施功:早做日精功,晚作月华功,达到气阴双补;八段锦、静坐深调息功、逍遥步(以呼字口型长呼气、慢步行功)可益气健脾,化生气血。

8.痰结血瘀型

外气治疗:用揉按法向膻中、心俞、足三里、问使、劳宫、脾俞发放热气,以补气活血;肝俞、太冲穴用点法发凉气以泻肝火;再配作全身性导引。

辨证施功:瘿肿结节致胸闷发憋者,做日精功以益气健脾;练剑指站桩功、八段锦、"嘘"字功、"呼"字功等,均以呼为主,以祛痰散结,活血化瘀;静坐深调息,每天早晚各一次,每次 30～40 分钟。

(九)西药常规治疗

目前,针对甲亢的西医治疗主要采用以下三种方式:①抗甲状腺药物;②^{131}I 治疗;③甲状腺次全切除手术。

1.抗甲状腺药物(ATD)　主要药物有甲巯咪唑(MMI)、丙基硫氧嘧啶(PTU)。适用于病情轻,甲状腺轻、中度肿大的甲亢患者。年龄在 20 岁以下、妊娠甲亢、年老体弱或合并严重心、肝、肾疾病不能耐受手术者均宜采用药物治疗。治疗分初治期、减量期、维持期三个阶段。具体方法为:初治期 MMI 30～45mg/d或 PTU 300～450mg/d;至血 TH 恢复正常,进入减量期,每 2～4 周减药一次,每次 MMI 减量 5～10mg/d,PTU 50～100mg/d;减至维持期,MMI 约为 5～10mg/d,PTU 约为 50～100mg/d,总疗程一般为2～3 年。需要根据临床患者实际情况,调整疗程,治疗中应当监测甲状腺激素水平。

2.^{131}I 治疗　主要适应于成人 Graves 甲亢伴甲状腺肿大Ⅱ度以上;ATD 治疗失败或过敏;甲亢手术后复发;甲亢性心脏病或甲亢伴其他病因的心脏病;甲亢合并白细胞和(或)血小板减少或全血细胞减少;老年甲亢;甲亢合并糖尿病;毒性多结节性甲状腺肿;自主功能性甲状腺结节合并甲亢。妊娠和哺乳期妇女为禁忌证。治疗前使用 ATD 患者待甲亢症状控制后,需停药 1～2 周。服[131]I 后,甲亢症状一般在 3～4 周开始减轻,甲状腺缩小;3～4 个月后多数患者可完全缓解;少数患者服药 6 个月仍未改善症状者,需考虑其他治疗方案。

[131]I 治疗甲亢后的普遍并发症是甲减,需配合使用甲状腺素替代治疗。

3.甲状腺次全切除手术　适应于中、重度甲亢 ATD 治疗无效或效果不佳,停药后复发;甲状腺较大,对周围脏器有压迫或胸骨后甲状腺肿;结节性甲状腺肿伴甲亢;疑似与甲状腺癌并存者。术前必须用 ATD 充分控制甲亢症状,生命体征符合手术要求;术前 2 周加服碘剂以减少术中出血。术后仍需长期配合内科其他治疗控制并发症。近年来随着[131]I 应用的增多,手术治疗较以前减少。

4.β 受体阻断剂　目前使用最广泛是普萘洛尔(心得安),不仅可改善甲亢患者心悸、心动过速等症状,还可抑制外周 T_4 向 T_3 的转化,是临床常规辅助用药。注意哮喘、心衰患者禁用;妊娠伴甲亢患者慎用。

5.其他　碘剂可抑制 TH 的释放,主要适应于甲状腺次全切除术的准备和甲状腺危象的急症处理;锂制剂治疗机制同碘剂,主要用于对 ATD 和碘剂都过敏的患者,临时控制甲状腺毒症,因毒副作用较大,仅适用于短期治疗;糖皮质激素类,如地塞米松,可抑制 TH 分泌和外周组织 T_4 向 T_3 的转化,配合 PTU、碘剂,用于甲状腺危象的抢救。

（柳　河）

第四节　甲状腺功能减退症

甲状腺功能减退症(简称甲减)是指组织的甲状腺激素作用不足或缺如的一种病理状态。即是指甲状腺激素的合成、分泌或生物效应不足所致的一种内分泌疾病。它是内分泌系统的一种常见病,其临床常常表现为乏力、畏寒、记忆力减退等,病理特征主要是黏多糖在组织和皮肤堆积,严重时可表现为黏液性水肿。其中 99% 以上的甲减为原发性甲减,继发性甲减不足 1%。甲减更多见于女性,男女比例为 1:5～1:10。甲减在青少年期的发病率较低,随着年龄增长发病率增加。白色及拉丁人种相对较为易患。

中医学中尚没有与甲减相对应的病名,根据甲减常见临床表现可将之归为气血亏虚、脏腑虚损等一类证型,故现代一般将其归属为"虚劳"之疾。如果因放射碘或手术等创伤所致,则应归为"虚损"范畴。根据《黄帝内经》,甲状腺肿大或结节称为"瘿病",故如果因地方性缺碘、桥本甲状腺炎等所致的伴有甲状腺肿大或结节的甲减,可称之为"瘿病·虚劳证"。

【病因病机】

(一)中医

甲减属于"虚劳"或"虚损"之疾,大多由先天禀赋不足或后天失摄而致脏腑功能失调。主要病机是阳气不足,命火虚衰,脏腑功能降低,气血生化不足。病变脏腑以肾为主,常累及脾、心、肝三脏。同时可因气虚不运而产生痰湿瘀血等病理产物。

肾为先天之本,藏人体命火,亦为元阳所居,甲减有发于幼儿者,因肾失于主骨生髓而可见智力低下、发育迟缓。发于成人者,因阳气温煦失司而常见怕冷畏寒。神倦、记忆力减退、毛发脱落、性功能减低等也与肾阳不足有联系。脾为后天之本,气血化生之源,主肌肉,脾阳虚可见肌无力,此外甲减还可有厌食、腹胀等表现,也与脾阳不足有关,妇女还可因脾阳虚出现闭经,或因脾失统摄而导致崩漏、溢乳等。又可因肾阳不足,心阳失助,而表现为心动过缓、脉沉迟等心阳虚表现。阳虚不运,则水湿不得以化,聚于体内,而可表现为黏液性水肿,或可致血行涩滞而为瘀血。肝气内郁,气滞痰凝,交阻于颈可发展为瘿肿。此外,病久及阴,阴阳两虚,可以见到少汗、皮肤粗糙、便秘等表现。

总之,甲减以阳虚为本,肾阳虚衰,命火不足为阳虚之关键,常常累及脾、心、肝三脏。常见脾肾阳虚、心肾阳虚等证,甚或阳损及阴,阴阳两虚。同时可伴有肝气郁滞或肝阳上亢等证候,亦可因阳虚凝滞产生瘀血、痰湿等病理产物。

（二）西医

成人甲减的主要病因包括:①自身免疫损伤:最常见的原因是自身免疫性甲状腺炎,包括桥本甲状腺炎、萎缩性甲状腺炎、产后甲状腺炎等;②甲状腺破坏:包括手术、甲状腺次全切除;^{131}I 治疗 Graves 病,10 年的甲减累积发生率为 40%～70%;③碘过量:碘过量可引起具有潜在性甲状腺疾病者发生甲减,也可诱发和加重自身免疫性甲状腺炎;含碘药物胺碘酮诱发甲减的发生率是 5%～22%;④抗甲状腺药物:如锂盐、硫脲类、咪唑类等。

【临床表现】

临床表现主要根据发病年龄而不同,成年型的甲减主要是内分泌代谢紊乱,而发病于婴幼儿甚至于胎儿的主要是影响其大脑、骨骼的生长发育,为呆小病或幼年型甲减。成年型甲减一般主要表现为易疲劳、怕冷、体重增加、记忆力减退、反应迟钝、嗜睡、精神抑郁、厌食、腹胀、便秘、月经不调、肌肉痉挛等。体检可见表情淡漠,面色苍白,皮肤干燥发凉,粗糙脱屑,颜面、眼睑和手皮肤水肿,声音嘶哑,毛发稀疏、手脚皮肤呈姜黄色。女性常有月经过多或闭经,或可有溢乳。

【辅助检查】

1.血清甲状腺激素和 TSH　血清 TSH 增高,TT_4、FT_4 降低是诊断本病的必备指标。在严重病例血清 TT_3 和 FT_3 也可以减低。亚临床甲减仅有血清 TSH 增高,但血清 T_4 或 T_3 正常。

2.甲状腺自身抗体　血清 TPOAb 和 TGAb 阳性提示甲减是由于自身免疫性甲状腺炎所致。

3.甲状腺彩超　桥本氏病时甲状腺回声弥漫性减低,可见条索状、网格状改变,可伴结节。部分甲减患者甲状腺血流明显增加,也可出现类似"火海"征。也可以发现甲状腺血流减少,甲状腺缩小。

4.甲状腺同位素扫描　对有甲状腺肿大的甲减,观察甲状腺同位素的分布有一定的临床价值。例如,在桥本氏甲状腺炎,甲状腺同位素摄取分布不均。此外对甲状腺异位和缺如有确诊价值。

5.血红蛋白　多为轻、中度正细胞正色素性贫血。

6.生化检查　血清甘油三酯、总胆固醇、LDL-C 增高,HDL-C 降低,同型半胱氨酸增高,血清 CK、LDH 增高。

7.TRH 刺激试验　主要用于原发性甲减与中枢性甲减的鉴别。静脉注射 TRH 后,血清 TSH 不增高者提示为垂体性甲减;延迟增高者为下丘脑性甲减;血清 TSH 在增高的基值上进一步增高,提示原发性甲减。

【诊断与鉴别诊断】

（一）诊断

1.病史　详细地询问病史有助于本病的诊断。如甲状腺手术史、甲亢^{131}I 治疗史;Graves 病、桥本甲状腺炎病史和家族史等。

2.临床表现　本病发病隐匿,病程较长,不少患者缺乏特异症状和体征。症状主要表现以代谢率减低和交感神经兴奋性下降为主,病情轻的早期患者可以没有特异症状。典型患者畏寒、乏力、手足肿胀感、嗜睡、记忆力减退、少汗、关节疼痛、体重增加、便秘、女性月经紊乱或者月经过多、不孕。

3.体格检查　典型患者可有表情呆滞、反应迟钝、声音嘶哑、听力障碍、面色苍白、颜面或眼睑水肿、唇厚舌大、常有齿痕,皮肤干燥、粗糙、脱皮屑、皮肤温度低、水肿、手脚掌皮肤可呈姜黄色,毛发稀疏干燥,跟腱反射时间延长,脉率缓慢。少数病例出现胫前黏液性水肿。本病累及心脏可以出现心包积液和心力衰竭。重症患者可以发生黏液性水肿昏迷。

4.实验室诊断　血清 TSH 和甲状腺激素水平是诊断甲减的一线指标。原发性甲减血清 TSH 增高,甲状腺激素水平降低。亚临床甲减仅有 TSH 增高,甲状腺激素水平正常。自身抗体的升高有助于确定甲减的病因。

(二)鉴别诊断

1.贫血　需与恶性贫血、缺铁性贫血或再生障碍性贫血等其他原因贫血相鉴别。贫血患者心率较快、脉压差大和基础代谢率偏高,而甲减患者则对寒冷更为敏感,且伴唇厚舌大,音调低沉、心率缓慢、基础代谢率降低、FT_4 及 FT_3 降低、TSH 升高等,可以帮助鉴别。

2.垂体瘤　原发性甲减时 TRH 分泌增加可以导致高 PRL 血症、溢乳及蝶鞍增大,酷似垂体催乳素瘤。可行 MRI 鉴别。

3.慢性肾炎　慢性肾炎肾功能不全的患者除表现出皮肤苍白、水肿、贫血等症状外,常常还会出现甲状腺激素测定异常,主要是血清 T_3 下降,但血清 TSH 是正常的,而甲减患者的血清 TSH 是明显升高的。

4.低 T_3 综合征　低 T_3 综合征也称作甲状腺功能正常的病态综合征,指非甲状腺疾病原因引起的伴有低 T_3 的综合征。严重的全身性疾病、创伤和心理疾病等都可导致甲状腺激素水平的改变,它反映了机体内分泌系统对疾病的适应性反应。主要表现在血清 TT_3、FT_3 水平减低,血清 rT_3 增高,血清 T_4、TSH 水平正常。疾病的严重程度一般与 T_3 降低的程度相关,疾病危重时也可出现 T_4 水平降低。

【治疗】

历来认为,甲减的病机主要为阳虚,病位主要在肾,因此患者常常可出现肾阳虚所致的神疲、记忆力减退、嗜睡、毛发脱落、性功能减低等临床表现。临证之时,除明显阳虚见症外,甲减患者多见情绪低落、心烦失眠、颈前肿大等表现,说明甲减亦有肝郁气滞、兼夹痰瘀之病理存在。因此,在处理甲减本虚与标实的关系时,要把握肾虚为本、邪实为标的原则,视病因、病位、病性之不同而灵活论治。

(一)辨证论治

1.肾阳虚证

主症:腰膝酸软,神疲乏力,畏寒肢冷,动作迟缓,反应迟钝,毛发稀疏脱落,性欲减退,男子可见阳痿、滑精、早泄,女子可见宫寒不孕、白带清稀量多、月经不调,小便清长或遗尿,大便溏,舌淡苔白,脉沉细无力等。

治法:温肾助阳,益气驱寒。

方药:桂附八味丸化裁。黄芪 15g,党参 20g,熟附子 9g,肉桂 9g,肉苁蓉 9g,熟地黄 15g,山茱萸 15g,山药 15g,茯苓 15g,泽泻 15g。

化裁:若有血瘀征象,可加丹参、桃仁活血通脉;若有少许湿象,可加少许泽泻、车前子等。

2.脾肾阳虚证

主症:见形寒肢冷,腰腹冷痛,神疲乏力,少气懒言,嗜睡健忘,肢体浮肿,表情淡漠,反应迟钝,耳鸣耳聋,五更泄泻或完谷不化,舌淡胖有齿痕,苔白滑,脉沉细无力等。

治法:温中健脾,扶阳补肾。

方药:补中益气汤或香砂六君丸合四神丸加减。黄芪 15g,党参 10g,白术 12g,茯苓 15g,熟附子 9g,补骨脂 15g,吴茱萸 6g,升麻 6g,当归 10g,砂仁 3g(后下),陈皮 6g,干姜 4 片,红枣 4 枚。

化裁:临床应用如腹胀食滞者,可加大腹皮、焦三仙等;纳食减少,可加木香、砂仁;黏液性水肿患者脾肾阳虚证多见,此时可用茯苓、泽泻、车前子等,但需在补肾健脾的基础上应用,不可猛然攻逐水饮,可加白芪、柴胡;妇女月经过多,可加阿胶、三七。

3.心肾阳虚证

主症:神疲乏力,畏寒肢冷,胸闷气促,心悸心慌,矇眬昏睡或是失眠,肢体浮肿,腰膝酸软,小便不利,舌质淡,舌体胖大,苔白滑,脉沉细或脉迟缓等。

治法:温补心肾,强心复脉。

方药:真武汤合炙甘草汤加减。黄芪15g,党参12g,熟附子9g,桂枝9g,茯苓15g,白芍药15g,猪苓15g,杜仲12g,生地10g,丹参15g,生姜30g,甘草15g。

化裁:对心动过缓者,可酌加麻黄6g、细辛3g;若脉迟不复,或用参附汤、生脉散,并酌加细辛用量。

4.阳虚湿盛

主症:除具有脾肾阳虚的证候外,又见周身负重,双下肢为甚,小便量少,胸腹满闷、周身沉重、酸软乏力,舌体胖大而淡嫩,苔白腻,脉沉迟无力。

治法:温阳益气,化气行水。

方药:真武汤合五苓散化裁。党参15g,黄芪60g,白术15g,茯苓30g,茯苓皮30g,猪苓30g,陈皮9g,厚朴9g,车前子30g(包煎),干姜10g,桂枝10g,熟附子12g,淫羊藿15g,白芍12g,炙甘草6g。

化裁:小便不利,全身肿甚,气喘烦闷,可加葶苈子、川椒目、泽兰;如腰膝酸软,神疲乏力,可合用济生肾气丸。

5.阴阳两虚

主症:畏寒肢冷,眩晕耳鸣,视物模糊,皮肤粗糙,小便清长或遗尿,大便秘结,口干咽燥,但喜热饮,男子阳痿,女子不孕。舌淡苔少,脉沉细。

治法:温润滋阴,调补阴阳。

方药:以六味地黄丸、左归丸等化裁。熟地黄15g,山药15g,山萸肉12g,黄精20g,菟丝子9g,仙灵脾9g,肉苁蓉9g,何首乌15g,枸杞子12g,女贞子12g,茯苓15g,泽泻15g。

化裁:若大量滋阴药物使用后,大便仍干结难下者,可酌加火麻仁、枳实;若阳虚明显者,可加附子、肉桂;阴虚明显者,加生地黄、生脉散等;本方阴柔滋腻之品较多,久服恐易滞碍脾胃,故宜加入陈皮、砂仁。

(二)特色专方

1.加味肾气汤   肉桂3g,制附片10g,熟地10g,山萸肉10g,淮山药10g,云苓15g,丹皮10g,泽泻10g,当归10g,川芎10g,每日1剂,水煎,早晚两次温服。此方系全国百名老中医指定继承人王旭教授所创,可通过调整原发性甲状腺功能减退症肾阳亏虚证患者的免疫功能,纠正异常的甲状腺激素水平,改善内分泌代谢紊乱的病理状态,从而改善临床症状,取得较满意疗效。

2.温肾补阳方   肉苁蓉20g,仙灵脾15g,补骨脂20g,黄芪20g,炒白术15g,女贞子15g,墨旱莲12g,熟地30g,甘草10等。辨证加减:倦怠乏力重者加党参15g;面部浮肿较盛者加茯苓20g,薏苡仁30g,车前子15g;下肢肿甚者加泽兰30g,泽泻30g。上药加水泡0.5小时,然后煎两次取汁200ml,1剂/天,早晚分温服。临床研究表明温肾补阳方联合小剂量优甲乐,在减少甲状腺激素服用量的同时,能够显著改善患者症状及体征,降低血清中TSH含量,值得临床推广。

3.右归丸加减   (制)附子9g(先煎),肉桂3g(后下),熟地黄12g,山茱萸12g,枸杞子12g,山药15g,黄芪30g,党参15g,肉苁蓉15g,丹参15g,炙甘草6g。苔腻去熟地黄;下肢浮肿加牛膝、车前子、葶苈子;脘痞纳呆加茯苓、白术、生姜;胸闷心悸加瓜蒌皮、薤白、半夏;长期便秘加当归、枳壳、升麻;记忆减退加菟丝子、鹿角胶、(制)何首乌。每天1剂,水煎分2次温服。两组均治疗3个月。临床研究提示运用中医温补肾阳法联合小剂量甲状腺素治疗老年甲减,在临床症状及实验室指标方面的改善效果均优于单纯小剂量甲状腺素,可供临床借鉴。

4.温阳益气活血方　黄芪 30g,熟附子 12g(先煎),白术 15g,茯苓 15g,山药 15g,淫羊藿 15g,肉苁蓉 12g,熟地 24g,枸杞 12g,丹参 18g,川芎 15g,炙甘草 6g,水煎 300ml,分早晚饭后 30 分钟温服。治疗 2 个月为 1 个疗程。此为全国名老中医学术继承人赵泉霖教授验方,临床观察表明温阳益气活血方在改善患者临床症状、体征及甲状腺功能等方面均有良好的疗效,优于单用西药的效果,且无明显毒副作用。

5.补肾填精方　制何首乌 50g,黄芪 30g,熟地黄 25g,仙灵脾 10g,菟丝子 10g,仙茅 10g,肉桂 10g,党参 20g。此方系江苏省著名专家梁军所用,若阳虚畏寒明显者,加附子 10g;若性功能衰退者,可加巴戟天 10g,阳起石 10g;若脾虚泄泻者,加补骨脂 15g,白术 15g;兼有浮肿者,可酌加泽泻 15g,茯苓 15g;兼大便秘结者,则配肉苁蓉 10g,并以生地黄易熟地滋阴润下;若颈部有瘿瘤者,可加牡蛎、浙贝母、玄参各 20g。临床上应用总有效率可达 97.6%,值得参考。

6.九味暖肾汤　熟地 30g,淮山药 30g,山萸肉 10g,补骨脂 10~15g,肉桂 6~9g,泽泻 10g,肉豆蔻 10g,鹿角片 10g,吴茱萸 10g。用此方治疗 56 例甲减患者,并设对照组以甲状腺素片治疗 42 例;结果显示,西药激素替代治疗疗效与中药九味暖肾汤疗效比较无显著性差异,但中药疗程短,疗效稳定,症状完全消失者停药后随访 2 年未复发。

7.益气温阳消瘿煎剂　黄芪 30g,人参 10g,五味子 15g,麦冬 15g,巴戟天 10g,补骨脂 10g,桂枝 8g,干姜 5g,三棱 5g,莪术 5g,大枣 4 枚,炙甘草 5g,每天 1 剂,分早晚服用。3 个月为 1 个疗程,连续 2 个疗程。此方对内分泌腺体功能可起促进调节作用,可改善残存甲状腺分泌功能,使甲状腺激素分泌量增加而减少外源性甲状腺素的用量。临床观察表明,益气温阳消瘿煎剂联合左甲状腺素钠片治疗原发性甲减的临床疗效确切,可为临床医师用药提供参考。

8.参芪附桂汤　黄芪 40~60g,党参 20~40g,肉桂粉 3~6g,附片 6~9g,熟地 20~30g,炙甘草 5~10g,腹胀便秘者加肉苁蓉、当归各 20g;嗜睡懒言者加升麻 10g;毛发稀疏脱落者加首乌 15g,枸杞子 20g;面浮肢肿者加茯苓 20g,生姜、白术各 10g。每日 1 剂,分 2 次温服,1 月为 1 疗程,一般 2~3 疗程。此方乃湖南专家黄建强自拟,可补肾暖脾,益气消阴。能改善甲减患者的临床症状,调整激素水平。

9.补中益气汤加味　由补中益气原方(黄芪、人参、白术、甘草、当归、陈皮、升麻、柴胡)加入夏枯草、连翘、王不留行、莪术、浙贝母几味药,并重用黄芪之量而组成,此方系辽宁省著名专家高天舒教授的经验方,临床应用多年,治疗甲减,收到良好的疗效,可供参考。

10.温阳化浊膏　人参 90g,黄芪 300g,制附子 60g(先煎),肉桂 30g,杜仲 150g,补骨脂 120g,淫羊藿 150g,菟丝子 150g,肉苁蓉 150g,巴戟天 150g,紫河车 90g,熟地黄 300g,枸杞子 150g,黄精 150g,当归 120g,白芥子 300g,石菖蒲 180g,青皮 90g,陈皮 120g,薏苡仁 150g,白术 150g,苍术 90g,茯苓 150g,川芎 150g,赤芍 150g,神曲 150g,红景天 60g,灵芝 90g,阿胶 180g,鹿角胶 150g。此方系山东知名内分泌专家何刚教授开创,方中药物除阿胶、鹿角胶外,其余药物加水煎煮 3 次,滤汁去渣,合并滤液,加热浓缩为清膏,再将阿胶、鹿角胶加适量黄酒浸泡后隔水炖烊,冲入清膏和匀,最后加蜂蜜 300g 收膏即成,每次 15~20g,每日 2 次,开水调服。若心阳虚证明显者,加桂枝、薤白等;脾阳虚证明显者加干姜、砂仁等;阴虚证明显者去附子、肉桂,加生地黄、山萸肉、麦冬、龟甲等;水湿证明显者加猪苓、泽泻、冬瓜皮等;痰浊证明显者去附子,加半夏、莱菔子等;血瘀证明显者加丹参、桃仁、红花等。临床上应用此方,初期可联合甲状腺激素使用,待甲状腺的分泌功能逐渐恢复稳定,可撤掉甲状腺激素,最后再以中药收功。

(三)中药成药

1.心脑血脉宁　此药系全国第三、四批老中医药专家学术经验继承工作指导老师张曾譻自行研制,以健脑宁心、益气养血通络为法则,从而改善脑疲劳,调节脑垂体功能。心脑血脉宁为纯中药制剂,主要由黄芪、丹参、茺蔚子、当归、川芎、赤芍、水蛭等组成,具有益气、养血、通络之功效,临床见效快且佳。

2.扶正消瘿合剂　主要由仙茅、仙灵脾、黄芪、柴胡、浙贝、当归、云苓、泽泻、杭芍、牛膝等药物组成。每次服用 20ml,每日 3 次。可温补肾阳,益气调肝,温通泄浊。

3.抑减胶囊　由仙茅、仙灵脾、泽泻、巴戟天、炙黄芪各 15g,夏枯草、茯苓各 30g 等药物组成,每次 3 粒,日 3 次。可补肾壮阳、活血化瘀,主要用于治疗肾阳虚型甲减。

4.金匮肾气丸　由干地黄、山药、山茱萸、泽泻、茯苓、丹皮、桂枝、炮附子所组成。功效温补肾阳。适用于甲状腺功能减退症之各种证型。用法:每次 10g,日 2 次,开水或淡盐汤送下。

5.右归丸　由熟地黄、附子(炮附片)、肉桂、山药、山茱萸(酒炙)、菟丝子、鹿角胶、枸杞子、当归、杜仲(盐炒)组成,可温补肾阳,填精止遗,适用于肾阳虚或脾肾阳虚型甲减患者。

6.金水宝　由冬虫夏草的人工发酵菌丝体制成。能补虚损、益精气,服用方法为每天 3 次,每次 3 片。适用于脾肾阳虚证甲减,可增加临床疗效。

7.参鹿片　由鹿角片 4.5g,仙灵脾 30g,党参 12g,锁阳 12g,枸杞子 9g 等组成,1 日 3 次,每次 5 片,连续服用 3 个月为 1 个疗程。

8.温阳片　由制附子、干姜、肉桂、党参制成,适用于阳虚型甲减患者,经临床观察可提高甲状腺激素水平。

9.甲荣康片　由人参、仙灵脾、鹿角霜、肉桂、熟大黄、香附、当归、车前子、海藻、荷叶等组成,每次服用 5 片,每日 3 次,8 周为一个疗程。甲荣康片不仅可以有效地改善甲减患者的症状和体征,而且具有较好的提高甲减患者的基础代谢率(BMR)、升高血清 T_3、T_4、FT_3、FT_4,降低 TSH,降低血脂、改善血液流变学的作用,同时还具有改善皮质醇等其他内分泌激素紊乱的作用。临床研究结果显示甲荣康对甲减患者的临床总有效率为 83.3%。

(四)针灸疗法

1.传统针刺疗法

(1)体针针刺法:本病以肾脏虚损为其根本,主要累及脾、心、肝三脏,血瘀、痰湿是其病标。取穴:主穴取气海、脾俞、肾俞、心俞、足三里。畏寒、肢冷、乏力加灸大椎、命门、身柱;水肿、尿少加针刺关元、阴陵泉、丰隆、灸关元、神阙;腹胀、便秘加天枢、上巨虚、大肠俞;反应迟钝、智力低下加百会、四神聪、太溪;心律不齐、心动过缓加内关、神门;肌肉关节疼痛加合谷、阳陵泉、太冲、曲池;月经不调加三阴交、血海;性功能障碍加大敦、秩边、环跳;食欲减退加公孙、内关、中脘;郁闷、心烦加曲泽、膻中、肝俞;病久阴阳两虚者,加行间、太溪。取穴均为双侧,毫针补法为主。

(2)针刺人迎穴:针刺人迎穴,每周 3 次。手法选用迎随补泻和《神应经》中论述的"三飞一进"的补法,按下列方法操作:进针至人迎穴部位后,静候 5 秒钟;用指甲轻弹针柄 3 次;以喉头为中心,往喉头方向向上向内搓针三下(名为飞);再把针推进 0.5~1cm,将针向喉头方向拨一下(此为一进)。治疗本病需要得气,即患者甲状腺要有明显胀感。同时,注意针此部位,不能用呼吸补泻法,否则会因喉头上下起伏,导致刺破血管而形成血肿。此法可有效缓解临床症状。

2.艾灸疗法

(1)艾条灸大椎穴:准备艾灸条,将其一端用火点燃,待烟去尽,将燃烧端由远至近靠向大椎穴,直到患者感到热度适宜(一般距皮肤 1.5~3cm),固定在这一部位,来回轻轻摆动艾灸条(需充分暴露皮肤,并注意防止明火烫伤),每天 1 次,每次灸 15~20 分钟(局部皮肤发红),15~30 天为一疗程,共治疗 2 个疗程,中间可休息数天。艾叶组成之艾条温灸大椎穴,能起温煦气血,透达经络,改善脏器功能,对提高机体免疫力,增加氧耗,促进代谢有明显作用。在药物治疗各种甲减症时,加用艾灸大椎穴能起到满意的协同作用。

（2）隔药粉艾炷灸：选用肾俞、脾俞、命门3穴，用二味温补肾阳的中药研粉，将药粉铺在穴位上，厚度为1cm左右，然后将直径约5cm的空心胶木圈放在药粉上，以大艾炷（艾炷底直径约为4cm）在药粉上施灸，温度以患者舒适为宜，或自感有热气向肚腹内传导为度。每周灸治三次，每次灸三穴，每穴灸3～5壮，4个月为一疗程。此法不仅对原发性甲状腺功能低下者有效，而且对垂体功能低下所致甲状腺功能减退亦有良好效果。

3.中药内服配合穴位埋线疗法　取双侧肾俞、膀胱俞常规消毒局麻后，用12号腰椎穿刺针穿入羊肠线1～1.5cm，刺入穴位得气后埋入羊肠线，以无菌干棉球按压片刻，外敷创可贴。2周1次，6次为1疗程。同时口服抑减胶囊，每次3粒，每日3次；加衡片（左旋甲状腺素钠）每日晨服2片。45天后减为每日1片，以后根据甲状腺功能测定结果逐渐减量，直到停药。内服中药可温阳利水益气，并配合肾俞、膀胱俞埋入羊肠线，通过对穴位的长久刺激起到巩固疗效的目的。

4.耳针疗法　耳针疗法取穴取神门、交感、肾上腺、皮质醇下、内分泌、肾，均取双侧。以上穴位可分为两组，交替使用，留针30分钟，每隔10分钟运针1次。

5.五十营针刺合用穴位注射疗法　五十营针刺疗法：所有患者均采用五十营循环疗法针刺任脉中脘和关元穴，肺经太渊，大肠经合谷，胃经足三里，脾经三阴交，心经神门，心包经大陵，肾经太溪以及肝经太冲等穴位。针刺方法采用迎随补泻法，穴位顺序根据经气在十二经脉的循环流注按顺序依次进针，留针时间为3分钟。核酪注射液局部注射：治疗30分钟后取出毫针，以核酪注射液穴位注射双侧手三里和足三里。常规消毒皮肤后，选用一次性无菌注射器和长五号针头，采用提插法进针直刺手三里和足三里穴，每个穴位分别注射1ml。10次为1个疗程，隔日1次，连续治疗6～7个疗程。五十营针刺循环疗法配合核酪注射液穴位注射治疗，在调节机体免疫功能的同时，亦使甲状腺功能趋于正常，充分体现了中医辨证论治、标本兼顾、整体调理的特点。

6.针药并用疗法　中药基本方：黄芪30g，党参20g，附子（先煎）、肉桂各12g，仙茅9g，淫羊藿、薏苡仁各30g，枸杞子12g。随症加减，脾虚消化欠佳，加鸡内金9g。焦山楂、神曲各12g。陈皮6g。贫血加当归9g，红枣15g；便秘加瓜蒌、火麻仁各30g；浮肿加泽泻、茯苓、车前子（包）各15g；甲状腺肿大加鳖甲15g（先煎），龙骨20g，牡蛎25g；心率减慢加麻黄10g。同时配用小剂量甲状腺片，并辅以黄芪注射液穴位注射。取穴：人迎、大椎、肾俞、脾俞、太溪、足三里、关元、曲池等穴。随症加减：肾阳虚甚加命门、气海穴；浮肿少尿加阴陵泉、三阴交穴；甲状腺肿大加气舍、水突、阿是穴；痴呆加大钟、百会、心俞穴。每次选4个穴，常规消毒，每穴注入0.5ml药物，隔2日1次。此法可增强机体免疫力，活跃甲状腺功能。

（五）饮食调护

1.甲减患者机体代谢降低，产热减少，故饮食应适当增加富含热量的食物，如乳类、鱼类、蛋类及豆制品、瘦肉等。平时可多食些甜食，以补充热量。

2.甲减患者胃肠蠕动功能下降，常有脾虚表现，口淡无味，消化不良，因此饮食应以易于消化吸收的食物为主，生硬、煎炸及过分油腻的食品不宜食用。

3.阳虚症状明显时可用龙眼、红枣、莲子肉等煮汤服用，妇女可在冬令配合进食阿胶、核桃、黑芝麻等气血双补。

（六）西药常规治疗

1.左甲状腺素（L-T$_4$）治疗　治疗的目标是将血清TSH和甲状腺激素水平恢复到正常范围内，需要终生服药。治疗的剂量取决于患者的病情、年龄、体重和个体差异。成年患者L-T$_4$替代剂量50～200μg/d，平均125μg/d。按照体重计算的剂量是1.6～1.8μg/（kg·d）；儿童需要较高的剂量，大约2.0μg/（kg·d）；老年患者则需要较低的剂量，大约1.0μg/（kg·d）；妊娠时的替代剂量需要增加30%～50%；甲状腺癌术后的患者需要剂量大约 $2.2\mu g/(kg \cdot d)$。T_4 的半衰期是 7 天,所以可以每天早晨服药一次。甲状腺素片是动物甲状腺的干制剂,因其甲状腺激素含量不稳定和 T_3 含量过高已很少使用。服药方法:起始剂量至完全替代剂量的过渡时间要根据年龄、体重和心脏状态确定。小于 50 岁,既往无心脏病史患者可以尽快达到完全替代剂量,50 岁以上患者服用 $L-T_4$ 前要常规检查心脏状态。一般从 $25\sim50\mu g/d$ 开始,每 $1\sim2$ 周增加 $25\mu g$,直到达到治疗目标。患缺血性心脏病者起始剂量宜小,调整剂量宜慢,防止诱发和加重心脏病。补充甲状腺激素,重新建立下丘脑-垂体-甲状腺轴的平衡一般需要 $4\sim6$ 周,所以治疗初期,每 $4\sim6$ 周测定激素指标。然后根据检查结果调整 $L-T_4$ 剂量,直到达到治疗目标。治疗达标后,需要每 $6\sim12$ 个月复查激素指标。

2.黏液水肿性昏迷的治疗　补充甲状腺激素,首选 T_3 静脉注射,每 4 小时 $10\mu g$,直至患者症状改善,清醒后改为口服;或 $L-T_4$ 首次静脉注射 $300\mu g$,以后每日 $50\mu g$,至患者清醒后改为口服。如无注射剂可予片剂鼻饲,T_3 $20\sim30\mu g$,每 $4\sim6$ 小时一次,以后每 6 小时 $5\sim15\mu g$;或 $L-T_4$ 首次 $100\sim200\mu g$,以后每日 $50\mu g$,至患者清醒后改为口服。保温、供氧、保持呼吸道通畅,必要时行气管切开、机械通气等。氢化可的松 $200\sim300mg/d$ 持续静滴,患者清醒后逐渐减量。根据需要补液,但是入水量不宜过多。控制感染,治疗原发疾病。

3.亚临床甲状腺功能减退的治疗　本病的治疗目前仍然存在争议,现行常规的方法是将本病划分为两种情况,第一种是 $TSH>10mIU/L$,主张给予 $L-T_4$ 替代治疗;治疗的目标和方法与临床甲减一致,但通常 $L-T_4$ 应稍低于临床甲减的用量,替代治疗中要定期监测血清 TSH 浓度以及时调整药物剂量。第二种是 TSH 处于 $4\sim10mIU/L$ 之间,不主张给予 $L-T_4$ 治疗,但需定期监测 TSH 的变化。对 TSH $4\sim10mIU/L$ 伴 TPOAb 阳性的患者,要密切观察 TSH 的变化。

(马　超)

第五节　亚急性甲状腺炎

亚急性甲状腺炎又称为亚急性非化脓性甲状腺炎、病毒性甲状腺炎、巨细胞性甲状腺炎、肉芽肿性甲状腺炎等。本病早在 1904 年由 De Quervain 首先报道,故又称为 De Quervain's 甲状腺炎。本病的发病率相当高,多发生于 $20\sim60$ 岁的成人,女性发病率是男性的 4 倍以上。本病可因季节或病毒流行而有人群发病的特点。

中医学没有亚急性甲状腺炎的病名,根据其临床表现及特点,应归于中医学"瘿气"、"瘿瘤"、"瘿肿"、"瘿痈"等范畴。

【病因病机】

(一)中医

中医学认为,本病多因内伤七情,外感六淫邪毒,以致气血不畅,痰凝血瘀,壅结于颈前面发病。

1.外感六淫邪毒　《三因方》明确指出本病为外感六淫邪毒所致:"此乃外因寒、热、风、湿所成也"。风热或风温等邪毒侵袭机体,客于肺胃或肝胆,又内有郁火,积热循经上扰,夹痰蕴结,壅聚颈前,经脉阻隔,阻碍气血津液运行,不通则痛而发为本病。

2.内伤七情　本病与情志因素关系密切,如明代《医学入门·脑颈门·瘿瘤》指出"原因忧恚所致"。肝气抑郁,郁久化火,既可炼液成痰,又可耗伤阴液,以致痰气凝滞或阴虚火旺;肝郁犯脾,脾失健运,痰湿凝聚;气滞则血瘀,痰瘀互结,壅聚颈前而发病。

总之,本病的病位在颈前,与肝胆脾肺有关,主要的病机是热、气、痰、瘀壅结。

(二)西医

现在医学认为,亚急性甲状腺炎病因尚未完全阐明,一般认为和病毒感染有关。发病前常有上呼吸道感染或病毒性腮腺炎病史,发病常随着季节变化,有一定的流行性。发病时在许多患者血中可检测到高滴度病毒抗体存在,包括柯萨奇病毒、腮腺炎病毒、流感病毒及腺病毒等。有些病例,在病程的急性期常有甲状腺自身免疫的证据存在。另外,本病尚与 HLA-B$_{35}$ 相关,根据对 HLA 的研究,本病患者可能有病毒易感性基因组,故易患病。总之,亚急性甲状腺炎的病因,目前认为在病毒感染的基础上发生自身免疫反应为发病的综合因素。

【临床表现】

(一)症状

起病急骤,早期有发热、畏寒、乏力、厌食、心悸、多汗、咽痛等全身不适症状,继而出现甲状腺部位疼痛或压痛,病变可先从一叶开始,逐渐移至另一叶,或始终局限于一叶。常向颌下、耳部及枕骨放射。

(二)体征

主要表现为甲状腺肿大,病变腺体呈弥漫性肿大,是正常腺体的 2～3 倍,质地硬,表面光滑,压痛明显,可随吞咽移动。

【辅助检查】

1.早期血清 TT$_3$、TT$_4$、FT$_3$、FT$_4$ 均可升高,TSH 可降低,TG-Ab、TPO-Ab 部分患者可呈阳性。后期少数患者因甲状腺组织破坏,血清甲状腺激素水平可降低,TSH 升高。

2.甲状腺摄碘率明显降低,与早期血清甲状腺激素水平增高呈现"背离"现象。

3.红细胞沉降率明显增快,有时可达 100mm/h 以上;白细胞计数中度增高。

4.B超提示甲状腺结节为低密度病灶,边界不清,ECT 显像为甲状腺放射性分布稀疏或冷结节。

5.甲状腺活检可见特征性多核巨细胞或肉芽肿样改变。

【诊断与鉴别诊断】

(一)诊断标准

以上呼吸道感染起病,出现发热、寒战、乏力,短期内甲状腺肿大伴疼痛、压痛,触之坚硬,结节可移动。实验室检查见红细胞沉降率增快,血清 T$_3$、T$_4$ 升高而甲状腺摄^{131}I 降低,诊断即可确定。

(二)鉴别诊断

1.西医　本病应与急性甲状腺炎、急性蜂窝织炎、慢性淋巴性甲状腺炎、甲状腺癌、甲状腺结节的急性出血等相鉴别。

2.中医　主要应与感冒、温病、瘿囊、心悸等疾病相鉴别。

【治疗】

(一)辨证论治

1.风火热毒

主症:颈部肿胀,红肿疼痛,发热恶寒,面颊红赤,口干咽痛,汗多,舌质红,苔薄黄,脉浮数。

治法:疏风清热,泻火解毒。

方药:银翘散合普济消毒饮加减。银花、连翘、荆芥、牛蒡子各12g,桔梗、板蓝根各15g,甘草、薄荷(后下)各6g,防风、马勃各9g。诸药合用,共奏疏风清热,泻火解毒之功。若高烧不退者,加大青叶12g,生石膏9g;若咽痛甚者,加生地12g,射干9g;若瘿肿痛甚者,加皂角刺15g、三七粉9g(水冲服)。

2.肝胆蕴热

主症:颈前肿大疼痛,急躁易怒,口苦咽干,咽痛,汗多,大便秘结,小便赤,舌红苔黄,脉弦数。

治法:疏肝清热,散结止痛。

方药:龙胆泻肝汤加减。龙胆草、柴胡各12g,栀子、黄芩、泽泻、浙贝母各15g,车前草30g,生地黄18g、牡蛎30g(先煎)。全方共奏疏肝清热,散结止痛之功。若急躁易怒甚,胸胁胀满者,郁金15g,夏枯草30g;颈部肿痛甚者,加赤芍15g,丹参20g;颜面潮红者,加白芍20g。

3.阴虚火旺

主症:颈部肿痛,潮热盗汗,咽干,五心烦热,心悸,失眠多梦,腰膝酸软,舌质红,苔少或无苔,脉细数。

治法:养阴清热,散结止痛。

方药:六味地黄丸合一贯煎加减。生地黄、泽泻各18g,⋯茱萸、牡丹皮各12g,茯苓、山药、沙参、麦门冬、川楝子、枸杞子、浙贝母各15g。诸药合用,共奏养阴清热,散结止痛之功。若潮热盗汗甚者,加龟甲、鳖甲各30g(先煎);烦躁不寐者,加酸枣仁15g,远志10g。

4.脾阳不振

主症:颈前肿大,疼痛不甚,面色无华,头晕多梦,疲倦乏力,畏寒肢冷,纳呆,腹胀便溏,舌淡,苔白腻,脉沉细。

治法:温阳健脾,化气行水。

方药:实脾饮加减。附子(先煎)、干姜各6g,猪苓、茯苓、大腹皮、白术、车前子、菖蒲各15g,全瓜蒌10g。全方共奏温阳健脾,化气行水之功。若食少腹胀、便溏者,加厚朴、砂仁各10g,白蔻仁12g。

5.气郁痰凝

主症:颈前肿块,胸胁胀满隐痛,头晕目眩,胸胁痞闷,恶心纳少,舌淡红,苔黄腻,脉弦滑。

治法:理气化痰,软坚散结。

方药:柴胡疏肝散和温胆汤加减。柴胡、香附、法夏各12g,赤芍、川芎、茯苓、枳壳、竹茹、丹参各15g,陈皮9g,甘草6g。若恶心痞闷者,加生姜9g,瓜蒌15g;头晕目眩者,加菊花、天麻各15g;胸胁满甚者,加川楝子、郁金各15g。

(二)特色专方

1.加味五味消毒饮　金银花、野菊花、蒲公英、紫花地丁、海藻、玄参、牡蛎、浙贝母、陈皮、牡丹皮、连翘。水煎2次分服,每日1剂。

2.猫白消瘿汤　猫爪草30g,白头翁、海浮石、丹参、赤芍各15g,柴胡、甘草、炒山栀各9g,枳实6g。若肝火盛者加龙胆草,痰热著者加胆星、竹茹,阴虚火旺者加白薇。水煎,日1剂,分2次温服。

3.消癖汤　柴胡、荔枝壳、莪术、赤芍、玄胡各15g,枳壳、浙贝、桃仁各12g,瓜蒌、昆布、当归各20g,甘草6g。每日1剂,水煎服。有甲亢症状去枳壳、当归,加玄参、桔梗;有甲减症状者,去赤芍,加乌药、淮山;甲状腺痛甚者加蒲黄、五灵脂;甲状腺肿甚者加夏枯草。主治对西药醋酸泼尼松有依赖性的亚急性甲状腺炎。

4.增液软坚汤　甘草3g,黄芩、薄荷、桔梗、牡丹皮各10g,赤芍、浙贝母、鳖甲、海藻、昆布各12g,麦冬、玄参、柴胡各15g,生地30g。水煎取汁400ml分早、晚2次服,每日1剂,9剂为1个疗程。功效:增液行气,软坚散结。适用于阴虚者。

5.清热消瘿汤　白花蛇舌草30g,蚤休20g,姜半夏15g,玄参30g,牡蛎30g,山豆根10g,连翘30g,夏枯草15g,白芍15g,牡丹皮10g,赤芍15g,丹参15g,川楝子10g,延胡索10g,浙贝母15g,海浮石15g。每日1剂,水煎服,分2次服用。适用于本病肝经郁热者。

6.连翘败毒散　连翘 12g,山栀 9g,羌活 8g,玄参 12g,薄荷 5g,防风 5g,柴胡 6g,桔梗 5g,升麻 5g,川芎 6g,当归 8g,黄芩 9g,牛蒡子 6g,红花 6g,赤芍 10g。热灼津伤者加天花粉 15g,芦根 15g;气虚明显者加黄芪 30g,山药 20g;颈肿明显者加威灵仙 10g,夏枯草 12g;大便实加生大黄 6g,穿山甲 15g。每日 1 剂,水煎早晚饭后 30 分钟温服。

7.龙胆解毒汤　龙胆草 15g,黄芩、栀子、柴胡、郁金、川楝子、合欢花、连翘各 10g,金银花 20g,鱼腥草 30g。每日 1 剂,分二次服,2 周为一疗程。功效:疏肝解毒,清热散结。适用于本病肝胆蕴热者。

8.黄芩消甲汤　黄芩、牛蒡子、蒲公英、虎杖、陈皮、炙甘草各 15g,柴胡、海藻各 12g,赤芍 10g,郁金、丹参各 20g,胆南星 10g。日 1 剂,水煎后得药液 300ml,2 次/天,连服 4 周。功效:清热解毒,行气化痰,活血软坚,消肿散结。

(三)中药成药

1.六神丸　由珍珠粉、犀牛黄、麝香、雄黄、蟾酥、冰片等组成。每次 10 粒,每天 3 次。功效:清热解毒,化痰散结。适用于本病阴虚火旺及痰瘀互结者。

2.雷公藤多甙片　雷公藤提取物组成。按体重每 1kg 每日 1～1.5mg,分 3 次饭后服用。一般首次足量,症状控制后逐渐减量,或间歇治疗。功效:祛风解毒,除湿消肿,舒筋通络;有抗炎及抑制细胞免疫和体液免疫等作用。

3.清瘟解毒丸　组成:大青叶 100g,连翘 75g,玄参 100g,天花粉 100g,桔梗 75g,牛蒡子(炒)100g,羌活 75g,防风 50g,葛根 100g,柴胡 50g,黄芩 100g,白芷 50g,川芎 50g,赤芍 50g,甘草 25g,淡竹叶 100g。一次 2 丸,一日 2 次。功效:清瘟解毒。适用于本病风火热毒者。

4.新癀片　由肿节风、三七、人工牛黄、猪胆汁膏、肖梵天花、珍珠层粉、水牛角浓缩粉、红曲等组成。一次 2～4 片,一日 3 次。功效:清热解毒,活血化瘀消肿止痛。适用于本病的早期。

5.黄连上清丸　由白芷、薄荷、川芎、防风、甘草、黄柏、黄连、黄芩、荆芥穗、酒大黄、桔梗、菊花、连翘、蔓荆子、石膏、旋覆花、栀子等药物组成。一次 8 克,一日 2 次。功效:清热通便,散风止痛。适用于本病的急性期、早期。

6.夏枯草口服液　主要成分是夏枯草。一次 10ml,一日 2 次。功效:清火明目,散结消肿。适用于本病风火热毒者。

7.逍遥丸　由柴胡、当归、白芍、白术(炒)、茯苓、薄荷、生姜、甘草(炙)等组成。一次 1 丸,一日 2 次。功效:疏肝健脾,养血。适用于肝郁气滞者。

8.知柏地黄丸　组成:知母、黄柏、熟地黄、山茱萸(制)、牡丹皮、茯苓、泽泻、山药等。一次 8 丸,一日 3 次。功效:滋阴降火。适用于本病阴虚火旺者。

(四)药物外敷法

1.消瘿止痛膏　香附,白芥子,黄芪,全虫,黄药子,三棱,川乌,莪术,山慈菇,瓦楞子,露蜂房等组成。经油炸樟丹收膏制成膏药,直径 5cm×5cm,每次 1～2 贴,贴于甲状腺硬结处,2 天换一次药,10 次为一疗程,间隔 3～5 天,进行第二疗程治疗。结节大而硬者,可加麝香 0.5 克。功能:活血解毒,消肿散结。

2.夏枯草消瘿　散夏枯草,牛蒡子,三棱,香附,黄药子,牡蛎(剂量比例为 3:1:1:2:1:2),上述药研末后,用醋调和成糊状。用法:将药涂于敷料上,厚约 5mm,大小超出肿块边缘 2cm,用胶布固定,每日一换,7 天为一疗程,间隔 2 天后行第 2 个疗程治疗。功能:清热解毒,祛瘀散结。

3.如意黄金散　生天南星、姜黄、白芷、大黄、黄柏等组成。功能:清热解毒,消肿止痛。适用于亚急性甲状腺炎早、中期,已破溃者勿用,忌内服。用醋调敷或清茶调敷于患处,每日数次。

4.大青膏　天麻(末)3 克,白附子(末,生)4.5 克,青黛(研)3 克,蝎尾(去毒,生,末)、乌梢蛇肉(酒浸,焙干,取末)各 3 克,朱砂(研)0.3 克,天竺黄(研)3 克。上药共研细末,生蜜和成膏。功能:清热解毒,消肿止痛。适用于本病的早、中期。局部外敷,每日更换 1 次。

5.芙蓉膏　芙蓉叶、藤黄、天南星粉、冬绿油、薄荷、麝香草脑等。上药研细,加适量凡士林调制成膏,外敷颈前肿块处。每日更换 1 次。功能:清热解毒,消炎止痛。

(五)局部注射

局部注射疗法单独或配伍使用具有简便、创伤小、可缩短疗程、改善疗效的优点,有良好的应用前景。有学者观察到在亚急性甲状腺炎的患者中,与全身使用激素比较,局部注射疗法用药少,症状改善快,体温开始下降的时间、疼痛开始缓解的时间、甲状腺开始缩小的时间均较早。

消痔灵注射液与利多卡因注射液以 1∶1.5 混合配成药液Ⅰ,泼尼松龙、林可霉素、利巴韦林以 2∶1∶1 混合配成药液Ⅱ。先抽取药液Ⅰ 4ml,在肿块外侧 1~1.5cm 处进针直达肿块,注射于肿块及其周围。2 分钟后,再将药液Ⅱ 10~14ml 以同样方法注入。为防止转换发病,即使单侧发病,也进行双侧注射。每周 1 次,大多数患者注射 2~3 次,一般不超过 4 次。

曲安奈德与地塞米松预混局部注射:地塞米松 2~5mg,加 20g/L 普鲁卡因 0.15~0.18ml 及曲安奈德20~40mg 混匀,用 2ml 注射器,外接 5 号针头,选择甲状腺肿大明显或结节处,避开血管,呈放射状注射,1 次/月,注射剂量根据肿大程度调整,至甲状腺肿大消失。

(六)针灸疗法

1.选合谷、外关、扶突、天容、少商、大椎、风池、太冲等穴,采用泻法,强刺激,留针 5~15 分钟,功能疏风散热,通络止痛,适用于风热型患者。

2.选大椎、风池、外关、合谷为主加减,以凉泻手法针刺,留针 5~15 分钟,功能疏风清热,通络止痛,对热毒壅盛者适宜。

3.选大椎、外关、太冲、阳陵泉、气舍等穴,采用凉泻手法针刺,留针 5~15 分钟,功能疏肝泻热,通络止痛,对肝胆蕴热者适宜。

4.选肝俞、气舍、水突、太冲、膈俞为主穴加减,采用平补平泻法针刺,留针 15~30 分钟,能疏肝理气化痰,通络散结,适用于肝郁气滞痰凝者。

5.选肝俞、肾俞、太冲、阳陵泉、心俞等穴,用补法针刺,留针 15~30 分钟,功能滋阴清热,行气散结,适用于阴虚火旺者。

6.选水突、肾俞、脾俞、足三里、关元为主加减,用补法针刺,留针 15~30 分钟,同时施艾灸或附子饼灸,功能温补脾肾,对脾肾两虚者适宜。

辨证选取以上穴位加肿块周围,肿块周围分上、下左右 4 个针刺点,进针后斜向肿块部刺入,针尖触及肿块时则停止进针,施以雀啄捣针震颤法(约 30~40 次),留针 10 分钟,每隔 3 分钟行针 1 次。每日针灸 1 次,针 6 天休息 1 天。针刺可起到消痰散结的作用,有迅速消退肿块的效果。

(七)西药常规治疗

轻症者,仅需应用非甾体抗炎药,如阿司匹林、布洛芬、吲哚美辛等,疗程两周左右;中、重症者,可给予泼尼松每日 20~40mg,分 3 次口服,能明显缓解甲状腺疼痛,8~10 天后逐渐减量,维持 4~6 周。停药后如有复发,再予泼尼松治疗仍然有效。针对甲状腺毒症表现可予普萘洛尔;针对一过性甲减者,可适当给予左甲状腺素替代。

(柳　河)

第六节　格雷夫斯眼病

【病理生理】

　　GO可能最初由于T淋巴细胞在甲状腺及眼眶部位与一种或多种抗体发生自身免疫反应,从而触发一系列变化,如细胞因子的释放。这些细胞因子刺激眼眶成纤维细胞、脂肪组织增生,以及成纤维细胞分泌亲水性的葡糖胺聚糖类,这些都促使了眼病的发生。此外,B细胞参与了抗原呈递及自身抗体生成的过程,促甲状腺激素(TSH)受体、胰岛素样生长因子1受体可能充当了自身抗原的角色。目前认为环境因素对突眼的发生发展也起着重要的作用,但关于基因易感性方面知之甚少。

【临床表现】

　　1.与甲状腺功能亢进症的关系　甲状腺功能亢进症不是GO的必备条件,少数患者(小于10%的患者)甲状腺功能正常或减低。50%的Graves病(GD)并发眼病。

　　2.常见表现　突眼,眼睑挛缩、结膜充血水肿,眼外肌功能障碍引起的眼球活动受限、复视等,角膜暴露引起的畏光、流泪、沙砾感、疼痛等,这些都会影响到日常生活。

　　3.严重表现　其中3%～5%患者因甲状腺功能障碍引发视神经功能障碍而影响视力。

　　4.病情的变化　GO处于是一个变化的过程,可表现为逐渐恶化、保持不变或是自然好转。目前认为GO在最初1～2年为炎症阶段,此后逐渐进入平台期或称为稳定期,最终进入静止期。

【疾病评估】

　　1.GO眼部病变分级　见表3-1。

表 3-1　GO 眼部病变分级(NOSPECS)

分级	定义	第一英文字母缩写
0	无症状及眼征	N(no signs or symptoms)
Ⅰ	仅有眼征,而无症状	O(only signs)
Ⅱ	软组织受累的症状及眼征	S(soft-tissue involvement)
Ⅲ	眼球突出	P(proptosis)
Ⅳ	眼外肌受累、眼球运动受限、复视	E(extraocular muscle involvement)
Ⅴ	角膜受累	C(corneal involvement)
Ⅵ	视神经受累、视力障碍	S(sigh loss)

　　0～Ⅰ级为良性突眼(非浸润性突眼),Ⅱ～Ⅵ级为浸润性突眼

　　2.临床活动性评估　见表3-2。

表 3-2　GO 临床活动性评分(CAS)

中文	英文
自发性球后疼痛	spontaneous retrobulbar pain
眼球运动性疼痛	pain with eye movement
眼睑红	redness of the eyelids
结膜红	redness of the conjunctiva

中文	英文
眼睑肿胀	swelling of the eyelids
眼阜肿胀	swelling of the caruncle
球结膜水肿	conjunctival edema（chemosis）

每项指标为 1 分,0～2 分非活动性,3～7 分为活动性。尽管该评分尚有不足之处,但其可以预测 Graves 眼病对免疫抑制治疗的疗效

3.轻度、中度、重度 GO 的评价　见表 3-3。

表 3-3　轻度、中度、重度 GO 的评价

特征	轻度	中重度
眼睑挛缩(mm)	＜2	≥2
突眼(mm)	＜3	≥3
软组织受累	轻度	中度至重度
眼外肌受累(复视)	无或间断性	持续性或易变性
角膜受累	无或轻度	中度以上

【诊断依据】

1.症状体征　通常双眼,也可以不对称或是单眼发生,这些症状常常伴随甲状腺功能亢进发生,但也可先于甲状腺功能亢进或是甲状腺功能亢进之后发生。对于典型病例易于诊断,但是对于甲状腺功能正常、单侧眼征的患者诊断还是有一定难度。

2.实验室检查　伴甲状腺功能亢进的 GO 者可有甲状腺激素(TH)及促甲状腺激素(TSH)水平的异常。促甲状腺素受体抗体(TRAb)对 GO 有一定的特异性和敏感性。TRAb 检查有助于诊断。

3.影像学检查　包括球后 B 超、眼眶部 CT 及 MRI 等。GO 眼眶影像学特点为眼外肌梭形肥大(肌腱相对减少),眶内纤维脂肪组织增多;后期增生肥大的肌肉可压迫邻近组织,如眶尖部的视神经等。

【鉴别诊断】

对于单侧或双侧突眼,以及眼外肌肿胀的病例需要同以下疾病鉴别。

1.眶内肿瘤　眶内肿瘤多属实质性占位病变,可致眼压增高、眼球外突,易于 GO 单侧眼球突出相混淆。但眶内肿瘤所致突眼,一般无上睑肥厚或水肿,无上睑挛缩,轻压眼球时有实体感,弹性差,而 GO 所致突眼,属软组织肿胀,压迫眼球时,有一定弹性感。此外,GO 常伴甲状腺功能亢进,必要时可做 B 超、CT、MRI 扫描明确诊断。

2.急性结膜炎　可引起睑结膜充血、水肿、畏光、流泪、异物感等,易与早期或急性活动期 GO 相混淆。但急性结膜炎无上睑挛缩、无眼球突出,属外眼疾病,CT 或 MRI 无眼外肌增粗,且治疗后易恢复。

3.炎性假瘤　可引起眼球突出,多为单侧,睑结膜充血、水肿及眼球运动障碍等,且 CT 发现眼外肌增粗,易与 GO 混淆。但炎性假瘤眶缘可能有肿物,一般无上睑挛缩;血 IgM 增高、抗核抗体(ANA)阳性,可查见平滑肌抗体;一般不伴甲状腺功能亢进症;CT 扫描,可见眼外肌肌腹、肌腱均增大。而 GO 眼外肌为梭形肿大,肌腱无增大。此外,炎性假瘤球后脂肪内可有密度增高的浸润块状影,形状不规则,边界不整齐,密度不均匀。

【治疗方案】

GO 治疗应该包括内分泌治疗及眼科的治疗。正确的治疗依赖于对疾病的全面详细评估。疾病严重

度及活动性的不同决定了 GO 特异性治疗的不同。轻度 GO 除了给予局部治疗外(眼药水、膏,墨镜,减少复视的棱镜等),不需要其他相关治疗,但这些患者应常规每 3～6 个月随访一次,因为 25% 的患者可能从轻度进展为中重度。

1.危险因素的去除　有眼病的患者,对眼病不利的一切危险因素都应该去除,如戒烟等。

2.对症治疗　针对患者出现的眼部异物感,可给予各种人工泪液,对于长期应用者应选用不含防腐剂的人工泪液。采取仰卧位睡眠姿势,升高床头,或是适当使用小剂量利尿药可以缓解眶周和眼睑水肿。戴太阳镜可缓解畏光现象。

3.甲状腺功能异常的治疗　甲状腺功能异常,包括甲状腺功能亢进症及甲状腺功能减退症,均应给予纠正。有研究表明抗甲状腺药物能减轻眼病,但抗甲状腺药物并不能改变 GO 病程;^{131}I 治疗 Graves 病,15% 患者眼病可能会加重。^{131}I 治疗后 GO 加重的危险因素包括吸烟、严重的甲状腺功能亢进症(高 T_3,≥5nmol/L)、高水平的 TRAb,^{131}I 治疗后未治疗的甲状腺功能减退等。泼尼松预防治疗对于大多数甲状腺功能亢进的 GO 接受^{131}I 治疗的患者是一个很好的选择。对伴有高危因素的 Graves 病患者吸碘治疗后 1～3d 给予口服泼尼松(初始剂量 0.3～0.5mg/kg),逐渐减量,至 3 个月停用,能够预防眼病进展,减轻 GO 症状。此外,患者碘治疗后 2 周开始接受左甲状腺素(L-T_4,初始剂量 50pg/d)治疗,与出现甲状腺功能减退症后再加用左甲状腺素相比,可以明显降低 GO 加重的风险。对于甲状腺功能亢进的 GO 患者,药物治疗或是甲状腺破坏治疗(如手术及碘治疗),哪个方式更好,尚无定论。

4.激素治疗

(1)用于威胁视力的甲状腺相关视神经损害的患者:需要立即治疗,通常大剂量静脉或口服糖皮质激素。常用 1g 甲泼尼龙静脉连续用药 3 天,后续治疗根据患者对甲泼尼龙的反应不同而定,如果 1～2 周后患者症状只有轻微改善甚至没有改善,应该立即采取眶内减压术。小样本的随机对照显示初始治疗采用眶内减压术或是静脉使用糖皮质激素,在结果上没有显著差异。

(2)用于中度、重度、活动性的眼病患者:静脉使用甲泼尼龙 4 个疗程(500mg,连用 3 天,间隔 4 周),或采用 12 周静脉注射总剂量 4.5g 的甲泼尼龙的方法(500mg/周,连续使用 6 周,继以 250mg/周连续使用 6 周)能明显减轻炎性改变、改善眼球运动。口服大剂量糖皮质激素也是常采用的治疗方式之一,如泼尼松(初始剂量 40mg 或更多),逐渐减量,4～6 个月停用。研究认为,静脉应用激素的有效率、耐受性均优于口服,且导致医源性库欣的风险要低于口服。

(3)不良反应:大剂量激素治疗有可能会发生严重的急性肝损伤,因此,治疗时因监测肝功能。目前没有达成对激素治疗的共识,一般甲泼尼龙超过 8g 的治疗方案不推荐,口服治疗方案作为备选,尤其适用于伴有肝病患者。除了肝功能异常,还应该监测激素伴随的其他方面的不良反应,如高血压、高血糖、电解质紊乱、胃肠道不良反应、感染等。

5.免疫抑制治疗　活动期倾向于免疫抑制治疗,非活动期则不提倡免疫抑制治疗。可用的免疫抑制药有甲氨蝶呤、硫唑嘌呤、环磷酰胺等。免疫抑制药与类固醇、放疗、手术等方法联合,其治疗效果更显著,但在临床应用过程中,必须重视免疫抑制药的细胞毒作用。

6.其他药物治疗　生长抑素类似物(奥曲肽、兰瑞肽等)用于 Graves 眼病治疗有效。部分数据显示静脉应用免疫球蛋白也有一定疗效。环孢素疗效不及口服激素治疗,但其有助于减少激素用量。部分免疫调节药,如利妥昔单抗及 TNF-α 抑制药均对 Graves 眼病有效。研究表明利妥昔单抗治疗疗效相同于静脉激素治疗。

7.球后放射治疗　也是有效的治疗手段之一,特别是对于眼球活动性受限的患者。有研究认为,球后放疗显效率 60%,但对突眼、眼睑挛缩、软组织受累的改善,效果有限。常规累积剂量一般每只眼 20Gy,在大于 2 周的时间内行 10 次治疗,低累积剂量的放疗(10Gy)可能同样有效。球后放疗与口服激素治疗的随机对照研究表明两者有效率无明显差异。研究认为,两者联合治疗疗效优于单一治疗。球后治疗不应用于 35 岁以下(放疗的远期致癌效应)、伴有糖尿病视网膜病变、严重的高血压(放疗可能会伴有视网膜损伤)的患者。

8.外科治疗　需要外科治疗的 GO 不足 5%,如果需要两种手术联合治疗时,手术的顺序为眶减压术首选,其次为斜视矫正术,最后眼睑修复术。外科治疗仅适用于长期病情稳定的眼病患者。对于严重影响视力的甲状腺相关性眼病患者,如果大剂量激素治疗 1～2 周,眼部症状未得到明显改善的,应接受眶减压术。对于急性角膜断裂严重威胁到视力(常常因为严重突眼及睑裂闭合不全所致),局部治疗、眼裂缝合无效的情况下,眶减压术证实可改善暴露性的角膜病变。眼病处于不活动期 6 个月以上才可以考虑外科治疗。

【小结】

GO 发病及治疗中尚有很多未知及不确定因素,因此缺乏相关指南指导临床工作。对于每一个 GO 病例,应该进行全面评估,制订恰当的个体化治疗方案。

(顾红芳)

第七节　慢性淋巴细胞性甲状腺炎

慢性淋巴细胞性甲状腺炎(桥本甲状腺炎,HT),多见女性,也是自身免疫性甲状腺炎(CAT)中常见的临床类型,属于自身免疫性甲状腺疾病(AITDs),是导致甲状腺功能减退的常见原因。

【病理生理】

HT 时淋巴细胞被甲状腺的抗原致敏,产生自身抗体,如甲状腺球蛋白抗体(TGAb)、甲状腺过氧化物酶抗体(TPOAb,也称为甲状腺微粒体抗体 TMAb)及 TSH 受体抗体(TRAb),进而与相关抗原发生自身免疫反应。由于大量淋巴细胞浸润,正常的甲状腺结构往往受到破坏,导致甲状腺激素(TH)下降,促甲状腺激素(TSH)升高。初期,TSH 通过刺激甲状腺增大或甲状腺肿的形成,维持足够 TH 合成,但腺体功能常常很快衰竭,结果发生伴或不伴甲状腺肿大的甲状腺功能减退。

【临床表现】

1.常见表现　多见于中年女性,病程较长。甲状腺肿大是 HT 最突出的临床表现,肿大可轻度至重度,多数中等度肿大;肿大多为弥漫性,可不对称,质地坚实,韧如象皮样,随吞咽上下活动;表面常不光滑,可有结节,质硬。

2.特殊表现

(1)桥本甲状腺功能亢进:HT 临床上有甲状腺功能亢进表现,HT 与 Graves 病共存,也可相互转化,甲状腺同时有 HT 及 Graves 病两种组织学改变。临床可见到典型甲状腺功能亢进表现和实验室检查结果。其原因可能与自身免疫性甲状腺炎使甲状腺破坏,TH 的释放增多有关,也可因存在 TSH 兴奋性抗体(TSAb),刺激尚未受到自身免疫炎症破坏的腺体组织,使 TH 增加。但由于腺体组织的不断被破坏,或由于 TSH 阻断性抗体(TBAb)的影响,最终甲状腺功能是减低的。因此,桥本甲状腺功能亢进常需抗甲状腺药物(ATD)治疗,但手术及放射性核素治疗不宜,因易发生永久性甲状腺功能减退。

(2)桥本—过性甲状腺功能亢进或桥本假性甲状腺功能亢进:甲状腺功能亢进为本病的部分临床表

现,但甲状腺活检无 Graves 病表现。TSAb 阳性,甲状腺摄^{131}I 率正常或降低,TRH 兴奋试验可兴奋,甲状腺功能亢进症状可短期内消失,不需 ATD 治疗,或对症给小量普萘洛尔(心得安)即可。

(3)浸润性突眼:HT 可伴发浸润性突眼,其甲状腺功能正常、减退或亢进。眼外肌间质有大量淋巴细胞、浆细胞浸润,成纤维细胞分泌黏多糖增多,胶质合成活跃,眼外肌水肿,体积增大、病变常先累及下直肌和内直肌。

(4)伴发甲状腺肿瘤:常表现为孤立性结节、质硬,TPOAb、TGAb 滴度较高,病理学检查显示结节部分为甲状腺瘤或癌,周围部分为桥本甲状腺炎。下列情况应想到伴发肿瘤的可能,而进行穿刺或切开活检:①甲状腺疼痛明显,TH 治疗和一般对症处理无效;②TH 治疗后甲状腺不见缩小反而增大;③甲状腺肿大伴邻近淋巴肿大或有压迫症状;④腺内有冷结节,不对称、质硬,单个者。

【疾病评估】

HT 进展为甲状腺功能减退的速度可能与以下因素相关。

1.性别　女性比男性进展快,女性进展速度约为男性 5 倍。

2.年龄　45 岁以后进展快。

3.甲状腺自身抗体　发病时抗体滴度高预示进展快。

4.TSH　发病时 TSH 升高者进展快。

【诊断依据】

1.临床表现　许多轻型病例易漏诊,早期诊断较困难。早期患者一般情况良好,无明显全身症状,个别患者可有甲状腺功能亢进表现,查体甲状腺轻至中度弥漫性不对称性肿大(但有可能先涉及单侧),质地坚韧,无结节,无明显疼痛及压痛。后期患者临床可出现甲状腺功能减退及周围组织受压症状,查体甲状腺可肿大或已纤维化而缩小,或出现结节,质地坚硬。

2.化验及检查

(1)甲状腺功能:多数 HT 患者甲状腺功能正常,约 20%患者有甲状腺功能减退表现,有甲状腺功能亢进表现者不到 5%。本病为慢性进行性,最终随甲状腺破坏而出现甲状腺功能减退。

①甲状腺相关激素测定:早期 T_3、T_4 正常或增高(表现为甲状腺功能亢进者);后期 T_4 可降低,TSH 升高,T_3 尚可在正常范围内,但最后亦下降。

②甲状腺摄碘率:早期正常或增高,后期常降低,注射 TSH 后也不能升高。

③甲状腺显像:表现为核素分布不均、为不规则的稀疏与浓集区,边界不清或表现为冷结节。甲状腺显像在本病中无特异诊断价值。

(2)甲状腺自身抗体:TPOAb(或称之为 TMAb)几乎均明显增高;TGAb 也可常明显增高,对本病有诊断意义。

(3)甲状腺 B 超:表现为甲状腺弥漫性超声低回声。超声检查为诊断本病的有用方法,但无特异性。

(4)过氯酸钾排泌试验:60%显示阳性反应。

(5)甲状腺细针穿刺活检(FNAC):对结节性甲状腺肿有重要诊断价值。

【鉴别诊断】

典型的自身免疫性甲状腺炎病例诊断并不困难,困难的是临床不典型病例容易漏诊或误诊。

1.Graves 病　HT 与 Graves 病关系密切,可相互共存,两者均有自身免疫性抗体。HT 以产生 TPOAb 及 TGAb 为主,Graves 病以产生 TSH 受体抗体(TRAb)为主。Graves 病通常肿大的甲状腺质地较软,抗甲状腺抗体滴度较低。两者区别常较困难,必要时需做甲状腺组织活检。

2.甲状腺癌　当甲状腺具有结节、质地较坚硬时,应与甲状腺癌相鉴别。但 HT 有合并甲状腺癌的可能,因此 HT 患者应长期定期随访,如 HT 出现甲状腺明显疼痛,增长快,扫描呈冷结节,颈部淋巴结肿大,甲状腺激素治疗无效时应做病理活检。

【治疗方案】

1.治疗原则　目前尚无根治方法,治疗的主要目的是纠正继发的甲状腺功能异常和缩小显著肿大的甲状腺。临床确诊 HT 后,视甲状腺大小及有无症状而决定是否进行治疗。如甲状腺较小,又无明显压迫症状者可随诊观察,暂不治疗;对甲状腺肿大明显并伴有压迫症状者,采用左甲状腺素制剂治疗,可减轻甲状腺肿;如有甲状腺功能减退者,则需采用 TH 替代治疗。

2.内科治疗

(1)HT 合并亚临床甲状腺功能减退或甲状腺功能减退:TH 替代治疗,常用甲状腺片或左甲状腺素片($L-T_4$),从小剂量开始,逐渐增加药物剂量,维持剂量的大小及疗程视病情而定,部分患者需要终身服用。

(2)HT 合并甲状腺功能亢进:按 Graves 病治疗,给予 ATD,通常剂量较小,避免出现甲状腺功能减退。一般不用^{131}I 及手术治疗。一过性甲状腺功能亢进者,甲状腺功能亢进为症状性,给予 β 受体拮抗药对症处理即可。

(3)激素治疗:一般不用糖皮质激素治疗。当亚急性起病、甲状腺疼痛或肿大明显时,可加用泼尼松 20～30mg/d,好转后逐渐减量,用药 1～2 个月。

3.手术治疗　手术毁损甲状腺,易导致终身甲状腺功能减退,应慎重。有下列情况需考虑手术治疗,术后应继续补充 TH 治疗。

(1)甲状腺肿大,有明显压迫症,药物治疗不能改善者。

(2)高度怀疑并发甲状腺肿瘤或甲状腺细针穿刺细胞学检查(FNAC)提示癌变者。

(3)甲状腺疼痛较剧。

(4)并发 Graves 病反复发作,或有进展性 Graves 病症状者。

【小结】

根据病情需要,给予充分的 TH 治疗,预后较好。但本病发展缓慢,有发展为甲状腺功能减退的趋势,且有合并甲状腺肿瘤的可能,因此对于 HT 患者应该长期定期随访,早期发现问题,早期进行干预治疗。

（蒋雪羚）

第八节　甲状腺结节

甲状腺内的肿块统称为甲状腺结节,是一个常见的重要的临床问题。该病多见于女性。大多数甲状腺结节无临床症状,常由患者偶然触及或在体格检查时发现,甲状腺结节的检出率很大程度上取决于检测方法。

引起甲状腺结节的原因诸多,有缺碘性地方性甲状腺肿、原发性甲状腺功能进症(Graves 病)、单个甲状腺结节、多结节性甲状腺肿、甲状腺炎(急性、亚急性、慢性)、甲状腺癌等,其性质包括增生、囊肿、腺瘤、甲状腺炎和肿瘤等,一般临床上将甲状腺结节大致分为良性甲状腺结节和甲状腺癌。

甲状腺结节临床诊断的目的在于鉴别甲状腺结节的性质,判断其良恶性,这对于甲状腺结节正确及时的治疗具有重要临床意义。

【发病机制】

甲状腺结节的发病机制复杂,目前认为与接触放射线、自身免疫、遗传及环境因素有关。

1.放射线接触　电离照射接触史是甲状腺癌的一个重要致病因子。既往因头颈部疾病或淋巴瘤患者接受过头颈部放射治疗者,日后发生甲状腺癌的危险性明显增大。

2.自身免疫性甲状腺疾病(AITDs)　除慢性淋巴细胞性甲状腺炎外,Graves病患者亦容易罹患甲状腺结节,而这些结节又易发展为滤泡状甲状腺癌。

3.遗传因素　多种不同的候选基因参与甲状腺结节尤其是甲状腺肿瘤的发病机制。甲状腺肿瘤发展的早期表现为数个生长因子受体或原癌基因,如促甲状腺激素(TSH)受体、gsp、ras、ret、NTRK 和 met 等的活化或重新表达。

4.环境因素　特异性环境因素(如碘缺乏)可引起甲状腺肿大,同时还会影响甲状腺结节的基因型和表型,在促进甲状腺癌的发生中发挥至关重要的作用。

【临床表现】

1.病史特点

(1)甲状腺癌的易患因素

①年龄:20岁以下,50岁以上者是甲状腺癌高危人群。甲状腺结节在儿童罕见,但大约50%是恶性的。16岁以下的患者发现结节建议切除。

②性别:甲状腺结节通常女性是男性的5倍,但甲状腺癌的发病率男性比女性高2~3倍。

③既往史:有头颈部、上纵隔放疗史者,其甲状腺癌发生率明显升高,有类似病史的患者发生甲状腺结节建议切除。

④家族史:甲状腺髓样癌(有时伴有甲状旁腺功能亢进和嗜铬细胞瘤,为多发性内分泌腺瘤病Ⅱ型)经常是家族性的。血清降钙素是阳性家族史的指征,其值升高支持诊断。

(2)甲状腺结节的伴随症状:特定的伴随症状常有助于某些疾病的判定。如心悸、多汗、易怒等常为甲状腺毒症的表现。上呼吸道感染、局部疼痛等是甲状腺炎的常见表现。而甲状腺肿瘤除结节外常无特异性表现,但如患者存在吞咽困难、声音嘶哑等局部压迫症状时应警惕结节为恶性,单发结节并短期内进行性肿大,恶性肿瘤的可能性也较大;甲状腺结节伴腹泻、心悸、面色潮红、血钙降低等表现,尤其是有甲状腺癌或其他类癌综合征家族史者,应警惕髓样癌可能。

2.体格检查　应注意结节的大小、数量、质地、活动度,与周围组织是否粘连,有无压痛,局部淋巴结有无肿大等。恶性甲状腺结节一般为单发结节,触诊质地硬且不均匀,形态不规则,边界不清,固定,吞咽时上下活动差,无触痛,局部淋巴结肿大、质硬、固定或伴有周围组织结构,如气管、喉返神经、颈交感神经、颈丛等受侵的表现。通常,单发甲状腺结节者癌变的发生率较多结节者高,特别是儿童及青少年单结节恶性的可能性较大,男性较女性癌变的机会增加。有时甲状腺内存在多个结节,但体格检查仅能触到单个结节,需靠其他的检测手段来进一步确定。

3.实验室检查

(1)甲状腺功能:甲状腺结节患者应测定游离甲状腺激素(FT_3、FT_4)及促甲状腺激素(TSH),以观察甲状腺的功能状态。绝大多数甲状腺结节伴发甲状腺功能亢进症状者为Plummer病,但应警惕Graves病可伴有恶性结节。

(2)甲状腺自身抗体:甲状腺单发结节伴有甲状腺过氧化物酶抗体(TPOAb)和甲状腺球蛋白抗体(TGAb)滴度明显增高者,应考虑慢性淋巴细胞性甲状腺炎。

(3)降钙素(CT):大多数甲状腺髓样癌患者血清降钙素增高。

（4）甲状腺球蛋白（Tg）：用于甲状腺癌行甲状腺全切后的随访。

4.影像学检查

（1）甲状腺超声：是目前最常用的检测甲状腺结节的方法。比甲状腺放射性核素扫描灵敏度高，可判断甲状腺结节的大小及数目，能确定结节为实性、囊性或囊实性混合病变。囊性结节极少为恶性，单发实性结节癌的可能性较大，囊实性混合结节也有可能为恶性。B超检查的灵敏度很大程度上受操作者水平的影响，有经验的检查者可以发现＜3mm的结节。但超声检查对结节良恶性的鉴别诊断缺乏特异性。

（2）甲状腺显像：可显示甲状腺结节的部位、大小、数目及功能状态。一般认为，热结节可基本排除恶性的可能，冷结节时甲状腺癌的发生率较高，尤其是单结节者可达20％以上。用^{99m}Tc-MIBI做甲状腺亲肿瘤动态显像可进一步鉴别冷结节的良恶性。在甲状腺毒症中，常见的放射碘摄取模式包括弥漫性摄取增加（可见于Graves甲状腺功能亢进和TSH介导的甲状腺功能亢进）、热结节摄取增加、摄取增加与减低相间（见于多结节性甲状腺肿）、总体摄取减低（见于亚急性、淋巴细胞性甲状腺炎和医源性甲状腺毒症）。

（3）甲状腺MRI及CT检查：可清晰显示甲状腺内和甲状腺与周围组织器官的关系，判断胸骨后甲状腺肿的范围或是评判气管压迫的有无及程度，但其价格相对昂贵且对结节诊断的价值并不优于超声检查，因此在临床上根据病情决定是否采用。目前PET/CT结合的摄像检查有望在甲状腺癌患者的临床决策中起重要作用，它有高的图像分辨率，并将功能和解剖信息结合在一起，与其他检查技术相比，诊断价值最大。

5.甲状腺细针穿刺细胞学检查（FNAB）　FNAB是有效可靠的鉴别结节性质的方法，此法简单、安全、有效，对甲状腺结节良恶性的鉴别诊断价值大。但针吸活检结果受操作者经验、穿刺部位等因素影响，阴性不能完全排除恶性病变的可能，有时需要重复穿刺，或在B超引导下穿刺活检（US-FNAB），有助于获得足够细胞量并避免吸入过量的血液和囊肿液体，增加诊断的准确性。FNAB对滤泡性结节、滤泡性腺瘤及滤泡性癌的鉴别诊断有一定困难，穿刺诊断的良性结节性病变也应每6～12个月定期复查，尤其是对于有甲状腺癌高危因素者。

【诊断依据】

甲状腺结节的治疗取决于诊断，甲状腺结节的诊断一定程度上依赖于FNAB。FNAB的常规应用可以减少很多不必要的甲状腺切除术，因此减少不必要的外科手术和病死率，并对手术治疗的方式和范围提供指导。细胞学确定为良性结节的可以随访或行甲状腺素治疗，恶性的必须尽早手术治疗，对于不能明确诊断的需再次细针穿刺活检，或超声引导下穿刺细胞学检查，细胞学检查结果考虑为可疑恶性的要结合其他资料进行综合判断，必要时亦可行甲状腺单侧切除并术中快速冰冻切片检查。

【治疗方案】

1.多发结节的处理　多发结节多为良性，如甲状腺功能正常，可先试行甲状腺片治疗3～6个月。如结节证实或怀疑为恶性，或伴发甲状腺功能亢进，或放射性核素扫描为热结节，或出现压迫症状，或甲状腺片治疗无效，结节增大，影响美观或生活，同时甲状腺自身抗体阳性者，需手术治疗，手术中尽量保留正常甲状腺组织。术后服甲状腺片至少半年，维持T_3、T_4于正常上限，TSH于正常下限。

2.单发结节处理　单发实性结节如诊断为良性，可先服用甲状腺素片治疗3～6个月，若有缩小可继续服药，如不变或增大则应手术治疗。对疑为恶性或自主性高功能结节均须手术治疗。术中须将结节连同包膜外1cm甲状腺组织一并切除。对于单发囊性结节，直径＜3.0cm者多为良性，可行超声引导下穿刺抽吸。直径＞3.0cm者恶性机会增加，可考虑手术切除。

3.隐匿性结节的处理　对影像学检查发现而体检不能触及的隐匿性结节，处理关键在于定性诊断。主要方法是 B 超随诊复查,必要时可行 CT、MRI 检查。复查期间结节明显增大或结节超过 1.5cm 者可行 B 超引导下 FNAB 怀疑恶性或伴甲状腺功能亢进者须手术治疗。

【小结】

谈到甲状腺结节,就会想到肿瘤,从一定程度上说,给医生带来了压力,给患者带来了负担,其潜在的危险性是确实的,但对于甲状腺结节转变成甲状腺癌的概率相对来说还是比较小的。

(常 湛)

第九节 甲状腺危象

甲亢未控制或未经治疗,在各种不利诱因及应激情况下导致病情急剧加重甚至危及生命称甲状腺危象(甲亢危象)。病死率高达 20% 以上。

诱因:感染(上呼吸道最多见,其他包括胃肠道、泌尿道感染、皮肤感染等)、应激:精神高度紧张、压力过大;创伤、过度劳累、高温等;合并严重全身疾病、术前准备不充分、中断治疗、妊娠、产科意外、放射碘治疗后等。各年龄组均可发病,老年人更多见。

本病确切原因尚未完全阐明。各种诱因致循环血中甲状腺激素特别是游离甲状腺激素骤增、机体对甲状腺激素适应能力减弱、肾上腺素能活性增加致儿茶酚胺作用增强以及甲状腺激素清除减少等多方面因素均对发病造成影响。

【诊断标准】

1.临床表现 原有甲亢症状加重;高热或过高热:$T \geq 39℃$,大汗;心率≥ 160 次/分,与体温升高不平行;易伴心房颤动或扑动;恶心、呕吐、腹痛、腹泻、失水;烦躁不安、谵妄、偶有精神病样发作;昏迷;易合并充血性心力衰竭、肺水肿、黄疸、肝脏功能衰竭、败血症、呼吸衰竭、休克、电解质紊乱(如低钾血症、低钠血症)等。少数患者呈"淡漠型"表现如低热、心动过缓、淡漠、嗜睡、反射减低、木僵、昏迷甚至死亡。

2.实验室检查 无特异性提示。甲状腺激素测定的结果与临床表现可不一致。测定甲状腺激素水平对于甲亢危象的诊断帮助不大,但若甲状腺激素水平显著高于正常,对判断预后有意义。

【防治原则】

根据临床表现综合判断,对疑似病例或有先兆者应按甲状腺危象处理,且不必等待检验结果。

1.积极治疗甲亢,去除诱因,充分作好术前准备。

2.抑制甲状腺激素合成:首选 PTU,首剂 600mg,随后 200mg,q4～8h,或 MMZ 首剂 60mg(口服或胃管/直肠注入),随后 20mg,q8h,症状缓解后逐渐减至常规剂量。大剂量应用 ATD,应严密进行不良反应监测。

3.减少甲状腺激素释放,降低循环甲状腺激素水平:服用 PTU 后 1～2 小时给予有机碘剂:复方碘溶液 5 滴,q6h;或静脉滴注碘化钠 0.25g,q6h,首 24h 1～3g,随治疗好转逐渐减量;疗程一般 3～7 日。

4.降低周围组织对甲状腺激素的反应,抑制 T_4 向 T_3 转变。糖皮质激素:氢化可的松 50～100mg 静脉滴注,q6～8h;或地塞米松 2mg,q6～8h;逐渐减量至停用。

5.阻断儿茶酚胺作用无禁忌证(如心脏功能不全、传导系统障碍、支气管哮喘等)者普萘洛尔 40～80mg,q4～8h;拉贝洛尔等短效制剂更安全;大剂量 β 肾上腺素受体阻滞剂有抑制 T_4 向 T_3 转变的作用。

6.保护重要脏器功能,支持对症治疗给氧、提供足够热量及维生素、纠正脱水及电解质紊乱、物理降温

［忌用乙酰水杨酸,该药竞争结合甲状腺激素结合球蛋白(TBG),使游离甲状腺激素释放增加］、必要时镇静剂或人工冬眠;抗感染、纠正休克、监测及保护重要脏器。

7.必要时紧急透析或血浆置换使血中甲状腺激素浓度迅速降低。

（陈晓琴）

第十节　甲状腺肿瘤

甲状腺肿瘤依其分化程度和生物学特性可分为良性和恶性两大类。病因不明,二者可能相同,其发生的因素可能与慢性 TSH 刺激、缺碘、放射损伤等导致细胞不可逆突变、甲状腺细胞增生癌变有关,部分可发展成癌变。文献报道甲状腺瘤约有 20% 的癌变率。

【诊断】

(一)甲状腺良性肿瘤

1.甲状腺肿瘤是甲状腺良性肿瘤中常见的一种。可发生于任何年龄,女性多见。多数为单结节性,少数呈多结节状。

2.临床上可多年无症状,当肿瘤直径>1cm 时才能触及,随甲状软骨的吞咽活动,上、下移动,大小不等。圆形或椭圆形,触之有弹性感,不与气管粘连,无邻近淋巴结节转移肿大。如继续增大到 3cm 以上时,可发生气管或食管或上腔静脉压迫症状。少数腺瘤因甲状腺激素分泌增高,出现甲亢表现,称高功能或毒性腺瘤。

3.腺瘤一般有完整包膜。根据其组织学特征可分为三种主要类型:①滤泡性腺瘤,最常见。②乳头状瘤,较少见。③Hurthle 细胞性,更少见。肿物发展缓慢,可发生退行性变,少数可发生恶变。

(二)甲状腺恶性肿瘤

可发生于任何年龄,女性多见,在单结节甲状腺肿中远比多结节甲状腺肿多见。形态可分以下几种:

1.乳头状癌

(1)此类癌包括单纯性乳头状癌和混合性甲状腺癌,临床最常见,恶性度最轻,占甲状腺癌的 50%～70%。

(2)任何年龄均可发病,但多见于儿童和年轻女性,男女之比为 1：(2～3),有些患者儿童时期可有颈部放射治疗史。

(3)为甲状腺中生长最慢者,多年可局限在甲状腺内,但可经腺内淋巴管扩散至腺体的其他部位或局部淋巴结。随年龄的增大,肿瘤可变成恶性,偶可转化为未分化癌,预后极差。

(4)临床上除触及甲状腺结节及局部淋巴结肿大外,其他表现极少,有时癌瘤小,位于甲状腺深部而不能触及。

(5)病理上可见分化良好的柱状上皮呈乳头状突起。核清晰伴嗜酸性细胞质,常见同心圆的钙盐沉积。癌瘤浸润周围组织较常见,如广泛地向甲状腺前肌、气管、食管、喉返神经等浸润,但远外转移少见。

2.滤泡细胞癌

(1)此类癌可单纯或多数与乳头状癌混杂,以混合型存在,恶性程度不一,但大于乳头状癌,占甲状腺癌的 15%～20%。

(2)多见于中年以上女性,男女之比亦为 1：(2～3),儿童时期常有颈部放疗史。

（3）很少有淋巴转移，但亦有血性远处扩散，特别扩散至骨骼、肺、肝等脏器。有时治疗剂量的甲状腺激素抑制其扩散有较好的作用。

（4）临床上主要表现为结节性甲肿，单结节多见，质硬如石，可累及整叶甲状腺，后期可出现邻近组织的侵蚀、疼痛，以及远处转移。滤泡细胞癌及其转移灶有摄碘功能，偶可引起甲亢。

（5）病例所见各部位不一，有的组织几乎正常，有的仅见有核分裂，可见到 Hurthle 细胞，常见到血管和血管附近组织的侵蚀，老年患者更为显著。多数与乳头状癌混杂形成混合类型。

3.未分化癌

（1）约占甲状腺癌的 10％，多为 50 岁以后发病，女性略多于男性。恶性程度高，多数患者于确诊 6 个月内死亡。可分若干亚型，但以小细胞癌和巨细胞癌最为重要。

（2）临床上主要表现为甲状腺肿块迅速增大、疼痛。侵蚀邻近组织，引起声音嘶哑、呼吸窘迫和吞咽困难。肿块大有压痛，质硬如石，与周围组织粘连固定，局部淋巴结肿大，也可远处转移。

（3）病理上所见主要为含有许多核分裂的不典型细胞和多核巨细胞，恶性程度大。以小细胞为主时不易与淋巴瘤区别，有时可见有乳头状癌和滤泡细胞癌的成分，提示部分未分化癌是其二者的退行性变（间变）。

4.甲状腺滤泡旁细胞癌

（1）又称甲状腺癌髓样癌，占甲状腺癌的 1％～2％，多在 50 岁以上年龄发病，女略多于男。恶性程度高于滤泡腺癌。

（2）临床上一般先有甲状腺坚硬结节或局部淋巴结肿大，也可经血行向远处扩散。其可分泌降钙素，但一般血钙正常，不出现低血钙症状；亦可分泌前列腺素、肾素和血管活性肠肽引起相应症状；也可分泌血清素和 ACTH，表现有类癌细胞症状和库欣综合征；可 100％存在于多发性内分泌肿瘤形成（MEN）的 2 型和 3 型中，20％～30％有腹泻，原因不明，可能与血清素、前列腺素 E_2 和 F_{2a} 有关。

（3）病理可见细胞形态、排列、分化不一，但无坏死或多核细胞浸润，腺体的其他部位也可见癌性病灶，有血管侵蚀。

5.甲状腺淋巴癌

（1）甲状腺淋巴癌临床上罕见，多在桥本甲状腺炎的基础上发病，是淋巴癌中唯一以女性发病为主的肿瘤，故女性多见。

（2）临床上有桥本甲状腺炎或甲亢患者，如有迅速增大的甲状腺肿块则应考虑本病。

（3）病理上呈间质内异型淋巴细胞弥漫性浸润，淋巴滤泡生发中心萎缩消失，淋巴细胞成堆或环状浸润；甲状腺滤泡上皮在滤泡腔内呈瘤样损害；血管壁浸润，尤其在含肌层的小血管壁有淋巴细胞浸润。

（三）实验室及特殊检查

1.甲状腺功能检查：血清甲状腺激素、TSH 一般正常，但甲状腺腺瘤增大、释放甲状腺激素过多或少数滤泡细胞癌有过多甲状腺激素形成时，则甲状腺激素增高，TSH 降低，TSH 对 TRH 兴奋试验无反应。

2.甲状腺髓样癌时血清降钙素水平增高。甲状腺淋巴瘤时免疫球蛋白标记为轻链单克隆性。

3.甲状腺球蛋白测定：在分化良好的甲状腺癌，可作为一个手术后肿瘤复发的标志。

4.超声检查：低回声、结节内血供丰富、不规则边缘、结节内微小钙化、晕圈缺如或结节高度超过宽度等以及颈部淋巴结浸润病变等提示恶性病变。超声引导下细针穿刺活检是性价比最高和最准确的术前评估方法，一般用于＞1cm 的结节，可疑的＞5mm 的结节也可使用。

5.甲状腺闪烁扫描

（1）大约 90％的良性甲状腺瘤不能浓聚 ^{99m}Tc 或 ^{131}I，扫描结果为功能丧失或"冷结节"，易误诊为癌，但术后和病理证实为低功能腺瘤、腺瘤出血和甲状腺囊肿。少数腺瘤扫描呈"温结节",其中有些腺瘤进一步增大具有自主性,甲状腺激素释放增加,TSH 下降,扫描呈"热结节",临床上可有甲亢表现,称为高功能自主性腺瘤或毒性腺瘤。

(2)甲状腺癌中除滤泡细胞癌及其转移病灶有摄碘功能,扫描呈"温结节"或"热结节"外,上述其他型癌均呈"冷结节"。

6.甲状腺细针活检和手术切除后病理检查可做出明确诊断。

【鉴别诊断】

1.甲状腺结节中,病因包括:①单纯性甲状腺肿。②甲状腺炎。③甲状腺囊肿。④甲状腺腺瘤。⑤甲状腺癌。因此诊断甲状腺肿瘤时,应排除其他原因的甲状腺结节。

2.甲状腺肿瘤应进行良、恶性的鉴别,以下几点可供参考:

(1)甲状腺癌可发生于任何年龄,但多见于年龄大的人,女性多于男性。

(2)甲状腺癌在单个结节性甲状腺肿中远比多个结节性甲状腺肿多见。

(3)一个质地较软、光滑、可活动、邻近无颈淋巴结肿大的结节,一般为良性。一个坚硬、不痛、固定、邻近有颈淋巴结肿大的结节,恶性的可能性大。

(4)钙化的结节,如能排除髓样癌,则癌的可能性小。

(5)结节生长快的提示癌肿,但急骤长大伴疼痛的结节性甲状腺肿多系腺瘤内出血或急性甲状腺炎,而非癌肿。

(6)足量甲状腺激素抑制治疗 2～4 个月,结节无明显缩小或反而增大者,应考虑为癌。

(7)甲状腺扫描。

(8)实验室检查。

(9)甲状腺细针活检和手术切除病理检查。

【治疗】

1.甲状腺肿瘤确诊后,一般均手术切除,术前用甲状腺激素进行抑制性治疗,既可使手术容易进行,又可减少肿瘤扩散。手术时应做快速冷冻切片,以决定手术范围。

2.如为甲状腺癌,根据肿瘤大小、周围浸润、淋巴结转移和远处转移判断复发风险,决定术后随访和治疗方案。

(1)根治术后 ^{131}I 治疗,分为 ^{131}I 清除甲状腺癌术后残留甲状腺组织阶段(简称为清甲)和 ^{131}I 治疗甲状腺癌转移病灶阶段(简称为清灶),无论是清甲还是清灶, ^{131}I 治疗的整个操作过程都包括准备、给药、给药后扫描以及 ^{131}I 治疗后的甲状腺激素抑制治疗等具体步骤。每次 ^{131}I 治疗前的准备工作非常重要:停服 L-T$_4$ 2～3 周、或改服三碘甲状腺原氨酸(L-T$_3$)2～4 周后再停服 L-T$_3$ 约 2 周,测定 TSH>30mL/I。时满足要求(B 级): ^{131}I 治疗前 1～2 周免碘饮食(B 级)。清甲治疗在 L-T$_4$ 撤药或 rTSH 刺激后进行。 ^{131}I 剂量的选择:①低危的患者可以选择 30～100mCi(B 级);②高危的患者可以选择 100～200mCi(C 级)。RAI 治疗后第 2 或第 3 天恢复优甲乐(左甲状腺素)治疗。建议清甲 2～10 天后行扫描复查。

(2)患者每 2～3 个月(包括血清甲状腺球蛋白测定)详细检查一次。甲状腺全切后,或者近全切+RAI治疗后,检测 Tg 对于判断分化型甲状腺癌复发或残留敏感性和特异性最高。如无复发,继续使用甲状腺激素抑制治疗,直至下一次扫描检查前 4 周,改用 L-T$_4$,后者在扫描前 10 日停用。如有复发,则需用较前更大剂量的 ^{131}I 放疗,总剂量宜在 500Ci 以下。

(3)有些患者扫描无功能性转移灶,但血清甲状腺球蛋白升高,应用 X 线和骨扫描查明分泌甲状腺球蛋白的转移癌部位。

（4）甲状腺激素抑制治疗：①有残留病灶，无特殊禁忌，TSH＜0.1mU/L；②临床和生化无瘤的高危患者，维持 TSH 0.1～0.5mU/L 5～10 年；③临床和生化无瘤的低危患者，维持 TSH 0.3～2mU/L；④未行 RIA，临床无瘤，TG 正常，超声正常，TSH 0.3～2mU/L。

3.对于疑似肿瘤患者而不能或不愿做活检者，可用甲状腺激素抑制治疗 3 个月。如结节缩小，则应长期继续使用；如未缩小或更增大，应即考虑手术治疗。有功能结节，虽无恶性证据但有甲亢时，也应手术治疗，高功能腺癌也可用 [131]I 放疗。

4.其他治疗：①化疗；②外放疗；③经皮乙醇注射治疗；④对症治疗；⑤分子靶向治疗。

（陈晓琴）

第四章　甲状旁腺疾病

第一节　甲状旁腺疾病的诊断与治疗原则

甲状旁腺分泌的甲状旁腺素(PTH)在钙磷代谢平衡、细胞凋亡、骨骼代谢等方面起重要作用。由于各方面原因致 PTH 分泌异常就会导致甲状旁腺疾病,常见的甲状旁腺疾病主要有原发性和继发性甲状旁腺功能亢进症、甲状旁腺功能减退症,还有钙受体病与甲状旁腺素抵抗综合征及其他甲状旁腺疾病。

原发性甲状旁腺功能亢进症

原发性甲状旁腺功能亢进症(PHPT)是由于甲状旁腺本身病变引起的 PTH 合成、分泌过多。本病患病率约为 1/1000,女性多于男性,是男性的 2 倍左右。发病率随年龄而增加,绝经后的妇女患病率为普通人群的 5 倍。起病缓慢,临床表现多种多样。临床上有相当一部分患者血清钙和 PTH 增高,但持续多年不出现症状,甚至不能叙述明确的发病时间。临床症状可分为高血钙、骨骼病变和泌尿系等 3 方面,可单独出现或并发存在。

一、临床表现

(一)高血钙、低血磷症

1.消化系统　由于平滑肌张力下降,胃肠蠕动减弱,出现腹部不适、食欲减退、消化不良、便秘。可有恶心呕吐、反酸、上腹痛。高血钙可刺激胃泌素分泌,胃酸增多,10%～24%患者有消化性溃疡,随手术治疗后高血钙症被纠正,高胃酸、高胃泌素血症和消化性溃疡亦可缓解。如同时伴有胰岛胃泌素瘤,分泌大量胃泌素,引起顽固性消化性溃疡,除十二指肠球部外,溃疡还可发生于胃窦、十二指肠降段或空肠上段等处,称为卓-艾综合征。钙离子易沉积于有碱性胰液的胰管和胰腺内,激活胰蛋白酶原和胰蛋白酶,约5%～10%患者有多发性急性或慢性胰腺炎发作。临床上慢性胰腺炎为甲旁亢的一个重要诊断线索,一般胰腺炎时血钙降低,如患者血钙正常或增高,应追查有无甲旁亢存在。

2.神经肌肉系统　中枢神经方面症状包括淡漠、消沉、轻度个性改变、反应迟钝、记忆力减退、注意力不集中、烦躁、过敏、多疑多虑、失眠、情绪不稳、抑郁和嗜睡。由于症状无特异性,患者可被误诊为神经症。肌肉可出现四肢无力,以近端肌肉为甚,可误诊为原发性神经肌肉疾病。神经系统症状的轻重与高钙血症的严重程度有关。当血清钙超过 3mmol/L 时症状明显,严重时可出现明显精神症状如幻觉、狂躁甚至昏迷。某些患者在甲状旁腺切除后,神经精神表现可逆转。

3.心血管系统　心动过缓,有时心律不齐,心电图示 QT 间期缩短。

（二）骨骼系统

早期可出现骨痛，开始是腰腿痛，逐渐发展到背部、髋部、胸肋部和四肢及全身及关节，局部有压痛，活动受限。下肢不能支持重量，行走困难，常被误诊为关节炎或肌肉病变；后期表现为纤维囊性骨炎，出现骨骼畸形和病理性骨折，身材变矮，四肢骨弯曲，髋内翻，甚至卧床不起。部分患者可出现骨囊肿，表现为局部隆起，膨大变形，即棕色瘤。骨转换增加，骨吸收速度超过骨形成，骨矿质日渐减少，CT扫描或骨密度仪监测可发现有进行性骨质减少。除弥漫性脱钙外，X线还可发现指骨内侧和锁骨远端骨膜下皮质吸收与颅骨斑点状脱钙，对本病有诊断价值。多发性骨折和槽骨吸收牙松动易脱落等改变也有诊断价值。

（三）泌尿系统

由于血钙过高致有多量钙自尿排出，长期可影响肾小管浓缩功能，出现多尿、夜尿和口渴等症状，可反复发生肾脏或输尿管结石和肾实质钙化，表现为肾绞痛或输尿管痉挛症状，血尿或砂石尿等，也可有肾钙盐沉着症，结石一般由草酸钙或磷钙组成。结石反复发生或大结石形成可以引起尿路阻塞和感染，可诱发慢性肾盂肾炎。一般手术后可恢复正常，少数可发展为肾功能不全和尿毒症。肾钙质沉着也可引起肾功能下降和磷酸盐滞留。

（四）其他

钙盐沉积可引起皮肤瘙痒。软组织钙化影响肌腱和软骨，引起非特异性关节痛。新生儿出现低钙性手足抽搐要追查其母亲有无甲旁亢的可能。软骨钙质沉着病和假痛风在原发性甲旁亢中较常见。

二、体征

多数病例无特殊体征，约10％～30％在颈部可触及肿块都骨骼有压痛、畸形、局部隆起和身材缩短等。体检可见患者身高变矮、头颅变形、鸡胸、驼背、四肢骨弯曲，呈"O"形或"X"形腿，髋内翻，骨囊肿部位膨大变形。高钙血症可使钙沉积在角膜，早期需用裂隙灯方能查出。肾脏受损可有继发性（肾性）高血压。

三、甲状旁腺危象

甲状旁腺危象是由严重的高血钙（通常＞4mmol/L）所致。患者一般患有多年甲状旁腺功能亢进症和高钙血症，往往受到应激后，症状加剧而发生危象。表现乏力、厌食、恶心、呕吐、多尿、失水、虚脱以及神志改变，甚至昏迷。血清PTH通常大于正常上限5～10倍，尿素氮升高，可出现低钾低氯性碱中毒。心电图示QT间期缩短，伴传导阻滞，必须立即进行抢救和手术。

继发性甲状腺旁腺功能亢进症

继发性甲状腺旁腺功能亢进症（SHPT）是指在慢性肾功能不全、肠吸收不良综合征、范可尼综合征和肾小管性酸中毒、维生素D缺乏或抵抗以及妊娠、哺乳等情况下，甲状旁腺长期受到低血钙、低血镁或高血磷的刺激而分泌过量的PTH，以提高血钙、血镁和降低血磷的一种代偿性临床综合征。

临床表现可分为原发病表现、继发甲旁亢的临床与实验室表现、特殊检查改变等。多有肾功能不全，轻度肾衰竭患者症状一般不明显，严重肾衰竭者常有贫血、高血压病、心血管疾病、肌病、骨痛、衰弱和瘙痒。与继发性甲旁亢和高血钙有关的症状包括头痛、体重减轻、易疲乏、软组织钙化，引起皮肤坏死和坏疽、关节痛、巩膜角膜钙化、肌腱断裂、假性痛风及股骨头无菌性坏死。

三发性甲状旁腺功能亢进症

本病是在继发性甲旁亢基础上发展而成的,病因与继发性甲旁亢相同。在继发性甲旁亢基础上,甲状旁腺受持久低血钙刺激,部分增生组织转变为腺瘤,自主分泌过多的 PTH,称为三发性甲旁亢,临床上较少见。此时,血钙由低或正常转为升高,骨病变同 PHPT。

甲状旁腺功能减退症

甲状旁腺功能减退症是由于甲状旁腺素(PTH)分泌过少而引起的一组临床症状。PTH 缺乏不论是遗传性还是继发性,其所致的甲旁减关键所在有一些共同的临床表现,如急慢性低血钙症症状。

一、神经肌肉症状

由于神经肌肉应激性增加而致。轻症仅有感觉异常、四肢刺痛、发麻、手足痉挛僵直,易被忽视或误诊。当血钙降低至一定程度时常出现手足搐搦发作,呈双侧对称性腕及手掌指关节屈曲,指间关节伸直,大拇指内收,形成鹰爪状;严重病例全身骨骼肌及平滑肌痉挛,可发生喉头和支气管痉挛、窒息等危象;心肌累及时呈心动过速,心电图示 QT 间期延长,主要为 ST 段延长,伴异常 T 波。小儿可有惊厥,大多呈全身性。手足搐搦偶可发生在半侧肢体,而对侧无表现。上述发作持续几分钟、几小时,也可连续几天。症状可由于感染、过劳和情绪等因素诱发。当手足搐搦不发作时,下列刺激可以证明神经肌肉兴奋性增加,有助于隐性手足搐搦的诊断。叩击肌肉时可能引起肌肉的收缩。

1.面神经叩击试验(Chvostek 征)　以手指弹击耳前 2～3cm 处,相当于面神经分去处,或鼻唇沟与耳垂连线的中点外表皮肤,可引起同侧口角或鼻翼抽搐,重者同侧面部肌肉亦有抽搐。仔细观察其反应强度,结合病史及血钙水平对诊断有重要意义。

2.束臂加压试验(Trousseau 征)　将血压计橡皮袋包绕于上臂,袋内打气以维持血压在舒张压及收缩压之间,减少以至停止上臂静脉回流 3 分钟,可引起局部手臂的抽搐。Trousseau 征阳性是由于充气袖带使压迫处缺血局部神经的缺钙更明显而兴奋神经所致,而不是由于前臂缺血。

二、眼部表现

低血钙引起白内障最常见,占本病患者的 50%,如以裂隙灯检查,可发现更多早期白内障患者。白内障多为双侧性,早期表现为晶体前后层混浊,晚期扩散呈弥漫性混浊而不能与老年性白内障区别,即使治疗后低钙血症好转,白内障也难消失。眼底检查可能有视盘水肿甚至假脑瘤的表现。

三、精神症状

在发作时常伴不安、焦虑、抑郁、幻觉、定向失常、记忆减退等症状,精神症状可能和基底核功能障碍有关。

四、外胚层组织营养变性及异常钙化症群

如病程久,常发现皮肤粗糙,色素沉着,毛发脱落,指(趾)甲脆软萎缩,甚而脱落;儿童起病者,牙齿钙化不全,牙釉质发育障碍,呈黄点、横纹、小孔等病变。患儿智力多衰退,脑电图常有异常表现。

五、心脏表现

长期低血钙可致心肌收缩力严重受损,乃至甲旁减心脏病。此外,还容易出现贫血、白色念珠菌感染等表现,尚可同时伴随 Schrrudt 综合征,即甲状腺功能减退症伴有肾上腺皮质功能减退症或(和)糖尿病。

钙受体病与甲状旁腺素抵抗综合征

钙受体病:主要包括由于钙受体基因突变所致的一组临床疾病,如家族性低尿钙性高钙血症、新生儿重症甲旁亢、遗传性高尿钙低钙血症。甲状旁腺素抵抗综合征是由于外周靶细胞对 PTH 有抵抗而导致的疾病,为一种遗传性疾病,主要包括假性甲旁减和假-假性甲旁减。假性甲旁减除具有甲状旁腺功能减退症的临床表现外,I_b 型患者外观正常。I_c 型患者常有其他种畸形,被称为 Albright 遗传性骨营养不良症(AHO),包括肥胖、身材矮小、圆脸、短颈、掌骨(跖骨)缩短(最常发生于第 4 和第 5)、远端指骨短而宽伴皮下钙化。常表现轻度的智力减退和内分泌异常,如常伴甲状腺(无甲状腺肿)和性腺功能减退。部分患者可有颅骨增厚,牙釉缺陷和牙不萌出,骨外生骨,骶骨钙化,髋外翻或髋内翻,桡骨和肱骨弯曲等。诊断时可依靠染色体分析等。

一、实验室检查

甲状旁腺功能检查方法包括实验室检查、动态功能试验和影像学检查 3 个方面。近年来有甲状旁腺疾病的诊断很大进展,尤其是采用免疫化学发光技术检测甲状旁腺激素(PTH)原形大幅度地提高了诊断的敏感性和特异性;还有放射性核素 ^{99m}Tc-sestamibi 双时相 SPECT 技术的应用解决了有功能甲状旁腺特别是再次手术者定位的问题。骨密度测定(BMP)已成为指导外科医师是否要手术治疗的重要指标。

(一)血生化检查

1.血清钙　血钙主要由 3 部分组成,即离子钙、蛋白结合钙和小分子阴离子结合钙。分别占血钙总量的 47%、40%、13%,3 种形式的比例是可变的。血 pH 下降时离子钙浓度增加,结合钙减少;反之 pH 上升时结合钙增加,离子钙减少。老年人、妊娠后期和碱中毒时血清离子钙下降,而酸中毒时离子钙是升高的。在代谢性骨病时,血钙总量和离子钙均有变化,但以离子钙的升降明显。不少情况下,血钙总量正常而离子钙已有明显变化。因此,常同时测定血钙总量、离子钙、血 pH、血清蛋白等多项指标,并以离子钙和总钙的比值来综合评价其病理意义。

血清离子钙约占血清总钙的 50% 左右,正常值 1.1~1.4mmol/L(4.5~5.5mg/dl)。正常人的血总钙值为 2.25~2.75mmol/L(9~11mg/dl)。早期血钙大多增高,血钙如反复多次超过 2.7mmol/L,应视为疑似病例,超过 2.8mmol/L 意义更大。少数患者可呈间断性高钙血症与正常血钙,但血钙经常维持于正常水平是极为罕见的,故有时需反复复查。甲状旁腺功能亢进症危象时,血钙可达 3.75~4.25mmol/L。应注意高

血钙可被低蛋白血症所掩盖,应予以校正。如同时伴有维生素 D 缺乏、肾功能不全或低白蛋白血症等,血清总钙可以不高。但低蛋白血症的甲旁亢患者,有离子钙增高,所以此时应测定离子钙水平。血钙正常的甲状旁腺功能亢症患者在服用维生素 D 后,血钙迅速增高,有助于诊断。

2.血清磷　　正常值成人为 $0.97\sim1.45$mmol/L($3.0\sim4.5$mg/dl)、儿童为 $1.29\sim2.10$mmol/L($4.0\sim6.5$mg/dl),应在空腹状态下测定,因为餐后血磷值是低的。甲状旁腺功能亢进症患者血磷降低,甲状旁腺功能减退血磷升高,其诊断意义不如血钙高。甲旁亢患者血清磷多数低于 1mmol/L,常与高血钙并存。但晚期病例肾功能减退,肾小球滤过率降低时,血清磷可正常或升高。

3.血清镁　　原发性甲状旁腺功能亢进症低镁血症并不常见,可能有 1/5 患者在正常水平以下。低血镁的症状与低血钙相似,包括神经肌肉激惹、精神错乱和衰弱等。术后持续低血镁及低血钙者,常难以确定是哪一种离子缺乏的症状,血清钙恢复正常后,低血镁也易于纠正。

4.血清碱性磷酸酶(AIP)及其同工酶　　ALP 是骨代谢中必需的成分,与骨矿化的关系十分密切。当成骨细胞数目增多和功能增强时,血中 ALP 均升高。通常情况下,血 ALP 主要来源于肝脏,但在生长发育期及存在骨病变时,升高的血 ALP 主要来自骨组织。许多代谢性骨病都可因成骨细胞合成 ALP 增加、ALP 活性增强而致血 ALP 升高。血 ALP 测定可作为许多代谢性骨病的诊断参考指标。因此原发性甲状旁腺功能亢进时,排除了肝胆系统的疾病存在,则血 ALP 增高反映骨病变的存在,且与骨病变程度成正比,即骨病变愈严重,血清 ALP 值愈高。除用于诊断、鉴别诊断外,还可作为某些代谢性骨病的追踪疗效与判定预后的指标。佝偻病有低钙血症,但其 ALP 是增高的。假性甲状旁腺功能低下症并有囊性骨纤维炎者的 ALP 也增高。

5.血甲状旁腺素(PTH)　　PTH 在血液循环主要有四种存在形式:一是完整的 PTH $1\sim84$,占 $5\%\sim20\%$,具有生物活性;二是 N 端 PTH $1\sim34$(即 PTH-N),量很少;三是 C 端 PTH $56\sim84$(即 PTH-C);四是中段 PTH(即 PTH-M)。后两者占 PTH 的 $75\%\sim95\%$,半衰期长,但无生物活性;而前两者半衰期短。此外还有少量的 PTH 原、前 PTH 原等。

(1)方法:国内外已有不同 PTH 片段的试剂盒供应。①完整 PTH $1\sim84$(intact PTH),现用双位点免疫放射法(IRMA)和双位点免疫化学发光法(ICIMA)测定部分解决了 PTH $3\sim34$ 以及 PTH $53\sim84$ 测定中的干扰问题,比用 RIA 测定总 PTH 具有许多优点。②PTH-N,测此片段对评价急慢性肾衰竭患者的甲状旁腺功能有一定帮助。③PTH-C,无生物活性,在区别甲状旁功能正常与异常方面比 PTH-N 更为灵敏。④PTH-M,半衰期时间长,无生物活性,但准确性高,可达 $95\%\sim100\%$,在区别原发性、继发性甲状旁腺功能亢进症和原发性、继发性甲状旁腺功能减退症方面有一定意义。PTH-C 和 PTH-M 是非活性片段,虽与临床有良好相关,但可受肾功能不全的干扰。肾衰竭时这些片段可积累而使测定值增高。而前两者可被肝脏和外周组织很快代谢而不易受肾脏功能的干扰。一些生理因素及药物对 PTH 水平有影响。肾上腺素、胰泌素、乙醇、前列腺素 E_2、维生素 A、降钙素及皮质醇均能增加 PTH 分泌,普萘洛尔、低镁血症、1,25-$(OH)_2D_3$ 则降低血 PTH。

(2)正常范围:由于测定片段不同和季节对 PTH 也有影响,各地正常值差异较大,故各实验室应建立自己所测地区人群和所采用方法的正常范围。血液循环中 PTH 分子有不均一性,以及所用抗血清来源及抗原的不同,使各实验室报告的血清 PTH 正常值有很大差异,而且所用的单位也不统一。免疫反应性 PTH(iPTH)的正常范围为 (2.5 ± 0.8)pmol/L,PTH-N $1.3\sim12$pmol/L。但在诊断原发性甲状旁腺功能亢进症时无论是 PTH-C、PTH-N 还是 PTH-M,其测定值都升高,在发病早期增高幅度已很明显,可达正常值 10 倍,其准确性在 $95\%\sim100\%$。

(3)PTH升高的常见原因

1)原发性甲状旁腺功能亢进症:PTH可高于正常人5~10倍,腺瘤比增生升高更明显,无昼夜变化节律。血PTH升高和程度与血钙浓度、肿瘤大小和病情严重程度相平行。但有10%左右可正常。

2)继发性甲状旁腺功能亢进症:本症是由于体内存在刺激甲状旁腺的因素,特别是低血钙、低血镁和高血磷,使甲状旁腺肥大、增生,分泌过多的PTH。较常见的有以下几种情况:①维生素D缺乏症所致低钙和继发性PTH升高;②肾脏疾病刺激甲状旁腺分泌PTH,如肾小球滤过率降至40ml/min时,PTH升高更明显;③长期磷酸盐缺乏和低磷血症、维生素D活化障碍和血磷过低造成骨软化症、低血钙而刺激PTH分泌;④胃、肠、肝、胆和胰疾病;⑤在假性甲状旁腺功能减退症者或其他原因所致低钙血症者,继发甲状旁腺功能亢进症则PTH正常或增高。

3)糖尿病、骨质疏松症、单纯性甲状腺肿、乳腺癌、甲状旁腺癌等均可有PTH升高。

(4)PTH降低的常见原因

1)甲状旁腺功能减退症:约70%患者PTH明显降低。

2)甲状腺功能减退症:PTH明显低于正常。而甲状腺功能亢进患者的PTH 80%在正常范围内。

3)类风湿关节炎:PTH减少的基本原因是急性风湿性关节炎时细胞内钙储积所致。

4)暴发型流脑、肿瘤或维生素D过量等非甲状旁腺功能亢进症引起的高钙血症,PTH分泌受抑制。

6.降钙素　正常人降钙素(CT)白天有较大波动,中午有一高峰,以后逐渐下降,夜间较恒定。成年人正常情况下一般在5.0~30.0pmol/L。升高的常见原因有甲状腺髓样癌、异位肿瘤、原发性甲状腺功能亢进、急慢性肾衰竭、原发性甲状旁腺功能减退症、肢端肥大症等;降低的原因主要有:甲状腺发育不全、糖尿病、绝经后妇女骨质疏松、重度甲状腺功能亢进症、原发性甲状腺功能减退症等。

7.血浆1,25-$(OH)_2D_3$　过多的PTH可兴奋1α-羟化酶活性而使血浆1,25-$(OH)_2D_3$含量增高。

8.尿钙　尿钙离子测定参考正常值:男性$(72.33+38.14)$mg/24h,女性$(62.26±31.69)$mg/24h。多数甲状旁腺功能亢进症者24小时尿钙排出增高,但低于甲状旁腺疾病所致高血钙者,如类肉瘤及恶性肿瘤患者尿钙排出较高,因此,单有高尿钙并不能构成甲状旁腺功能亢进症的诊断。常见于下列疾病:①高血钙性高尿钙症;②正常血钙性高尿血症,特发性高尿钙症、皮质醇增多症、维生素D中毒、肾小管性中毒、肾盂肾炎、肢端肥大症、急性骨质疏松等;③低血钙性高尿钙症,肾小管性酸中毒、肾盂肾炎和佝偻病治疗早期等。甲状旁腺功能减退症病人尿离子钙是降低的。

9.尿磷　受饮食中磷含量的影响,其诊断意义不如尿钙增加那么重要。肾小球滤过率是尿磷排出的重要因素之一,另一重要因素是肾小管的磷重吸收能力,它主要受PTH和维生素D的影响。由于尿钙磷测定仅作为代谢性骨病的初筛试验。尿磷增高主要见于高磷饮食、甲旁亢、碱中毒、急性高血钙及低血钙、利尿剂、原发性高血压病、肾性高血压及恶性肿瘤等。

(二)动态试验

1.肾小管磷重吸收(TRP)试验　在正常钙、磷饮食情况下进行,正常人为84%~96%,平均90.7%±3.4%,甲状旁腺功能亢进症为60%~83%。此试验用于肾小球滤过率大于50ml/min的患者,严重肾小球功能损害时无诊断价值。PTH抑制肾小管对磷的重吸收,促进尿磷的排泄。正常人用固定钙磷饮食(钙700mg/d,磷1200mg/d)5天,肾小管磷重吸收率可降低至83%以下(正常值为84%~96%);甲状旁腺功能亢进症时,可降至60%~83%,一般<78%。定量钙磷饮食:患者每日饮食中含钙300~400mg,磷1000~1400mg,禁肉食5天,在第3~4天晚8时至晨8时,或第4~5天晨6~8时空腹留12小时或2小时尿,并取静脉血测磷及肌酐浓度。正常成人在一般饮食时,TRP为80%~90%$(82.5%+4.73%)$,低磷饮食时为95%,高磷饮食时为75%。甲状旁腺功能亢进症患者TRP降低,小于75%。甲状旁腺功能减退患

者 TRP 升高,大于 90%。

2.皮质醇抑制试验　给予患者泼尼松 30mg/d(分 2 次口服),或氢化可的松 150mg(分 3 次口服),连续 10 天,服药前 1 日和服药后第 1、3、5、7、10 日分别采血测定血钙。甲状旁腺功能亢进患者血清钙不下降,而其他原因引起的高钙血症如结节病、多发性骨髓瘤、维生素 D 中毒和乳-碱综合征、甲亢等血清钙明显下降,但多数恶性肿瘤伴发高钙血症患者的血清钙不一定下降。大量糖类皮质激素具有抗维生素 D 的作用。

3.噻嗪类利尿剂试验　口服 50~100mg,一日 2 次,共 4 天。如果血清钙升高达 2.7mmol/L(11mg/dl),则有甲状旁腺功能亢进的可能。

(三)影像学及特殊检查

1.^{99m}Tc-sestamibi 扫描　原发性甲状腺功能亢进症患者术前是否要验明病变甲状旁腺腺体数目及部位尚有争论,但要做^{99m}Tc-sestamibi 扫描是一致的观点。当扫描证实只有一个腺体时,其正确率几乎可达 100%。通常该法检测腺瘤的敏感性为 85%~100%,准确率约 94%。检测的最小腺体重 400mg。对增生的检查价值不如腺瘤。对准备再次行甲状旁腺手术患者术前检查更有帮助。其另一优点是可对腺瘤的功能作出判断。

2.SPECT　SPECT 扫描是借助注射放射性和 Tc-sestamibi、^{201}TI、^{123}I 或 Tc-MIBI(锝-甲氧基异丁基异氰代物理等得到三维图像的技术,可发现 60%左右的甲状旁腺肿瘤,但 20g 以下的小腺瘤仍易于被遗漏。有被改良的^{99m}Tc-sestamibi 扫描取代的趋势。

3.MRI　对于甲状旁腺的定位(当反应呈阳性时)是非常有用的。但其阳性率不到 75%,故一般很少用它作为常规检验,有被 sestamibi 取代的趋势。但也有研究指出,MRI 在检出增生方面可能优于^{99m}Tc-sestamibi。

4.CT 扫描　前、中纵隔上方为异位甲状旁腺瘤的好发部位,特别适合于薄层 CT 扫描,可显示细小病变。CT 扫描对其他部位的甲状旁腺病变的诊断亦有重要价值。但已较少使用,因为人们已广泛接受了^{99m}Tc-sestamibi 和 MRI 扫描。

5.超声　超声检查可用于甲状旁腺的定位,但准确性和阳性率不高。对个别的甲状旁腺亢进症再次手术前的定位诊断有一定帮助。甲状旁腺腺瘤表现为肿块性超声图像,回声弥漫、细微、强度较低,可发现直径 5mm 以上的腺瘤,假阳性率约 4%。

6.选择性动脉造影　在选择性动脉造影图上,甲状旁腺肿瘤的表现是甲状腺动脉及其分支移位、变形和肿瘤染色,其中肿瘤染色定位的符合率为 50%~70%。但应注意,选择性动脉造影可引起短暂性脊髓缺血。

7.X 线检查　甲状旁腺疾病所致的各种代谢性骨病在 X 线片上的基本变化可归纳为骨质疏松、骨质软化与佝偻病、骨质硬化、纤维囊性骨炎和软组织钙化与骨化等几种。

(1)骨质疏松:示普遍性骨质吸收脱钙,骨质稀疏。在 X 线片上,其基本改变是骨小梁数目减少、变细和骨皮质变薄。常为全身性,以胸腰椎、扁骨、锁骨、掌骨和肋骨最显著。骨小梁被吸收后,由于被纤维组织代替,并有不规则新骨形成亦可导致骨小梁粗糙呈网状结构。处于生长发育期的骨质疏松患者可出现干骺端的宽阔钙化带、角化征和骨刺。

(2)骨质软化:如有典型骨软化表现,可能并发维生素 D 缺乏或(和)钙供不足。青少年患者骨骺端膨大变形,似佝偻病损害。因骨矿物质减少,X 线片上可见骨密度降低,骨小梁模糊不清。假性骨折(Looser 带)为骨质软化的特征性表现,Looser 带为数毫米宽的透亮带,与骨皮质垂直,边缘骨密度增高。这是由于部分骨折后,骨折处的骨前质矿化不良所致。骨质软化易发生骨畸形,常见于为椎体双凹变形、驼背、髋内翻、膝外翻、骨盆缩窄、胫骨呈弓形变形等。严重时亦常伴有病理性骨折。青春期前发生的骨质软化即为佝偻病。

（3）纤维性骨炎：常见原因是 PTH 分泌过多。X 线片上主要表现为全身性骨质疏松。除有骨质疏松、骨皮质变薄外，骨膜下骨吸收是纤维性骨炎的早期表现，代谢破骨细胞对骨皮质的溶解吸收，具有特殊的诊断价值。

（4）骨质硬化和骨质增生：骨质硬化是指新骨生成过多、骨量增加、骨密度增高的一种病理现象。骨质增生是由于骨生成增多和（或）骨吸收减少所致的骨皮质增厚、骨髓腔变小或消失、骨小梁增粗、海绵间隙变细或转化为致密骨的表现。很多情况下，骨质硬化和增生同时存在，此时称为骨质硬化增生症。在 X 线片上，骨硬化与增生共同表现为骨密度增高、皮质增厚、骨干变粗、骨髓腔变窄和骨小梁粗而致密。

（5）软组织钙化和骨化：营养不良性异位钙化是软组织的退行性变、纤维化或坏死的后果之一。软组织骨化见于先天性进行性骨化性肌炎，或由于外伤、手术、瘫痪后引起。X 线片上，软组织钙化表现为密度高、边缘锐利的斑点状、环状或线条状浓影。如能见到骨小梁结构则称为软组织骨化。

8.骨密度测定

（1）单光子吸收法骨密度测定：单光子吸收法骨密度测量值不仅能反映扫描内的骨矿物质含量，还可间接了解全身骨骼的骨密度和重量。优点是患者无痛苦，接受的放射量很低，简单易行，成本低廉，并可多次重复。其敏感度为 $1\%\sim3\%$。

（2）双光子吸收法骨密度测量：双光子吸收扫描采用 ^{153}Gd 装在两个部位，测定股骨颈及脊椎骨的 BMC。由于骨质疏松首先发生在小梁骨，比上一种能更早期发现骨质疏松。

（3）CT 骨密度测量：目前有单能量 CT 骨密度测量（SEQCT）和双能量 CT 骨密度测量（DEQCT）。本法主要用于脊椎骨的骨密度测定，可直接显示脊椎骨的横断面图像。

（4）双能 X 线骨密度测量：双能 X 线骨密度测量是近年来临床上较常用上骨密度测量方法。利用高、低两种能量 X 线在不同组织吸收率不同的特性，计算出骨密度。

二、治疗

甲状旁腺疾病的治疗原则是建立在不同的甲状旁腺疾病诊断基础之上的。大致上根据甲状旁腺功能亢进与否，治疗上可选择手术、药物治疗，特殊情况下也可介入治疗、放射治疗等。如甲状旁腺功能亢进不论是增生、腺瘤、腺癌、原发或继发性甲状旁腺功能亢进症，一般都应手术治疗；而甲状旁腺功能减退不论是原发、继发或假性甲状旁腺功能减退症，一般多选择药物治疗。

原发性甲状旁腺功能亢进症的外科手术是唯一有效的治疗方法，若高钙血症极轻微，或年老、体弱不能手术可试用药物治疗。手术探查时，如仅一个甲状旁腺肿大，提示为单个腺瘤，应予切除。如 4 个腺体均增大，提示为增生，则应切除 3 个腺体，第四个切除 50%，必要时做冷冻切片。如为腺癌，应做根治手术。异位甲状旁腺大多位于纵隔内，可沿甲状腺下动脉分支搜寻。近年来使用射线引导下微创性甲状旁腺切除术，对治疗单个有功能的甲状旁腺疾病有效、方便、安全。优点为创伤小，切口只有 2.5cm，手术只需 25 分钟，术后可进食，在医院里仅需 1～2 小时，可采用局部麻醉，耐受性好，治愈率高，花费低廉。西咪替丁可阻滞 PTH 的合成和分泌，血钙可降至正常，但停药后可出现反跳升高，可试用于手术禁忌的患者。新开展的内科疗法的远期疗效尚需进一步观察，如 WR-2721 有不良反应，维生素 D 衍生物有升血钙作用，二磷酸盐可导致血钙水平的反跳、乙醇注射疗法中对经验依赖等都是内科新疗法须解决的问题。因此，一般内科治疗原则上仅作为术前准备性治疗。

有时患者可出现高钙危象，重度高钙血症，伴明显脱水，严重时可威胁生命。大量静脉滴注生理盐水可缓解高钙血症,降钙素可抑制骨吸收,也可治疗高钙血症。二磷酸盐制剂,系破骨细胞介导骨质吸收抑制剂,多数可在 3~7 天内血钙降至正常,作用可持续数周。必要时可用血液透析或腹膜透析降低血钙。迅速术前准备后急诊手术。

对有症状的甲状旁腺功能亢进症治疗的意见比较一致,但对无症状型的是否需手术治疗目前仍有争议。一般认为无症状型甲状旁腺功能亢进症的手术指征是:血清钙持续为 2.7~3.0mmol/L 或不断升高,提示病变的发展中;血浆 PTH 有 1~2 次高于正常;尿钙排出超过 250mg/24h;有骨病变或有肾功能受损。

继发性甲状旁腺功能亢进症是由于体内存在刺激甲状旁腺的因素,常见的病因有肾病和肾功能不全,各种原因所致的骨软化,肠钙吸收不足和氟骨症。治疗主要是针对原发病,去除刺激 PTH 分泌的因素。维生素 D 缺乏所致者仅需补充维生素 D 和钙剂,药物所致者应改用其他不影响维生素 D 或 PTH 代谢的药物;严重低血镁和锂盐治疗所致者予以纠正。高血磷在继发甲状旁腺功能亢进症的致病作用很重要,低磷饮食是有效方便的办法。治疗肾源性甲状旁腺功能亢进症时应采用综合治疗的原则。肾性继发甲状旁腺功能亢进症的手术原则与原发性略有不同,有 3 种方式可供选择:甲状旁腺次全切、甲状旁腺全切加上自体甲状旁腺移植、甲状旁腺全切不采用自体甲状旁腺移植。手术成败关键在于手术时机要选择好,因为继发性甲状旁腺亢进症进多有骨骼畸形、血管钙化、骨量显著减少等,有人认为,当甲状旁腺由增生发展到结节样增生时,为手术时机。当继发性甲状旁腺功能亢进症转变成三发性甲状旁腺功能亢进症后,治疗原则与原发性甲状旁腺功能亢进症基本一致。如果患者是肾移植后出现这种情况且症状不明显,则只需切除肿大的甲状旁腺即可。

家族性甲状旁腺功能亢进症是甲状旁腺功能亢进症中较特殊的一种,包括 MEN-Ⅰ、MEN-Ⅱ、家族性散发甲状旁腺功能亢进症并单个或多个腺瘤或增生、家族性甲状旁腺功能亢进症并发下腭肿瘤。其内科治疗原则与原发性甲旁亢基本相同。主要是以控制高血钙及其所致的症状为主。手术治疗应首先探查所有甲状旁腺,特别应注意是否有异位甲状旁腺存在,然后根据每一个体的具体情况决定手术方式,原则上应至少保留一枚功能正常的甲状旁腺,或者选择甲状旁腺全切加自体甲状旁腺前臂移植的手术方法。

假性甲状旁腺功能亢进症是异位激素分泌综合征(异位 PTH 综合征)的一种,常由恶性肿瘤分泌类 PTH 多肽、溶骨性细胞因子、破骨细胞活化因子或前列腺素所致。本症的治疗主要是病因治疗,并积极控制高钙血症,必要时要切除肿瘤。不宜手术治疗的晚期患者,可选用多种降血钙或抑制 PTH 作用的治疗药物。

甲状旁腺功能减退症是甲状旁腺常见的另一组疾病,是由于各种原因导致甲状旁腺素分泌过少而引起的一组临床症状,一般都有低钙血症、高磷血症、血清免疫活性 PTH(iPTH)减少甚至测不到和神经肌肉兴奋性增高。可分为原发性、功能性和继发性甲状腺功能减退症 3 种。治疗目的主要是消除症状,使血清钙接近正常并避免高尿钙。治疗原则以药物治疗为主,如钙剂及维生素 D 衍生物等。控制好母亲的血钙水平是预防新生儿甲状旁腺功能减退症的重要手段。补充镁盐是治疗严重的功能性甲状旁腺功能减退症的根本措施。甲状旁腺自体移植对某些手术后甲状旁腺功能减退患者有效。此外,其他一些方法如减少肠磷而促进肠钙吸收、低钠饮食、氯化铵酸化血液等,也可以试用。假性甲状旁腺功能减退症和假-假性甲状旁腺功能减退症是显性遗传性疾病,是由于 PTH 受体缺陷导致 PTH 对靶组织作用受阻所致,出现近似甲状旁腺功能减退症的临床表现。处理方法基本与甲状旁腺功能减退症相同,其低钙血症较易纠正,有的患者单用钙剂就可获得疗效。假-假性甲状旁腺功能减退症患者仅有体态改变而无生化异常,无需特殊治疗。

(王丽静)

第二节　原发性甲状旁腺功能亢进症

原发性甲状旁腺功能亢进症(PHPT)简称原发性甲旁亢,是指由 PTH 过度分泌所引起的,以高钙血症、泌尿系结石和骨骼的改变为特征的疾病。发病率约为 0.1%,发病年龄以 30～70 岁居多;在大于 50 岁的人群中,女性和男性之比为 3:1。

【病因】

PHPT 大多是由散发的、孤立的甲状旁腺腺瘤引起的(占 80%～90%),而甲状旁腺癌却极为罕见(<2%);4 个腺体同时增生者亦较少见(占 15%～20%)。但是其确切病因不明。流行病学研究表明,既往颈部放射治疗后良、恶性甲状旁腺和甲状腺肿瘤发生率为 11%～25%。有明显家族发病倾向,尤其是作为家族性多发性内分泌肿瘤病(MEN)的一部分,常分属于 MEN1 型、MEN2 型和家族性低尿钙性高钙血症这 3 种常染色体显性遗传性疾病。基因学证据显示,MEN1 基因位于 11 号染色体长臂 11q13 带;MEN2 基因则位于第 10 号染色体长臂 10q11.2 带;几乎所有散发的腺瘤同 1 型多发性内分泌肿瘤一样都属于单克隆肿瘤,在 11q13 上缺乏等位基因有相当高的概率。

【病理】

甲状旁腺腺瘤和增生的区分,即使在显微镜下亦比较困难;区别是单个腺体抑或多个腺体病变,通常基于外科医师在手术时对腺体增大探查的判断。甲状旁腺肿瘤可分为主细胞型和嗜酸性细胞型 2 种,但后者极为少见。无论是增生还是肿瘤,都以自主性、"不适当"分泌 PTH 为特征,表现为血钙水平升高和骨的破坏。

【诊断】

(一)临床表现

1.大多数患者有轻度高血钙而没有症状,常常被意外发现。

2.高钙血症相关的症状:高血钙的临床表现通常无特异性(如疲劳、乏力、头痛、抑郁等)。至于严重高钙血症(血钙水平在 3.75mmol/L 以上者)可有神经系统(如嗜睡、木僵、昏迷、情绪改变、精神异常)、胃肠道(如厌食、恶心、便秘、消化道溃疡)、肾脏(如多尿、结石)、肌肉骨骼(如关节痛、肌痛、无力;骨痛表现为腰背、髋部或四肢骨痛为主,可伴有压痛和行走困难;后期可出现骨骼畸形和病理性骨折)和循环系统(如高血压)的表现。

(二)实验室检查

1.血清钙增高　多次超过 2.75mmol/L,应疑及此病;超过 2.8mmol/L,诊断价值更大。疾病早期因钙呈波动性增高,故应多次连续采血测定;而疾病后期至肾功能不全时,因血磷增高,致使血钙的升高不明显。

2.血清 PTH 升高　采用免疫化学分析法(ICMA)和免疫放射分析法(IRMA)测定完整 PTH 水平。

3.血清碱性磷酸酶(ALP)升高　是骨代谢活跃的指标,在有骨骼改变者升高明显。

4.血清磷酸盐(PO_4^{3-})降低　若磷过低(<0.97mmol/L),即使钙不高,仍有诊断价值。血清氯可偏高,这是因近端肾小管重吸收碳酸氢盐受到抑制,可发生高氯性酸中毒。

5.骨转换指标　呈高转换改变,即骨吸收和骨形成均增加,但是骨吸收增加超过骨形成增加。反映骨吸收的尿羟脯氨酸(Hop)和尿脱氧吡啶啉(D-Pyr)排泄增多,血浆抗酒石酸酸性磷酸酶(TrAP)升高;反映骨形成的血清标志物,骨特异性碱性磷酸酶(B-ALP)和骨钙素(BGP)水平也升高。

（三）影像学检查

目的是对甲旁亢做出定位诊断,同时检查骨骼和肾脏是否存在病变。

1.定位检查:应首先行放射性核素显像(选用^{99m}Tc-MIBI双时相法),因为其敏感性最高(对发现异位甲状旁腺尤其有帮助),初步定位后再进一步通过CT、MRI和B超做精细的影像学定位,必要时可采用血管造影和分侧颈及纵隔静脉插管采血测PTH等方法定位。

2.普通放射学检查:最常见的改变为骨密度的下降,表现为骨质疏松。在病情严重者中可见骨膜下骨吸收、纤维囊性骨炎或"棕色瘤",通常存在于指骨桡侧、远端指骨和锁骨远端。此外可发现骨折、畸形。腹部X线片可见输尿管或肾脏结石。

3.双能X线骨密度(DXA)仪检测可发现骨密度(BMD)减低或骨质疏松,必要时行骨扫描。^{99m}Tc-MIBI骨显像是反映异常骨代谢灵敏而准确的检查手段,甲旁亢早期骨显像可能正常,随着病情进展,可出现特征性骨显像图如长骨、头颅骨和扁平骨放射性浓集,胸骨浓集呈领带样;若出现"棕色瘤"样骨病灶,常预示重症甲旁亢或腺癌。同时骨扫描亦是发现钙化的最好手段。软组织钙化可发生在关节(假痛风)、肾脏和肺部;偶尔假痛风可作为原发性甲旁亢的首发表现。

（四）其他检查

心电图可示高血钙的改变,如QT间期缩短等;带状角膜病是软组织钙化的一种特殊表现,可通过裂隙灯检查发现。

（五）诊断要点

1.诊断线索:下列实验室改变有助于诊断PHPT:

(1)血氯(Cl^-)增高及血磷酸盐(PO_4^{3-})降低,$Cl^-/PO_4^{3-}>33$。

(2)尿pH升高(>6.0)。

(3)血碱性磷酸酶(ALP)水平升高。

(4)钙排泄分数(FECa)$>2\%$。

(5)血$1,25-(OH)_2D_3$升高。

(6)血PTH相关肽(PTHrP)水平正常。

2.PHPT诊断:持续高钙血症伴血清PTH增高即可确诊。

(1)定性诊断:持续性高钙血症,伴PTH水平升高;可有高血钙的临床表现。

(2)定位诊断:通常认为术前定位诊断是手术成败的关键,同时还有利于减少手术的范围。

3.严重高钙血症,需紧急处理

(1)血钙(Ca^{2+})$>3.5mmol/L$。

(2)意识错乱。

(3)低血压。

(4)严重脱水导致肾前性肾功能衰竭。

【鉴别诊断】

1.主要是排除其他原因的高钙血症　PTH检测对判断高钙血症的原因有帮助。

2.几种常见的高钙血症的鉴别

(1)恶性肿瘤介导的高钙血症:高钙血症是由于PTH相关肽(PTHrP)水平的升高所致,通常PTH水平不增高。进一步检查可发现肿瘤相关的临床表现(尤其是骨扫描可以发现有肿瘤的骨转移)。

(2)家族性低尿钙性高钙血症(FHH):如果PTH检测结果临界或正常,但血钙水平升高,需排除FHH。如果高钙血症者年龄较小且PTH仅轻微升高,或有颈部探查失败的家族史者应高度怀疑FHH;

高镁血症支持本病的存在;尿钙与尿肌酐比低于1%者强烈支持诊断。在直系亲属中进行高钙血症的普查有助于诊断;特异基因检测是确诊的最终手段。

(3)维生素D介导的高钙血症:包括:①长期大量摄入维生素D所致的维生素D中毒;②结节病或其他肉芽肿性疾病(与维生素D代谢异常有关)。病史和检测血浆25(OH)D或1,25-(OH)2D水平具有重要的鉴别价值。

(4)骨转换增高有关的高钙血症:主要有:①甲状腺功能亢进症;②缺乏活动;③噻嗪类利尿剂;④维生素A中毒等。仔细询问病史具有重要的鉴别意义。

(5)肾功能衰竭有关的高钙血症:①严重的继发性甲状旁腺功能亢进症;②长期透析的患者出现的铝中毒;③乳,碱综合征(现已少见)。

3.PTH升高的鉴别诊断　与继发性、三发性HPT鉴别(表4-1)。

表4-1　三种HPT鉴别

	PHT	Ca^{2+}
原发性	↑	↑
继发性	↑	↓/正常
三发性	↑↑	↑

4.排除多发性内分泌肿瘤病(MEN)　MEN1和MEN2均合并有甲旁亢。MEN1有垂体、甲状旁腺和胰腺的肿瘤;MEN2又有2个亚型,均包含甲状腺髓样癌(MCT)和嗜铬细胞瘤。患MEN2A者有MCT、嗜铬细胞瘤和甲旁亢;MEN2B患者有MCT、嗜铬细胞瘤、多发性黏液性神经瘤和Marfanoid体型,通常没有甲旁亢。MEN中的甲状旁腺肿瘤与散发甲旁亢相比,通常是双侧和多发。

【治疗】

手术是治疗PHPT唯一有效的方法,能否手术取决于能否有效地定位异常甲状旁腺及患者对手术的耐受性。只有在不能采用手术治疗时才考虑内科治疗。

(一)内科治疗

目前尚无统一的内科方法来治疗原发性甲旁亢。内科治疗主要适用于有手术禁忌或拒绝手术者,或作为术前准备者。内科治疗主要有三方面内容,即针对严重的高钙血症、对抗prrH分泌和轻度或无症状性PHPT的治疗与随访。通常对没有症状的高钙血症的治疗并不困难,单纯输液常可使血钙降至2.9mmol/L以下,但长期口服磷酸盐的安全性和有效性尚不清楚;对于高钙危象者,除大量输液外,可静脉内给予磷酸盐,或肌注降钙素,或口服二磷酸盐。而随访主要是定期监测骨密度和肾功能,以避免出现无症状性骨质丢失和肾功能减退。

1.严重高钙血症的治疗　当血钙>3.75mmol/L时称为高钙危象,危及生命,必须予以紧急处理,方法如下。

(1)促进钙的排除:需要通过大量的输液和使用强效利尿来迅速纠正。静脉输注盐水(4~6L)和使用大剂量的呋塞米(100mg/次,每1~2小时1次)或依他尼酸(利尿酸,40mg/次,每1~2小时1次)以加强钠、钙利尿作用,可使尿钙排出达25mmol/d(1000mg/d),24小时血钙水平下降1mmol/L(4mg/dl)以上。在治疗过程中,一定要严密监测血钾、血镁和心功能(静脉压),以防低钾、低镁血症和肺水肿,特别是强力利尿时至少补钾60mmol/d、补镁60mmol/d。避免使用噻嗪类利尿剂。若血钙仍不能降至2.9mmol/L以下,则积极采用下列措施。

(2)抑制骨质再吸收:主要有三,可酌情选用:①帕米磷酸盐,60mg溶于1000ml 0.9%氯化钠溶液中缓慢（4 小时以上）静脉滴注，是唯一获得美国 FDA 批准用于高钙危象治疗的二磷酸盐制剂。②降钙素：合成鲑鱼降钙素 5～10U/(kg·d)，加入 500ml 0.9％氯化钠溶液中，缓慢静脉滴注（6 小时以上），总量可达 1200U/d，一半静脉输注，一半肌内注射，根据血钙变化适当调整。③光辉（普卡）霉素毒性较大，有被二磷酸盐取代之势。对于难治病例，帕米磷酸盐和降钙素可联合应用。

（3）磷酸盐：若血磷＜1mmol/L(3mg/dl)，可选用磷酸盐。1500mg 磷，每 12 小时 1 次，静脉滴注，直至血磷达 1mmol/L(6mg/dl)。静脉补磷常面临非常严重的迁移性钙化或突然引起血压下降、肾功能衰竭甚至死亡，因此多于其他治疗措施无效时使用。治疗过程中应监测血磷，注意异位钙化和肝、肾、骨髓毒性。

（4）血液透析：用于其他治疗困难，或并发急、慢性肾衰，或需采取急诊手术者。必须选用无钙透析液。

（5）急诊手术：若上述治疗无效，则考虑急诊手术以求根本上解决。

（6）其他：如糖皮质激素可能对某些溶骨性恶性肿瘤，特别是血液系统的恶性肿瘤所致的高钙血症有效，但不适宜作为危重高钙血症的主要治疗方法。

2.对抗 PTH 分泌的治疗　仅用于：①甲状旁腺手术失败或术后复发，不能再行手术而血钙仍高者；②年老、体弱不能或暂不能手术者；③甲状旁腺癌且已转移，不能手术者。

（1）西咪替丁：可阻止 PTH 的合成与分泌，用药后血 PTH 和血钙可降至正常，但停药后会反跳。肠外给药为佳。

（2）维生素 D 衍化物：22-氧化钙三醇(OCT)保留了 $1,25\text{-}(OH)_2D_3$ 直接抑制 PTH 分泌的作用，而对钙、磷平衡无显著影响。

（3）拟钙剂：最新研究发现，甲状旁腺细胞表面存在钙敏感性受体，当细胞外 Ca^{2+} 升高时，可通过钙敏感性受体抑制 PTH 的合成与分泌。西那卡塞是第一个获美国 FDA 批准的拟钙剂，激活甲状旁腺主细胞上钙受体，降低 PTH 的合成与分泌，可能是治疗甲旁亢的一种理想的新制剂。用法：30～50mg/次，每天 2 次。

3.轻度或无症状性 PHPT 的长期治疗　2009 年第三次国际研讨会提出了无症状 PHPT 诊疗指南，对于符合以下条件者可以随访：①血钙在正常上限＋1.0mg/dl(0.25mmol/L)以内；②无肾结石和骨折史；③肌酐清除率下降不超过年龄，性别匹配对照者的 30％；④24h 尿钙＜400mg/24h[0.1mmol/(kg·d)]；⑤无骨质疏松。

随访期间，可采取以下治疗措施：限制饮食中的钙，同时给予氯化钠或联用呋塞米是一种安全的疗法。一般静脉输注氯化钠（输液量≥2L，尿钠量≥300mmol/d），必要时联用小剂量呋塞米（40～160mg/d）或依他尼酸（利尿酸，50～200mg/d），使尿钙排泄增至 2.5～7.5mmol/d(100～300mg/d)，24 小时内血钙水平下降 0.25～0.75mmol/L(1～3mg/dl)，将血钙降至 2.9mmol/L 以下。

若血磷＜1mmol/L(3mg/dl)者，可口服中等剂量的磷酸盐（如 250mg 元素磷，每 6 小时 1 次，口服），但长期口服磷酸盐的安全性和有效性尚不清楚。中性磷酸盐溶液的配制方法为磷酸氢二钠 96.3g，磷酸二氢钾 10.3g 混合后加水至 500ml，即得每 10ml 含元素磷 215mg 的溶液。

其他治疗：二磷酸盐可抑制 PTH 的骨质吸收作用，如阿仑磷酸盐（10mg/d，口服；降钙素亦可选用，如依降钙素，40U，肌内注射，2 次/日。此外，绝经后妇女，可酌情给予雌激素替代治疗；而吲哚美辛可通过阻断前列腺素的合成，适于某些假性甲旁亢者。

（二）外科治疗

手术切除病变甲状旁腺是治疗 PHPT 最有效的措施。1990 年，美国国立卫生研究院(NIH)提出了甲旁亢的处理与治疗指南，建议有下述表现之一者行甲状旁腺切除术：有甲状旁腺症状；血钙明显高于正常水平达到 1.0～1.6mg/dl(0.25～0.40mmol/L)；有尿路结石；尿钙排出大于 400mg/24h(10mmol/d)；骨量检测 Z 值评分低于−2.0 个标准差;年龄<50 岁;肾功能降低。2000 年 Irvin 等提出了新的处理指南,随后研究表明,在仅有轻度高钙血症的 PHPT 患者中已存在生理或精神心理障碍,可通过甲状旁腺切除术得以纠正;且未经治疗甲旁亢患者会因心血管疾病等导致的死亡率增高。因此有专家建议,PHPT 一经诊断,就应实施甲状旁腺切除术。

通常认为术前定位诊断是手术成败的关键。多数学者主张保守性手术,即在探查了 4 个腺体后,一般仅需切除 1 个增大的腺体,这种术式可治愈大多数患者。手术后出现轻微而短暂的低钙血症是手术成功的标志,一般无须治疗;若持续存在相对的低磷血症常常提示“骨饥饿”,并因此继发严重而又持久的低钙血症,常发生于有广泛骨损害的病例,此时可能需要补充钙剂和口服维生素 D。

有条件的单位,可于术中开展快速甲状旁腺激素分析(QPTH)以提高手术的成功率。QPTH 技术乃采用非放射性核素的免疫化学发光法,操作时间仅需 10 分钟。除术前的定位方法外,QPTH 技术也可用于手术前难以定位的病灶,具体的方法是分别自左、右颈静脉采血 6ml 以观察激素值,如加压手术野,包括甲状腺上极和后纵隔的食管,激发腺体释放激素;若激素值明显下降,提示功能亢进的甲状旁腺腺体已被摘除,否则继续寻找。特别是多腺体疾病和纵隔内肿瘤尤为适用,据报道手术成功率高达 96%。还可以进行微创手术,在术前准确定位后,可在局麻下通过一个小切口(约 3cm)经纤维镜下切除甲状旁腺肿瘤,这一微创技术可与 QPTH 技术相结合以确保手术成功,尤其适合无症状 PHPT 门诊治疗。

(陈晓琴)

第三节　继发性甲状旁腺功能亢进症

继发性甲状旁腺功能亢进症(SHPT)简称继发性甲旁亢,是指各种原因、特别是机体对正常水平的 PTH 产生抵抗导致的低钙血症,通过某种机制刺激甲状旁腺增生和 PTH 分泌增多。

【病因】

导致 SHPT 最常见的病因是慢性肾功能不全。骨软化症和假性甲状旁腺功能减退症均可存在 SHPT。其主要病因概括于表 4-2。

表 4-2　继发性甲旁亢的病因

慢性肾功能不全
肠道吸收不良综合征
骨软化症(维生素 D 缺乏或抵抗)
肾小管性酸中毒
假性甲状旁腺功能减退症
无机磷摄入过多或潴留
严重低镁血症
久服苯妥英钠、苯巴比妥或泻药

【病理】

以慢性肾功能不全为例,导致 SHPT 的主要病理改变是纤维性骨炎,其可能的机制有:①磷潴留:磷潴留对甲状旁腺的作用是通过降低细胞外液中离子钙浓度来介导的;②由于肾脏 1α 羟化酶的活性下降产生活性维生素 D 明显减少,而 $1,25\text{-}(OH)_2D_3$ 具有直接抑制 PTH 合成与分泌的作用,故在慢性肾功能不全

者低水平的 $1,25\text{-}(OH)_2D_3$ 对 PTH 的抑制作用减弱。

【诊断】

(一)临床表现

1.骨痛和肌软弱:骨痛多发生于下背、髋部、双膝和腿,进展缓慢,终致患者卧床不起,且多无明显阳性体征;若疼痛剧烈,多提示自发性骨折;肌软弱常发生于近端肌肉,发展缓慢,随时间而进展。

2.软组织钙化:①尿毒症患者常因皮肤钙盐沉着引起瘙痒,多提示患者已发生严重的 SPHT;②血管的钙化可导致周围组织缺血性坏死;③钙化性关节周围炎综合征,表现为关节周围的剧痛和肿胀,乃羟磷灰石结晶沉积所引起,常伴有明显的高磷血症。

3.骨骼变形,手足搐搦。

4.原发性疾病的表现。

(二)实验室检查

1.血钙:可高、可低、可正常。

2.血磷:增高,常存在于肾小球滤过率(CFR)低于 25ml/mm 的患者。

3.血镁:晚期肾功能不全者(GFR<15ml/min),可伴有高镁血症。

4.血免疫活性甲状旁腺激素(iPTH):增高。

(三)特殊检查

1.X 线　SHPT 的放射学特征有骨膜下骨吸收,或伴有新骨形成而表现为骨囊肿和棕色瘤;事实上,未经治疗的慢性肾功能衰竭患者中,纤维性骨炎比 PHPT 者更常见。指骨的骨膜下吸收可能是 SHPT 最敏感的放射学征象;亦可伴有骨硬化和骨软化的 X 线征象。此外,可发现软组织钙化,钙化常见于:①中等大小动脉;②关节及其周围组织;③心、肺、肾等内脏。

2.骨密度　DXA 可发现骨密度减低。

(四)诊断要点

1.有引起低血钙的原发性疾病的征象。

2.严重者可出现肾和骨损害等甲旁亢的表现。

3.血钙持续降低以及各原发病特有的实验室异常。

4.血 iPTH 增高。

【鉴别诊断】

与 PHPT 相鉴别:原发性和继发性甲旁亢都有 iPTH 增高,PHPT 高钙血症亦可呈间歇性,而 SHPT 尽管有低钙血症的病史,但多于病初某段时间存在,因此二者的鉴别有时很困难。不过,SHPT 常常可找到其原发的疾病,特别是慢性肾功能不全的病史(表 4-3)。理论上,PHPT 的甲状旁腺增生是自主性的,SHPT 的甲状旁腺增大是代偿性的,前者是不可逆的,而后者是可逆的。然而,当出现三发性甲状旁腺功能亢进症时,这种可逆即不可能了。

表 4-3　原发性和继发性甲旁亢之鉴别

	原发性甲旁亢	继发性甲旁亢
病因	甲状旁腺腺瘤、增生、腺癌	肾功能不全,维生素 D 缺乏或抵抗,降钙素过多
血钙	大多增高	降低或正常
血磷	降低	增高或正常
血碱性磷酸酶	明显增高	增高或正常

续表

	原发性甲旁亢	继发性甲旁亢
血钙:磷比值	增高且>3.3	正常或<3.3
骨病特点	骨膜下骨皮质吸收、纤维性骨炎、骨囊肿	骨软化、骨硬化、纤维性骨炎

【治疗】

1.病因治疗　主要针对 SHPT 的病因进行相应的治疗。对于肾性骨营养不良及其伴发 SHPT 最好的治疗是预防，维持血钙、血鳞水平正常是其首要目标。

2.药物治疗　①低磷饮食，特别是限制奶制品和高蛋白的摄入，使饮食磷限至 1g/d；②磷结合剂的应用，如碳酸铝、氢氧化铝或碳酸钙等；③补钙，每天至少提供 1~1.5g 元素钙；④维生素 D 的应用。所有这些措施皆存在各自的局限性，期待新型磷结合剂（如聚丙酰胺盐酸盐）、新型维生素 D 衍生物（如 22-氧化钙三醇）和拟钙剂（如西那卡塞）等药物的应用。

3.手术治疗　手术指征为严重的 SHPT（存在有骨侵蚀和 iPTH 的水平明显升高）具有下列任一情况者：①持续的高钙血症，尤其是有症状者；②肾功能不全者，有对透析和其他治疗无效的难治性瘙痒症；③进行性的骨骼外钙化，且伴有钙磷乘积高，特别是经适当限磷后，钙磷乘积仍持续在 75~80 者；④出现软组织缺血性病变，此时不适宜于药物治疗。经典术式是甲状旁腺大部切除术，即切除 3 个半甲状旁腺，但应注意防范术后低钙血症的发生。新近亦有采用甲状旁腺全切并部分甲状旁腺组织自体前臂移植的术式。

（顾红芳）

第四节　甲状旁腺功能减退症

甲状旁腺功能减退症简称甲旁减，是指相对于机体的离子钙水平而言 PTH 分泌不适当地减少。实验室检查发现，在正常肾功能的情况下存在有明显的低钙血症和高磷血症，24 小时的尿钙排泄减少。临床表现为手足搐搦和癫痫发作。

【病因】

甲旁减最常见的病因为行颈部甲状腺或甲状旁腺手术后，甲状旁腺被摘除；其次还有自身免疫性、家族性或特发性。

1.手术性：主要见甲状腺癌行甲状腺全切，可表现为暂时性或永久性甲状旁腺功能减退。可以发生在手术后 1~2 天，也可以出现在手术后数年。主要表现为手足抽搐。甲状腺手术后出现低钙还可以是由于多次输血，血液中的枸橼酸螯合剂与钙结合所致。另外，在甲旁亢手术后由于 PTH 的作用突然消失造成血钙与骨骼中的矿物质，羟基磷灰石结晶大量结合也会导致低钙血症，也称为"骨饥饿综合征"。"骨饥饿综合征"也可见于甲状腺全切术和长期的代谢性酸中毒纠正过程中，在后一种情况下出现的"骨饥饿综合征"的低血钙与甲旁减的低血钙的区别在于前者的血磷水平下降和 PTH 的水平升高。

2.自身免疫造成的腺体破坏，可以单独发生，也可以是 1 型自身免疫性多腺体综合征（APS1）的一部分。其典型的三联征包括甲旁减、肾上腺皮质功能减退和皮肤黏膜念珠菌病，三者有其二即可诊断。通常是在儿童期（5~9 岁）出现，以后出现甲旁减，到了少年期可以出现肾上腺皮质功能减退。还可以伴有性腺功能低下、肝炎、恶性贫血、T1DM、自身免疫性甲状腺疾病（桥本甲状腺炎）、斑秃及白癜风。常可检测出多种自身抗体，其中抗钙敏感受体的抗体可以激活受体而抑制 PTH 的分泌。

3.家族性甲旁减:较为罕见,可以由于基因的突变所致的甲状旁腺无发育(可在新生儿期起发病)或钙敏感受体的功能获得性突变抑制了 PTH 的分泌。

4.甲状旁腺先天性发育不全:极为罕见,若伴有胸腺发育缺陷,则称为 DiGeorge 综合征。

5.假性甲旁减(PsHP):又称 PTH 抵抗综合征,跖骨是由于靶器官对生物活性 PTH 无反应,生化异常的表现类似于甲旁减(血钙降低、血磷升高),而 PTH 的水平是升高的。至少有 2 种类型:PsHPⅠ(包括Ⅰa、Ⅰb 和Ⅰe)和 PsHPⅡ型。PsHPⅠ型属常染色体显性遗传,可能与编码 Gs 蛋白 α 亚单位缺陷有关,导致靶细胞在 PTH 的作用下不能产生相应的第二信使 cAMP,故在静脉注射 PTH 后尿的 cAMP 不能增加。PsHPⅡ型极少见,其主要特点是外源性 PTH 能够引起肾源性尿 cAMP 排泄升高,但尿磷的排出没有相应的增加。

6.颈部放射性治疗或全身性疾病的局部浸润:如 Wilson 病中的铁和铜的沉积;透析过程中铝的沉积;转移性肿瘤、肉芽肿病或淀粉样变等。

7.低镁血症:低镁血症不仅可以抑制 PTH 分泌,而且可以影响其功能,因此可引起甲旁减。镁替代治疗可纠正这一缺陷,因此这种甲旁减是可逆的。造成低镁的原因包括吸收不良、使用利尿剂、肠道外补液、长期酗酒及采用顺铂治疗等。此时的低钙血症不能通过补充钙和维生素 D 来纠正。患者表现为血钙降低,PTH 降低或正常。

【诊断】

(一)临床表现

主要因低血钙(高血磷)所致的神经肌肉激惹性增高和精神异常,典型者可出现低钙搐搦,或奇沃斯蒂克征阳性(手指弹击耳前面神经,引起的同侧口角或鼻翼搐搦)和特鲁索征阳性(将血压计的袖带包绕上臂,使血压维持在收缩压和舒张压之间至少 3 分钟,所引起的局部手指和手臂的搐搦)。长期低血钙可导致白内障形成。

此外,每一类型都有其特征性改变。如自身免疫所致者可伴有其他内分泌缺陷,最常见是伴有Addison 病;因 T 细胞缺陷者易发生皮肤黏膜念珠菌病。假性甲旁减Ⅰa 型具有 Albright 遗传性骨营养不良(AHO)的特点,表现为体态畸形,包括肥胖、身材矮、圆形脸、短颈、掌骨和跖骨变短(常发生于第 4 和第5 跖骨)并伴有异位钙化,可伴有智力低下和某些内分泌功能缺陷(特别是甲状腺和性腺)。假性甲旁减 Ib型外表正常而骨骼的改变与甲旁亢类似。假性甲旁减Ⅰc 型表现有 PTH 及多种激素的抵抗,有 Albright遗传性骨营养不良(AHO)的特点;Gs 蛋白 α 亚单位的表达正常但有 CNAS 的突变,故也表现为功能性 Gs蛋白 α 亚单位缺陷。PsHPⅡ型主要特点是外源 PTH 能够引起肾源性尿 cArMP 排泄正常升高但尿磷的排出没有相应的增加,患者有低血钙和低尿磷,iPTH 水平升高。表现与维生素 D 缺乏相似,所以首先要排除维生素 D 缺乏症。维生素 D 缺乏者在补充维生素 D 以后,所有的指标能完全恢复正常。

(二)实验室检查

1.血钙降低、血磷增高、血 ALP 正常或稍低;血镁可增高或降低。

2.尿钙、尿磷均减少。

3.血 PTH:降低(激素缺乏性);正常或升高(激素抵抗性)。

4.PTH 兴奋试验(Ellsworth-Howard 试验):甲旁减者在滴注 PTH 后,尿磷/尿肌酐比值明显升高(增加 5 倍以上,由于基础值低)。假性甲旁减患者无增加或增加值小于 1 倍。

5.自身免疫指标和 Gs 蛋白测定及其基因突变的检查(非常规项目)。

6.其他:肾功能、肝功能、白蛋白、血 25-$(OH)D_3$、1,25-$(OH)_2D_3$ 等。

（三）特殊检查

影像学检查可发现基底结节钙化,骨密度常增加。心电图示 ST 段延长、QT 间期延长和 T 波异常,甚至可出现脑电图异常。

（四）诊断要点

1.原发性甲旁减

(1)具有慢性手足搐搦史。

(2)低血钙、高血磷,肾功能正常。

(3)血 PTH 降低或测不出,PTH 兴奋试验反应正常(尿 cAMP 显著增加、尿磷排泄增多)。

(4)血 $1,25-(OH)_2D$,降低,而 $25-(OH)D_3$ 正常。

(5)无镁缺乏证据。

2.假性甲旁减

(1)低血钙、高血磷、高 PTH。

(2)存在 AHO:如短指症,圆脸,粗短体型(PsHPⅠa)。

(3)组织型(如红细胞)Gs-蛋白活性降低(PsHPⅠa)。

(4)PTH 兴奋试验:抵抗(尿 cAMP 和尿磷排泄增加反应减弱或消失,见于 PsHPⅠ)或反应分离(尿 AMP 反应正常、尿磷反应减弱,见于 PsHPⅡ)。

(5)甲状旁腺正常存在。

3.自身免疫性甲旁减

(1)慢性手足搐搦:低血钙、高血磷,血 $1,25-(OH)_2D_3$ 降低而 $25-(OH)D_3$ 正常。

(2)血 PTH 降低或消失,行 PTH 兴奋试验,尿磷和 cAMP 的排除反应正常。

(3)无佝偻病、软骨病的 X 线征,无肾小管酸中毒或肾衰,亦无维生素 D 缺乏或代谢性碱中毒。

(4)无颈部手术或其他损伤甲状旁腺的病史,亦无 [131]I 治疗史。

(5)可作为Ⅰ型自身免疫性多腺体综合征(同时合并肾上腺、性腺和甲状腺功能衰竭)的一部分,可存在相应特异性抗体,以及斑秃、白斑和慢性黏膜念珠菌感染等证据。

【鉴别诊断】

1.假性甲旁减需与 PTH 水平正常或增高的低钙血症鉴别:主要根据病史和 PTH 兴奋试验而得到鉴别。后者常见原因有:肾功能不全、肠吸收不良、急性胰腺炎、成骨细胞性转移瘤、维生素 D 缺乏或抵抗。

2.PTH 缺乏性和 PTH 抵抗性甲旁减的鉴别:在低钙血症、高磷血症和肾功能正常时,血 PTH 低或测不出,则可确诊为缺乏性甲旁减;若血 PTH 水平增高,则支持抵抗性甲旁减的诊断。此外,病史、体检和 PTH 兴奋试验有助于二者的鉴别。

【治疗】

（一）治疗原则

1.暂时性甲旁减可不必治疗。

2.可逆性甲旁减应给予相应的治疗,如低镁血症可给予镁替代治疗,如 50% 硫酸镁 10ml,溶于 5% 葡萄糖盐水 500ml 中,缓慢静脉滴注;或 25% 硫酸镁 5ml,深部肌内注射,2 次/次。

3.伴有其他内分泌疾病者,应给予相应激素替代治疗。

4.对于永久性甲旁减者,采用口服维生素 D 和钙剂来治疗,使血钙维持在接近于正常的水平。这是目前最常用也是最有效的治疗手段。元素钙的用量为 $0.6\sim1.2g/d$,目前常用口服钙剂有碳酸钙、氨基酸整合钙和枸橼酸钙等。通常要同时服用维生素 D,常需较大剂量维生素 D($50000\sim100000U/d$)或给予活性维生素 D[1,25-(OH)$_2$D$_3$],0.25~0.5μg/d。

(二)急诊处理

当血钙低于 1.62mmol/L(6.5mg/dl)时,即可发生低钙搐搦,此时需紧急处理:

1.保持呼吸道通畅,必要时给予吸氧。

2.静脉补钙:紧急情况下,可用 10％葡萄糖酸钙 10~20ml(每毫升含元素钙 9mg)在 10~20 分钟内缓慢静脉推注,若症状反复,可重复使用,每日 1~3 次。若不太紧急,可将 10％葡萄糖酸钙 50ml 加入 5％葡萄糖溶液 1000ml 中缓慢静脉滴注[输注速率 0.5~2.0mg/(kg·h)]。病情缓解后即可改为口服补钙。若病情需要,可于 6~8 小时后重复上述剂量。使用洋地黄者不可静脉补钙。需监测血钙,避免发生高钙血症。

3.补充维生素 D$_2$:维生素 D,4000~8000U,每日 1~2 次,口服;或维生素 D 2.5 万 U,每周 1~2 次,肌内注射;α-骨化醇[1α-(OH)D$_3$],0.5~1.0μg,每日 1~2 次,口服;α-骨化三醇[1,25-(OH)$_2$D$_3$],0.25~0.5μg,1~2 次/次,口服。需定期复查血钙,使血钙保持在 2.12~2.25mmol/L(8.5~9.0mg/dl)。阿尔法骨化醇和 α-骨化三醇起效较快,但作用消失也快。

4.若搐搦严重而且频繁,可辅以镇静剂和苯妥英钠等。

5.若低钙血症难以纠正,应注意镁缺乏。

(姚华强)

第五节　假性甲状旁腺功能减退症

假性甲状帝腺功能减退症(PSHP)是一种罕见的家族性疾病,其特点为低血钙、高血 PTH 增高及多种先天性生长和骨骼发育缺陷,甲状旁腺增生且靶细胞对 PTH 反应完全或不完全丧失。

【病因与发病机制】

本病是 X 染色体伴性显性遗传性疾病,女:男之比为 2:1,基因缺陷也可在常染色体上,属显性或隐性遗传,有多种类型的先天畸形及缺陷,包括躯体、感觉器官及内分泌腺缺陷,是一种多基因遗传性疾病。

1.假性甲状旁腺功能减退症Ⅰ型

(1)假性甲状旁腺功能减退症Ⅰa 型:靶细胞表面的特异性 PTH 受体有缺陷,则单独对 PTH 有抵抗。大多数病人的细胞膜上存在 50％Gsa 蛋白的表达和活性的减少,Gsa 普遍缺乏可能损害了许多内分泌激素和神经递质激活腺苷酸环化酶的能力,随之出现对激素的抵抗。除了对激素抵抗外,假性甲状旁腺功能减退症Ⅰa 型病人表现特有的一组发育和躯体的异常,命名为 Albright(遗传性骨营养不良,AHO)综合征。如仅有这种特殊 AHO 躯体外型,而不伴有激素抵抗,血钙水平正常者,称为假假性甲状旁腺功能减退症。假性甲状旁腺功能减退症和假假性甲状旁腺功能减退症可能反映了单一基因病变的不同表达。

(2)假性甲状旁腺功能减退症Ⅰb 型:假性甲状旁腺功能减退症Ⅰ型的病人缺少 AHO 的临床表现,只有对激素的抵抗,且局限在 PTH 的靶器官上,具有正常 Gsa 活性,这种不同类型命名为Ⅰb 型。多数病人治疗前的成纤维细胞培养应用地塞米松可使 PTH 引起的 cAMP 反应转为正常,同时 PTH/PTHRP 受wsgmRNANA 的表达增加。最近研究未能观察到 PTH/PTHRP 受体基因密码外显子的突变,可能缺陷在于 PTH/PTHRP 调控或表达的障碍,使甲状旁腺功能减退症Ⅰb 型病人受体活性降低。

(3)假性甲状旁腺功能减退症Ⅰc 型:少数假性甲状旁腺功能减退症Ⅰ型病人,对多种激素有抵抗,未发现 Gs 或 Gi 有缺陷。本病的性质尚不清楚,可能与某些其他的受体-腺苷酸环化酶系统有关,如催化单位。另一可能是有 Gs 或 Gi 的功能缺陷,但程度不明显,尚不能被检测到。

2.假性甲状旁腺功能减退症Ⅱ型　PSHPⅡ型:PTH 的靶细胞膜受体可以接受 PTH 及合成 cAMP 以后程序的细胞内缺陷,靶细胞对 cAMP 无反应,存在受体后缺陷。因此生成的 cAMP 不能进一步发生生理效应,尿磷排泄量不增加,可能由于细胞内钙离子浓度不足或蛋白激酶的缺陷。注射活性 PTH 后致使血和尿中 cAMP 浓度升高,但尿排磷未见增加。

【临床表现】

典型病人常有先天性发育缺陷,身材矮粗、体胖、圆脸、颈短、盾状胸,短指(趾)畸形多见于第 4、5 掌骨。桡骨弯曲、软组织钙化或骨化较特发性甲状旁腺功能减退症或继发性甲状旁腺功能减退症者多见。常见智力低下、味觉和嗅觉不良等,可合并存在甲状腺功能减退症、肾上腺皮质功能减退症、尿崩症、糖尿病或性腺发育不良等,有低钙血症和高磷血症。骨和肾对 PTH 都无反应,因此血碱性磷酸酶正常,尿 cAMP、钙、磷和尿羟脯氨酸排泄量都降低。

1.骨反应肾不反应型　PTH 不能使肾小管清除血液循环中过多的磷酸盐,致血清磷升高,血钙降低,引起继发性甲状旁腺功能亢进,而骨组织对 PTH 的反应正常,致骨吸收增加、脱钙和纤维囊性骨炎等类似甲状旁腺功能亢进的骨病变。血 PTH、碱性磷酸酶和尿羟脯氨酸都增高。尿 cAMP、钙、磷排泄量减少。

2.肾反应骨不反应型　本型较少见。低钙血症引起继发性甲状旁腺功能亢进,大量磷酸盐从尿丢失,病人发生手足搐搦,低磷血症,血 PTH 升高而碱性磷酸酶正常。尿磷和 cAMP 排出增多,尿钙减少。注射 PTH 可以增加尿磷和 cAMP 的排出。X 线片显示骨密度正常或增高。

【辅助检查】

1.血和尿生化参数的改变　iPTH 升高,血钙降低,血磷升高,ALP 正常。尿钙及磷降低。

2.尿环磷酸苷排泄量测定　PTH 刺激肾皮质腺苷酸环化酶系统,当静脉注射 PTH 300U 后 3h 内,正常人、手术后和特发性甲状旁腺功能减退者及假假性甲状旁腺功能减退者尿 cAMP 排泄量增加 4~10 倍,假性甲状旁腺功能减退症Ⅰ型患者呈现反应差,假性甲状旁腺功能减退症Ⅱ型患者则为正常反应。

3.Ellsworth 及 Howard 试验　空腹静脉注射 PTH 200U 后,正常人尿排磷增加 2~4 倍,血磷上升 0.16~0.32mmol/L;手术后和特发性甲状旁腺功能减退患者尿磷增加 4~10 倍,血磷上升 0.32~0.65mmol/L,假性甲状旁腺功能减退患者血磷、尿磷均无明显增加。

【诊断】

1.大多在儿童期发病。

2.有矮胖、圆脸、短颈、短指畸形、第 4、5 掌骨缩短。

3.有原发性甲状旁腺功能减退症的症状、体征。

4.部分患者有智力低下、单一性 TSH 低下及糖耐量异常。

5.实验室检查:生化改变与真性甲状旁腺功能减退症相似,唯血浆 PTH 明显增高,但可被钙抑制,血 1,25(OH)$_2$D$_3$ 较低。

【鉴别诊断】

主要与特发性甲状旁腺功能减退症进行鉴别,静脉注射 PTH 后特发性甲状旁腺功能减退者尿磷排泄量>1.13mmol/2h,尿 cAMP>1μmol/h,而假性甲状旁腺功能减退者反应差,一般尿磷排泄量<1.13mmol/2h,假性甲状旁腺功能减退症Ⅰ型者尿 cAMP<1μmol/h,假性甲状旁腺功能减退症Ⅱ型者尿 cAMP>1μmol/h。

【治疗】

同原发性甲状旁腺功能减退症。假性甲状旁腺功能减退症的低钙血症较易纠正,有部分病人单纯用钙剂治疗即可,大多数需要加服维生素 D 制剂(1 万~3 万 U/d 或维生素 D 衍生物),服用维生素 D 制剂或钙剂后出现高尿钙症的机会较甲状旁腺功能减退症少见。

(姚华强)

第六节　佝偻病与骨软化症

佝偻病和骨软化症是以骨基质钙盐沉着障碍为主的慢性全身性疾病,表现为骨组织内类骨组织(未钙化骨基质)的过多聚积。病变如发生在生长中的骨骼,则成佝偻病,多见于婴幼儿,称为婴幼儿佝偻病。发生在年龄较大的儿童者,称为晚期佝偻病,较为少见。病变如发生在成年人,骨的生长已停止者,则称为骨软化症。佝偻病和骨软化症在病因及病变方面基本相同。

一、病因病理

(一)病因

佝偻病和骨软化症主要是维生素 D 缺乏、钙磷代谢障碍、类骨组织钙化不良所造成的骨骼病变。

维生素 D 为脂溶性类固醇衍生物,以维生素 D(麦角钙化醇)尤其以维生素 D(胆钙化醇)较为重要,两者代谢和功能类同。维生素 D 可来自食物,维生素 D 的前身物质麦角固醇存在于植物和谷物中,在体内外经紫外线照射后可转化为人体能吸收的维生素 D;维生素 D 主要存在于肝、奶和蛋黄中,以鱼肝油含量很多。食物来源的维生素 D 在小肠以乳糜微粒形式吸收,与胆汁酸盐的作用有关。维生素 D 的另一重要来源为体内合成,日光中紫外线使表皮基底细胞内的维生素 D 前身麦角固醇和大量存在的维生素 D 前身7-脱氢胆固醇(在体内由胆固醇脱氢而成)转化为维生素 D。维生素 D 和 D 为非活性物质,可与血浆中的 α_1-球蛋白结合储存于脂肪组织中。血液中维生素 D 和 D 经肝细胞线粒体中 25-羟化酶的作用,转化为25-羟维生素 D(25-OHD)和 25-羟维生素 D(25-OHD)后才具有活性。以后又经肾小管上皮 α_1-羟化酶进一步羟化为 1,25-二羟维生素 D[1,25-$(OH)_2D$]和 1,25-二羟维生素 D[1,25-$(OH)_2D$],活性大大提高,而有类似于激素的作用。1,25-$(OH)_2D$ 受其自身合成的反馈调节,血浆中 1,25-$(OH)_2D$ 浓度升高可抑制肝内25-羟化酶的作用,使 25-OHD 和 1,25-$(OH)_2D$ 形成减少;反之,则增加。它还受血清钙、磷浓度和甲状旁腺激素以及降钙素的调节。低血钙时,甲状旁腺激素分泌增加,使肾 α_1-羟化酶活性增高,1,25-$(OH)_2D$ 合成增加;高血钙时则相反。低血磷时亦可增加 1,25-$(OH)_2D$ 的合成。

维生素 D 通过对小肠、肾和骨 3 个靶器官的作用,维持和调节血浆钙和磷的水平,它对骺板软骨和类骨组织的钙化是必不可少的。①1,25-$(OH)_2D$ 明确地促进小肠黏膜上皮对钙磷的吸收。目前认为是通过受体-基因介导作用实现的,1,25-$(OH)_2D$ 与受体结合形成的复合物促进 mRNA 转录和合成特异的钙磷输送蛋白,从而增加钙磷的吸收。②1,25-$(OH)_2D$ 可促进肾近曲小管对钙磷的重吸收,但其作用较弱且尚不完全明确,需与甲状旁腺激素协同作用。③1,25-$(OH)_2D$ 对骨有两种相反的作用。一方面,骨是人体的钙库,当血钙降低时,1,25-$(OH)_2D$ 与甲状旁腺激素协同作用,从骨回吸收钙磷,维持血浆钙磷的正常浓度。其机制是很可能通过破骨细胞的作用,使骨盐溶解。亦有证据表明,它们可能通过抑制骨母细胞合成Ⅰ型胶原,使骨重建暂停,骨盐被回吸收。另一方面,1,25-$(OH)_2D$ 促进骺板软骨和类骨组织的钙化,这与它和甲状旁腺激素维持钙、磷在血浆中的饱和状态有关,有利于骨盐的沉积。亦有人认为 1,25-$(OH)_2D$ 可增加类骨组织中钙结合蛋白,即骨钙蛋白和骨联蛋白的合成有关,它们使类骨周围组织液中的钙和磷与类骨中的Ⅰ型胶原分子结合,类骨因此而钙化。

维生素D缺乏性佝偻病或骨软化病多见于骨骼生长快、对维生素D需要量高的婴幼儿和妊娠妇女或多产妇。维生素D摄入不足,尤其是日光照射不足是重要的原因,因占人体需要量80%的维生素D可来自体内合成。此外,胃肠以及胆道疾患,影响脂溶性维生素D和钙磷的吸收,也是原因之一。

维生素D缺乏,主要是$1,25-(OH)_2D_3$缺乏时,钙磷从肠道吸收减少,导致血钙磷下降,而促使甲状旁腺激素分泌增加,从而骨质脱钙,使血钙维持正常,但肾小管对磷的重吸收减少,使尿磷增加而血磷减少。这样,维生素D缺乏时,血钙在正常或偏低水平,而血磷减少。结果使钙磷浓度乘积(正常在34~40)降低,钙磷不能在骨基质中充分沉积,导致类骨组织大量堆积,造成佝偻病或骨软化病。

严重的肝损害时,肝细胞25-羟化酶合成障碍,维生素D羟化不足,而引起肝性佝偻病。慢性肾功能不全时,肾小管合成α_1-羟化酶不足,而使$1,25-(OH)_2D$减少,钙磷吸收减少,又因肾小球滤过功能下降,磷酸盐潴留,以致血磷偏高,血钙则减少。另外,肾小管分泌H^+和重碳酸盐重吸收障碍,亦使钙排出增加。上述改变促使甲状旁腺分泌增加,骨质脱钙,钙盐沉积障碍,而引起肾性佝偻病。

(二)病理变化

佝偻病时由于膜内化骨及软骨化骨的钙化过程均发生障碍,因此,长骨和扁骨均同样受累。

1.四肢长管状骨　骺板软骨、干骺端及骨干均可不同程度受累。骺板软骨是骨生长很活跃的部位,正常时软骨内化骨必须通过软骨细胞增生区内软骨细胞和基质不断退化和钙化以及不断被破骨细胞清除、吸收,同时,血管和骨母细胞侵入形成类骨组织,进而钙化成骨组织。佝偻病时,软骨细胞增生区钙化、吸收受阻,软骨组织大量堆积并突向干骺端侧,呈半岛样或舌状生长。同时,软骨区内所形成的类骨组织也不能钙化或钙化明显不足,从而构成软骨组织和干骺端类骨组织相互混杂的中间带,致使在正常状态下本应呈一条整齐面狭窄的骨骺线显著增宽,而且变得参差不齐,在X线片上构成骺板软骨带明显增宽,钙化带模糊不清呈毛刷状。此外干骺端下的骨膜内化骨也有钙化障碍及类骨组织堆积,使干骺端膨大增宽,X线片上呈杯口状改变。骨干的骨膜内化骨同样也有钙化障碍,因此,骨皮质表面和骨皮质的近髓腔侧,都有大量类骨组织堆积,使骨髓腔变窄,长骨横径增加。由于骨质缺钙,类骨组织缺乏承受力,在重力作用下长骨骨干可变弯曲,尤以胫骨和股骨很易变形,形成"X"形腿或"O"形腿。以"O"形腿为多见。

2.颅骨及肋骨　在婴幼儿颅骨的病变常很明显,常在佝偻病的早期即可出现。颅骨骨缝及囟门闭合常延迟或不完全,因此,头形常较大,囟门部呈结缔组织性膜样结构。此外,由于额骨前面的两个骨化中心和顶骨的两个骨化中心都在膜内骨化过程中发生钙化障碍,因此类骨组织在颅骨的四角堆积并向表面隆起,形成方形颅。颅骨由于骨化停止,严重者骨质菲薄,批压时凹陷,并有如乒乓球样的弹性感。

肋骨和肋软骨结合处的改变与长骨骺板及干骺端的改变相似,由于软骨及骨样组织的堆积,致使肋骨和肋软骨的结合部呈结节状隆起。因多个肋骨同时受累,故结节状隆起排列成行,形似串珠,称为佝偻病串珠,常是佝偻病的较早期表现之一。此外,肋骨因含钙量少,缺乏韧性,同时由于膈在呼吸时的长期牵拉,在胸壁前部左右两侧各形成横行的沟形凹陷,称为Harrison沟。又因在呼吸时,肋骨受肋间肌的牵拉而下陷,使胸骨相对向前突出,形成鸡胸畸形。

除上述常见的佝偻病改变外,还有两种较少见的佝偻病,即:①先天性或胎儿性佝偻病,在婴儿出生时已有佝偻病表现,主要是由于母亲在怀孕时有严重的维生素缺乏所致。②晚期佝偻病,多见于北方地区,发病多在10岁以后的儿童,故其改变介乎婴幼儿佝偻病和骨软化症之间。因此时颅骨的骨化已基本完成,而肋骨生长较慢,故方形颅和肋骨串珠等均不显著。骨骼生长较慢,严重时可形成侏儒畸形。

3.骨软化症病理变化　骨软化症发生于成人,其改变与佝偻病相似。因成人的骨发育已停止,故其改变限于膜性化骨的钙化障碍,致过量的类骨组织堆积在骨的表面,骨质变软,同时因为承重力减弱而导致各种畸形,常见的有骨盆畸形、脊柱侧突及长骨弯曲等。骨盆畸形表现为骨盆的前后径及左右径均变短,耻骨联合处变尖而向前突出,呈鸟喙状,称为喙状骨盆。

二、临床表现

1.佝偻病　第一个症状是出汗多,睡眠时不安宁,经常转动头部的结果使枕部有环状头发稀疏区。重者至1~2足岁时仍不能站立,甚至需扶着才能坐。与同年龄儿童比较,病孩往往较矮小,并显得苍白和肌肉软弱无力。

头颅形态不对称,一侧枕骨扁平,颅骨变软,前额突出,囟门晚闭。出牙迟延,腹部突出。肋软骨与肋骨交界处肿大成串珠状,下排肋骨变软,形成 Harrison 沟,还有鸡胸。四肢骨常有弯曲,慢性病例因承重后出现髋内翻、膝内翻和膝外翻等畸形。急性期,婴幼儿还可以出现抽搐。

2.骨软化症　临床表现模糊,可多年没有症状,重者在脊柱、骨盆及四肢的近端部位有疼痛及压痛,肌肉软弱无力,甚至行动时呈鸭步。没有明显外伤也会出现骨折,最常发生骨折部位为股骨颈、耻骨枝和肋骨。因椎体多个压痛,身高可缩短。

三、实验室检查

(一)血液生化检查

佝偻病、骨质软化病活动期血钙可正常或偏低[正常 2.2~2.7mmol/L(9~11mg/dl)];血磷降低[成人正常 0.9~1.3mmol/L(2.8~4mg/dl)]、[儿童正常 1.3~1.9mmol/L(4~6mg/dl)],钙磷浓度乘积<30(正常 40)。血碱性磷酸酶增高(正常 15~30 金氏单位),此法是诊断佝偻病常用的指标,但缺乏特异性,且受肝脏疾病影响较大。近年来提倡骨碱性磷酸酶测定,正常参考值为≤200μg/L。血清中碱性磷酸酶以骨碱性磷酸酶为主,为成骨细胞所分泌,当维生素 D 缺乏时该细胞活跃。血清中骨碱性磷酸酶升高,升高程度与佝偻病严重程度密切相关,对佝偻病早期诊断敏感性高。血清 25-(OH)D$_3$[正常 12~200nmol/L(5~80ng/ml)];血清 1,25-(OH)$_2$D$_3$[正常 40~160pmol/L(16~65pg/ml)]在活动早期已降低,对早期诊断更灵敏(但不同实验室所测定的值差异较大)。恢复期血液生化检查均恢复至正常。

(二)X 线检查

佝偻病早期仅表现长骨干骺端临时钙化带模糊变薄,两边磨角消失,活动期(激期)的典型改变为临时钙化带消失,骨骺软骨增宽呈毛刷样,杯口状改变,骨骺与干骺端距离加大,长骨骨干脱钙,骨质变薄,骨质明显稀疏,密度减低,骨小梁增粗、排列紊乱。可有骨干弯曲或骨折。恢复期临时钙化带重现,渐趋整齐、致密、骨质密度增加。

骨软化病早期 X 线可无特殊变化,大部分患者有不同程度骨质疏松、骨密度下降、长骨皮质变薄,有些伴病理性骨折。严重者 X 线表现脊柱前后弯及侧弯,椎体严重脱钙萎缩,呈双凹形畸形,骨盆狭窄变形,假性骨折(亦称 Looser 带);可认为成人骨软化病 X 线改变的特征,为带状骨质脱钙,在 X 线片上出现长度从几毫米到几厘米不等的透光带,透光带一般与骨表面垂直。这些透光带常为双侧性和对称性,尤以耻骨、坐骨、股骨颈、肋骨和肩胛腋缘处为典型。

四、诊断要点

1.病史　有甲状腺手术或[131]I 治疗史及甲状旁腺手术史。特发性者无病因可寻,偶有家族史。

2.症状和体征　手足搐搦、癫痫样抽搐发作、喉痉挛，Chvostek 征及 Trousseau 征阳性，皮肤干枯易裂，指(趾)甲变脆，牙釉质发育不全，齿质薄易缺损，毛发稀疏易脱落，焦虑、抑郁及性格改变，智力减退等。

3.有相应的实验室检查依据。

五、鉴别诊断

首先应与其他原因引起的佝偻病鉴别。对临床诊断为维生素 D 缺乏性佝偻病，经用足量维生素 D_3 $3\mu g$(120 万 U)治疗后效果不佳，应考虑抗维生素 D 佝偻病，常与肾脏疾病有关。这类疾病包括：

1.维生素 D 依赖性佝偻病　有家族史，Ⅰ型发生于 1 岁以内婴儿、身材矮小、牙釉质生长不全。佝偻病性骨骼畸形。血液生化的特点有低钙血症、低磷酸盐血症、血碱性磷酸酶活性明显增高及氨基酸尿症。Ⅱ型发病年龄早，其特征有生后头几个月脱发，皮肤损害同时具有Ⅰ型的临床特点。

2.低血磷性抗 D 佝偻病　本病为伴性连锁遗传，亦可为常染色体显性或隐性遗传，故常有家族史。多见于 1 岁以后，2～3 岁后仍有活动性佝偻病表现，常伴骨骼严重畸形。血液生化特点为血磷特低、尿磷增高。这类患者需终身补充磷合剂。

3.远端肾小管酸中毒　远端肾小管酸中毒为先天性远曲肾小管分泌氢离子不足，以致钠、钾、钙阳离子从尿中丢失增多，排出碱性尿，血液生化改变，血钙、磷、钾低、血氯高，常有代谢性酸中毒。该类患者有严重的骨骼畸形，骨质脱钙，患儿身材矮小。

4.肾性佝偻病　本病可由于先天或后天原因引起肾功能障碍，导致血钙低，血磷高，$1,25\text{-}(OH)_2D_3$ 生成减退及继发性甲状旁腺功能亢进，骨质普遍脱钙，多见于幼儿后期，有原发疾病症状及小便、肾功能改变。

佝偻病的骨骼系统改变如头大，前囟大、迟闭，生长发育缓慢应与呆小病，软骨营养不良等鉴别。呆小病有特殊面容，下部量特短，伴智力低下，血钙、磷正常，X 线检查骨化中心出现迟缓，但钙化正常。软骨营养不良，四肢粗短，血钙磷正常，X 线显示长骨短粗和弯曲，干骺端变宽呈喇叭状，但轮廓光整。

六、治疗

目的在于控制活动期防止骨骼畸形，治疗的原则应以口服为主。

1.一般治疗　除采用维生素 D 治疗外，应注意加强营养，及时添加其他食物，坚持每日户外活动，如果膳食中钙摄入不足，应补充适当钙剂。

2.药物治疗　寻找病因，针对病因进行治疗，如分别给予维生素 D 及衍生物、降钙素、磷酸盐等。部分患者因遗传因素所致的佝偻病和骨质软化症目前尚无有效的治疗手段。

对于营养性维生素 D 缺乏佝偻病和骨软化症，通常小量到中等剂量的维生素 D 治疗就可以治愈。除病因治疗外，主要是补充维生素和钙剂。

(1)维生素 D：目前常用的维生素 D 制剂有鱼肝油、浓缩鱼肝油、维生素 D_2 和 D_3 及一些维生素 D 活性代谢物和维生素 D 衍生物，如 $25\text{-}(OH)D_3$、$1\alpha\text{-}(OH)D_3$、$1,25\text{-}(OH)_2D_3$、双氢速甾醇(DHT)。一般用母体维生素 D 制剂，即维生素 D_2 或 D_3 就足以有效，两者疗效相同。轻症可用鱼肝油或浓缩鱼肝油，较重的患者需直接肌内注射维生素 D_2 或 D_3。除非患者有严重佝偻病和骨质软化症或伴有严重低血钙，用活性维生素 D 约可较母体维生素 D 提前 1 个月见效。但双氢速甾醇治疗本病疗效较差，该药有类似 PTH。作用，治疗甲旁低疗效更优。对于不同类型、不同年龄佝偻病和骨质软化症的治疗及预防所用维生素 D 量。

1)维生素 D 代谢缺陷肝脏 25-(OH)D$_3$ 生成减少:这一类佝偻病和骨软化症要积极治疗原发病,另外每天给中等剂量的维生素 D 或口服 25-(OH)D$_3$ 就可治愈。但在原发性胆汁性肝硬化患者,显示有慢性维生素 D 耗尽,短期的维生素 D 无效,而需要较长时间的维生素 D 治疗。肝病患者用 25-(OH)D$_3$ 治疗更优,因它不用在肝脏羟化,易溶于水可更好地被吸收,较维生素 D$_2$ 或 D$_3$ 吸收时依赖胆盐更少。剂量:轻度者可从 50μg/d 开始,严重者可逐渐增加至 150～200μg/d 口服,最高可用到 300μg/d。预防每天口服 20μg。早产儿维生素 D 需求比足月婴儿增加 3～6 倍,故治疗的维生素 D 剂量比推荐给正常儿童的剂量要大,每天 4000U。

2)遗传性维生素 D 依赖性佝偻病:用一般剂量的维生素 D 和 25-(OH)D$_3$ 治疗无效,只有给大剂量维生素 D(即一般治疗量的数倍到数十倍)症状才能减轻,而给生理剂量的 α-骨化醇,是母体维生素 D 剂量的 1/100 即可有效。但需终身用药,一旦中断服用,表现可再次出现,故称维生素 D 依赖性佝偻病。疾病活动期需给母体维生素 D 4 万～8 万 U/d 或 25-(OH)D$_3$ 75～150μg/d,维持量维生素 D 20 万 U/d 或 25-(OH)D$_3$ 50～70μg/d。如用 1,25-(OH)$_2$D$_3$ 可给 1.5～2.5μg/d,维持量 0.75～1μg/d,也可用 1α-(OH)D$_3$ 2～4μg/d。

3)慢性肾脏疾患所致佝偻病和骨质软化症(肾性骨病):处理时首先要积极治疗原发病,纠正代谢性酸中毒。肾功能不全者应早期给予磷结合剂氢氧化铝凝胶,抑制高血磷,可预防和延缓肾性骨病的发生,也可使软组织钙化减少。给予普通的维生素 D 制剂疗效不好,应优选 α-骨化醇 0.25～2μg/d,也可用 1α-(OH)D$_3$ 1～3μg/d,无条件时,给普通维生素 D,则需大剂量使用。

4)甲状旁腺功能减退及假性甲状旁腺功能减退:如用母体维生素 D,需大剂量,1 万～40 万 U/d 不等,应定期复查血、尿钙。注意常有血钙未完全达到正常就可出现高尿钙的情况,出现这种情况应及时减量,以防过高的尿钙导致泌尿系统结石和肾钙化,噻嗪类衍生物可减少尿钙丢失。双氢速甾醇(DHT)因有类似 PTH 作用,用于本病治疗疗效明显,其油剂(又称 AT$_{10}$)每天 1～3ml,好转后改为 0.5～1ml/d 维持。也可用 1α-(OH)D$_3$ 2～4μg/d,或 1,25-(OH)$_2$D$_3$ 0.5～2.5μg/d,在服用上述维生素 D 制剂的同时需补充钙剂,并注意降低血磷,可用氢氧化铝凝胶。

5)遗传性维生素 D 抵抗性佝偻病:治疗依照具体情况而定。①还有一定敏感性时,用比维生素 D 依赖性佝偻病 I 型更大剂量的维生素 D。有报道用极高剂量的母体维生素 D 280 万 U/d 或 1,25-(OH)D$_3$ 5mg/d 可能治愈某些患者,使骨病变和生物学指标正常。更严重的最好用高剂量的活性维生素 D,1,25-(OH)$_2$D$_3$ 17μg/d,治疗中允许患者保持较高浓度的 1,25-(OH)$_2$D$_3$。②患者对任何形式、任何剂量维生素 D 无血钙反应,就需要给予高剂量口服或静脉钙剂。可每天或隔天 1 次静脉滴注元素钙 500～1000mg 加入 500～1000ml 等渗溶液中,滴注持续 12 小时。最大剂量的元素钙有用到 5g/d 的报道,本病也有少数患者可自发性缓解。

6)骨矿化部位的矿物质缺乏的钙缺乏综合征、慢性低磷血症的治疗应包括:①应根据不同病因进行治疗。②最基础治疗是补充磷,一般分 4～6 次给予,婴儿 0.75g/d,儿童 1.5～2g/d,成人可用到 3～4g/d。③补充磷可影响肠钙吸收,故应加强钙剂补充,一般给元素钙 0.5～1g/d。④要给予大剂量的维生素 D$_2$ 或 D$_3$ 1 万～40 万 U/d 或 1,25-(OH)$_2$D$_3$ 1～4μg/d 及 1α-(OH)D$_3$ 2～8μg/d,并注意个体差异,定期监测血尿钙、磷。

7)骨矿化部位的矿物质缺乏的 X 连锁家族性低磷血症的治疗包括:①大剂量维生素 D 治疗,可给维生素 D,或 D$_3$ 5 万～15 万 U/d,但最好用活性维生素 D,1,25-(OH)$_2$D$_3$ 从 0.5～1μg/d 开始逐渐增量,或 1α-(OH)D$_3$ 2～4μg/d。②单纯服用维生素 D 常疗效不佳。虽然较大量阿法骨化醇有可能使骨病变好转,但可引起高血钙、高尿钙,而且低磷血症可能持续存在。而维生素 D、磷制剂联合治疗既减少维生素 D 用量,又能避免因单纯使用磷酸盐使血钙降低而继发甲旁亢,加重骨病变。每天可给予元素磷 1～4g,分 4 次口服,至少使血磷维持在 1mmol/L(3.1mg/dl)左右,空腹血磷达到完全正常不太可能。③有学者建议用维生素 D、钙、磷同时治疗,可减少维生素 D 用量,又建议小剂量磷口服(1～2g/d),因大剂量磷有时不易耐受可致腹泻、胃炎和降低血钙。

8) 肾小管的损害：严重的肾小管损害导致佝偻病和骨软化症，治疗包括：①有酸中毒者，最重要的是纠正酸中毒，可服用碳酸氢钠，儿童 1～5g/d，成人为 5～10g/d。有高氯酸血症则首选用枸橼酸溶液治疗，成分为枸橼酸钠 98g、枸橼酸 140g 加水至 1000ml。成人口服 50～100ml/d，儿童为 1～3ml/（kg·d）。该液每毫升含钠 1mmol。如患者同时有低钾，可用复方枸橼酸溶液：枸橼酸钾 100g，枸橼酸钠 100g 加水至 1000ml，每毫升含钾、钠各 1mmol，含 HCO_3^- 2mmol，每天 60ml，分 3 次口服。碱剂常需终身服用。②如有低血钙，在口服碱性制剂前应及时补充钙剂，给予元素钙 1g/d。③肾小管酸中毒者在纠正酸中毒后，骨病变仍无明显改善或痊愈，可给维生素 D 1000～50000U/d。已有肾钙化、肾结石者不宜服用钙剂及维生素 D。范可尼综合征者需较大量维生素 D，儿童 4000～10000U/d，成人 2 万～20 万 U/d 或首选 1,25-$(OH)_2D_3$ 0.25～1g/d，也可用 1α-$(OH)_2D_3$。注意定期复查血、尿钙，特别是尿钙，避免高尿钙进一步导致肾功能损害。低血磷明显加服中性磷溶液，骨病一旦纠正可停用维生素 D。

9) 镁缺乏综合征：佝偻病骨软化伴有明显低镁血症，用维生素 D、钙剂治疗不佳者，应及时补充镁剂。轻中度低血镁可给予口服补镁，葡萄糖酸镁 10ml（含元素镁 58.6mg），3 次/天；或 10%～25% 硫酸镁 10～20ml，1～3 次/天，根据患者的耐受量，如不出现胃部症状、腹泻，则给予维持。重度低血镁可给肌内注射或静脉滴注镁剂 60～100mg/d，分 3 次给予，3～4 天后减量；也可用 2% 硫酸镁 500ml 静脉滴注，4～6 小时以上滴完。

10) 磷酸酶过少症还没有满意的治疗方法。有报告大剂量口服中性磷溶液每天 1.25～3.0g 有一定疗效，X 线示骨钙化有改善，血磷仅轻度升高。近年有人报告用氟化钠药物（氟离子 40mg/d）可使血碱性磷酸酶增加，骨质病变有一定程度好转。

11) 低转换性骨软化症治疗包括去除铝来源；静脉滴注去铁胺，以螯合铝并能去除组织内铝，剂量每周 1～2g，持续数月。

12) 干骺端软骨发育不良：卧床休息一段时间后，可有自发治愈的倾向。用维生素 D 治疗无效，应注意与维生素 D 缺乏和维生素 D 代谢缺陷性佝偻病区别，以免大剂量维生素 D 治疗，导致维生素 D 中毒。

(2) 钙剂：营养性维生素 D 缺乏的治疗除补充维生素 D 外，也应同时给一定的钙剂治疗。一是因为不少患者在维生素 D 吸收不良同时伴有钙的吸收障碍，补充维生素 D 虽可促进肠钙吸收，但普通饮食一时难以提供多量的钙离子。二是因为维生素 D 治疗促进大量钙离子进入骨，导致血钙更低，及时补充钙剂可预防手足搐搦的发生。目前国内钙制剂很多，需强调的是，不管使用何种钙剂，均应以补充元素钙的量为准。佝偻病患儿应补元素钙 50mg/（kg·d），成人一般至少补元素钙 1～1.5g/d。低血钙明显而无胃肠疾患者，可短期给含钙量高、能产生更多离子钙的食物，也可用 10% 葡萄糖酸钙 10～20ml 稀释后缓慢静脉推注或静脉滴注。

七、预后和调护

（一）预后

1. 佝偻病长骨骨干缺钙、软化因应力作用而弯曲，出现"O"形腿（膝内翻）、"X"形腿（膝外翻）及胫骨下部前倾，成军刀状畸形。严重佝偻病患者和婴幼儿佝偻病可因严重低血钙而出现手足搐搦，甚至可致全身惊厥、喉痉挛，发生窒息而死亡。

2. 骨质软化症：可导致骨盆变小，因骨盆骨软化，不能有效地支撑脊柱，导致盆腔器官下移，引起骨盆狭窄。

3.骨质软化症:还可并发代偿性甲状旁腺功能亢进,长期活动减少可发生失用性肌萎缩。可使颈椎变短,腰椎前凸,胸椎后凸,导致脊柱侧弯畸形、驼背,身高缩短。

(二)调护

1.我国由于还未广泛使用钙和维生素 D 的强化食品,膳食中钙和维生素 D 含量普遍较低,加之我国北部地区冬季较长,日照时间短,3 岁以下儿童佝偻病的发生率较多,而较年长儿童的亚临床型维生素 D 缺乏和妊娠、哺乳期骨质软化症也时有发生,因此,对于佝偻病和骨质软化症的预防是非常必要和须持久进行的。据我国人群钙摄入量调查,绝大多数人在营养标准的 80% 以下,儿童有的仅为 20%～50%,所以适量地补充钙剂对婴幼儿和妊娠末期、哺乳期、绝经后妇女及吸收功能不良的老年人也是必要的。儿童补钙应 20～30mg/(kg·d),绝经后妇女和老年人 500mg/d,妊娠和哺乳期妇女补钙 500～1000mg/d。长期服用钙者,间断服用更为合理,因为已证实,高钙可增加铝的净吸收率,对老年人尤为不利,它可促使脑软化和骨质疏松的发生,高钙吸收长时间,还会发生代偿性肠钙的净吸收率下降,故服钙剂 2 个月,可间断 1 个月。每次补充钙剂定额应分为 550mg 剂量或更小些来分次服用,这样钙的净吸收率会更高些。对少数儿童长期应用钙剂时,会有食欲减退、大便秘结甚至伴贫血,这时不必强调常规钙剂的供给,应给高钙饮食。

2.寻找病因,针对病因进行治疗,防止畸形:采用支具保护,矫正及防止畸形加重。对下肢畸形可采用支具或截骨术治疗。

3.避免早婚多产,注意健康管理。

(马　超)

第五章　肾上腺疾病

第一节　原发性醛固酮增多症

醛固酮增多症可分为原发性和继发性两类。原发性醛固酮增多症简称原醛症，系一种继发性高血压症，占高血压症中 0.4%～2.0%。主要由于肾上腺皮质腺瘤或增生分泌醛固酮过多所致，有学者提出原醛症已成为继发性高血压中最常见的原因。其临床表现主要是：①高血压综合征；②低血钾综合征。临床生化示醛固酮分泌增多、尿钾增多、血钾过低及血浆肾素活性受抑制等改变，故又称低肾素性醛固酮增多症。女性较男性多见，以 30～50 岁最多见。确诊前病程从数月至 20 年不等。无中医对应病名，根据临床表现，可归属中医"肝风"、"头痛"、"痉症"、"痿证"等范畴。

一、病因病理

原醛症病因可分为醛固酮瘤、特发性醛固酮增多症、糖皮质类固醇可抑制性醛固酮增多症、原发性肾上腺皮质增生、产生醛固酮的肾上腺癌及分泌醛固酮的异位肿瘤等。

1.醛固酮瘤主要为肾上腺皮质腺瘤，绝大多数为单侧腺瘤，极少数为双侧腺瘤。由 Conn 于 1955 年首先报道，故又称 Conn 综合征。此型临床上最多见，约占原醛症的 60%～85%。

2.特发性醛固酮增多症(特醛症)：约占本病 15%～40%。其肾上腺病变为双侧球状带细胞增生，有时可伴有结节。其发病原因还不明。可能为某种肾上腺外醛固酮刺激因子，兴奋醛固酮分泌。也可能与5-羟色胺或组胺介导的醛固酮分泌过度兴奋有关。

3.糖皮质激素可抑制性醛固酮增多症(GRA)：又称 AcTH 依赖性醛固酮增多症。此型病因不明，目前大量的研究表明，肾上腺皮质束状带 11β-羟化酶和球状带皮质酮甲基氧化酶中的细胞色素均为 P450c11，当束状带中的细胞色素 P450c11 发生变异，即可获得皮质酮甲基氧化酶的活性，出现 ACTH 依赖的醛固酮分泌和^{18}C 氧化皮质醇的形成，产生 GRA 的临床表现。

4.原发性肾上腺增生：此型仅占原醛症的 1%，病理变化与特醛症相似，极少数患者可只有单侧肾上腺增生。但病理生理类似醛固酮瘤而不同于特醛症。患者对兴奋肾素，血管紧张素试验及高钠抑制试验均无反应，故有人认为可能为腺瘤的早期阶段。

5.产生醛固酮的肾上腺癌肿仅占 1%。本症的主要临床表现是由于大量醛固酮潴钠、排钾所引起。原醛患者分泌大量的醛固酮，使肾的远曲小管 Na^+ 的重吸收增多、尿钠排出减少，体钠潴留，钠的潴留导致细胞外液扩张，血容量增多，血管壁内及血循环钠离子浓度增加；醛固酮还加强血管对去甲肾上腺素的反应，引起高血压。细胞外液扩张到一定程度后(一般体液增加 2～4L，钠潴留约 300mmol)，引起体内排钠系统的反应，使钠、水潴留停止，出现所谓"脱逸"现象，因而避免了细胞外液的进一步扩张和出现水肿。此与血容量升高后,心房受牵张而刺激心房钠尿肽(ANP)分泌有关,升高的血浆 ANP 因其利钠、利水效应终致钠代谢相对平衡。

原醛的患者由于分泌大量的醛固酮,使肾的远曲小管 Na^+ 的重吸收增多,钾的排泄增加,尿路失钾,同时粪、汗、唾液中亦失钾,由于缺钾引起神经、肌肉、心脏及肾脏的功能障碍。细胞内大量钾离子丢失后,钠、氢离子进入细胞内引起细胞内酸中毒,细胞外液氢离子减少,血 pH 上升,呈碱血症。在一般常见的其他原因(如厌食、呕吐、腹泻等)引起缺钾时,肾小管上皮细胞内钾减少,于是肾远曲小管内 Na^+、H^+ 交换占优势,Na^+、K^+ 交换减弱,尿呈酸性。而在原发性醛固酮增多症中,虽然肾小管上皮细胞内缺钾,但在醛固酮作用下,继续失钾潴钠,故 Na^+、K^+ 交换仍被促进,于是尿不呈酸性,而呈中性或微碱性。碱中毒时细胞外液游离钙减少,加上醛固酮促进尿镁排出,可使血镁降低,故可出现肢端麻木和手足搐搦。

由于醛固酮分泌增多,钠潴留导致细胞外液与血容量增多,使肾入球小动脉内压上升而反馈抑制球旁细胞与致密斑细胞分泌肾素,故原醛症又称低肾素性醛固酮增多症。

二、临床表现

(一)症状

1.高血压综合征　最早且最常见的综合征,可早于低血钾综合征 3～4 年出现。几乎见于每一病例的不同阶段,一般不呈恶性演变,但随着病情进展,血压渐高,患者诉头痛、头晕、耳鸣等,可有弱视,高血压可能是由于钠重吸收增加,细胞外液容量扩张所致,属盐依赖性高血压,对降压药疗效较差,如有肾小动脉硬化症和慢性肾盂肾炎者高血压更顽固。

2.神经肌肉功能障碍

(1)阵发性肌无力和麻痹此症状甚为常见,一般说来血钾越低,肌病越重。诱因有劳累、服失钾性利尿剂(氢氯噻嗪及呋塞米等)、受冷、紧张、腹泻、大汗等多种应激。初发时常伴有感觉异常,如蚁走感或麻木或肌肉隐痛,常继以弛缓性瘫痪,肌肉软弱麻痹常突然发生,可于任何时候出现,往往在清晨起床时忽感两下肢不能自主移动。发作轻重不一,重者常累及两上肢,以至全身。有时可累及呼吸肌,发生呼吸肌麻痹。持续时间可从数小时至数天,甚而数周,多数为 4～7 天。发作自每年几次至每周每天多次不等,轻者神志清醒,重者可模糊甚至昏迷。给予口服或静脉滴注钾剂后,麻痹即暂时缓解。一般脑神经支配的肌肉不受影响。

(2)阵发性手足搐搦及肌肉疼挛:约有 1/3 患者出现手足搐搦及肌肉痉挛,可持续数天至数周,可与阵发性麻痹交替出现,在低钾严重时,由于神经肌肉应激性降低,手足搐搦可比较轻微或不出现,而经过补钾,应激功能恢复,手足搐搦变得明显。此组表现与碱中毒时游离钙降低有关,加以低镁血症使手足搐搦更明显。

3.失钾性肾病及肾盂肾炎　由于长期大量失钾,肾小管功能紊乱,浓缩功能损伤,患者常诉多尿,尤为夜尿增多,以致失水而引起烦渴、多饮、尿量增多,每天可达 3000ml,患者常易并发尿路感染,肾盂肾炎。

4.心脏表现　由于低钾对心肌的影响,可发生心律失常,患者出现心悸、气短、胸闷,伴严重高血压病者,可出现心衰竭。

5.儿童患者可因长期缺钾等代谢紊乱而出现生长发育障碍　本病的特点是不出现浮肿,但病程长者可因肾功能不全或伴有心力衰竭而出现水肿。

(二)体征

1.高血压　大多数在 170/100mmHg 左右,高时可达 210/130mmHg。以舒张压升高较明显,可有高血压眼底改变。

2.神经肌肉功能障碍　可见弛缓性瘫痪,反射常消失降低,一般脑神经支配的肌肉不受影响。手足搐搐发作时可伴以束臂加压征(Trousseaus 征)及面神经叩击征(Chvostek 征)阳性,可与阵发性麻痹交替出现,发作时各种反射亢进。

三、实验室检查

(一)血液生化改变

1.低血钾:大多数患者血钾低于正常,一般在 2～3mmol/L,严重者更低。腺瘤组低血钾往往呈持续性,而增生组可呈波动性,少数患者血钾正常。为了确定有无低血钾症,必须在停用一切影响血钾的药物(如失钾性利尿剂等)3～4 周,需反复多次测定。同时测定尿钾,以明确是否由于尿路失钾引起低钾血症。

2.血钠:一般在正常高限或略高于正常,平均值约 142.7mmol/L,患者轻度增高。

3.碱血症:血 pH 和 CO_2 结合力偏高,血 pH 可达 7.6,腺瘤组较增生组明显,提示代谢性碱中毒。

4.其他:血氯化物为正常低值或略低于正常,血钙、磷大多正常,有手足搐搦者游离钙常偏低,但总钙多正常。血镁常轻度降低。由于失钾抑制胰岛素释放,约有半数可呈糖耐量减低。

(二)尿液检查

1.尿常规　尿 pH 呈中性或碱性,久病者可因肾小动脉硬化而发生蛋白尿,可表现间歇性或持续性蛋白尿,尿量增多,尿比重偏低且较固定,常为 1.010～1.015,少数患者呈低渗尿。并发肾盂肾炎者尿中可有白细胞。

2.尿钾　在普通饮食条件下,血钾低于正常(低于 3.5mmol/L),但每天尿钾仍在 25mmol/L 上,提示尿路失钾,为本症特征之一。

3.尿钠　每天排出量较摄入量为少或接近平衡。

(三)醛固酮及其他类固醇测定

1.醛固酮

(1)尿醛固酮:大部分患者 24 小时尿醛固酮排出量高于正常。尿醛固酮受许多因素影响,波动性较大,测定时应固定钠、钾摄入量(一般一天钠 160mmol,钾 60mmol),需反复测多次才可靠;测定结果与血钾降低程度有关,血钾越低,尿醛固酮增多越不显著。对于尿醛固酮接近正常者必须补钾后再测,这是因为低血钾对醛固酮的分泌有抑制作用,通过补钾使血钾提高后,醛固酮分泌增多又变得明显起来。

(2)血醛固酮:本病患者明显高于正常。测定亦应固定钠、钾摄入量(每天钠 160mmol,钾 60mmol)。最好平衡 7 天后测定。正常人上午 8 时卧位血浆醛固酮为 0.4mmol/L±0.18mmol/L,患者明显升高,尤以腺瘤更高。

近来有报告指出少数原醛症患者醛固酮排泄率可正常,并认为年龄可影响醛固酮数值。随年龄增长醛固酮数值有明显下降的趋势,老年人尿醛固酮排泄和血浆醛固酮浓度降低,因此,在分析醛固酮测定结果时,应注意到年龄因素的影响。

2.醛固酮前体　由于醛固酮生物合成加强,其前体如去氧皮质酮、皮质酮、18-羟皮质酮的血浓度升高,于腺瘤患者尤明显。

3.24 小时尿 17-羟皮质类固醇及 17-酮皮质类固醇　一般为正常,除非有混合性皮质功能亢进者可提高,提示肾上腺癌肿可能。

(四)肾功能试验

除浓缩功能差外,内生肌酐廓清试验可偏低。

（五）特殊试验

1.普食下钠、钾平衡试验　在普通饮食条件下（每天钠 160mmol，钾 60mmol）观察 1 周，可显示患者钾代谢呈负平衡，钠代谢呈正平衡，或近于平衡。

2.低钠试验　用以鉴别肾源性高血压伴低血钾。每天摄入钠 10～20mmol，钾 60mmol 共 1 周。本病患者在低钠条件下，到达肾远曲小管的钠明显减少，虽有大量醛固酮作用，钠钾离子交换显然减少，患者尿钾明显减少，血钾随之上升，如本试验历时 2 周以上则血钾上升和血压下降可更明显。肾脏病患者因不能有效地潴钠可出现失钠、脱水，即使在限制钠摄入的条件下，尿钠排泄仍不减少，尿钾排泄减少也不显著，血钾过低亦不易纠正。

3.高钠试验　对病情轻、血钾降低不明显的疑似患者可做本试验。每天给钠 240mmol，钾 60mmol 共 1 周，本症患者由于大量钠进入远曲小管进行钠钾交换，使尿钾增多，血钾降低更明显，对血钾较低的患者不宜做此试验。

4.螺内酯试验　螺内酯（安体舒通）可拮抗醛固酮对肾小管上皮的作用，每天 320～400mg（微粒型），分 3～4 次口服，连续至少 1～2 周（可达 4～5 周），对比服药前后基础血压、血钾、钠、CO_2 结合力，尿钾、钠、血尿 pH、尿量等。如系本病患者血钾可上升甚至接近正常、血压可下降、血 CO_2 结合力下降、尿钾减少、尿 pH 变为酸性，肌无力及麻木症状改善。肾病所致低血钾高血压则螺内酯往往不起作用。

5.氨苯蝶啶试验　此药有利钠保钾作用，每天 200mg，分 2～3 次口服，1 周以上，如能使血钾上升、血压下降者提示本症。

6.肾素-血管紧张素系统　在本症中血容量扩张而使肾素血管紧张素系统受到抑制，血中肾素活性及血管紧张素 Ⅱ 降低，而且在注射利尿剂和站立体位后也不能显著升高。如为继发性醛固酮增多症，则肾素-血管紧张素活性高于正常。

在低钠及高钠试验中还可同时观察 24 小时尿醛固酮排出量或醛固酮分泌率的变化，也可测定血浆肾素活性，本症患者，醛固酮分泌及肾素活性不受低钠或高钠的影响，此种现象具有诊断价值。

（六）心电图

心电图呈低血钾改变，可发生心律失常，以期前收缩、阵发性室上性心动过速较常见，最严重时可发生心室颤动。Q-T 间期延长，T 波增宽或倒置，u 波明显，T-u 波融合成双峰。

（七）心脏彩超

后期常伴心肌肥大，心脏扩大。

（八）其他

本病确诊后进一步明确病因和病理甚为重要。要鉴别是腺瘤还是增生，以及腺瘤的定位，可做下列检查。

1.上午立位前后血浆醛固酮浓度变化　醛固酮瘤的分泌受体位变化（由卧位至立位）和肾素-血管紧张素的影响较小，而与 ACTH 昼夜变化有关。正常人在隔夜卧床，上午 8 时血浆醛固酮值约为 0.11～0.33nmol/L（4～12ng/dl），如保持卧位到中午 12 时，血浆醛固酮浓度低于上午 8 时，此与 ACTH、皮质醇的变化情况相一致；如 8～12 时取立位时，则血浆醛固酮高于上午 8 时，此与立位时肾血流量减少，儿茶酚胺活动增强、肾素-血管紧张素增多有关，说明体位的作用超过"ACTH"的影响。醛固酮瘤患者，上午 8 时血浆醛固酮明显升高，如取卧位，到中午 12 时数值也低于上午 8 时，同正常人规律，如取立位，大多数患者在中午 12 时数值不上升，反而下降，此与肾素-血管紧张素受血容量扩张而强烈抑制有关，血浆醛固酮反而下降的原因，与此时血浆 ACTH 按昼夜节律下降有关。增生型患者在站立 4 小时后，血浆醛固酮上升明显超过正常人，此点有别于醛固酮瘤患者，这是因为增生型患者肾素-血管紧张素受抑制不如醛固酮瘤严重，站立后可有轻度增高,此外,增生型的肾上腺球状层对血管紧张素Ⅱ的敏感性增强。

2.血浆去氧皮质酮、皮质酮及18-羟皮质酮测定 醛固酮瘤患者上午8时血浆去氧皮质酮、皮质酮和18-羟皮质酮升高显著,而特醛症患者上述类固醇激素为正常或轻度升高,其中以18-羟皮质酮的鉴别诊断价值最高。血钾愈低,18-羟皮质酮转为醛固酮愈少,增生型血钾降低相对较轻,故影响较少。但立位时增生型者升高。GRA患者尿中18-OHF、18-OXOH明显高于正常,腺瘤患者亦高于正常,但较GRA者低。

3.赛庚啶试验 血清素具有兴奋醛固酮分泌的作用,赛庚啶为血清素拮抗剂,口服赛庚啶8mg,在服前及服后每半小时抽血1次,共4次(历时2小时),测血浆醛固酮,大多数特醛症患者血浆醛固酮下降0.11nmol/L(4ng/dl)以上,或较基值下降30%以下,多数患者在服药后90分钟时下降最明显,平均下降约50%,醛固酮瘤患者由于醛固酮分泌呈自主性,故血浆醛固酮无变化。

4.放射性碘化胆固醇肾上腺扫描或照相 如一侧肾上腺有放射性浓集,表示该侧为腺瘤,一般腺瘤直径在1cm以上者,约80%~90%能做出正确定位。如两侧皆有放射性浓集,提示为双侧增生。此法对增生型的诊断符合率约为60%~70%,增生病例有时两侧肾上腺放性可不对称,一浓一淡,可误诊为腺瘤。

5.B型超声波 可探出直径大于1.0cm的腺瘤,但较小者和增生型难以明确。

6.电子计算机X线体层扫描(CT)或磁共振成像(MRI) CT或MRI肾上腺检查为首选,可检出小于1cm直径的肿瘤,高分辨率的CT可检出小至直径为5mm的肿瘤,但对增生型伴结节者也可误诊。

7.肾上腺血管造影 以肾上腺静脉造影的价值较大,并可通过静脉导管分别自左、右侧取血测醛固酮,以鉴别腺瘤或增生,腺瘤侧高于对侧12倍以上,增生者双侧均升高,对诊断和定位均有意义。此项为侵入性检查,要求熟练的插管技术,有一定副作用,如静脉血栓形成等。

四、诊断要点

(1)病史:对同时有高血压和低血钾的患者,要怀疑本症。

(2)临床症状及体征。

(3)辅助检查:如有典型的血尿生化改变,螺内酯试验能纠正代谢紊乱和降低血压,则诊断可初步成立;如能证实醛固酮分泌增高和血浆肾素-血管紧张素活性降低,则可确诊。

五、鉴别诊断

对于有高血压、低血钾的鉴别诊断须考虑以下疾病。

1.原发性高血压病患者服用失钾利尿剂(如氢氯噻嗪、呋塞米等)或伴慢性腹泻而失钾,可根据病史鉴别。

2.一大组继发性醛固酮增多症

(1)肾源性高血压:如急进性(又称恶性)高血压、肾动脉狭窄性高血压伴低血钾者,一般血压比原醛症更高,发展更快,常伴有明显视网膜损害;恶性高血压往往于短期内发展至肾功能不全,有尿毒症、氮质潴留和酸中毒;肾动脉狭窄患者约1/3在中上腹部及肋脊角区可闻及血管杂音,肾图、静脉肾盂造影、肾动脉造影常可确诊。这类患者血浆肾素活性高,是鉴别诊断的要点。

(2)失钾性肾炎或肾盂肾炎晚期:常有高血压伴低血钾综合征,肾炎后期往往肾功能损害严重,常伴脱水和酸中毒,低钠试验不能减少尿钾,血钾不升,血压不降。螺内酯试验不能纠正失钾与高血压;血浆肾素活性测定增高证实为继醛症。

3.肾上腺其他盐类皮质激素分泌过多而引起的高血压与低血钾。

(1)皮质醇增多症,尤以腺癌和异位 ACTH 综合征所致者,可伴明显高血压与低血钾,但临床综合征可做鉴别。

(2)先天性肾上腺皮质增生症中,有 11-羟化酶和 17-羟化酶缺陷者都有高血压病和低血钾,前者高血压低血钾系大量去氧皮质酮引起,于女性引起男性化,于男性引起性早熟,后者雌雄激素与皮质醇均降低,女性性发育不全,男性呈假两性畸形。

4.先天性 11β-羟类固醇脱氢酶(11β-HSD)缺陷:B-HSD 催化皮质醇转化为无活性的皮质素,从而调节皮质醇水平。该酶缺陷可引起明显盐皮质激素增多症,临床表现近似原醛症。为常染色体隐性遗传性疾病。多见于儿童和青年人。此病用螺内酯治疗有效,用地塞米松治疗也有效。本病之发病机制由于β-HSD缺乏,使肾小管处的皮质醇可与盐皮质激素受体结合发挥盐皮质激素活性,引起盐皮质激素过多的临床表现。本病患者尿 17-羟及游离皮质醇明显低于正常,但血浆皮质醇正常。

5.其他

(1)Liddle 综合征:为先天性肾远曲小管回吸收钠增多引起的综合征(又称肾潴钠过多综合征),系常染色体显性遗传性疾病。此症为家族性,男女均可得病,有高血压病、低血钾、碱中毒,但尿呈酸性,醛固酮排量和血浆肾素活性均降低,螺内酯不能纠正失钾,地塞米松治疗无效,氨苯蝶啶治疗有效。

(2)肾素瘤:由肾小球球旁细胞腺瘤分泌大量。肾素引起高血压和低血钾,多见于青少年,高血压严重,血浆肾素活性甚高,血管造影、CT、B超等可显示肿瘤,切除肿瘤后可治愈。

(3)Bartter 综合征:由肾小球球旁细胞增生所致,分泌大量肾素,继发醛固酮增高,引起失钾性低钾血症,由于细胞外液容量不足,对血管紧张素 II 反应低下。以不伴有高血压病为特征,本病有家族性,常染色体隐性遗传,发病机制不明,有的认为肾小管回吸收钠和氯失常所致或由于前列腺素 E 及胰舒血管素分泌增高所致,治疗可予高氯化钠饮食、大量补钾及吲哚美辛(消炎痛)等。

(4)药物:甘草制剂(如生胃酮)及避孕药等均可引起高血压和低血钾,病史有助于鉴别。

六、治疗

(一)西医治疗

原醛症的治疗分手术治疗和药物治疗两个方面。腺瘤及癌及早切除为本症根治疗法,增生者手术疗效较差,仅使血钾纠正而不能满意降压,近年来已趋药物治疗。除非难以确诊为腺瘤或增生需手术探查。

1.腺瘤(癌)　术前必须做好准备,宜用适当低盐饮食,每天补充氯化钾 3～6g,螺内酯 120～240mg/d,分 3～4 次口服,待血钾正常,血压降至正常或接近正常后手术。术前准备约需 3～4 周。一般腺瘤切除后 50%～75%血压可恢复正常,如术后有持续性高血压者可能由于肾小动脉硬化等肾缺血所致,可进一步给予螺内酯治疗。

2.增生　一般采用药物治疗。螺内酯疗法如前述,长期应用此药可出现男子乳房发育、阳痿、女性月经失调、乳房胀感等副作用,可改用氨苯蝶啶,同时应补钾(氯化钾每天 3～6g,分次口服),若血压不下降可加用降压药物,可选择钙离子拮抗剂、醛固酮受体阻断剂等。对地塞米松可抑制型应予地塞米松治疗,每天 1～2mg 口服,约 2 周后即可降压见效。特醛症患者还可用血管紧张素转换酶抑制剂治疗。

(二)中医治疗

1.肝肾阴虚,虚阳上亢

症见:头晕头痛,耳鸣,五心烦热,手足抽搐。舌质红,苔少或苔黄腻,脉弦细或弦。

治则:平肝潜阳。

代表方:镇肝息风汤加减。

常用药:龙骨、茵陈、天冬、牡蛎、玄参、生地、牡丹皮、山茱萸、龟板、鳖甲、怀牛膝、白芍。

2.肝经湿热

症见:双下肢沉重软弱无力,肌肉麻木不仁,阵发性肌肉痉挛,眩晕,头痛加重,胸闷,纳呆,口苦,口黏腻,小便频数或尿频、尿急、尿痛,腰痛拒按,带下多色黄。舌红,苔黄腻,脉弦数。

治则:清热利湿,通筋活络。

代表方:龙胆泻肝汤合四妙散加减。

常用药:龙胆草、柴胡、栀子、泽泻、当归、黄连、生地、苍术、黄柏。

3.心肾阳虚

症见:心慌心悸,呼吸喘促,胸闷,失眠健忘,头昏头痛,腰膝酸软,四肢软弱无力,甚至瘫痪,小便清长,口渴欲饮。舌淡,苔薄白,脉虚弱无力或中有间歇。

治则:温补心肾以通阳。

代表方:金匮肾气丸加减。

常用药:熟地、山药、山茱萸、熟附子、桂枝、泽泻、茯苓。

4.气血两虚,经络痹阻

症见:四肢无力,肌肉麻木不仁,四肢不温,面色萎黄无华。舌质淡,脉细弱无力。

治则:气血双补,活血通络。

代表方:黄芪桂枝五物汤加减。

常用药:黄芪、党参、鸡血藤、生姜、大枣、桑枝、白术、白芍、茯苓、地龙、当归、桂枝。

七、调护和预后

1.醛固酮瘤手术效果较好,手术后电解质紊乱可获纠正,临床症状消失,大部分患者血压降至正常或接近正常。

2.特醛症手术后低血钾大多可被纠正,但高血压下降往往不满意,目前此类患者多不做手术。

3.ACTH 依赖型需长期地塞米松治疗。

总之,本症如能及早诊治,大多患者可获良效。

(马　超)

第二节　库欣综合征

库欣综合征又称皮质醇增多症。本征是由多种病因引起的以高皮质醇血症为特征的临床综合征,主要表现为满月脸、多血质外貌、向心性肥胖、痤疮、紫纹、高血压、继发性糖尿病和骨质疏松等。

【病因与分类】

库欣综合征的病因可分为 ACTH 依赖性和 ACTH 非依赖性两类。ACTH 依赖性库欣综合征是指下丘脑-垂体病变(包括肿瘤)或垂体以外的某些肿瘤组织分泌过量 ACTH 和(或)CRH,导致双侧肾上腺皮质增生并分泌过量的皮质醇;ACTH 非依赖性库欣综合征是指肾上腺皮质肿瘤(或增生)自主分泌过量皮质醇,血中 ACTH 水平降低或检测不出。

【发病机制】

1.ACTH 依赖性库欣综合征

(1)垂体性库欣综合征:又名库欣病,因垂体分泌过量 ACTH 引起。现亦将下丘脑-垂体病变所致(ACTH 依赖性)库欣综合征笼统地称为库欣病。库欣病约占库欣综合征患者总数的 65%~75%,男、女之比为 1:(3~8),男女差别显著,原因未明。①垂体 ACTH 腺瘤。具有自主分泌 ACTH 的能力,导致肾上腺合成和分泌皮质醇增加并引起临床症状。垂体 ACTH 瘤和其他细胞类型的垂体瘤不同,微腺瘤的比例高达 80% 以上,大腺瘤仅占 10%~20%,垂体大腺瘤罕见;垂体 ACTH 瘤的局部浸润倾向明显,可向邻近的海绵窦、蝶窦及鞍上池浸润。②垂体 ACTH 细胞癌。个别的垂体 ACTH 瘤为恶性腺癌,可向颅内其他部位及远处(如肝、肺等处)转移,恶性程度高,易侵犯周围组织,预后差。③垂体 ACTH 细胞增生。可能由于下丘脑本身或更高级神经中枢的病变或功能障碍致下丘脑 CRH 分泌过多,刺激垂体 ACTH 细胞增生,ACTH 分泌增多。另外,有些垂体 ACTH 细胞增生是因为下丘脑以外的肿瘤异源分泌过量的 CRH 或 CRH 类似物所致。在库欣病中的比例报道不一(0~14%)。增生可为弥散性、局灶性或形成多个结节,有时可在增生的基础上形成腺瘤。

(2)异源性 ACTH 综合征:该综合征是指垂体以外的肿瘤分泌大量 ACTH 或 ACTH 类似物,刺激肾上腺皮质增生,使之分泌过量皮质醇、盐皮质激素及性激素所引起的一系列症状,约占全部库欣综合征的 15%。引起异源性 ACTH 综合征的最常见原因为肺癌(尤其是小细胞型肺癌),其次为胸腺瘤或胸腺类癌、胰岛肿瘤、支气管类癌、甲状腺髓样癌、嗜铬细胞瘤、神经节瘤、神经母细胞瘤、胃肠道肿瘤、性腺肿瘤、前列腺癌等。异源分泌 ACTH 的肿瘤一般都具有自主性,不受 CRH 兴奋,也不被糖皮质激素抑制,故可用大剂量地塞米松抑制试验联合尿游离皮质醇测定来鉴别垂体抑或异源性 ACTH 增加,但支气管类癌所致异源性 ACTH 综合征,可被大剂量地塞米松抑制。

(3)异源性 CRH 综合征:肿瘤异源分泌 CRH 刺激垂体 ACTH 细胞增生,ACTH 分泌增加,患者肾上腺皮质长期受 ACTH 刺激,呈弥漫性增生。

2.ACTH 非依赖性库欣综合征　　ACTH 非依赖性库欣综合征是指肾上腺皮质肿瘤(腺瘤或腺癌)自主分泌过量的皮质醇,通常下丘脑的细胞 CRH 和垂体的 ACTH 细胞处于抑制状态,血 ACTH 水平降低或检测不到。

(1)肾上腺皮质腺瘤:由于腺瘤自主分泌皮质醇引起血皮质醇升高,反馈抑制下丘脑-垂体,故腺瘤以外同侧的肾上腺及对侧肾上腺皮质萎缩。腺瘤分泌皮质醇不受外源性糖皮质激素(GC)抑制,对外源性 CRH、ACTH 一般无反应。

(2)肾上腺皮质癌:库欣综合征的表现可不典型,但女性病人男性化明显,因癌分泌大量的(弱)雄激素如去氢异雄酮及雄烯二酮所致,低血钾性碱中毒常见。

(3)肾上腺皮质结节样增生:根据发病机制及病理变化特点可分为原发性色素性结节性肾上腺皮质病或增生不良症、肾上腺大结节性增生症中的 ACTH 非依赖性双侧性肾上腺大结节性增生、胃抑肽(GIP)依赖性库欣综合征。

①原发性色素性结节性肾上腺病或皮质增生不良症是皮质醇增多症的罕见类型之一,本征有如下特点.a.常发于青少年(10~20 岁);b.通常为大结节性增生;c.血 ACTH 低或检测不到;d.大剂量地塞米松抑制试验不能抑制皮质醇的分泌;e.肾上腺兴奋性免疫球蛋白阳性;f.发病与 Carney 复合征的基因突变有关,可伴有间叶细胞瘤(尤其是心房黏液瘤)、皮肤色素沉着和外周神经损害等。

②大结节性肾上腺皮质增生程度介于 ACTH 依赖与非依赖性库欣综合征之间。20%~40% 的垂体

性库欣综合征患者双侧肾上腺小结节样或大结节样增生。本征具有以下特点是:a.肾上腺组织增生明显;b.可能代表了 ACTH 依赖和 ACTH 非依赖性间的过渡;c.有些病人血 ACTH 低甚至测不到;d.CRH 兴奋试验呈过渡型的皮质醇反应;e.一般大剂量地塞米松抑制试验抑制少于 50%,血和 24h 尿皮质醇水平增高,ACTH 降低甚至不能测到。

③抑胃肽依赖性库欣综合征:可能是肾上腺皮质细胞异源表达抑胃肽受体所致,一般特点是 a.肾上腺呈结节性增生;b.临床上有皮质醇增多症表现;c.基础皮质醇水平低或正常,傍晚升高,不能被地塞米松抑制;d.基础 ACTH 水平低,对 CRH 刺激无反应,ACTH 无法测出;e.进食引起皮质醇水平升高,静脉滴注葡萄糖等供能物质不引起此种变化;f.静脉滴注抑胃肽,血皮质醇水平升高的程度较静脉滴注 ACTH 时升高程度明显。

3.其他特殊类型的库欣综合征

(1)医源性库欣综合征(类库欣综合征):库欣综合征的产生与外源性糖皮质激素使用时间和剂量有关,糖皮质激素治疗达到足以抑制炎症反应的剂量即可引起库欣综合征的症状。

(2)周期性皮质醇增多症:周期性库欣综合征的发病机制尚不清楚,皮质醇呈周期性分泌,每一病例大致有各自的固定分泌周期。另一种类型为间歇性皮质醇增多症,无固定周期,缓解期临床症状消退,激素水平恢复正常,此时对小剂量地塞米松有正常抑制反应,但发作期不受地塞米松、美替拉酮、左旋多巴(L-多巴)等的影响,大剂量地塞米松抑制试验呈反常升高。发作期血、尿皮质醇较一般库欣综合征高,往往同时伴有醛固酮增高。临床上一般要出现两个以上发作周期才可诊断,周期性变化是原发灶周期性分泌 ACTH 所致,病因可以是下丘脑病变、垂体微腺瘤、空蝶鞍、支气管小细胞型未分化癌或肾上腺癌、原发性色素性结节性肾上腺病等。

(3)异位肾上腺组织来源的肿瘤所致库欣综合征:肾上腺皮质在胚胎发育时有少数肾上腺皮质细胞会散落在各组织中,这些散落的肾上腺皮质细胞有可能发展为肿瘤。

(4)儿童库欣综合征:较为少见,男、女发病率相当,7 岁以上发病者多为双侧肾上腺增生,7 岁以内发病者以肿瘤多见。儿童垂体腺瘤常较大,除库欣综合征临床表现外,常伴身材矮小。

(5)糖皮质激素受体增多性库欣综合征:患者于青春期出现库欣综合征样表现,但血皮质醇水平正常,淋巴细胞的糖皮质激素受体亲和力正常而数目增加。

(6)糖皮质激素过敏感综合征:病因是由于糖皮质激素敏感性升高所致,但具体发病机制尚不清楚。

【病理生理与临床表现】

库欣综合征的临床表现主要是由于长期血皮质醇浓度升高所引起的蛋白质、脂肪、糖、电解质代谢严重紊乱,同时干扰了多种其他内分泌激素分泌,而且机体对感染抵抗力降低所引起。此外,ACTH 分泌过多及其他肾上腺皮质激素的过量分泌也会引起相应的临床表现。

1.脂代谢紊乱与向心性肥胖 库欣综合征患者多数为轻到中度肥胖,极少有重度肥胖。典型的向心性肥胖是指面部和躯干部脂肪沉积增多,由于面部和颈部脂肪堆积显得颈部变粗缩短,但四肢(包括臀部)正常或消瘦。满月脸、水牛背、悬垂腹和锁骨上窝脂肪垫是库欣综合征的较特征性临床表现。另有少数患者呈均匀性肥胖,需与单纯性肥胖鉴别。

2.蛋白质代谢障碍 库欣综合征患者蛋白质分解加速,合成减少,导致肌肉萎缩无力,以近端肌受累更为明显。皮肤变薄,皮下毛细血管清晰可见,皮肤弹性纤维断裂,形成宽大紫纹,加之皮肤毛细血管脆性增加,容易出现皮下青紫瘀斑,伤口不易愈合。患者多合并有骨质疏松,可致腰背疼痛,脊椎畸形,身材变矮。

3.糖代谢异常 约 50% 的库欣综合征患者有糖耐量降低,约 20% 的患者伴有糖尿病。

4.高血压、低血钾与碱中毒 库欣综合征时高水平的血皮质醇是高血压、低血钾的主要原因,加上去氧皮质酮及皮质酮等弱盐皮质激素的分泌增多,使机体总钠量明显增加,血容量扩张,血压上升并有轻度水肿。对缩血管物质(如去甲肾上腺素等)的反应过强也可能是库欣综合征患者发生高血压的原因之一;尿钾排泄量增加,导致低血钾和高尿钾,同时伴有氢离子的排泄增多而致代谢性碱中毒。库欣综合征的高血压一般为轻到中度,低血钾性碱中毒程度也较轻,但异源性 ACTH 综合征及肾上腺皮质癌患者由于皮质醇分泌显著增多,同时弱盐皮质激素分泌也增加,因而低血钾性碱中毒的程度常较严重。

5.生长发育障碍　少儿时期发病的库欣综合征患者,生长停滞,青春期延迟,与同龄儿童比身材肥胖矮小;如伴有脊椎压缩性骨折,身材更矮。库欣综合征生长发育障碍的原因可能与下列因素有关:①过量皮质醇抑制腺垂体分泌 GH;②直接影响性腺以及抑制促性腺激素分泌而抑制性腺发育。

6.骨质疏松　继发性骨质疏松是库欣综合征常见的并发症,主要表现为腰背痛,易发生病理性骨折,骨折的好发部位是肋骨和胸、腰椎,可以引起脊柱后凸畸形和身材变矮。

7.性腺功能紊乱　库欣综合征患者性腺功能均明显减退,女性表现为月经紊乱,继发闭经,极少有正常排卵,男性患者睾酮生成减少,故主要表现为性功能减退、阳痿、阴茎萎缩、睾丸变软缩小。由肾上腺增生所引起的库欣综合征均有不同程度的肾上腺去氢异雄酮及雄烯二酮分泌增加,这些激素本身雄性激素作用不强,但可在外周组织转化为睾酮,导致痤疮、多毛,甚至女性男性化表现,而这些弱雄激素可抑制下丘脑-垂体-性腺轴,也是引起性功能减退的另一原因。

8.造血与血液系统改变　皮质醇刺激骨髓造血,红细胞计数和血红蛋白含量升高,加之病人皮肤变薄,故呈多血质外貌。大量皮质醇可使白细胞总数及中性粒细胞增多,也可促进淋巴细胞凋亡、淋巴细胞和嗜酸性粒细胞的再分布,这两种细胞在外周血中绝对值和白细胞分类中的百分率均减少。

9.感染　大量的皮质醇抑制机体的免疫功能,使机体的中性粒细胞向血管外炎症区域的移行能力减弱,自然杀伤细胞数目减少,功能受抑制,患者容易合并各种感染如皮肤毛囊炎、牙周炎、结核活动播散、泌尿系感染、甲癣、体癣等;感染不易局限,可发展为丹毒、丘疹样皮肤改变和败血症等。免疫功能受抑制,一旦合并感染,机体对感染难以产生相应反应,如严重感染时体温不一定升高,白细胞计数可正常,故不能用体温和白细胞计数等作为衡量感染严重程度的指标。

10.精神障碍　约有50%的库欣综合征患者伴有精神状态改变。轻者可表现为欣快感,失眠、注意力不集中,情绪不稳定,少数患者可以表现为抑郁与躁狂交替发生;另还有少数患者出现类似躁狂抑郁或精神分裂症样表现或认知障碍。

11.高尿钙与肾石病　高皮质醇血症影响小肠对钙的吸收,且骨钙动员,大量钙离子进入血液后从尿中排出。血钙虽在正常低限或低于正常,但尿钙排泄量增加,易并发肾石病。

12.眼部病变　患者常有结合膜水肿,约6%的库欣综合征患者有轻度突眼,可能由于眶后脂肪沉积引起。高皮质醇血症还可加速青光眼和白内障的发展。

13.皮肤色素沉着　异源性 ACTH 综合征,因肿瘤产生大量 ACTH、β-促脂素(β-LPH)和阿黑皮质原(N-POMC)等,故皮肤色素明显加深,具有鉴别意义。

【诊断】

库欣综合征的诊断包括:①功能诊断,即确定是否为皮质醇增多症;②病因诊断,即明确属于 ACTH 依赖性还是 ACTH 非依赖性库欣综合征;③定位诊断,即明确病变部位是在垂体、垂体以外其他组织起源肿瘤还是肾上腺本身。遇有下述表现者,应想到库欣综合征的可能:①外貌及体型的改变,如肥胖尤其是向心性肥胖;②高血压,尤其是伴有低血钾者;③IGT 或糖尿病;④不明原因的精神失常等表现;⑤多尿,尤其是伴尿钾排泄增多者;⑥血红蛋白升高,血细胞比容增加者;⑦高皮质醇血症者。

1.高皮质醇血症的确定

(1)尿 17-羟类固醇测定:测定尿中 17-羟类固醇排泄量,可以估计肾上腺皮质功能状态。当排泄量＞55.2μmol/24h(20mg/24h)提示肾上腺皮质分泌功能升高,尤其是超过 69pmol/24h(25mg/24h)更具有诊断意义。由于影响其测定结果因素很多,现一般用敏感性和特异性均较高的 24h 尿游离皮质醇(UFC)替代。

(2)尿 17-成酮类固醇测定:尿 17-成酮类固醇的主要成分包括 17-羟类固醇、可妥尔(皮五醇)和可妥龙(皮酮四醇)。测定尿中 17-成酮类固醇排泄量,可以估计肾上腺皮质功能状态。正常人尿 17-成酮类固醇排泄量波动于 21～69μmol/24h,男、女相同。过度肥胖者排泄量增多。

(3)尿游离皮质醇测定:24h 尿游离皮质醇测定被广泛用于库欣综合征的筛查,可反映机体的皮质醇分泌状态,其升高程度与库欣综合征病情平行。正常上限波动范围为 220～330nmol/24h(80～120μg/24h)。当排泄量＞304nmol/24h(110μg/24h)即可判断为升高。一般留 2～3 次 24h 尿测尿游离皮质醇以增加诊断敏感性。

(4)血、唾液皮质醇的测定及其昼夜节律变化:采血测定皮质醇浓度是确诊库欣综合征的较简便方法。由于皮质醇呈脉冲式分泌,而且皮质醇水平极易受情绪、静脉穿刺是否顺利等因素影响,所以单次血皮质醇的测定对库欣综合征诊断价值有限,血皮质醇昼夜节律消失的诊断价值较单次皮质醇测定价值大。皮质醇节律紊乱还可见于抑郁症,危重病人的皮质醇节律可能完全消失,要注意鉴别。临床上要注意避免下述容易引起假阳性结果的几种情况:①住院患者应在入院后48h 或以后再采血;②采血前不要通知患者,以防患者等待采血而未入睡;如午夜采血时患者未入睡,则此结果不具说服力;③必须在患者醒后 5～10min 完成采血;④心力衰竭、感染等应激状态也会引起皮质醇浓度升高。

唾液中皮质醇的浓度与血游离皮质醇平行,且不受唾液分泌量的影响,而收集唾液为无创性方法,故测定午夜 0:00(谷)和早上 8:00(峰)唾液中皮质醇浓度也可以用于库欣综合征的诊断。由于其诊断敏感性高及收集标本的无创性,在儿童和青少年库欣综合征的诊断中应用较广。唾液皮质醇浓度诊断儿童库欣综合征的标准为:午夜时,唾液皮质醇浓度＞7.5nmol/L(0.27μg/dl);清晨睡醒时,唾液皮质醇浓度＞27.6nmol/L(1.0μg/dl)。

2.确定高血皮质醇血症对 ACTH 的依赖性

(1)小剂量地塞米松抑制试验(LDDST):包括标准小剂量地塞米松抑制试验和午夜小剂量地塞米松抑制试验。正常人在行标准小剂量地塞米松抑制试验后,尿 17-羟皮质类固醇明显降低,一般低于对照值的50%。单纯性肥胖者尿 17-羟皮质类固醇可偏高,小剂量地塞米松抑制后可同于正常人。库欣综合征病人(无论增生或腺瘤)的尿 17-羟皮质类固醇不被抑制,仍高于对照值 50% 以上(4mg/24h 尿)。午夜小剂量地塞米松抑制试验:可于第 1 日早上 8 时测血浆皮质醇,第 1 晚 0:00 服地塞米松 0.75mg,第 2 天早 8 时再测血浆皮质醇,如抑制后血皮质醇下降到对照值的 50% 以下表示正常,如下降值不足 50%,则提示为皮质醇增多症。

(2)米非司酮(RU486)试验:米非司酮是糖皮质激素拮抗药,在受体水平通过抑制靶细胞胞质内糖皮质激素受体的变构活化而阻断糖皮质激素作用。在正常人可降低皮质醇对下丘脑-垂体-肾上腺皮质轴的负反馈抑制作用,引起血 ACTH 和皮质醇分泌增加,尿游离皮质醇排泄增多(皮质醇升高达到或超过30%,24h 尿游离皮质醇升高 18% 以上,可认为呈阳性反应),而库欣综合征患者没有改变,本试验可以用于皮质醇增多症的确诊。

3.库欣综合征的病因诊断　一旦高皮质醇血症诊断成立,必须进一步检查以明确库欣综合征的病因。

(1)ACTH 依赖性与非依赖性库欣综合征的鉴别:一般库欣综合征患者 ACTH 正常或轻度升高,异源性 ACTH 综合征患者的 ACTH 水平明显升高,异源性 CRH 患者血 ACTH 水平亦可升高。用放射免疫法测定 ACTH 时,ACTH 水平持续性低于 1.1pmol/L(5pg/ml),可确诊为 ACTH 非依赖性库欣综合征;超过此值则判定为 ACTH 依赖性库欣综合征。应对肾上腺做进一步的影像学检查,如 B 超、CT、MRI 和核素扫描。当用 ACTH 测定不能鉴别时,可进一步行大剂量地塞米松抑制试验(HDDST)或 CRH 兴奋试验。

(2)ACTH 依赖性库欣综合征:ACTH 依赖性库欣综合征可分为垂体依赖性库欣综合征(库欣病)、异源性 ACTH 综合征和异源性 CRH 综合征 3 类。统计资料显示,库欣病占 ACTH 依赖性库欣综合征病因的 85%～90%,而异源分泌 ACTH 致库欣综合征的肿瘤体积往往很小,难以与库欣病鉴别,难以定位,故依赖于生化检查来指导影像学检查部位的选择。

1)ACTH 及血钾的测定:虽然通常异源性 ACTH 综合征的血 ACTH 水平可能比库欣病高,但用放射免疫测定(RIA)和(或)免疫放射法(IRMA)测定时,两者有很大重叠范围,其鉴别诊断价值非常有限。几乎所有异源性 ACTH 综合征患者血钾都低,可作为辅助的鉴别诊断指标,但约 10% 的库欣病患者也有低钾血症,注意鉴别。

2)大剂量地塞米松抑制试验:目前仍作为鉴别 ACTH 依赖性库欣综合征病因的重要试验,当 17-羟皮质类固醇或尿游离皮质醇可被抑制到基础值的 50% 或以下则提示为库欣病。由于经典的 48h HDDST 较烦琐,近年来,广泛推荐采用午夜 HDDST 法,即地塞米松 8mg,24 时顿服,服药前、后早 8 时抽血测皮质醇,如用药后相同时间点血皮质醇抑制程度达到或超过基础值的 50% 即可诊断为库欣病。

3)美替拉酮(甲吡酮)试验:美替拉酮试验主要用于判断垂体 ACTH 细胞储备功能,也用于鉴别原发性肾上腺病变和其他原因所致的库欣综合征,近年来主要用于 ACTH 依赖性库欣综合征的鉴别诊断。在原发肾上腺病变(如腺瘤或皮质癌)患者中,美替拉酮一般不会引起尿 17-羟皮质类固醇排泄增加,并可能下降,而在库欣病患者中,由于血皮质醇下降,对下丘脑、垂体的负反馈抑制作用减弱,导致血 ACTH 代偿性升高而使增生的肾上腺皮质合成更多的皮质醇,尿 17～羟皮质类固醇升高(一般升高 2～4 倍)。

4)CRH 试验:将用 CRH 后血皮质醇较基础值升高达到或超过 20% 或 ACTH 较基础值升高达到或超过 35% 作为阳性,绝大部分库欣病患者在注射 CRH 后 10～15min 呈阳性反应;结合 HDDST 和 CRH 兴奋试验一般能鉴别 ACTH 依赖性库欣综合征的病因。

5)岩下窦采样测 ACTH:正常情况下垂体静脉回流至海绵窦,然后再到岩下窦,而正常岩下窦仅接受垂体静脉血液回流。因此,库欣病患者中枢血 ACTH 浓度明显高于外周血浓度,而异源性 ACTH 综合征患者无此变化,但由于 ACTH 呈脉冲式分泌,在基础状态下测定这种差别可能并不明显,必须结合 CRH 试验,比较注射前、后中枢与外周血 ACTH 浓度差别,则诊断库欣病的准确性明显提高。一般情况下,垂体血液引流呈对称性,因此左、右两侧 ACTH 浓度差还可提示肿瘤位于垂体哪一侧。

6)核素显像:由于多神经内分泌肿瘤细胞表面都有生长抑素:受体,故[111]In 标记奥曲肽可用于受体阳性的异源分泌 ACTH 肿瘤的定位。

(3)ACTH 非依赖性库欣综合征

1)肾上腺肿瘤(腺瘤或癌):分泌皮质醇的肾上腺肿瘤除有库欣综合征症状外,可伴有或不伴有高血压和男性化表现。实验室检查结果的一般规律是 a.肾上腺良、恶性肿瘤所致库欣综合征,24h 尿游离皮质醇、17-羟皮质类固醇轻度升高;b.腺瘤患者血尿去氢异雄酮及尿 17-酮皮质类固醇可正常或升高,与皮质醇及17-羟皮质类固醇水平平行,尿 17-酮皮质类固醇通常＜20mg/d;c.肾上腺皮质癌患者由于皮质醇前体物质的不适当升高,尿 17-酮皮质类固醇＞20mg/d 甚至更高;d.血 ACTH 受抑制,＜1pmol/L(5pg/ml)或测不出;e.基础血皮质醇测定值升高,尿游离皮质醇或皮质醇代谢产物排泄量增加;f.皮质醇分泌不依赖 ACTH

刺激；g.HDDST甚至极大剂量地塞米松无抑制作用。

2）ACTH非依赖性双侧肾上腺大结节性增生：其特点是血尿类固醇激素浓度升高，基础ACTH测不到，CRH或美替拉酮刺激后血ACTH仍测不到；HDDST时类固醇激素的产生受抑制程度很小，通常对美替拉酮试验反应也小；肾上腺CT、MRI示结节状改变，垂体正常。

3）原发性色素性结节性肾上腺增生不良：其特点是血皮质醇中度升高，昼夜节律性消失；ACTH低或测不到；糖皮质激素呈周期性产生或无任何规律；肾上腺核素扫描示肾上腺正常或轻度增大；ACTH呈抑制状态，LDDST、HDDST均不能抑制皮质醇分泌；美替拉酮试验时，尿17-羟皮质类固醇排泄下降。CT或MRI一般正常。

（4）影像学检查

1）垂体：在ACTH依赖性库欣综合征患者中，垂体影像检查的目的在于确定垂体腺瘤的位置和大小，CT扫描垂体瘤的发现率明显高于X线检查。MRI在发现垂体ACTH微腺瘤时敏感性较CT稍高（50%～60%）。

2）肾上腺：肾上腺影像学检查在诊断工作中占有很重要的地位，可选B超、CT、MRI及核素扫描检查。一般肾上腺腺瘤直径＞1.5cm，而皮质癌体积更大，均在B超敏感检出范围，但B超敏感性较低，未发现结节不能排除肾上腺病变。绝大部分肾上腺肿瘤可在薄层CT扫描或MRI中发现，由于CT或MRI较[131]I标记胆固醇扫描费时少，费用低，故一般先选CT、MRI检查。碘标记胆固醇肾上腺皮质核素扫描可用于判断肾上腺皮质腺瘤或腺癌的准确部位及功能状态。一侧肾上腺发现肿瘤，对侧肾上腺往往不显影；两侧均有核素密集，则提示肾上腺双侧增生性改变。由于大部分肾上腺皮质癌并不能有效摄取标记的胆固醇，故可能导致引起库欣综合征的相对较大的腺瘤或癌漏诊。

3）骨骼系统：库欣综合征患者应常规进行骨骼X线检查及双能X线骨密度测定，早期发现类固醇性骨质疏松症。

4）异源分泌ACTH肿瘤：对疑为异源性ACTH综合征的患者，应努力寻找原发肿瘤的位置。异源性分泌ACTH肿瘤位于胸腔的比例较高，最常见的是小细胞肺癌和支气管类癌，故常规行胸部正、侧位X线片、胸部CT等检查。高分辨CT在薄层扫描时可以发现胸部平片不易发现的小支气管类癌肿瘤。必要时应做[111]In-奥曲肽显像检查或探查胃肠道、腹部及盆腔。

【治疗】

库欣综合征的治疗原则是去除病因，降低机体皮质醇水平，纠正各种物质代谢紊乱，避免长期用药或激素替代治疗，改善患者生活质量，防止复发，提高治愈率。引起库欣综合征的病因很多，具体的治疗方法也有各种不同选择。

1.库欣病

（1）治疗原则：库欣病基本治疗原则是手术或放射治疗去除垂体瘤，以降低ACTH的分泌，从而减轻肾上腺增生，使皮质醇分泌减少而达到治疗目的。如上述治疗方法无效，可加用调节神经递质或抑制皮质醇合成的药物以减少皮质醇的合成；如仍不能控制，则可以施行双肾上腺切除术，术后终身服糖皮质激素替代治疗。

（2）垂体瘤摘除术

1）垂体微腺瘤：现多采用经蝶窦垂体微腺瘤切除术，既可治愈库欣病，又可最大限度地保留垂体的分泌功能。此方法手术创伤小，手术及术后并发症少。该手术常见的并发症有一过性尿崩症、脑脊液鼻漏、出血、感染、颅内高压等，发生率不高；还有报道并发低钠血症或多尿者，后者多见于伴鞍内扩散的年轻男性患者。

2)垂体大腺瘤:由于垂体大腺瘤的生物学特性为浸润性生长,易向垂体外、鞍上扩展,体积大,宜选用开颅手术,尽量切除肿瘤组织,术后宜配合放射治疗或药物(化学)治疗。

(3)垂体放射治疗:放射治疗可减少垂体瘤术后复发率,可作为库欣病的一种辅助治疗方法,常用于无法定位的垂体微腺瘤、因各种原因不能施行垂体手术的大腺瘤或腺癌及术后患者。经改进放射治疗技术包括γ刀及X刀,可减少照射野周围组织损伤,但其远期效果、术后并发症及对机体内分泌的影响等,将有待进一步观察。50%～80%的库欣病经照射出现病情缓解,一般在放疗后6个月至数年开始出现疗效,多数在2年内即可见到治疗效果。除了上述的外放射治疗,还可用内照射治疗垂体瘤,也就是将放射性物质(^{198}Au、^{90}Y等)植入蝶鞍进行放射治疗。

由于放射治疗的不良反应有组织放射性水肿,故不宜作为大腺瘤、已有或可能有视交叉压迫患者的首选治疗方法。放射治疗的术后不良反应有头痛、头晕及耳鸣等,考虑为放射性脑损伤所致;随着时间的延长,可出现部分性或全垂体功能低下,长期随访发生率高达20%～60%,放射治疗后脑部恶性病变的报道有增加趋势。

(4)肾上腺切除术:肾上腺切除术方法包括肾上腺次全切、全切除术和肾上腺切除后自体移植术等。当库欣病经垂体手术、放射治疗等治疗无效时,最终可选择肾上腺全切术。对诊断库欣病而垂体MRI未发现微腺瘤者、因年龄大或其他某种原因不能做垂体手术而病情严重者,宜做肾上腺次全切除术加术后垂体放射治疗。病情轻者,可用药物加垂体放射治疗,以控制肾上腺皮质激素的过度分泌。术前无法预测库欣病患者经治疗后是否发生纳尔逊综合征,故提倡术后定期随访,定期复查垂体MRI,以尽早发现,及时治疗,避免严重的临床生化异常及出现严重的表现。

(5)药物治疗:库欣病的药物治疗包括两大类,一类是作用于下丘脑-垂体的神经递质,如赛庚啶、溴隐亭、甲麦角林、奥曲肽等;另一类是针对肾上腺皮质,如米托坦、美替拉酮、酮康唑、氨鲁米特等,通过阻断皮质醇生物合成的若干酶来减少皮质醇的合成,用于术前准备或联合治疗。米非司酮有拮抗糖皮质激素的作用,研究还发现可抑制21-羟化酶活性,适于无法手术的患者,可以缓解库欣综合征的一些症状(如精神分裂症、抑郁症),对垂体、肾上腺病变无作用或作用很小。

2.ACTH非依赖性库欣综合征

(1)治疗原则:如因肾上腺肿瘤(腺瘤或癌)引起库欣综合征,不论肿瘤为单个、双侧或多发性,必须手术切除;肾上腺意外瘤如伴有临床前期库欣综合征,则应加强随访。肿瘤无法切除时,可以选用皮质醇合成抑制药。

(2)治疗方法

1)肾上腺腺瘤:摘除腺瘤,保留已萎缩的腺瘤外肾上腺组织。术后为促进同侧或双侧萎缩的肾上腺组织较快恢复功能,在使用糖皮质激素替代治疗的同时,可每日肌内注射长效ACTH 60～80U,2周后渐减量,每隔数日减10U;如萎缩的肾上腺组织反应不良,则需长期用可的松(25～37.5mg/d)替代治疗,随肾上腺功能恢复而递减,大多数患者可在3个月至1年渐停止替代治疗。

2)肾上腺皮质癌:应尽早手术切除,术后肾上腺皮质功能低下的患者的激素替代治疗方案基本同腺瘤切除术后。如不能根治或已有转移者,用皮质醇合成抑制药如米托坦降低机体血皮质醇水平以缓解症状。儿童库欣综合征患者肾上腺肿瘤以恶性多见,治疗以手术为主加用化疗,但仍可能持续存在高水平皮质醇且肿瘤易转移。当肿瘤无法切除时还可以考虑用肾上腺动脉栓塞治疗。

3)不依赖ACTH的双侧肾上腺增生:应选择双侧肾上腺全切除术治疗,以防止残余肾上腺组织再次增生导致库欣综合征,术后糖皮质激素终身替代治疗。

4)异源性ACTH综合征:明确ACTH起源,以治疗原发癌瘤为主,根据病情可选择手术、放疗、化疗或联合治疗。如能根治,则库欣综合征症状可以缓解;如不能根治,则需用皮质醇合成抑制药减少皮质醇合成以减轻临床症状。

【注意事项】

1.围术期的处理

(1)术前:肾上腺肿瘤或增生所致库欣综合征患者术前必须充分做好准备,防止术后急性肾上腺皮质功能不全的发生。如完善术前准备,纠正水、电解质、酸碱平衡,低钾碱中毒者,应补充氯化钾 3～6g/d。有糖代谢紊乱或糖尿病者,应给予胰岛素治疗,将血糖控制在正常水平。负氮平衡者给予丙酸睾酮或苯丙酸诺龙治疗。合并感染者合理使用抗生素控制感染。详细检查心、肾等脏器功能,并针对高血压、心律失常等给予适当处理。术前 12h 及 2h 各肌内注射醋酸可的松 100mg(每侧臀部各 50mg)或术前 6～12h 开始给氢化可的松静脉滴注。

(2)术中:手术时给予氢化可的松 100～200mg,加入 5％葡萄糖盐水 500～1000ml 中缓慢静脉滴注;至肿瘤或肾上腺切除后加快滴注速度;如发生血压下降、休克或皮质危象等情况时,应及时给予对症及急救治疗,并立即加大皮质醇用量,按应激处理,直至病情好转。

(3)术后

1)术后第 1 天:氢化可的松静脉滴注量共 200～300mg,有休克者常需加量至 300～500mg 或以上。同时肌内注射醋酸可的松 50mg,每 6 小时 1 次;或地塞米松 1.5mg,每 6 小时 1 次。

2)术后第 2、3 天:氢化可的松 100～200mg/d 静脉滴注或地塞米松 1.5mg 肌内注射,每 8 小时 1 次;或醋酸可的松 50mg,肌内注射,每 8 小时 1 次。

3)术后第 4、5 天:氢化可的松 50～100mg/d 静脉滴注或地塞米松 1.5mg,肌内注射,每 12 小时 1 次;或醋酸可的松 50mg,肌内注射,每 12 小时 1 次。

4)术后第 6、7 天及以后:糖皮质激素改为口服维持量,泼尼松 5mg,每天 3 次,以后逐渐减至维持量。

2.糖皮质激素替代　对于肾上腺皮质增生次全切除的患者,糖皮质激素可缓慢减量,最后可停用。在用激素治疗过程中,应观察血压、电解质、尿 17-羟皮质类固醇、17-酮皮质类固醇及血皮质醇浓度等;术后为刺激萎缩的肾上腺加速恢复,可加用 ACTH 20～60U/d 肌内注射;7～10d 后减量,每数日减 10U。

(陈晓琴)

第三节　原发性慢性肾上腺皮质功能减退症

原发性肾上腺皮质功能减退症(ACI),又称为艾迪生病,慢性 ACI 多见于中年人,老年人和幼年者较少见,结核性者男性多于女性,自身免疫所致"特发性"者以女性多见。

【病因与发病机制】

1.自身免疫性肾上腺炎　从 20 世纪 60 年代以来结核病得到控制,艾迪生病总的发病率下降,肾上腺结核在艾迪生病病因中的相对发生率也下降,而自身免疫性肾上腺炎已升为艾迪生病病因之首。自身免疫性肾上腺炎即特发性肾上腺皮质萎缩,主要证据是:①肾上腺皮质萎缩,呈广泛透明样变性,常伴有大量淋巴细胞、浆细胞和单核细胞的浸润;②约 50％以上的患者血清中存在抗肾上腺皮质细胞的自身抗体;③常伴有其他脏器和其他内分泌腺体的自身免疫性疾病。

2.肾上腺结核　以往结核为本病最常见的病因,在结核病发病率仍高的国家和地区,肾上腺结核仍然是原发性 ACI 的重要原因。肾上腺结核是由血行播散所致,常伴有胸腹腔、盆腔淋巴结或泌尿系统结核。

双侧肾上腺组织包括皮质和髓质破坏严重,常超过 90%。肾上腺皮质结构消失,代以大片的干酪样坏死、结核性肉芽肿和结核结节,残存的肾上腺皮质细胞呈簇状分布。约 50% 的患者有肾上腺钙化,肾上腺体积明显大于正常。

3.深部真菌感染   尸检发现死于组织胞浆菌病的患者 1/3 有肾上腺真菌感染,其他真菌病如球孢子菌病、芽生菌病、隐球菌病和酵母菌病也可引起肾上腺皮质功能减退。

4.获得性免疫缺陷综合征(AIDS)   HIV 阳性携带病毒者和 AIDS 患者常伴内分泌功能异常,常因巨细胞病毒感染引起坏死性肾上腺炎,分枝杆菌、隐球菌感染或 Kaposi 肉瘤也易侵犯肾上腺。

5.转移癌   肾上腺转移癌较常见,但临床上仅约 20% 的患者出现肾上腺皮质功能减退,转移癌的原位癌主要是乳腺癌、肺癌、胃癌、结肠癌、黑色素瘤和淋巴瘤。60% 左右的播散性乳腺癌和肺癌发生肾上腺转移。

6.脱髓鞘疾病   两种脱髓鞘疾病即肾上腺脑白质营养不良(棕色 Schilder 病)和肾上腺髓质神经病可有肾上腺皮质功能减退。

7.类固醇 21-羟化酶缺乏症   系先天性家族性肾上腺皮质发育不全疾病,类固醇 21-羟化酶基因点突变导致 DXA1 蛋白 c 端 11 个氨基酸残基改变或丢失。

8.家族性糖皮质激素缺乏症   少见,为 ACTH 受体基因突变所致,肾上腺对 ACTH 无反应,而对血管紧张素 Ⅱ 有反应,醛固酮(ALD)正常,多有家族史(常染色体隐性遗传)。

9.胆固醇代谢缺陷症   大部分皮质醇来源于肾上腺皮质代谢血液中低密度脂蛋白(LDL)产生的胆固醇,因此缺乏 LDL 的患者(如先天性 β-脂蛋白缺乏症)或 LDL 受体缺乏(如纯合子家族性高胆固醇血症)者,尽管基础皮质醇正常且无肾上腺皮质功能减退的临床表现,但 ACTH 兴奋试验示皮质醇反应减退。

10.急性肾上腺皮质功能衰竭(肾上腺皮质危象)   急性肾上腺出血、坏死或栓塞可引起急性肾上腺皮质功能减退。Warter-House-Friderichsen 综合征是流行性脑膜炎引起的急性肾上腺皮质功能减退,现已很少见。由于影像学的进展,使一些抗磷脂综合征、抗凝治疗、高血压和手术后引发的急性肾上腺出血、坏死或栓塞能用 CT、MRI 检查获得早期诊断。

11.其他   先天性肾上腺皮质淀粉样变、血色病、肾上腺放射治疗和手术以及药物,如利福平、酮康唑、氨鲁米特、米托坦等均可造成肾上腺皮质功能减退。

【临床表现】

原发性 ACI 特有的表现是:①皮肤色素沉着;②高钾血症;③皮肤白斑;④自身免疫性甲状腺炎;⑤肾上腺脑白质营养不良的中枢神经系统症状。

1.皮质醇缺乏

(1)胃肠系统:食欲减退,嗜咸食,体重减轻,恶心,呕吐,胃酸过少,消化不良,腹泻,腹胀及腹痛等。

(2)神经、精神系统:乏力、易疲劳、表情淡漠、嗜睡甚至精神失常等。

(3)心血管系统:血压降低,心脏缩小,心音低钝,常有头晕、眼花或直立性昏厥(直立性低血压)。

(4)泌尿系统:水排泄功能减弱,在大量饮水后可出现稀释性低钠性血症。糖皮质激素缺乏及血容量不足时,ADH 释放增多,也是造成低血钠的原因之一。

(5)代谢障碍:糖异生作用减弱,肝糖原耗损,可发生空腹低血糖症。储存脂肪消耗,脂肪的动员和利用皆减弱。

(6)色素沉着:由于对垂体 ACTH、MSH、促脂素(LPH)的反馈抑制作用减弱,此组激素的分泌增多,出现皮肤、黏膜色素沉着。

(7)应激能力减弱:对感染、外伤等各种应激能力减弱,在发生这些情况时,可出现急性肾上腺危象。

（8）生殖系统：女性患者的阴毛、腋毛减少或脱落，月经失调或闭经，但病情较轻者仍可生育；男性患者常有性功能减退。

2.ALD 缺乏　临床表现以厌食、无力、低血压、慢性失水和虚弱、消瘦最常见。血钠低，24h 尿钠排出量＞216mmol/24h，导致严重负钠平衡。

3.并发症　如病因为肾上腺结核病活动期或伴其他脏器活动性结核者，可呈现低热、盗汗等结核中毒症状。若伴其他自身免疫性内分泌疾病时，可呈现自身免疫性多腺体功能衰竭综合征。合并全腺垂体功能减退时可有甲状腺和性腺功能减退，表现为怕冷、便秘、闭经、腋毛及阴毛稀少、性欲下降、阳痿等。青少年患者常表现为生长延缓和青春期延迟。下丘脑或垂体占位病变可有头痛、尿崩症、视力下降和视野缺陷。

4.肾上腺危象　原发性 ACI 出现危象时，病情危重。大多数患者有发热，体温可达 40℃ 以上；直立性低血压，甚至为儿茶酚胺（CA）抵抗性低血容量休克，出现心动过速、四肢厥冷、发绀虚脱；极度虚弱无力、萎靡淡漠和嗜睡；也可表现为烦躁不安和谵妄惊厥，甚至昏迷；消化功能障碍，厌食、恶心呕吐和腹泻。伴腹痛时可被误诊为急腹症，尽管可有肌紧张和深部压痛，但多缺乏特异性定位体征。肾上腺出血患者还可伴肋和胸背部疼痛或低血糖昏迷等。

【辅助检查】

1.一般检查　可有低血钠、高血钾。脱水严重者低血钠可不明显，高血钾一般不严重，如甚明显需考虑肾功能不良或其他原因。少数患者可有轻度或中度高血钙（糖皮质激素有促进肾、肠排钙作用），如有低血钙和低血磷则提示合并有甲状旁腺功能减退症。常有正细胞性、正色性贫血，少数患者合并有恶性贫血。白细胞分类示中性白细胞减少，淋巴细胞相对增多，嗜酸性粒细胞明显增多。

2.血糖和糖耐量试验　可有空腹低血糖，口服糖耐量试验示低平曲线。

3.心电图　可示低电压，T 波低平或倒置，P-R 间期与 Q-T 时间可延长。

4.影像学检查　X 线胸片检查可示心脏缩小（垂直），肾上腺区摄片及 CT 检查于结核病患者可示肾上腺增大及钙化阴影。其他感染、出血、转移性病变在 CT 扫描时也示肾上腺增大（肾上腺增大，一般病程多在 2 年以内）。自身免疫病因所致者肾上腺不增大。针对下丘脑和垂体占位性病变，可做蝶鞍 CT 和 MRI。B 超或 CT 引导下肾上腺细针穿刺活检有助于肾上腺病因诊断。

5.激素测定

（1）血浆皮质醇：一般认为血浆总皮质醇基础值≤83nmol/L（3μg/dl）可确诊为肾上腺皮质减退症，≥552nmol/L（20μg/dl）可排除本症，但对于急性危重病人，基础血浆总皮质醇在正常范围则不能排除肾上腺皮质功能减退。

（2）血浆 ACTH：原发性 ACI 中即便血浆总皮质醇在正常范围，血浆 ACTH 也常≥22pmol/L（100pg/ml）。血浆 ACTH 正常排除慢性原发性 ACI，但不能排除轻度继发性 ACI，因为目前测定方法不能区分血 ACTH 水平较低值和正常低限。

（3）血或尿 ALD：血或尿 ALD 水平在原发性 ACI 可能为低值或正常低限，而血浆肾素活性（PRA）或浓度则升高；而在继发性 ACI 则血或尿 ALD 水平正常。其水平依据病变破坏的部位及范围而异，如肾上腺球状带破坏严重，则其含量可低于正常；如以束状带破坏为主者，则其含量可正常或接近正常。

（4）尿游离皮质醇：通常低于正常。

（5）尿 17-羟皮质类固醇和 17-酮皮质类固醇：多低于正常，少数在正常范围内者应考虑部分性艾迪生病的可能，部分病态的肾上腺皮质在 ACTH 刺激下，尚能分泌接近于正常或稍多于正常的类固醇激素。

6.ACTH 兴奋试验

(1)ACTH 兴奋试验：原发性 ACI 由于内源性 ACTH 已经最大限度地兴奋肾上腺分泌皮质醇,因此外源性 ACTH 不能进一步刺激皮质醇分泌,血浆总皮质醇基础值低于正常或在正常低限,刺激后血浆总皮质醇很少上升或不上升。

(2)小剂量快速 ACTH 兴奋试验：正常人的基础或兴奋后血浆皮质醇≥496.8nmol/L(18μg/dl);继发性 ACI 者血浆皮质醇不上升。应注意当血浆皮质醇基础值为 441nmol/L(16μg/dl)时,要进一步行美替位酮或胰岛素低血糖兴奋试验。

(3)连续性 ACTH 兴奋试验：采用 ACTH 静脉注射法,即 ACTH 25μg 加入 5％葡萄糖溶液 500ml 中静脉滴注,每日均匀维持 8h,共 3～5d;或者连续静脉滴注 ACTH 48h,测定对照日及刺激日的 24h 尿游离皮质醇或 17-羟皮质类固醇。如连续刺激 3～5d 后尿游离皮质醇或 17-羟皮质类固醇反应低下,分别 ＜0.554μmol/24h(200μg/24h)或＜27.6μmol/24h(10mg/24h),则支持原发性慢性 ACI;而继发性 ACI 尿游离皮质醇或 17-羟皮质类固醇呈低反应或延迟反应。

(4)ACTH 诊断治疗试验：此试验用于病情严重且高度疑诊本病者,同时给予地塞米松(静脉注射或静脉滴注)和 ACTH,在用药前、后测血浆皮质醇,既有治疗作用,又可作为诊断手段。

(5)胰岛素低血糖试验：于上午 10 时,静脉注射胰岛素 0.1/kg 后;0min、15min、30min、45min、60min、90min 和 120min 抽取血标本,同时测定 ACTH 和皮质醇。正常人血糖低于 2.2mmol/L(40mg/dl)时反应为兴奋后血皮质醇≥550nmol/L(20μg/dl),而继发性肾上腺皮质减退症者血 ACTH 和皮质醇不上升。重症患者或 ACI 表现明显者需慎用,以免引发低血糖昏迷。

(6)简化美替拉酮试验：于午夜口服美替拉酮 30mg/kg,次日上午 8 时测定血浆去氧皮质醇、皮质醇和 ACTH。正常人血浆 11-去氧皮质醇应≤232nmol/L(8μg/dl),以明确肾上腺皮质激素合成是否被抑制。正常反应为兴奋后血 11-去氧皮质醇上升≥203nmol/L(7μg/dl),ACTH 一般＞33pmol/L(150pg/ml);而继发性 ACI 血 11-去氧皮质醇和 ACTH 不上升。

(7)肾上腺自身抗体测定：测定自身抗体最经典的方法是用牛或人肾上腺切片做间接免疫荧光染色。有报道用放射标记的重组人 21-羟化酶简单结合分析法测定肾上腺自身抗体,其敏感性和特异性均较间接免疫荧光方法为高。

【诊断】

1.早期诊断线索　临床上遇有下列情况时要想到 ACI 可能：①较长期的乏力、食欲减退和体重减轻;②血压降低或直立性低血压;③皮肤色素沉着或皮肤色素脱失;④不耐寒、便秘、闭经、腋毛和阴毛稀少;⑤性欲下降、阳痿和睾丸细小;⑥生长延缓和青春期发育延迟;⑦低血钠、高血钾;⑧空腹低血糖或口服葡萄糖耐量试验(OGTT)示低平曲线。但即使靠临床表现疑及 ACI,确诊需要实验室激素及内分泌功能检查,还应以此做进一步的疾病分型及病因诊断(原发性或继发性)。

2.诊断依据

(1)皮质醇基础值：清晨血皮质醇值＜138nmol/L(5μg/dl)为肾上腺皮质醇功能减退症的诊断依据,而多次清晨血皮质醇测定值的平均值＜276nmol/L(10μg/dl)则应进一步检查证实诊断;清晨血皮质醇值≥552nmol/L(20μg/dl)可排除本症,但目前尚无绝对可靠的鉴别分界值。

(2)快速 ACTH 兴奋试验：所有怀疑患 ACI 者都应行快速 ACTH 兴奋试验以确诊。若小剂量快速 ACTH 兴奋试验示肾上腺皮质储备功能受损,还应做其他试验确定疾病分型和病因。若快速 ACTH 兴奋试验正常则可排除原发性 ACI,但不能排除新近起病的继发性 ACI(如垂体术后 1～2 周),在这种情况下仅胰岛素低血糖兴奋试验或美替拉酮试验有助于诊断。行快速 ACTH 兴奋试验时用地塞米松静脉注射或静脉滴注,如此既可开始治疗又可同时进行诊断检查。

【鉴别诊断】

1.慢性消瘦　①慢性肝炎、肝硬化所致消瘦可检出肝炎病毒、肝功能异常等;②结核病、恶性肿瘤有全身消瘦、恶病质等,并可找到原发病灶;③甲状腺功能亢进症是引起消瘦的最常见内分泌疾病之一,根据典型的症状和体征及 T_3、T_4 可确诊;④糖尿病致消瘦可根据"三多一少"症状及空腹血糖(FPG)和 OGTT 确诊;⑤神经性厌食性消瘦无器质性病变。

2.低血压　①黏液性水肿性低血压根据 T_3、T_4、TSH 及 TRH 兴奋试验可确诊;②嗜铬细胞瘤所致的低血压可表现为直立性低血压或高血压与低血压交替出现,血、尿 CA 及香草基杏仁酸(VMA)异常,可有冷加压试验、胰高血糖素试验异常,影像学检查可发现肾上腺疑质或肾上腺外肿瘤;③糖尿病患者易出现直立性低血压。

3.低血糖　应与胰岛素瘤性低血糖、肝源性低血糖、药源性低血糖等鉴别。

4.慢性纤维性肌痛症　慢性纤维性肌痛症是一种病因不明、常见于年轻妇女的肌肉、骨骼疼痛病症,主要临床表现特点为广泛的肌肉、骨骼疼痛、多发性压痛点、忧郁、疲乏和失眠、功能性致残,须排除其他疾病所致上述症状才能确诊,且由于其症状普遍被人忽略和不被理解易误诊。

5.慢性虚弱综合征　慢性虚弱综合征常见于 20～50 岁的妇女,以严重的乏力、肌痛、淋巴结病、关节痛、寒战、发热、运动后易疲乏为主要临床表现,其病因不明,可能和感染、免疫、神经及精神因素有关。具有遗传倾向,主要根据临床症状来诊断。

6.原发性、垂体性与下丘脑性 ACI 的鉴别

(1)血浆 ACTH 基础值:原发性 ACI 患者清晨 8 时血浆 ACTH 基础值高于正常,有时可高达 880pmol/L(4000pg/ml)以上。继发性 ACI 患者清晨 8 时血浆 ACTH 基础值可在正常低限或低于正常。检测 ACTH 的血标本必须在糖皮质激素治疗之前或短效糖皮质激素如氢化可的松治疗至少 24h 之后取样,否则 ACTH 水平可因糖皮质激素负反馈抑制作用而降低。如果在合适的时间抽取血标本以及 ACTH 测定方法可靠,血浆 ACTH 基础值可用来进行原发性 ACI 与继发性 ACI 的鉴别。

(2)连续性 ACTH 兴奋试验:连续性 ACTH 兴奋试验亦可用来鉴别原发性 ACI 与继发性 ACI。在连续性兴奋试验中,ACTH 持续缓慢刺激下,继发性 ACI 萎缩的肾上腺可恢复皮质醇分泌功能;而原发性 ACI 患者由于肾上腺被部分或完全破坏,因此对外源性 ACTH 刺激无反应。在连续性 ACTH 兴奋试验过程中或试验前至少 24h,糖皮质激素替代治疗可给予地塞米松 0.5～1.0mg/d,这种治疗可不影响试验结果。继发性 ACI 皮质醇分泌逐日增加,而原发性慢性 ACI 无明显变化。短时间内鉴别原发性 ACI 与继发性 ACI 首选 48h 连续性 ACTH 兴奋试验。

【治疗】

1.卫生保健教育　教育患者了解本病的性质,坚持终身激素替代治疗,包括长期生理剂量的替代和短期的应激替代治疗。平日采用补充适当的基础量(生理需要量);如发生并发症或施行手术等应激状态时,为防止危象,必须增量 3～5 倍或更高剂量。教育患者应随身携带疾病卡片,注明姓名、年龄、联系地址及亲人姓名,表明本人患有 ACI,如被发现意识不清或病情危重,要求立即送往医院急救。此外,应随身携带皮质激素,以备必要时服用。

2.替代治疗　应遵循以下原则:①长期坚持;②尽量替代个体化合适的激素用量,以达到缓解症状为目的,避免过度增重和骨质疏松等激素不良反应;③对原发性肾上腺皮质减退症患者必要时补充盐皮质激素;④应激时应增加激素剂量,有恶心、呕吐、12h 不能进食时应静脉给药。生理剂量替代治疗时,补充糖皮质激素应模拟其昼夜分泌的生理规律,早晨服全日量的 2/3,下午服 1/3,并酌情补充盐皮质激素。

（1）糖皮质激素：氢化可的松为生理激素，对维持糖代谢和防治危象有重要作用；氢化可的松需经肝转变为皮质醇才能发挥作用，肝功能障碍者疗效差。氢化可的松常用量为每日 20～30mg（可的松为 25～37.5mg/d），模拟上述分泌周期给药。儿童患者用量不足时易发生危象，用量过大则引起发育延迟；一般开始量为每日 20mg/m²，并按疗效加以调整。其潴钠作用较轻，重者需和盐皮质激素合用，补充适量食盐疗效更佳。日常生理替代用泼尼松，5～7,5mg/d，即上午 8 时前 5mg，下午 3 时前 2.5mg。

（2）盐皮质激素：如患者在服用适量的糖皮质激素和充分摄取食盐后还是不能获得满意疗效，仍感头晕、乏力、血压偏低者则需加用盐皮质激素。若盐皮质激素过量，患者可出现水肿、高血压，甚至发生心力衰竭。可供选择的盐皮质激素有①9α-氟氢可的松，每天上午 8 时 1 次口服 0.05～0.15mg。②醋酸去氧皮质酮（DOCA）油剂，每日 1～2mg 或隔日 2.5～5.0mg，肌内注射，适用于不能口服的患者。③去氧皮质酮缓释锭剂，每锭含 DOCA 125mg，埋藏于腹壁皮下，每日可释放 0.5mg，潴钠作用持续 8 个月至 1 年。④去氧皮质酮三甲基酸，每次 25～50mg，肌内注射，潴钠作用持续 3～4 周。⑤中药甘草流浸膏，每日 20～40ml，稀释后口服，也有潴钠作用。

（3）雄激素：具有蛋白质同化作用，可改善周身倦怠、食欲缺乏和体重减轻等症。孕妇、充血性心力衰竭者慎用。目前临床上应用较多的有①苯丙酸诺龙 10～25mg，每周 2～3 次，肌内注射。②甲睾酮 5.0mg，每日 2～3 次，舌下含服。

（4）ACI 外科手术时的激素替代治疗：首先纠正脱水、电解质紊乱和低血压，其次在进手术室以前应肌内注射氢化可的松 100mg。在麻醉恢复时给予肌内注射或静脉滴注氢化可的松 50mg，然后每 6 小时注射 1 次至 24h。如果病情控制满意，则减至每 6 小时肌内注射或静脉滴注氢化可的松 25mg，共 24h；然后维持此剂量 3～5d。当恢复口服用药时注意补充氟氢可的松。如果有发热、低血压或其他并发症出现，应增加氢化可的松剂量至 200～400mg/d。

（5）孕妇的激素替代治疗：在糖皮质激素替代治疗问世之前，患 ACI 的孕妇病死率高达 35%～45%。目前在糖皮质激素替代治疗情况下，孕妇可顺利的妊娠和分娩。糖皮质激素和盐皮质激素替代治疗剂量同于平常，但某些患者在妊娠晚期（后 3 个月）需适当增大激素剂量。分娩期间应维持水、电解质平衡，可给予氢化可的松 25mg/6h 静脉滴注。若出现分娩时间延长，则应给予氢化可的松 100mg/6h 持续静脉滴注，分娩后 3d 激素可逐渐减至维持量。在妊娠早期有严重恶心和呕吐的患者，可能需要肌内注射地塞米松约 1mg/d。若患者不能口服，应给予醋酸去氧皮质酮油剂（2mg/d）肌内注射。

（6）病因治疗：因肾上腺结核所致的艾迪生病需要抗结核治疗。肾上腺结核可以是陈旧的，也可以是活动的，而且一般都伴有其他部位的结核病灶，特别是在糖皮质激素治疗后可能使旧结核病灶活动或使活动结核扩散，因此在艾迪生病无活动结核者初诊时应常规用 6 个月左右的抗结核治疗。自身免疫性肾上腺炎引起的艾迪生病如合并其他内分泌腺体或脏器受累时，应予以相应的治疗。

3.肾上腺危象的治疗

（1）补充皮质激素：当临床高度怀疑急性肾上腺危象时，在取血样送检 ACTH 和皮质醇后应立即开始治疗，包括静脉给予大剂量的糖皮质激素，纠正低血容量和电解质紊乱，全身支持疗法和去除或处理诱因等。

（2）纠正脱水和电解质紊乱：一般认为肾上腺危象时总脱水量很少超过总体液量的 10%，估计液体量的补充约为正常体重的 6%，注意观察电解质和血气指标的变化，必要时补充钾盐和碳酸氢钠。应同时注意预防和纠正低血糖症。

（3）病因及诱因的治疗和支持疗法：应积极控制感染，去除诱因。病情控制不满意者多半因为诱因未消除或伴有严重的脏器功能衰竭，或肾上腺皮质危象诊断不确切，同时应给予全身性的支持疗法。

（姚华强）

第四节　嗜铬细胞瘤

嗜铬细胞瘤起源于神经嵴,合成和分泌大量的儿茶酚胺,大多来源于肾上腺髓质的嗜铬细胞,部分来源于肾上腺外的嗜铬组织,称为肾上腺外的嗜铬细胞瘤,临床上表现为阵发性或持续性高血压及代谢紊乱症群。

【病因】

散发型嗜铬细胞瘤的病因仍不清楚,家族型嗜铬细胞瘤则与遗传有关。有报道在多发性内分泌腺瘤病(MEN)(MEN-2A、MEN-2B)中的嗜铬细胞瘤有 1 号染色体短臂的缺失。也有人发现以上两者均有 10 号染色体 RET 原癌基因的种系突变,MEN-2A 表现为 RET 10 号外显子的突变。此突变可以编码细胞外蛋白质配体结合区域的半胱氨酸残基,从而影响细胞表面的酪氨酸激酶受体,而 MEN-2B 则有 10 号染色体 RETB 原癌基因突变,该突变影响细胞内蛋白质结合区域的酪氨酸激酶催化部位。酪氨酸激酶与细胞生长和变异的调节有关,从而导致易感人群发病。

【临床表现】

由于肿瘤所分泌的肾上腺素和去甲肾上腺素的种类、比例的不同及肿瘤大小的差异等,临床表现常多样化。一般肾上腺外嗜铬细胞瘤由于不能或很少分泌肾上腺素,故以高去甲肾上腺素血症和高神经肽类激素血症的临床表现为主,但肿瘤的部位不同其表现也有很大差异。

1.高血压　高血压是嗜铬细胞瘤患者最常见的临床表现,可表现为阵发性、持续性或在持续性高血压的基础上有阵发性加重。发作期血压骤升,收缩压可达 40kPa(300mmHg),舒张压亦明显增高(可达 24kPa),一般在 26.7～33.3/13.3～20kPa;可因精神刺激、剧烈运动、体位变换、大小便、肿瘤被挤压迫而诱发;一般早期发作较少,随病程的延长越发越频,由数月或数周发作 1 次逐渐缩短为每天发作数次或 10 余次,最后可转化为持续性高血压伴阵发性加剧。有些患者病情进展较快,表现为严重高血压甚至是恶性高血压,可伴有视网膜血管病变、出血、渗出、视盘水肿、大量蛋白尿和继发性 ALD 增多症,严重时可有心、肾衰竭,甚至危及生命。

2.“头痛、心悸、多汗”三联征　头痛、心悸、多汗是嗜铬细胞瘤高血压发作时最常见的 3 个症状,80%以上的患者有头痛,表现为严重的前额痛或枕部持续性或搏动性头痛,常较剧烈,呈炸裂样,多由高血压引起;心悸常伴有胸闷、胸痛、心前区压榨感或濒死感;有些患者平时即怕热多汗,发作时表现为大汗淋漓、面色苍白、四肢发冷,但有时也可表现为面色潮红伴有潮热感,多为肿瘤分泌肾上腺素所致。高血压发作时的“头痛、心悸、多汗”三联征对嗜铬细胞瘤的诊断有重要意义。

3.嗜铬细胞瘤高血压危象　嗜铬细胞瘤高血压危象的特点表现为血压骤升达超警戒水平或高血压与低血压反复交替发作,血压大幅度波动,时而急剧升高,时而突然下降,甚至出现低血压休克。发作时多伴有全身大汗、四肢厥冷、肢体抽搐、神志障碍及意识丧失。有的患者在高血压危象时发生脑出血或急性心肌梗死,其发病机制可能是肿瘤在原有的高儿茶酚胺血症的基础上阵发性大量分泌释放儿茶酚胺,作用于血管中枢影响血管的收缩反射。

4.其他临床表现

(1)直立性低血压和休克:在未经治疗的高血压患者中,明显的直立性低血压可以提示诊断。

(2)心脏改变:在没有冠心病的患者常出现胸痛、心绞痛甚至急性心肌梗死,并且可伴多种心律失常,也可有充血性或肥厚性心肌病、充血性心力衰竭。

（3）代谢紊乱：儿茶酚胺使体内耗氧量增加，基础代谢率上升，出现不耐热、多汗、体重减轻等表现，有时可有发热；特别是在高血压危象发作时，产热大于散热，体温可升高 $1\sim3℃$，甚至有高热。儿茶酚胺在体内使血糖升高，$25\%\sim30\%$ 有糖耐量异常，肿瘤切除后血糖可恢复正常。高钙血症是一种较少见的并发症，可能与合并甲状旁腺功能亢进症有关，另外嗜铬细胞瘤分泌的甲状旁腺激素相关蛋白（PTHrP），也可引起高钙血症，肿瘤切除后血钙恢复正常。

（4）消化系统症状：可引起腹胀、腹痛、便秘，甚至结肠扩张；有时还可有恶心、呕吐。另外儿茶酚胺还可引起胃肠壁血管增殖性及闭塞性动脉内膜炎，以致发生肠梗死、溃疡出血、穿孔等，此时有剧烈腹痛、休克、出血等急腹症表现。儿茶酚胺还可使胆囊收缩减弱，Oddi 括约肌张力增高，引起胆汁潴留。分泌的血管活性肠肽（VIP）过多可导致严重腹泻和水、电解质平衡紊乱。

（5）泌尿系统：长期持续性高血压可使肾血管受损，引起大量蛋白尿，甚至肾功能不全。如嗜铬细胞瘤位于膀胱壁，则表现为排尿期或排尿后高血压危象发作，50% 以上的患者可有无痛性血尿，症状出现往往较其他部位的嗜铬细胞瘤早，但儿茶酚胺增加的生化依据则不足，故诊断也较为困难。

（6）神经系统：患者多有精神紧张、焦虑、烦躁，严重者有恐惧感或濒死感，有的患者可出现晕厥、抽搐、症状性癫痫发作等精神、神经症状。

（7）腹部肿块：约 15% 的嗜铬细胞瘤患者可扪及腹部肿块，扪诊时可诱发高血压的发作，如瘤体内出现出血和坏死时相应部位可出现疼痛或压痛。

（8）药物的影响：阿片制剂、组胺、ACTH、甲氧氯普胺、沙拉新和泮库溴铵等均可引起严重的甚至是致死性的危象发作；吗啡类药物或胰高血糖素也可诱发危象；甲基多巴通过增加释放储存于神经末梢的儿茶酚胺而使血压增高；感冒药和缓解充血的药物常含有拟交感药物，可以引起发作；阻滞神经末梢摄取儿茶酚胺的药物如胍乙啶或三环类抗抑郁药可以增加循环中儿茶酚胺的生理作用，使血压增高；故在怀疑或已诊断的嗜铬细胞瘤患者，应避免使用这些药物。另在未诊断嗜铬细胞瘤的患者在急诊手术时，芬太尼和肌松药诱导麻醉也可导致危象发作；拟诊嗜铬细胞瘤的患者在未用肾上腺能受体阻滞药前，禁止做动脉插管造影。

（9）静止型嗜铬细胞瘤：临床无任何症状，常在其他疾病检查或健康体检时偶尔被发现，在特殊情况下（如手术刺激）可诱发嗜铬细胞瘤性高血压。

【辅助检查】

1.生化检查

（1）尿儿茶酚胺测定：尿儿茶酚胺和儿茶酚胺代谢产物明显增加，即可诊断为嗜铬细胞瘤，为了提高诊断的可信度，收集尿液测定儿茶酚胺及其代谢产物至少应 2 次以上。

（2）尿甲氧基肾上腺素（MN）和甲氧基去甲肾上腺素（NMN）的总和（TMN）测定：MN 和 NMN 分别是肾上腺素和去甲肾上腺素的中间代谢产物，正常人尿排泄 MN 和 NMN 总量 $<7\mu mol/d(1.3mg/d)$，其中 $MN<2.2\mu mol/d(0.4mg/d)$，$NMN<5\mu mol/d(0.9mg/d)$；嗜铬细胞瘤的患者排出量可达正常上限的 3 倍或更高。

（3）尿香草基杏仁酸（VMA）和高香草酸（HVA）测定：VMA 是肾上腺素和去甲肾上腺素的代谢终产物，正常值 $<35\mu mol/d(7.0mg/d)$。HVA 是多巴的代谢终产物，其正常值 $<45\mu mol/d(7mg/d)$，VMA 和 HVA 受外源性儿茶酚胺的影响较小。

（4）血浆儿茶酚胺测定：价值有限，虽然很多嗜铬细胞瘤的患者血浆基础儿茶酚胺水平增加，但其与应激和焦虑患者的血浆水平有重叠，一般在临床上高度怀疑嗜铬细胞瘤而尿液儿茶酚胺及代谢产物测定值处于临界线时采用，如血浆基础儿茶酚胺 $>12nmol/L$ 支持诊断。

（5）血浆神经肽类及酶类测定：血浆嗜铬粒蛋白-A 对本病的诊断敏感性为 83%，特异性 96%，但在肾衰竭的患者中其诊断价值降低。如嗜铬细胞瘤患者血浆中多巴浓度明显增高,则提示恶性肿瘤的可能性大。神经元特异性烯醇化酶(NSE)在良性嗜铬细胞瘤患者血浆中正常,在50%的恶性嗜铬细胞瘤患者的血浆中明显增高,因此测定血浆 NSE 水平有助于鉴别良、恶性嗜铬细胞瘤。

2.药理试验　药理试验分为激发试验和抑制试验。由于药理试验的敏感性和特异性均欠佳,并有潜在的危险性,加之目前生化检查的快速发展,有些药理试验已趋淘汰。

(1)激发试验:适用于临床上疑为嗜铬细胞瘤的阵发性高血压的患者,发作间歇期或较长时间未观察到发作而不能确诊或排除的患者。对持续性高血压、有心脏器质性疾病、年龄较大或耐受能力差者不宜进行激发试验,以免发生意外。血、尿儿茶酚胺及其代谢产物测定明显增高者不必做此试验。此外为防止试验意外,在试验前应建立静脉通路,准备好 α 肾上腺受体阻滞药酚妥拉明备用。一般血压>22.7/14.7kPa(170/110mmHg)者不宜做激发试验。

①冷加压试验:试验前停用降压药 1 周,停服镇静药 48h。试验日患者先安静卧床 30min,然后每隔 5min 测一次血压,待血压平稳后将患者左手腕关节以下浸入 4℃冷水中,1min 后取出;自左手浸入冷水时开始计时,分别于第 30、60、90、120 秒及第 3、5、10 和 20 分钟各测右臂血压一次。正常人浸冷水后,血压平均较对照值升高 1.6/1.5kPa(12/11mmHg),正常较强反应者可升高 4.0/3.3kPa(30/25mmHg)。

②组胺试验:试验前空腹 10h 以上,停服所有药物。在冷加压试验后患者血压下降到冷加压试验前的基础值时,排尿并记录时间,开始快速静脉推注组织胺基质 0.05mg(磷酸组胺 0.14mg 溶于 0.5ml 生理盐水中),注射后 3min 内每 30 秒测一次血压、心率,随后每分钟测一次直至 10min。注射组胺后 30s 内,血压先下降,然后急剧上升,如血压升高>8.0/5.3kPa(60/40mmHg)或较冷加压试验的最高值高 2.7/1.3kPa(20/10mmHg),并伴有典型发作症状,持续 5min 以上则为阳性反应,提示嗜铬细胞瘤的诊断。此时应立即抽血测定血浆儿茶酚胺,并留 4h 尿送尿儿茶酚胺及其代谢产物测定,然后立即静脉推注酚妥拉明 5mg 以缩短发作时间,降低血压,防止心、脑血管意外的发生。此试验阳性率为 80%左右。

③胰高血糖素试验:实验前空腹 10h 以上,停服所有药物。先做冷加压试验,在冷加压试验后患者血压下降到冷加压试验前的基础值时,于一侧上臂测血压,另一侧静脉滴注生理盐水以保持静脉通路,待血压稳定后,快速静脉推注胰高血糖素 1mg,注射前及注射后 3min 分别取血,并在注射后 10min 内每分钟测一次血压、心率,因胰高血糖素仅刺激嗜铬细胞瘤分泌儿茶酚胺,对正常肾上腺髓质无刺激作用,故注药后 3min 内,如血浆儿茶酚胺浓度增加 3 倍以上,血压较冷加压试验最高值增高 2.7/2.0kPa(20/15mmHg),则为阳性反应,可诊断为嗜铬细胞瘤。如注射高血糖素后血压很快升高,可静脉注射 5mg 酚妥拉明以阻断高血压发作。此实验敏感性为 83%,特异性约 96%,但阴性结果不能排除本病的诊断,目前国外主要采用此激发试验。

④甲氧氯普胺试验:甲氧氯普胺是很强的促儿茶酚胺释放的药物,试验时可先静脉推注甲氧氯普胺 1mg,如无反应,再试用 10mg。观察注射前后的血压、脉搏及血浆儿茶酚胺变化,嗜铬细胞瘤患者注射甲氧氯普胺后,血压上升、脉搏加快,血浆儿茶酚胺提高。本试验较少应用,其诊断价值有待进一步观察。

⑤酪胺试验:酪胺激发试验由于有较高的假阳性和假阴性反应,目前较少使用。

(2)抑制试验:适用于持续性高血压、阵发性高血压发作期或上述激发试验阳性的患者,当血压高于 22.7/14.7kPa(170/110mmHg)或血浆儿茶酚胺水平中度升高时实行。

①酚妥拉明试验:试验前 48h 停用降压药、镇静药及催眠药,试验时患者安静平卧 20~30min,静脉滴注生理盐水,每 2~5 分钟测一次血压、心率,血压稳定在 22.7/14.7kPa(170/110mmHg)或以上者方可开始试验。静脉推注酚妥拉明 5mg(可溶于 1~2ml 生理盐水中),注药后每 30 秒测血压、心率一次,共 3min,以后每分钟测血压、心率一次至 10min,于第 15、20 分钟再各测一次血压、心率直到血压恢复至基础水平。如

注射酚妥拉明 2～3min 后血压较注药前下降 4.7/3.3kPa(35/25mmHg)，并且持续 3～5min 或更长时间者为阳性反应，高度提示嗜铬细胞瘤的诊断。同时测定血浆和尿中的儿茶酚胺浓度，对诊断更有帮助。一般注药后 1～2min 出现的血压下降被认为是非特异性的。此项试验阳性率约 80%。

②可乐定（氯压定）试验：可乐定是作用于中枢的 α_2 肾上腺能激动药。α_2 受体被激活后，儿茶酚胺释放减少，故可乐定抑制神经源性儿茶酚胺的释放。患者安静平卧，先行静脉穿刺并保留针头以备采取血标本，于 30min 时采取血液作为儿茶酚胺对照值，然后口服可乐定 0.3mg，服药后第 1、2、3 小时分别采血测定儿茶酚胺水平。大多数原发性高血压患者于服药后血压可下降。

3.影像学检查　肿瘤定位常在生化检测确诊有嗜铬细胞瘤后，但对于临床表现不典型的患者可以先做定位检查，目前用于嗜铬细胞瘤定位的方法有 CT 扫描、MRI、^{123}I 间碘苄胍啶(^{123}I-MIGB)或 ^{131}I 间碘苄胍啶(^{131}I-MIGB)闪烁扫描、放射性体层扫描和正电子发射体层扫描（PET）以及动脉造影和静脉造影（结合或不结合静脉血浆儿茶酚胺测定），但基本上已被无创性方法所替代。

（1）CT 扫描：可清楚地把肾上腺内的病灶从正常的腺体组织中区分出来。由于诊断时肿瘤直径往往 >2cm 以上、并常有出血和坏死区域，所以常不需要增强对照扫描。嗜铬细胞瘤瘤体在 CT 片上呈圆形或类圆形软组织块影，密度常不均匀，恶性者一般瘤体较大，外形不规则且密度不均匀，可有周围组织浸润和远处转移。如果显影为正常肾上腺，则基本上可排除肾上腺内嗜铬细胞瘤（不能排除弥漫性嗜铬细胞增生症）。如果必须使用增强对照剂时，应先使用 α 肾上腺素能阻滞药和 β 肾上腺能阻滞药，以免诱发儿茶酚胺释放而导致危象发生。一般使用增强剂后诊断更可靠，由于肠襻和肿瘤都是透 X 线的，对于腹膜后主动脉旁的肿瘤可以使用口服不透 X 线的造影剂使消化道不透 X 线；心包内肿瘤较难发现，可使用慢速动态 CT 扫描，使肿瘤与相连的心血管结构的密度比增大而较易发现。对于膀胱内的嗜铬细胞肿瘤不需任何增强，因为肿瘤在充满尿液的膀胱内是高密度的。CT 诊断定位的敏感性为 85%～98%，特异性约 70%。

（2）B 型超声波：敏感性低于 CT 或 MRI，不过对肾上腺外（如腹腔、盆腔、膀胱等）部位的嗜铬细胞瘤进行初步筛选有较大的实用价值，在儿童中因其腹膜后脂肪较少而实用价值较大，但超声波探头的加压可能引起发作。在嗜铬细胞瘤的诊断被排除前不应进行肾上腺肿块的穿刺活检，以免引起高血压危象。

（3）MRI（磁共振显像）：可显示肿瘤的解剖部位、与周围组织的关系以及某些组织学特征。嗜铬细胞瘤在 T_1 显像中呈低密度，在 T_2 显像中呈高密度表现，肿瘤有出血时 MRI 表现为典型的出血征象；反过来由于有出血，在 T_1 显像时肿块内可有增强的信号。用钆-DTPA 增强显像可见到肿块内血管增多，并且肿块变得更清晰。MRI 敏感性为 85%～100%，特异性约 67%。在一般情况下，MRI 优于 CT，特别是在妊娠妇女，因无 X 线的影响而更加适用可靠。

（4）^{123}I 间碘苄胍啶或 ^{131}I 间碘苄胍啶闪烁扫描(123I-MIBG 或 ^{131}I-MIBG)：MIBG 是胍乙啶的芳烷基衍生物，其结构与去甲肾上腺素相似，能被肿瘤组织的小囊泡摄取并储存，集中于嗜铬细胞中使之显像。对于有功能的嗜铬细胞瘤，用 ^{123}I 或 ^{131}I 标记后静脉注射可有阳性显像，故能对嗜铬细胞瘤同时进行定性和定位诊断。

肾上腺皮质肿瘤与髓质肿瘤的鉴别相当困难，一般的影像检查几乎无法鉴别两类肿瘤；另一方面，有时又可发生皮质-髓质同时增生或混合瘤，除了临床表现和实验室检查外，较好的鉴别手段是 ^{11}C-metomidate 核素 PET 扫描检查。^{11}C-metomidate 为肾上腺皮质细胞 11β-羟化酶的示踪剂，故用此法能较好地将肾上腺皮质和髓质病灶分开，并且有助于皮质瘤、皮质癌、皮质结节性增生、嗜铬细胞瘤和髓质髓脂瘤和囊肿等的鉴别，不过 ^{11}C-metomidate 扫描的最大优点是鉴定皮质病变。

（5）下腔静脉插管分段取血测血浆儿茶酚胺水平：当定性诊断确诊为嗜铬细胞瘤而上述定位检查未能发现肿瘤时，可采用此方法。如果一侧肾上腺静脉中去甲肾上腺素水平明显增高，须考虑诊断嗜铬细胞瘤,但应注意右肾上腺静脉较短,易被下腔静脉血稀释,故最好同时测定血浆皮质醇作为对照以判断有无稀释。应注意在操作时有诱发高血压危象发作的可能,必须准备酚妥拉明并建立静脉通道。

(6)其他:如能判断肾上腺素和去甲肾上腺素的分泌比例对定位诊断有帮助,除肾上腺内或主动脉旁(Zuckerkandl′body)体的肿瘤外,其他部位的嗜铬细胞瘤均以分泌去甲肾上腺素为主。近年来用 11-碳-羟基麻黄碱和奥曲肽作为标记物使嗜铬细胞瘤显影,放射性体层扫描,正电子发射示踪 X 线体层扫描(PET)用于肿瘤定位均有报道,但尚未广泛应用于临床。

对于定位诊断,目前首选 CT,而对于肾上腺和肾上腺外的肿瘤,CT 和 MRI 均可以获得肿瘤所在部位的解剖细节而有利于手术,且 MRI 优于 CT,特别是对于心脏和血管旁的肿瘤,MRI 可以显示胸腔内和心包肿瘤对心脏和血管的侵犯情况,所以若 CT 已发现肿瘤,术前应再做 MRI。

【诊断】

1.早期诊断线索 在临床上,遇有下列情况要想到本病的可能:①任何类型的高血压患者,尤其是中青年患者及儿童患者;②直立性低血压或血压的波动性大(血压可正常或升高);③多汗、潮热、不耐热、心悸等症状不能用甲状腺功能亢进症或神经官能症解释时;④OGTT 异常,但不伴有高胰岛素血症;⑤消瘦原因不明者;⑥高钙血症;⑦使用甲基多巴、组胺、甲氧氯普胺(胃复安)、胍乙啶类药物、吗啡类药物出现无法解释的高血压;⑧肾上腺肿块;⑨家族成员中患有本病或 MEN 者;⑩意外发现肾上腺"肿块"。

2.诊断步骤

(1)病史及临床表现:如有以下的病史及临床表现者,应高度考虑嗜铬细胞瘤的可能。①阵发性或持续性高血压患者,伴头痛、心悸、多汗、面色苍白及胸腹部疼痛、紧张、焦虑及高代谢症状。②患急进型高血压或恶性高血压的青少年患者。③原因不明的休克,高血压、低血压反复交替发作,阵发性心律失常,体位改变或排大、小便时诱发血压明显增高。④在手术、麻醉、妊娠、分娩过程中出现血压骤升或休克,甚至心搏骤停者;按摩或挤压双侧肾区或腹部而导致血压骤升者。⑤常规服用抗高血压药物治疗血压下降不满意或仅用 β 肾上腺能阻滞药治疗反而使病情加重者。⑥有嗜铬细胞瘤、多发性内分泌腺瘤的家族史;或伴有甲状腺髓样癌、神经纤维瘤、黏膜神经瘤或其他内分泌腺瘤的高血压患者。

(2)测定血、尿儿茶酚胺及代谢产物:如有上述情况之一者,收集 24h 尿液测定尿儿茶酚胺及代谢产物 TMN(MN+NMN)、VMA 及 HVA,抽血测血浆儿茶酚胺,如尿儿茶酚胺及代谢产物和血浆儿茶酚胺超过正常上限 3 倍则可拟诊为嗜铬细胞瘤。

(3)药理试验:如有上述临床表现,尿儿茶酚胺及代谢产物、血浆儿茶酚胺处于临界水平时,可考虑做药理试验。血压≥22.7/14.7kPa(170/110mmHg)者做抑制试验,血压<22.7/14.7kPa(170/110mmHg)者可考虑做激发试验,药理试验阳性支持嗜铬细胞瘤的诊断。药理试验有潜在的危险性,应建立静脉通道并准备抢救药品。

(4)定位诊断:如生化测定支持嗜铬细胞瘤的诊断,则首选 CT 扫描进行定位诊断,必要时做 MRI,如 CT 及 MRI 为阴性时,则考虑 ^{123}I-MIBG 或 ^{131}I-MIBG 闪烁扫描。

【鉴别诊断】

1.高血压

(1)原发性高血压:某些原发性高血压患者伴有交感神经功能亢进的特征,如心悸、多汗、焦虑和心排血量增加,另一方面由于交感神经系统活动的增加又可以导致某些个体发生高血压,所以部分患者血和尿儿茶酚胺水平可略高,此时应做可乐定试验以鉴别儿茶酚胺增高是由于交感兴奋引起的,还是嗜铬细胞瘤分泌释放儿茶酚胺所致,一般高血压交感兴奋所致的儿茶酚胺增高可被可乐定抑制,嗜铬细胞瘤所致的儿茶酚胺增高则不被抑制。某些原发性高血压患者血压波动较大,也难以与早期嗜铬细胞瘤鉴别,可测定血、尿的儿茶酚胺及代谢产物,必要时可做药理试验。

(2)肾源性高血压:一般有蛋白尿、血尿、水肿以及肾功能障碍等肾损害的依据,并可有继发性贫血。肾血管性高血压在患者腹部可闻及血管杂音,动脉多普勒检查和肾动脉造影可发现狭窄的肾动脉。以上两者一般无明显的交感兴奋表现,血、尿儿茶酚胺及代谢产物正常。

(3)皮质醇增多症和原发性 ALD 增多症:两者均可引起高血压,并且都可发现肾上腺肿块,必须与嗜铬细胞瘤鉴别。皮质醇增多症患者多有向心性肥胖、满月脸、水牛背、皮肤紫纹及痤疮等。尿 17-羟皮质类固醇及血、尿皮质醇均增加,并不被小剂量地塞米松抑制。原发性 ALD 增多症有低血钾、高血钠、水肿、碱血症、多尿等水、电解质酸碱平衡紊乱的表现,血 ALD 增高,而尿儿茶酚胺及代谢产物水平正常。

(4)颅内压增高所致高血压:神经系统疾病所致的高血压多由颅内损害导致颅内压增高引起。特别是颅后窝肿瘤、蛛网膜下腔出血、间脑性或自发性癫痫均可使颅内压升高而导致血压升高和儿茶酚胺释放增多,需与嗜铬细胞瘤鉴别。患者往往有神经系统的临床表现及异常脑电图,一般不难鉴别。不能忽视嗜铬细胞瘤的患者在高血压发作时可出现蛛网膜下腔出血和颅内出血,血及尿儿茶酚胺及代谢测定有助鉴别。

(5)药物:使用单胺氧化酶(MAO)抑制药的患者的加压反应与嗜铬细胞瘤发作较难鉴别;停用可乐定也可引起加压反应;苯丙胺、可卡因、麻黄碱、异丙肾上腺素、间羟胺(阿拉明)等药物也可产生类似嗜铬细胞瘤的反应。在这些情况下交感神经系统的活动性均增加,其血和尿儿茶酚胺都可能增高。此时应认真询问服药史,并停药观察,必要时可做可乐定试验以资鉴别。

2.体重减轻　嗜铬细胞瘤患者基础代谢率上升,可出现怕热、多汗、体重下降等高代谢症候群,应与甲状腺功能亢进症鉴别,少数嗜铬细胞瘤患者在高血压发作时可因甲状腺充血致甲状腺增大而误诊为甲状腺功能亢进症。甲状腺功能亢进症患者有明显的高代谢症候群,并且也可有高血压,但甲状腺功能亢进症时血压往往是轻度增高,以收缩压升高为主,舒张压正常或下降,而嗜铬细胞瘤患者的收缩压和舒张压均明显增高。鉴别困难时可测定 FT_3、FT_4、TSH、TSAb 以及血与尿的儿茶酚胺与代谢产物等。

3.精神性疾病　精神病患者在焦虑发作时常伴有过度换气,特别是伴有高血压的患者易与嗜铬细胞瘤混淆,应多次收集 24h 尿液测定儿茶酚胺及其代谢产物。

4.更年期综合征　更年期妇女在绝经前、后常有心悸、多汗、发热、焦虑、血压波动等类似嗜铬细胞瘤的症状,应仔细询问病史,特别是月经史,血压高时查血和尿儿茶酚胺及代谢产物水平,必要时可借药理试验鉴别。

5.冠心病　冠心病患者心绞痛发作时,血压可以突然急剧上升,且可伴有心悸、心动过速、大汗淋漓等交感兴奋的症状,而嗜铬细胞瘤的患者高血压发作时也可有心绞痛,ECG 可表现为心肌缺血,并可有心律失常,此时应观察其对硝酸甘油等药物的反应,并做心脏 B 超、血及尿儿茶酚胺测定鉴别,冠脉造影可明确诊断。

6.肾上腺髓质增生　临床表现上肾上腺髓质增生与嗜铬细胞瘤相似,发作时血、尿儿茶酚胺及代谢产物水平均升高,但定位检查无肾上腺肿瘤,确诊须经病理检查证实。

7.副神经节瘤　副神经节瘤多发生于头颈部的颈动脉体或颈静脉球,绝大部分为良性,单发为主,多发性者罕见,出现血管阻塞、脑神经受损、听力下降等情况时须手术治疗。下列情况下本征可出现全身表现,应与嗜铬细胞瘤鉴别。①多灶性,双侧性。②与 MEN 并存或成为 MEN 的表达之一(家族性副神经节瘤),并常伴有甲状腺髓样癌或偶尔伴有嗜铬细胞瘤。如疑有此种可能,需做肾上腺、甲状腺、胸部和颈部的 MRI 检查。③副神经节瘤发生转移(颈部淋巴结或远处转移)时。其临床表现可能更具特殊性。Cheng等总结 Mago 医院 53 年中收治的 16 例膀胱副神经节瘤资料,成年女性多见,以高血压和血尿为常见症状,肿瘤细胞 DNA 为非整倍体型。其高血压表现应与肾上腺及膀胱的嗜铬细胞瘤鉴别。

8.肾上腺"意外瘤"　意大利内分泌学会在全国开展了一项肾上腺瘤的回顾性调查,1980～1995 年,在 26 个医疗中心共发现 1096 例患者(可供分析总结者 1004 例),男性 420 例,女性 584 例,年龄 15～86 岁(平均 58 岁),意外瘤 0.5～25cm(平均 3cm),85％无激素分泌功能,9.2％为亚临床型库欣综合征,4.2％为轻型嗜铬细胞瘤,1.6％为轻型 ALD 瘤。其中 380 例接受手术治疗,198 例为皮质腺瘤(52％),47 例为皮质癌(12％),42 例为嗜铬细胞瘤(11％),肿瘤直径≥4.0cm 者绝大多数为恶性(93％)。嗜铬细胞瘤患者中仅 43％有高血压,86％的患者的尿儿茶酚胺增加。资料表明,凡发现肾上腺意外瘤的患者,不论有无高血压症状,都必须考虑嗜铬细胞瘤的可能,但许多有创性检查可诱发肿瘤(如轻型或静息型嗜铬细胞瘤)突然释放大量儿茶酚胺,导致危象的发生。因此,在诊断程序上,应先做无创性检查如 24h 尿中儿茶酚胺及其代谢物含量,若为阴性结果再做激发试验如甲氧氯普胺兴奋试验或 MIBG 显像检查。肾上腺髓质增生可分为双侧性(MEN2A)或单侧性(MEN 或原因不明),临床和实验室均支持嗜铬细胞瘤诊断而未能做出定位诊断时,要想到本征的可能。增生灶可为弥漫性或结节状,CT、MRI 均可能无异常发现,但 ^{123}I-MIBG 可见患侧肾上腺摄取 ^{123}I 增多,这些患者往往是典型结节性增生和嗜铬细胞瘤的早期表现,可疑患者必须行 DNARET 基因分析及 G 蛋白基因突变分析。

9.MEN 高危人群筛查　对 MEN-2A 型患者的家族必须进行 DNA 筛查,以早期发现无症状性突变基因携带者,并可进一步从分子水平明确 MEN 的诊断。RET 原癌基因中的外显子 10 和 11 的突变,如密码子 611 突变(TGC→TAC)与本征有病因联系,其临床表现为甲状腺髓样癌、嗜铬细胞瘤和甲状旁腺功能亢进症。Kroustrup 等用 PCR 技术来诊断突变的 RET 基因,简单而准确,未发生假阳性或假阴性。

10.糖尿病　嗜铬细胞瘤可并发高血糖症,有的需用胰岛素治疗,如嗜铬细胞瘤为肾上腺外性,尤其在颈、胸部,常规肾上腺影像检查阴性时,可长期误诊为糖尿病。

11.酒精中毒戒断反应　慢性酒精中毒在戒除酒精时可出现严重高血压,其临床表现酷似嗜铬细胞瘤,甚至酚妥拉明试验可呈阳性反应,但当戒断反应减轻后,症状可逐渐消失。

【治疗】

手术切除是嗜铬细胞瘤最终的治疗手段,一经确诊,应争取尽早手术,以免因高血压危象反复发作而危及生命。但在手术前必须进行一段时间(一般为 2 周)的肾上腺能受体阻滞治疗,以抑制过度受刺激的交感神经系统,恢复有效血容量,提高患者的手术耐受力。

1.手术前治疗　手术成功的关键是充分的术前准备,术前应常规给予药物治疗。

(1)α肾上腺能受体阻滞药:嗜铬细胞瘤的诊断一旦成立,患者应立即接受 α肾上腺能受体阻滞药治疗。

①首选酚苄明(氧苯苄胺),该药为长效、非选择性、非竞争性的 α受体阻滞药。口服作用可以累积,并可持续数天,常用于手术前准备。起始剂量为 10mg,每 12 小时 1 次,然后每数天增加 10mg,直到发作停止、血压控制。大部分患者需 40～80mg/d 才能控制血压,少数患者需要 200mg/d 或更大剂量。术前使用酚苄明一般应在 2 周以上。控制满意的标准是:持续性高血压患者的血压控制到正常或大致正常,高代谢症候群改善,体重增加,出汗减少、血容量恢复;阵发性高血压发作停止。间歇性高血压的患者,剂量应在发作间歇期确定。服药期间应每天多次观察立、卧位血压。本药的不良反应有鼻黏膜充血、鼻塞、心动过速、直立性低血压等。

②酚妥拉明是短效的非选择性的 α肾上腺能受体阻滞药,对 α_1 和 α_2 受体的阻断作用相等,其作用迅速,半衰期短,需反复静脉注射或静脉滴注,用于高血压危象发作时、手术中控制血压,不适用长期治疗和术前准备。

③哌唑嗪、特拉唑嗪、多沙唑嗪都是选择性 α_1 受体阻滞药,也可用于嗜铬细胞瘤的术前准备。

④乌拉地尔作为一种 α 受体阻滞药,也可作术前准备。

(2)β肾上腺能受体阻滞药:用 α 受体阻滞药治疗后,β肾上腺能活动相对增强,可以导致心动过速、心肌收缩力增强、心肌耗氧增加,此时可加用β肾上腺能受体阻滞药阻断心肌β受体,使心率减慢,心排血量减少,血压下降。但β受体阻滞药必须在 α 受体阻滞药起作用以后使用,否则β受体阻滞药可以阻断β受体所介导的骨骼肌血管舒张作用,导致血压升高,并能导致高血压危象的发作。当肿瘤分泌的主要是肾上腺素时,这种现象更加明显,故强调在使用 α 受体阻滞药后出现心动过速时开始使用β受体阻滞药。通常以小剂量开始,然后根据心率调整剂量。β受体阻滞药除控制心率外,还可以阻止产热、减少出汗、缓解心绞痛,但有时可诱发心力衰竭。常用的β受体阻滞药有普萘洛尔、阿替洛尔(氨酰心安)、美托洛尔(美多心安)等,后两者为选择性 β_1 受体阻滞药,无明显的抑制心肌收缩力的作用。并非所有的嗜铬细胞瘤患者都需加用β受体阻滞药,一般仅在 α 受体阻滞药使用后出现心动过速和室上性心律失常时使用。

(3)儿茶酚胺合成抑制药:甲基酪氨酸是酪氨酸羟化酶的竞争性抑制药,可阻断儿茶酚胺合成过程中的限速反应,使儿茶酚胺合成减少。在嗜铬细胞瘤的患者,可降低术前及术中血压,减少术中血量丢失和输血量。起始剂量为 0.25g,每 6～8 小时 1 次,根据血压及血、尿儿茶酚胺的水平来调整剂量,一般使用剂量为 1.5～4g/d,可抑制儿茶酚胺合成量的 50%～80%。此药目前已用于术前准备和非手术患者的长期治疗,不良反应为嗜睡、抑郁、消化道症状,少数老年患者可有锥体外系症状,停药或减量后以上症状可消失。

(4)生长抑素及类似物:生长抑素可抑制内分泌细胞及外分泌细胞的生长和功能,但目前尚缺乏有关的临床试验。

(5)补充血容量:血压基本控制后,患者可高钠饮食,必要时在手术前静脉输注血浆或其他胶体溶液,血容量恢复正常后,发生直立性低血压的频率和程度可明显减轻。如考虑使用氟烷麻醉,术前应输血浆或红细胞 300～400ml。

(6)其他降压药治疗:钙通道阻滞药适用于伴有冠心病和儿茶酚胺心肌病的嗜铬细胞瘤患者。血管紧张素转化酶抑制药(ACEI)对嗜铬细胞瘤高血压也有一定的降低作用。硝普钠是扩张周围血管、降低外周阻力使血压下降,可用于嗜铬细胞瘤高血压危象发作时或手术中血压持续增高时的抢救。

2.手术中处理

(1)术式选择

①腹腔镜下肿瘤切除术:一般适合于治疗直径<6cm 的肾上腺肿瘤,但有时可诱发高血压危象。对于较大肿瘤,由于其恶变可能性大,操作困难,故常不考虑行腹腔镜下切除术。

②经腹肿瘤切除术:如肿瘤限于一侧,则行一侧肾上腺切除术。如为双侧肾上腺肿瘤,可切除双侧肾上腺,同时补充外源性糖皮质激素。

(2)麻醉注意事项:嗜铬细胞瘤患者的麻醉原则是:①避免抑制心脏的泵血功能;②不使交感神经系统的兴奋性增加;③有利于术中高血压危象发作的治疗;④有利于肿瘤切除后低血压的恢复。麻醉前禁用阿托品、吗啡以及某些肌松药如氯筒箭毒碱等,麻醉前用药可使用东莨菪碱和苯巴比妥,肌松药可用氯琥珀胆碱和泮库溴铵。

(3)手术注意事项:手术中应持续监测血压、心率、中心静脉压和心电图,有心脏疾病的患者应监测肺动脉楔压,仔细记录失血情况,控制输液速度(包括盐水、清蛋白和血浆),输入量一般应等于失血量,术中如出现高血压发作,可静脉注射 1～5mg 酚妥拉明或持续静脉滴注酚妥拉明或硝普钠,如出现心率显著加快和心律失常,可静脉注射 0.5～1mg 普萘洛尔,但必须同时使用 α 受体阻滞药,否则会引起血压极度升高。如对普萘洛尔反应不佳可加用利多卡因。肿瘤切除后血儿茶酚胺浓度急剧下降,血管床扩张,有效血容量骤减,常可导致低血压,因此肿瘤切除后应立即停用 α 受体阻滞药,并补充血容量,使中心静脉压维持在正常范围内,必要时使用血管收缩药物。

(顾红芳)

第五节　肾上腺危象

肾上腺危象是指由各种原因导致肾上腺皮质激素分泌不足或缺如引起的一系列临床症状,可累及多个系统,病情凶险,进展急剧,及早补充激素和纠正水、电解质紊乱,常能使病情转危为安。如不及时救治可致休克、昏迷,甚至死亡,是严重的内科急症之一。

【病理生理】

1.急性肾上腺皮质出血坏死。多见于感染所导致的肾上腺静脉细菌性血栓形成,造成的严重败血症。其中,由严重的脑膜炎双球菌感染和其他革兰阳性菌感染引起的急性肾上腺出血又称 Waterhouse-Friderichsen 症候群(华-佛症候群)。亦可见于新生儿难产、复苏、成年人腹部手术致肾上腺创伤、严重败血症致弥散性血管内凝血(DIC)、双侧肾上腺静脉血栓形成、出血性疾病(如白血病)、血小板减少性紫癜、心血管手术及器官移植手术中抗凝药使用过多等,导致肾上腺出血而诱发危象。

2.肾上腺摘除。肾上腺全部切除或单侧切除而对侧萎缩者。

3.慢性肾上腺皮质功能减退症加重。原有艾迪生(阿狄森,Addison)病,由于骤然处于应激状态,如感染、烧伤、创伤、手术、大汗、妊娠、分娩、呕吐、腹泻、变态反应,以及伴有酗酒、睡眠严重不足而诱发肾上腺危象。

4.药物使用不当。长时间(3 周以上)采用糖皮质激素(如氢化可的松＞20mg/d、泼尼松或泼尼松龙＞5mg/d、地塞米松＞0.5mg/d 或相当剂量的其他剂型)治疗,尤其是每日分次口服治疗的患者,其垂体肾上腺皮质已受严重抑制而呈萎缩,若骤然停药或减量过快,或停药后相当长时间(部分患者可达 1 年或以上)又遇应激情况,可引起本症。

5.先天性肾上腺羟化酶缺陷导致皮质激素合成受阻。

6.抑制类固醇激素合成药物的使用。酮康唑等药物,抑制胆固醇合成,抑制 11β-羟化酶和胆固醇侧链断裂酶,抑制糖皮质激素与受体结合,以致糖皮质激素产生不足和作用减弱,从而暴发急性肾上腺皮质功能不全。

【临床表现】

除原发性疾病(如脑膜炎、白血病等)症状外,同时有以下表现。

1.**全身症状**　精神萎靡、乏力、发热(有时体温可低于正常)、少尿和脱水,口唇及皮肤干燥、弹性差。原有肾上腺皮质功能减退的患者危象发生时皮肤黏膜色素沉着加深。

2.**循环系统**　脉搏细弱、四肢厥冷、心率增快、心律失常、血压下降、直立性晕厥,严重时出现休克。

3.**消化系统**　厌食、腹胀、恶心、呕吐、腹泻,严重者有腹部肌肉强直、反跳痛等。

4.**神经系统**　抑郁、神情淡漠或烦躁不安、意识模糊、思维能力减退、嗜睡、定向障碍、惊厥、木僵,重症者甚至出现昏迷。

5.**泌尿系统**　由于血压下降,肾血流量减少,肾功能减退可出现尿少、氮质血症,严重者可表现为肾衰竭。

【诊断依据】

患者实验室检查表现为血皮质醇降低,昼夜节律消失;低血钠、低血氯、高血钾、低血糖及外周血嗜酸性粒细胞增多。在原有慢性肾上腺皮质功能减退症基础上发生的危象诊断较容易。

若继往无慢性肾上腺皮质功能减退症病史,对于有下列表现的急症患者应考虑肾上腺危象的可能。

1.所患疾病并不严重而出现明显的循环衰竭,以及不明原因的低血糖。

2.难以解释的恶心、呕吐。

3.体检发现皮肤、黏膜有色素沉着、体毛稀少、生殖器官发育差。

4.继往体质较差及休克者经补充血容量和纠正酸碱平衡等常规抗休克治疗无效。

对于这些患者应补充葡萄糖盐水和糖皮质激素,待病情好转后再做促肾上腺皮质激素(ACTH)兴奋试验等明确诊断。

【鉴别诊断】

本症应与感染性休克等内科急症进行鉴别。感染性休克常以严重感染为诱因,在毒血症或败血症的基础上伴有DIC。有时两者在临床上难以区分,但治疗原则相似,鉴别困难时可不予严格区分,诊断和治疗同时进行,以期稳定病情,挽救生命。

【治疗方案】

本症病情危急,应积极抢救。治疗原则为补充肾上腺皮质激素,纠正水、电解质紊乱,维持酸碱平衡,并给予抗休克、抗感染等对症支持治疗。此外,尚需治疗原发疾病。

1.补充肾上腺皮质激素　立即静脉注射氢化可的松100mg,以后每6h静脉滴注100mg,前24h内应给足300～400mg,次日可减至150～200mg,分次静脉滴注。一般经5～7d后,待患者症状消失、全身情况好转,可改为口服。生理维持量为口服醋酸可的松25mg/d或泼尼松5mg/d。严重病例或有并发症者,需较大剂量维持至病情稳定。激素应逐渐减量,过速易导致病情的反复和恶化。如经上述治疗仍存在低血压、低血钠和高血钾,则可加用氟氢可的松0.1～0.2mg,每日1～2次,或去氧皮质酮5mg,肌内注射,每日1～2次。另外,激素用量不宜过大,否则易致感染扩散,甚至可能发生心力衰竭。

2.纠正水、电解质紊乱　补液量及性质视患者脱水、缺钠程度而定,如有恶心、呕吐、腹泻、大汗而脱水、缺钠较明显者,补液量及补钠量宜充分;相反,由于感染、外伤等原因,且急骤发病者,缺钠、脱水不致过多,宜少补盐水为妥。一般采用5%葡萄糖氯化钠溶液,可同时纠正低血糖并补充水和钠。应视血压、尿量、心率等调整用量。还需注意钾和酸碱平衡。血钾在治疗后可急骤下降,当补液量超过2000ml,应同时补充钾盐。

3.对症治疗　降温、给氧,有低血糖时可静脉注射高渗葡萄糖。补充皮质激素、补液后仍休克者应予以血管活性药物。有血容量不足者,可酌情输全血、血浆或白蛋白。因患者常合并感染,须用有效抗生素控制。

4.治疗原发病　在救治肾上腺危象的同时要及时治疗原发疾病。对长期应用皮质激素的患者需考虑原发疾病的治疗,如合并感染,及时应用有效抗生素。如脑膜炎双球菌败血症引起者,除首选磺胺嘧啶等外,还应包括弥散性血管内凝血治疗。

5.对症处理　包括给氧、降温、镇静等。但不宜给吗啡及巴比妥盐类的镇静药。

【小结】

肾上腺危象是由于急性肾上腺皮质坏死、肾上腺摘除、慢性肾上腺皮质功能低下加重、长时间采用糖皮质激素而骤然停药或减量过快等原因导致的体内糖皮质激素绝对或相对不足,以循环衰竭为主征的危象状态。一般而言,本病病程呈不可逆性,除非于病程早期获得及时治疗,故应及早补充激素,纠正水、电解质紊乱,若延误治疗,可危及生命。

（赵　旭）

第六章　胃、肠、胰内分泌疾病

第一节　胃泌素瘤

胃泌素瘤又称卓-艾综合征(ZES)，系由胰岛细胞肿瘤分泌大量胃泌素引起复发性、多发性与难治性溃疡及高胃酸为特征的临床综合征。因肿瘤多位于胰腺，故又称为胰源性溃疡综合征。

【病因】

胃泌素瘤可为散发性或成为 MEN-1 的表现之一，后者的胃泌素瘤常为多发性，而散发性病发生多发性胃泌素瘤时，肿瘤细胞常存在体细胞性 MEN 基因突变，肿瘤为单克隆性，在肿瘤转移前往往已有 MEN-1 基因的突变。

【病理】

胃泌素瘤主要为胰岛 D 细胞肿瘤，少数为 D 细胞增生所致。据统计其中 D 细胞肿瘤 60% 为恶性肿瘤，30% 为 D 细胞良性腺瘤，其余 D 细胞群增生。胃泌素瘤 80%～90% 发生在胰腺，以胰头、胰尾多见，10%～20% 发生在十二指肠壁，以十二指肠第二段最多，也发生在远端小肠、胃、肝、脾、淋巴管、网膜、肠系膜等部位，卵巢和甲状旁腺较罕见。瘤体较小，多<1cm，单发多见。肿瘤常为细小细节状，呈多发性(尤其是 MEN-1 病人)，但亦可为单发性肿瘤。1/3～1/2 的肿瘤是恶性的，常转移至淋巴结和肝胃泌素瘤同其他胰岛细胞瘤一样生长缓慢，但生长的形式变异大，且转移瘤比原发瘤本身更具浸润性。

【发病机制】

胃泌素瘤分泌大量胃泌素，刺激壁细胞增生并分泌大量的胃液和胃酸，产生消化性溃疡；高胃酸性胃液使十二指肠及空肠液酸化，促进胃窦和肠蠕动增加，同时刺激胰泌素和胆囊收缩素分泌，导致胰液的水和 HCO_3^- 分泌增加及抑制小肠内水、电解质和葡萄糖的吸收；加之高酸分泌可使胰酶失活和胆盐沉积，从而产生严重腹泻和腹痛。

【临床表现】

胃泌素瘤多发生于 20～50 岁，男性患者约占 60%。主要表现为顽固性溃疡和腹泻。

1.顽固性溃疡　胃酸大量分泌而引起十二指肠球部及特殊部位溃疡，溃疡常呈多发，上腹痛重而顽固，溃疡难以经内科治疗痊愈，且易复发，20%～25% 可发生出血和急性穿孔。

2.腹泻　约 40% 的患者具有腹泻，17% 的腹泻呈顽固性、水样便或脂肪泻，粪便每日可达 10～30 次，量可达 2500～10000ml，一般治疗难以控制，严重时可致脱水、低血钾、吸收不良或消瘦。

3.其他内分泌瘤　部分胃泌素可并发其他内分泌瘤，其中以甲状旁腺瘤最多见，也可见于脑垂体、肾上腺、甲状腺、胰岛 B 细胞瘤等，当合并这些腺瘤时可产生相应激素分泌增多的临床症状。

【实验室及影像检查】

1.X 线钡剂及内镜检查

(1)X 线钡剂检查:有下列异常时提示胃泌素瘤的诊断。①多发性、异位性溃疡。②巨大胃皱襞常见于胃底部。正常时细小的胃黏膜皱襞变得粗宽,彼此之间明显地分开,可类似于 Menetrier 病或胃淋巴瘤。③胃扩张,无张力,在无幽门梗阻的情况下胃内有大量液体存在。④十二指肠和空肠也显示扩张,钡剂不易停留而迅速进入远端小肠,肠腔可见钡剂呈絮状沉淀,小肠黏膜水肿呈锯齿状。⑤上段小肠内也有大量液体积聚。

(2)内镜检查:上消化道内镜检查可显示胃、十二指肠溃疡的性质和范围以及胃肠黏膜的炎症性改变,并可发现发生于十二指肠的胃泌素瘤。部分胃切除后的复发性溃疡应用 X 线检查常难以确诊,而内镜检查则可清晰显示。

2.胃酸分泌试验　由于大量胃泌素刺激,胃壁细胞处于持续兴奋状态,以致基础泌酸量和酸浓度均升高,而对壁细胞的刺激物如组胺、五肽胃泌素等反应迟钝或无反应。诊断指标为:①基础胃液分泌量＞100ml/h;②基础酸分泌量(BAO)＞15mmol/h;③最大酸分泌量(MAO)＞60mmol/h;④BAO/MAO＞0.6。

3.血清胃泌素测定　正常空腹血清胃泌素一般＜200ng/L(200pg/ml)(平均 80ng/L),而在胃泌素瘤＞300ng/L,若同时具有高胃酸分泌和高胃泌素血症者高度提示为胃泌素瘤。

4.负荷试验

(1)蛋白餐负荷试验:正常人或一般的十二指肠溃疡病患者进食蛋白餐后,由于胃窦 G 细胞受刺激,血清胃泌素升高,胃窦 G 细胞增生者上升尤为明显;而在胃泌素瘤患者则由于胃泌素来自肿瘤的恶性分泌,不受食物刺激影响,加之胃内高酸抑制了胃窦胃泌素的释放,因此血清胃泌素上升不明显或无变化。常用的试验方法是早晨空腹时进食蛋白餐前和餐后第 10、20、30、40、50、60、80、100、120 分钟时分别抽血测定血清胃泌素。

(2)钙负荷试验:钙能促进胃泌素分泌。常用葡萄糖酸钙,5mg/(kg·h)静脉滴注,连续 3h,注射前及注射后每隔 15min 抽血一次,测定胃泌素水平。随着血钙的上升,血清胃泌素也增加。一般消化性溃疡病例在注射后,胃泌素上升不超过注射前的 1 倍,在胃泌素瘤者常超过此值。胃窦 G 细胞增生者上升反应不明显,但本试验对胃泌素瘤并无特异性,且钙剂对心脏有影响,故目前不列为首选试验。

(3)胰泌素负荷试验:目前列为本病的首选诊断试验。在正常人和恶性贫血患者,胰泌素能抑制进食后血中胃泌素增高,而在胃泌素瘤时胰泌素能引起血清胃泌素反常性增加。受试前空腹 12h,并禁用抗胆碱能和 H_2 受体阻滞药。试验方法有两种,一是一次静脉注射法。以 GIH 胰泌素 1 临床单位/kg,注射前及注射后第 5、10、15、30、45 和 60 分钟抽血测定血清胃泌素。二是持续静脉滴注法。以 GIH 胰泌素 3 临床单位/(kg·h),注射前及静脉滴注开始后每 15 分钟各抽血一次测定血清胃泌素。本病在一次静脉注射法,胃泌素于 5min 达高峰;持续静脉滴注法在 60min 达高峰。注射后血清胃泌素峰值较基础值增加 50%或绝对值增加 100ng/L 以上提示为胃泌素瘤,而在正常人和大部分普通的溃疡病患者,胰泌素注射后血清胃泌素无改变。本试验有假阳性,可能与剂量有关。胃泌素瘤时对胰泌素的反应与血清钙浓度有关。如同时输入钙剂时能使反应加强,而输注 EDTA 时可减弱胰泌素的反应。

【诊断与鉴别诊断】

1.诊断　临床上凡有下述情况者要考虑胃泌素瘤可能:①反复发作性或难治性消化性溃疡;②溃疡伴有胃黏膜肥厚者;③溃疡发生在近端十二指肠或空肠;④溃疡伴有腹泻、肾石病、高钙血症或垂体肿瘤;⑤有十二指肠溃疡或内分泌肿瘤的家族史。1/4～1/2 的胃泌素瘤病人出现在 MEN-1 综合征中,以甲状旁腺功能亢进症最常见(约80%),故所有胃泌素瘤的病人必须先排除 MEN-1,检测筛查血钠、磷、皮质醇和催乳素测定,蝶鞍和垂体的影像学检查,病人的一级家属也应做有关的筛查试验。

2.鉴别诊断　确诊胃泌素瘤前,应注意除外其他原因所致的高胃泌素血症,常见的有以下几种。①萎缩性胃炎和恶性贫血:血清胃泌素、可以明显升高,但胃酸分泌减少乃至缺乏。此种病例胃泌素升高机制与胃泌素瘤不同。萎缩性胃炎由于胃窦不能酸化,酸对 G 细胞的抑制机制丧失,致使 G 细胞大量分泌胃泌素;而在胃泌素瘤时,胃泌素的升高系由于肿瘤细胞大量自主性分泌所致。②糖尿病性假性 Zollinger-Ellison 综合征:见于有自主神经病变的糖尿病患者,表现为胃张力降低、胃内大量滞留液、黏膜皱襞肥大,并可见胃部溃疡。此种病人胃酸分泌减少,胃内液体过多是由于分泌物和食物的潴留而非分泌增加所致。由于胃酸降低,血清胃泌素常升高。③残留胃窦:是指胃窦或胃大部切除和 Billroth-Ⅱ式胃空肠吻合术后,十二指肠断端上残留有胃窦黏膜。残存胃窦黏膜在碱性环境下,大量分泌胃泌素。④幽门管或十二指肠球部的一般溃疡所致的慢性胃出口梗阻:由于胃潴留刺激胃窦 G 细胞而致高胃泌素血症。手术解除梗阻或抽除胃内滞留液后血清胃泌素即恢复正常。⑤胃窦 G 细胞增生:此种病人具有高胃酸分泌和高胃泌素血症,但在手术探查时找不到胃泌素瘤,胃黏膜组织学、组织化学和免疫荧光检查可见 G 细胞增生,细胞内所含胃泌素的量达正常的 30 倍。本病极罕见。混合餐试验可鉴别 G 细胞增生和胃泌素瘤。正常人进食混合餐后血清胃泌素轻度上升(50～100ng/L),胃窦 G 细胞增生者明显升高,上升幅度常超过给予胰泌素后的反应,而胃泌素瘤者在进餐后胃泌素上升不明显。

【治疗】

胃泌素瘤的根本治疗方法是手术切除肿瘤,对肿瘤不能切除者和找不到肿瘤者可行药物治疗。

1.手术治疗

(1)肿瘤切除:应视肿瘤存在的部位制订方案。肿瘤如完全被切除,则胃酸分泌及胃泌素水平将迅速恢复正常。手术前必须用药物控制高胃酸分泌状态,一般用口服药物治疗,如不能口服(化疗反应、上消化道出血等),可经静脉滴注质子泵抑制药,如泮托拉唑 80～120mg,15min 滴注完毕,必要时可每 8～12 小时 1 次,共用数日(不超过 7d)。一般于 1h 内获得疗效,可显著降低胃酸分泌量。

(2)全胃切除术:对肿瘤不能切除或切除后效果差者,为了除去胃泌素作用的靶器官,可行全胃切除术来治疗消化性溃疡。

(3)选择性胃迷走神经切断术:可明显减少胃酸分泌,增强组胺 H_2 受体阻滞药的抑酸作用。

(4)切除其他内分泌肿瘤:伴有甲状旁腺肿瘤者,应在腹部手术前先行甲状旁腺肿瘤切除。

2.药物治疗

(1)抑酸药:其用量应较一般溃疡病为大,且维持时间较长。奥美拉唑(洛赛克)是目前认为最强的抑酸药。但因需长期用药,价格昂贵,故可先选用西咪替丁 0.6g,每小时 1 次;雷尼替丁 0.3g,每 8 小时 1 次;法莫替丁 20mg,每 4 小时 1 次;质子泵抑制药兰索拉唑 60mg,每 6 小时 1 次;奥美拉唑 60mg,每 12 小时 1 次。多数认为如 BAO/h<10mmol 或胃大部切除后<5mmol,才是抑酸药剂量足量的指标。

(2)奥曲肽(生长抑素):短期应用可显著抑制胃酸和胰液分泌,并使 90%的患者血浆胃泌素水平降低。剂量为 50～150μg,每 8 小时皮下注射 1 次。生长抑素及其长效类似物可缓解胃肠-胰神经内分泌肿瘤的症状,抑制肿瘤生长,但对胰岛素瘤和胃泌素瘤的作用较差,仅部分患者有效。长效奥曲肽 LAR 的疗效将持续 28d 之久(每 28 天口服 20mg),其治疗神经内分泌肿瘤的疗效确切,其作用可能与奥曲肽及兰乐肽相近,但使用方便。

3.化学治疗　弥漫性播散性神经内分泌肿瘤的治疗相当困难,肿瘤对放射治疗和化学治疗不敏感,手术又不可能清除肿瘤病灶时,可用[131]In-奥曲肽的高活性型类似物治疗。此法对类癌瘤、甲状腺髓样癌和恶性胃泌素瘤等有效。对肿瘤难以切除或已有转移者,可行化学治疗。一般选用链佐星和氟化嘧啶类药物,或从腹腔动脉插管行链佐星介入治疗。对于晚期病人,国内外各资料显示化学治疗效果不一。

因胃泌素瘤一般瘤体较小,生长缓慢,开始阶段可以普通溃疡病的形式存在多年,有 $60\%\sim80\%$ 的病例最后为恶性。由于有效的抑酸药的应用及高新技术对肿瘤的及时诊断与手术,使患者 5 年和 10 年的生存率可达 100% 与 90%。不能切除或远处转移者,较长期生存率为 43% 和 25%,早期诊断与预后有关。

(姚华强)

第二节　血管活性肠肽瘤

血管活性肠肽瘤(VIPoma)是以大量水泻、严重低血钾、无胃酸或低胃酸及胰岛细胞瘤为特征的综合征,曾称胰性霍乱或 WDHA 综合征,因本病由 Verner 和 Morrison 两人于 1958 年首次发现,故又称 Verner-Morrison 综合征,后证实血管活性肠肽(VIP)为引起本病症状的介质,故又称为 VIP 瘤。

【病因与发病机制】

本病的发病机制未明,可能亦与 MEN-1 基因突变有关。VIP 已被公认是本病的致病物质,患者血浆 VIP 水平显著升高,可达正常人的 10 倍以上。VIP 对小肠作用与霍乱弧菌的肠毒素相似,它使肠腺嘌呤环化酶合成增加,故增强细胞环磷腺苷(cAMP)的活性,cAMP 使大肠、小肠黏膜、水和电解质分泌显著增加,超过结肠的重吸收能力,致大量水泻和钾及碳酸氢盐的丢失。此外,VIP 还明显抑制胃酸分泌,并导致低胃酸或无胃酸;VIP 还可松弛血管、胆囊、支气管平滑肌,并促使肝糖原分解,使部分患者可出现皮肤潮红、胆囊肿大及血糖升高或糖耐量异常。

【病理】

分泌 VIP 的肿瘤大多数来源于胰岛非 B 细胞(D 细胞),且绝大多数为孤立性的,约 20% 的患者可同时发现胰腺弥漫性增生。75% 的 VIP 瘤位于胰尾,$50\%\sim70\%$ 为恶性。腺瘤体积一般较大,直径为 $2\sim7cm$,而胰腺外 VIP 瘤主要来源于神经系统,特别是交感神经组织,如神经节母细胞瘤、嗜铬细胞瘤、神经母细胞瘤、肾上腺、纵隔等,其在成年人中占 $5\%\sim10\%$。10 岁以下儿童的 VIP 瘤多属神经节瘤,其恶性率为 10% 左右。

【临床表现】

本病罕见,70% 以上的患者有腹泻、低钾血症及低胃酸或无胃酸为三大突出表现。

1.大量水泻　似霍乱样水泻为其特征,便频,每日排水样便量 $3\sim10L$,便呈淡茶叶水色,因腹泻属分泌性,故呈水样便,并和血浆等渗,即使在空腹状态下,腹泻仍然存在。患者因严重脱水、代谢性酸中毒、衰竭而出现嗜睡、萎靡、淡漠或精神失常。VIP 瘤的主要临床表现是顽固性腹泻,有时尿酚酞试验阳性。

2.低血钾　因大量水泻使钾离子严重丢失,血钾降低至 $2.2mmol/L$ 左右,由于严重缺钾,患者可有肌无力甚至软瘫、嗜睡、腹胀等不适,并可导致心、肾受损而发生严重心律失常和缺钾性肾病。电解质和体液的丢失可相当严重,有时甚至要用肠外营养支持方法补充大量的钠和钾。

3.无胃酸或低胃酸　是本病特征性表现之一,50% 的患者为低胃酸,25% 的患者为无胃酸,少数为正常或高酸度。

4.高钙血症　$50\%\sim60\%$ 的患者有高钙血症,其可能原因为:①胰岛瘤本身分泌甲状旁腺样激素增多;②血镁降低而刺激甲状旁腺激素分泌增加;③伴多发性内分泌腺瘤,如合并甲状旁腺瘤而有甲状旁腺激素增多。

5.高血糖　50%的患者可有糖耐量异常或有糖尿病,可能与 VIP 刺激糖原分解、脂肪分解有关。

6.皮肤潮红　呈阵发性片状发红或荨麻疹样皮肤发红。50%的 VIP 瘤可几乎全部神经节瘤出现面部潮红,有时按压腹部可诱发。

7.手足搐搦　由于腹泻丢失镁,致血镁降低而出现手足搐搦。低血镁刺激甲状旁腺引起甲状旁腺功能亢进,从而导致高血钙,故手足搐搦可与正常血钙或高血钙同时存在。此外,纠正低血钾将导致低血镁更加恶化,可能是构成手足搐搦的一个病因。

【辅助检查】

1.粪便　下述检查有利于分泌性腹泻的确定:①排便量>1L/d,禁食 2~3d 后大便量仍>500ml/d;②大便呈水样便、无脓血,pH 偏碱性或中性;③大便内含有大量 K^+、Na^+、HCO_3^- 等电解质,渗透压与血浆相似。

2.血浆 VIP 测定　确定本病的决定性依据,VIP 正常值为 0~190pg/ml(1.5~20pmol/L),当>60pmol/L(>200pg/ml)时对本病诊断有重要价值。

3.五肽胃泌素刺激试验　用五肽胃泌素刺激后,VIP 瘤一类的神经内分泌肿瘤可分泌各种肽类激素,故可协助本病的诊断,五肽胃泌素可使血 VIP 和神经降压素及胰多肽(PP)升高 81%~87%,故本试验尚可确定肿瘤的多激素分泌特点。

4.胃液分析　胃液分析可正常,但多为低酸或无酸,后者以恶性 VIP 瘤多见,即使应用最大剂量组胺或五肽胃泌素刺激亦无泌酸反应。胃液分析对确诊本病无特殊价值,但有助于排除胃泌素瘤。胃黏膜活检见壁细胞量正常,提示 VIP 作用在于直接或间接的抑制壁细胞分泌胃酸,补钾后胃酸分泌可有轻度增加。手术切除肿瘤后,泌酸功能可出现反跳而呈高分泌状态。

5.消化道钡剂检查　可帮助排除其他消化道疾病。本病时见小肠扩张,蠕动加快及钡剂因肠腔内分泌液过多而被稀释等非特异性 X 线表现。小肠黏膜活检多为正常,偶见少数病例微绒毛轻度萎缩。

6.肠灌注试验　用三腔管进行肠灌注试验对区别 VIP 瘤与药物性难辨菌性腹泻具有一定价值。空肠内灌注类似血浆的电解质液体后,VIP 瘤者仅分泌水、钠和氯,空肠吸收葡萄糖轻度减少,但增加葡萄糖灌注则刺激钠的吸收,提示黏膜的完整性未受损害,回肠灌注试验仅轻度异常,说明 VIP 瘤分泌异常部位主要在上段小肠。

7.特殊检查　B 型超声、CT、核素扫描、选择性动脉造影等,能显示直径 1cm 以上的肿瘤,其中以 CT 及选择性动脉造影灵敏度高,磁共振对小瘤的显示较困难。选择性静脉取血测定血浆 VIP 可协助定位,特别是神经节瘤,因可存在于胸、腹腔的任何部位,通过几处可疑部位的静脉取血,可认为 VIP 瘤在 VIP 含量最高的静脉附近,但要注意肿瘤血管常呈异常分布的特点,以免导致误诊。

除[111]In-奥曲肽外,亦可用[111]In-pentetreotide 显像或用[99m]Tc-sestamibi 来确定肿瘤的原发灶与转移灶,后者对脑、乳腺、甲状腺、甲状旁腺、肺和肾转移灶显像似乎更佳。

【诊断与鉴别诊断】

需与各种病因所致的分泌性腹泻鉴别,如胃泌素瘤、甲状腺髓样癌、嗜铬细胞瘤、类癌、系统性肥大细胞增多症等。鉴别要点:①上述疾病患者腹泻均无本病严重;②有各自伴发的特殊临床表现;③可分别测得血浆胃泌素、降钙素、去甲肾上腺素、5-羟色胺、组胺等的增高,但血浆 VIP 不高。

【治疗】

1.支持治疗　应补充大量等渗液体、钾盐及纠正酸中毒。输入 3:2:1 溶液更合适,即 3 份 5%葡萄糖溶液、2 份生理盐水、1 份 1/6mol/L(1.4%)碳酸氢钠溶液,输入量根据排出量而定。静脉补钾亦根据血钾浓度,必要时则心电监护,输注氯化钾 6~10g/d。若症状有所改善,可逐渐减少补液和氯化钾剂量。

2.药物治疗　奥曲肽为人工合成的生长抑素八肽,具有抑制多种胃肠和其他激素释放的作用,因而被用于胰腺内分泌肿瘤的治疗。生长抑素可抑制肠的蠕动和肠液分泌,故可减轻 VIP 病患者的腹泻症状。亦可用生长抑素类似物,有时用氟尿嘧啶和 α-干扰素治疗可缓解症状。

3.手术治疗　无论源于胰内或胰外的 VIP 瘤,手术切除为根治手段,不论何种手术均应尽量将原发灶及继发灶切除。

4.化学治疗　用手术难以完全切除的肿瘤应考虑化学治疗,或单用链佐星或与氟尿嘧啶、多柔比星联合应用,对 50%～70%的肿瘤有较好的疗效。对有肝转移的患者,可通过腹部血管行局部灌注化学治疗。

尽管 VIP 瘤多为恶性,且易早期转移,但如经积极治疗,仍可长期存活。

（姚华强）

第三节　胰高血糖素瘤

胰高血糖素瘤是胰腺内分泌肿瘤中较少见的一种,由于胰岛 A 细胞分泌过量的胰高血糖素入血;使分解代谢作用增强,而产生皮肤坏死、溶解性移行性红斑、糖尿病、正细胞正血色素性贫血、体重下降、口角炎、舌炎、血管栓塞、血沉增快、低氨基酸血症等。该病几乎全是恶性肿瘤,少数为腺瘤,发生在胰尾者约占 50%,胰体者次之(占 25%),发生在胰头者不足 20%,肿瘤直径大可达 5cm。发病年龄在 20～73 岁,以 50～60 岁发病者最多,中年以上女性多见,男、女之比约 1∶1.5。

【病因与发病机制】

正常人血浆中胰高血糖素基础水平为 50～100ng/L,胰高血糖素瘤患者血浆胰高血糖素基础水平明显升高,常在 1000ng/L 以上,多数患者血浆胰高血糖素水平的升高来源于有活性的胰高血糖素。

胰高血糖素的分泌受血糖、胰岛素和生长抑素的调节。胰高血糖素瘤细胞膜上含有生长抑素受体,奥曲肽可降低胰高血糖素的分泌量。在体外,胰岛素可抑制胰高血糖素分泌,而低糖或缺糖环境下的胰高血糖素分泌不是葡萄糖中介的,而是胰岛素对胰岛 A 细胞的抑制减弱和(或)神经性兴奋所致。此外,AVP 和缩宫素均可促进胰高血糖素瘤细胞分泌胰高血糖素。

【临床表现】

1.坏死性游走性红斑(NME)

(1)胰高血糖素瘤的皮肤病变具有特异性,发生率为 64%～90%。开始主要是区域性红斑,也可为脱屑性红色丘疹及斑疹,发生率约 80%以上,常为环形或弓形,可呈大疱,糜烂结痂,愈合后常有色素沉着。皮肤病变可见身体各部位,以下腹、臀部、会阴、下肢等部位较多见,偶见于面部,并不易愈合。

(2)识别坏死性游走性红斑有助于本病的早期发现。皮损常需与其他一些皮肤病相鉴别,如天疱疮、中毒性皮肤松解症等。应注意慢性胰腺炎、乳糜腹泻、肝硬化、门腔分流术后等也可发生类似的皮疹。应测定血中胰高血糖素以资鉴别。

2.糖尿病　占胰高血糖素瘤病的 67%以上,一般症状较轻,无并发症及酮症发生。糖尿病的发生原因虽与胰高血糖素升高有关,但胰岛素或其他因素的致瘤作用可能更重要。糖尿病与肿瘤分泌胰高血糖素过高、肝糖原分解增加有关,通常单纯饮食控制或口服降糖药就可控制症状。胰岛的 3 类细胞间通过旁分泌调节使其各自分泌的激素保持动态平衡。A 细胞分泌胰高血糖素刺激 B 细胞和 D 细胞分泌内源性胰岛素及生长抑素,D 细胞分泌的生长抑素又可抑制 A 细胞和 B 细胞的分泌,从而使糖尿病症状表现轻微。

3.贫血　患者常有正细胞正色素性贫血,骨髓涂片偶有红细胞系统增生不良,血清维生素 B_{12} 及叶酸多正常,口服及胃肠外给铁难以改善。贫血的原因可能为:①胰高血糖素的促分解作用造成氨基酸缺乏,营养不良;②恶性肿瘤的慢性消耗;③胰高血糖素有可能抑制红细胞生成的作用。

4.体重减轻　体重减轻见于绝大多数患者,发生率为56%～90%,约50%的患者有腹泻,也是体重减轻的原因之一,腹泻的发病机制不甚清楚,可能是胰高血糖素瘤除有 A 细胞分泌外,还涉及其他型细胞产生多肽影响肠道分泌的综合作用。

5.舌炎　舌炎见于33.3%的病例,肿瘤的潜势与胰高血糖素分解代谢增强,从而造成营养不良。

6.其他　①静脉血栓的发生率为12%～35%;②少数患者出现精神抑郁、共济失调、痴呆、视神经萎缩、眼球震颤、视觉障碍、反射异常、下肢无力等;③其他少见的症状为腹痛、肾性糖尿、低胆固醇血症等。

【辅助检查】

1.血常规检查　患者常有正细胞正血色素性贫血。

2.糖耐量及血糖变化　糖耐量异常或血糖明显升高。

3.胰高血糖素水平　用放射免疫法测定血浆胰高血糖素水平明显增高,大多数在800～3000ng/L。

4.激发和敏感试验

(1)促胰液素激发试验:促胰液素对正常人和糖尿病患者的胰高血糖素分泌无兴奋作用或有抑制作用。胰高血糖素瘤患者在静脉注射促胰液素 2U/kg 后,血浆胰高血糖素迅速上升到正常高限的 2 倍以上,1h 后恢复正常。血浆中增加的主要为分子量 3500 的胰高血糖素。

(2)精氨酸激发试验:在 30min 内静脉输注精氨酸 30g,胰高血糖素瘤患者血浆胰高血糖素明显上升,常较注射前升高 30%以上,其中主要是分子量为 3500 的胰高血糖素,9000～12000 分子量的胰高血糖素也增加。

(3)生长抑素敏感试验:静脉输注生长抑素可使正常人和胰高血糖素瘤患者外周血胰高血糖素和胰岛素水平降低。正常人血糖改变不明显,但在胰高血糖素瘤患者血糖升高,这是因为此种患者尽管外周血胰高血糖素降低,但其体内总量仍增多。

(4)外源性胰高糖素敏感试验:静脉注射 0.5mg 胰高血糖素后,正常人血浆胰岛素迅速上升,继而血浆葡萄糖增高。胰高血糖素瘤患者由于体内长期内源性胰高血糖素升高,对外源性胰高血糖素不敏感,血浆葡萄糖的上升不明显。如本试验的结果呈迟钝反应,强烈提示为胰高血糖素瘤,但如呈敏感反应也不能排除本病。

【诊断】

1.诊断依据　①典型的起疱溶解坏死性皮炎特征;②无家族史的老年起病的糖尿病;③临床皮炎、口唇炎、舌炎经用氨基酸治疗后症状有所缓解者;④无原因可查的血管栓塞,特别是肺血管血栓栓塞性病变者。

2.定位诊断

(1)60%的病例应用选择性腹部动脉造影可显示病变,肝、胰 B 型超声和 CT 检查有可能发现原发病和肝内转移病灶。

(2)经皮经肝门静脉插管抽血样本(PTPVS)检查有定位诊断价值。常见的部位在胰尾部。

(3)B 超及 CT 能够对＞1cm 的肿瘤定位,选择性腹主动脉造影术在胰岛病变的确定方面较前检查更为精确。

【鉴别诊断】

1.家族性高胰高血糖素血症　此病罕见,但一般血胰高血糖素水平＜500ng/L,其免疫活性胰高血糖素的大分子成分为多,且无胰高血糖素瘤的临床表现,可资鉴别。

2.疾病引起的皮炎　如肠源性皮炎、癞皮病、长期全静脉营养后叶酸缺乏症、牛皮癣性皮炎、念珠菌皮肤感染等,但无胰高血糖素增高及胰高血糖素瘤的其他的临床表现。

【治疗】

包括手术切除、化学治疗、肿瘤栓塞及应用生长抑素、营养支持和局部皮疹的治疗等。

1.手术治疗　手术治疗是胰高血糖素瘤最理想的根治手段。胰高血糖素瘤多位于胰体尾部,且胰内病变多为单发,手术方式多为胰体尾切除或单纯肿瘤摘除术。绝大多数患者切除肿瘤后,症状于2周内可全部消失,即使是胰外转移的患者,除尽量切除转移灶外也应做原发病灶的切除或部分切除,对降低血中胰高糖素水平、提高血氨基酸浓度、改善症状均有效果。

2.内科治疗

(1)化学治疗:对已有转移的病例可用化学治疗,常用的药物有链佐星,氟尿嘧啶、丝裂霉素及多柔比星,其中链佐星对骨髓无抑制作用为首选。此外,达卡巴嗪(DTIC)是一种能有效控制胰高血糖素瘤综合征、作为姑息治疗的有效药物,因具细胞杀伤作用,能缩小瘤体,且药物毒性小;苯妥英钠能抑制胰高血糖素分泌,也可作为辅助治疗。

(2)生长抑素:生长抑素能改善皮疹,降低胰高血糖素水平,增加血氨基酸浓度,但停药后有反跳现象,一般皮肤病变在1周内完全消失,停药后皮疹在2个月内再现,对肿瘤体积及生长无抑制作用。长期应用的不良反应为胃肠道反应和形成胆囊结石。

(3)氨基酸:主要为静脉输注平衡氨基酸溶液可明显改善皮疹,停药后易复发,对于改善低氨基酸血症和降低胰高血糖素水平无明显作用。

(4)肝动脉栓塞:适用于肝转移化学治疗无效或与化学治疗联合应用,有报道用奥曲肽及肝动脉化学栓塞治疗的效果较满意。

(5)皮肤病变的治疗:口服抗生素及肾上腺皮质激素可使皮损部分或完全缓解。双碘喹啉可减轻皮疹,但停药后易复发。有渗出的皮肤病损局部涂的硫酸锌糊剂也有缓解作用。如皮损对一般治疗无效,应测定血锌水平(尤其在伴有肝病变时),缺锌时的补锌治疗可收到良好效果。奥曲肽治疗NME无明显改善(抵抗现象)或补充锌盐后仍无明确效果,可用必需脂肪酸和必需氨基酸静脉滴注治疗,有时可收到较好疗效。

（赵　旭）

第四节　生长抑素瘤

生长抑素瘤(SSoma)是胰岛的D细胞所形成的肿瘤,因释放大量的生长抑素(SS),临床表现为糖尿病、胆结石、消化不良、脂肪泻、贫血等为特征的一组综合征。

【病理生理】

由于生长抑素可抑制肽类激素的释放,故生长抑素瘤又称为抑制综合征。病人年龄为27～84岁,多见于50岁以上,发病无性别差异。主要发生在胰,其次为十二指肠,此外尚有胆囊管、空肠、直肠和肺等部位。胰腺中发生在胰头者占60%～65%,胰尾占25%左右,胰体部少见,此瘤基本为恶性,转移主要至肝和附近淋巴结,还可至骨、皮肤、肾、卵巢、肾上腺、甲状腺等。偶尔生长抑素瘤可分泌大量的降钙素(可达5550ng/L,为正常值的150倍),称为分泌降钙素性生长抑素瘤,如分泌其他激素物质出现类癌瘤症状则称为类癌性生长抑制瘤。

沙样瘤小体是细胞质成分的自我吞噬现象所致,含有钙磷灰石。此小体可见于正常组织,如脑膜及脉络膜,亦可见于卵巢瘤、甲状腺瘤及脑膜瘤等;在胃肠类癌中极罕见,在十二指肠生长抑素瘤中多见,胰生长抑素瘤中未见。在十二指肠类癌中如发现此小体可视为生长抑素瘤的标记物,十二指肠 50% 以上可含有此小体。有些十二指肠生长抑素瘤还可含其他多肽,如胃泌素、胰岛素、降钙素、胰高血糖素、胰多肽、VIP、ACTH 及胰泌素等。

【临床表现】

1.糖代谢紊乱的表现　SS 抑制生长激素的释放,故生长抑素瘤患者对胰岛素的需要量减少,一般用量可出现低血糖表现,但 SS 又抑制胰岛素的释放也可出现糖尿病或糖耐量降低,又因 SS 同时抑制胰高血糖素的释放,故无严重的高血糖及血酮过高症,而仅呈轻度糖尿病或糖耐量降低。

2.胃肠道和消化器官的表现

(1)SS 抑制胆囊收缩素的释放,致胆囊收缩能力下降,胆汁在胆囊中淤积,易发生胆结石。生长抑素瘤患者发生胆石症和胆汁淤积的原因与生长抑素抑制胆囊收缩素(CCK)的胆囊收缩作用有关。

(2)SS 抑制胰外分泌腺的分泌,使消化酶分泌减少;又因五肽胃泌素、组胺及饮食对刺激盐酸的释放受抑制,出现消化不良和脂肪泻。SS 因抑制了糖、氨基酸、脂肪的吸收,改变了肠的运动,亦可引起消化不良的症状如嗳气、腹胀等。抑制涎腺分泌引起口干。

(3)生长抑素瘤可发生于胰腺或十二指肠。以前者居多,十二指肠来源的生长抑素瘤主要发生于十二指肠的降部,绝大多数位于乳头部位或乳头周围(60%),主要表现为腹胀(25%)、黄疸(25%)、胆石症(19%),而且十二指肠的生长抑素瘤为恶性,易于转移(尤其是 >2.0cm 者),有时甚至向脑部转移或发生上消化道出血。

(4)腹痛:腹痛的发生率约为 35%,其发生机制有营养吸收障碍、胃肠道蠕动迟缓、肿瘤压迫或继发感染。

(5)本病有 26% 的患者有腹泻表现,其原因是对糖、脂肪和氨基酸的吸收障碍导致粪便中的渗透压增高;有些患者是因为存在脂肪泻。生长抑素瘤患者发生脂肪泻者约占 19%,由于患者胰腺的外分泌功能下降,引起脂肪的消化、吸收不良,因而发病。

(6)一般认为胰腺的生长抑素瘤和十二指肠的生长抑素瘤在临床表现、生化变化和病理特征方面都似有较大区别。总之,生长抑素瘤的临床表现十分复杂,呈现多样性改变,而且这些症状在其他许多疾病过程中都是很常见的。有人把同时有糖尿病、胆石症和脂肪泻称之为生长抑素瘤的"三联征"。

【辅助检查】

1.实验室检查　基础血浆 SS 正常值为 5～25pmol/L,本病显著增高,但血 SS 水平与肿瘤大小无关,肿瘤很小者的血 SS 可显著升高。一般高达正常的 100 倍以上。因 SS 抑制肾的红细胞生成素的释放从而抑制失血时的网织红细胞反应所致,故可伴有正细胞正色素性贫血。此外,胰泌素试验示胰腺分泌量、重碳酸盐及消化酶均下降。

2.影像学检查　十二指肠镜可发现十二指肠降部肿瘤,X 线钡剂造影可发现十二指肠降部充盈缺损,B 超可发现胰部肿块及有无肝转移,腹腔动脉造影可发现肿瘤及肝转移灶。

【诊断】

生长抑素瘤多为恶性,生长缓慢,病程可长达 5～10 年,因此早期筛查诊断,能显著提高患者的预后。

1.诊断依据　①有"早期三联征"即消化不良(嗳气、腹泻、腹胀等),轻度糖尿病和胆石症。②实验室检查:基础生长抑素显著增高、正细胞正色素性贫血、OGTT 降低,腹部检查发现肿块。③B 超、CT、腹部选择性血管造影,可有助于对肿瘤的定位。

2.生长抑素瘤临床表现复杂且缺少特异性　结合其糖尿病、胆石症、脂肪泻三联症表现,以及消化不良、胃酸过少、体重下降、腹痛或腹部肿块等症状等临床表现,想到有患生长抑素瘤的可能性;再结合实验室检查,胃肠钡剂、十二指肠低张造影检查,B超、CT、MRI检查,选择性腹腔动脉造影等定位检查来确定肿瘤的位置。

【治疗】

1.外科治疗　生长抑素瘤一旦确诊宜尽量手术切除。①胰头瘤尽可能行 Whipple 胰十二指肠切除,胰头瘤因大手术有困难者也可考虑做胰次全切除;②胰体瘤可做胰次全或部分胰切除;③胰尾可做胰远端切除;④有转移灶的患者除对转移部位(如淋巴结、肝等)的瘤组织切除外,亦应对原发瘤进行全切或部分切除。

2.内科治疗　对于肿瘤晚期无手术条件者可采用内科综合的治疗措施,可用以链佐星为主的化学疗法,辅用多柔比星或氟尿嘧啶也可改善症状。

【预后】

因本病起病缓慢,病程早期往往症状不显著,故早期诊断率不高,因而预后欠佳,1 年存活率为 48％,5 年存活率为 13％。

（赵　旭）

第五节　类癌与类癌综合征

类癌又称嗜银细胞瘤,1907 年首次提出,由于它的特征性的生化异常是 5-羟色胺(5-HT)以及代谢产物 5-羟吲哚乙酸(5-HIAA)的过量生成,引起皮肤潮红、腹泻、哮喘和心脏瓣膜病变等一组临床综合征,故 1952 年又命名为类癌综合征。

类癌常发生在全身的各个部位,包括消化道、呼吸道、纵隔、肝、卵巢、乳腺、阑尾、睾丸、肺、喉、胸腺、支气管、肾(包括马蹄肾)、膀胱、前列腺、化学感受器、直肠后窝、血管、Meckel 憩室、颅内、中耳等处,其中消化道最多见(占 87％),其中又以阑尾的发生率最高,呼吸道约占 10％,其他部位罕见。所有类癌都具有潜在恶性,但进展均缓慢,预后相对较好。通常意义上的神经内分泌肿瘤是指类癌和胰腺内分泌肿瘤,其病因、病理、临床表现、诊断和治疗均有共同之处。

【临床表现】

类癌综合征的临床表现变化多端,在一定程度上反映类癌所产激素的质和量,以及患者的反应有所不同。

1.皮肤潮红　主要发生在面、颈及日光暴露处,也可遍及全身,为阵发性,亦可突然发作,呈鲜红色或紫色,持续时间可自数分钟至 1～2d,皮肤黑的患者颜色改变多不明显,常伴有局部及眼眶周围水肿,心动过速,血压低及肺、胃肠的症状。患者常有温、热感,有时只见球结膜的血管扩张。诱发刺激(如疼痛、饮酒等)、体力活动、情绪波动等引起儿茶酚胺的释放而引起发作。

2.胃肠道症状　以腹泻、腹痛、腹胀及里急后重较为常见,程度轻重不一,亦可有恶心、呕吐、肠梗阻和吸收不良。腹泻 1d,1 次至数次不等,不一定和皮肤潮红同时出现,消化性溃疡较一般人多见。当类癌有巨大肝转移时,肿瘤可因相对缺血、坏死,产生出血,可有阵发性严重右上腹痛、右肩痛、发热,白细胞偏高和其他全部急腹症表现。经小肠减压等非手术治疗,症状可于 7～10d 缓解。

3.血压正常或降低　当皮肤潮红时,可有严重低血压,甚至休克。高血压并不多见,但高血压与严重头痛倾向于且较多见于原发性支气管癌而有转移者。

4.晚期可有充血性右心衰竭　为致死的常见原因,心脏听诊杂音表示为肺动脉瓣狭窄、三尖瓣狭窄和关闭不全等(类癌性心脏病变),杂音显示左心受损的比较少见。水肿可由于心力衰竭、腹泻、蛋白丢失、肝转移瘤等。

5.哮喘和呼吸困难　因5-HT有增强平滑肌收缩作用,故有20%～30%的类癌患者有哮喘和呼吸困难,其表现与支气管哮喘相同。哮喘可与皮肤潮红同时发生,麻醉或注射肾上腺素可诱发或加重哮喘。

6.消瘦与恶病质　由于肿瘤的分解代谢作用和严重腹泻,患者可消瘦甚至呈恶病质。由于腹泻致烟酸及其前体色氨酸摄入不足,类癌组织利用大量色氨酸合成5-HT,故使烟酸缺乏,晚期病例可出现癞皮病和痴呆。

7.恶性类癌可合成过多的其他激素　此在支气管类癌中最为常见,合成的激素有生长抑素、胰多肽、神经降压素、胃动素、降钙素、β-内啡肽、甲状旁腺激素、ACTH及绒毛膜促性腺激素等。许多类癌可分泌2种或2种以上的激素。所以,类癌患者可能有上述某些激素功能亢进的一表现。类癌综合征的女患者易致早产、死产和胎儿出生后夭折。胸腺的神经内分泌肿瘤可无症状(33%),多数位于前纵隔,肿瘤的分泌程度直接影响其生物行为(包括临床表现)。

8.重症肌无力　约50%的胸腺瘤患者可并发重症肌无力、多发性肌炎或神经性肌强直症,并被认为是一种类癌综合征表现。

【诊断】

类癌发展较为缓慢,本身常可没有症状或仅有局部压迫浸润。当生长到一定阶段时才造成机械梗阻,而类癌引起的腹泻在症状上并无特征性。所以,一般类癌发展近晚期或他处转移才被医师所觉察。类癌本身很小,多不能在查体及X线胃肠检查时提供阳性证据,故定位诊断十分困难,但也十分重要。

1.尿5-羟吲哚乙酸(5-HIAA)测定　约84%的类癌患者尿5-HIAA升高,故该指标在诊断中起着关键性作用,但食用香蕉、菠萝、核桃、李子、鳄梨后,因其含较多的5-HT可致尿中5-HIAA增多;乳糜泻患者也可轻度增高(10～15mg/24h)。此外,有个别药物的含吲哚及5-HT的代谢产物经尿排出,也可致尿5-HIAA阳性。

2.诱发试验

(1)静脉注射五肽胃泌素(0.6μg/kg)后第1、3、5、10、15分钟,取血测5-HT。类癌患者血5-HT的升高均>40%或>50μg/L。

(2)饮服乙醇10ml,约33%的患者3～4min后出现皮肤潮红;或静脉注射儿茶酚胺(去甲肾上腺素不超过15～20μg或肾上腺素不超过5～10μg)引起皮肤潮红,但可引起血压下降、休克等严重症状。

3.影像检查

(1)X线胸部检查、支气管镜检查、腹腔镜检查等,B型超声、CT、选择性血管造影等探查肝、胰等其他部位的内脏肿瘤。

(2)以^{11}C标记的5-羟-L-色氨酸(5-HTO)做正电子断层扫描(PET),除可以诊断本病外,还可测定肿瘤细胞。

【治疗】

1.手术治疗　未转移的胃、肠、胰、支气管、胸腺或卵巢类癌可以手术切除治愈,其他如回肠类癌转移至肝,可手术切除部分肝或转移癌而缓解症状。如腹部局部纤维化致肠系膜血管闭塞,肠段缺血,切除此坏死肠段可获长期缓解。胃黏膜下类癌也可用镜下摘除术治疗。

2.化学疗法　因本病进程缓慢且对化学治疗敏感性较差,故在早期除非症状显著影响生活,一般不用化学治疗。如用则首选氟尿嘧啶,一组资料表明单用有效率可达30%。另还可选用环磷酰胺,其疗效不如前者。

3.肝动脉栓塞　90%的肝瘤细胞氧来自肝动脉,50%的正常肝细胞氧来自门脉系统,故动脉闭塞减少瘤细胞的氧供应可致瘤萎缩。方法有肝动脉结扎或栓塞,可使80%～90%的患者症状减轻,如果同时开腹切除回肠原发瘤或坏死小肠效果更好。有人主张肝动脉栓塞后加化学治疗,症状缓解比单一治疗效果更好。

肝动脉栓塞的禁忌证是:①肿瘤占据肝的50%以上;②乳酸脱氢酶(LDH)>425mU/ml;③血清谷草转氨酶(SGOT)>100U/L;④胆红素>34.2μmol/L。

4.药物治疗

(1)奥曲肽及其类似物:奥曲肽和兰瑞肽、长效奥曲肽LAR均是生长抑素类似物,因生物抑素类似物具有抗增生作用,能立即缓解症状,降低血浆5-HT及尿5-HIAA,是目前治疗类癌最有效的药物。

(2)色氨酸羟化酶抑制药:用此抑制药3g/d,可减少尿中绝大部分的5-HIAA,并使腹泻停止,对皮肤潮红无效,不良反应有过敏反应、精神障碍等,故难以长期应用。

(3)组胺拮抗药:赛庚啶是5-HT和组胺的拮抗药,每次4～8mg,每日3次,对止泻有效,对皮肤潮红无效。推测此类药物抑制瘤的生长是通过阻滞胺类激素的效能,可刺激食欲致体重增加。甲基麦角新碱亦有类似止泻作用,每次2～4mg,每日3～4次。

(4)雌激素拮抗药:他莫昔芬是合成的雌激素拮抗药,部分实验室应用显示能改善类癌综合征的症状,20～40mg/d,分次服用,至少2个月,能降低尿中5-HIAA并缩小肿瘤体积,但目前尚未被公认。

(5)干扰素:能改善症状,动物实验证实有肿瘤的生长,减少5-HIAA的产生的作用。有一组临床应用结果显示36例中42%的患者尿5-HIAA量减少,11%的患者瘤体减小;另一组资料显示25例患者中尿5-HIAA减少的为7例,瘤体减小的为71%。

(6)其他:如患者腹泻明显,亦试用选择性5-HT$_3$受体拮抗药,因为这类药物用于治疗肠道易激综合征的腹泻有效。据报道参莲胶囊对消化道类癌有抑制作用,每日3次,每次2～6粒,未见有明显不良反应,可长期服用。

5.类癌危象的治疗　类癌患者在应激情况下(如手术、创伤、麻醉、酒精中毒等)或化学治疗开始,诊断性诱发试验均可诱发类癌危象,有时自发发生类癌危象,特别是前肠类癌患者。一旦出现危象,患者可表现为低血压甚至休克,有时表现为高血压、心动过速、长时间皮肤潮红、腹痛、腹泻、神志恍惚,重者昏迷。奥曲肽是目前治疗类癌危象最有效的药物,新近有学者建议,类癌患者在决定手术日程后,在诱导麻醉前24～48h开始使用奥曲肽180～250μg,每6～8小时1次皮下注射。转移性类癌患者在化学治疗开始前1～2h也应皮下注射奥曲肽250～500μg,紧急情况下也可皮下注射奥曲肽100～500μg。一般从小剂量开始,逐渐增加剂量及次数,直至症状完全控制而激素改善到最好水平,同时未出现脂肪泻为宜。早先临床还用抑肽酶、ketanserin(5-HT$_2$受体阻滞药)及色氨酸等,但疗效不肯定,其他辅助对症治疗如输液及补充电解质、升血压药、皮质激素等。

（王丽静）

第六节　胰岛细胞瘤

胰岛细胞瘤多为无功能性的,因胰岛 B 细胞瘤或增生造成胰岛素分泌过多,进而引起低血糖症的情况并不多见,其病理改变以良性腺瘤最为常见,其次为增生,癌和胰岛母细胞瘤少见。胰岛素瘤可为多发性内分泌腺瘤病Ⅰ型的一部分。胰岛素瘤 90% 为单个,90% 的胰岛素瘤为良性,90% 的胰岛素瘤直径在 0.5～5cm,其体积大小与病情不一定平行。瘤体平均分布于胰头、胰体、胰尾,其中有 3% 位于胰腺的舌部,应予以注意。偶有散在分布的胰岛微腺瘤,可给定位诊断造成困难。位于胰腺外的异位胰岛素瘤发生率不到胰岛素瘤总数的 1%,报道中多见于胃、肛门、十二指肠、胆总管、肠系膜和大网膜等部位。胰岛素瘤的胰岛素分泌不受低血糖抑制。

【临床特点】

1.中年男性多见　年龄范围为 13～57 岁,男、女比例约为 6∶1,但也有报道认为性别差异不明显,甚至女性患者多于男性。由于常须多食以预防低血糖症的发生,故患者多有肥胖。本病可有家族史。

2.病程可长可短　多呈进行性加重,能自行缓解者多非本病。

3.Whipple 三联症　临床上多有 Whipple 三联症:即空腹发病,发病时血糖<2.22mmol/L(40mg/dl),静脉注射葡萄糖立即见效,但不一定均相符,故对不完全具备此三联症,如从不空腹发病者,也不能排除胰岛素瘤。

4.空腹低血糖　常低于 2.78mmol/L(50mg/dl),空腹血胰岛素水平多高于 $10\mu U/ml$,血胰岛素/血糖比值多≥0.3,胰岛素释放指数常高于 150,胰岛素原在总胰岛素样免疫活性中的比例常>25%,甚至可>50%。

5.饥饿试验及激发试验多为阳性　抑制试验中外源性胰岛素多不能抑制内源性胰岛素的分泌。有报道说,67% 的胰岛素瘤患者的低血糖症发生在禁食后 12～18h,禁食 36h 加上运动时则几乎全部患者发生低血糖症。各种药物激发试验均可有假阳性或假阴性结果,应结合临床加以考虑。

6.定位检查　方法包括胰腺 B 超、CT 和 MRI,选择性腹腔动脉血管造影以及经皮肝穿插管做胰腺分段取血测定胰岛素及 C 肽等。国外有人报道各项定位检查的成功率为:CT 为 43%,B 超为 60%,血管造影为 66%,而胰腺分段取血为 81%。

7.多发性内分泌腺瘤病Ⅰ型(MEA-Ⅰ)的表现之一　本病可为多发性内分泌腺瘤病Ⅰ型的表现之一。MEA-Ⅰ除了胰岛素瘤外,尚可伴有垂体肿瘤、甲状旁腺肿瘤或增生。

【治疗】

胰岛素瘤的临床处理方法包括以下几种。

1.急性低血糖症　急性低血糖症的处理见相关内容。

2.手术切除　本病的根治方法。对肿瘤定位困难者可行开腹探查。探查中仍未发现肿瘤者则可从胰尾起盲目切除 45%～67% 的胰腺,以求病情的缓解,但有人认为此法的成功率仅为 25% 左右。

3.内科治疗　用于手术前准备、有手术禁忌证及术后疗效不佳者,方法包括嘱患者少量多餐(如每2～3 小时进餐一次)和夜间加餐以减少低血糖症的发作。

(常　湛)

第七章　多内分泌腺病

第一节　多发性内分泌腺瘤病

多发性内分泌腺瘤(MEN),又称为多发性内分泌腺瘤病(MEA),是指患者同时或先后出现两个或两个以上的内分泌腺增生或肿瘤病变,可合并功能亢进。MEN 是一种常染色体显性遗传病,外显率较高,有明显的家族遗传倾向,但在不同家族成员中的表达可不相同,即其基本病变可完全呈现或不完全呈现,受累内分泌腺体常间隔若干时间(可长达数年)才出现病变,偶尔受累腺体可同时发病。MEN 的成人发病率为(2～200)/10 万,男女比例为 2:1。约 1/2 确诊病例为散发性。

MEN 涉及不同腺体分泌的多种激素或生物活性物质,因此临床表现复杂多样。根据其不同的基本病变,临床上主要分为两大类:MEN1(Wermer 综合征)和 MEN2 型,后者又可分为 MEN2A(Sipple 综合征)、MEN2B 及家族性甲状腺髓样癌(FMTC)。MEN2A、MEN2B 及 FMTC 致病基因类同。MEN 的发病机制归结为两点,其一,各病变腺体同一起源,大多数 MEN 病变组织起源于胚胎期神经嵴的 APUD 细胞;其二,基因突变,不同类型的 MEN 有不同的基因缺陷,近年研究认为 MEN1 与 MEN2 是遗传倾向很强的单基因突变疾病。

【临床特征】

1.MEN1　MEN1 又称 Wermer 综合征,此型发病率极低,发病年龄多为 30～50 岁,无明显性别差异。MEN1 的相关基因为位于第 11 对染色体长臂(11q13)的 MEN1 基因,编码"Menin"蛋白。因累及甲状旁腺、胰岛细胞(以 δ 细胞最常见,其次为 β 细胞,α 细胞最少见)和腺垂体,故又称 3P 综合征。此外,亦可出现支气管和十二指肠类癌、皮下和内脏脂肪瘤。目前认为肾上腺病变、甲状腺病变虽可见于 MEN1,但绝大多数病变与上述基本病变无遗传上的关联,因而不属于 MEN1 的基本病变。

MEN1 常见的病变如下。

(1)甲状旁腺功能亢进:发病率较高,是 MEN1 中外显率最高的病变,文献报告 MEN1 患者 80%～90%以上均累及甲状旁腺,发病年龄多在 30～40 岁,常为增生或腺瘤,大多数病例有多个甲状旁腺受累。临床表现与原发性甲状旁腺功能亢进相同,合并胃泌素瘤时可因高钙血症进一步增加胃泌素分泌。

(2)胰岛细胞肿瘤:文献报告约 30%～80%的 MEN1 患者有胰岛细胞肿瘤,为 MEN1 中第二常见受累腺体,多数为内分泌功能性。在 MEN1 患者中发病率依次为胃泌素瘤(约 40%)、胰岛素瘤(约 10%)、无功能瘤(包括分泌胰多肽的肿瘤,约 20%)等,某些增生的胰岛细胞亦可分泌胰高糖素、生长抑素或血管活性肠肽(VIP)等,比例均不到 2%。胃泌素瘤患者症状与散发者相同,胃酸分泌增多引起反复消化性溃疡,可伴有水样腹泻、呕吐、体重减轻等,常为多灶性,病灶体积较小,其定位诊断尚有一定困难。MEN1 的胰岛素瘤 70%～80%为多发性,5%～15%为恶性,β 细胞弥漫性增生病变常见,临床表现与诊断同散发性胰岛素瘤。胰高糖素瘤甚少见,但由于胃泌素瘤和胰岛细胞瘤组织中常含有胰高糖素免疫反应性细胞,故肿瘤标本免疫组织化学染色胰高糖素阳性者并不少见。

（3）垂体腺瘤：MEN1 中垂体腺瘤的发病率为 10%～60%。临床表现取决于其大小与分泌功能。在 MEN1 患者中患病率依次为：泌乳素瘤（约 20%）、无功能瘤（约 10%）、生长激素或生长激素＋泌乳素瘤（约 5%），ACTH 瘤（约 2%）等。这些肿瘤的特点为多中心，约 2/3 可为微腺瘤，也可为巨大腺瘤，多为良性，但术后易复发。由于垂体受非分泌性肿瘤压迫或因高泌乳素血症引起促性腺激素分泌不足，也有部分患者表现为垂体功能减低。

（4）肾上腺皮质腺瘤或增生：约见于 25%～40% 的患者，常为非功能性，可为意外发现。

（5）甲状腺病变：见于 20% 的患者，包括非髓质肿瘤，也可为高功能结节、胶性甲状腺肿、桥本甲状腺炎。

（6）其他少见病变：MEN1 中类癌占 5%～16%，常见于气管、十二指肠、胸腺。除分泌 5-羟色胺外，尚可分泌降钙素和 ACTH，后者是某些 MEN1 出现库欣综合征的原因。此外，许多 MEN1 患者可有多发性皮下脂肪瘤，也偶见胃肠道息肉、肾腺癌、睾丸肿瘤和神经鞘肿瘤等非内分泌性肿瘤。

2.MEN2A　MEN2A 又称 Sipple 综合征。此型的基本组成为甲状腺 C 细胞增生或髓样癌、嗜铬细胞瘤和甲状旁腺功能亢进。目前已明确 RET 原癌基因是 MEN2 的致病基因，根据其基因突变部位不同又分为 MEN2A 与 MEN2B。MEN2 中甲状腺 C 细胞增生或髓样癌的发生率为 90%，可以说是 MEN2 的标志，嗜铬细胞瘤的发生率为 50%，甲状旁腺瘤或增生为 40%～80%。

MEN2A 常见的病变如下。

（1）甲状腺髓样癌（MTC）：几乎累及 100% 的 MEN2A 或 MEN2B 患者。在 MEN2A 中发病年龄多在 30～40 岁，而在 MEN2B 中可早到 6 岁。病理检查为 C 细胞多灶性增生，当 C 细胞过渡到癌细胞即可分泌组胺酶，而后者是 MTC 的生化标志。直径<0.7cm 的癌肿可无临床表现，但可早期转移，直径>1.5cm 者则更容易转移至纵隔淋巴结、软组织、肺、肝、气管、肾上腺、食管和胃，因此 MTC 患者常因广泛播散而致命。临床症状与癌细胞分泌的多种激素（如降钙素、ACTH 或血清素）以及癌肿有无转移灶或产生压迫有关。甲状腺功能一般正常。血清降钙素（CT）明显升高。降钙素的增高程度与肿瘤大小有关，肿瘤小而不可及者基础降钙素水平可正常或稍增高，激发试验（钙 2mg/kg 静脉注射持续 50～60 秒，接着立即在 5～10 秒内静脉注射五肽胃泌素 0.5μg/kg，分别于静脉注射上述两种药物前以及注射后 2～3 分钟抽血测定降钙素水平）可使之增高。降钙素升高直接引起的临床表现是分泌性腹泻和潮红。核素扫描可见肿瘤为冷结节。颈部 X 线片可见甲状腺部位以及转移的淋巴结内有致密、不规则团块状钙化灶，边缘为毛刺状，晚期更为明显，而其他类型甲状腺肿瘤的钙化灶呈现沙砾状，密度低。

（2）嗜铬细胞瘤：见于 50%～70% 以上的病例，好发年龄为 20～40 岁，约一半患者为双侧性，位于肾上腺以分泌肾上腺素为主，位于肾上腺外者罕见。临床表现与散发性嗜铬细胞瘤相同，主要为阵发性高血压或持续性血压升高伴阵发加重，也有患者表现为持续性高血压，部分患者发作期儿茶酚胺分泌和排泄增多。隐匿嗜铬细胞瘤患者几乎无症状，但在受到强烈应激，如麻醉或手术时可诱发危象，因此其危害性不容忽视。

（3）甲状旁腺功能亢进：MEN2A 中约 20%～30% 患者可有甲状旁腺增生。临床表现较 MEN1 为轻，多数可无症状。有人认为甲状腺髓样癌过度分泌降钙素可引起甲状旁腺增生，也有人认为嗜铬细胞瘤过度分泌儿茶酚胺可刺激甲状旁腺，但机制不明。

（4）家族性皮肤苔藓-淀粉样变性：为 MEN2A 的变异型表现，罕见。常见于肩胛部，在皮肤病变出现之前 3～5 年即有皮肤瘙痒，然后出现苔藓样皮肤病变。

3.MEN2B　MEN2B 又称多发性黏膜神经瘤综合征，十分罕见。MEN2B 虽为常染色体显性遗传病，但约有 1/2 患者无家族史而可能为新发生突变的个体,其子女即有罹患的危险。

MEN2B 常见的病变如下。

(1)多发性神经瘤:见于 95％以上的 MEN2B 患者。该瘤是由黏膜或黏膜下无包膜的粗厚神经纤维缠绕成团而形成,早在婴儿期即可出现,因而是 MEN2B 的首发症状。该瘤好发于舌表面与唇黏膜下,形成表面不平的粗厚的"隆唇"与"粗舌",也可见于上眼睑、颊部、牙龈、鼻咽等部位的黏膜以及角膜和胃肠道黏膜,偶见于胰腺、阑尾和胆囊,临床表现也因其存在部位的不同而各异。消化道病变可出现腹泻或便秘,咽部病变可引起患儿吮吸与下咽困难。此外还可能伴有巨结肠、类 Marfan 体态,外表特征为坐高与下半身比例减小,指(趾)细长,关节松弛,旋转、伸展度大,指指间距超过身长,胸廓凹陷或呈鸡胸,脊柱后突或侧突。

(2)甲状腺髓样癌:几乎见于所有病例,常在青少年时期发病,恶性程度高,并且比 MEN2A 发展更快,预后也较差。

(3)嗜铬细胞瘤:约见于 1/3～1/2 病例,诊断同 MEN2A。

4.其他累及多内分泌腺体的综合征　还有一些综合征可累及多个内分泌腺体,如 vonHippel-Lindau (VHL)病、神经纤维瘤病 1 型、Camey 综合征、McCune-Albright 综合征(MAS)等。

【诊断与筛查】

1.MEN1　MEN1 的外显率在 20 岁约为 43％。对于具有一种或多种 MEN1 典型受累腺体临床表现或家族史的患者应注意筛查和定期随访。甲状旁腺功能亢进是 MEN1 中最常见的表现,另外约 25％～40％的胃泌素瘤患者为 MEN1,因此对甲状旁腺功能亢进症以及胃泌素瘤的患者尤其应予注意。如患者仅有甲旁亢而无胰岛或垂体病变,还需与家族性低尿钙性高钙血症、家族性孤立性甲旁亢、甲旁亢-颌骨肿瘤综合征等鉴别。对患者家系成员应长期随访,可疑患者或患者的血亲应定期测定血钙、PTH、垂体前叶功能、血清胃泌素、空腹胰多肽、血糖等。有条件可行 MEN1 基因筛查以早期诊断。

2.MEN2A　可疑患者或患者的血亲应定期(1～1.5 年)测定血钙、血降钙素、儿茶酚胺及其代谢产物等。对高危家族以及原因不明的甲状腺结节患者测定降钙素对于早期诊断 MTC 有重要价值,早期患者病变常为增生,转移较少。癌胚抗原(CEA)是 MTC 的一个良好的预后指标。肾上腺 CT 检查或核素扫描有助于早期诊断嗜铬细胞瘤。此外,RET 原癌基因检测是早期诊断 MEN2A 与 MEN2B 的"金标准",其准确率高于降钙素基础和激发试验,国外建议高危基因型者应作预防性甲状腺切除术和淋巴结清除。

3.MEN2B　本型进展相对缓慢,高血压、神经节瘤、角膜神经肥厚以及胃肠道病变等是主要的诊断线索,隆唇和舌的异常具有典型的病理特征。X 线检查可见结肠袋与黏膜皱襞异常,结肠憩室与巨结肠以及食管节段性扩张、食管反流、胃扩张、胃排除延迟和小肠节段性扩张等。有研究报道本病角膜神经瘤患病率为 100％,结膜神经瘤为 80％,干眼症为 67％,因此对 MEN2B 患者应进行眼科检查。对有阳性家族史者即使没有明显的多发神经瘤也应早期进行 MTC 筛查(RET 基因有助于早期诊断)。

【治疗原则】

手术治疗结合内科治疗,针对不同类型和受累腺体制定不同的治疗方案,必要时可采用放疗等其他治疗方法。

1.甲状旁腺功能亢进明确诊断后首选手术切除。对甲状旁腺增生者可作甲状旁腺全切除术与自体甲状旁腺移植于前臂肌肉,术后长期随访甲状旁腺功能。

2.胃泌素瘤治疗方案取决于病情的轻重,可应用质子泵抑制剂,少数情况下使用 H_2 受体阻断剂。甲状旁腺切除后血钙水平恢复正常,高胃泌素血症可因而减轻。保守治疗消化性溃疡无效或出现各种严重并发症者,需作全胃切除。术中如能发现位于胰和十二指肠的瘤体应同时切除。孤立、散发的胃泌素瘤主要通过手术切除,但 MEN1 中的胃泌素瘤常为多发和(或)合并转移,手术的效果尚存争议。

3.胰岛素瘤首选手术治疗,术中超声定位可增加手术成功率。部分中心采选用远端部分胰腺切除。术后仍有低血糖可试用二氮嗪。

4.甲状腺癌病变常为多中心,早期切除对预后影响至关重要,故无论有无扪及结节都需要甲状腺全切除。

5.嗜铬细胞瘤通常需要行 α 肾上腺素能受体阻滞剂(有时联合应用 β 肾上腺素能受体阻滞剂)准备后进行手术,随着技术的进步,单侧和双侧病变者均可行腹腔镜下切除,少数巨大肿瘤可能需要开腹手术。为减少术后肾上腺皮质功能不全发生的机会,也有作者采用保留皮质的肾上腺切除术。术后应注意长期随访,有无肿瘤复发或单侧病变者对侧发生肿瘤。

6.皮肤及黏膜下本身无癌变,面部病变的处理主要是整形与美容手术。胃肠道病变的手术需视功能损害情况而定。

7.尽早和全面的筛查十分重要,术前应查清所有可能存在的病变,如嗜铬细胞瘤与甲状腺髓样癌同时存在,应予以 α 受体阻滞剂并先完成肾上腺切除术,这样可以避免甲状腺手术时出现肾上腺危象和心律失常等危害生命的并发症。

8.药物治疗

(1)生长抑素类似物(奥曲肽):用以抑制胃肠、胰腺肿瘤的多肽分泌,80%的患者腹泻可得到控制。

(2)胃酸抑制剂:质子泵抑制剂(PPIs)如奥美拉唑可以安全有效地防止胃酸高分泌引起的并发症。

(3)二氮嗪(氯苯甲噻二嗪):口服二氮嗪可与胰岛 β 细胞 SUR1 结合使钾 ATP 通道开放抑制胰岛素瘤释放胰岛素,用药后 1 小时即可升高血糖。用量:成人 3～8mg/d,分 3 次,每 8 小时 1 次。

(顾红芳)

第二节 多腺体自身免疫综合征

多腺体自身免疫综合征(PAS),又名多腺体衰竭综合征,表现为多个内分泌腺体功能不全。1926 年,Schmidt 首先报道了 2 例肾上腺皮质功能不全死亡的病例,其甲状腺病理检查有慢性淋巴细胞浸润、破坏的改变。1929 年 Thorpe 和 Handley 首先认识到黏膜、皮肤念珠菌病与腺体功能减退相关联。1964 年,Carpenter 报道了肾上腺、甲状腺功能减退合并胰岛素依赖型糖尿病的病例。之后,国内外陆续报道了在同一病人发生 2 个或 2 个以上内分泌腺体自身免疫疾病,有的还合并其他自身免疫疾病。1980 年,Neufeld 等人将 PAS 分为两个主要类型(PAS I 型和 PAS II 型),之后又发现了 PAS III 型。

一、多腺体自身免疫综合征 I 型

PAS I 型又称多内分泌腺病-念珠菌病-外胚层营养不良,以黏膜皮肤念珠菌病、艾迪生病、自身免疫性甲状旁腺功能减退症 3 种疾病为基本特征。

【流行病学】

PAS I 型是一种非常罕见的疾病,该疾病在芬兰人(发病率为 1：25000)和伊朗犹太人(发病率为 1：9000)中发病率较高,我国也有 PAS 病例报道,但未进行分型。该病通常见于 3～5 岁的儿童或青春期早期,所有患者均在 30 岁以前发病,其发病率和病死率的女、男比例为(0.8～1.5)：1。

【病因与发病机制】

PAS I 型有家族聚集性,是常染色体隐性遗传病,为目前发现的唯一符合孟德尔遗传规律的人类系统性自身免疫性疾病。

PAS I 型基因定位在 21q22.3,有 14 个外显子,编码 545 个氨基酸组成的转录因子(自身免疫调节因子,AIRE)。AIRE 蛋白中 LXXLL 基序 motif 是类固醇受体协同作用因子的主体,介导与类固醇受体的相互作用,在个体生长发育及分化成熟中,调节类固醇激素、甲状腺激素、维生素 D 等表达。AIRE 蛋白的 PHD 锌指有与大分子核酸或蛋白质结合的特性,AIRE 锌指的丢失可能会使其丧失与其他分子相互作用的功能。

PAS I 基因有第 257 位精氨酸处终止编码(R256X)突变、1094~110613 个氨基酸缺失、无义突变和 C 末端插入 60 个氨基酸等突变,基因型与临床表型异质性提示 PAS I 型发病过程中可能还有其他遗传和(或)环境因子的参与。

慢性念珠菌病的发生说明该综合征的发病基础可能是 T 细胞功能缺陷,而患者受累器官中慢性淋巴细胞浸润及血液中器官特异性自身抗体的检出提示该病为一种自身免疫性疾病。

【临床表现】

PAS I 型综合征可呈家族发病,也可散发,在婴幼儿中最多见。发生第一个疾病组成成分的最小年龄为 10 个月,但从出生后到 60 岁这一期间都可发病。在三大主要组成成分中以念珠菌感染最早出现,接着出现甲状旁腺功能减退和肾上腺皮质功能减退症(艾迪生病),新的相关疾病可在任何年龄出现。对于同一个病人,一种疾病与另一种疾病的发生可相差数十年。该综合征中可发生的自身免疫疾病有 20 多种,但每个病人一生中只表现其中的几种,最少的只有其中的一种。

1.黏膜、皮肤念珠菌病　①通常最早发生,一般在 5 岁之前发病,是 PAS I 型 3 种表现中最常见的一种;②念珠菌感染有时可自行痊愈,但易复发;③大多数病变局限于皮肤(通常<5%表皮范围)、指甲、口腔和肛门黏膜,食管受累时常合并狭窄;④念珠菌感染被认为是选择性 T 淋巴细胞缺乏的表现,但 B 淋巴细胞对念珠菌抗原有正常的血清抗体反应,故可防止念珠菌感染播散;⑤尽管念珠菌病通常合并 T 细胞缺陷,但其他机会感染的发生率并未升高。

2.甲状旁腺功能低下　①为病程中首发的内分泌疾病,通常晚于念珠菌病,而先于艾迪生病;②10%~40%的甲状旁腺功能低下患者存在抗甲状旁腺抗体;③其他表现为新生儿低钙血症的疾病(DiGeorge 综合征或先天性甲状旁腺缺失或畸形)需与 PAS I 型进行鉴别;④临床表现与其他原因引起的甲状旁腺功能减退症相同,即低钙性手足搐搦、癫痫、基底节钙化、白内障等。

3.艾迪生病　①病程中第 2 个常发生的内分泌病,发病年龄从出生后 6 个月到 41 岁,13 岁左右为高峰发病年龄;②通常盐皮质激素和糖皮质激素同时缺乏,但其发作时间可相差数年;③抗 17-羟化酶(CYP17)抗体和抗侧链裂解酶(CYP11A1)与 PAS I 型中的艾迪生病相关;④早期症状包括乏力、疲劳和直立性低血压,通常出现厌食、恶心、呕吐、腹泻和寒冷耐受不良,色素沉着增加是与继发性肾上腺皮质功能低下的鉴别要点;⑤晚期症状包括体重下降、脱水、低血压和心脏缩小。

4.自身免疫性内分泌病　①男、女均可发生性腺功能衰竭,卵巢和睾丸呈萎缩性病变,为高促性腺激素性性腺功能减退。临床上女性表现为月经停潮和性欲减退,如在青春期前发病,则第二性征不发育或发育不全;男性则表现为性欲减退和少精。②PAS I 型病人的儿童期胰岛素依赖型糖尿病的发病率不到 4%,但到成年期其发病率约增加到 12%。③自身免疫性甲状腺病包括萎缩性自身免疫性甲状腺炎和慢性淋巴性甲状腺炎,但不包括 Graves 病。

5.自身免疫性非内分泌病　①慢性萎缩性胃炎临床表现与单纯慢性萎缩性胃炎相同,但血清中有抗胃壁细胞和抗内因子的自身抗体,常同时有恶性贫血。②吸收不良综合征临床表现为反复发作的顽固性腹泻、脂肪下痢,同时可引起低钙血症。引起吸收不良的原因包括腹腔病、囊性纤维化胰腺功能不全、感染和肠道淋巴管扩张等。③慢性活动性肝炎症状可轻可重,甚至引起死亡。组织病理学为慢性活动性肝炎表现,但无病毒感染的证据。血清中有抗肝-肾微粒体、平滑肌或线粒体抗体。④自身免疫性皮肤病包括脱发和白癜风两种。头发显斑块性脱落为斑秃,亦可头发全部脱落为全秃。严重者除头发外,眉毛、睫毛、阴毛、腋毛和体毛均可脱落。白癜风指皮肤色素脱失,范围以局部多见,也可遍及全身。⑤外胚层营养不良包括前面的指(趾)甲和牙釉质增生低下,后者表现为牙釉质形成有缺陷,受累牙上出现横嵴。⑥也可发生角膜结合膜病、干燥综合征、鼓膜和血管钙化、血管炎等。

【辅助检查】

1.内分泌腺功能和器官功能检查　①因受累的内分泌腺主要是甲状旁腺和肾上腺,应检查血清钙、磷,尿钙及环磷腺苷、甲状旁腺激素、血皮质醇、醛固酮、肾素活性等,并行促皮质素兴奋试验等。②疑有性腺、甲状腺及胰腺受累时,应行相应激素测定及功能试验。③腹泻者应观察大便性状,吸收不良者为非炎症性腹泻,镜检可见大量脂肪球或脂肪结晶,无红细胞和白细胞。另外还应做大便培养以排除细菌、真菌和病毒感染。④皮肤真菌刮片,可有念珠菌阳性。⑤血常规检查可发现淋巴细胞增多症、中性粒细胞减少症和贫血等,恶性贫血时维生素 B_{12} 降低,平均细胞体积(MCV)升高。

2.自身抗体测定　①内分泌自身抗体包括抗 CYP21、CYP17、甲状腺过氧化物酶、甲状腺刺激免疫球蛋白、谷氨酸脱羧酶和胰岛细胞抗体等,相应器官特异性自身抗体检测对本综合征的诊断具有决定性意义;②有的内分泌疾病在出现临床症状之前,血中即已存在该内分泌腺的自身抗体,甚至长期存在也不发生该内分泌腺功能减退;③血中存在某种自身抗体而无相应疾病临床表现时,应长期随访,观察该相应疾病的发生;④一种内分泌腺疾病可有几种自身抗体;⑤并非所有患者都有抗体阳性,抗体阴性也不能除外该病;⑥根据临床表现,检测抗肝、肾和脾等自身抗体。

3.其他辅助检查　①疑有吸收不良和萎缩性胃炎时应行内镜检查,并取活检,有助于确诊;②肾上腺CT 扫描有助于除外出血和真菌感染等导致的肾上腺功能不全。

【诊断】

诊断包括临床表现、受累内分泌腺和(或)受累器官和组织功能检查、血中自身抗体测定 3 个部分。

1.凡具有以下 3 条中至少 2 条者即可诊断　①肾上腺皮质功能减退或肾上腺自身抗体阳性;②甲状旁腺功能减退;③慢性黏膜皮肤念珠菌感染。

2.家族史　病人只有一个 PAS Ⅰ型成分疾病表现时,若家族成员患有两个 PAS Ⅰ型综合征主要成分的疾病,应考虑到本综合征的可能。

3.基因检测　近年来随着对该病遗传学认识及基因检测技术的提高,其诊断标准可能会有所改变。

【鉴别诊断】

当一个人同时或先后发生 PAS Ⅰ型组分中两种自身免疫性疾病时,诊断不困难,但当只发生一种自身免疫性疾病时,诊断则很难确定。

鉴别诊断的方法有:①随访有无第 2 种自身免疫性疾病的发生;②检测血中的自身抗体。如血清中有多种内分泌腺成分的自身抗体,不管与存在的自身抗体相关的内分泌腺疾病是否都存在,PAS Ⅰ型综合征的诊断也可成立。

【治疗】

目前尚无根治方法,应根据相应组成疾病采用适当的措施,并维持终身治疗。

1.内分泌疾病的治疗　①因其内分泌疾病都是功能减退,一般都是采用替代治疗;②肾上腺皮质功能减退者予以补充生理剂量的糖皮质激素,如同时有盐皮质激素缺乏,仅补充糖皮质激素不能完全纠正血清电解质时,应同时补充 9α-氟氢可的松;③甲状旁腺功能减退症治疗,跟其他原因引起的甲状旁腺功能减退症一样,主要是补充钙和维生素 D,以纠正钙磷代谢紊乱,缓解临床症状;④胰岛素依赖型糖尿病治疗、随访与单一胰岛素依赖型糖尿病相同,但在胰岛素需要量减少时,需警惕是否为艾迪生病或甲状腺激素不足的早期表现;⑤性腺功能减退患儿应进行激素替代治疗。

2.念珠菌感染的治疗　局部感染则局部用药,如感染在口腔黏膜可局部涂以 1% 的甲紫液或配制的制霉菌液。食管或其他内脏部位感染可选两性霉素、酮康唑、咪康唑、氟康唑等。

3.对症支持治疗　合并恶性贫血、慢性萎缩性胃炎等非内分泌系统自身免疫疾病时应进行相应专科治疗。

【注意事项】

1.血中存在某种自身抗体不一定发生与此自身抗体相关的自身免疫性疾病。

2.艾迪生病合并甲状腺功能减退和(或)胰岛素依赖型糖尿病时,应首先补充糖皮质激素,待肾上腺皮质功能纠正后,再补充甲状腺素和用胰岛素治疗糖尿病,以免引发肾上腺皮质功能减退危象或诱发低血糖。

3.结核、潜伏阿米巴病、甲状腺功能亢进、甲状腺功能减退、骨质疏松症、消化性溃疡、肝硬化、非特异性溃疡性结肠炎、糖尿病、重症肌无力、肾功能不全、高血压和近期肠吻合术后用激素要谨慎。

4.低钙血症也可因胰腺功能不全、贾第鞭毛虫病及淋巴管扩张引起,需进行特异性治疗,合并营养吸收障碍,导致手足搐搦的情况下,则需静脉注射葡萄糖酸钙和镁。

5.若同时存在萎缩性胃炎,酮康唑吸收可能有害,酮康唑还可能抑制肾上腺和性腺的合成功能,加重艾迪生病,导致肝炎,应首选氟康唑。

二、多腺体自身免疫综合征 Ⅱ 型

PAS Ⅱ 型是 PAS 中最常见的一种类型,通常被定义为原发性肾上腺功能不全(艾迪生病)合并自身免疫性甲状腺疾病(AITD)和胰岛素依赖型糖尿病(TIDM)。原发性性腺功能低下、重症肌无力和乳糜泻也较常见。该病通常于成年期开始发病,与人类白细胞抗原 HLA-DR3 和(或)HLA-DR4 相关,为常染色体遗传疾病。

【流行病学】

在美国,大约每 100 万人口中有 14～20 人发病,以 20～30 岁女性多见,在内分泌疾病中发病率为1%,男、女之比为 1：(3～4),可发生于家族中的多代个体,在患者的一级亲属中 PAS 发病率高达 31%。

【发病机制】

目前尚未阐明,有人提出其发病过程如下：个体必须存在某种程度的遗传易感性；个体必须暴露于某些自身免疫触媒(环境或内在因素)或机体出现抑制性 T 淋巴细胞活性减退等免疫缺陷,机体正常免疫耐受性遭到破坏。之后个体进入产生器官特异性自身抗体的亚临床期。继之在相应的器官发生自身免疫反应,出现进行性腺体破坏。此时患者仍无症状。上述自身免疫反应造成广泛器官损害时,出现显性临床疾病。

【临床表现】

100% 有自身免疫性艾迪生病的血清学证据,并 AITD 称为 Schtnidt 综合征；若合并 AITD 和胰岛素依赖型糖尿病称之为 Carpenter 综合征。

1.艾迪生病　①约50%以艾迪生病为首发内分泌表现;②皮肤黏膜色素沉着是最先可观察到的症状,可有厌食、恶心、体重降低、乏力、直立性低血压等表现;③肾上腺皮质抗体呈阳性者无明显艾迪生病临床表现时,即可出现血浆肾素活性升高和醛固酮浓度正常或下降的早期改变;④少数患者因临床症状、体征不典型,出现肾上腺危象时才被认识。

2.胰岛素依赖型糖尿病　①约50%并发胰岛素依赖型糖尿病;②临床表现与其他原因引起的胰岛素依赖型糖尿病相同,即多饮、多食、多尿、体重降低等;③未系统治疗或在感染、应激等情况下可出现酮症酸中毒等急性并发症;④1.4%的胰岛素依赖型糖尿病患者可有抗肾上腺皮质自身抗体阳性;⑤有10%的胰岛素依赖型糖尿病的儿童患者抗甲状腺过氧化物酶自身抗体阳性,且此比例随年龄的增长而增加;⑥2%~3%的胰岛素依赖型糖尿病患者可合并乳糜泻。

3.自身免疫性甲状腺疾病　①约70%并发自身免疫性甲状腺疾病,包括Graves病、慢性淋巴细胞性甲状腺炎(或称桥本甲状腺炎,HT)和萎缩性甲状腺炎;②HT最为常见,通常无特异性症状,包括畏寒、乏力、嗜睡、记忆力减退、便秘、月经紊乱、肌痛、声音嘶哑等;③Graves病是PASⅡ中唯一表现为功能亢进的自身免疫性内分泌腺疾病,可有焦虑、畏热、体重减轻、乏力、心悸、月经紊乱、腱反射活跃、震颤、突眼、上眼睑挛缩、甲状腺肿大、心房颤动等;④甲状腺自身抗体可很早就出现,但不一定发展为临床甲状腺疾病。

4.甲状旁腺功能减退症　在PASⅡ中罕见,患者出现低钙血症,也可能为乳糜泻所致。

5.淋巴性垂体炎　①垂体有淋巴细胞浸润,血中可检出抗垂体细胞抗体;②主要表现为腺垂体激素缺乏致继发性靶腺功能减退,常为促肾上腺皮质激素减少致继发性肾上腺皮质功能减退和促性腺激素减少致继发性性腺功能减退;③可引起中枢性尿崩症。

6.乳糜泻　又称为腹腔病、麦胶性肠病或麦胶不耐受症。表现为体重降低、脂肪泻、胀气和营养不良。可通过测定抗肌内膜抗体等筛查,抗肌内膜抗体阳性时,需行内镜及小肠黏膜活检确诊。

7.重症肌无力　常表现为眼部肌肉受累,重者可累及全身肌肉,甚至危及生命。一般不伴胸腺瘤,血清中可检出抗乙酰胆碱受体的自身抗体。症状轻重可能与血清中抗乙酰胆碱酶受体抗体滴度相关;家族中可有其他自身免疫性疾病患者,如胰岛素依赖型糖尿病。

8.浆膜炎　胸膜、腹膜和心包膜均可受累,可单个或多个浆膜同时或先后受累,且可复发。轻者可无症状,较重者有低热、呼吸困难和胸痛或腹痛。初期可有摩擦感和(或)摩擦音,胸腔或心包积液增加后前述体征消失,严重心包炎者可发生心脏压塞。渗出液为炎性渗出液,但无细菌、真菌和结核杆菌生长。

9.肺出血-肾小球肾炎综合征　由抗肺泡和(或)肾小球基底膜自身抗体引起,血中可检出抗基底膜自身抗体。典型表现为弥漫性肺泡出血和迅速进展的肾小球肾炎,不典型者可只有肺泡出血。咯血或咳带血泡沫痰,但无肺部炎症性或肿瘤等病变;小便中有蛋白尿、红细胞和红细胞管型,血压升高。

10.其他疾病　①白癜风、毛发脱落与PASⅠ的自身免疫性皮肤病表现相同;②帕金森病、特发性血小板减少性紫癜、特发性心脏传导阻滞的临床表现与相应单独疾病相同;③还可有僵人综合征、疱疹状皮疹等。

【辅助检查】

1.内分泌腺和器官功能检查　①ACTH水平和ACTH兴奋试验;②游离甲状腺素、游离三碘甲状腺素和TSH测定;③空腹血糖、葡萄糖耐量试验、胰岛素和C-肽释放试验;④血浆肾素活性、醛固酮水平、血钙、磷、镁、维生素 B_{12} 等测定;⑤促性腺激素、性激素测定;⑥全血计数等。

2.自身抗体测定　所有组成疾病几乎都是自身免疫性的,故血清中存在相应的自身抗体,包括抗CYP21、CYP17、TPO、甲状腺刺激免疫球蛋白、谷氨酸脱羧酶(GAD)和胰岛细胞抗体、抗组织谷氨酰胺转移酶抗体、壁细胞和抗内因子抗体、抗 GAD67 抗体、抗麦胶抗体、抗基底膜抗体、抗血小板抗体、抗乙酰胆碱受体抗体等,有助于检测出可能发展为多内分泌病的患者及无症状家族成员的筛查。

3.HLA 定型检查　Graves 病、胰岛素依赖型糖尿病、艾迪生病、重症肌无力、浆膜炎、乳糜泻均与 HLA 有联系,其较高危的 HLA 单倍型有 HLA-A1、HLA-B8、HLA-DR3 和 DQA1 * 0501,DQB1 * 0201 等。胰岛素依赖型糖尿病和艾迪生病与 DR4 也有联系。尽管一些 HLA 等位基因增加了患病危险性,另一些则对疾病有保护作用,两者出现连锁不平衡则易发病。HLA 型为 PASII 的遗传标志,HLA 定型检查有助于 PASII 的诊断及高危家族成员的筛选。

4.其他辅助检查　①疑有浆膜炎可做胸腔穿刺检查胸腔积液,同时做胸胸腔积液细菌培养以排除感染;②恶性贫血者应查血常规,观察红细胞有无增大、中央发白区缩小或消失,骨髓检查对确诊有决定性意义;③特发性血小板减少性紫癜者应做血小板计数和骨髓检查;④肺出血-肾小球综合征患者做尿常规检查等;⑤根据临床线索进行 X 线、垂体磁共振、B 超、心电图、皮肤与小肠黏膜活检和神经肌电图等检查。

【诊断】

诊断包括临床表现、受累内分泌腺和器官功能检查、实验室检查和其他检查。

1.同时或先后出现以下 2 种或 2 种以上疾病　一般认为,同一个体同时或先后出现以下 2 种或 2 种以上疾病即为 PASII:①艾迪生病;②胰岛素依赖型糖尿病;③自身免疫性甲状腺疾病;④性腺功能减退;⑤重症肌无力;⑥乳糜泻。

2.Graves 病是唯一的功能亢进　除 Graves 病功能亢进外,其余内分泌腺病均为功能减退,确定受累内分泌腺功能是重要的一个方面,应对怀疑受累腺体进行功能检查。

3.家族不同代人患病　家族不同代人中有两人患有 PASII 组成的某种疾病,应考虑到本综合征的可能,需进一步进行有关自身抗体检测,HLA 定型有助于该综合征的诊断及家族中高危成员的筛查。

4.相关检查　影像学检查、血常规、尿常规、组织活检等有助于有关组成疾病诊断。

【鉴别诊断】

1.与其他病因引起者鉴别　组成 PASII 的疾病都可由其他病因引起,其中有些也是自身免疫性疾病,当患者只有单个自身免疫性疾病时,鉴别诊断很困难。

2.排除非自身免疫性病因　诊断 PASII 之前,应排除每个组成疾病的非自身免疫性病因。

3.鉴别方法　①随访有无第 2 种自身免疫性疾病的发生;②测定血清中除有已出现自身免疫性疾病的自身抗体外,是否还有其他器官特异性自身抗体。

【治疗】

目前尚无根治方法,应根据组成疾病采用适当的措施。治疗方法包括激素替代治疗、干预治疗、对症治疗和其他治疗。

1.内分泌疾病的治疗　①除 Graves 病外,其余内分泌疾病都是功能减退,一般都采用替代治疗;②替代治疗就是给予生理剂量的激素,使其血浓度达生理水平,激素剂量应个体化;③Graves 病应按甲状腺功能亢进症治疗,Graves 病合并胰岛素依赖型糖尿病时,随着甲状腺功能亢进症的控制,糖尿病也随之缓解,应及时减少胰岛素的剂量。

2.干预治疗　大多数组成疾病有较长的前驱期,在发展为显性疾病之前有器官特异性自身抗体表达,为预防显性疾病可予以干预治疗。干预治疗包括免疫抑制、免疫刺激和免疫耐受。免疫抑制即用免疫抑制药抑制 T 细胞、巨噬细胞和白细胞的功能,如环孢素可使胰岛 B 细胞的残余功能得以保持;免疫刺激可用能保护动物不发生自身免疫反应的病毒,如淋巴脉络膜脑膜炎病毒,可使非肥胖性小鼠不发生自身免疫反应,同时不发生胰岛素依赖型糖尿病;免疫耐受可通过给予靶器官的激素通过对腺体反馈抑制、自身免疫抑制的旁观者或诱导相关激素免疫耐受等机制调节自身免疫,如用胰岛素口服或皮下注射可以干预胰岛素依赖型糖尿病,口服左甲状腺素 100μg 可防止 Graves 病复发等。

3.对症治疗　针对症状进行治疗,使症状得到缓解,合并肺出血-肾小球肾炎综合征、恶性贫血、特发性血小板减少性紫癜、浆膜炎、帕金森病等应进行相应专科治疗。

4.其他治疗　①饮食治疗,如乳糜泻多有麦胶不耐受,应给患者无麦胶饮食,改变饮食结构即可使症状得到改善;②甲状旁腺功能减退症补充钙剂和维生素 D 制剂等。

【注意事项】

1.内分泌器官功能评价对于自身抗体阳性的患者的确诊是必要的,甚至在抗体阴性时,如果临床高度怀疑为 PASⅡ 型,也应进行内分泌器官功能评价。

2.有些患者血清中有某种自身抗体,临床上并无相应的疾病。

3.有些疾病血液循环中存在几种自身抗体,而在一个患者中,并非这几种抗体都存在。

4.PASⅡ可发生于家族中的多代个体,两个器官特异性自身免疫性疾病发生间隔可不同,一般为数年,有的长达 20 年。因此要对患者及其亲属长期随诊,经常进行内分泌功能试验,并定期检测血糖、TSH、维生素 B_{12} 水平等。

5.艾迪生病与甲状腺功能减退症并存,应先补充糖皮质激素,因补充糖皮质激素后,甲状腺功能可得到部分恢复,再根据情况补充甲状腺激素。

6.胰岛素依赖型糖尿病与艾迪生病并存时,胰岛素宜从最小剂量开始,并应密切监测糖皮质激素和胰岛素治疗过程中糖和血皮质醇变化,及时调节两种激素的剂量。

7.胰岛素依赖型糖尿病出现不明原因的低血糖或胰岛素用量减少,应警惕是否为艾迪生病或甲状腺激素不足的早期表现。

三、多腺体自身免疫综合征Ⅲ型

与 PASⅠ型和 PASⅡ型不同,PASⅢ型不累及肾上腺皮质,表现为自身免疫性甲状腺病合并另一种器官特异性自身免疫性疾病。AITD 包括慢性淋巴细胞性甲状腺炎(或称桥本甲状腺炎,HT)、Graves 病(GD)、无症状自身免疫性甲状腺炎、特发性黏液水肿和甲状腺相关眼病(TAO)。

【分型】

PASⅢ型可分为 4 个亚型。

1.PASⅢ A　AITD 合并其他内分泌腺自身免疫性病以胰岛素依赖型糖尿病多见,还可合并性腺功能减退、淋巴细胞性垂体炎和胰岛素自身免疫综合征(Hirata 病)。

2.PASⅢ B　AITD 合并自身免疫和免疫介导的消化系统疾病,如恶性贫血、慢性萎缩性胃炎、乳糜泻、炎性肠病、自身免疫性肝炎和原发性胆汁淤积性肝硬化。

3.PASⅢ C　AITD 并自身免疫性皮肤、神经肌肉疾病,如秃头症、白癜风、重症肌无力、僵人综合征和多发性硬化。

4.PASⅢ D　AITD 合并系统性自身免疫性疾病,如系统性红斑狼疮或盘状红斑狼疮、类风湿关节炎、干燥综合征、混合型结缔组织病、全身性硬皮病、特发性血小板减少性紫癜、抗磷脂综合征和血管炎。

【发病机制】

自身免疫、环境因素和遗传因素是 PASⅢ型发病机制的 3 个主要因素。

1.自身免疫　器官特异性自身抗体可引起 PASⅢ型患者的器官功能障碍,如甲状腺刺激性免疫球蛋白见于 GD,谷氨酸脱羧酶抗体(GAD)见于胰岛素依赖型糖尿病,过氧化物酶抗体(TPO)和甲状腺球蛋白抗体(TG)见于甲状腺功能减退症等。细胞免疫对 PASⅢ型的发病机制也非常重要,组织学检查发现受累腺体(如甲状腺、胰腺、胃黏膜)都有相似表现,即以淋巴细胞、巨噬细胞、自然杀伤细胞和浆细胞为主的单核细胞浸润。其显著特征是毗邻的非靶组织不受累。当疾病进展时,病变以萎缩和纤维环为主。

2.环境因素　环境因素在 PASⅢ型自身免疫中也起作用,通常靶器官受自身免疫性攻击是在遗传易感性个体经历不明突发事件后开始。

3.遗传因素　PASⅢ型也与 HLAⅡ型基因的显性等位基因有关,其发生发展与多种遗传因素相关。PASⅢ型患者通常具有家族史,提示其遗传性可能是具有不完全外显率的常染色体显性遗传。

【临床表现】

PASⅢ型的特点是无肾上腺皮质功能不全,患者一旦出现肾上腺皮质功能不全,就应重新归类为 PASⅡ型。多腺体损害可能会在疾病初期就出现,但更多是相继出现,各腺体损害的发生没有一定的顺序。

1.自身免疫性甲状腺疾病　①甲状腺疾病起病较隐袭;②功能亢进远低于功能减退者,甲状腺功能亢进的多饮、多食、易饥症状常被胰岛素依赖型糖尿病的代谢紊乱症候群所掩盖;③HT 表现为甲状腺功能低下导致的甲状腺肿,但早期时可因甲状腺破坏使甲状腺激素释放增加导致一过性甲状腺功能亢进症状(桥本甲状腺毒症);④多数患者的甲状腺功能低下可间歇自行缓解,停止治疗后在一定时期内亦能维持正常生理功能,与单独患 HT 者相同;⑤除不同程度的甲状腺肿大外,可伴有与患者甲状腺功能状态相关的全身症状和体征;⑥可有其他自身免疫疾病的病史。

2.胰岛素依赖型糖尿病　是 AITD 最常合并的自身免疫性内分泌病,可出现多饮、多尿、多食、体重下降等典型表现。病程中出现急性或慢性并发症时,出现相应的症状和体征。

3.恶性贫血　通常起病隐袭,表现为疲乏、虚弱、头晕、耳鸣、心悸等。可有厌食、腹泻等非特异性胃肠道症状;神经精神症状可能与贫血的表现不平衡,表现为敏感、记忆力减退、抑郁、幻觉、兴奋、自杀倾向及括约肌功能紊乱等。查体可见皮肤黏膜苍白、心动过速、期前收缩、舌面光滑(牛肉样舌)、黄疸(髓内溶血)、震动觉减退、关节位置觉减退、感觉和认知缺陷等。

4.白癜风　与多种自身免疫内分泌疾病有关,首要症状为皮肤色素脱失,口、眼、鼻、乳头、脐或肛周更为明显,皮肤外伤可导致进一步的色素脱失(Koebner 现象)。体征表现为对称部位完全色素脱失,特别是口周和突出部位;白斑区域内的毛发通常仍有色素沉着,但在较陈旧区域,毛发也会变白。

5.脱发症　可有以下不同严重程度:①圆形小脱发症(斑秃),可自行再生长;②持续的广泛斑秃;③整个头皮脱发(全秃)或全身毛发脱落。

6.其他自身免疫性疾病　合并性腺功能减退、淋巴细胞性垂体炎、Hirata 病、慢性萎缩性胃炎、乳糜泻、炎性肠病、自身免疫性肝炎、原发性胆汁淤积性肝硬化、重症肌无力、僵人综合征、多发性硬化及系统性红斑狼疮或盘状红斑狼疮、类风湿关节炎、干燥综合征、混合型结缔组织病、全身性硬皮病、特发性血小板减少性紫癜、抗磷脂综合征和血管炎等系统性自身免疫性疾病等疾病时会可能会出现相应的症状和体征。

【辅助检查】

1.内分泌腺和器官功能检查　①游离甲状腺素、游离三碘甲状腺素和 TSH 测定;②空腹血糖、葡萄糖耐量试验、胰岛素和 C-肽释放试验;③全血计数、骨髓检查、外周血涂片、平均血细胞比容、维生素 B_{12} 水平测定及维生素 B_{12} 吸收试验;④血胆固醇、三酰甘油水平测定;⑤皮肤受累部位活检等。

2.自身抗体测定　①所有组成疾病几乎都是自身免疫性的,故血清中存在相应的自身抗体;②自身抗体测定可验证疾病自身免疫性质,有助于从单一腺体自身免疫疾病患者鉴别出可能发展为多腺体自身免疫病者;③可用于无症状家族成员的筛选;④抗 TPO、甲状腺刺激免疫球蛋白、谷氨酸脱羧酶(GAD)和胰岛细胞抗体、抗组织谷氨酰胺转移酶抗体、壁细胞和抗内因子抗体、抗血小板抗体等内分泌器官特异性自身免疫抗体测定;⑤抗磷脂抗体、抗中心粒细胞胞质抗体、抗黑色素细胞抗体等非内分泌器官自身免疫抗体测定。

3.遗传学检查 对 PASⅢ型患者及其家族成员进行 HLAD 基因突变进行分析,HLA 定型检查有助于PASⅢ的诊断及高危家族成员的筛选。

4.其他辅助检查 ①甲状腺针吸活检有助于明确甲状腺病变性质;②特发性血小板减少性紫癜应做血小板计数和骨髓检查;③据临床线索进行甲状腺 B 超、垂体磁共振、皮肤与小肠黏膜活检和神经肌电图等检查。

【诊断】

和 PASⅠ型、PASⅡ型一样,PASⅢ的诊断根据受累内分泌腺和器官临床表现及其功能检查、自身抗体测定、HLA 定型、组织活检等诊断。

1.具备一种 AITD PASⅡ型必须具备一种 AITD。

2.不同亚型 根据合并的自身免疫疾病分为 A、B、C、D 4 个亚型。

3.两个腺体疾病发生发展的关系 两个腺体疾病发生相距时间可长可短,对 AITD 或胰岛素依赖型糖尿病患者定期检查其他腺体功能,有助于早期发现第二腺体疾病,早期诊断 PAS。

【鉴别诊断】

1.由其他病因引起者 组成 PASⅢ的疾病都可由其他病因引起,诊断本病前需排除非自身免疫反应导致的多腺体功能障碍,这些疾病均无相应内分泌腺细胞的自身抗体。

2.定期检查其他腺体功能 定期检查其他腺体功能并行相应自身抗体测定,最初诊为 PASⅢ型的患者发生自身免疫性肾上腺功能减退症,应改为 PASⅢ型。

【治疗】

主要是监测腺体功能,根据腺体功能进行替代治疗。

1.一般治疗 ①根据患者代谢状态予以低脂饮食、糖尿病饮食、高热量高蛋白高维生素等饮食;②进行糖尿病教育等提高治疗依从性;③对色素脱失及脱发患者做好心理治疗。

2.内分泌疾病的治疗 ①除 Graves 病外,其余内分泌疾病都是功能减退,一般都采用替代治疗;②Graves病应按甲状腺功能亢进症治疗,Graves 病合并胰岛素依赖型糖尿病时,随着甲状腺功能亢进症状的控制,糖尿病也随之缓解,应及时减少胰岛素剂量。

3.对症支持治疗 ①恶性贫血时予以终身胃肠外维生素 B_{12} 替代治疗;②合并慢性萎缩性胃炎、自身免疫性肝炎、原发性胆汁淤积性肝硬化、秃头症、白癜风、重症肌无力、僵人综合征、多发性硬化、系统性红斑狼疮、类风湿关节炎、干燥综合征、混合型结缔组织病、全身性硬皮病、特发性血小板减少性紫癜、抗磷脂综合征、血管炎等非内分泌系统自身免疫疾病时应进行相应专科治疗。

【注意事项】

1.甲状腺功能亢进的多饮、多食、易饥症状常被胰岛素依赖型糖尿病的代谢紊乱症候群所掩盖,易误诊为无糖尿病代谢控制不良,应注意检查胰岛素依赖型糖尿病患者甲状腺功能,及早发现该病。

2.HT 可因甲状腺破坏使甲状腺激素释放增加,导致一过性甲状腺功能亢进症状,可通过自身抗体测定以及治疗的反应等与 GD 相区别。

3.某些非内分泌自身免疫病可出现于内分泌病之前,如白癜风、恶性贫血等,对这些患者应密切观察内分泌腺的功能状态。

4.初诊为 PASⅢ型的患者发生艾迪生病,应改为 PASⅢ型。

5.2000 年后不少学者认为 PASⅢ型是 PASⅡ型的扩展,而,根据组成疾病差异进行进一步分型在预测患病个体或家属的疾病发展规律方面意义不大,主张将 PAS 分为 PASⅠ型和 PASⅡ型。

（顾红芳）

第八章　代谢病

第一节　低血糖症

低血糖不是一个独立的疾病,而是一个症状,是由多种病因引起的血浆葡萄糖(血糖)<2.8mmol/L(50mg/dl),导致多数患者出现以交感神经兴奋和(或)中枢神经系统功能障碍为主要表现的临床综合征。

【病理生理】

血液循环中的葡萄糖浓度是通过复杂的相互联系的神经、体液和细胞调节系统调控着,维持在一个相对狭窄且稳定的范围内。在通常的代谢情况下,中枢神经系统完全依赖于血浆中的葡萄糖来供能,并通过完善的反馈调节机制来对抗血糖的下降。低血糖时,由于大脑得不到充足的葡萄糖供应来满足其代谢需要(严重时发生脑功能障碍,临床表现神经性低血糖症状),因而触发一系列自主反应以动员糖原和脂肪的储存,恢复和维持能使大脑发挥功能的足够的葡萄糖供应。这些自主反应一方面可直接发挥升高血糖的作用;另一方面能够刺激增强肾上腺素能能量储备动员的激素反应,如刺激肾上腺素、去甲肾上腺素、胰高血糖素、皮质醇和生长激素的释放,抑制胰岛素的分泌,同时临床会表现为相应的自主神经症状。

【临床表现】

低血糖的临床表现可因病因不同、血糖下降程度和速度情况、个体反应性及耐受性不同而表现多样化。低血糖症状在不同的个体可不完全相同,但在同一个体基本相似。低血糖症状可随病情逐渐加重,发作次数也会随之变得频繁,持续时间延长,进而加重脑功能障碍。如血糖降低速度过快或自主神经受损,患者可无任何先兆症状而出现昏迷或惊厥。

1.决定低血糖症严重程度的因素

(1)患者年龄。

(2)血糖降低的绝对程度。

(3)血糖下降的速度。

(4)低血糖的持续时间。

(5)低血糖反应的个体差异性。

2.典型临床表现

(1)交感神经兴奋综合征的表现:常发生于血糖下降速度较快,但程度相对不太严重的患者。主要由于低血糖发作时交感神经兴奋,肾上腺髓质释放大量肾上腺素,临床主要表现为心悸、饥饿、焦虑、紧张、出冷汗、软弱无力、面色苍白、肢凉震颤、收缩压轻度升高等。

(2)脑功能障碍综合征的表现:常见于血糖下降速度较慢,但程度严重,或年龄较大、病程长,且伴有自主神经病变的糖尿病患者。因脑糖储备有限,因此一旦发生低血糖即会出现脑功能障碍症状。大脑受累部位从脑皮质开始,顺延波及皮质下中枢、中脑、延髓。患者因低血糖的严重程度不同,可表现为精神不集中、头晕、思维及语言迟钝、视物不清、步态不稳；定向障碍、幻觉、行为异常、动作幼稚等神经精神性表现；神志不清、肌肉震颤、癫痫样抽搐、偏瘫及病理反射；深昏迷、肌张力低下、体温下降、瞳孔对光反射消失，甚至死亡。低血糖一般超过 6h，脑细胞可发生不可逆的形态学改变，即使血糖恢复正常，也常会遗留痴呆等后遗症。

（3）混合型的表现：同时或先后存在交感神经兴奋和脑功能障碍综合征的表现。

【诊断依据】

单有症状不能诊断为低血糖症，如短期内血糖由较高水平很快下降到一个较低的水平，此时尽管血糖水平尚处在正常范围内，也会出现低血糖反应和低血糖表现。

1.确定低血糖　症依据 Whipple 三联征确定。

（1）低血糖症状：低血糖的临床表现无特异性，而且在不同时期，同一患者的低血糖表现也不完全相同，临床应提高警惕，及时识别，减少误诊及漏诊，特别是对于部分无症状性低血糖（未察觉的低血糖）患者的识别。

（2）发作时血糖＜2.8mmol/L：一般当空腹静脉血浆葡萄糖＞3.9mmol/L（70mg/dl）可排除低血糖可能；2.8～3.9mmol/L（50～70mg/dl）提示有低血糖存在；＜2.8mmol/L（50mg/dl）可诊断为低血糖症。在分析血糖测定结果时，要注意人为因素的干扰（假性低血糖），如白细胞增多症、红细胞增多症、血浆未及时分离或血标本放置时间过长时。

（3）供糖后低血糖症状迅速缓解。

2.确定低血糖症的类型及病因

（1）空腹血浆胰岛素和血糖测定：非肥胖者空腹胰岛素水平高于 24μU/ml 可认为是高胰岛素血症。但有时空腹胰岛素值即使正常，相对较低的血糖值仍然增高。当空腹血糖＜2.8mmol/L，血浆胰岛素应降至 10μU/ml 以下。血浆葡萄糖水平＜2.2mmol/L，胰岛素值将＜5μU/ml。胰岛素与血糖比值（I∶G）一般也降低。如 I∶G 值增加或＞0.3 应怀疑有高胰岛素血症，I∶G＞0.4 提示可能有胰岛素瘤。

（2）血浆胰岛素原和 C 肽测定：正常血浆含有少量的胰岛素原，大部分胰岛素瘤患者血循环中胰岛素原水平增高。正常情况下，胰岛素原一般不超过免疫反应性胰岛素总量的 22%，而 85% 以上的胰岛素瘤患者的胰岛素原所占百分比超过 25%。C 肽测定可用于内源性和外源性高胰岛素血症的鉴别，C 肽和胰岛素是等克分子量分泌的，外源性高胰岛素血症时的血 C 肽一般测不出来。C 肽水平高提示内源性高胰岛素血症。反之，低 C 肽水平提示血浆胰岛素水平增高是外源性胰岛素所致。

（3）口服葡萄糖耐量试验（OGTT）：欲确定是否存在空腹低血糖，OGTT 没有意义。如糖耐量试验延长至 4～5h，对于诊断餐后低血糖有一定价值。

（4）胰岛素或 C 肽释放试验：本试验方法与 OGTT 相同，于空腹及服糖粉后 30min、60min、120min、180min 分别采血测定。正常情况下，血胰岛素和 C 肽高峰与血糖高峰一致，服糖粉后 30～60min 时胰岛素值为空腹值的 5～10 倍，C 肽值为空腹值的 5～6 倍。内源性高胰岛素血症所致低血糖者，糖耐量曲线多为低平，而胰岛素和 C 肽释放曲线则相对较高。某些胰岛素抵抗的 2 型糖尿病或继发性糖尿病，如皮质醇增多症、肢端肥大症等，胰岛素和 C 肽释放曲线也较高，但糖耐量曲线也很高。

（5）饥饿试验：禁食 48h（个别 72h），开始及每 4 小时测血糖、胰岛素或 C 肽水平。79% 胰岛素瘤患者于饥饿 48h 内出现症状，98% 胰岛素瘤患者于 72h 内出现症状。若禁食 72h 后仍不发生低血糖症，且血糖 ≥3.3mmol/L，基本可排除胰岛素瘤。

（6）刺激试验：一般常用的刺激试验包括甲苯磺丁脲、精氨酸和胰高糖素刺激试验，80% 的胰岛素瘤患者甲苯磺丁脲试验异常，74% 有精氨酸试验异常，58% 有胰高糖素试验异常。

(7)胰岛素抗体的测定:胰岛素自身免疫综合征患者的血胰岛素抗体浓度升高。

(8)胰岛素抑制试验:无症状性空腹低血糖或不稳定性或边缘性高胰岛素血症,可用抑制试验鉴别是否为内源性胰岛素分泌过多所致。用外源性胰岛素不能完全抑制胰岛素瘤C肽和胰岛素原的释放,然而也有报道指出,某些胰岛素瘤患者的C肽抑制试验可正常。

(9)定位检查:对内源性高胰岛素血症患者,应行胰腺B超、CT、MRI、胃镜等检查,以明确肿瘤的确切位置。

【鉴别诊断】

1.空腹(饥饿性)低血糖　　多为器质性疾病所致。

(1)胰岛素瘤:是内源性高胰岛素血症导致低血糖的最常见病因。起病缓慢,反复发作的空腹低血糖是其常见的临床表现,而且几乎所有患者都因低血糖就诊。患者常于清晨或早餐前出现症状,但也可发生在任何空腹状态,如中餐或晚餐前或运动时。

①临床表现:表现为Whipple三联征。

②辅助检查:发作时血糖<2.8mmol/L;低血糖时血浆胰岛素及C肽水平增高,一般I:G>0.3,若>1.0则可明确诊断,空腹血浆胰岛素>200μU/ml也可诊断;OGTT试验典型者呈低平曲线,部分可呈糖耐量减低,少数呈早期低血糖或正常糖耐量曲线;饥饿试验有低血糖症状;超声、CT、血管造影或术中超声等检查进行肿瘤定位。

(2)胰外肿瘤:某些位于腹腔、腹后壁或胸腔的巨大纤维瘤或纤维肉瘤、肝癌、肺癌、肾上腺癌、白血病、淋巴瘤、多发性骨髓瘤等。胰外肿瘤的低血糖常于空腹或自发性发生,患者常伴恶病质或严重营养不良,有原发病的临床表现及广泛转移引起的肝损害,但血浆胰岛素水平不高。

(3)腺垂体功能减退症和肾上腺皮质功能减退症:糖皮质激素缺乏导致可致糖异生作用减弱,肝糖耗损,机体对胰岛素敏感性增加,肠道对葡萄糖吸收减弱,导致血糖水平下降。患者除低血糖表现外,还具有肾上腺皮质功能减退的其他临床表现。

(4)肝病:肝内糖异生酶的先天缺陷可引起婴幼儿低血糖。肝病引起的低血糖常见原因是肝组织快速且大量受损,如中毒性肝炎、暴发性病毒性肝炎、胆管炎及胆汁淤积,也可见于原发性及肝转移性肿瘤致肝组织广泛破坏。

(5)其他疾病:如严重营养不良、慢性肾衰竭、妊娠空腹低血糖、胰岛素自身免疫综合征、婴幼儿低血糖症。

2.餐后(反应性)低血糖

(1)特发性反应性低血糖症:多由于自主神经功能紊乱致迷走神经兴奋性过强,胰岛素过度分泌所致,为非器质性疾病。特点为中年女性多见,常因精神刺激等诱发,症状多而体征少;常发生在餐后2~3h(早发反应性低血糖症);临床主要以交感神经兴奋性症状为主,如心悸、心慌、出汗、面色苍白、饥饿、软弱无力、手足震颤、血压偏高等;饥饿试验多阴性;病史长但无恶化征象,患者多有糖尿病家族史,且多有超重或肥胖。

(2)滋养性低血糖症:胃大部切除术后胃排空过快,胃内容物迅速进入肠腔,刺激胰岛素过量释放,此低血糖症属于早发反应性低血糖症。

(3)早期2型糖尿病:糖尿病早期或糖耐量受损患者胰岛B细胞早期分泌反应迟钝,胰岛素延迟分泌。多在餐后4~5h发生反应性低血糖症(晚发反应性低血糖症)。

3.诱导性低血糖症

(1)药物性低血糖症

①口服降糖药物及胰岛素:主要见于糖尿病患者接受治疗时。常因胰岛素、口服降糖药物使用过量或不当,或用药后因饮食或运动的变化而引发低血糖。药物性低血糖起病多隐匿,临床表现个体差异较大,好发于夜间及凌晨,不少老年患者发生低血糖时常缺乏典型的低血糖症状,而以神经精神症状为主要表现,极易误诊。

②其他药物:如水杨酸类、单胺氧化酶抑制药、普萘洛尔、抗组胺制剂等。

(2)酒精性低血糖症:主要表现为餐后低血糖症(见于饮酒后 3~4h)和空腹低血糖症(大量饮酒后而未进食,在饮酒后 8~12h 因储存的肝糖原耗竭而出现)。酒精性低血糖的特征为意识障碍、木僵、昏迷等,易于醉酒状态混淆,注意鉴别。

【治疗方案】

长时间低血糖会严重影响大脑功能,因此出现低血糖时应尽快纠正,并预防低血糖的再次发生。

1.急症处理

(1)轻症:立即进食含糖食物或饮料、糖果,不能口服者立即静脉注射 50% 葡萄糖注射液 40~60ml。若无葡萄糖液可供注射时,可鼻饲糖水或糖类流食。

(2)重症:立即注射 50% 葡萄糖注射液 40~60ml,若症状不能改善可重复注射,并给予 10% 葡萄糖液持续静脉滴注。血糖恢复正常后仍需密切监测,以保持血糖浓度正常。

(3)持续低血糖发作:低血糖持续严重发作,可静脉滴注氢化可的松 100~200mg。尤其适用于腺垂体、肾上腺皮质功能减退者。

2.病因治疗　确诊为低血糖症,应积极寻找病因,进行对因治疗。

(1)胰岛素瘤:确诊后应尽早手术治疗。如不能手术或术后症状未缓解及复发,可试用药物治疗。如链脲佐菌素联合氟尿嘧啶治疗、二氮嗪(100~200mg,3/d)或视病情给予皮质激素和升糖激素以提高血糖。

(2)胰外肿瘤:以原发病治疗(如切除肿瘤)为主。

(3)药物性低血糖:药源性低血糖在终止服药后可迅速缓解,但在药物作用未完全消除时需注意维持血糖水平。如果确定是正在服用的药物导致低血糖,应立即停用。

(4)特发性功能性低血糖症:加强宣教,少食多餐,低糖、高蛋白、高纤维、高脂肪饮食,尽量避免进食吸收快的糖类食品,必要时给予抗焦虑镇静药及溴丙胺太林等抗胆碱药。

(5)肝源性低血糖症:保肝治疗的同时,给予高糖类、高蛋白饮食,必要时睡前加餐,预后取决于肝病的转归。

(6)胰岛素自身免疫综合征:可用糖皮质激素或其他免疫抑制药,部分病例可自愈。

【小结】

对可疑低血糖症患者,通过详细询问病史、体查、常规实验室检查仍不能明确空腹低血糖原因时,首先应考虑的诊断是引起高胰岛素血症的疾病,如胰岛素瘤、胰岛 B 细胞功能紊乱、应用或误用磺酰脲类药物或胰岛素。临床上未发现有升血糖激素缺乏、非胰岛 B 细胞肿瘤、饮酒、自身免疫性低血糖症等时,应考虑糖代谢有关酶缺陷的进一步检查。

(姚华强)

第二节 脂代谢异常

脂代谢异常是由于体内脂质代谢紊乱形成的血浆脂质中一种或多种成分的浓度超过正常高限的一种疾病，也称为高脂血症。血浆胆固醇(TC)和(或)三酰甘油(TG)异常增高可直接引起一些严重危害人体健康的疾病，是动脉粥样硬化、冠心病、胰腺炎等的罪魁祸首。

【病理生理】

食物中的脂肪经消化吸收后由肠道以乳糜微粒(CM)的形式分泌入血，这种富含三酰甘油的脂蛋白(TGRL)被脂蛋白脂酶(LPL)脂解成 CM 残体，经肝清除。肝分泌富含 TG 的极低密度脂蛋白(VLDL)，经 LPL 脂解，并与高密度脂蛋白(HDL)进行 TG 和胆固醇酯的交换，变为 VLDL 残体，部分被肝摄取，部分变成低密度脂蛋白(LDL)，随后主要在肝清除，小部分由其他组织清除。HDL 主要有 3 种形式，即 HDL_3、HDL_{2a} 和 HDL_{2b}。HDL_3 由肝、肠和其他脂蛋白颗粒产生，从细胞和 TGRL 获取胆固醇，这些胆固醇经磷脂酰胆固醇酰基转移酶(LCAT)作用，脂化为胆固醇酯，使 HDL_3 变为 HDL_{2a}，后者通过胆固醇酯转运蛋白(CETP)与 TGRL 进行胆固醇酯和 TG 的交换，转为 HDL_{2b}，再经肝脂酶(HL)作用，水解 HDL_{2b} 中的 TG 和磷脂，恢复成 HDL_3，完成 HDL 的循环。脂蛋白的产生和代谢过程某些环节的功能缺陷，即可导致脂代谢异常。脂代谢异常时，巨噬细胞大量摄取低密度脂蛋白胆固醇(LDL-C)，转化为泡沫细胞，沉积于动脉，形成了动脉粥样硬化的病理生理基础。

【临床表现】

1.症状　通常情况下，多数患者并无明显症状，往往是由于体检或其他原因进行血液生化检查时才发现脂蛋白水平升高。

2.体征　多数患者无异常体征。

(1)黄色瘤：分为眼睑黄色瘤(见于眼睑周围)、掌皱纹黄色瘤(见于手掌及手指的皱纹处)、结节性黄色瘤(见于肘、膝、指节等伸侧及踝、髋、臀等部位)、疹性黄色瘤(见于腹壁、背部、臀部及其他容易受压部位，口腔黏膜有时也受累)、结节疹性黄色瘤(见于四肢伸侧)、肌腱黄色瘤(见于肌腱)。

(2)角膜弓：又称老年环，若在 40 岁以下出现，则多伴有高脂血症。

(3)高脂血症眼底：严重的高三酰甘油血症，使富含三酰甘油的大颗粒脂蛋白沉积于眼底的小动脉而产生的眼底改变。

(4)肝大、脾大：三酰甘油沉积于网状内皮可致肝大、脾大。

【诊断】

(一)血脂异常的病史和体征

首先应询问有否血脂异常和早发 CHD 的家族史。血脂检查的重点对象是：①已有 CHD、脑血管病或周围血管病者；②有高血压、糖尿病、肥胖、吸烟者；③有 CHD 或动脉粥样硬化病家族史者，尤其是直系亲属中有早发 CHD 或其他动脉粥样硬化性疾病者；④有黄色瘤者；⑤家族性高脂血症者。为了提高血脂异常的检出率，指南建议：①20 岁以上的成年人至少每 5 年测定一次；②40 岁以上的男性和绝经后女性应每年测定一次；③缺血性心血管病及高危人群则应每 3～6 个月测定一次血脂。

血脂异常早期不一定出现临床症状和体征，但时间长可出现一些临床表现：①各种皮肤黄色瘤：血清 TC 升高者可有皮肤扁平或肌腱处黄色瘤，多见于 FH。由于血清 CM 和 VLDL 残粒增加所致掌纹黄色瘤、结节发疹性黄色瘤，在Ⅲ型高脂蛋白血症多见。结节性黄色瘤可见于血清 VLDL 长期升高的患者；②跟腱增粗:常见于FH患者,由于长期血清TC升高沉积于跟腱上,足部侧位X线片可见跟腱影增粗至9mm以上(正常范围6.3mm±1.2mm);③老年环(又称角膜环):40岁以前出现者提示有长期血清LDL升高;④血清CM或TG升高可有腹痛及胰腺炎的反复发作,肝脾大;⑤长期血清TG升高患者往往伴有肥胖尤其是中心性肥胖;⑥严重CM血症患者的血清TG可高达11.3~22.5mmol/L(1000~2000mg/dl)以上,可出现脂性视网膜病变,眼底检查可见视网膜动脉与静脉呈鲑鱼网样粉红色或称"番茄酱"样改变。

（二）血脂异常的诊断标准

由于血脂异常的临床表现较少,故血脂异常的诊断主要依靠实验室检查。作为一般的临床诊断检查,测定TC、TG、HDL-C及LDL-C四项指标即可。但需注意受检查者必须是空腹12小时以上,且抽血前的最后一餐禁饮酒及高脂肪饮食。若测定结果异常,应在两周后复查,若仍异常则可确诊。

国际上对血脂异常的诊断并无统一的标准,由于TC、LDL-C等血脂水平与缺血性心血管病的发病危险的关系是连续的,并无明显的转折点,因此诊断血脂异常的切入点只能是人为制定的。

诊断血脂异常后,应通过询问病史和体检以及其他相关的辅助检查,明确其为原发性或继发性血脂异常,是否已存在CHD或其他动脉粥样硬化性疾病,有无除血脂以外的其他致动脉粥样硬化的危险因素如高血压、糖尿病、肥胖、吸烟及年龄和性别因素等,以便对血脂异常者进行危险分层的评估。缺血性心血管病的危险不仅取决于个体具有某一危险因素的严重程度,而且更取决于个体同时具有危险因素的数目。危险因素的数目和严重程度共同决定了个体发生心血管疾病的危险程度。根据我国缺血性脑卒中约为冠心病的2倍以上的特点,我们所称的缺血性心血管病的危险包括冠心病和缺血性脑卒中。这样能更恰当地反映血脂异常对我国人群健康的危害。因此,中国成人血脂异常防治指南用"综合危险"来全面评判缺血性心血管病的危险程度,其含义有二:一是指多种心血管病危险因素所导致的同一疾病的危险总和;二是指多种动脉粥样硬化性疾病(如冠心病和缺血性脑卒中)的发病危险的总和。

我国人群血脂异常诊断标准与国际相关标准一致。在危险分层方案中高血压的作用相当于其他任意三个危险因素的作用之和。

（三）常见家族性高脂血症的诊断

1.家族性高胆固醇血症(FH)　常规诊断FH的实用方法是准确测定TC和TG浓度。如果为单纯性高胆固醇血症,且TC浓度超过9.1mmol/L(350mg/dl),诊断FH几乎无困难。若同时发现其他表现则更支持FH的诊断。这些表现包括患者或其第一级亲属中有肌腱黄色瘤,第一代亲属中有高胆固醇血症者,患者家庭成员中有儿童期就被检出有高胆固醇血症者。对于杂合子FH,TC浓度在6.5~9.1mmol/L(250~350mg/dl)之间,若同时有上述其他特征之一者,则可做出FH的诊断。有人根据患者的家族史、检出时的年龄和TC水平,提出了FH的诊断标准,其特异性和敏感性分别为98%和87%。

需要与FH相鉴别的是多基因高胆固醇血症。一般说来,典型的多基因高胆固醇血症者其TC水平仅轻度升高,在儿童期并不表现出来,不伴有肌腱黄色瘤,在第一级亲属中也不表现显性遗传。然而早发性CHD的阳性家族史对两者鉴别无帮助,因为在FH和多基因高胆固醇血症均可有早发性CHD的阳性家族史。大约10%的FH患者亦同时有高甘油三酯血症。对于这一部分患者,难以与家族性混合型高脂血症相鉴别,除非同时发现患者有上述其他的临床特征。

诊断纯合子FH通常无太大困难,典型者在儿童时期TC水平超过15.6mmol/L(600mg/dl),其亲生父母亦有高胆固醇血症。患者常在儿童时期出现特征性表皮黄色瘤,且首先就诊皮肤科,所以常是首先由皮肤科医师做出诊断。FH的确诊有赖于对LDL受体功能分析和LDL受体基因的检测。

2.家族性混合型高脂血症(FCH)　由于迄今尚无确切的实验室方法来确诊FCH,所以FCH的鉴别诊断很重要。在排除继发性高脂血症后,需要考虑的鉴别诊断有:家族性高甘油三酯血症、家族性异常β-脂蛋白血症和家族性高胆固醇血症。

（1）与家族性高甘油三酯血症（FHTG）比较：在FCH时，过多产生的是正常或小颗粒的VLDL，而FHTG是过多产生大颗粒的富含甘油三酯的VLDL，表现为单纯性TG升高，分类为Ⅳ型或Ⅴ型高脂蛋白血症。此外，家庭成员中早发性CHD的危险性并无明显增加。

（2）与家族性异常β-脂蛋白血症（FD）比较：FD表现为血TC和TG水平同时升高，主要是由于VLDL浓度增加所致。所以，FD与FCH的鉴别有时是非常困难的。但是，FD患者常伴随肘关节或膝关节处结节性黄色瘤或掌黄色瘤，并有特征性的生化改变。此外，apoE基因变异对诊断FD很有帮助。

（3）与家族性高胆固醇血症（FH）比较：FH虽然主要是表现为TC浓度明显增加，但有时亦可伴有轻度的高甘油三酯血症。表现为Ⅱb型高脂蛋白血症。FH患者常有各种黄色瘤，尤其是出现于跟腱、伸肌腱、膝和肘关节等部位的黄色瘤，具有诊断价值，而FCH者则多无黄色瘤。LDL受体的功能是正常的。此外，FCH者发生高脂血症的年龄较晚，而FH者则较早，曾有报道FH在1岁前就发生高胆固醇血症者。

3.家族性异常β-脂蛋白血症（FD）　目前在临床上尚没有诊断FD的简便可靠方法。不过有些特征可提示和支持该症的诊断。对于血浆TC浓度和TG浓度均明显升高且程度相当（例如，都接近400mg/dl）者，应想到FD。曾经认为，FD患者的血浆TC和TG浓度波动很大。但最近的研究结果表明，该症患者的血脂浓度波动并无明显的特征性。

血浆中β-VLDL被认为是诊断FD的最要依据。血浆中的VLDL富含胆固醇酯（大于25%，正常为15%左右）即是β-VLDL的特征之一。一般可通过测定两种比值来反映VLDL中含胆固醇酯量的程度：①VLDL-C/TG比值：这一比值≥0.3（mg/mg）对FD几乎有确诊意义，而比值≥0.28（mg/mg）提示可能为Ⅲ型高脂蛋白血症；②VLDL-C/VLDL-TG比值：该比值≥1.0（mmol/mmol）对FD很有价值。

对血浆进行琼脂糖电泳时，证实有宽β带存在，支持FD的诊断，但并不十分可靠。如果能采用超速离心的方法分离VLDL，将VLDL进行琼脂糖电泳，若VLDL移动至β位置，则对FD的诊断价值更大。

具有诊断价值的临床体征是黄色瘤，但是并不是每例FD都可发现黄色瘤。手掌部位出现的黄色瘤几乎可确立该症的诊断，而其他类型的黄色瘤并非该症所特有，亦可见于其他类型的高脂蛋白血症。诊断FD最可靠的生化标记是apoE表型或apoE基因型的测定。apoE₂/E₂与上述任何一个特征同时存在，即可确立FD的诊断。apoE的表型或基因型不会因其他因素而发生改变。

4.家族性高甘油三酯血症（FHTG）　FHTG是一种常染色体显性遗传性疾病。在一般人群中，估计该症的患病率为1/300～1/400。血浆中TG水平通常为3.4～9.0mmol/L（300～800mg/dl）。VLDL中的载脂蛋白含量正常，其中TC与TG的比例低于0.25。FHTG患者的另一个特征是LDL-C和HDL-C水平低于一般人群的平均值。

轻到中度高TG血症常无特别的症状和体征。若血浆TG浓度达11.3mmol/L（1000mg/dl）或更高时，常可发现脾大，伴有巨噬细胞和肝细胞中脂肪堆积。在躯干和四肢近端的皮肤可出现疹状黄色瘤，也可见于四肢远端。高TG血症的主要危险是易发生急性出血性胰腺炎。严重的高TG血症患者，空腹血浆中亦可存在乳糜微粒血症，而血浆TG浓度可高达56mmol/L（5000mg/dl）甚或更高。在某些家系中，可有两名或多名成员血浆TG水平明显升高，这提示该家系中可能存在独特的遗传缺陷，或合并有其他的遗传缺陷，干扰了体内甘油三酯的代谢。后者可能更为多见，因为FHTG患者常同时合并有肥胖、高尿酸血症和糖耐量异常。中等度高甘油三酯血症患者合并糖尿病时，常引起血浆中VLDL明显增加，并会出现空腹乳糜微粒血症。

【治疗方案】

目的在于通过调节紊乱的血脂水平，以降低冠心病的患病率及心血管事件的发生。

1.确定降脂治疗目标值　目前认为降低 LDL-C 是降脂的首要目标。

2.生活方式治疗(TLC)　TLC 对血脂的调整及冠心病的防治十分重要。

(1)饮食治疗:饮食结构可直接影响血脂水平的高低。减少饱和脂肪酸和胆固醇的摄入,增加不饱和脂肪酸的摄入;选择能降低 LDL-C 的食物,如植物固醇和可溶性纤维,如豆类和黑木耳等;多食新鲜水果与蔬菜,有足够的维生素、矿物质、植物纤维及微量元素;适当减少食盐摄入;低糖饮食;总热量应达到保持理想体重等。

(2)运动治疗:运动可以增强心肺功能、改善胰岛素抵抗和葡萄糖耐量、减轻体重、改善血脂。运动应该选择合适的强度与频次,同时注意安全保护,避免发生意外。

(3)其他:避免过度饮酒,戒烟,超重者应减轻体重,消除过度的精神紧张等。

3.药物治疗

(1)他汀类:又称羟甲戊二酰辅酶 A(HMG-CoA)还原酶抑制药。

①作用:以降 TC 和 LDL-C 为主,兼有降低 TG 和升高 HDL-C 的作用。

②适用人群:主要适用于高胆固醇血症,采用大剂量他汀类药物可以对混合性高脂血症进行治疗,对轻度、中度高三酰甘油血症也有一定的疗效。

③主要药物:阿托伐他汀 10～80mg,每晚 1 次;洛伐他汀 10～40mg,每晚 1 次或 2/d;辛伐他汀 20～40mg,每晚 1 次;普伐他汀 10～40mg,每晚 1 次;氟伐他汀 40～80mg,每晚 1 次。

(2)贝特类:又称纤维酸衍生物类或苯氧芳酸类。

①作用:降低 TG。

②适用人群:主要适用于高三酰甘油血症或以 TG 升高为主的混合型高脂血症。

③主要药物:非诺贝特(又名力平脂)100mg,3/d,或微粒型 200mg,1/d;苯扎贝特(又名必降脂)200mg,3/d,或缓释型 400mg,1/d;吉非贝齐 300mg,3/d,或 600mg,2/d,或缓释型 900mg,1/d。

(3)烟酸类

①作用:以降低 TG 为主,兼有降低 TC、LDL-C 及升高 HDL-C 的作用。

②适用人群:适用于各种类型的血脂异常者。

③主要药物:烟酸 100mg,3/d;阿昔莫司(又名乐脂平)250mg,1～3/d。

(4)胆酸螯合药

①作用:以降 TC 和 LDL-C 为主,兼有降低 TG 和升高 HDL-C 的作用。

②适用人群:适用于单纯高胆固醇血症或与其他调脂药物合用治疗混合型高脂血症。

③主要药物:考来烯胺 4～20g,每晚 1 次或 2/d,口服;考来替泊 5～20g,每晚 1 次或 2/d,口服。

(5)其他调脂药

①胆固醇吸收抑制药:主要药物依折麦布 10mg,1/d。对 HDL-C 具有轻微作用,但与他汀类药物合用时,可增强其对 HDL-C 的作用。

②胆固醇酰基转移酶(ACAT)抑制药:主要药物阿伐麦布(50～500mg/d)。主要降低 TC,降脂作用很强,是阿托伐他汀的 3～4 倍。

③ω-3 多不饱和脂肪酸:主要药物多烯康(1.8g,3/d)、脉乐康(0.45～0.9g,3/d)、鱼油烯康(1.0g,3/d)。抑制肝内脂质及脂蛋白合成,促进胆固醇从粪便中排出,可降低 TC、TG,升高 HDL-C,同时还可抑制血小板聚集及减少血栓形成的作用。有出血倾向的患者禁用。

4.特殊脂质异常人群的治疗

(1)糖尿病血脂异常的治疗

①TLC:控制饮食,适量运动,保持理想体重。

②控制血糖水平:控制血糖对糖尿病患者改善血脂有重要作用。

③调脂药物治疗:调脂药物治疗可显著降低糖尿病患者的心血管危险性,降低血 LDL-C 仍应视为首要治疗目的。糖尿病是冠心病等危症,糖尿病理想的胆固醇水平为 LDL-C＜100mg/dl(2.60mmol/L),临床上应首选他汀类降脂药物。对于既有糖尿病又有冠心病的患者,应强化降脂治疗,不管基线 LDL-C 水平如何,都应该试图将 LDL-C 水平降至较低水平,如＜70mg/dl(1.82mmol/L)是合理的;大多数糖尿病患者,即使没有明确的冠心病也属于高危,这些患者发生冠心病风险与已经患冠心病的非糖尿病患者风险一样,降脂治疗可减少这类患者的心血管风险,应将 LDL-C 降低至＜100mg/dl(2.60mmol/L);对 LDL-C＜100mg/dl(2.60mmol/L)的这类患者是否开始使用降低 LDL-C 药物治疗,必须进行临床判断。

(2)代谢综合征血脂异常的治疗

①TLC:指导饮食、加强控制体重并鼓励适当的体力活动;

②调脂药物治疗:代谢综合征的血脂紊乱,主要表现为高 TG 和(或)低 HDL-C,代谢综合征的调脂靶点仍为 LDL-C,调脂药物首选他汀类,其次选胆酸螯合树脂类或非诺贝特。3 个月后复查,如未达到LDL-C目标值,考虑加用药物治疗,同时要开始对代谢综合征的治疗。

(3)急性冠状动脉综合征患者血脂异常的治疗:这些患者在近期可能反复发生冠状动脉事件,应强力降低胆固醇以减少心肌缺血事件的发生,应在住院后立即或在 24h 内进行血脂测定。如果入院时基线 LDL-C 相对较低,甚至 LDL-C 水平＜70mg/dl(1.82mmol/L),一个标准剂量的他汀类即可;如果 LDL-C基线水平较高,或许需要一个大剂量他汀类或者一个标准剂量他汀类联合依折麦布、胆酸螯合药或烟酸。对于急性冠状动脉综合征患者行冠状动脉血管重建术(PCI 或 CABG)后的患者,住院早期即应在治疗性生活方式改变基础上开始他汀类降脂药物治疗。尽管早期他汀类药物治疗的短期效果尚未确定,但降脂治疗的安全性与出院前开始使用他汀类药物和远期预后的相关证据支持尽早启用他汀类治疗。

(4)其他人群血脂异常的治疗

①老年人:高脂血症使老年人发生冠心病事件的可能性仍存在,积极治疗血脂异常是老年人心血管疾病预防的重要组成部分。防治可参照成年人中的防治原则,在 TLC 的基础上,应选择最安全的调脂药物,使用常规标准剂量,病情需要时酌减剂量,尽量避免或减少同时服用同一代谢途径的药物,降脂不宜过剧、过急。

②女性:高三酰甘油血症和低高密度脂蛋白血症是女性冠心病发病的独立危险因素已经得到共识。女性冠心病与其不同年龄段的体内雌激素变化有关。绝经期前女性除非有严重危险因素,一般冠心病发病率低,故可用非药物方法防治,如有严重危险因素及高脂血症者方考虑药物防治。绝经期后女性高脂血症发生率升高,冠心病危险性也增加,故应积极治疗。除上述药物外,雌激素替代疗法对降低血脂也有效。

(5)注意事项

①动态监测:TLC 治疗后 3～6 个月复查血脂水平,如能达到要求继续治疗,但仍需每 6～12 个月复查,如持续达到要求,则每年复查 1 次。药物治疗开始后 6 周复查血脂水平,如能达到要求,逐步改为每6～12 个月复查 1 次。如开始治疗 3～6 个月复查血脂仍未达到要求,则调整剂量或药物种类,3～6 个月后复查,如达到要求后延长为每 6～12 个月复查 1 次,未达到要求则考虑再调整用药剂量或联合用药种类。

②长期治疗:如果血脂水平已经达标,调脂药物一般需长期服用,有的甚至需要终身服用,并坚持 TLC治疗。对心血管病的高危患者(包括有多重危险因素的患者)、冠心病及冠心病等危症患者、急性冠状动脉

综合征及冠状动脉血管重建术后患者,还要强化或更积极地降脂治疗。

③关于联合用药:降脂治疗首先考虑单种药物治疗;进行联合用药应十分慎重,应考虑疗效与风险;若必须联合用药时,也不容迟疑。联合用药时应注意,两种药物起始剂量要小;服用时间应错开;常随访、定期检测肝功能和血清肌酸磷酸激酶(CK);必要时加用保肝药物:丙氨酸转氨酶(ALT)大于正常上限 3 倍、CK 大于正常上限 5 倍,应考虑减量或停药。

【小结】

高脂血症很容易导致心血管疾病的发生,严重危害健康。所以,应加强保健意识,采取合理措施,预防和控制该症的发生。

(姚华强)

第三节　非酒精性脂肪性肝病

非酒精性脂肪性肝病(NAFLD)俗称脂肪肝,是指除乙醇和其他明确的损肝因素所致的,以弥漫性肝细胞大泡性脂肪变为主要特征的临床病理综合征,其病理类型主要包括单纯性脂肪肝(SFL)、非酒精性脂肪性肝炎(NASH)及 NASH 相关肝硬化,后者可发展为肝癌。NAFLD 常与肥胖、2 型糖尿病、血脂紊乱、高血压等代谢综合征(MS)症状并存,近年来患病率呈逐年增加的趋势,已成为慢性肝病及转氨酶水平升高的主要原因之一。

【病理生理】

NAFLD 是遗传-环境-代谢应激相关性疾病,胰岛素抵抗(IR)和遗传易感性与 NAFLD 发病关系密切。

1.致病因子诱发 NAFLD 机制

(1)游离脂肪酸(FFA)输送入肝过多,进而肝细胞对 FFA 的摄取及用于合成三酰甘油(TG)相继增多,最终造成肝内脂肪蓄积。

(2)肝细胞合成 FFA 增加或从糖类转化为 TG 增多,当肝细胞合成 TG 能力超过其分泌能力时,则诱致 NAFLD。

(3)脂肪酸在肝细胞线粒体内氧化利用减少,肝细胞通过加速合成以防止细胞内脂肪酸蓄积中毒,诱发 NAFLD。

(4)低密度脂蛋白(VLDL)合成或分泌障碍,引起 TG 排泄减少,从而导致肝细胞脂肪蓄积形成 NAFLD。

2."二次打击"假说　1988 年,NAFLD 的"二次打击"假说被提出。初次打击主要为 IR。在此阶段,主要是指脂肪储积,由于机体组织适应性反应机制的抗氧化、抗细胞凋亡、瘦素的抗脂肪毒性等防御功能可与之相抗衡,故大多数单纯性脂肪肝的结构和功能改变是可逆的。"二次打击"主要是反应性氧化代谢产物增多,导致脂质过氧化伴细胞因子、线粒体解偶联蛋白及 Fas 配体被诱导活化,使脂肪变性的肝细胞发生变性、坏死,甚至发生坏死性肝纤维化。

【临床表现】

除可能有的基础疾病及诱因的相关表现外,绝大多数脂肪肝患者无任何症状。在常规体检中偶然发现有肝大,或丙氨酸转氨酶(ALT)、天冬氨酸转氨酶(AST)、碱性磷酸酶(ALP)的轻度或中度增高。另一部分患者因其他疾病行 B 超或 CT 检查时,提示可能存在脂肪肝。

1.症状　乏力可能是最常见的症状,但与组织学损伤的严重程度无相关性。一部分患者自觉有右上腹轻度不适、隐痛或上腹胀痛等非特异性症状。严重脂肪肝可出现瘙痒、食欲减退、恶心、呕吐等症状。进展至失代偿期的肝硬化患者可出现腹水、食管胃底静脉破裂出血、水肿及肝性脑病的发作。黄疸常常发生于NASH晚期，并提示病变的进展。

2.体征　体检时大多数患者存在肥胖，半数患者有肝大，肝呈轻度至中度肿大，表面光滑、边缘圆钝，质地正常或稍硬，无明显压痛。一小部分患者有肝掌、蜘蛛痣等慢性肝病的体征。进展至肝硬化时，患者可出现黄疸、水肿、扑翼样震颤及门静脉高压体征，甚至肌肉萎缩。

【疾病评估】

1.危险因素的评估　NAFLD的危险因素或高危人群，包括肥胖、胰岛素抵抗、糖尿病、高血压、高血脂及遗传易感性等。对有以上危险因素的高危人群应进一步通过肝功能试验和肝脏超声检查明确有无脂肪肝。

2.临床诊断标准　凡具备下列第1～5项和第6或第7项中任何一项者即可诊断为NAFLD：①无饮酒史或饮酒折合乙醇量男性＜每周140g，女性＜每周70g；②除外病毒性肝炎、药物性肝病、全胃肠外营养、肝豆状核变性等可导致脂肪肝的特定疾病；③除原发疾病临床表现外，可有乏力、消化不良、肝区隐痛、肝大、脾大等非特异性症状及体征；④可有体重超重和（或）内脏性肥胖、空腹血糖增高、血脂紊乱、高血压等代谢综合征相关组分；⑤血清转氨酶和γ-谷氨酰转肽酶水平可有轻至中度增高（＜5倍正常值上限），通常以ALT增高为主；⑥肝影像学表现符合弥漫性脂肪肝的影像学诊断标准；⑦肝活检组织学改变符合脂肪性肝病的病理学诊断标准。

3.临床分型标准

（1）SFL：凡具备下列第1～2项和第3或第4项中任何一项者即可诊断。①具备临床诊断标准1～3项；②肝功能检查基本正常；③影像学表现符合脂肪肝诊断标准；④肝组织学表现符合SFL诊断标准。

（2）NASH：凡具备下列第1～3项或第1和第4项者即可诊断。①具备临床诊断标准1～3项；②存在代谢综合征或不明原因性血清ALT水平升高持续4周以上；③影像学表现符合弥漫性脂肪肝诊断标准；④肝组织学表现符合脂肪性肝炎诊断标准。

（3）NASH相关肝硬化：凡具备下列第1～2项和第3或第4项中任何一项者即可诊断。①具备临床诊断标准1～3项；②有多元代谢紊乱和（或）脂肪肝的病史；③影像学表现符合肝硬化诊断标准；④肝组织学表现符合肝硬化诊断标准，包括NASH合并肝硬化、脂肪性肝硬化及隐源性肝硬化。

【诊断依据】

NAFLD的临床诊断需根据病史、症状、体征、影像学检查及实验室结果进行综合分析。

1.病史

（1）应询问有无与MS相关的NAFLD原发病因及影响代谢应激的相关环境因素。

（2）对非肥胖/非糖尿病（DM）患者，应询问有无快速减重/消瘦、内脏脂肪（VF）聚集、脂肪萎缩、果糖摄入过多、肠菌过度繁殖等情况，它们可能通过诱导脂肪代谢障碍，炎症状态和线粒体功能不全而引发NAFLD。

（3）应询问相关生活方式，如饮食习惯及体力活动情况等。

2.实验室检查　最常见的是血清转氨酶（ALT/AST）升高，通常高于正常值上限的1～4倍。ALT水平常高于AST，但AST水平有时也可明显升高，尤其是发生肝硬化时，不过，AST/ALT比值很少＞2。ALT升高多呈持续性，虽可上下波动，但即便治疗，短期内也难以恢复正常。ALT与肝脂肪变和肝纤维化程度之间不存在相关性。少于50%的NAFLD患者ALP、γ-谷氨酰转肽酶（GGT）可升高2～3倍。病情进一步进展时，血清白蛋白水平和凝血酶原时间也可出现异常改变，且常早于血清胆红素的升高。合并糖尿病并有持续蛋白尿时,患者可表现为低蛋白血症。30%～50%的 NASH 患者存在血糖、尿糖的增高或糖耐量的异常。20%～80%的患者存在高脂血症。10%～15%的患者可伴发自身免疫现象,表现为抗核抗体阳性。

3.影像学检查　超声、CT 和 MRI 在脂肪肝的诊断上有重要的实用价值,其中超声敏感性高,CT 特异性强,MRI 在局灶性脂肪肝与肝内占位性病变鉴别时价值较大,而且 CT 和 MRI 还可半定量分析肝内脂肪含量。需要注意的是影像学检查不能区分 SFL 与 NASH,且难以检出＜33%的肝细胞脂肪变;弥漫性肝回声增强及密度降低也可见于肝硬化等慢性肝病。

(1)B超诊断:超声检查以其方便快捷的特点成为脂肪肝的首选检查方法。但超声诊断易受患者个体差异、仪器性能及参数选择、操作经验等诸多因素影响,如体重超重、皮下脂肪过厚而肝质地正常的受检者超声可能出现假阳性的结果。NAFLD 超声表现为以下特征:①肝区近场回声弥漫性增强(强于肾和脾),远场回声逐渐衰减;②肝内管道结构显示不清;③肝呈轻度至中度肿大,边缘角圆钝;④彩色多普勒血流显像提示肝内彩色血流信号减少或不易显示,但肝内血管走向正常;⑤肝右叶包膜及横膈回声显示不清或不完整。具备上述第 1 项及第 2～4 项中一项者为轻度脂肪肝;具备上述第 1 项及第 2～4 项中两项者为中度脂肪肝;具备上述第 1 项及 2～4 项中两项和第 5 项者为重度脂肪肝。

(2)CT诊断:健康成年人肝平扫 CT 值在 50～75Hu,其密度略高于肝内血管密度。随着肝脂肪变性程度的增加,肝脏密度逐渐下降,原本 CT 密度高于肝内血管的肝实质逐渐接近血管密度,此时肝 CT 平扫像肝内血管纹消失(血管淹没);当达到重度脂肪变性时,患者的肝实质密度低于肝内血管,即出现肝血管反转显示(负像)。还可依据肝/脾 CT 比值进行定性和半定量研究。弥漫性肝密度降低,肝/脾 CT 比值≤1.0 但＞0.7 为轻度;肝/脾 CT 比值≤0.7 但＞0.5 者为中度;肝/脾 CT 比值≤0.5 者为重度。

4.肝穿刺活体组织学检查　组织学检查有助于明确病因及评价脂肪性肝病的严重程度。但 NAFLD 有无必要做肝活检,国际上争议很大,不仅因为肝活检有创伤性与样本误差,而且因为 NAFLD 缺乏有效治疗措施。90%以上的 ALT 升高患者病因清楚,无须进行肝活检。但当临床表现、实验室和影像学检查不能准确诊断 NASH 时,肝活检可以起到"金标准"诊断作用,可以区分 SFL 与 NASH,评价肝纤维化的程度,并且有助于判断 NAFLD 患者的预后。因此,应该掌握肝活检的适应证以合理应用。SFL 活检仅见细胞大泡性脂肪变,无明显炎症、坏死与纤维化;NASH 活检则可见大泡性为主的脂肪变、气球样变、小叶内炎性浸润或纤维化。

【鉴别诊断】

由于脂肪肝可由多种原因引起,并见于多种疾病中,因此,NAFLD 应注意与以下情况进行鉴别。

1.酒精性脂肪肝(ALD)　过量饮酒(每日折合乙醇量＞50g 或每周＞350g)是 ALD 的主要原因。亚太共识将男性每日饮用乙醇＜20g(＜每周 140g),女性每日饮用乙醇＜10g(＜每周 70g)作为"非酒精性"肝病的诊断标准,但如何判断饮酒量介于上述两者之间的肝损伤患者,尚有争议,需考虑乙醇和代谢因素并存的可能。此外,由于许多饮酒者经常否认或低估乙醇摄入量,故在诊断 ALD 和 NAFLD 时,还应重视病史、体格检查及家庭其他人员的信息。即使如此,两者在组织学特点和实验室检查还是存在重叠。然而,NAFLD 常为肥胖和(或)糖尿病的无症状者,当 AST/ALT 比值＜1 时,NAFLD 常常病情较轻,而 ALD 则一般病情较重,血清胆红素水平较高;AST/ALT 比值＞2 时,ALD 的一些常见组织学表现,如 Mallorry 小体、胆管增生、巨大线粒体等在 NAFLD 中常不明显。

2.慢性病毒性肝炎(特别是丙型肝炎)、自身免疫性肝炎、早期肝豆状核变性等　根据 NASH 病变以肝腺泡 3 区为重,而其他疾病的肝组织学改变主要位于门静脉周围等病理特征,不难做出鉴别诊断。详细的病史资料、肝炎病毒标准物、自身抗体和血清铜蓝蛋白等检测有助于相关疾病的明确诊断,还要注意有无肝炎后脂肪肝的诊断。

【治疗方案】

治疗的目的旨在防治其相关的危险因素,逆转 NAFLD 病情的复发,防止 NASH 进展为肝硬化、终末期肝病和肝癌,阻止或改善与 IR 和 MS 有关的终末器官病变,延长患者生命并提高其生活质量,强调综合治疗。

1.综合治疗的基本原则

(1)建立良好的医患关系,进行长期性、系统性和个体化治疗。

(2)治疗前评估以确立 NAFLD 的诊断,了解病变程度和 MS 组分及程度。

(3)治疗原发基础疾病。

(4)坚持以改变患者生活方式作为基础治疗。

(5)避免其他肝损害因素,尤其是乙醇和药物性损害。

(6)对 NAFLD 伴肝功能异常、MS 者,经基础治疗 3～6 个月仍无效,以及肝活检证实为 NAFLD 和病程呈进行性者,可采用药物辅助治疗。

(7)药物治疗无效的重症病态性肥胖可考虑减肥手术,对急性肝衰竭和终末期肝病者需考虑肝移植。

(8)通过临床观察、影像学、实验室和肝组织学检查评估干预措施的疗效和安全性,并指导后续治疗。同时还需对 MS 及其他代谢危险因素、肿瘤的发生和心脑血管事件进行监测。

2.基础治疗　包括行为生活方式干预、调整饮食及运动疗法三项基本措施。对于体重指数不高的内脏性肥胖患者,节食和锻炼即使未能减重,也可以通过减少体脂含量和改变体脂构成来改善胰岛素抵抗和代谢紊乱,高强度锻炼改善代谢效果更明显。无论是儿童还是成年人,节食和运动均能够降低血清转氨酶等生化指标,肝病理也有不同程度的改善。

(1)运动疗法:运动疗法是针对疾病的特点,选择不同体育锻炼手段或通过增加体育运动量来进行防治疾病的方法。最好的运动方式是步行,因为步行自始至终都是有氧运动,最符合人体生理解剖特点。每日步行 3000m(30min 内),每周 5 次,每次步行后以身体微微出汗为宜。

(2)饮食疗法:饮食治疗的意义在于通过调整饮食结构和平衡,控制基础状态游离脂肪酸的吸收,控制餐后高脂血症,减少胰岛素抵抗,促进脂蛋白对脂质的代谢和转运,增加体内抗氧化剂的含量。营养过剩是脂肪肝最常见的危险因素,并且肥胖可导致胰岛素抵抗和加重内毒素对肝的损伤。诸多研究发现,节制饮食不仅可有效地降低体重和改善肝功能,最重要的是内脏脂肪含量的减少可改善胰岛素抵抗,增加胰岛素的敏感性,降低血清瘦素水平,不同程度地改善血脂代谢水平。目前,用于营养过剩性脂肪肝的节食疗法主要有减食疗法、低热量饮食和极低热量饮食等。

(3)行为疗法:通过改变患者的不良生活习惯,达到防治疾病的目的。让患者认识到脂肪性肝病的发生发展与不良生活饮食、习惯及嗜好等有关,避免滥用中、西药物,调整心态和情绪,纠正不良饮食行为和不良生活行为,如贪食、偏食、间食、零食、快食、暴饮暴食、周末大吃大喝、不吃早饭、晚餐过多、睡前进食、不合理膳食搭配、多坐少动、睡眠紊乱等。

3.药物治疗

(1)胰岛素增敏药:二甲双胍和过氧化物酶体增殖物激活受体(PPAR)γ 激动药(噻唑烷二酮类)均为胰岛素受体激动药,通过改善胰岛素抵抗而用于治疗脂肪肝。

①二甲双胍:其对 NAFLD 的治疗作用机制包括刺激人体细胞内胰岛素受体的酪氨酸激酶活性,改善胰岛素受体与胰岛素的结合能力;抑制脂肪组织的脂解作用,减少循环中 FFA 含量,降低 VLDL 的产生;抑制 TNF-α 的表达,减少肝脂肪蓄积及 AIP 耗竭,从而有效改善机体的胰岛素抵抗水平;降低血清瘦素水平等。

②噻唑烷二酮类:药物包括罗格列酮及吡格列酮。通过激活脂肪、骨骼肌和肝等胰岛素作用组织的 PPARγ 受体,调节胰岛素应答基因的转录,提高胰岛素敏感性。

（2）抗氧化药

①还原型谷胱甘肽（GSH）:是体内重要的抗氧化物之一,对维持细胞内氧化还原平衡至关重要。临床用于治疗脂肪肝患者能有效降低转氨酶水平,促进肝功能恢复。

②维生素 E:又称 α-生育酚,为抗氧化药,通过抑制脂质过氧化自由基的形成,防止细胞受损。

③甜菜碱:主要存在于甜菜糖的糖蜜中,能有效改善转氨酶水平及肝细胞脂肪变性、坏死性炎症、纤维化。甜菜碱为脂肪代谢提供甲基,参与甲基化反应,故称为"生命甲基化剂"。其主要作用是参与磷脂合成,促进肝脂肪转移;参与磷脂酰胆碱的合成,影响血液脂蛋白浓度;提高肌肉和肝中肉碱的含量,促进脂肪酸 β-氧化。

（3）肝细胞保护药

①左旋门冬氨酸鸟氨酸:是由左旋门冬氨酸和鸟氨酸组成的复合物,参加尿素循环,降低血氨而治疗肝性脑病。门冬氨酸间接参与三羧酸循环及核酸的合成,提供能量代谢的中间产物,促进肝细胞新陈代谢和自我修复,从而减少肝细胞损伤。研究证实,该药能改善 NAFLD 的临床症候,降低血清 ALT、AST 水平和 TG 含量,肝声像图也得到改善。

②硫普罗宁:是含游离巯基的甘氨酸衍生物,能够降低线粒体 ATP 酶活性,升高细胞内 ATP 含量,改善肝细胞结构及功能;激发肝细胞物质能量代谢,维持肝细胞内还原型谷胱甘肽（GSH）含量,抑制线粒体过氧化脂质形成,保护膜系统并可有效消除各种生物及化学毒性物质,对抗其对肝细胞的毒性作用,显示良好的护肝作用。研究证实,硫普罗宁可明显改善 NAFLD 患者的临床症候及肝功能,且不良反应少。

（4）降血脂药

①奥利司他:是胰脂肪酶的强效抑制药,而胰脂肪酶是小肠中水解食物脂肪并有利于脂肪吸收（作为单酸甘油酯）的重要酶。研究已证实抑制脂肪酶活性可限制饮食中三酰甘油的吸收,从而抑制外源性脂肪的摄入,可有效减少 NAFLD 患者肝内脂肪沉积,改善肝功能和相关代谢综合征,对肥胖伴 NAFLD 有一定疗效。

②弹性酶:是人体内源性的生化酶,正常人血液中弹性酶-弹性酶抑制药是一个平衡系统。研究发现 NAFLD 患者体内该系统失衡,补充弹性酶可调节该系统的平衡,能阻止胆固醇的合成及促进胆固醇转化成胆酸,加速胆汁排泄,从而降低血中 TG、胆固醇（TC）含量,升高高密度脂蛋白胆固醇（HDL-C）水平,并能使运往肝脏的脂肪减少。

③多烯磷脂酰胆碱（易善复）:含有大量的不饱和脂肪酸,主要为亚油酸、亚麻酸和油酸,具有调节肝脏的能量平衡、转化中性脂肪和胆固醇为易于代谢形式的功能,能促进脂质代谢和能量消耗,降低肝血脂水平,改善肝内的脂类代谢而利于 NAFLD 的逆转。

④二氯醋酸二异丙胺:通过抑制合成胆固醇的限速酶 HMG-CoA 还原酶的活性、抑制激素敏感性脂肪酶、柠檬酸合成酶及乙酰辅酶 A 羧化酶的活性而抑制血 TG 和 TC 的合成;抑制脂肪动员,减少血中 TG 和 FFA 的水平;促进肝细胞内线粒体上的脂肪酸氧化,有效抑制肝脏 TG 的合成;促进胆碱合成,促进肝脂肪分解;抑制核因子 κB 活化,减少 TNFα 和 ROS 等作用;促进膜磷脂的序贯甲基化,增强肝细胞膜的流动性,提高 Na-K$^+$-ATP 酶的活性,促进受损肝细胞恢复。

⑤熊去氧胆酸:有类似胆酸结合树脂考来烯胺的作用,可降低血脂,并且能够拮抗胆汁酸的细胞毒性作用,增加内源性胆汁酸的分泌,保护线粒体功能,抑制细胞凋亡及调节免疫等作用,可提高 NAFLD 的临床治疗总有效率,并且具有明显的保护肝功能及降低血脂的作用,且没有明显的不良反应。

⑥贝特类药物：作为治疗高三酰甘油血症的一线药物，具有致肝功能损害的潜在危险性，而临床证实非诺贝特在治疗肝功能异常的脂肪肝患者的高三酰甘油血症时，的确存在致肝功能恶化的可能，但随着非诺贝特对血三酰甘油的控制，原有的肝功能异常也逐渐恢复正常，提示在早期严密监测肝功能的基础上，非诺贝特可安全地用于治疗肝功能异常的脂肪肝患者。

⑦HMG-CoA 还原酶抑制药：药物有脂必妥（主要成分为天然 HMG-CoA 还原酶抑制药）、他汀类（辛伐他汀等）。作用机制为抑制体内合成胆固醇限速酶的活性进而阻断胆固醇的合成，同时能降低血清及肝组织丙二醛（MDA）含量。

从目前对 NAFLD 病因的了解来看，对肝内三酰甘油增多为主的脂肪肝并无应用 HMG-CoA 还原酶抑制药的依据，且已知大多数降血脂药具有肝毒性，因此，目前认为不伴有高脂血症的 NAFLD 原则上不用降血脂药物，伴有高脂血症者在综合治疗的基础上可应用降血脂药，但需适当减量和监测肝功能，必要时联合保肝药。

4.中医中药　中医学认为，脂肪肝多因进食肥甘厚味、嗜酒过度，损伤肝脾致脾胃运化失职，痰浊内生，肝胆疏泄失常，升降失职，痰浊气阻，留而成瘀，痰瘀互结而成。目前具有降脂作用的中药包括草决明、红茶及能改善肝微循环的红花、大黄等。目前临床常用胆宁片治疗 NAFLD，该药能有效改善患者体重指数（BMI）、肝区不适、乏力、食欲减退，改善肝功能、血脂和影像学等异常表现。

5.手术治疗

(1)手术减肥：胃肠手术能阻断肥胖引起的代谢综合征，改善 NAFLD 的病情。瑞典肥胖问题研究小组对数千名肥胖患者的术后随访分析发现，前两年中，相当一部分患者的糖尿病、高血压、高血脂或睡眠呼吸暂停症状得以缓解或控制，对严重肥胖患者，手术是目前最好的解决或减轻肥胖并发症的方法。但术后体重减轻过快有加重肝损害的可能，对准备手术的重度 NASH 患者，术前需谨慎评估，术后需严密观察。Ⅲ度肥胖或合并相关并发症的Ⅱ度肥胖患者，如常规治疗不能有效减肥，应选择胃肠手术治疗。安全有效的手术方式主要有两类：一类是以减少胃容量为主的胃成形术，如垂直捆绑式胃成形术（VBG）等；另一类是同时减少胃容量和小肠吸收的手术，如 Roux-en-Y 胃旁路术（GBP）和胆胰转流术（BPD）。VBG 操作简单、快速，现多在腹腔镜下完成，并发症少，手术风险低，但患者需自觉控制进食甜食和高热量流质；GBP 和 BPD 较 VBG 疗效显著，但并发症较严重。近十几年来，各种开腹减肥手术均可在腹腔镜下完成，不仅可取得与传统开放式手术相似的减肥效果，而且具有创伤小、恢复快、瘢痕小、并发症少等优点。

(2)肝移植：终末期 NAFLD 患者可考虑行肝移植术。主要用于 NASH 相关终末期肝病和部分隐源性肝硬化、肝功能失代偿患者的治疗。尽管肝移植是延长生命的治疗选择，但 NAFLD 在肝移植后还会复发，并且会很快从单纯 FLD 进展为 NASH。这种移植后的复发表明，肝移植不能治愈潜在的代谢紊乱。减轻体重，充分治疗高血糖症和高脂血症是移植前和移植后的主要治疗目标。

【小结】

NAFLD 是西方国家最常见的慢性肝病，在我国是继病毒性肝炎后第二位常见肝病。NAFLD 患者常见死因是心脑血管疾病，而不是肝病。因此如仅仅关注 NAFLD 向肝终末期发展，则低估了 NAFLD 的危害性。因此对于 NAFLD 要全面评估，确定病因，治疗要选用联合治疗、综合处理，并选用多靶点的治疗药物。总之，NAFLD 的治疗是一项需患者与医师长期配合的过程。

（赵　旭）

第四节　肥胖病

当进食能量超过人体消耗能量时,机体便将其转化为脂肪储存起来,当体重超过标准体重[体重指数(BMI)＝体重(kg)/身高²(m²),正常为 18.5～22.9]20％上时,称为肥胖病或肥胖症。肥胖可能与遗传、下丘脑病变、内分泌和代谢因素,以及社会环境等因素有关。

中医学早在 2000 多年前就有记载,如《素问·通评虚实论》中曰:"肥贵人,则高粱之疾也";《灵枢·卫气失常》论及人体肥瘦时指出"人有肥,有膏、有肉",后世又有"肥人多痰而经阻气不运也","谷气胜元气,其人脂而不寿,元气胜谷气,其人瘦而寿","大抵素禀之盛,从无所苦,唯是湿痰颇多",以及"肥人多痰多湿,多气虚"之说。

一、病因病理

(一)病因病理

肥胖病的病因尚未完全明了,现已知肥胖与遗传、神经、内分泌、饮食、精神、运动、生活方式等多种因素有关,但具体到一位患者,可能是多因素共同作用而成。

1.遗传　人类流行病学研究表明,单纯性肥胖症可呈一定的家族倾向。肥胖的父母常有肥胖的子女;父母体重正常者,其子女肥胖的机率约 10％,而父母中一人或二人均肥胖者,其子女肥胖的机率分别增至 50％和 80％,但未能确定其遗传方式。

2.中枢神经　研究表明,中枢神经系统可调节食欲和营养物的消化、吸收。电刺激实验动物下丘脑腹内侧核(VMH)可引起拒食,而破坏该区或刺激下丘脑腹外侧核则引起多食、高胰岛素血症和肥胖。两者在肥胖病发病机制中起重要的调节作用。临床上也可见到下丘脑或边缘系统的炎症、肿瘤、外伤、手术引起的肥胖。进食的调节有短期和长期两种作用。短期的影响包括进餐时和进餐之间的饱感信号的作用,在胃肠道、肌伸张受体、化学感受器和渗透压感受器发出信号,经神经、体液途径送至中枢神经系统,以调节食欲。而长期作用则与稳定状态的体重有关。但在临床上单纯性肥胖患者不一定有下丘脑病变。

3.精神因素　精神因素在肥胖发病中也很重要,大脑饮食中枢受制于精神状态,当精神高度紧张时,交感神经兴奋,食欲会受到抑制;而迷走神经兴奋时,胰岛素分泌增多,食欲异常亢进而引起肥胖。中枢神经系统可调节食欲和营养物的消化与吸收。

4.代谢因素　肥胖者合成代谢亢进,在休息及活动时能量消耗均较一般人为少。肥胖者在不活动时对冷的反应差,不如一般人那样增加代谢率消耗脂肪,而且肥胖者常伴有脂质代谢紊乱,在饥饿条件下不易发生酮症。

5.内分泌　单纯性肥胖症患者有明显内分泌功能的改变,但可能是肥胖症的结果而非原因。肥胖症患者、肥胖啮齿动物(不论遗传性或损伤下丘脑)均可见血中胰岛素升高,提示高胰岛素血症可引起多食,形成肥胖。一些神经肽和激素(包括缩胆囊素、胃动素、生长抑素、胰岛素、内啡肽、神经肽Y、甘丙肽、血清素、儿茶酚胺)在肥胖者中,女性明显多于男性,这是由于女性脂肪细胞明显多于男性。其次,女性的雌激素水平高于男性,而雌激素能促进脂肪合成,再加上女性的日常活动量小,热量消耗较少,使脂肪在体内蓄积过多。

6.饮食与运动　肥胖与营养因素有很大关系,随着高热量食物的过多摄入,脂肪合成加强,过多热量以脂肪的形式储存起来,形成肥胖。发达国家及经济在短时间内高速成长的发展中国家肥胖症高患病率与此密切相关。多食可发生在任何年龄,但在年幼开始多食对肥胖的发生有重要意义。肥胖症也与生长因素有关。脂肪组织块的肥大可由于脂肪细胞数量增多(增生型)或脂肪细胞体积增大(肥大型)或脂肪细胞同时增多、增大(增生肥大型)而引起。幼年起病者多为增生型或增生肥大型,肥胖程度较重,且不易控制。成年起病者多为肥大型。亦有研究认为肥胖者日摄入热量少于非肥胖者,是由于体力活动太少而致肥胖,少动是肥胖原因之一,但只是非特异性原因。运动不足不仅是单纯的能量消耗减少,助长肥胖,而且在肌肉组织由于胰岛素抵抗性增大而直接导致糖耐量低下,这些都有利于肥胖的发生。目前运用运动疗法和控制饮食以减轻体重的盛行亦从另一方面说明了运动不足是肥胖发生的危险因素。

7.生活方式的影响　有研究证实,肥胖与人群教育水平及社会地位有关系,美国黑人肥胖率较白人高,与文化教养、饮食习惯及生活方式有关。而发展中国家与发达国家经济地位的内涵不同,肥胖率在高教育水平、城市人口中反而高于农村。另外,现代生活方式如交通工具的普及、电视的普及也是造成肥胖的因素之一。

特定职业对肥胖发病有一定影响,如有研究显示厨师、啤酒厂、食品厂员工肥胖发病率显著高于普通人群,可能与摄入热量过多有关。

(二)肥胖症的分类

1.单纯性肥胖　单纯性肥胖为各型肥胖最常见的一种,约占肥胖人群的95%,简而言之就是非疾病引起的肥胖。这类患者全身脂肪分布比较均匀,没有内分泌紊乱现象,也无代谢障碍性疾病,其家族往往有肥胖病史。单纯性肥胖又分为体质性肥胖和过食性肥胖两种。

(1)体质性肥胖:双亲肥胖,是由于遗传和机体脂肪细胞数目增多而造成的,还与25岁以前的营养过度有关。这类人的物质代谢过程比较慢,比较低,合成代谢超过分解代谢。

(2)过食性肥胖:也称为获得性肥胖,是由于人成年后有意识或无意识地过度饮食,使摄入的热量大大超过身体生长和活动的需要,多余的热量转化为脂肪,促进脂肪细胞肥大与细胞数目增加,脂肪大量堆积而导致肥胖。

2.继发性肥胖　继发性肥胖是于疾病引起的肥胖。继发性肥胖是由内分泌紊乱或代谢障碍引起的一类疾病,约占肥胖人群的2%~5%左右,虽然同样具有体内脂肪沉积过多的特征,但仍然以原发性疾病的临床症状为主要表现,肥胖只是这类患者的重要症状之一。这类患者同时还会出现其他各种各样的临床表现,多表现为皮质醇增多,见于甲状腺功能减退人群、性腺功能减退等多种疾病中。

3.药物性肥胖　这类肥胖患者约占肥胖人群2%左右。有些药物在有效治疗某些疾病的同时,还有导致身体肥胖的副作用。如应用肾上腺皮质激素类药物(如地塞米松等)治疗过敏性疾病、风湿病、类风湿病、哮喘病等,同时可以使患者形成继发性肥胖;雌性激素以及含雌性激素的避孕药有时会使妇女发胖,或者说容易使妇女发胖。

二、临床表现

1.典型临床表现　轻度肥胖(超过标准体重在30%以下)者可无症状;中度(超过标准体重30%~50%)及重度(超过标准体重50%以上)肥胖者,轻则稍事活动即感心悸、气促、疲乏无力;重则行动不便,生活不能自理。男性常有性欲减退;女性常有月经稀少,闭经不育。

2.极度肥胖者常有下列并发症

(1)肥胖通气受限综合征:由于肺通气不良,换气受限,二氧化碳潴留,形成呼吸性酸中毒,出现呼吸困难、发绀、嗜睡、浮肿、充血性合并高排性心力衰竭。

（2）高血压：较常见，主要是由于肥胖患者脂肪组织过多和肥胖时肾上腺皮质功能亢进致使水、钠潴留，使循环血量增加，左心负荷加重，左心室肥厚，心搏出量增多，血压升高。但肥胖消失后，高血压会自行缓解。

（3）动脉粥样硬化和冠心病：肥胖患者常有血甘油三酯增高，为冠状动脉粥样硬化的直接原因。过度肥胖和高血压增加了心脏负荷，而肥胖患者又常常缺乏锻炼，心肌代偿能力差，甚至可发生心肌梗死。

（4）糖耐量减低或糖尿病：肥大的脂肪细胞膜上的胰岛素受体对胰岛素较不敏感，形成胰岛素相对不足，引起葡萄糖耐量减退。机体为了满足糖代谢需要，胰岛素常代偿性分泌增加，最终可因胰岛素分泌代偿（胰岛细胞衰竭）而发生糖尿病。

（5）痛风和胆石症：痛风好发于含高蛋白饮食的营养过度的肥胖患者。胆石症与高脂类饮食有关，主要是胆固醇结石，好发于肥胖的中年女性。

（6）增生性骨关节炎：主要由于脊柱、髋、膝等关节长期负重过量所致，可有腰、腿痛等骨关节症状。

（7）肺源性心脏病：主要由于胸壁和腹腔脂肪过多，肋骨和膈肌呼吸运动受限，严重影响肺功能所致。

三、实验室检查

常有高血糖、高血脂。

四、诊断

肥胖的标准是根据所测指标与疾病危险的相关程度，及其在人群中的分布状况而人为规定的。

（1）BMI：我国诊断肥胖症的临界值为 BMI＞25kg/m²，国外多采用男性 BMI＞27kg/m²，女性 BMI＞25kg/m² 作为诊断肥胖症的标准。

（2）腰围：WHO 建议男性腰围＞94cm，女性腰围＞80cm 作为中心型肥胖的标准。

（3）腰臀比值：腰臀比值是描述中心型肥胖的指标。男性腰臀比值＞1.0，女性腰臀比值＞0.85 被认为是中心型肥胖。

此外，诊断时还应注意以下几个内容：

1. 病史　仔细询问个人史，包括出生体重、身体生长发育状况、饮食量及饮食结构、饮食习惯、体力活动的多少、生活习惯、家族史。既往健康状况，有无神经精神病史、内分泌及代谢性疾病病史，有无脑膜炎、脑炎、颅脑创伤、肿瘤等病史，有无相关药物服用史。

2. 典型的临床表现

3. 标准的体脂测量　首先应当估计体脂的总量及脂肪分布状况。体脂的测量方法有直接测量法和间接估计法：

（1）直接测量法有密度测定法（体密度法）、体内总水量估计法（体液密度测定法）、体内钾总量测定法、中子活性法、传导率法、电阻抗法、双光子法、CT 和 MRI。

（2）间接估计法：①体重指数（BMI）：BMI=体重（kg）/身高 2（m²）；②标准体重表；③计算标准体重的经验公式：标准体重（kg）=身高（cm）-100，标准体重（kg）=身高（cm）-105（亚洲人常用）；④皮脂厚度测定：可以用卡尺或 B 型超声于规定的位置测量皮下脂肪厚度，现已少用；⑤腰臀比值（WHR）或腰围的测定：腰围是反映脂肪总量和脂肪分布的综合指标，WHO 推荐的测量方法是被测者站立，双脚分开 25～

30cm,使体重均匀分配,腰围测量位置在髂前上棘和第 12 肋下缘连线的中点,测量者将软尺紧贴但不能压迫被测者的皮肤,测量值精确到 0.1cm,臀围测量部位是前经耻骨联合,两侧经大转子,后为臀部最突出部位(相当于最大臀围);⑥腹腔内脂肪与皮下脂肪面积比值(VPS)或用 CT 或 MRI 扫描第 3 腰椎和第 4 腰椎水平计算内脏脂肪的面积,面积>130cm² 与代谢性疾病相关。

4.体格检查 仔细地体检可以发现许多内分泌及代谢性疾病的重要体征。详细的体格检查和病史的采集是诊断继发性肥胖症的主要线索。

五、鉴别诊断

应与内分泌疾患及药物相关性肥胖等进行鉴别。

1.皮质醇增多症 本病表现为向心性肥胖、紫纹、多毛等,但轻度的早期库欣综合征患者可以没有上述体征。查血、尿皮质醇、ACTH、尿 17-羟、17-酮、过夜地塞米松抑制试验、大小剂量地塞米松抑制试验、垂体及肾上腺 CT,可鉴别。

2.下丘脑性肥胖 下丘脑的炎症、肿瘤、创伤、肉芽肿及退行性变、某些药物、精神创伤等导致的下丘脑综合征,多有神经系统表现,体温调节异常,汗液分泌异常,并伴有内分泌功能异常,垂体激素和下丘脑激素兴奋试验及影像学检查可鉴别。

3.甲状腺功能减退症 本病多伴有黏液性水肿、怕冷、皮肤干燥、表情淡漠、反应迟钝等,查 FT_3、FT_4、sTSH 可鉴别。

4.药物相关性肥胖 因某些疾病长期使用氯丙嗪、糖皮质激素、胰岛素、促进蛋白合成制剂、阿司咪唑等药物者,食欲亢进导致肥胖。有相关的药物服用史可资鉴别。

5.遗传病相关的肥胖 Laurence-Moon-Biedl 综合征、Prader-Labhart-Willi 综合征、Alstron 综合征等,在肥胖的同时有各病的特征性表现。

6.多囊卵巢综合征 多囊卵巢综合征可伴有肥胖、多毛、胰岛素抵抗、月经不规则或闭经、不育,基础体温呈单相,长期不排卵。双侧卵巢增大。血浆 LH 水平增高,FSH 水平较低,LH/FSH 比值>3。可通过 B 型超声、CT、腹腔镜检查确诊。

六、治疗

(一)一般治疗

1.饮食疗法

(1)控制进食量:轻度肥胖者,一般仅需适当减少食物中的碳水化合物和脂肪;中、重度肥胖者摄入热卡,男性宜控制在 6276～8368kJ(1500～2000kcal)/d。女性在 5020～6276kJ(1200～1500kcal)/d;严重肥胖者应控制在 4184kJ(1000kcal)/d 左右。饮食质量为低碳水化合物、高蛋白质(一般蛋白质 1～1.2U/kg 理想体重,碳水化合物 150～200kcal/d,其余热量以脂肪补足)。

具体进食量可根据患者的肥胖程度和劳动强度,使每日摄入热卡逐渐减少到既能减轻体重,患者又能耐受的最低热卡数[334kJ(800kcal)/d]为止。对以上疗效欠佳的中、重度肥胖患者,可在此基础上,每星期完全禁食 1～2 天。如果按每天耗热能 6276kJ(1500kcal)计算,1 年可减轻体重 10kg 以上。对于严重肥胖又无并发症、需要在短期内尽快取得疗效者,可在医生指导下适当进行暂时绝食,继之以低热量食谱长期坚持。绝食期间可出现体位性低血压、高尿酸血症、酮血症、负氮平衡等并发症。因此,肥胖症并发妊娠、哺乳、痛风、肝病、脆性糖尿病者,禁用绝食疗法。绝食期间可进水及维生素,最好每天进食1～2个鸡蛋或1杯牛乳,以减少负氮平衡。难以忍受饥饿者,可以适当量的蔬菜充饥。

(2)戒酒,禁咖啡:改变爱吃咸食、甜食、零食、睡前加餐的习惯。

2.运动疗法 这是治疗肥胖病的重要手段,能有效地消耗储存脂肪,且可使机体组织蛋白增加;还可促进心肌侧支循环的形成和发展,有利于改善心肌缺氧。此外,运动能提高高密度脂蛋白水平,降低血胆固醇浓度。运动量因人而异,一般应由小到大,逐渐增加。

(二)治疗药物 T⁅

常用药物可分为下列3类:

1.食欲抑制剂 适用于不能坚持饮食控制者,可分为两种:

(1)苯丙胺类:有右苯丙胺、苯丙胺、芬氟拉明(氟苯丙胺)15种,其中以芬氟拉明最常用,一般每次20mg,2～3次/日;效果欠佳者,可逐渐增加到每日80mg。苯丙胺类有较强食欲抑制作用,但同时也有较强的中枢和交感神经兴奋作用,伴有冠心病、狂躁精神病、糖尿病禁用。

(2)其他食欲抑制剂:常用的有苯甲吗啉25mg,2～3次/日,早、午饭前服用。安非拉酮(二乙胺苯酮)25mg,2～3次/日,长效制剂,75mg次,1次/日,晨服。

2.双胍类降糖药 本类药可致食欲不振。如苯乙双胍50mg,2次/日,每周增加50～300mg/d为止,现常用二甲双胍500mg,2次/日。有肝肾功能不全者禁用。

3.激素类药物

(1)甲状腺激素可提高机体代谢率,增加热量消耗而减轻体重。甲状腺素片,30mg,2次/日,可逐渐增加到120～180mg/d。

(2)黄体酮100mg,肌内注射,1次/日。用于治疗肥胖病的并发症及肥胖-通气受限综合征,有一定疗效,但治疗中、后肺功能有可能障碍。

(常 湛)

第五节 血卟啉病

血卟啉病是血红素生物合成过程中部分酶的缺陷引起血红素合成障碍,卟啉及其前体的过度蓄积与排泄所导致的一组遗传代谢性疾病。

【病因】

血卟啉病是一种多基因遗传病,基因突变引起酶活性缺陷,但何时发病及其严重程度与环境因素有关。饮酒、饥饿、严重感染、创伤、精神刺激、妊娠、病毒感染、某些药物如苯妥英钠、苯巴比妥等可诱发发病或加重病情。

【分类与临床表现】

卟啉病共有8种类型,每种卟啉病均对应某一酶的缺陷(表8-1)。

表8-1 不同类型卟啉症的特征

卟啉病的类型	缺陷酶	临床表现	特征性的生化指标
急性间歇性卟啉症(AIP)	卟胆原脱氨酶	腹痛和神经系统症状	尿 ALA 和 PBG
杂色卟啉病(VP)	原卟啉原氧化酶	神经系统症状和皮肤光过敏	尿 ALA、PBG 和粪卟啉;粪便原卟啉

续表

卟啉病的类型	缺陷酶	临床表现	特征性的生化指标
遗传性粪卟啉病(HCP)	粪卟啉原氧化酶	神经系统症状和皮肤光过敏	尿 ALA、PBG 和粪卟啉;粪便粪卟啉
ALA 脱水酶缺乏(ADP)	ALA 脱水酶(即卟胆原合成酶)	腹痛和神经系统症状	尿 ALA 和粪卟啉
迟发性卟啉皮肤病(PCT)	尿卟啉原脱羧酶	皮肤光过敏和肝损伤	尿中尿卟啉;粪便同型粪卟啉
肝红细胞生成性卟啉病(HEP)	尿卟啉原脱羧酶	皮肤光过敏	红细胞锌-原卟啉;尿中尿卟啉;粪便同型粪卟啉
先天性红细胞生成性卟啉病(CEP)	尿卟啉原Ⅲ合成酶	皮肤光过敏,溶血,脾大	红细胞及尿中尿卟啉,粪便粪卟啉
原卟啉病(EPP)	亚铁螯合酶(即血红素合成酶)	皮肤光过敏	红细胞、胆汁及粪便原卟啉

1.急性间歇性卟啉病

(1)急性间歇性卟啉病又称 Walden-strom 综合征,是肝内卟胆原脱氨酶的基因发生某种变异,从而影响了酶活性,导致 ALA 和 PBG 的大量生成,蓄积在体内组织中,引起中枢神经系统、周围神经系统、自主神经系统损伤,没有皮肤损害表现,属于常染色体显性遗传。

(2)AIP 发病常在 20～40 岁,常见诱因为饥饿、乙醇、某些药物和应激状态下体内产生的激素,内脏自主神经病变引起胃肠痉挛出现反复发作的剧烈腹痛、恶心、呕吐、便秘、腹胀,同时可伴有高血压、心动过速、多汗、尿潴留、直立性低血压等,急性发作后大多完全恢复。

(3)周围神经病变是轴突退行性变,可出现运动及感觉功能障碍,表现为四肢软弱无力,甚至软瘫、躯干及四肢的弥散性疼痛或感觉迟钝,腱反射减弱或消失。

(4)中枢神经受累可引起精神症状如焦虑、忧郁、失眠、烦躁、精神错乱、幻觉、妄想以及神经过敏。

(5)严重的 AIP 急性发作时可在数天内出现累及四肢的迟缓性瘫痪、呼吸肌和延髓麻痹,甚而危及生命,称之为血卟啉病危象。

2.杂色卟啉病(VP)　杂色卟啉病是由于原卟啉原氧化酶活性缺乏所致的一种肝性卟啉病,呈常染色体显性遗传。除了与 AIP 相似的神经系统的表现外,尚有皮肤损害,但通常不与内脏神经症状同时出现。通过检测中性 pH 时血浆中卟啉的荧光发射光谱可与其他类型的卟啉病相鉴别。

3.遗传性粪卟啉病　遗传性粪卟啉病(HCP)是由于粪卟啉原氧化酶基因突变导致的一种常染色体显性遗传的肝性卟啉病,更多见于女性。同 VP 临床表现类似,均具有神经异常表现和皮肤损害。VP 体内粪卟啉和原卟啉水平均升高,但 HCP 仅粪卟啉水平升高,借此可与 VP 鉴别,还可通过测定粪卟啉原氧化酶活性进行诊断。

4.ALA 脱水酶缺乏性卟啉病(ADP)　这是一种罕见的常染色体隐性遗传性卟啉病,临床表现同 AIP,但可在儿童期发病,可存在溶血,患者尿中 ALA 和粪卟啉水平升高,可通过检测红细胞中 ALA 脱水酶的活性得出诊断。

5.迟发性卟啉皮肤病(PCT)　PCT 是最常见的一种卟啉病,是由尿卟啉原脱羧酶缺乏引起,分为散发型(Ⅰ型)、家族型(Ⅱ型)、Ⅲ型(酶缺乏仅限于肝)、肝红细胞生成性血卟啉病、毒性血卟啉病、严重和难治型。中年发病,男性多见,主要表现为皮肤光过敏,阳光照射部位可出现大小不等的水疱,皮肤增厚和色素沉着。可伴有肝损伤,并有发生肝癌的危险。PCT 无腹痛及神经系统症状。大量饮酒、铁、雌激素和许多化学物品可诱发 PCT。

6.肝红细胞生成性卟啉病(HEP)　HEP 是一种罕见的常染色体隐性遗传性卟啉病,是由红细胞及其他组织中尿卟啉原脱羧酶缺乏所致,临床表现与先天性红细胞生成性卟啉病(CEP)类似,但粪、尿中粪卟啉升高,组织中尿卟啉原脱羧酶活性降低可区别于 CEP。

7.先天性红细胞生成性卟啉病(CEP)　CEP 是由尿卟啉原Ⅲ合成酶缺乏引起的常染色体隐性遗传性疾病。婴儿发病,尿色发红,出现严重的皮肤光过敏损害,皮肤色素沉着或脱失,伴有严重的骨质脱盐,可出现溶血和脾大,无神经损害。

8.原卟啉病(EPP)　EPP 是由亚铁螯合酶缺乏引起的常染色体显性遗传性血卟啉病。儿童期发病,不同于其他卟啉病的皮疱和色素改变,日光暴露处出现弥漫性水肿、苔藓化、皮革样假囊疱等。可伴有轻度贫血,少数患者出现肝损害,并可发生肝衰竭。

【诊断】

1.初步筛查

(1)临床上对怀疑有神经内脏症状的急性卟啉病患者可通过 Watson-Schwarz 试验(即二甲氨基苯甲醛试验)进行筛查,也可直接检测尿中 PBG 和 ALA。AIP、VP、HCP 的尿 PBG 和 ALA 水平均升高,ADP 的 PBG 水平不高,但 ALA 水平升高。

(2)测定红细胞卟胆原脱氨酶的活性可用于 AIP 的诊断。

(3)对伴有皮肤损害的卟啉病患者可用荧光光谱分析血浆卟啉水平和种类。

2.分型诊断　卟啉病的分型诊断可通过检测血、尿、粪便中特征性的卟啉及其前体做出,有条件的实验室也可检测相应酶的活性进行分型诊断。由于遗传异质性的存在,DNA 分析对初次诊断地做出并不实用,但对一个具有已知突变的患者,DNA 分析应该是评价其家族成员的首选方法。

【鉴别诊断】

1.腹痛者应与胃十二指肠溃疡穿孔、急性阑尾炎、胆石症、憩室炎、主动脉瘤破裂、机械性肠梗阻、肠系膜动脉栓塞等急腹症相鉴别,但本病所致腹痛多为反复发作的绞痛,无固定部位,持续时间短则数小时,一般为数日或更长些,可有白细胞的轻度升高,但无腹部反跳痛和肌紧张,因此,详尽的体格检查和病情的观察,有助于鉴别。

2.铅中毒也可出现腹痛,尿中粪卟啉增加,可通过检测血铅浓度进行鉴别。

【治疗】

1.去除诱因　停用任何促卟啉生成和可能加重病情的药物并戒酒,避免剧烈运动,积极控制感染,有皮肤损害者一定要避免日光照射。

2.口服和静脉应用葡萄糖和羟高铁血红素　可减少 ALA 的合成,是 AIP 和 VP 急性发作时的主要治疗用药。

3.放血疗法　PCT 患者可进行静脉放血疗法和应用氯喹治疗。

4.β-胡萝卜素　EPP 患者可应用 β-胡萝卜素。

5.对症处理

(1)腹痛时可用麻醉镇痛药(如哌替啶)缓解疼痛,氯丙嗪和地西泮可被用于缓解恶心、呕吐及神经精神症状,对焦躁不安者也可应用水合氯醛,高血压和心动过速者可应用普萘洛尔,每日 20～200mg。

(2)多数抗癫痫药物尤其巴比妥类和苯妥英类本身可诱发卟啉病的急性发作,因此当出现癫痫发作时应谨慎用药,可使用小剂量的氯硝西泮和加巴喷丁,出现癫痫持续状态时可使用地西泮静脉滴注或硫酸镁 0.5～1.0g 静脉滴注。

(3)出现 AIP 危象时可用血液透析和血液灌注。

6.肝移植和特异性的基因治疗　肝移植和特异性的基因治疗可能是今后的发展前景。

(蒋雪羚)

第六节　血色病

血色病又称含铁血黄素沉着症,是体内过多的铁沉积于肝、胰、心、肾、脾、皮肤等组织引起的代谢性疾病,可出现皮肤色素沉着、肝大、肝硬化、糖尿病、心脏扩大、心律失常、心力衰竭等。

【病因】

1.遗传性血色病　又称原发性血色病,属常染色体隐性遗传,是由于血色病基因(HFE)突变引起肠道铁吸收过多,沉积于组织,引起细胞破坏、纤维增生、器官功能障碍。

2.继发性血色病　长期大量输血、过量使用铁剂、高铁饮食、长期酗酒、某些血液病(反复溶血、遗传性球形红细胞增多症、恶性贫血)等引起铁的来源过多,再生障碍性贫血引起铁利用障碍,慢性肝病(门-腔静脉分流术后、迟发性皮肤卟啉病)引起铁代谢障碍,可引起继发性血色病。

【临床表现】

原发性者起病隐匿,多于40～60岁出现症状,男性多见,继发性者早年就可出现症状,但两者表现相似,早期出现乏力、体重下降、皮肤色素沉着、腹痛或关节痛,继续发展可出现典型的三联症:肝硬化、色素沉着、继发性糖尿病,之后可出现心肌病变、脾大、内分泌紊乱和关节炎。

【诊断】

1.血清铁　血清铁升高>31.8μmol/L(8.95～28.64μmol/L);血清转铁蛋白饱和度升高,纯合子可>62%(正常<50%);血清铁蛋白>1000μg/L(正常男性<300ug/L,女性<200μg/L)。

2.去铁胺试验阳性　肌内注射去铁胺0.5～1g后24h尿铁>10mg(正常<2mg)。

3.清蛋白降低　肝硬化阶段可出现清蛋白降低,凝血酶原时间延长,胆红素升高,血浆Ⅳ型胶原水平升高。

4.形态学改变　CT提示肝、胰、脾等密度增高,肝大,后期出现肝硬化。

5.肝穿刺活检和皮肤活检　确诊依靠肝穿刺活检和皮肤活检,可见弥漫性含铁血黄素颗粒。

6.基因筛查　对家族成员可进行HFE基因的筛查。

【治疗】

1.一般治疗　限制铁的摄入,禁止输血和补充铁剂,忌食含铁丰富的食物,避免铁锅和铁质容器。

2.静脉放血　开始每周1次,每次放血400～500ml,1～2年后血清铁正常时可改为每3～4个月1次。严重贫血或心力衰竭患者,先用铁螯合剂治疗,贫血和心力衰竭控制后再进行放血治疗。

3.铁螯合剂　仅用于多次放血有困难或放血后出现心绞痛者,去铁胺0.5g肌内注射,每日2次。

4.继发性者的治疗　继发性血色病者一般不宜进行静脉放血,多采用铁螯合剂和积极治疗原发病。

5.对症治疗　出现继发性糖尿病、心力衰竭、肝硬化等时进行相应治疗。

(蒋雪羚)

第七节　痛风

痛风是长期嘌呤代谢紊乱和(或)尿酸排泄减少,血尿酸增高引起组织损伤的一组异质性疾病,临床以高尿酸血症、急性关节炎反复发作、慢性关节炎和关节畸形、痛风石沉积、肾实质性病变和尿酸石形成特点。上述临床表现可呈不同的组合,但仅有高尿酸血症,即使合并有尿酸性肾结石,亦不称为痛风。痛风是指高尿酸血症的同时,并发有炎症性关节炎或痛风石等病变的存在。根据血液中尿酸增高的原因,可分为原发性和继发性两大类。原发性痛风是由于先天性嘌呤代谢紊乱所致;继发性痛风是由于其他疾病、药物等引起尿酸生成增多或排出减少,形成高尿酸血症所致。本文主要讨论原发性痛风。

痛风,中医亦称痛风,又名白虎历节。是因饮食失宜、脾肾不足、外邪痹阻、痰瘀沉积所致的肢体痹病类疾病。

一、西医病因病理

(一)病因

尿酸为嘌呤代谢的最终产物,主要由细胞代谢分解的核酸、其他嘌呤类化合物以及食物中的嘌呤,经酶的作用分解而来。嘌呤代谢速度受 1-焦磷酸-5-磷酸核糖(PRPP)和谷氨酰胺的量以及鸟嘌呤核苷酸、腺嘌呤核苷酸和次黄嘌呤核苷酸对酶的负反馈控制来调节。嘌呤代谢的首步反应是 PRPP 和谷氨酰胺受磷酸核糖焦磷酸酰胺转换酶催化生成 1-氨基-5-磷酸核糖。人尿酸生成的速度主要取决于细胞内 PRPP 的浓度,而 PRPP 合成酶、次黄嘌呤-鸟嘌呤磷酸核糖转化酶、磷酸核糖焦磷酸酰胺转换酶和黄嘌呤氧化酶对尿酸生成具有重要作用。

痛风的重要生化标志是高尿酸血症。尿酸生成增多,或排泄减少,或排泄虽不减少但生成超过排泄,或生成增多与排泄减少同时存在,均可使尿酸累积而出现血尿酸增高。37℃时,血浆尿酸的饱和度约为 0.42mmol/L(7mg/dl),高于此值即为超饱和,尿酸盐可在组织内沉积而引起痛风的组织学改变。原发性高尿酸血症和痛风发病主要有下述两个方面。

1.肾尿酸排泄减少　在原发性痛风患者中占多数,约占 90% 左右。尿酸排泄主要通过肾小球滤出、肾小管重吸收和肾小管分泌来实现。大多数原发性痛风患者其高尿酸血症的产生,主要是由于尿酸排泄减少,此组疾病属多基因遗传缺陷。尿酸排泄减少主要是由于肾小管分泌减少,肾小球滤出减少,另外肾小管重吸收增加亦可能参与。

2.尿酸生成增多　限制嘌呤饮食 5 天后,若每天尿酸排出超过 3.57mmol(600mg),可认为尿酸生成增多。痛风患者中由尿酸生成增多所致者仅占少数,一般不超过 10%。酶的缺陷为导致尿酸生成增多的原因。酶缺陷的部位可能有:①PRPP 合成酶活性增高,使 PRPP 量增加;②次黄嘌呤-鸟嘌呤磷酸核糖转换酶部分缺乏,使鸟嘌呤转变为鸟嘌呤核苷酸及次黄嘌呤转变为次黄嘌呤核苷酸减少,导致对嘌呤代谢的负反馈作用减弱;③磷酸核糖焦磷酸酰胺转移酶浓度或活性增高,对 PRPP 的亲和力增强,对嘌呤核苷酸负反馈作用的敏感性降低;④黄嘌呤氧化酶活性增加,加速次黄嘌呤转变为黄嘌呤,黄嘌呤转变为尿酸。原发性痛风常同肥胖、非胰岛素依赖型糖尿病、高脂血症、动脉粥样硬化性心脏病、原发性高血压等并存,近来研究认为他们可能有共同的发病基础。限制嘌呤饮食可使正常人和原发性痛风患者血尿酸水平降低 35.7~107μmol/L,故外源性嘌呤对体内尿酸储存亦起相当的作用,但高嘌呤饮食仅对具有痛风体质的人才可成为发病的促发因素。

(二)病理

痛风急性发作期,尿酸盐沉积于关节组织内,被细胞所吞噬,引起细胞坏死,释放激肽等多种炎症因子,导致急性炎症发作。慢性关节炎期,尿酸盐沉积为细小针状结晶,周围被上皮细胞、巨核细胞所包围,沿软骨面、滑囊、耳轮、腱鞘、关节周围组织、皮下结缔组织等处沉积形成痛风石,导致慢性炎症,滑囊增厚,血管翳形成,软骨退行性变,骨质破坏缺损,关节周围组织纤维化,导致关节畸形。尿酸盐沉积于肾小管,常伴间质炎症反应、纤维化、肾小管萎缩、肾小球硬化和肾动脉硬化以及毛细血管基底膜增厚。

二、中医病因病机

中医认为本病的发生可分为外因和内因两个方面。风、寒、湿、热之邪侵袭人体肢节、经络、肌肉是发病的外在因素;而正气亏虚或先天不足是发病不可缺少的内在因素。

(一)风、寒、湿、热之邪侵袭

由于居处潮湿、涉水冒雨、长期水下作业、气候剧变、冷热交错等原因,以致风、寒、湿邪侵袭人体,流注经络、关节、肌肉而发病。感受风热之邪,与湿相并,导致风、湿、热合邪为患;素体阴虚有热或素体阳盛等内有蕴热之体,感受外邪之后,易从热化;风、寒、湿邪侵袭人体,日久不愈,郁而化热,均可导致风寒湿热之邪痹阻经络、关节、肌肉而发病。

(二)正气亏虚,先天不足

机体正气亏虚,卫外不固,或先天禀赋不足,外无御邪之能,内乏抗病之力,复因久住湿地、汗出当风、冒雨涉水、热毒浸淫,风、寒、湿、热之邪得以内侵肌肉、筋骨、关节之间,邪气留恋,气血凝滞,脉络痹阻而成。《济生方》言:"皆因体虚,腠理空虚,受风寒湿气而成痹也"。痹证日久不愈,血脉瘀阻,津聚痰凝,由经络而病及脏腑,导致脏腑痹。《素问·痹论》说:"五脏皆有合,病久而不去者,内舍于其合也。"

三、临床表现

本病多见于男性,男、女之比约为20:1,各年龄段均可发病,但大部分在40岁以上,多见于中、老年,女性则多于更年期后发病,常有家族遗传史。

(一)无症状期

无症状期又称无症状高尿酸血症期,患者仅有血尿酸持续或波动性增高而无临床症状。从血尿酸增高至症状出现时间可长达数年至数十年,有些可以终生不出现症状。因此,高尿酸血症和临床痛风两者之间的界限,常常不易划分。但随着年龄增长,出现症状的比率增高,其症状出现与高尿酸血症的水平和持续时间有关。

(二)急性关节炎期

急性关节炎期是原发性痛风最常见的首发症状。劳累、受寒、饮酒、食物过敏、进食高嘌呤饮食、感染、创伤、手术等为发病常见诱因。患者常在午夜突然发病,每因疼痛而惊醒。最初发作时大多侵犯单一关节,以踇趾及第一跖趾关节为多见,其他受累关节根据发生的频率依次为足弓、踝、跟、膝、腕、指和肘关节,偶有双侧同时或先后发作,后期可发展为多关节炎。关节红、肿、热、痛,活动受限,大关节受累时可有关节腔积液。可伴有发热、头痛、血白细胞数增多、红细胞沉降率增高等。多数患者发病前无前驱症状,但部分患者于发病前有疲乏、周身不适及关节局部刺痛等先兆。初次发作常呈自限性,一般经过1~2天或多至几周后可自然缓解,关节功能恢复,此时受累关节局部皮肤可出现脱屑和瘙痒,为本病特有的症状,但非经常出现。急性期缓解后,患者全无症状,称为间歇期。此期可持续数月或数年,少数患者仅有1次单关节炎,以后不再发作,但多数患者在1年内复发。此后每年发作数次或数年发1次,相当一部分患者有越发越频的趋势,受累关节也越来越多,引起慢性关节炎及关节畸形,只有极少数患者自初次发作后没有间歇期,直接延续发展到慢性关节炎期。

（三）慢性关节炎期

多因急性关节炎未经治疗或虽治疗而未达到治疗目的，反复发作发展而来。表现为多关节受累，发作较频，间歇期缩短，疼痛日渐加剧，甚至发作后疼痛亦不能完全缓解。少数亦可累及肩、髋、脊柱、骶髂等关节。尿酸盐结晶可在关节附近肌腱、腱鞘、皮下结缔组织处沉积，形成黄白色赘生物，即所谓痛风石，可小如芝麻，大如鸡蛋或更大，以外耳轮、对耳轮、跖趾、指间、掌指、肘部为多见。痛风石初起质软，随着纤维组织增生，质地越来越硬。关节可因痛风石增大，关节结构及其软组织破坏，纤维组织及骨质增生而导致畸形和活动受限。关节畸形表现为以骨质缺损为中心的关节肿胀，无一定形状且不对称。痛风石经皮肤溃破可有白色粉末状尿酸盐结晶排出，所形成的溃疡不易愈合，但由于尿酸盐抗菌作用，继发性感染较少见。

（四）肾脏病变

1.肾结石　痛风患者肾尿酸结石的发生率约为25%，其发生率高低与高尿酸血症程度和24小时尿中排出的尿酸量相关。结石体积大小不一，细砂粒状结石常无症状，常随尿排出而不为患者察觉。较大的结石可引有血尿、肾绞痛及尿路感染表现。由于尿酸结石可透过X射线，故一般腹部平片不能看到，需通过肾盂造影才能证实。

2.痛风性肾病　由尿酸盐结晶沉积于肾组织引起。早期病变为间质反应和肾小球损害，可仅有蛋白尿和显微镜下血尿，且间隙出现，随着病程进展，蛋白尿转为持续性，肾功能尤其是浓缩功能受损，夜尿增多、尿比重偏低，进一步发展为肾功能不全。由于痛风常伴有高血压、动脉硬化、肾结石等疾患，所谓痛风性肾病可能是综合因素作用的结果。单纯痛风性肾病一般呈良性经过，由其导致肾衰竭者极为少见。

3.急性肾衰竭　由于血尿酸急剧增高，大量尿酸盐结晶可在肾小管、肾盂及输尿管沉积，出现少尿甚至无尿，起病突然，可迅速发展为肾衰竭。如不及时处理，可因此致患者死亡。尿酸盐结晶在肾小管沉积引起的急性肾衰竭称为尿酸性肾病，须与痛风性肾病加以区别。

四、常用实验室检查

1.血清尿酸测定　血尿酸增高，超过7.0mg/dl，但在急性期血尿酸增高的程度与临床症状的轻重不一定平行，缓解期可正常，甚至少数急性痛风发作的患者其血尿酸水平亦正常。须反复检查以免漏诊。

2.尿液尿酸测定　对急性关节炎的诊断意义不大，因有半数以上痛风患者小便尿酸排出正常，但通过尿液检查了解尿酸排泄情况，对选择治疗药物及鉴别尿路结石是否由于尿酸增高引起有所帮助。正常饮食24小时尿酸排出量在600mg以下。

3.滑囊液检查　急性发作期如踝、膝等较大关节肿胀时，可行关节腔穿刺取滑囊液进行旋光显微镜检查，可发现白细胞内有双折光现象的针形尿酸盐结晶。白细胞计数一般在1000～7000，有时可达50000，主要是分叶粒细胞。急性发作期检出率在90%。

4.X线检查　受累关节X线片检查，早期无特征性改变。随着病情发展，病情加重至慢性关节炎期，在软骨缘邻近关节的骨质可有圆形或不整齐的穿凿样透亮缺损，为尿酸盐侵蚀骨质所致，为痛风的X线特征。

5.痛风石特殊检查　对痛风结节可做活组织检查，或特殊化学检查鉴定，还可做紫外线分光光度计测定，及尿酸氧化酶分解测定。

五、诊断与鉴别诊断

（一）痛风诊断要点

关于痛风诊断国内尚无统一标准。一般多采用美国风湿病协会标准，美国 Holmes 标准以及日本修订标准。兹介绍美国风湿病协会关于急性痛风性关节炎的分类标准：

1.滑囊液中查见特异性尿酸盐结晶。

2.痛风石经化学方法或偏振光显微镜检查，证实含有尿酸钠结晶。

3.具备下列临床、实验室和 X 线征象等 12 项中 6 项者。①1 次以上的急性关节炎发作；②炎症表现在 1 天内达到高峰；③单关节炎发作；④患病关节皮肤呈暗红色；⑤第一跖趾关节疼痛或肿胀；⑥单侧发作累及第一跖趾关节；⑦单侧发作累及跗骨间关节；⑧有可疑的痛风石；⑨高尿酸血症；⑩X 线显示关节非对称性肿胀；⑪X 线摄片示骨皮质下囊肿不伴有肾髓质侵蚀；⑫关节炎症发作期间关节液微生物培养阴性。

总之，根据典型的关节炎发作表现、诱发因素、家族病史、发病年龄以及泌尿道尿酸结石病史等，可考虑为痛风。血尿酸增高，或滑囊液及痛风石活检发现尿酸盐结晶即可确定诊断。急性关节炎期诊断有困难时，可用秋水仙碱做诊断性治疗；若为痛风，服用秋水仙碱后症状迅速缓解。

（二）鉴别诊断

1.风湿性关节炎　多发生于青少年，以四肢大关节受累多见，呈游走性疼痛。血清抗链球菌溶血素"O"常增高。

2.类风湿关节炎　以年轻女性为多见。好发于四肢小关节，关节肿胀呈梭形、对称性，关节畸形僵直，类风湿因子阳性。

（三）中医病证鉴别诊断

1.痹证　为大关节疼痛，无痛风石，抗"O"升高，而血尿酸不高，病愈后关节不遗留强直变形。

2.尪痹　多见于青年女性，虽好发于小关节，但非突起，表现为游走性、对称性多关节肿痛，常有晨僵，类风湿因子阳性，血尿酸不高。

六、治疗

原发性痛风目前尚无根治方法，但控制高尿酸血症可使病情逆转。①急性期迅速终止急性发作，以秋水仙碱或非甾体抗炎药、糖皮质激素为主配合清热通络中药治疗。②慢性期使用排尿酸或抑制尿酸合成药物以控制高尿酸血症，或用中药辨证治疗。③防止尿酸结石形成和肾功能损害。根据疾病阶段不同和并发症的不同采取不同的治疗措施。

（一）饮食调护

调节饮食，防止过胖。不进高嘌呤食物（心、肝、肾、脑、沙丁鱼、酵母等），严格戒酒，鼓励多饮水，使每日尿量在 2000ml 以上。尿 H^+ 浓度在 1000nmol/L（pH6.0 以下）时，宜服碱性药物；晨尿酸性时，晚上加服乙酰唑胺 250mg 使尿保持碱性。不宜使用抑制尿酸排泄的药物。

（二）西医治疗

1.急性期治疗　绝对卧床休息，避免受累关节负重，休息至关节疼痛缓解 72 小时后始恢复活动。因为此间使用降尿酸药物无意义，故应立即给予下列药物：

（1）秋水仙碱：为痛风急性发作的特效药。一般于服药后 6～12 小时症状减轻，24～48 小时内约 90%

以上病例能得到缓解。用法:首次剂量 1mg,口服,以后每小时 0.5mg 或每 2 小时 1mg 口服,直至症状缓解或出现腹泻等胃肠道副作用,但用至最大剂量 6mg 而病情无改善时应停用。有胃肠道反应者,必要时可缓慢静脉注射给药,剂量为 1～2mg,以生理盐水 10～20ml 稀释,注射时间不少于 5 分钟,视病情需要,每隔 6～8 小时再给予 1mg,总量不超过 4mg。治疗过程中应密切注意观察秋水仙碱的副作用,如骨髓抑制、肝细胞损害、精神抑郁、上行性麻痹、呼吸抑制等。血白细胞减少的患者不能使用。

(2)非甾体抗感染药:本类病包括吲哚美辛、萘普生、布洛芬、保泰松、羟布宗等。本类药物一般在开始治疗时给予接近最大的剂量,而在症状缓解时逐渐减量。如吲哚美辛开始剂量为 25～50mg,每 6 小时 1 次,症状缓解后按此剂量继续 24～72 小时,以后减至每次 25mg,每日 2～3 次。此类药物对痛风急性发作的治疗效果接近秋水仙碱,但较秋水仙碱为温和。

(3)糖皮质激素:能迅速缓解急性发作,但停药后往往出现"反跳"现象,因此,只在秋水仙碱、非甾体抗感染药治疗无效或有禁忌证时采用。如泼尼松,剂量为 10mg,每日 3～4 次。

2.发作间歇期和慢性期治疗

(1)排尿酸药:适用于血尿酸增高,肾功能尚好,每日尿排出尿酸不多的患者。常用药物有丙磺舒、磺吡酮、苯溴马隆等。丙磺舒从小剂量 0.25g、每日 2 次开始,2 周内增至 0.5g,每日 2～3 次,最大剂量每日不超过 2g。磺吡酮从小剂量每次 50mg、每日 2 次开始,10 日内递增至每次 100mg,每日 3 次,最大剂量每日不超过 600mg。磺吡酮排尿酸作用较丙磺舒强而副作用较丙磺舒少。苯溴马隆每日 1 次,25～100mg。服药期间宜大量饮水及碱化尿液。

(2)抑制尿酸合成药:本类药主要有别嘌醇,其作用机制是通过抑制黄嘌呤氧化酶使尿酸生成减少。适用于尿酸生成过多,对排尿酸药过敏或无效,以及不适宜使用排尿酸药的患者。剂量为每次 100mg,每日 2～4 次,最大剂量每日可用至 600mg,与排尿酸药同用可加强疗效,能促进尿酸盐沉积物动员出来,使组织中的痛风石溶解,特别适用于痛风石严重而肾功能良好的患者。副作用有胃肠道不适、皮疹、发热、肝和骨髓损害等。

(3)其他:关节活动障碍可进行理疗或体疗。痛风石较大或经皮溃破,可行手术将痛风石剔除。

(三)中医治疗

1.中医证治枢要 本病的基本特点是肢体关节疼痛。根据其不同的临床表现,辨其何邪偏胜和病程久暂。突然起病且病程短暂者,多为风、寒、湿、热痹阻;久治不愈病程长久者,多为痰瘀阻络、肝肾亏虚。治疗上应视其轻重,分清层次。以祛风、散寒、除湿、清热、舒经通络和缓急止痛为基本原则。

2.中医辨证施治

(1)风寒湿阻

症见:肢体关节疼痛,呈游走性疼痛,屈伸不利,或痛处不移,或肢体关节重着肿痛、肌肤麻木,遇阴雨天加重。舌苔薄白,脉弦紧或濡缓。

治则:祛风散寒,除湿通络。

代表方:蠲痹汤。

加减:若风胜呈游走性疼痛,加防风、白芷;若寒胜疼痛剧烈,加附子、川乌、细辛;若湿胜肌肤关节麻木重着,加防己、苡仁、萆薢。

(2)风湿热郁

症见:关节红肿热痛,痛不可触,得冷则舒,病势较急,兼发热,心烦口渴,汗出不解。舌红,苔黄,脉滑数。

治则:清热通络,祛风胜湿。

代表方:白虎加桂枝汤。

加减:若发热、口渴、苔黄、脉数,加金银花、连翘、黄柏;若低热、口干、五心烦热,加秦艽、功劳叶、青蒿;若关节肿大,加桑枝、姜黄、威灵仙。

(3)痰瘀阻络

症见:关节肿痛日久,反复发作,时轻时重,强直畸形,屈伸不利,皮下结节。舌淡体胖或紫暗,有瘀斑,苔白腻或黄腻,脉细涩或细滑。

治则:化痰祛瘀,搜风通络。

代表方:桃红饮。

加减:若痰瘀重,加乌梢蛇、穿山甲、全蝎、地龙;若皮下结节,加白芥子、僵蚕;若痰盛,加白芥子、胆南星。

(4)肝肾亏虚

症见:久病不愈,反复发作,关节呈游走性疼痛,或酸楚重着,甚则强直畸形,屈伸不利,或麻木不仁,腰脊酸痛,神疲乏力,气短自汗,面色无华。舌淡,脉细或细弱。

治则:补益肝肾,祛风散寒除湿。

代表方:独活寄生汤。

加减:若腰膝酸软无力甚者,加黄芪、川续断;若关节冷痛明显,加附子、肉桂;若肌肤麻木不仁,加络石藤、鸡血藤。

3.常用验方效方

(1)中成药及简易方:益肾蠲痹丸,每次 9g,每日 3 次,适用于肝肾亏虚型痛风;舒筋活血片,每次 5 片,每日 3 次,适用于痰瘀阻络型痛风;雷公藤根(去皮)15g、生甘草 5g,煎水服用,每日 1 剂,14 天为 1 个疗程;稀莶草、臭梧桐各 15g,煎水服用,每日 1 剂,14 天为 1 个疗程。

(2)针灸:一般风寒湿阻者宜针灸并施;风湿热郁者宜针不宜灸;正虚病久者以灸为宜。取穴:肩痛取肩井及压痛点;腕痛取阳池、外关、合谷;肘痛取合谷、手三里、曲池;膝痛取膝眼、阳陵泉;踝痛取中封、昆仑、解溪等。

(3)电离子导入疗法:陈醋 500g、威灵仙 30g,浸 2 周后过滤,做直流电透入。

七、预防与调护

首先应节制饮食,避免大量进食高嘌呤食物,如动物内脏、沙丁鱼、发酵食物等,严格戒酒,防止过胖。避免过度劳累、紧张、受寒、关节损伤等诱发因素。要多饮水帮助尿酸排出,在使用排尿酸药时,不宜使用抑制尿酸排泄的药物如:水杨酸、乙酰吡嗪、噻嗪类利尿药、呋塞米等。对患者的家族进行普查,及早发现无症状的高尿酸血症者。定期复查,如血尿酸高达 $420\mu mol/L$ 以上时,应使用促进尿酸排泄或抑制尿酸生成的药物,以使血尿酸恢复正常,从而防止痛风的发生。

原发性痛风目前尚无彻底治愈的方法,但对症状及病程进展能加以控制,使之逆转。

(柳　河)

第八节 骨质疏松症

【概述】

骨质疏松症(OP)是一种以骨量低下,骨微结构破坏,导致骨脆性增加,易发生骨折为特征的全身性骨病。2001 年美国国立卫生研究院(NIH)提出,骨质疏松症是以骨强度下降、骨折风险性增加为特征的骨骼系统疾病,骨强度反映骨骼的两个主要方面,即骨矿密度和骨质量。

骨质疏松症分为原发性和继发性两大类。原发性骨质疏松症又分为绝经后骨质疏松症(Ⅰ型)、老年性骨质疏松症(Ⅱ型)和特发性骨质疏松(包括青少年型)3 种。本节主要介绍Ⅰ型骨质疏松症和Ⅱ型骨质疏松症。绝经后骨质疏松症一般发生在妇女绝经后 5~10 年内;老年性骨质疏松症一般指老人 70 岁后发生的骨质疏松。中医可将其归属为"骨痹"范畴。

【诊断要点】

1.临床表现　疼痛、脊柱变形和发生脆性骨折是骨质疏松症最典型的临床表现。但许多骨质疏松患者早期常无明显的症状,往往在骨折发生后经 X 线或骨密度检查时才发现已有骨质疏松改变。

(1)疼痛:患者可有腰背疼痛或周身骨骼疼痛,负荷增加时疼痛加重或活动受限,严重时翻身、起坐及行走困难。

(2)脊柱变形:骨质疏松严重者可有身高缩短和驼背,脊柱畸形和伸展受限。胸椎压缩性骨折会导致胸廓畸形,影响心肺功能。腰椎骨折可能会改变腹部解剖结构,引起便秘、腹痛、腹胀、食欲减低和过早饱胀感等。

(3)骨折:脆性骨折是指低能量或非暴力骨折,如日常活动而发生的骨折为脆性骨折。常见部位为胸、腰椎,髋部、桡尺骨远端和肱骨近端。其他部位也可发生骨折。发生过一次脆性骨折后,再次发生骨折的风险明显增加。

2.骨质疏松症危险因素及风险评估

(1)骨质疏松症危险因素:固有因素如人种(白种人和黄种人患骨质疏松症的危险高于黑种人)、老龄、女性绝经、母系家族史。非固有因素如低体重、性腺功能低下、吸烟、过度饮酒、饮过多咖啡、体力活动缺乏、制动、饮食中营养失衡、蛋白质摄入过多或不足、高钠饮食、钙和(或)维生素 D 缺乏(光照少或摄入少)、有影响骨代谢的疾病和应用影响骨代谢药物。

(2)骨质疏松症风险评估:对个体进行骨质疏松风险评估能为尽早采取合适的防治措施提供帮助,临床上评估方法较多,可通过根据年龄和体重进行快速评估。推荐两种敏感性高又操作简便的方法。

①国际骨质疏松症基金会(IOF)骨质疏松症风险一分钟测试题:a.您是否曾经因为轻微的碰撞或者跌倒就会伤到自己的骨骼? b.您父母有没有过轻微碰撞或跌倒就发生髋部骨折? c.您是否经常连续 3 个月以上服用"可的松、泼尼松"等激素类药物? d.您的身高是否比年轻时降低了 3cm 以上? e.您经常大量饮酒吗? f.您每天吸烟超过 20 支吗? g.您经常腹泻吗?(消化道疾病或肠炎引起)h.女士回答:您是否在 45 岁以前就绝经了? i.女士回答:您是否曾经有过连续 12 个月以上没有月经?(除了妊娠期间)j.男士回答:您是否有过阳痿或性欲缺乏这些症状?

只要其中有一题回答结果"是",即为阳性。

②亚洲人骨质疏松自我筛查工具(OSTA):OSTA 指数=(体重-年龄)×0.2。

(3)骨质疏松性骨折的风险预测:WHO 推荐的骨折风险预测简易工具(FRAX)可用于计算 10 年发生

髋部骨折及任何重要的骨质疏松性骨折发生概率。由于我国目前尚缺乏系统的药物经济学研究,所以尚无中国依据 FRAX 结果计算的治疗阈值。临床可参考其他国家资料,根据个人情况酌情应用。

3.辅助检查和实验室检查

(1)基本检查项目:对已诊断和临床怀疑骨质疏松的患者至少应做以下几项基本检查。

①骨骼 X 线片:关注骨骼任何影像学的改变与疾病的关系。

②实验室检查:血常规、尿常规;肝、肾功能;钙、磷、碱性磷酸酶、血清蛋白电泳等。原发性骨质疏松症通常血钙、磷和碱性磷酸酶值在正常范围,当有骨折时血碱性磷酸酶值水平有轻度升高。如以上检查有异常,需要进一步检查或转至相关专科做进一步鉴别诊断。

(2)酌情检查项目:为进一步鉴别诊断的需要,可酌情选择性地进行以下检查,如血沉、性腺激素、25-(OH)D、1,25-(OH)$_2$D、甲状旁腺激素、尿钙和磷、甲状腺功能、皮质醇、血气分析、血尿轻链、肿瘤标志物甚至放射性核素骨扫描、骨髓穿刺或骨活检等检查。

(3)骨转换生化标志物:即骨组织本身的代谢(分解与合成)产物,简称骨标志物,分为骨形成标志物(代表成骨细胞活动及骨形成时的代谢产物)和骨吸收标志物(代表破骨细胞活动及骨吸收时的代谢产物,尤其是骨基质降解产物)。正常人不同年龄段及各种代谢性骨病时,骨转换标志物在血循环或尿液中水平会发生不同程度变化,代表全身骨骼动态状况。此类测定有助于判断骨转换类型、骨丢失速率、骨折风险评估、了解病情进展、干预措施的选择以及疗效监测等。有条件可选择性测定以指导临床决策。

4.诊断标准　临床用于诊断骨质疏松症的通用标准是:发生了脆性骨折和(或)骨密度低下。因目前尚缺乏直接测定骨强度的临床手段,故骨密度或骨矿含量测定是骨质疏松症临床诊断及评估疾病程度的客观量化指标。

(1)脆性骨折:凡有过非暴力性的脆性骨折(由于轻微损伤引起,如从站立的高度或较低处跌倒而致骨折),临床上即可诊断骨质疏松症。这是骨强度下降的明确体现,故也是骨质疏松症的最终结果及合并症。绝经后妇女或老年男性在无外伤情况下发生中、下段胸椎或腰椎压缩性骨折者也可诊断为骨质疏松症。

(2)诊断标准(基于骨密度测定):临床上采用骨密度(BMD)测量作为诊断骨质疏松、预测骨质疏松性骨折风险、检测自然病程以及评价药物干预疗效的最佳定量指标。骨密度是指单位体积(体积密度)或者是单位面积(面积密度)的骨量。临床常用的骨密度及骨测量的方法是双能 X 线吸收测定法(DXA)。基于 DXA 测定:骨密度值低于同性别、同种族健康成人骨峰值不足 1 个标准差属正常;降低 1～2.5 个标准差为骨量低下(骨量减少);降低程度等于或大于 2.5 个标准差为骨质疏松;骨密度降低程度符合骨质疏松诊断标准同时伴有一处或多处骨折时为严重骨质疏松。

骨密度通常用 T 值(T-Score)表示,T 值=(测定值-骨峰值)/正常成人骨密度标准差。

【鉴别诊断】

在诊断原发性骨质疏松症前一定要重视排除其他影响骨代谢的疾病,具体见表 8-2。

表 8-2　可影响骨代谢的疾病及因素

内分泌疾病	库欣综合征,性腺功能减低,甲状腺功能亢进症,原发型甲状旁腺功能亢进症,1 型糖尿病
风湿疾病	类风湿关节炎,系统性红斑狼疮,强直性脊柱炎
恶性疾病	多发性骨髓瘤,白血病
药物治疗	糖皮质激素过量,甲状腺激素过量替代,抗癫痫药物,锂、铝中毒,细胞毒或免疫抑制剂(环孢素、他克莫司),肝素,引起性腺功能低下的药物如芳香化酶抑制剂、促性腺激素释放激素类似物等
胃肠道疾病	慢性肝病(尤其是原发性胆汁性肝硬化),炎性肠病(尤其是克罗恩病),胃大部切除术

肾脏疾病	肾功能不全或衰竭
遗传性疾病	成骨不全,马方综合征,血色病,高胱氨酸尿症,卟啉症
其他原因	任何原因导致的维生素D不足,酗酒,神经性厌食,营养不良,长期卧床,妊娠或哺乳,慢性阻塞性肺疾病,脑血管意外,器官移植,淀粉样变,多发性硬化,获得性免疫缺陷综合征

【治疗方法】

(一)西医治疗

一旦发生骨质疏松性骨折,生活质量下降,出现各种合并症,可致残、致死。所以骨质疏松症的预防比治疗更现实和重要。骨质疏松症的预防和治疗策略包括基础措施、药物干预及康复治疗三个方面。预防与治疗的最终目的是避免发生骨折或再次骨折,总的治疗原则为缓解疼痛、增加骨量、减少骨折。

1.基础措施 基础措施的适用范围包括骨质疏松症初级预防和二级预防,以及骨质疏松症药物治疗和康复治疗。

(1)调整生活方式:①富含钙、低盐和适量蛋白质的均衡膳食;②适当户外活动和日照,有助于骨健康的体育锻炼和康复治疗;③避免嗜烟、酗酒,慎用影响骨代谢的药物;④采取防止跌倒的各种措施,注意是否有增加跌倒危险的疾病和药物;⑤加强自身和环境的保护措施(包括各种关节保护器)等。

(2)钙剂:钙摄入可减缓骨的丢失,改善骨矿化。我国营养学会制定成人每日钙摄入推荐量800mg(元素钙)是获得理想骨峰值、维护骨骼健康的适宜剂量,绝经后妇女和老年人每日钙摄入推荐量为1000mg。目前尚无充分证据表明单纯补钙可以替代其他抗骨质疏松药物治疗。高钙血症时应避免使用。另应注意避免超大剂量补充钙剂以防潜在增加肾结石和心血管疾病风险。

(3)维生素D:促进钙吸收、对骨骼健康、保持肌力、改善身体稳定性、降低骨折风险有益。成人推荐剂量为200U(5μg)/d,老年人推荐剂量为400~800U(10~20μg)/d。维生素D用于治疗骨质疏松症时,剂量可为800~1200U,还可与其他药物联合使用。老年人或肝肾功能障碍者推荐活性维生素D。使用时注意个体差异和安全性,定期监测血钙和尿钙,酌情调整剂量。

2.药物干预 抗骨质疏松药物种类很多,作用机制以抑制骨吸收或促进骨形成为主,也有一些多重作用机制的药物。其疗效判断包括是否能提高骨量和骨质量,是否最终降低骨折风险。

药物干预的适用范围如下。①确诊骨质疏松症患者(骨密度 T<-2.5),无论是否有过骨折。②骨量低下患者(骨密度:-2.5<T 值<-1.0)并存在一项以上骨质疏松危险因素,无论是否有过骨折。③无骨密度测定条件时,具备以下情况之一者,也需考虑药物治疗:已发生过脆性骨折;OSTA 筛查为"高风险";FRAX⑧工具计算出髋部骨折概率≥3%或任何重要的骨质疏松性骨折发生概率≥20%(暂借用国外的治疗阈值,目前还没有中国人的治疗阈值)。

(1)抑制骨吸收作用类

①双磷酸盐类:双磷酸盐类与骨骼羟磷灰石有高亲和力的结合,特异性结合到骨转换活跃的骨表面上抑制破骨细胞的功能,从而抑制骨吸收。不同的双磷酸盐类抑制骨吸收效力差别很大,临床使用时剂量及用法亦各有不同。国内上市的 5 类双磷酸盐类药物(阿仑膦酸钠、依替膦酸钠、依班膦酸钠、利噻膦酸钠、唑来膦酸钠)经 SFDA 批准,均可用于绝经后骨质疏松症,阿仑膦酸钠还可用于男性骨质疏松症和糖皮质激素诱发的骨质疏松症。对于胃及十二指肠溃疡、反流性食管炎者慎用阿仑膦酸钠及利噻膦酸钠;肾功能损害、孕妇及哺乳期妇女慎用依替膦酸钠;肌酐清除率<35ml/min 患者禁用依班膦酸钠及唑来膦酸钠。静脉输注含氮双磷酸盐类可引起一过性发热、骨痛和肌痛等类流感样不良反应,多在用药 3 天后明显缓解,症状明显者可用非甾体抗炎药或解热镇痛药对症治疗。另外患有严重口腔疾病或需要接受牙科手术

的患者不建议使用,以防发生下颌骨坏死。目前尚不清楚双磷酸盐类治疗的最佳疗程。

②降钙素类:作为一种钙调节激素,降钙素能抑制破骨细胞的生物活性和减少破骨细胞的数量,从而阻止骨量丢失并增加骨量。此外,降钙素能明显缓解骨疼痛,对于骨质疏松性骨折或骨骼变形所造成的慢性疼痛及骨肿瘤致骨痛均有效,临床更适用于疼痛症状明显的骨质疏松症患者。

降钙素总体安全性良好,少数患者可见面部潮红、恶心等不良反应,偶有过敏现象,按照药品说明书要求确定是否做过敏试验,从而确定是否适用。应用疗程应根据病情及患者其他情况而定。

③雌激素类:雌激素类药物可抑制骨转换,阻止骨丢失。临床有应用雌激素补充疗法和雌激素、孕激素补充疗法作为防治绝经后骨质疏松的有效措施,在阻止骨丢失、降低骨质疏松性椎体及非椎体骨折发生的风险方面有良好作用。

适应证:60 岁以前的围绝经期和绝经后妇女,特别是有绝经期症状如潮热、出汗等及有泌尿生殖道萎缩症状的妇女。

禁忌证:雌激素依赖性肿瘤如乳腺癌、子宫内膜癌,血栓性疾病,不明原因阴道出血及活动性肝病和结缔组织病为绝对禁忌证;子宫肌瘤、子宫内膜异位症、乳腺癌家族史、胆囊疾病和垂体泌乳素瘤者慎用。

雌激素类药物用于抗骨质疏松时应严格掌握治疗的适应证和禁忌证,坚持早期使用(60 岁以前),最低有效剂量起始,规范定期安全性检查(每年一次,重点在于乳腺和子宫)。

目前有口服、经皮和阴道用药多种制剂,激素治疗的方案、剂量、制剂选择及治疗期限等应根据患者情况个体化选择。

另外有一类药物称为植物雌激素,但目前尚无有力的临床证据表明植物雌激素制剂对提高骨密度、降低骨折风险等有明确疗效。

④选择性雌激素受体调节剂类(SERM):SERM 不是雌激素,其可选择性作用于雌激素的靶器官。目前临床使用的 SERM 雷洛昔芬即在骨骼与雌激素受体结合,通过类雌激素的活性抑制骨吸收,同时在乳腺和子宫则表现为抗雌激素的活性,因而不刺激乳腺和子宫。本药已获 SFDA 批准适用于绝经后骨质疏松症。

国外有研究表明该药可轻度增加静脉栓塞的危险性,故临床如有静脉栓塞病史及有血栓倾向者如长期卧床和久坐期间应禁用。

(2)促进骨形成作用类

①甲状旁腺激素(PTH):甲状旁腺激素是具有代表性的促进骨形成类药物,国外已批准用于治疗男性和女性严重骨质疏松症,国内亦即将上市。临床试验表明 rhPTH 能有效提高骨密度,降低椎体和非椎体骨折发生的风险。本药为注射剂,一般剂量是 $20\mu g/d$,皮下注射。用药期间密切监测血钙水平,治疗时间不宜超过 2 年。

部分患者可能出现头晕或下肢抽搐的不良反应,另有动物研究报告本药可能增加骨肉瘤风险,故合并佩吉特病、骨骼疾病放射治疗史、肿瘤骨转移及合并高钙血症患者应避免使用。

②氟化物:早年治疗绝经后骨质疏松症时曾使用氟化钠等氟化剂,后因对胃刺激大且治疗效果欠佳,临床不推荐使用。

(3)其他药物

①活性维生素 D 及其类似物:不需经过肝脏和肾脏羟化酶的羟化作用就具有活性效应的维生素 D 称活性维生素 D,即 1,25-二羟维生素 D_3(骨化三醇);而 1α-羟基维生素 D_3(α-骨化醇)需要经过 25-羟化酶羟化为 1,25-二羟维生素 D。后才具有活性效应。适当剂量的活性维生素 D 及 α-骨化醇能促进骨形成和矿化,同时可抑制骨吸收,对增加骨密度有益,还可增加老年人肌肉力量和平衡能力,降低跌倒危险,从而降

低骨折风险。故此类药物更适用于老年人、肾功能不全及 1α-羟化酶缺乏的患者。

此类药物临床使用时总体安全,长期使用应定期监测血钙和尿钙水平,可与其他抗骨质疏松药物联合应用。

②锶盐:锶是人体必需的一种微量元素,其化学结构与钙、镁相似,在正常人体软组织、血液、骨骼和牙齿中少量存在。人工合成的锶盐雷奈酸锶是新一代的抗骨质疏松药物,具有抑制骨吸收和促进骨形成的双重作用。

服用本药时不宜与钙和食物同时服用,以免影响药物吸收。肌酐清除率<30ml/min 的重度肾功能损害患者禁用。另外临床使用时若出现皮疹情况则应尽快停药,密切观察并及时处理。具有高静脉血栓(VTE)风险患者及既往有病史患者应慎用。

③维生素 K_2(四烯甲萘醌):四烯甲萘醌是维生素 K_2 的一种同型物,在 γ-羟基谷氨酸的形成过程中起着重要的作用。一羟基谷氨酸是骨钙素发挥正常生理功能所必需的。临床试验显示四烯甲萘醌可以促进骨形成,有一定抑制骨吸收的作用。本药必须饭后服用,空腹吸收差。少数患者使用时出现胃部不适、腹痛、皮肤瘙痒、水肿和转氨酶暂时性轻度升高,临床应用时需注意。另外服用华法林的患者禁用。

(4)联合用药 联合应用药物的方案包括同时联合方案和序贯联合方案两种形式。

①同时联合方案:联合应用钙剂与维生素 D 是骨质疏松症的基础治疗,同时临床治疗骨质疏松症确诊患者时可与骨吸收抑制剂或骨形成促进剂联合使用。对于骨吸收抑制剂和骨形成促进剂,通常不建议同时使用相同作用机制的药物。目前研究显示,同时应用双磷酸盐类和甲状旁腺激素制剂并不能取得加倍的疗效。

②序贯联合方案:临床研究表明,序贯应用骨形成促进剂和骨吸收抑制剂能较好地维持疗效,目前亦尚无明确证据指出各类抗骨质疏松药物序贯应用的禁忌,临床可根据个体情况酌情选择。

3.康复治疗 运动是保证骨骼健康的主要措施之一,儿童时期运动可增加骨量,成人期以获得并保存骨量为目的,老年期注重保存骨量、减少骨丢失。此外,运动可从提高骨密度和预防跌倒两个方面预防脆性骨折。临床可选择快步走、哑铃操、举重、划船、蹬踏等运动方式,建议负重运动每周 4~5 次,抗阻运动每周 2~3 次,强度以每次运动后有肌肉酸胀感和疲乏感而休息后次日诸感觉消失为宜。由于个体生理状态和运动功能的差异,临床应指导患者选择适合自己的运动方式。

4.疗效监测 治疗过程中注意观察患者依从性,中轴骨骨密度变化的监测以 6~12 个月为周期,有助于评价药物的疗效。骨转换生化标志物可以在药物治疗后 1~6 个月发生明显变化,通过测量其变化了解骨吸收抑制剂和骨形成促进剂的作用疗效。

(二)中医治疗

1.中药辨证论治

(1)肝肾阴虚

主症:腰脊疼痛,酸软无力,伴不能持重,头晕目眩,腰膝酸软,睡眠欠佳,盗汗,夜尿频多,发落齿摇,舌淡红,苔薄白,脉弦细。

治法:补益肝肾,强筋健骨。

处方:六味地黄汤合虎潜丸加减。

(2)肾阳亏虚

主症:腰膝酸痛,畏寒肢冷,以下肢为著,头目眩晕,精神萎靡,面白或黧黑,舌淡胖,苔白,脉沉弱。

治法:温补肾阳,止痛健骨。

处方:右归丸加减。

（3）脾气虚弱

主症：腰脊疼痛，肌肉枯萎瘦削，神疲倦怠，伴肢体软弱乏力，渐致缓纵不收，食少便溏，或久泻不止，面色㿠白，虚浮无华，心悸失眠，甚者畏寒肢冷，舌质淡，苔薄白，脉细弱无力。

治法：补气健脾，温阳止痛。

处方：补中益气汤加减。

（4）痰瘀痹阻

主症：腰酸背痛，久坐久站后疼痛加重，四肢僵硬或肿胀，麻木重着，行动迟缓，脘痞纳呆，舌暗红，苔厚腻，脉涩。

治法：祛痰逐瘀，止痛行痹。

处方：身痛逐瘀汤加减。

2.中成药　藤黄健骨丸重用熟地黄益精填髓、滋补肾阴；用淫羊藿补肾壮阳，肉苁蓉补肾益精，二药合用共补肾之元阳；另有骨碎补补肾强骨，鹿衔草祛风湿补骨镇痛，鸡血藤通畅经络、行气活血，莱菔子可健骨、理气、消食以防滋腻。本方组方严谨，理法分明，以补肾为本，治骨为标，标本兼治，善治西医诊断为骨质疏松症性骨痛、强直性脊柱炎、腰椎间盘突出症、坐骨神经痛等。

另有补肾活血止痛类针剂如黄芪注射液、丹参注射液、疏血通注射液、红花注射液、丹红注射液，临床可辨证使用。

3.针灸疗法　脾气虚弱者加取中脘、气海、命门；痰瘀痹阻者加取气海、足三里、三阴交，每日或隔日1次。

另有温和灸，取关元、气海、脾俞、肾俞、三阴交、足三里，每穴施灸5～7min，每日1次，10天为一疗程。中药熏蒸法以独活、秦艽、桑寄生治肝肾阴虚型骨痹，躯体疼痛外用要药有乳香、没药、红花、牛膝、土鳖虫，功在活血通络、化瘀止痛；川续断、补骨脂、千年健可补肝肾、强筋骨；上药水煎取汁100ml加入中药熏蒸汽自控治疗仪，熏蒸腰背部。以1个月为1个疗程。全方促进血液循环，缓解疼痛，有利于关节功能恢复。禁忌证：皮肤过敏者忌用。

（柳　河）

第九节　代谢综合征

代谢综合征（MS）是以中心性肥胖、糖尿病或糖调节受损、高血压、血脂异常以及胰岛素抵抗（IR）为共同病理生理基础，以多种代谢性疾病合并出现为临床特点的一组临床综合征。其临床重要性在于与之相关的高危心血管疾病和糖尿病等。随着经济的发展，生活水平的提高，人们的生活方式和饮食结构发生很大变化，MS的发病率逐年上升，其导致的心血管并发症的危险性也明显增加。MS已成为一个新的公共卫生问题，并引起了医学界的广泛重视。

中医学并无MS病名，依据MS发病和临床表现，现代医家大多从其对应的中医病名"头痛"、"眩晕"、"湿阻"、"消渴"、"肥胖"等来论治，总体认为本病相当于中医"痰湿瘀浊综合征"。近年来，随着中医、中西医结合研究的不断深入，MS无论在基础理论研究，还是临床经验的积累方面，均取得了可喜的成果。

【病因病机】

（一）中医

本病的发生，多与饮食不节、情志失调、过逸少动、起居无常、年老体虚等有关。外感六淫、内伤七情、饮食劳逸不节影响水湿的敷布、运化、排泄,可聚湿生痰,痰湿停于体内既可阻滞气机,影响脏腑气机的升降,又可以流注经络,阻碍气血的运行,形成瘀血,因此痰、湿、瘀可互相影响,互为因果,而发本病。

1.饮食不节　中医认为"过食"和"少动"是 MS 的两大主因。"饮食自倍,脾胃乃伤",饮食过剩,壅滞中焦之气,有碍脾胃升降,枢机不得斡旋,最终导致运化失职,脾气郁滞;多食肥甘,肥者令人内热,甘者令人中满,所碍的也是中焦气机。少动即活动减少,过度安逸,"脾合肌肉,主四肢",活动的减少必然影响脾的健运。脾不能为胃行其津液,脾不散精,物不归正化则为痰、为湿、为浊、为脂,故发为本病。

2.情志失调　肝主疏泄,调情志,助脾胃之运化。若情志失调,疏泄失常,肝木乘脾,则脾胃运化不健,水湿不化,聚而为痰,为饮;或情志不舒,肝气郁结,血行艰涩,水液代谢受阻,也可为痰为湿。

3.肾气亏虚　年老体虚,肾气亏虚,不能化气行水,或肾阳虚衰,蒸腾气化功能减弱,津液不能蒸化而为痰浊。《素问·阴阳应象大论》曰:"年四十而阴气自半也,起居衰矣。"中年以后,肾气渐衰,肾阳不足则不能化气行水,脾土失其温煦而健运失司,又过食肥甘,运化不及,以致水液内停,湿浊内聚,痰瘀渐生,而发此病。

由此可知,本病发病,脾肾两虚是内因,饮食不节,运动过少等是外因,肝失疏泄是其重要环节,"痰浊瘀血"是其主要的发病机制。

（二）西医

现代医学有关 MS 的病因,迄今尚未完全明了。普遍认为 MS 的发病可能与糖、脂代谢紊乱,胰岛素生物效应、作用途径及信号传导异常,以及下丘脑-垂体-肾上腺轴调控异常、神经体液调节异常、炎症反应或氧化应激等因素有关。其中,中心性肥胖与胰岛素抵抗已被公认为 MS 的重要致病因素。

【临床表现】

（一）症状

MS 的主要临床症状为头痛、头晕、胸胁闷胀、气短懒言、神疲乏力、口渴欲饮、多食善饥等;亦有部分患者可表现为无明显症状。

（二）体征

MS 临床典型特征为:中心性肥胖、体重超重、血压偏高等。（根据身体脂肪分布,以上半身或男性为主的肥胖称为中心性肥胖,WHR 值男性≥0.9,女性≥0.85,其脂肪主要分布在腹部,另一类以下身或女性为主的肥胖称为外周性肥胖。）

【辅助检查】

1.血脂异常　根据 2007 年出版的《中国成人血脂异常防治指南》,血脂水平分层标准如下:

LDL-C 是导致冠心病的重要危险因素,其控制目标为 LDL-C＜2.5mmol/L。由于 LDL-C 占 TC 60%～70%,随 LDL-C 的降低,TC 也可降至目标水平。低 HDL-C 水平与冠心病患病率呈反比,HDL-C 水平应＞1.1mmol/L。近年来的一些研究和分析表明高 TG 是冠心病的独立危险因素,这主要是因为某些富含甘油三酯的脂蛋白（TGRL）具有致动脉粥样硬化性,此外,高 TG 常合并有低 HDL-C 等其他血脂异常和代谢综合征,TG 应控制在＜1.5mmol/L。

2.血糖代谢异常　血糖主要是指血液中的游离葡萄糖,属于己醛糖,分子式 $C_6H_{12}O_6$,不包括其他的糖类如糖脂和糖蛋白等含糖成分。其检查方法过去有 Folin-吴法、磷甲苯胺法、Benedict 法等,因为特异性差或易于被其他物质干扰而被废止。目前国内外多应用葡萄糖氧化酶法进行测定。

测定血糖的方法常用的有三种:静脉血浆葡萄糖（VPG）,毛细血管全血葡萄糖（CBG）和静脉全血葡萄糖（VBG）。其中以前二者最常采用。以不同方法测得的结果略有差异,VPG 方法测得的结果较 CBG 高 10%,较 VBG 高 15%左右。血液中的红细胞可以消耗一定量的葡萄糖,故全血应该在 1 小时内分离血浆并进行相关检查。

分析血糖报告时还须注意除外引起葡萄糖浓度增高的其他情况,如注射糖后、各种内分泌疾患、脑部病变及应激性情况等。空腹血糖应做到禁食 8 小时以上,并于第二天清晨取静脉血。采集标本后应尽快进行相应的实验室检测。餐后血糖是指负荷后(进食碳水化合物或糖类后)的血糖,多应用餐后 2 小时的血糖,一般是从进食开始计算时间。诊断时应用静脉血糖作为指标,负荷的葡萄糖为 75g 无水葡萄糖。

3.体脂分布异常　中国人腰围:男性≥90cm、女性≥80cm 为腹型肥胖。WHR=腰围÷臀围,WHR 是区分体脂分布类型的指标,正常人:男性<0.90、女性<0.80。若男性>0.90 为中心性肥胖,女性>0.80 为中心性肥胖。

WHO 推荐的 WHR 测量方法是:腰围是受试者取站立位,双足分开 25～30cm,在肋骨最下缘和髂骨最上缘之间的中间水平,在平稳呼吸时测量,臀围在臀部最突出部位测量周径。该法能反映腹内脂肪的变化,但受测量人手法及经验的影响。

【诊断与鉴别诊断】

(一)诊断标准

国际糖尿病联盟 2005 年诊断标准:一个个体在具有必备指标的基础上至少还具有其他指标中的任何两项可被诊断为 MS。目前多以此标准为准。

1.必备指标　中心性肥胖(不同种族腰围有各自的参考值,推荐中国人腰围切点:男性≥85cm;女性≥80cm)。值得一提的是,中国人群腰围的确定,主要基于中国上海市和香港的流行病学资料;而采纳空腹血糖作为高血糖的诊断标准,并非排除负荷后血糖的重要性,只是为了简化临床操作,更有利于标准的执行,因此在空腹血糖≥100mg/dl(5.6mmol/L)的人群强烈推荐进行口服葡萄糖耐量试验(OGTT)。

2.其他指标　甘油三酯(TG)水平升高:>1.7mmol/L(150mg/dl),或已接受针对性治疗。高密度脂蛋白-胆固醇(HDL-C)水平降低:男性<0.9mmol/L(40mg/dl),女性<1.1mmol/L(50mg/dl),或已接受针对性治疗。血压升高:收缩压≥130mmHg 或舒张压≥85mmHg,或已接受降压治疗或此前已被诊断为高血压。空腹血糖(FPG)升高:FPG≥5.6mmol/L(100mg/dl),或此前已被诊断为 2 型糖尿病。如果 FPG≥5.6mmol/L(100mg/dl),强烈推荐进行口服葡萄糖耐量试验(OGTT),但是 OGTT 在诊断 MS 时并非必要。

(二)鉴别诊断

1.西医　该病需与皮质醇增多症相鉴别。前者患者的肥胖呈向心性分布,同时伴有满月脸、高血压、多血质外貌、痤疮等。单纯性肥胖与皮质醇增多症的实质区别是确定有无皮质醇分泌过多。通过实验室检查(24 小时尿游离皮质醇测定、皮质醇昼夜节律测定、过夜 1mg 地塞米松抑制试验)可供参考。

2.中医　主要是与虚劳、痞满等疾病相鉴别。

【治疗】

(一)基础治疗

1.辨体质论饮食　饮食疗法是 MS 的基础。按照中医理论将食物分为寒凉、温热、平性三类,在 MS 的不同时期,可以根据患者的具体体质和表现出来的病理体征采用不同的饮食剂型,如药粥、药膳汤羹、药膳菜肴等,使食物的性味结合,可以显示出食品独特的口感和功用。

辨证论治是中医学的一条基本原则,它是中医的精髓之一,优势所在。中国食物学针对不同的体质给予相应的饮食,即为辨体质论饮食。根据 MS 的发病人群,大致可辨为以下体质:

(1)痰湿体质:平素喜食肥甘厚味,从而损伤脾胃功能,聚湿成痰所致。临床多表现为:形体肥胖,腹部肥满,面色萎黄,大便不实,舌质淡胖,边有齿印,苔滑腻或白腻,脉濡而滑。

饮食原则:多以健脾利湿,化痰为原则。

1)以淡味、性温食物为主。淡以渗湿,温以化阴。如薏苡仁、扁豆、黑豆、豆腐等。

2)辅以健脾补气的食物以助脾运,如生姜、黄芪等。

3)适当添加理气的食物以行气化湿,如陈皮、佛手瓜等。

4)低盐饮食。食宜清淡、易消化。

5)忌油腻厚味、酸涩、甘甜、寒凉食物。总之,要以清淡、温食为主。

6)三餐定时,食不过饱,禁吃夜宵。

(2)阳虚体质:指阳气偏虚,人体生理功能减退。临床多表现为:形寒肢冷,畏寒喜暖,少气懒言,面色苍白,口淡不渴,大便溏薄,小便清长,舌淡胖嫩,边有齿痕,脉象沉细无力。

饮食原则:日常食物应以温、热食物为主,还应配合补气的食物,以助脏腑之功能,顾护脾胃,增强抗寒能力,宜温补阳气、温里散寒。

1)食以甘、温为主。甘温以补阳气,如羊肉、狗肉、鹿血、淡菜等。

2)适当佐以辛、热之品。用辛热之物散寒、温阳,如生姜、桂皮、茴香等。

3)忌用寒凉、生冷食物。如芹菜、绿豆、棒冰、生萝卜等。

(3)气虚体质:以元气不足,脏腑功能减退,抗病力下降为特征。临床多表现为:倦怠无力,少气懒言,容易出汗,动则气喘,易于感冒,食欲不振,消化不良,大便溏薄,舌淡苔薄白,舌胖大或有齿痕,脉虚缓。

饮食原则:多以益气健脾为基础

1)以甘、平为主。多选用以味甘、平性食物以补气。如鸽子、鹌鹑、鸡肉、粳米等。

2)辅以辛温之品。辛温助阳升气,保障气机通畅,如陈皮、生姜、砂仁等。

3)食不宜过饱。气虚之人脾胃运化功能减退,不宜过饱,以七分为度。

4)控制肥甘厚味。肥甘厚味有碍消化吸收,不可过食肥厚。

5)忌用寒凉、苦味食物。寒凉伤气,苦伤脾胃,如苦瓜、莲子心等。

2.中医学四气、五味与膳食平衡　膳食平衡通常是指膳食中寒热、温凉的平衡,或者利用食物的不同性味来调整已经失衡的机体,祛邪扶正,使人体气血阴阳恢复平衡,达到阴平阳秘,促进健康。中医食物学用五行关系类比五脏关系、五味关系和五方关系,以"实则泻其子,虚则补其母"作为应用原则,饮食中夏天用咸,秋天用苦,春天用辛,冬天用甘;补肝用酸,补肺用辛,补心用苦,补脾用甘等。虽说有用,但也不能为过,过则反伤。

(二)辨证论治

MS与脾、肝、肾三脏关系密切,以痰浊、瘀滞为其病机核心。脾失健运,肝失疏泄,脾肾不足;水湿内生,痰浊停滞,瘀血内阻而为本病。病久郁积化热,耗气伤阴,本虚标实。

痰浊瘀血既是病理产物,生成之后又可作为致病因素,渗透到机体的各个脏腑、经络,引发多种病变,临床治疗上要早期介入、积极治疗。

1.气滞湿阻证

主症:患者可没有明显不适,仅有体胖腹满、食多、不耐疲劳等症状,舌苔厚腻,脉象弦或略滑。

治法:行气化湿。

方药:四逆散(《伤寒论》)合平胃散(《太平惠民和剂局方》)加减。柴胡、白芍、枳实、甘草、苍术、厚朴、陈皮。

加减:口苦目赤加决明子、夏枯草;大便干结加生大黄。

体胖为形体症状,腹满、食多为肠胃症状,不耐疲劳为气虚湿阻表现,舌苔厚腻,脉象弦或略滑均为湿阻之象。患者处于疾病初起阶段,以"郁"为其病机特点,治宜行气化湿,以解郁滞。四逆散原治阳郁厥逆证,后世多用作疏肝理脾之通剂,方中柴胡、白芍以敛阴合阳条达肝气,佐以枳实理气解郁,与柴胡一升一降,加强疏畅气机之功;平胃散为湿滞脾胃的主方,方中苍术臣以厚朴,燥湿以健脾,行气以化湿,佐以陈皮理气和胃,甘草和中,调和诸药,使湿浊得化,气机调畅,诸症自除。

2.痰瘀互结证

主症:胸脘腹胀,头身困重,或四肢倦怠,胸胁刺痛,舌质黯、有瘀斑,脉弦或沉涩。

治法:祛痰化瘀。

方药:二陈汤(《太平惠民和剂局方》)合桃红四物汤(《医宗金鉴》)加减。陈皮、半夏、茯苓、桃仁、红花、川芎、当归、赤芍、生地黄。

加减:眩晕加天麻、白术;胸闷加瓜蒌;大便黏滞加槟榔;胸中烦热、痞满胀痛加黄连、半夏、瓜蒌。

胸脘腹胀、头身困重、四肢倦怠、脉弦为痰湿内蕴之象,胸胁刺痛、舌质黯、有瘀斑、脉沉涩为瘀血内阻之象,痰瘀既是病理产物,生成之后又可作为致病因素,渗透到机体的各个脏腑、经络,引发多种病变。治疗上以二陈汤化痰,桃红四物汤活血化瘀。

3.气阴两虚证

主症:疲倦乏力,气短自汗,口干多饮,大便干结,舌质淡红,少苔,脉沉细无力或细数。

治法:益气养阴。

方药:生脉散(《内外伤辨惑论》)合防己黄芪汤(《金匮要略》)加减。太子参、麦冬、五味子、黄芪、汉防己、白术、茯苓。

加减:纳差加焦山楂、炒神曲;胃脘胀闷加苍术、厚朴。

口干乏力是气阴两虚证的主要症状,此时已经进入"虚"的阶段,临床表现常为虚实夹杂,治疗尤须着力辨清主次,当虚实两顾,灵活用药。治疗中防己黄芪汤偏于补气,而生脉散则为气阴双补之品。

4.脾肾气虚证

主症:气短乏力,小便清长,腰膝酸痛,夜尿频多,大便溏泄,或下肢水肿,尿浊如脂,阳痿,头昏耳鸣,舌淡胖,苔薄白或嫩,脉沉细或细弱无力。

治法:补脾益肾。

方药:四君子汤(《太平惠民和剂局方》)合右归丸(《景岳全书》)加减。党参、白术、茯苓、肉桂、附子、鹿角胶、山药、山茱萸、地黄、菟丝子。

加减:腰膝酸痛加炒杜仲、补骨脂;下肢水肿加茯苓皮、大腹皮;畏寒肢冷加桂枝、生姜。

此阶段已经进入"损"的阶段,气短乏力、大便溏泄为脾虚之象,为后天之本受损之表现;小便清长、腰膝酸痛、夜尿频多下肢水肿、尿浊如脂、阳痿、头昏耳鸣为肾虚之象,为先天之本亏虚之表现,治疗以四君子汤健脾以补后天,右归丸补肾以补先天。以上方药,水煎服,每日1剂。

(三)**特色专方**

1.轻身消脂汤　此方适用于脾虚湿阻、痰瘀互结型单纯性肥胖。

轻身消脂汤组成:何首乌、生山楂各15g,白术、泽泻、荷叶、炒草决明各10g,冬瓜皮30g,柴胡、红参、三七粉各6g,生大黄5g,水蛭3g。

适应证:形盛体胖,心慌,胸闷,气短,头晕目眩,神疲乏力,大便稀溏,舌质淡,苔白腻,脉弦滑或濡滑。

加减:兼有食欲不振,脘腹胀满者,加厚朴、鸡内金;面目浮肿者,加车前子、大腹皮;痰多者,加半夏、橘红。

2.五苓散　五苓散为温阳化气、健脾利水之剂,《金匮要略》治痰饮,遵原书制散剂服用。

药物组成:猪苓、茯苓、泽泻各 30g,白术 60g,桂枝 18g。服法:每次服 3～6g,早、晚各服 1 次,温水送下。

白术用量加倍,因为肥胖、冠心病及高血脂患者,均为久病中虚之人,白术补脾益气,服用耐久。《本草通玄》载:"白术补脾胃之药,更无出其右者……土旺则清气上升而精微上奉,浊气善降,而糟粕下输……",所以白术不仅能利尿而且能润通大便。

据现代实验报道:白术有降低血糖,促进胃肠分泌,促进血液循环,利尿及升高白细胞的作用;桂枝扩张血管,并能镇静止痛,促进胃液分泌,增强消化功能;茯苓、猪苓均有利尿、镇静、提高免疫力、抗肿瘤的作用;泽泻具有降压降血脂,解除血管平滑肌痉挛的功能。

3.黄连温胆汤加味 中医学对消渴病和肥胖之间的关系早已有了认识,《景岳全书》记载:"消渴病,其为病之肇端,皆膏粱肥甘之变,富贵人病之而贫贱者少有也。"即过食肥甘,损伤脾胃,滋生痰热,发为消渴。肥胖痰湿型体质者血糖、血胰岛素显著高于非痰湿型体质。此与现代医学认为的"肥胖"是产生胰岛素抵抗并最终导致糖尿病发生的主要因素之一的观点相符。

中医学治疗消渴多采用益气养阴、生津止渴法,验之多数如此。而此类患者用之实难奏效,改用清热化痰之法,效如桴鼓。

药物组成:黄连 15g,半夏 10g,茯苓 18g,竹茹 15g,陈皮 10g,枳实 10g,天花粉 15g,白术 12g,泽泻 12g,甘草 5g。服法:每日 1 剂,水煎 2 次分服。

加减:头晕者,加天麻、石菖蒲;心悸、失眠者,加远志、炒酸枣仁;大便干者,加生大黄、全瓜蒌;肢麻疼痛者,加鸡血藤、地龙、丹参。

黄连温胆汤加味方中黄连、半夏、竹茹清热化痰、燥湿和胃,现代药理研究,黄连有增加胰岛素敏感性、降低血糖的作用。加白术、泽泻助茯苓健脾化痰利湿,脾旺湿祛则痰无以生,且白术有降糖、泽泻有降脂之功;陈皮、枳实理气散结;天花粉清热、生津止渴以降血糖;甘草调和药性。诸药合用,使痰热清,气阴得复,则诸症解。

4.达原饮 方药组成:槟榔 12g,厚朴、草果各 9g,知母、黄芩各 10g,白芍 15g,甘草 6g。服法:水煎服,每日 2 次。待症状好转后,按原药量比例制成散剂,每服 6g,一日 3 次。服药 1 个月为一个疗程,一般服用 3 个疗程。

达原饮中槟榔降气破滞;厚朴除湿化痰,行气散满;草果辛香辟秽,燥湿止呕,宣透伏邪,直达募原,使邪气溃散、速离膜原,痰湿等病邪得以祛除。痰湿内郁则可弥留三焦,故用黄芩清上焦、芍药清中焦、知母清下焦;又可和营护津,祛邪外出。共合药用之,可祛除伏于血内痰湿、体内湿浊,从而起到降脂减肥的作用。

采用达原饮化湿祛痰、通腑消导、疏利肝胆,用于临床降脂减肥,总有效率达 95%。

本方经临床服用,未见任何毒副作用。检查肝功能、血、尿常规、心电图均无异常。具有疗效肯定,药源丰富,费用低廉,患者易于接受的优点,又克服了西药降脂药长期服用有胃肠反应的不足,是临床治疗本病可选择的方药。

(四)中药成药

郭志华等观察四泰片(生地,葛根,女贞子,地龙,泽泻,决明子等组成)治疗高血压患者 30 例,与卡托普利组对照,四泰片组降压总有效率为 80.00%,卡托普利组为 86.67%,两组比较差异无显著性(P>0.05);治疗后两组患者空腹胰岛素较治疗前均显著下降(P<0.01),胰岛素敏感指数明显升高(P<0.01),揭示四泰片具有改善高血压病胰岛素抵抗的作用。侯振民等观察糖脂消(丹参,汉防己,黄连,水蛭,黄芪,山药,丹皮,左旋精氨酸等组成)治疗糖尿病组 21 例、血脂异常组 22 例,与对照组相比,能明显改善症状,降低血

糖,调节血脂,对胰岛素抵抗也有明显作用($P<0.05$)。黄平献等观察养心通脉片(人参,生地,桂枝,丹参,泽泻等组成)治疗胰岛素抵抗患者 33 例,与二甲双胍组治疗 34 例比较,治疗后两组患者的 FBG、FINS 均明显降低,而 ISI 显著升高(P 均<0.01),但两组之间的差异无统计学意义;治疗后养心通脉片组 IRS 患者 EIR-H 和 EIR-L 均有明显提高(P 均<0.01),二甲双胍片组 EIR-H 显著提高($P<0.01$),表明两药均能有效地增加胰岛素受体数目及胰岛素受体亲和力。两组的差值比较,养心通脉片组的 EIR-L 显著高于二甲双胍片组($P<0.01$),提示养心通脉片对 IRS 患者 EIR 的调节明显优于二甲双胍片。钱秋海等观察愈胰饮流膏(黄芪,山药,天花粉,知母,苍术,玄参,丹参,炒槐米,鬼箭羽,海藻,荷叶等组成)治疗胰岛素抵抗综合征 30 例,与阿卡波糖、卡托普利组治疗 30 例对比,空腹及餐后 2 小时血糖、胰岛素,糖化血红蛋白,血压,BMI 等均比治疗前显著下降,优于对照组,有显著统计学差异;胰岛素敏感指数,胰岛素抵抗指数,β细胞功能指数及血液流变学,血脂均比治疗前改善,优于对照组。

(五)单味中药

近年来,对单味中药的研究也越来越多,研究发现,葛根、丹皮、黄连、知母、黄芪、人参、大黄、麦冬、冬虫夏草等中药对胰岛素抵抗均有改善作用。刘敏重用黄芪补脾益气,升举脾气,充盈肺气;以升麻柴胡升清举陷。施今墨认为苍术有降血糖作用。

(六)针灸疗法

针刺疗法是中医治疗代谢综合征的重要方法之一,它是以中医学的经络学说为指导,辨证取穴,运用体针刺激人体有关穴位,以疏通经络气血,调理脏腑阴阳的失衡使阴平阳秘,机体功能恢复常态而达到减肥降脂的目的。

《医门法律》对本症有"肥人湿多"的描述,指出"脾为生痰之源",因此,临床上应用针刺减肥常取足阳明胃经、足太阴脾经、足太阳膀胱经、任脉等经穴,以健脾除湿、调和营卫、通利三焦,使水湿得以正常排泄,从而恢复正常的水液代谢功能及大肠传导功能而获得满意疗效。

1.针刺胃经经穴　消谷善饥是肥胖症早期的主要表现,此外还表现为口干、口臭、大便秘塞、小便短赤等胃肠实热的症状。胃经穴位可以作用于肥胖发生和发展的多个环节,是治疗胃肠实热型肥胖的关键而有效的选穴。

治疗方法:依据中医辨证施治的理论,以胃经穴位为主,取双侧梁门、滑肉门、天枢、外陵、大巨、水道、梁丘、足三里、丰隆、上巨虚、下巨虚、内庭,每次取 6～10 对穴位为主穴,加中脘、带脉等穴。

操作:用 1.5～3 寸(29～30 号)毫针,施以提插捻转得气后,将两组主穴针柄与电针仪相接,选疏密波,频率为 40～100Hz,强度为 310～1010mA,余穴 10 分钟行针 1 次,随证补泻,留针 30 分钟。

疗程:隔日治疗 1 次,1 个月为 1 个疗程,共治疗 3 个疗程。

通过观察,发现针刺治疗 3 个疗程患者的体重、腰围、BMI 的变化,部分患者表现为腰围先于体重回降,对于胃肠实热型,胃经穴位较其他腧穴在减少腰围上作用突出,且在体重下降减慢时,腰围仍能继续减少,提示针刺可能有促进脂肪良性分布的作用。

2.针刺华佗夹脊

针刺取穴:华佗夹脊穴(第 3 胸椎至第 5 腰椎)

操作方法:穴位常规消毒,用 0.25mm×50mm 毫针向正中斜刺或成 45°角进针深度 1～1.5 寸。施捻转泻法,以患者有酸胀感为度,留针 30 分钟,每日 1 次,15 天为 1 个疗程。

近年来有研究报道针刺华佗夹脊穴可兴奋交感神经,抑制迷走神经亢进状态,增强肥胖患者下丘脑-垂体-甲状腺系统的功能,促进新陈代谢。实验表明,针灸对患者体内的调整作用是通过多种活性物质、多种代谢途径的综合作用,致使神经、内分泌和物质代谢正常,从而达到减肥效果,使病态机体得到改善。

中医认为华佗夹脊穴分布于督脉两侧,督脉为诸阳之会,主一身之阳气。针刺华佗夹脊穴(第3胸椎至第5腰椎)并向督脉斜刺,可调节各脏腑功能,振奋阳气,调畅气机,通调上、中、下三焦。使阳气旺盛,气机通畅,三焦气化功能协调平衡,则可使水液代谢正常,水谷得以化为精微,维持人体正常生理功能,病理性的痰、浊、水饮得以消除而不能滞留成为膏脂。

3.肥三针

取穴:肥三针(中脘、带脉、足三里)

针刺方法:使用华佗牌30号不锈钢毫针,患者取仰卧位,常规消毒进针。中脘、足三里穴选用1.5寸毫针,直刺1.2寸,得气后行提插泻法和大幅度、快频率捻转,产生较强的针感;带脉穴选用4寸针,入针后沿着腹壁向肚脐围刺,即双侧带脉透刺。接通电针仪,调至疏密波,把微电流接通于针体上,电流强度以患者能耐受为度,留针40分钟。

疗程:隔天治疗1次,10次为1疗程,连续观察治疗3个疗程。

"肥三针"是广州中医药大学靳瑞教授从临床经验中总结出来的。足三里是足阳明胃经的合穴,同时也是胃经的下合穴,针刺足三里可以疏调阳明经气,通调肠胃。中脘属于胃经的募穴,腹部局部取穴,直接调理脾胃的消化功能。针刺中脘穴时,针刺深度比较深,过了皮肤就到脂肪,脂肪层厚,所以中脘穴是根据肥瘦来定深浅。带脉穴位于腰腹部的中部,起于少腹之侧,季胁之下,环身一周,络腰而过,约束诸经脉,如同束带。肥胖的患者,尤其是腹部肥大的患者,起因多与带脉的约束功能下降有关,所以选用带脉穴,加以电流刺激,能畅通带脉经气,管束诸经脉,且能加强局部的刺激作用而治疗肥胖之腰腹肥大者。通过针刺肥三针,可以起调整脾胃功能、化脂降浊作用,而达到减肥目的,使病态机体得以恢复。

(七)其他特色疗法

1.穴位埋线 穴位埋线作为一种复合性治疗方法,除了具有腧穴的治疗作用外,还具有其本身的优势。

首先,埋线方法对人体的刺激强度随着时间而发生变化。初期刺激强,可以抑制脏腑阴阳的偏亢部分,后期刺激弱,又可以补益脏腑阴阳之不足。这种刚柔相济的刺激过程,可以从整体上对脏腑进行调节,使之达到"阴平阳秘"的状态。

其次,埋线疗法利用其特殊的针具与所埋之羊肠线,产生了较一般针刺方法更为强烈的针刺效应。羊肠线24小时不间断地刺激穴位,对穴位产生持续有效的刺激,作用持久,不易反弹,弥补了针灸减肥时间短、次数多、疗效不持久的缺点,使繁忙的现代人更易于接受。

按中医辨证,代谢综合征中属于胃肠实热型者较为常见。患者素体阳盛,贪食辛辣油腻厚味,过食或饮食不节,积滞为热,故见消谷善饥、口渴喜饮;实热积于胃肠,腑气不通,耗伤津液,津失输布,不能下润大肠,导致大便秘结。胃肠腑热,运化失司,湿热蕴结,可见舌红苔黄腻,脉弦滑数。因此,消谷善饥、便秘、溲赤等胃肠实热症状是此类患者的主要症状,治法上当以调肠和胃、通腑导滞、清热理气、推陈致新为大法,取穴则多从手足阳明经穴或腑之下合穴考虑。

取穴:食欲亢进者取中脘、梁门、梁丘、足三里、公孙、肺俞、胃俞等;大便秘结者取曲池、支沟、天枢、腹结、上巨虚、丰隆、肺俞、大肠俞等。

操作方法:将2号羊肠线剪短至1～3cm不等长度备用,每次按穴区组织厚薄选取相应长短的羊肠线一段,穿入特制埋线针中。局部严格消毒,根据主症取3～4对穴位进行埋线。操作时先速刺穴位得气后,用针芯将羊肠线推至穴内,然后快速拔针并查看针孔处无暴露羊肠线后,用创可贴护针孔。1个疗程埋线3次,即第1次埋线为连续针刺3次后,间隔15日后埋第2次,针刺15次于疗程结束时埋第3次,每次取穴均应不同于上次选穴,选穴可同取双侧或左右交替取穴。

对于中医而言,对代谢综合征的研究有了一定的进展,中医药有改善胰岛素抵抗、保护内皮细胞、抑制高凝状态的作用,一些中药对炎症状态也有保护作用。但在中医药治疗方面也有很多问题存在,例如,对代谢综合征的分型治疗不统一,临床科研过于简单,缺乏单盲或双盲对照,针灸治疗的研究尚少等。因此,中医药治疗代谢综合征仍需要中医的进一步研究,相信一定会在治疗代谢综合征上有所突破。

2.人丹压贴耳穴　耳为"宗脉之所聚",故取耳郭肺、脾、肾三穴相应敏感点,以针刺或人丹施予良性、有效而持久刺激,而达到健脾、利湿、祛痰、消脂作用。故患者经治疗后,均有小便量增多的现象。

吴炳煌等医师采用耳郭的甲状腺点为主穴,配肺、脾、肾区的相应敏感点,以针刺及人丹穴位压贴方法,治疗单纯性肥胖患者,在对患者的饮食不加特殊节制,及不增加运动量情况下,经过2个治疗周期的临床观察,取得了较满意效果,总有效率为67.1%。

主穴:取耳穴甲状腺点(在耳轮切迹上,对耳轮颈段内侧面相应敏感点),配以肺、肾区(以右耳为主)相应敏感点,脾区(以左耳为主)相应敏感点。每次针3次耳郭,双耳交替选用。

操作方法:行针前先按揉耳郭,使耳郭充血潮红,患者感到耳部温热。继而用电测器或探针在上述区域内找出相应敏感点,作为治疗穴。以3%碘酒精消毒,用28号、0.5寸耳针对准穴位快速捻刺入穴,至患者感到局部胀痛为宜。其中甲状腺点及脾穴用双针刺激。

留针在1小时以上,约每隔10分钟加强刺激1次,留针期间患者可自由活动。有条件的患者可延长留针时间,适时自行取出,效果更好。

每日1次,5次为1疗程,疗程间休息2天,1个疗程为1个治疗周期。对效果明显者,按以上各穴,改用人丹压贴,嘱患者每日自行按压3次,每次约5分钟,以达到类似针刺所出现局部胀痛为度,保留5~6天取下,每次取一侧耳郭,双耳交替选取。若经第1周期治疗效果不明显者,加用三焦区内敏感点,用针刺至体重下降在3kg以上时,再改用人丹穴位压贴,方法同上。

选用以甲状腺点为治疗主穴,激发甲状腺素分泌,提高体内基础代谢,使蛋白和脂肪分解大于合成。部分患者加用三焦,主要针对有神经内分泌障碍的早期症状,如下肢轻度水肿,故刺激三焦敏感点,能促使体内水液代谢,以加强机体排泄功能,从而达到消脂、利水作用。

(八)西医药常规治疗

MS治疗的主要目标是改变MS的自然病程,阻止或延缓其向临床动脉粥样硬化性疾病的进展。与此关系密切的一个目标是减少临床前T2DM患者变为临床T2DM的危险。

1.控制饮食总热量摄入　调整饮食结构,减少脂肪摄入,并控制饮食总热量摄入。

2.增加运动　可提高代谢水平,改善IR,全面纠正多种代谢异常,改善心肺功能,改善患者的健康状况,从而提高生活质量。

3.纠正IR　除饮食和运动外,药物选择首选噻唑烷二酮类。它直击IR,并有降糖以外的β细胞功能保护作用,同时还有调节脂代谢、抗炎和抗动脉硬化的作用。噻唑烷二酮类和二甲双胍合用为理想的治疗方案。

4.调节脂代谢紊乱　常用药物有:①贝特类:是一类过氧化物酶增殖体受体激动剂-a(PPAR-a),不仅能调整脂代谢紊乱,而且还有增强抗动脉粥样硬化作用。对饮食控制不能达标的高TG血症和高胆固醇血症,尤其适用于高TG血症伴HDL-C降低和LDL-C轻度升高的患者。常用非诺贝特(每次200mg,1次/天);②他汀类:是治疗高LDL-C血症的首选药物,常用的他汀类药物有辛伐他汀(每次20~80mg,1次/天)、阿托伐他汀(每次10~80mg,1次/天)等。贝特类与他汀类合用要慎重,以免发生横纹肌溶解和肾衰等副作用。

5.调控血压　宜选用不影响糖和脂肪代谢的药物。首选血管紧张素转化酶抑制剂和血管紧张素Ⅱ受体阻滞剂,因为它们可增加胰岛素的敏感性。

6.控制血糖　口服降糖药物中,双胍类、α-葡萄糖苷酶抑制剂和噻唑烷二酮类有改善胰岛素敏感性的作用,较为适用;磺脲类及胰岛素有增加体重的不良反应,选用时,应予考虑。有 MS 或伴有其他心血管疾病危险因素者,应优先选用双胍类及噻唑烷二酮类;α-葡萄糖苷酶抑制剂适合于同时有餐后血糖高者。

（段珠山）

第十节　蛋白质与维生素代谢疾病

一、蛋白质-热能营养不良症

蛋白质-热能营养不良症是指因食物摄入过少,或因疾病引起的人体蛋白质、能量等营养不足,导致组织器官功能障碍的一组症候群。多见于 3 岁以下的婴幼儿,表现为体重下降、皮下脂肪减少、水肿,常伴有各器官功能的紊乱。临床上分为:以能量供应不足为主的消瘦型;以蛋白质供应不足为主的浮肿型;介于两者之间的消瘦-浮肿型。

根据本病神疲乏力、消瘦、浮肿等表现属祖国传统医学的"虚劳"范畴,部分症状可归纳在"水肿"、"痿证"之中。

【病因病理】

(一)西医病因病理

1.病因　引起本病的原因有原发性和继发性两种。原发性是指食物摄入不足引起的营养不良,多见于经济落后的国家和地区,尤以战争和灾荒年代多见。新中国成立前我国发病率较高,新中国成立后随着人们生活水平的提高,其发病率显著降低,但小儿及老人常有发生,以较轻的混合型多见。继发性则因各种疾病引起,主要病因有:①进食障碍或不足,多见于某些口腔和食管疾病及精神性厌食等。②消化吸收不良,常见于各种胃肠道疾病。③蛋白合成障碍,主要见于弥漫性肝病、肝硬化等。④蛋白丢失过多,如肾病综合征、大面积烧伤、大量抽胸、腹水等均可引起。⑤分解代谢加速,如发热、感染、创伤、恶性肿瘤、甲状腺功能亢进、糖尿病等,均可使分解代谢加速。除以上外,还受多种生理因素影响,如生长发育、妊娠和哺乳期,因营养需要增加较易患本病。老年人虽营养需要减少,但由于其脏器功能日趋衰退,不能耐受各种紊乱,易患本病。

2.病理改变　本病以人体耗损储存物质来弥补不足,使脂肪和蛋白质的合成代谢减弱,分解代谢和葡萄糖异生增强,以供应机体能量为特点。初期动员糖原、脂肪及少部分蛋白质,其后以消耗脂肪为主,在晚期以蛋白质作为主要能量来源,出现负氮平衡。此时,蛋白质分解剧增,肌肉迅速萎缩,脏器中蛋白质亦大量丢失,影响重要脏器功能,所有器官均有严重萎缩,但组织学改变较少。又因组织器官萎缩、功能减退,使吸收、合成障碍,而进一步加重病情,并可产生各种并发症。另外,本病常伴随着各种维生素不足、电解质紊乱、抵抗力下降等。

(二)中医病因病机

1.病因

(1)劳伤。早在《内经》就有"五劳所伤"、"五虚死"的病因论断。如《素问·宣明五气》曰:"久视伤血,久卧伤气,久坐伤肉,久立伤骨,久行伤筋,是谓五劳所伤。"

(2)饮食不足。如《医门法律·虚劳门》所说:"饮食少则血不生,血不生则阴不足以制阳,势必五脏齐损。"

（3）先天不足。《虚证心传·虚证类》曰："有童子亦患此者，则由于先天禀赋不足，而子禀母气者尤多。"

2.病机

（1）脾胃虚弱：脾胃为"后天之本"、"气血生化之源"，主运化水谷精微和水湿，主肌肉四肢。若因饮食不节或思虑过度，或劳倦伤脾，脾胃功能失职，气血生化不足，或饮食过少，气血生化无源，均可使气血双虚，内不能和调于脏腑，外不能洒陈于经络，则出现消瘦、乏力。

（2）肾精亏损：肾主藏精，为"先天之本"，若禀赋不足，或久病、房劳伤肾，或因后天失养，使肾精亏损，则乏力，体力下降，性功能减退，不孕，不育。肾阳虚不能温运脾阳，脾肾阳虚则形寒肢冷、浮肿、尿少，肾气不固则尿多。肾精亏虚，水不涵木，则眼睛干涩，爪甲不泽。心血虚则面色不华，脉络不充。精、气、血不足，五脏亏损，相互影响，互为因果，使病情进一步恶化，形体衰败，难以恢复。

【临床表现】

本病的临床表现轻重不一，主要与蛋白质和能量缺乏的比例、程度、时限，其他营养素缺乏的性质、程度，患者年龄及并发症的存在以及基础代谢率的高低等有关。

1.消瘦型　能量严重不足，以消瘦为特征。儿童患者伴生长迟缓，皮下脂肪减少，皮肤干燥、失去弹性和光泽，头发稀少和干枯，体弱无力，烦躁不安，或抑郁无表情，手足发凉。心率、体温及血压均有不同程度的下降。

2.水肿型　全身水肿，以下肢更为明显，肝大，可伴有胸水、腹水。轻度贫血，皮肤干燥，头发脆，易折断。可同时伴有维生素缺乏表现。

3.混合型　患者肌肉萎缩伴水肿。

4.继发性蛋白质-热能营养不良症　较常见，临床表现不一。轻症可仅表现为生长发育障碍（儿童）或体重减轻（成人）。较重者表现为面部或四肢皮下脂肪减少，骨骼肌显著消耗，尤其以指间肌和颞部肌肉消瘦引人注目。皮肤干燥、松弛，毛发纤细、易折，可伴有水肿及原发病的表现。

【常用实验室检查】

1.血、尿常规检查　血细胞比容减少，轻至中度贫血（多为正常细胞色素型），白细胞减少，淋巴细胞绝对值常低于 $1.2 \times 10^9/L$。尿比重偏低，浓缩能力降低，有饥饿性酮症时，尿酮阳性。

2.生化检验　血清必需氨基酸和非必需氨基酸浓度均降低，以色氨酸、胱氨酸等降低为著。血浆总蛋白和白蛋白、血清转铁蛋白、血清胰岛素样生长因子结合蛋白-3（IGFBP-3）及前白蛋白亦降低，前白蛋白在体内半衰期仅 2 天，较前两者均短，故能较敏感地反映蛋白质的营养代谢状况，是评价蛋白质-热能营养不良症较好的指标。此外，维生素 A 结合蛋白降低，血清淀粉酶和碱性磷酸酶水平降低，血糖和血脂偏低，肝功能多正常，血尿素氮及尿尿素氮降低，24 小时尿肌酐（mg）/身高（cm）比值降低，这对不发热的患者也是衡量蛋白质缺乏的一项较敏感的指标。常伴有低钾血症、低磷酸盐血症、高氯血症或代谢性酸中毒等。

3.其他检查　心电图示窦性心动过缓，超声心动图示心脏缩小和低心排血量。脑电图示低电压和慢波活动等改变，X 线检查可见心脏缩小、低骨量或骨质疏松等改变。

【诊断与鉴别诊断】

（一）蛋白质-热能营养不良症诊断要点

诊断本病主要根据饮食习惯史、营养不良史和临床表现，综合贫血、血浆蛋白低等化验指标即可做出诊断。

1.病史　有营养物质摄入不足及丢失过多史。

2.症状和体征 体力下降,消瘦明显,皮下脂肪减少,肱三头肌皮褶厚度减少,男＜8mm(正常 10.4mm),女＜15mm(正常 17.5mm)。

3.实验室检查 血常规呈轻、中度贫血,为正常细胞正色素型,白细胞及淋巴细胞低;血浆总蛋白＜50g/L,白蛋白＜25g/L;24 小时尿肌酐/身高比值降低。

4.其他辅助检查 基础代谢率＜10％。

(二)鉴别诊断

本病首先应鉴别原发性和继发性营养不良,除此之外,尚应与以下疾病鉴别,以便合理治疗。

1.慢性心功能不全 此病有倦怠乏力,下肢压陷性水肿与本症相似,但有心慌气短,消瘦常不明显,有心脏扩大等器质性改变,X 线、心电图检查有助鉴别。

2.慢性肾功能不全 有些患者无肾炎病史,以乏力、精神差、贫血、多尿或少尿来就诊,血尿素氮升高,此时易与本症相混淆。但详做肾功能、B 超、放射性核素等检查可发现肾功能和肾脏形态改变可助鉴别。

3.隐性糖尿病 此病平时无症状,在应激时(如妊娠等)出现乏力消瘦、食欲亢进、尿量多,尿糖阴性,很难与本症早期区别。但隐性糖尿病糖耐量试验结果阳性,血脂偏高,有助于鉴别。

【治疗】

(一)西医治疗

1.一般护理 酌情视病情,轻体力劳动或卧床休息。鼓励病员增加食量,可少食多餐。

2.营养治疗 补充蛋白质、能量、维生素及微量元素的不足,逐渐增加体重。其供给途径有消化道(包括口服及胃管注入)和静脉供养两种。尽量鼓励口服营养治疗。

总热量宜达每日每千克体重 0.167～0.208MJ(40～50kcal),如并发感染发热,需增加 50％以上。蛋白质摄入量每日每千克体重 1.5～2.0g,其中至少 1/3 为动物蛋白。但饮食热量、钠盐含量及液体量应逐渐增加,同时应给各种脂溶性维生素、电解质和微量元素。

(1)口服营养治疗:采取少食多餐,尽量给易消化之流食,如乳类、植物油、蔗糖、肉汁、豆制品、水解蛋白及各种维生素等。

(2)经胃管营养治疗:以不能进食但消化功能尚可者采用,选用食物基本同上。最好选用适当的流质饮食配方,由少量开始逐渐加量。监测糖、尿素氮、电解质以判断入量多少。

(3)静脉营养治疗:以上两种均不能采用时使用,每天总热量为每千克体重 0.167～0.208MJ(40～50kcal),液体量约为每毫升 0.0167MJ(4kcal)热量,氨基酸需要量为每千克体重 0.5～1.0g,其余热量均由葡萄糖和脂肪供给。根据病情不同,从 1/3～1/2 开始供给,逐渐加量。

(4)其他营养治疗:根据缺乏成分供给。如贫血输血,白蛋白低可输白蛋白,并注意维生素的供给。后期可使用小剂量蛋白同化剂。

3.并发症和原发病的治疗 视具体情况而定。

(二)中医治疗

1.辨证论治 本症的辨证分型主要根据精、气、血、阴、阳虚衰的程度以及和脏腑之间的关系来进行。治疗上按照"形不足者,温之以气"、"精不足者,补之以味"的原则,早期鼓励饮食治疗,遵照《素问·脏器法时论》"五谷为养,五果为助,五畜为益,五菜为充"的饮食配伍方案,进行调理。症状明显时,按以下辨证治疗。

(1)脾胃虚弱

症见:神疲乏力,纳差腹胀或泻泄,消瘦,面色萎黄。舌质淡,苔白,脉细弱。

治则:健脾益气。

代表方:参苓白术散化裁。

（2）气血两虚

症见:神疲乏力,语声低微,形体消瘦,面色㿠白或不华,头昏,有时昏厥。舌淡,苔白脉沉细而无力。

治则:健脾益气养血。

代表方:八珍汤化裁。

（3）脾肾阳虚

症见:神疲乏力,形寒肢冷,双下肢或全身浮肿,尿少或尿多,腰膝酸软,便溏。舌质淡暗。舌体胖,苔薄白或白腻,脉沉迟。

治则:温补脾肾。

代表方:右归丸化裁。

加减:浮肿甚者用真武汤加减:熟地、山药、枸杞子、杜仲、菟丝子、当归、山茱萸、鹿角胶、附子、肉桂。水煎服,日1剂。

（4）肾精亏损

症见:形体消瘦,神疲乏力,发堕齿摇,耳鸣耳聋,头目昏花,性功能减退,不孕不育,腰膝酸软。舌质淡,苔白,脉沉细。

治则:补肾填精。

代表方:左归丸化裁。

加减:乏力、气短等气虚症状重者加黄芪、党参;食欲不振者加鸡内金、山楂;畏寒等阳虚甚者可加附子;浮肿、尿少甚者加车前子;腹泻、完谷不化者加莱菔子、茯苓、炒三仙。总之,本症的治疗以补虚为主,如发生外感,则应扶正祛邪,且勿乱投攻下克伐之品,以防耗伤正气。

2.中医常用验方效方及其他疗法

（1）推拿:可补脾经、摩腹、按揉脾俞,并辨证加减。

（2）饮食疗法

贫血膳食:以健脾补血生血为主。红枣茯苓饼:茯苓200g、大枣100g、粳米200g、白糖适量。参术芝麻膏:由党参200g、白术100g、黑芝麻50g,蜂蜜适量组成。

厌食膳食:以健运脾胃、消食和中为主。补脾山楂糕:由生山楂200g,党参20g,淀粉、白糖适量组成。运脾膏:由党参200g,白术100g,神曲、山楂、麦芽各50g,蜂蜜适量组成。

迁延性腹泻膳食:以健脾和中、渗湿止泻为主。山药粥:由山药20g,扁豆10g,茯苓30g、粳米50g,白糖适量组成。砂仁莲子粥:由砂仁10g,莲子10g,党参15g,粳米50g、白糖适量组成。

营养不良膳食:以益气养血、补益肝肾为主。杞子木耳羹:由枸杞子10g、黑木耳10g、鸡蛋1个,白糖适量组成。核桃酪:由核桃仁40g,桑椹、大枣各20g,粳米50g,白糖适量组成。

【预防与调护】

总之,对此病应早发现、早治疗,可降低对机体产生的不良影响及并发症的发生。

二、维生素代谢与调节

维生素又名维他命,是维持生命活动必需的有机物质,也是保持人体健康的重要活性物质。维生素在体内的含量很少,但不可或缺。虽然各种维生素的化学结构以及性质不同,但它们却有着以下共同点:①维生素均以维生素原(维生素前体)的形式存在于食物中。②维生素不是构成机体组织和细胞的组成成分,它也不会产生能量,它的作用主要是参与机体代谢的调节。③大多数的维生素,机体不能合成或合成量不足,不能满足机体的需要,必须经常通过食物中获得。④人体对维生素的需要量很小,日需要量常以毫克(mg)或微克(μg)计算,但缺乏就会引发相应的维生素缺乏症,对人体健康造成损害。

维生素的定义中要求维生素满足 4 个特点才可以称之为必需维生素。

1.外源性　人体自身不可合成(或人体可以少量合成,但无法满足需求),需要通过食物补充。

2.微量性　人体所需量很少,但是可以发挥巨大作用。

3.调节性　维生素必须能够调节人体新陈代谢或能量转变。

4.特异性　缺乏了某种维生素后,人体将呈现特有的病态。

【分类】

维生素是个庞大的家族,就目前所知的维生素就有几十种,大致可分为脂溶性和水溶性两大类。前者包括维生素 A、维生素 D、维生素 E、维生素 K,后一类包括维生素 B 族和维生素 C 以及许多"类维生素"。

【代谢与调节】

水溶性维生素易溶于水而不易溶于非极性有机溶剂,从肠道吸收后,通过循环到机体需要的组织中,多余的部分大多由尿排出,在体内储存甚少。脂溶性维生素易溶于非极性有机溶剂,而不易溶于水,大部分由胆汁酸盐帮助吸收,循淋巴循环到体内各组织器官。体内可储存大量脂溶性维生素,排泄率不高。脂溶性维生素 A、维生素 D、维生素 E、维生素 K 主要储存于肝脏,维生素 E 还可存于体内脂肪组织。

(一)脂溶性维生素

维生素 A(抗干眼病维生素):亦称美容维生素,是由一系列视黄醇衍生物(视黄醇亦被称作维生素 A 醇、松香油)的统称。可维持正常视力,预防夜盲症;维持上皮细胞组织完整性;促进生长发育;增加对传染病的抵抗力;预防和治疗眼干燥症。多存在于鱼肝油、绿色蔬菜当中。

维生素 D(钙化醇):亦称为骨化醇、抗佝偻病性维生素,主要有维生素 D_2(麦角钙化醇)和维生素 D,(胆钙化醇),这是唯一一种人体可以少量合成的维生素。可调节人体内钙、磷的代谢,促进肠道对钙、磷吸收利用,促进骨骼成长。多存在于鱼肝油、蛋黄、乳制品、酵母中。

维生素 E(生育酚):主要有 α、β、γ、δ 4 种。可维持正常的生殖能力和肌肉正常代谢;维持中枢神经和血管系统的完整。多存在于鸡蛋、肝脏、鱼类、植物油中。

维生素 K(萘醌类):是一系列萘醌类衍生物的统称,主要有天然的来自植物的维生素 K_1、来自动物的维生素 K_2 以及人工合成的维生素 K_3 和维生素 K_4,又被称为凝血维生素。可止血。它不但是凝血酶原的主要成分,而且还能促使肝脏制造凝血酶原。小儿肝功能尚不健全,易患维生素 K 缺乏症。多存在于菠菜、苜蓿、白菜、肝脏中。

(二)水溶性维生素

维生素 B_1(硫胺素):在生物体内通常以硫胺焦磷酸盐(TPP)的形式存在。可保持循环、消化、神经和肌内正常功能;调整胃肠道的功能;构成脱羧酶的辅酶,参加糖的代谢;能预防脚气病。多存在于酵母、谷物、肝脏、大豆、肉类中。

维生素 B_2(核黄素):也称为维生素 G。维生素 B_2 是体内许多重要脱氢酶辅酶的组成成分,这些酶不仅是体内物质代谢过程中重要的递氢体,还是蛋白质、糖、脂代谢和能量利用与组成所必需的物质。而且还能促进生长发育,保护眼睛、皮肤的健康。多存在于酵母、肝脏、蔬菜、蛋类中。

维生素 B_3(烟酸):也称为维生素 P、维生素 PP[包括烟酸(尼克酸)和烟酰胺(尼克酰胺)]两种物质,均属于吡啶衍生物。有较强的扩张周围血管作用。多存在于菸碱酸、烟酸、酵母、谷物、肝脏、米糠中。

维生素 B_5(泛酸):亦称为遍多酸。可抗应激、抗寒冷、抗感染、防止某些抗生素的毒性,消除术后腹胀。

多存在于酵母、谷物、肝脏、蔬菜中。

维生素 B_6（吡哆醇类）：包括吡哆醇、吡哆醛及吡哆胺。在蛋白质代谢中起重要作用。还可防治神经衰弱、眩晕、动脉粥样硬化等。多存在于酵母、谷物、肝脏、蛋类、乳制品中。

维生素 B_7（生物素）：也称为维生素 H 或辅酶 R。维生素 H 对于糖原的异生、脂肪酸的综合作用以及某些氨基酸的新陈代谢，都是一个关键的调控元件，并且能够通过帮助能量的产生对某些蛋白质的合成起到促进作用；同时可协助细胞生长，制造脂肪酸，代谢糖类、脂肪及蛋白质，且有助于维生素 B 群的利用；促进汗腺、神经组织、骨髓、男性性腺的健康；维护皮肤及毛发的正常作用和生长，减轻湿疹、皮炎症状；预防白发及脱发，有助于治疗秃顶；缓和肌肉疼痛；对忧郁、失眠确有一定助益；还参与维生素 B_{12}、叶酸、泛酸的代谢；促进尿素合成与排泄；提高人体的免疫功能。多存在于酵母、肝脏、谷物中。

维生素 B_9（叶酸）：也称为维生素 M 或叶精。参与嘌呤的合成和胆碱、蛋氨酸以及胸腺嘧啶等重要产物的甲基合成，是核酸代谢和细胞增殖中核蛋白合成的必要物质。多存在于蔬菜叶、肝脏中。

维生素 B_{12}（甲钴胺素）：抗脂肪肝，促进维生素 A 在肝中的储存；促进细胞发育成熟和机体代谢；治疗恶性贫血。多存在于肝脏、鱼肉、肉类、蛋类中。

胆碱：维生素 B 族之一。促进脑发育、提高记忆能力、介导信息传递、调控细胞凋亡，是构成生物膜的重要组成成分。多存在于肝脏、蛋黄、乳制品、大豆中。

肌醇（环己六醇）：又名维生素 B-h。促进肝及其他组织中的脂肪代谢。用于脂肪肝、高脂血症的辅助治疗。多存在于心脏、肉类中。

维生素 C（抗坏血酸）：亦称为抗坏血酸维生素。增加骨骼、牙齿、结缔组织、毛细血管壁细胞间的黏合功能；增强机体抵抗力；促进红细胞成熟。多存在于新鲜蔬菜、水果中。

三、维生素缺乏症

维生素缺乏症（维生素 A、维生素 D、维生素 B_1、维生素 B_2）是指由维生素不足所引起的一组营养缺乏症的总称。不同维生素缺乏症的症状差异很大。

【维生素 A 缺乏症】

维生素 A 是一种脂溶性维生素，有两种。一种是维生素 A 醇，这是最初维生素 A 的形态（只存在于动物性食物中）；另一种是 B-胡萝卜素，在人体内可以转变为维生素 A，故又名维生素 A 源。

1. 作用机制　维生素 A 在视网膜上可以和视蛋白相结合形成视紫质（视紫质是一种感受暗视觉的视觉色素）。它还能够增强免疫系统的功能，在一定程度上可防止传染病。在抗癌方面也有一定的效果。维生素 A 还能协同增加类固醇激素、胆固醇和黏多糖等有机物质的生成。

2. 临床表现

（1）易患人群：学龄前儿童。

（2）皮肤症状：皮肤干燥、脱屑、粗糙，继而发生丘疹，好发于上臂外侧及下肢伸侧、肩部、臀部、背部及后颈部；由于呼吸道上皮发生角化，气管、支气管易受感染，幼儿还可引起支气管肺炎。

（3）眼部表现：常表现为暗适应能力下降。严重者在暗光下无法看清物体，成为夜盲症，俗称"雀目眼"。严重维生素 A 缺乏者还可引起维生素 A 缺乏性眼病，表现为结膜干燥，儿童可出现结膜皱褶及增生变厚。有时眼睛角膜外侧与眼球平行线上形成一个底边向内的三角形或圆形、椭圆形的斑点，颜色呈灰白色或银白色，状如细小的肥皂泡，擦不去，称为"毕脱斑"。眼球结膜和角膜光泽减退，泪液分泌减少，或不分泌泪液。更严重的可引起角膜溃疡、穿孔，甚至完全失明。

3.预防与调护 维生素 A 的主要来源有两个,一个是鱼肝油、牛肉、鸡肉、蛋和乳制品,它们含有维生素 A 醇;另一个是蔬菜如胡萝卜、菠菜、豌豆苗、红心甜薯、青椒、南瓜、苋菜、韭菜等黄绿蔬菜和黄色水果,它们含有 β-胡萝卜素,而 β-胡萝卜素在人和动物的肝脏与肠壁中胡萝卜素酶的作用下,能转变成维生素 A,所以多吃蔬菜也能保证足量的维生素 A。因为维生素 A 和胡萝卜素都不溶于水,而溶于脂肪,所以将含维生素 A 和 β-胡萝卜素的食物同脂肪一起摄入,能促进它们的吸收。

在日常生活中补充维生素时,维生素 A 中的 β-胡萝卜素较多被应用,是因为 β-胡萝卜素没有维生素 A 醇的潜在毒性。一般建议每日摄入维生素 A 的量为:男性每天 5000U,女性每天 4000U。但是由于维生素 A 可储藏于体内,并不需要每日补给。

【维生素 B_1 缺乏症——脚气病】

维生素 B_1,被称为精神性的维生素,是因为维生素 B_1 对神经组织和精神状态有良好的影响,可保持循环、消化、神经和肌内正常功能;调整胃肠道的功能;构成氧化脱羧酶的辅酶,参加糖的代谢;预防脚气病等。

1.临床表现

(1)易患人群:长期以精白米为主食,而又缺乏其他副食补充者;婴儿型脚气病通常发生在 2～5 个月的婴儿。

(2)干性脚气病:食欲不振、烦躁、全身无力、下肢沉重、四肢末端感觉麻木。肌肉酸痛,有压痛,以腓肠肌最明显,上、下肢肌无力,出现手、足下垂,严重者出现肌肉萎缩、麻木,膝反射降低或消失,常表现为对称性。婴幼儿还可引起声音嘶哑和失音。

(3)湿性脚气病:表现为浮肿,多见于足踝,严重者整个下肢水肿。同时出现活动后心悸、气短,并有右心室扩大,甚至心力衰竭。婴儿型脚气病(脑型):食欲不佳、呕吐、呼吸急促、面色苍白、心率快甚至突然死亡。

2.预防与调护 合理安排膳食,所吃主食不要过于精细,并注意各种副食的补充。同时,采用正确的烹调方法——不要加碱,尽量不用高压锅蒸煮,避免维生素 B_1 遭到破坏。富含维生素 B_1 的食物包括:酵母、米糠、全麦、燕麦、花生、猪肉、麦麸、牛奶以及各种蔬菜。

【维生素 B_2 缺乏症】

维生素 B_2,又称核黄素,是我国居民膳食中最容易缺乏的维生素。维生素 B_2 进入人体后磷酸化,转变成磷酸核黄素及黄素腺嘌呤二核苷酸,与蛋白质结合成为一种调节氧化-还原过程的脱氢酶。脱氢醇是维持组织细胞呼吸的重要物质。缺乏维生素 B_2 将出现体内的物质代谢紊乱,导致出现口角炎、皮炎、舌炎、脂溢性皮炎、结膜炎和角膜炎等。

1.临床表现

(1)易患人群:各年龄组人群均易因缺乏而致各种疾病。

(2)口角炎:口角湿白、口角裂开、出血、糜烂、结痂。

(3)舌炎:舌肿胀、裂纹、疼痛、萎缩、舌苔厚、部分脱落形成地图状。

(4)唇炎:嘴唇发干、裂、肿胀、出血、溃疡。

(5)眼炎:视力模糊、怕光、流泪、视力减退、眼易疲劳、角膜充血。

(6)皮肤症状:引起脂溢性皮炎,多发生在鼻翼两侧、脸颊、前额及两眉之间。男性阴囊发痒、红肿、脱屑、渗出、结痂并伴有疼痛感。女性阴部瘙痒、发炎、白带增多。

(7)继发性贫血:可出现缺铁性贫血的一系列表现。

2.预防与调护 合理安排膳食,平时注意多食一些含核黄素丰富的食物。富含维生素 B_2 的食物:牛奶、动物肝脏与肾脏、酿造酵母、奶酪、绿叶蔬菜、鱼、蛋类。

四、维生素过量与中毒

维生素分为水溶性和脂溶性两种,水溶性维生素服用后可以随尿液排出体外,毒性较小,但大量服用仍可损伤人体器官。脂溶性维生素如维生素 A、维生素 D 等摄入过多时,不能通过尿液直接排出体外,容易在体内蓄积引起中毒。特别是大量的维生素 C 或者 β-胡萝卜素,更有可能带来毒副作用。下面是常见的几种过量使用维生素所能造成的危害:

1.维生素 C(抗坏血酸):过量服用,轻者导致恶心呕吐、腹泻、腹痛;重者还会诱发血尿、肾结石甚至降低部分妇女的生育能力。

2.维生素 A:过量服用,可能导致贫血、毛发脱落、眼疼、头晕、呕吐甚至眼球突出等代谢紊乱,此外还可能有后遗症。

3.儿童长期过量服用维生素 D,会引起低热、烦躁、哭闹不安、厌食吐奶、营养不良、体重下降;一些心血管病或糖尿病患者不注意药物搭配和机体吸收机制,滥用钙剂会引起肝脾肿大、肾脏损害,甚至加重心肌梗死和心力衰竭程度,突发死亡。

4.维生素 E:是一种抗氧剂,对机体有促进组织细胞生长的作用,临床上经常用于不育症、习惯性流产、心血管病、脂肪肝、皮肤病变等疾病的防治药物,但长期过量服用则可能产生强氧化作用,引起发育过度、性早熟及性征改变等不良反应。

5.维生素 B_6:与新陈代谢有关,故其需要量随蛋白质摄取量的多少来决定。主要来源于麦胚、牛奶、酵母、荚豆类,肉类尤以肝脏为佳。而当服用维生素 B_6 每天大于 50mg,可引起神经系统副作用,如手脚发麻和肌肉无力等。

预防与调护:

虽然大部分维生素为非处方药,但最好在营养师或医生指导下服用。同时,关注以下几点注意事项:

1.日常服用多种维生素、矿物质比单一补充某一种维生素、矿物质好。可以避免单一营养元素摄入过量,影响别的物质吸收。如过量摄入钙会阻碍铁吸收,大量摄入锌会影响铜吸收。

2.应在阴凉和干燥的地方保存维生素,并且在有效期内服用,过期维生素没有任何效果。

3.注意服用维生素的禁忌证,如维生素 E 不能和血液稀释剂一起服用。

(段珠山)

第九章　水、电解质和酸碱的平衡与失调

第一节　体液代谢的失调

　　体液平衡失调可以有 3 种表现:容量失调、浓度失调和成分失调。容量失调是指体液以等渗的方式减少或增加,即各种成分按相等的比例增减,浓度保持不变,因此,只会引起细胞外液总量的变化,而对细胞内液总量影响不大。浓度失调是指体液的变化以水分的增减为主,体液中的渗透微粒(溶质)随水分的增减而发生浓度改变。因此,浓度失调的最大特点是导致体液的渗透压改变而严重影响细胞的功能。由于钠离子占细胞外液渗透微粒的 90%,容易发生钠浓度失调的低钠或高钠血症。成分失调是指细胞外液中除钠以外的其他离子的浓度失调,例如钾失调导致低钾或高钾血症、钙失调导致低钙或高钙血症、H^+ 失调导致酸中毒或碱中毒等。成分失调也会对细胞的生理活动产生严重影响。

水和钠的代谢紊乱

　　在细胞外液中,水和钠的关系非常密切,故一旦发生代谢紊乱,失水和失钠常同时存在。不同原因引起的水和钠的代谢紊乱,在失水和失钠的程度上会有所不同,既可水和钠按比例丧失,也可失水少于失钠,或多于失钠。这些不同形式的水钠代谢紊乱可引起不同的病理生理和临床表现,可归纳为下列几种:

　　(一)等渗性脱水

　　等渗性脱水又称急性脱水或混合性脱水,水和钠成比例地丧失,因此,血清钠和细胞外液的渗透压仍在正常范围。等渗性脱水可造成细胞外液量(包括循环血量)迅速减少,但细胞外液的渗透压基本不变,因此,细胞内液并不会立即代偿性的向细胞外间隙转移。但长时间等渗性脱水,细胞内液也将逐渐外移,随同细胞外液一起丧失,引起细胞内脱水。等渗性脱水时,机体会通过以下机制代偿:首先是肾血流减少,位于入球小动脉壁的压力感受器感受到压力的下降而兴奋,触发肾素-醛固酮系统的反应;其次是肾小球滤过减少,远曲小管内原尿的 Na^+ 减少,同样触发增加醛固酮的分泌。其后,醛固酮促进远曲小管对钠的重吸收,水分也随之重吸收增加,从而代偿性地使细胞外液量回升。

　　1.病因病理　①消化液急性丧失,如肠瘘、大量呕吐等;②体液向第三间隙转移:如转移或渗出到感染区、软组织、腹腔或腹膜后等,常见于腹膜炎、肠梗阻、烧伤等。

　　2.临床表现　患者表现为恶心、厌食、乏力、少尿等,但不口渴。舌干燥,眼窝凹陷,皮肤干燥、松弛。若在短期内体液丧失量达到体重的 5%,即丧失细胞外液的 25%,会出现脉搏细速、肢端湿冷、血压不稳定或下降等血容量不足之症状。当体液继续丧失达体重的 6%～7% 时(相当于丧失细胞外液的 30%～35%),会有休克表现。休克的微循环障碍必然导致酸性代谢产物的大量产生和积聚,因此常并发代谢性酸中毒。如果患者丧失的体液主要为胃液,因大量 H^+ 丧失,可并发代谢性碱中毒的一些临床表现。

3.诊断　主要依靠病史和临床表现。需详细询问体液丧失情况,每日的失液量的多少、持续时间的长短及失液的性状等。

实验室检查可发现有血液浓缩现象,包括红细胞计数、血红蛋白量和血细胞比容均明显增高;血清 Na^+、Cl^- 等一般无明显降低;尿比重增高;必要时可作血气分析测定,以判定有否酸碱平衡失调。

4.治疗　积极消除诱因,治疗原发病。等渗性脱水的治疗主要是纠正其细胞外液的减少。可通过静脉输注平衡盐溶液或等渗盐水,使血容量迅速得到补充。对细胞外液的丧失量已达到体重的 5%,需快速静脉滴注上述溶液约 3000ml(按体重 60kg 计算),以恢复其血容量。需强调的是所输液体应当是含钠的等渗液。另外。快速静脉输液时应同时监测心脏功能,包括心率、中心静脉压或肺动脉血压等。对血容量不足表现不明显者,可给患者上述用量的 1/2～2/3,即 1500～2000ml。此外,还应补给每日生理需要水量2000ml 和 NaCl 4.5g。

平衡盐溶液的电解质含量和血浆内含量相仿,治疗等渗性脱水比较理想。目前常用的平衡盐溶液有乳酸钠和复方氯化钠溶液(1.25%碳酸氢钠溶液和等渗盐水之比为 1:2)两种。如果单用等渗盐水,因溶液中的 Cl^- 含量比血清 Cl^- 含量高,大量输入后有导致血 Cl^- 过高,有引起高氯性酸中毒的危险。

在纠正脱水后,排钾量会有所增加,同时血清 K^+ 因细胞外液量的增加而被稀释降低,故应注意预防低钾血症的发生。一般在血容量补充使尿量达 40ml/h 时,应开始补钾。

(二)低渗性脱水

低渗性脱水又称慢性脱水或继发性脱水。此时水和钠同时缺失,但失钠多于失水,故血清钠低于正常范围,细胞外液呈低渗状态。机体代偿机制为:一方面,细胞外液低渗,使细胞外液的水向细胞内移动;另一方面,抗利尿激素的分泌减少,使水在肾小管内的重吸收减少,尿量排出增多,以提高细胞外液的渗透压,结果是细胞外液总量进一步减少,细胞间液进入血液循环,部分地补偿血容量。血容量下降引起肾素-醛固酮系统兴奋,肾排钠减少,Cl^- 和水的重吸收增加。血容量下降刺激垂体后叶,抗利尿激素分泌增多,增加水的重吸收,出现少尿。如血容量继续减少,上述代偿功能无法维持血容量时,即出现休克。

1.病因病理　①胃肠道消化液持续性丢失,例如反复呕吐,长期胃肠减压引流或慢性肠梗阻,致使大量钠随消化液而排出;②大创面的慢性渗液;③应用排钠利尿剂如氯噻酮、依他尼酸(利尿酸)等时,未补充适量的钠盐,以致体内失钠程度多于失水;④等渗性脱水治疗时补充水分过多。

2.临床表现　低渗性脱水的临床表现随失钠程度而不同。一般无口渴感,常见症状有恶心、呕吐、头晕、视物模糊、软弱无力、站立性晕倒等。当循环血量不足时,肾的滤过量相应减少,以致体内代谢产物潴留,加之细胞内液增加,细胞水肿,可较深出现神志淡漠、肌痉挛性疼痛、腱反射减弱和昏迷等症状。

根据缺钠程度,低渗性脱水可分为 3 度:轻度缺钠者血钠浓度在 135mmol/L 以下,患者感疲乏、头晕、手足麻木,尿 Na^+ 减少。中度缺钠者血钠浓度在 130mmol/L 以下,患者除有上述症状外,尚有恶心、呕吐、脉搏细速,血压不稳定或下降,脉压变小,浅静脉萎陷,视力模糊,站立性晕倒,尿量少,尿中几乎不含钠和氯。重度缺钠者血钠浓度在 120mmol/L 以下,患者神志不清,肌痉挛性抽痛,腱反射减弱或消失;出现木僵、昏迷和休克。

3.诊断　如患者有典型的体液丢失病史和临床表现,血钠浓度<135mmol/L 可初步诊断为低渗性脱水。

实验室检查可见:①尿比重常 1.010 以下,尿 Na^+ 和 Cl^- 明显减少;②血钠浓度低于 135mmol/L。血钠浓度越低,病情越重;③红细胞计数、血红蛋白量、血细胞比容及血尿素氮值等均增高。

4.治疗　首先积极处理致病原因。针对低渗性脱水时失钠多于失水的情况,应静脉输注含盐溶液或高渗盐水,以纠正细胞外液的低渗状态和补充血容量。静脉输液原则是:输注速度应先快后慢,总输入量应分次完成。每8～12小时根据临床表现及实验室检查资料,包括血 Na^+、Cl^- 浓度、动脉血气分析和中心静脉压等,随时调整输液量。低渗性脱水的补钠量可按下列公式计算

需补充的钠量(mmol)＝[血钠正常值(mmol/L)－血钠测得值(mmol/L)]×体重(kg)×0.6(女性为0.5)

轻度和中度失钠根据临床失钠程度估计需要补给的液体量。举例:一女性患者,体重60kg,血钠浓度为130mmol/L。补钠量＝(142－130)×60×0.5＝360mmol。以17mmol Na^+ 相当于1g钠盐计算,补氯化钠量约为21g。当天先补1/2量,即10.5g,加每天正常需要量4.5g。若给予5％葡萄糖生理盐水1500ml,即可基本达到补钠量。其余的一半钠可在第2天补给。此外还应补给每日生理液体量2000ml。

需强调的是,公式计算的结果是机体绝对钠缺失量,一般情况下,不宜一次性补充。原因在于将计算的补钠总量全部快速输入是非常危险的,因为所造成的血容量过高,会增加此类患者的心、肺、肾负荷,容易导致并发症发生。故而采取分次的方式纠正,并注意观察患者的表现及监测血钠浓度。先补充缺钠量的部分,以解除急性症状,使血容量有所纠正,并希望肾功能得到改善。

重度缺钠并出现休克:应先用晶体液(复方乳酸氯化钠溶液、等渗盐水)和胶体液(羟乙基淀粉、右旋糖酐和血浆)补足血容量。晶体液的用量一般要比胶体液用量大2～3倍。其后可静脉滴注高渗盐水(一般为7.5％氯化钠溶液)200～300ml,尽快纠正血钠过低,以进一步恢复细胞外液量和渗透压,使细胞内过多的水分向外转移。输注高渗盐水时应严格控制滴速,每小时不应超过100～150ml。以后根据病情及血钠浓度进一步调整治疗方案。

在补充血容量和钠盐后,并发存在的酸中毒常可同时得到纠正,所以不需在一开始就用碱性药物治疗。如酸中毒仍未完全纠正,可静脉滴注5％碳酸氢钠溶液100～200ml或平衡盐溶液200ml。在尿量达到40ml/h后,同样要注意补钾。

(三)高渗性脱水

高渗性脱水,又称原发性脱水。失水多于失钠,血清钠高于正常,细胞外液的渗透压升高。严重失水时,细胞内液向细胞外间隙转移,结果导致细胞内、外液量都有减少。最后,由于脑细胞缺水而导致脑功能障碍。机体代偿机制是高渗状态刺激位于视丘下部的口渴中枢,患者感到口渴而饮水,以降低细胞外液渗透压。另外,细胞外液的高渗状态可引起抗利尿激素分泌增多,使肾小管对水的重吸收增加,尿量减少,而且,细胞内液向细胞外液水的移动使细胞外液的渗透压降低和恢复其容量。如缺水较重致循环血量显著减少,会引起醛固酮分泌增加,加强对钠和水的重吸收,以维持血容量。

1.病因病理　常见病因有:①摄入水分不够:如食管癌致吞咽困难,重危患者的给水不足,经鼻胃管或空肠造瘘管给予高浓度肠内营养溶液等;②水分丧失过多,又包括单纯性失水和失水多于失钠,即丧失低渗性液体两种情况。单纯性失水,有经皮肤、呼吸失水和经肾失水,见于高热、甲状腺功能亢进和过度通气使非显性蒸发量加强,中枢性尿崩症时抗利尿激素产生和释放不足以及肾性尿崩症时因肾远曲小管和集合管对抗利尿激素的反应缺乏,故肾排出大量水分。失水多于失钠,主要见于水样便,高热大量出汗(汗液中含氯化钠0.25％),反复静脉注射高渗物质(如甘露醇、尿素和高渗葡萄糖)产生肾小管液渗透压增高而引起渗透性利尿。

2.临床表现　高渗性脱水可分为3度:

轻度,失水量为体重的2％～4％,除口渴外,无其他症状。

中度,失水量为体重的4％～6％,有极度口渴、乏力、尿少和尿比重增高;唇舌干燥,皮肤失去弹性,眼窝下陷;常有烦躁不安。

重度,失水量超过体重的 6%,除有上述症状外,可出现躁狂、幻觉、谵妄、甚至昏迷。

3.诊断　病史和临床表现有助于高渗性脱水的诊断。

实验室检查包括:①尿比重增高;②红细胞计数、血红蛋白量、血细胞比容轻度升高;③血钠浓度＞150mmol/L。

4.治疗　首先解除病因。其次补充水分。无法口服的患者,可静脉滴注 5%葡萄糖溶液或低渗的0.45%氯化钠溶液。所需补充液体量可根据临床表现,估计失水量占体重的百分比。补液量可按每丧失体重的 1%补液 400～500ml 进行计算。为避免输入过量造成水中毒,计算所得的补水量,一般可分 2 天补足。治疗 1 天后应监测全身情况及血钠浓度,酌情调整次日的补给量。此外,补液量中还应包括每天正常需要量 2000ml。

应当注意的是,高渗性脱水者也伴有失钠,只是失水的比例更大。所以,如果在纠正高渗性脱水时应该适当补钠,避免低钠血症的发生。如需纠正同时存在的缺钾,可在尿量超过 40ml/h 后补钾。经上述补液治疗后若仍存在酸中毒.可酌情补给碳酸氢钠溶液。

(四)水中毒

水中毒,又称稀释性低血钠。指机体的摄入水总量超过了排出水量,以致水分在体内潴留,引起血浆渗透压下降和循环血量增多。

1.病因病理　水中毒多见于以下几种情况:①各种原因所致的抗利尿激素分泌过多;②肾功能不全,排尿能力下降;③机体摄入水分过多或接受过多的静脉输液。此时,细胞外液量明显增加,血清钠浓度降低,渗透压下降。

2.临床表现　急性水中毒的发病急骤。水过多所致的脑细胞水肿造成颅内压增高,引起一系列神经、精神症状,如头痛、嗜睡、躁动、精神紊乱、定向能力失常、谵妄、甚至昏迷。若发生脑疝则出现相应的神经定位体征。慢性水中毒的症状往往被原发疾病的症状所掩盖。可有软弱无力、恶心、呕吐、嗜睡等。体重明显增加,皮肤苍白而湿润。

3.诊断　根据病史、临床表现及实验室检查可进行诊断。实验室检查可发现:红细胞计数、血红蛋白量、血细胞比容和血浆蛋白量均降低;血浆渗透压降低,红细胞平均容积增加和红细胞平均血红蛋白浓度降低。

4.治疗　首先应防治原发疾患,防止引起水中毒。水中毒一经诊断,应立即停止水分摄入。轻症患者在暂停给水后即可自行恢复。对于重症急性水中毒患者,除禁水外,还需用利尿剂以促进水分的排出。一般可用渗透性利尿剂,如 20%甘露醇或 25%山梨醇 200ml 静脉内快速滴注(20 分钟内滴完),可减轻脑细胞水肿和增加水分排出。也可静脉注射袢利尿剂,如呋塞米(速尿)和依他尼酸。3%～5%高渗氯化钠溶液静脉滴注可迅速缓解体液的低渗状态,但须密切注意,因钠离子过多可使细胞外液容量增大而加重心脏负荷。对于肾功能不全者,可通过透析治疗滤除过多水分。

对于水中毒,预防显得更重要。有许多因素容易引起抗利尿激素的分泌过多,例如疼痛、失血、休克、创伤及大手术等。对于这类患者的输液治疗,应注意避免过量。急性肾功能不全和慢性心功能不全者,更应严格限制入水量。

(姚华强)

第二节　电解质代谢异常

一、钾代谢异常

钾是机体重要的矿物质之一。体内钾总含量的98%存在于细胞内,是细胞内最主要的电解质。细胞外液的含钾量仅是总量的2%。正常血钾浓度为3.5~5.5mmol/L。钾有许多重要的生理功能:参与并维持细胞的正常代谢,维持细胞内液的渗透压和酸碱平衡,维持神经肌肉组织的兴奋性,以及维持心肌正常功能等。钾的代谢异常有低钾血症和高钾血症,以前者常见。

【低钾血症】

低钾血症指血钾浓度低于3.5mmol/L。

(一)病因病理

按病因可分缺钾性低钾血症、稀释性低钾血症和转移性低钾血症3类。缺钾性低钾血症常见:①摄入不足,长期进食不足,补液患者长期接受不含钾盐的液体,或静脉营养中钾盐补充不足;②钾从肾排出过多,应用呋塞米、依他尼酸等利尿剂,肾小管性酸中毒,急性肾衰竭的多尿期,以及盐皮质激素(醛固酮)过多等;③从肾外途径丧失,呕吐、持续胃肠减压、肠瘘等。稀释性低钾血症由于入水量过多或补给不含钾或少钾的生理盐水、糖水、葡萄糖盐水、乳酸钠、碳酸氢钠等溶液使血浆钾稀释。转移性低钾血症由于大量K^+从细胞外进入细胞内而引起,见于大量输注葡萄糖和胰岛素,或代谢性、呼吸性碱中毒。

(二)临床表现

临床表现与细胞内、外钾缺乏的严重程度相关,更为重要的是取决于低血钾发生的速度。血清K^+<2.5mmol/L时,症状较严重。短时期内发生缺钾,症状出现迅速,甚至引起猝死。

1.神经肌肉系统　表现为神经、肌肉应激性减退。当血清K^+<3.0mmol/L时,可出现四肢肌肉软弱无力,肌无力常由双下肢开始,后延及双上肢,双侧对称,以近端较重,低于2.5mmol/L时,可出现软瘫,以四肢肌肉最为突出,腱反射迟钝或消失。当呼吸肌受累时则可引起呼吸困难。中枢神经系统表现症状为精神抑郁、倦怠、神志淡漠、嗜睡、神志不清、甚至昏迷等。

2.消化系统　缺钾可引起肠蠕动减弱,轻者有食欲不振、恶心、便秘,严重低血钾可引起腹胀、麻痹性肠梗阻。

3.心血管系统　低血钾时一般为心肌兴奋性增强,可出现心悸、心律失常。严重者可出现房室阻滞、室性心动过速及室颤,最后心脏停搏于收缩状态。此外还可引起心肌张力减低、心脏扩大、末梢血管扩张、血压下降等。心肌电活动异常,主要表现为传导阻滞和节律异常。典型的心电图改变为早期出现T波降低、变平或倒置,随后出现S-T段降低、Q-T间期延长和U波。但并非每个患者都有心电图改变,故不应单凭心电图异常来诊断低钾血症。

4.泌尿系统　长期低钾可引起缺钾性肾病和肾功能障碍,肾浓缩功能下降,出现多尿且比重低,尤其是夜尿增多。这可能与远曲肾小管细胞受损,对抗利尿激素反应降低,水重吸收能力降低所致。另外,缺钾后膀胱平滑肌张力减退,可出现尿潴留,患者常易并发肾盂肾炎。

5.酸碱平衡紊乱　低血钾可导致代谢性碱中毒。

应该注意,低钾血症的临床表现有时可以很不明显,特别是当患者伴有严重的细胞外液减少时。此时临床表现主要是缺水、缺钠所致的症状。但当缺水被纠正之后,由于钾浓度被进一步稀释,此时即会出现低钾血症表现。此外,低钾血症可致代谢性碱中毒,一方面是由于细胞内 K^+ 外移进行 Na^+、H^+ 交换(每移出 3 个 K^+,即有 2 个 Na^+ 和 1 个 H^+ 移入细胞内),使细胞外液的 H^+ 浓度降低;另一方面,远曲肾小管排 K^+ 减少,排 H^+ 增多,导致低钾性碱中毒发生。此时,尿却呈酸性(反常性酸性尿)。

（三）诊断

主要根据病史和临床表现。血清钾测定血 K^+ < 3.5mmol/L 时,出现症状即可做出诊断。但在缺水或酸中毒时,血清 K^+ 可不显示降低。此外心电图检查可作为辅助诊断手段。心电图检查,多能较敏感地反映出低血钾情况,心电图的主要表现为 Q-T 间期延长,S-T 段下降,T 波低平、增宽、双相、倒置或出现 U 波等。

（四）治疗

对原发病做积极处理,有助于低钾血症的纠正。由于钾主要分布在细胞内,通过临床表现或血清钾检查很难确定体内的钾缺失程度,根据血钾测定结果进行计算反映的只是细胞外液的钾缺失,不能反映细胞内的情况;因此,用公式计算的补钾量实用价值并不大。临床上通常采取分次补钾方法,边补边观察。对于无法口服钾剂的患者大都需经静脉补给。补钾量可参考血钾浓度降低程度,每天补钾 40～80mmol 不等。以每克氯化钾相等于 13.4mmol 钾计算,约每天补氯化钾 3～6g。少数缺钾患者,上述补钾量往往无法纠正低钾血症,补充钾量需递增,每天可能高达 100～200mmol。静脉补充钾有浓度及速度的限制,每升输液中含钾量不宜超过 40mmol(相当于氯化钾 3g),溶液应缓慢静脉滴注,输入钾量应控制在 20mmol/h 以下。因为细胞外液的钾总量仅 60mmol,如果含钾溶液输入过快,血钾浓度可能短期内迅速增高,将有心搏骤停的危险。如果患者伴有休克,应先输给晶体液及胶体液,尽快恢复其血容量。待尿量超过 40ml/h 后,再静脉补钾。临床上常用的钾制剂是 10%氯化钾,这种制剂除能补钾外,Cl^- 的输入还可纠正细胞外液的碱中毒。此外,氯缺乏还会影响肾的保钾能力,所以输给氯化钾,不仅补充了 K^+,还可增强肾的保钾作用。由于补钾量是分次给予,因此,要完成纠正体内的缺钾,常需连续 3～5 天的治疗。

并发症的处理:①低钾血症并发低钙。低镁、低钙时常表现为手足搐搦,它们的症状也可以相互混淆,应注意在补充钾的同时补充适当的钙、镁。②低钾血症可以引起各种类型的心律失常。③高钾血症:对于低钾血症的患者,由于治疗时过度地补钾,有可能因为治疗不当,反而引起高钾血症,故为了预防高钾血症,可将氯化钾加入 5%～10%的葡萄糖液中。④低钾血症还可以引起肾功能的病变,故治疗时应严格观察尿量。

【高钾血症】

血钾浓度超过 5.5mmol/L 即为高钾血症。

（一）病因病理

病因常见的有:①进入体内(或血液内)的钾量太多,如口服或静脉滴注氯化钾,使用含钾药物,以及大量滴注保存期较久的库血等;②肾排钾功能减退,如急性及慢性肾衰竭,应用保钾利尿剂如螺内酯(安体舒通)、氨苯蝶啶等,以及盐皮质激素不足等;③细胞内钾的移出,如溶血、组织损伤(如挤压综合征、烧伤),以及酸中毒等;④其他,如洋地黄中毒可致离子泵活力降低,影响钾进入细胞。

（二）临床表现

无特异性临床表现。早期症状可有手足感觉异常,软弱乏力,肌张力减退,肌腱反射消失等。严重高钾血症者有微循环障碍的临床表现,如皮肤苍白、发冷、青紫、低血压等。常有心动过缓或心律不齐。最危险的是高血钾可致心搏骤停。特别是血钾浓度超过 7mmol/L,都会有心电图的异常变化,典型的心电图改变为早期 T 波高而尖,Q-T 间期延长,随后出现 QRS 增宽,P-R 间期延长。

（三）诊断

根据病史、临床表现及实验室检查可进行诊断,血清钾超过 5.5mmol/L 即可确诊。高钾血症的诊断首先要除外由于溶血等原因所致的假性高钾血症,并除外实验室误差。心电图有辅助诊断价值,同时也可明确有无严重的心脏毒性的发生。

（四）治疗

由于高钾血症有导致心搏突然停止的危险,因此,高钾血症一经诊断,应积极予以治疗。

首先要控制引起高钾血症的原因及治疗原发病。一旦发现高钾血症时,应立即停止补钾,积极采取保护心脏的急救措施,对抗钾的毒性作用,促使钾向细胞内转移;排除体内过多的钾,以降低血清钾浓度。

1.促使 K^+ 转入细胞内　①静脉输注 5％碳酸氢钠溶液 100～200ml。血液碱化后细胞内的 H^+ 向外移出,而血清 K^+ 则移入细胞内。同时,高渗的碱溶液输入后可使血容量增加,也使血清 K^+ 得到稀释而降低浓度。此外,注入的 Na^+ 可使肾远曲小管的 Na^+、K^+ 交换增加,促进 K^+ 从尿中排出。②输注葡萄糖-胰岛素液:在 25％葡萄糖溶液 100～200ml 中加入胰岛素 5～10U(每 5g 葡萄糖加入胰岛素 1U),静脉滴注,可使 K^+ 转入细胞内,从而暂时降低血钾浓度。每 3～4 小时可重复使用。③对于肾功能不全,不能输液过多者,可用 10％葡萄糖酸钙溶液 100ml、11.2％乳酸钠溶液 50ml 和 25％葡萄糖溶液 400ml,加入胰岛素 20U,24 小时缓慢静脉滴入。

2.透析疗法　有腹膜透析和血液透析两种。用于上述治疗仍无法降低血钾浓度时,通过建立临时血管通路,如股静脉穿刺导管留置术。及时进行血液透析,能快速有效地降低血钾,适用于血钾＞6mmol/L 患者。慢性肾衰竭致高钾血症者可采用腹膜透析。

3.对抗心律失常　钙与钾有对抗作用,故静脉注射 10％葡萄糖酸钙溶液 20ml,能缓解高 K^+ 对心肌的毒性作用。此法可重复使用。也可将 10％葡萄糖酸钙溶液 30～40ml 加入静脉补液内滴注。

4.其他　包括治疗原发病,如清创、排除胃肠道积血、避免含钾较多的食物及药物的摄入等;若酸中毒为高 K^+ 血症的诱因者,应尽快同时纠正酸中毒;停用可使血 K^+ 升高的药物,如抑制肾素-血管紧张素-醛固酮系统的药物、抑制 K^+ 在远端肾小管分泌的药物,如螺内酯、氨苯蝶啶等。

二、钙代谢异常

体内绝大部分钙(99％)以磷酸钙和碳酸钙的形式贮存于骨骼中,细胞外液的钙仅占总钙量的 0.1％。血钙浓度为 2.25～2.75mmol/L,相当恒定。其中约 50％为蛋白结合钙,5％为与有机酸结合的钙,这两部分合称非离子化钙;其余的 45％为离子化钙,这部分的离子化钙在维持神经肌肉功能稳定方面发挥作用。离子化和非离子化钙的比率受血液 pH 影响,pH 降低可使离子化钙增加,反之减少。钙代谢紊乱包括高钙血症和低钙血症,以后者常见。

【低钙血症】

成人每日需钙量为 0.5～1g,儿童、妊娠和哺乳期需钙量增多,摄入的钙主要在十二指肠和空肠上段被吸收,决定钙吸收的因素是维生素 D 和机体对钙的需要量。吸收的维生素 D 无活性,它需经肝、肾羟化为 $1,25\text{-}(OH)_2D_3$ 后才具有活性。有活性的 $1,25\text{-}(OH)_2D_3$ 才能促进钙、磷的吸收,调节钙、磷代谢和骨代谢。PTH 对钙磷代谢具有重要的调节作用。PTH 的分泌主要受血清 Ca^{2+} 水平的反馈调节。PTH 的基本功能是动员骨钙,促进肠道对钙的吸收,排出尿磷,维持血钙水平,同时促进肾将 $25-(OH)D_3$ 转化为 $1,25-(OH)_2D_3$,促进肾小管对钙的回吸收。

1.病因病理　低钙血症常见于甲状旁腺功能减退,如甲状腺功能亢进患者接受放射性碘治疗或甲状腺手术切除、损伤所致;维生素 D 缺乏或代谢异常,如食物中缺乏、肠道吸收不良、接触阳光过少、多次妊娠、长期哺乳、肝硬化、肾衰竭等。此外,慢性肾衰竭时低血钙的发生主要与肾小球滤过率降低,磷酸盐排出受阻,导致血磷升高;肾小管对维生素 D 的羟化障碍;肠道对钙的吸收减少;骨骼对 PTH 的敏感性降低,骨钙动员入血受阻等机制有关。急性胰腺炎时因胰腺炎症、坏死,释放的脂肪酸与钙结合形成钙皂;以及胰腺炎可引起胰高血糖素分泌过多,后者刺激降钙素分泌增加,这些都与低血钙的发生有关。

2.临床表现　低钙血症的临床表现主要表现为神经肌肉兴奋性增加,如容易激动、手足抽搐、肌肉痛、腱反射亢进、Chvostek 征阳性以及口周和指(趾)尖麻木与针刺感等。可引起窦性心动过速、心律不齐,也可引起房室传导阻滞,在极少数情况下可引起充血性心力衰竭。低血钙可使迷走神经兴奋性提高而发生心脏停搏。

长期的低钙血症伴体内钙缺乏时,小儿可出现佝偻病、囟门迟闭、骨骼畸形,成人可表现骨质软化、纤维性骨炎、骨质疏松等。

3.诊断　有急性胰腺炎、甲状旁腺受损害、长期肠瘘、胆瘘等病史;临床表现为易激动,肌肉抽动,手足搐搦,耳前叩击试验及上臂压迫试验阳性;实验室检查血清钙浓度低于 2mmol/L。

4.治疗　低钙血症的治疗首先是积极治疗原发疾病,同时应用钙剂治疗。一般以 10% 葡萄糖酸钙 $10\sim20$ml 或 5% 氯化钙 10ml 静脉注射,症状很快得到缓解。必要时可 $8\sim12$ 小时后重复给药。同时治疗可能存在的碱中毒,有利于提高血清中离子化钙的含量。对需长期治疗的患者,可口服钙剂并同时补充维生素 D,以逐步减少钙剂的静脉用量。

【高钙血症】

高钙血症是指血清离子钙浓度的异常升高,高于 2.75mmol/L 即为高钙血症。由于通常所测定的是总钙,而不是离子钙,因此,必须注意影响离子钙的因素,其中血清白蛋白浓度是临床上最重要的因素,因为白蛋白是血循环中主要的钙结合蛋白。在血清白蛋白严重降低的情况下(如恶性肿瘤患者),血清总钙浓度实际上代表着异常增高的离子钙浓度。酸碱度也影响血清钙与蛋白质的结合,碱中毒可使离子钙浓度降低,酸中毒可使之升高。当进入细胞外液的钙(肠骨)超过了排出的钙(肠肾)则发生高钙血症。一般认为血清钙在 3.75mmol/L 以上可发生高钙危象,处理不当有生命危险,是一种临床急症。

1.病因病理　引起高钙血症的病因有两大类:PTH 依赖性和非 PTH 依赖性高钙血症。高钙血症主要见于甲状旁腺功能亢进症者,如甲状旁腺增生或腺瘤;其次是骨转移性癌,以乳腺癌、骨肿瘤、肺癌、胃癌、卵巢癌、多发性骨髓瘤、急性淋巴细胞白血病等较为多见,其中乳腺癌约 1/3 可发生高钙血症。转移至骨骼的肿瘤细胞可破坏骨质释放骨钙使血清钙升高。此外,服用过量维生素 D 也会诱发高钙血症。

2.临床表现　高钙血症早期症状有疲乏、厌食、恶心、呕吐、体重下降,血钙浓度进一步增高时,可出现严重头痛、背和四肢疼痛、口渴和多尿等。甲状旁腺功能亢进者在患病后期可出现全身骨质脱钙,易发生病理性骨折。血钙浓度高达 $4\sim5$mmol/L 时可能有生命危险。

3.诊断　通常临床上测定血钙(血浆总钙)>2.7mmol/L 即可认为是高钙血症,血钙在 3.75mmol/L 以上,即高钙危象。血浆总钙包括蛋白结合钙、复合钙和离子钙。血清白蛋白含量和血液酸碱平衡直接影响着离子钙的浓度,在分析血清总钙浓度的诊断价值时,应考虑其影响因素。

4.治疗　对于甲状旁腺功能亢进者,应做手术治疗,切除腺瘤或增生的腺组织之后,可彻底治愈。对于骨转移癌患者,可预防性地给予低钙饮食,并注意补充足够水分,以利于钙的排泄。

重度高钙血症的治疗,不管有无症状均应紧急处理,治疗方法包括:①扩充血容量;②增加尿钙排泄;③减少 Ca^{2+} 的重吸收;④治疗原发性疾病。

三、镁代谢异常

镁是体内含量占第 4 位的阳离子。正常成人体内镁总量约为 1000mmol,约合 23.5g,其中一半存在于骨骼,其余几乎都存在于细胞内,仅有 1% 存在于细胞外液中。镁的主要生理功能是参与神经活动的控制、神经肌肉兴奋性的传递、肌肉的收缩活动等,并对心肌的电活动和血管张力产生影响。正常血镁浓度 $0.70\sim1.10mmol/L$。饮食摄入的镁大部分从粪便排出,其余经肾排出。肾有很好的保镁作用。

【镁缺乏】

1.病因病理　饥饿、吸收障碍综合征、胃肠消化液慢性丢失(如肠瘘)等,是导致镁缺乏的主要原因。急性胰腺炎及长期肠内或肠外营养液中未加适量的镁制剂等,也可导致镁缺乏。

2.临床表现　镁缺乏主要表现为神经、肌肉及中枢神经系统功能亢进,其症状及体征可与钙缺乏相似,如面容苍白、肌震颤、手足搐搦及 Chvostek 征阳性、记忆力减退、精神紧张、易激动,严重者有烦躁不安、谵妄及惊厥等。

3.诊断　若存在诱发因素,又出现上述症状,则应疑有镁缺乏。临床上镁缺乏者常伴有钾和钙的缺乏。补充钾及钙,使低钾和低钙血症得到纠正之后,如果症状未缓解,应怀疑低镁血症的存在。应用这种"排除法"的原因是:血镁浓度与机体镁缺乏不一定相平行,即镁缺乏时血镁浓度不一定降低。

对镁缺乏有诊断价值的是镁负荷试验:正常人静脉输注氯化镁或硫酸镁 0.25mmol/kg 后,90% 的镁很快从尿中排出;而在镁缺乏者,输入镁的 $40\%\sim80\%$ 被保留在体内,从尿中排出的镁大大减少。

4.治疗　镁缺乏时可用氯化镁溶液或硫酸镁溶液静脉补充,可按每天 0.25mmol/kg 的剂量补充镁盐。25% 硫酸镁溶液 1ml 含镁 1mmol,60kg 体重者可补 25% 硫酸镁 15ml。严重镁缺乏患者如果肾功能正常,可按每天 1mmol/kg 的剂量补充镁盐。肠外营养时,营养液中应注意添加镁制剂,常用量是每天补镁 $6\sim7mmol$。静脉补充镁制剂时,要注意输注速度不能太快,以免引起急性镁中毒,严重者会因此导致心搏骤停。完全纠正镁缺乏需时较长,故在解除症状后,仍应每天补镁,持续 $1\sim3$ 周。一般每天用量为 $5\sim10mmol$,相当于 25% 硫酸镁 $5\sim10ml$,肌内注射或稀释后静脉滴注。如果出现镁中毒,可立即静脉注射葡萄糖酸钙或氯化钙溶液对抗。

【镁过多】

1.病因病理　体内镁过多主要发生在肾功能不全时,偶可见于应用硫酸镁治疗子痫过程中。血镁水平常与血钾浓度相平行,故在急、慢性肾衰竭时,需及时监测血钾及血镁水平。烧伤早期、广泛外伤或外科应激反应、严重细胞外液量不足和严重酸中毒等也可引起血清镁增高,血清镁浓度可 $>3mmol/L$。

2.临床表现　镁过多的临床表现有乏力、疲倦、腱反射消失和血压下降等。血清镁浓度明显增高时,可发生心脏传导系统障碍,心电图出现与高钾血症相似的改变,如 P-R 间期延长、QRS 波增宽和 T 波增高等。晚期可出现呼吸抑制、嗜睡和昏迷,甚至心搏骤停。

3.诊断　实验室检查,血清镁浓度 $>1.1mmol/L$。

4.治疗　发现镁过多之后,应立即停止给镁。经静脉缓慢注射 $2.5\sim5mmol$ 葡萄糖酸钙溶液(相当于 10% 葡萄糖酸钙溶液 $10\sim20ml$)或氯化钙溶液,以对抗镁对心脏和肌肉的抑制。同时要积极纠正酸中毒和缺水。如血清镁浓度仍无下降或症状仍不减轻,可考虑采用透析治疗。

四、磷代谢异常

成人体内磷含量约 700～800g,其中 85％存在于骨骼,其余以有机磷酸酯形式存在于软组织中。细胞外液中含磷仅 2g,正常血清无机磷浓度为 0.96～1.62mmol/L。磷对机体有十分重要的作用:磷是核酸、磷脂等的基本成分,是高能磷酸键的成分之一,参与蛋白质的磷酸化过程,以磷脂形式参与细胞膜的组成,参与某些凝血因子的成分,以及作为磷酸盐参与酸碱平衡的维持等。

【低磷血症】

低磷血症为血清无机磷浓度<0.96mmol/L。

1.病因病理　常见病因有:甲状旁腺功能亢进症、严重烧伤或感染;大量葡萄糖及胰岛素输入使磷进入细胞内;磷摄入不足,特别是长期肠外营养支持时未补充磷制剂。

2.临床表现　临床上低磷血症的发生率并不低,由于其缺乏特异性的临床表现常易被忽略。低磷血症可有神经肌肉症状,如头晕、厌食、肌无力等。重症者可有抽搐、精神错乱、昏迷,甚至可因呼吸肌无力而危及生命。

3.诊断　实验室检查,血清无机磷浓度<0.96mmol/L 可明确诊断。

4.治疗　对低磷血症要有警惕,采取预防措施。对需长期静脉输液者,应每天补充磷 10mmol,可用甘油磷酸钠 10ml。严重低磷者,可酌情增加磷制剂用量,但需注意密切监测血清磷水平。对甲状旁腺功能亢进者,手术治疗可使低磷血症得到纠正。

【高磷血症】

高磷血症为血清无机磷浓度>1.62mmol/L。临床上很少见。

1.病因病理　主要病因有:急性肾衰竭、甲状旁腺功能低下等。酸中毒或淋巴瘤等化疗时可使磷从细胞内逸出,导致血清磷升高。

2.临床表现　由于高磷可导致低钙血症发生,从而出现一系列低血钙的症状。因异位钙化可出现肾功能受损的表现。

3.诊断　实验室检查,血清无机磷浓度>1.62mmol/L 可确诊。

4.治疗　除防治原发病外,可针对低钙血症进行处理,急性肾衰竭伴明显高磷血症者,可透析治疗。

(顾红芳)

第三节　酸碱平衡失调

机体在代谢过程中不断摄入或产生酸性和碱性物质,正常情况下可通过体内的缓冲系统以及肺和肾的调节,使体液的酸碱度维持在正常范围之内(pH 7.35～7.45)。但是,如果酸性或碱物质产生量过大,或者肺和肾的调节功能障碍时,就会产生不同形式的酸碱失调。原发性的酸碱平衡失调可分为代谢性酸中毒、代谢性碱中毒、呼吸性酸中毒和呼吸性碱中毒四种。有时可同时存在两种以上的原发性酸碱失调,此即为混合型酸碱平衡失调。

任何一种酸碱失调发生后,机体都会通过代偿机制减轻酸碱紊乱,尽量使体液的 pH 恢复至正常范围。

机体的这种代偿,可根据其纠正程度分为部分代偿、代偿及过度代偿。

根据酸碱平衡公式(Henderson-Hasselbach 方程式),正常动脉血的 pH 为

$$pH=6.1+\log[HCO_3^-/(0.03\times PaCO_2)]=6.1+\log[24/(0.03\times40)]=6.1+\log[20/1]=7.40$$

pH、HCO_3^- 及 $PaCO_2$ 是机体酸碱平衡的三大基本要素。其中,HCO_3^- 的原发性减少或增加,可引起代谢性酸中毒或碱中毒。$PaCO_2$ 的原发性增加或减少,则引起呼吸性酸中毒或碱中毒。

一、代谢性酸中毒

临床上最常见。由于酸性物质产生过多,或 HCO_3^- 丢失过多,均可引起代谢性酸中毒。

(一)病因病理

常见病因:①碱性物质丢失过多,见于腹泻、肠瘘、胆瘘和胰瘘等,经消化液丢失的 HCO_3^- 过多。应用碳酸酐酶抑制剂(如乙酰唑胺),可使肾小管排 H^+ 及重吸收 HCO_3^- 减少,导致酸中毒。②酸性物质过多,休克时急性循环衰竭、组织缺血缺氧,可使丙酮酸及乳酸大量产生,发生乳酸性酸中毒。糖尿病或长期不能进食,体内脂肪分解过多,可形成大量酮体,引起酮症酸中毒。抽搐、心搏骤停等也能引起体内有机酸过多。某些应用氯化铵、盐酸精氨酸或盐酸的治疗,如果剂量过多,可致血中 Cl^- 增多,HCO_3^- 减少,也可引起酸中毒。③肾功能不全,肾小管功能障碍,内生性 H^+ 不能排出体外,或 HCO_3^- 吸收减少,均可致酸中毒。其中,远曲小管性酸中毒是排 H^+ 功能障碍所致,而近曲小管性酸中毒则由 HCO_3^- 重吸收障碍造成。

机体在出现代谢性酸中毒时,存在着一定的代偿能力。①呼吸代偿,任何原因所致 HCO_3^- 减少,使血浆中 H_2CO_3 相对过多。机体很快会出现呼吸代偿反应。H^+ 浓度的增高刺激呼吸中枢,使呼吸加深加快,加速 CO_2 的呼出,降低 $PaCO_2$,HCO_3^-/H_2CO_3 的比值重新接近20:1,保持血 pH 在正常范围,此即为代偿性代谢性酸中毒。②肾脏代偿,HCO_3^- 减少使肾小管上皮细胞中的碳酸酐酶和谷氨酰胺酶活性开始增高,增加 H_2CO_3 离解为 H^+ 和 HCO_3^-,H^+ 通过与 NH_3 形成 NH_4^+ 后增加排出,而 HCO_3^- 重吸收补充消耗了的碱储备。但是,这些代偿还是相当有限的。

(二)临床表现

轻度代谢性酸中毒可无明显症状。重症患者疲乏、眩晕、嗜睡,可有感觉迟钝或烦躁;最明显的表现是呼吸变得又深又快,呼吸肌收缩明显。呼吸频率可高达每分钟 40～50 次,呼出气带有酮味。患者面颊潮红,心率加快,血压常偏低。可出现腱反射减弱或消失、神志不清或昏迷,常伴有缺水的症状。代谢性酸中毒可降低心肌收缩力和周围血管对儿茶酚胺的敏感性,使患者容易发生心律不齐、急性肾功能不全和休克。一旦产生则很难纠正。

(三)诊断

根据患者有严重腹泻、肠瘘或休克等的病史、又有深而快的呼吸、即应怀疑有代谢性酸中毒。

血气分析可以明确诊断,并能判断代偿情况和酸中毒的严重程度。代偿期的 pH 可在正常范围,HCO_3^-、BE(碱剩余)和 $PaCO_2$ 均有一定程度的降低。失代偿时血液 pH 和 HCO_3^- 明显下降。另外,在排除呼吸因素后,如果 CO_2 结合力(正常值为 25mmol/L)降低也可作为酸中毒的诊断依据,并能大致判定酸中毒的程度。

(四)治疗

首要治疗是去除原发病。由于机体可加快肺部通气以排出更多 CO_2,又能通过肾排出 H^+、保留 Na^+ 及 HCO_3^-。因此,只要能消除病因,再纠正水、电解质紊乱,较轻的代谢性酸中毒(血浆 HCO_3^- 为 16～

18mmol/L)常可自行纠正,不必应用碱性药物。低血容量性休克伴有轻度的代谢性酸中毒,经补液、输血纠正休克后,代谢性酸中毒可随之纠正。这类患者不宜过早使用碱剂,否则反而可能造成代谢性碱中毒。

重症酸中毒时血浆 HCO_3^- 低于 10mmol/L,应立即给予输液和应用碱剂治疗。常用碱剂是碳酸氢钠溶液。该溶液进入体液后即离解为 Na^+ 和 HCO_3^-。HCO_3^- 与体液中的 H^+ 化合成 H_2CO_3,再离解为 H_2O 和 CO_2。CO_2 从肺呼出,从而使体内的 H^+ 减少,酸中毒得到改善。留在体内的 Na^+ 可提高细胞外液渗透压和增加血容量。5%碳酸氢钠溶液每 100ml 含有 Na^+ 和 HCO_3^- 各 60mmol。临床上根据酸中毒严重程度计算 5% $NaHCO_3$ 的补给量。一般首次剂量为 100～250ml。用后 2～4 小时复查动脉血气及血浆电解质浓度,根据结果再决定是否需继续给药。临床纠正酸中毒的治疗原则是边治疗边观察,使酸中毒逐步纠正。酸中毒时血浆离子化钙增多,故即使患者有低钙血症,也可以不出现手足抽搐。但酸中毒被纠正后,离子化钙减少,便会发生手足抽搐。应及时给予葡萄糖酸钙溶液补充。过快地纠正酸中毒还能引起大量 K^+ 转移至细胞内,引起低钾血症,也需注意。

二、代谢性碱中毒

体内 H^+ 丢失或 HCO_3^- 增多可引起代谢性碱中毒。

(一)病因病理

常见病因:①胃液丧失过多,是最常见的原因,见于严重呕吐、长期胃肠减压等。由于 H^+ 和 Cl^- 大量丢失导致血清 Cl-降低,肾近曲小管原尿中带阴电荷的 Cl^- 减少。为维持离子平衡,代偿性地增加 HCO_3^- 重吸收,导致碱中毒发生。大量丧失胃液也使 Na^+ 丢失,作为代偿不得不增加 K^+ 与 Na^+ 和 H^+ 与 Na^+ 的交换,使 Na^+ 得到保留,但排出了 K^+ 和 H^+,造成低钾血症和碱中毒。②碱性物质摄入过多,长期服用碱性药物中和胃内的盐酸,使肠液中的 HCO_3^- 没有足够的 H^+ 中和,HCO_3^- 被重吸收入血而导致碱中毒。以往常用碳酸氢钠治疗溃疡病而导致碱中毒发生,目前此法已基本不用。大量输注库存血,抗凝剂枸橼酸钠入血后可转化成 HCO_3^-,也可致碱中毒。③缺钾,低钾血症时 K^+ 从细胞内移至细胞外,每 3 个从细胞内移出,就有 2 个 Na^+ 和 1 个 H^+ 从细胞外移入,引起细胞内酸中毒和细胞外碱中毒。此外,在血容量不足情况下,机体为保存 Na^+,肾远曲小管增加 K^+ 和 H^+ 的排出,HCO_3^- 的重吸收也增加,进一步加重了细胞外的碱中毒和低钾血症,此时会出现反常性酸性尿。④利尿剂的作用:呋塞米、依他尼酸等能抑制近曲小管对 Na^+ 和 Cl^- 的重吸收,并不影响远曲小管内 Na^+ 与 H^+ 的交换。因此,随尿排出的 Cl^- 比 Na^+ 多,导致血液的 Na^+ 和 HCO_3^- 增多,发生低氯性碱中毒。

代谢性碱中毒的代偿机制:①呼吸代偿,血浆 H^+ 浓度下降使呼吸中枢的兴奋性降低,导致呼吸变浅变慢,CO_2 排出减少和 $PaCO_2$ 升高,若 HCO_3^-/H_2CO_3 的比值接近 20:1,仍可保持 pH 在正常范围。②肾脏代偿,肾小管上皮细胞中的碳酸酐酶和谷氨酰胺酶活性降低,使 H^+ 排泌和 NH_3 生成减少。HCO_3^- 的生成和重吸收减少,以减低血中 HCO_3^- 浓度。代谢性碱中毒时,氧合血红蛋白解离曲线左移,氧不易从氧合血红蛋白中释出。此时尽管患者的血氧含量和氧饱和度均正常,但组织仍然存在缺氧。

(二)临床表现

一般无明显症状,有时可有呼吸变浅变慢,或精神神经方面的异常,如嗜睡、精神错乱或谵妄等。可以有低钾血症和缺水的临床表现。严重时可因脑和其他器官的代谢保障而发生昏迷。

(三)诊断

根据病史及临床表现可做出初步诊断。血气分析可确定诊断并评估其严重程度。代偿期血液 pH 可基本正常，HCO_3^- 和 BE(碱剩余)均有一定程度的增高。失代偿时，血 pH 和 HCO_3^- 明显增高，$PaCO_2$ 正常。可伴有低氧血症和低钾血症。

(四)治疗

应积极治疗原发疾病。对丧失胃液所致的代谢性碱中毒，可输注等渗生理盐水或葡萄糖生理盐水，既恢复了细胞外液量，又补充 Cl^-。经过这种治疗即可纠正轻度低氯性碱中毒。必要时可补充盐酸精氨酸，既可补充 Cl^-，又可中和过多的 HCO_3^-。另外，碱中毒时几乎都同时存在低钾血症，故当尿量超过 40ml/h 应补给氯化钾。补 K^+ 之后可纠正细胞内、外离子的异常交换，终止从尿中继续排 H^+，有利于加速碱中毒的纠正。

严重碱中毒(血浆 HCO_3^- 45～50mmol/L，pH＞7.65)时，为迅速中和细胞外液中过多的 HCO_3^-，可应用稀释的盐酸溶液。0.1mol/L 或 0.2mol/L 的盐酸可安全有效用于治疗重症、顽固性代谢性碱中毒。1mol/L 盐酸 150ml 加入生理盐水 1000ml 或 5％葡萄糖溶液 1000ml 中(盐酸浓度稀释成 0.15mol/L)，经中心缓慢静脉滴注(25～50ml/h)。切忌将此酸溶液经周围静脉输入，防止渗漏导致软组织严重坏死。治疗中每 4～6 小时监测血气和血电解质，必要时第二天可重复治疗。纠正碱中毒不宜过于迅速，而且也不要求完全纠正，关键是解除病因(如完全性幽门梗阻)，碱中毒就可以彻底治愈。

三、呼吸性酸中毒

呼吸性酸中毒是由于肺泡通气及换气功能减弱，不能有效排出 CO_2，以致 $PaCO_2$ 增高和高碳酸血症形成，临床上非常多见。

1.病因病理　全身麻醉过深、镇静剂过量、中枢神经系统损伤、气胸、急性肺水肿和呼吸机使用不当等。均可导致呼吸功能障碍和急性高碳酸血症发生。另外，肺组织广泛纤维化、重度肺气肿等慢性阻塞性肺部疾患，换气功能障碍或肺泡通气/灌流比例失调，都可引起 CO_2 在体内潴留。胸部手术后痰液堵塞气道、肺不张、胸腔积液、肺炎，加上切口疼痛、腹胀等因素，均可使通气量减少。

呼吸性酸中毒的代偿首先通过血液的缓冲系统。CO_2 与水化合后离解为 H^+ 和 HCO_3^-，再与血液中 HCO_3^- 与 Na_2HPO_4 结合，形成 $NaHCO_3$ 和 NaH_2PO_4 从尿中排出，以减少体内的 H_2CO_3。另一途径是通过肾小管上皮的碳酸酐酶和谷氨酰胺酶，增加 H^+ 生成与排泌，并与 NH_3 结合形成 NH_4^+，以增加 H^+ 的排出。上述无论是经血液缓冲系统还是经肾途径，对呼吸性酸中毒的代偿都是十分有限的。

2.临床表现　患者可有胸闷、呼吸困难、躁动不安等，换气不足致缺氧时，可有头痛、发绀。随着酸中毒的加重，可出现血压下降、谵妄、昏迷等。脑缺氧可致脑水肿甚至脑疝形成，最后是呼吸和心搏骤停。

3.诊断　患者有呼吸障碍的病史，又出现上述症状，应怀疑有呼吸性酸中毒。动脉血气分析 pH 明显降低、$PaCO_2$ 增高，但血浆 HCO_3^- 可正常。慢性呼吸性酸中毒时，血 pH 下降不明显，$PaCO_2$ 增高显著，血 HCO_3^- 亦有增高。

4.治疗　呼吸性酸中毒常常发生快，机体对此的代偿能力较差，而且常常并发缺氧，对机体的危害性极大。

因此除尽快查出原发病因外，治疗措施首先是设法改善肺通气。经气管插管行人工通气能快捷有效改善肺通气，可迅速排出潴留体内的 CO_2，并可通过提高吸入氧浓度改善缺氧。尽管引起慢性呼吸酸中毒的原发疾病大多很难治愈，但针对性地采取控制感染、扩张小支气管、促进排痰等措施，可改善换气功能和减轻酸中毒程度。

四、呼吸性碱中毒

1.病因病理　呼吸性碱中毒是由于肺泡通气过度，CO_2 排出过多，$PaCO_2$ 过低所致，又称低碳酸血症。引起通气过度的原因很多，如癔症、忧虑、疼痛、发热、创伤、中枢神经系统疾病、低氧血症、肝衰竭，以及呼吸机辅助通气过度等。

代偿机制：$PaCO_2$ 下降使呼吸中枢的兴奋性降低，呼吸变浅变慢和通气量减少，以减少 CO_2 排出，代偿 H_2CO_2 的降低。这种代偿的代价是减少通气，会因通气不足导致缺氧。肾脏也可通过肾小管上皮减少 H^+ 分泌和减少 HCO_3^- 重吸收进行代偿。

2.临床表现　发病初期可有呼吸急促和过度通气，呼吸性碱中毒发生后，可有眩晕，手、足和口周麻木或针刺感，肌震颤及手足搐搦等，常伴心率加快。危重患者发生急性呼吸性碱中毒常提示预后不良，或将发生急性呼吸窘迫综合征。

3.诊断　结合病史和临床表现，可做出诊断。实验室血气分析提示：血 pH 增高，$PaCO_2$ 和 HCO_3^- 下降。

4.治疗　积极治疗原发疾病。用纸袋罩住口鼻，增加呼吸道无效腔，可减少 CO_2 的呼出。或吸入含 5% CO_2 的氧气。如系呼吸机使用不当造成通气过度，应调整呼吸频率及潮气量。危重患者或中枢神经系统病变所致的呼吸急促，可用药物阻断其自主呼吸，再用呼吸机行辅助通气。

（常　湛）

第十章　内分泌代谢疾病相关综合征

第一节　多发性骨纤维营养不良症

骨纤维营养不良症为鸟苷酸结合蛋白（G蛋白）病中的一种，病灶部位的骨小梁被大量增生的纤维组织取代，骨皮质变薄，易于发生骨折及畸形。根据病变性质，全身性病变可分为单骨型和多骨型两种，若仅单一骨骼受累，称为单骨型骨纤维营养不良症（MOFD），发病年龄多见于10余岁至20余岁；若存在多个骨骼受累，称为多骨型骨纤维异常增生症（POFD），多于10岁以前发病。在POFD患者中，同时具备骨骼损害、性早熟和皮肤色素沉着等3个特点，称为McCune-Albright综合征（MAS）。所有患者均为散发，未见有家族性发病或遗传史者。

【病因】

未完全阐明，G蛋白中的GSa亚单位基因激活性突变可能是本病发生的重要原因。常见的突变为20号染色体长臂8号外显子Arg 201 His或Arg 201 Cys错义点突变，导致GSa亚单位异常激活，使病灶部位细胞内cAMP异常增高，进而活化cAMP依赖性受体（如ACTH、TSH、FSH、LH受体），从而引发一系列改变。

【发病机制】

①Fos蛋白过度表达，影响细胞增生分化的正常过程，导致骨发育不良和骨组织畸形；②IL-6分泌增加，刺激病灶周围破骨细胞骨吸收；③血小板衍生生长因子（PDGF-B）升高，促进成纤维细胞增生并激活破骨细胞；④刺激cAMP依赖性受体（如ACTH、TSH、FSH、LH受体），使相关靶激素的作用增强。例如，卵巢持续活化导致雌激素过度分泌，出现不依赖于促性腺激素释放激素（GnRH）的女性假性性早熟表现；皮肤黑色素细胞分泌黑色素增多引起皮肤色素沉着；对PTH抵抗导致骨质软化和佝偻病。

【临床表现】

1.骨骼损害

（1）多骨型病变可累及身体双侧或以一侧为主，下肢、股骨、胫骨和骨盆较常见，较少累及的部位为肋骨和颅骨，可累及颅底。单骨型病变常累及股骨、胫骨和肋骨，30%累及颅面骨，尤其是上、下颌骨和颅骨顶部。

（2）骨损害大多数因骨骼局灶性疼痛、畸形或骨折就诊，单骨型患者可无任何症状，多由于其他原因拍摄X线片确诊。骨骼灶性病变由纤维结缔组织和散在的未成熟的交织骨和软骨组织结节组成，病变自骨髓腔向骨皮质膨胀性侵犯，导致骨皮质变薄，可有液化、囊变、出血和结节内骨化，形成局灶性畸形，累及骨承重部位可导致跛行和病理性骨折。

（3）颅底骨质增生硬化常压迫脑神经，波及视神经时，导致视神经萎缩。面骨过度增生，使面容不对称，鼻窦闭塞。脊柱、骨盆和四肢长骨损害导致骨畸形、病理性骨折及骨痛。

2.皮肤色素沉着

(1)发生于骨骼病变的同侧,多为局限性深褐色扁平斑(咖啡斑),形状不规则,常为小片状分布,多见于背部,亦可见于口唇、颈背、腰臀部和大腿等处。

(2)在出生时可不明显,但随年龄的增长或阳光暴晒而明显加重、变深。

(3)色素沉着的外形与骨病变的多少有关。如色素沉着边缘清晰,一般仅单一骨受累;若边缘不清,呈地图状,一般为多部位骨受累。

3.假性性早熟

(1)主要见于女性,性早熟多在 6 岁以前开始,平均发育年龄为 3 岁(最早为出生后第 1 个月),病因不清。

(2)通常以周期性阴道出血为最早表现,继之乳腺发育、腋毛及阴毛生长,没有发现排卵的迹象,血浆雌激素正常或显著升高,促性腺激素水平低于正常甚至监测不到。

(3)年幼患者血清 LH 和 FSH 对 GnRH 刺激无反应。这些女性在数年后会出现正常的中枢启动型青春期,有正常的生殖功能。

4.其他病变

(1)MAS 典型的内分泌异常为女性假性性早熟,其他较少见的内分泌病变有甲状腺功能亢进症、库欣综合征、肢端肥大症、巨人症、高催乳素血症、甲状旁腺功能亢进症、男性性早熟等。

(2)高磷酸尿和低磷血症佝偻病或骨质软化可与 MAS 合并存在。有一些存在广泛骨损害的患者伴发低血磷、高尿磷性佝偻病或软骨病。

(3)肥胖为 Gsa 基因突变的主要表型形式之一,其机制未明,目前认为脂肪细胞对肾上腺素的脂肪分解作用不敏感,从而导致肥胖。

(4)肝异常包括严重的新生儿黄疸、肝酶活性增加,肝活检时发现胆汁淤积和胆管异常的表现,有时可为 MAS 的首发症状。

(5)心脏异常包括心脏扩大、持续心动过速和猝死。非典型心肌细胞肥厚在组织学上也表明有内分泌异常的作用。

【辅助检查】

1.影像学检查

(1)病变易累及股骨、胫骨、肋骨及颜面骨,正常骨组织被异常增生的纤维组织取代,表现为不同程度的骨膨胀和骨皮质变薄,但骨外形完整,脊柱和长骨常伴病理性骨折。

(2)X 线片可表现为囊状、毛玻璃样、丝瓜络状、虫蚀状等改变。曾发生骨折的病灶区域的皮质骨可有硬化表现。

(3)在头颅、脊柱和骨盆等部位,螺旋 CT 扫描加骨的三维重建是发现本病骨损害的较敏感方法。

(4)MRI 能显示大部分在 X 线平片或 CT 片上不能显示的病灶(如坏死、液化、出血),如纤维或纤维骨样组织病灶在 T_1 加权像和 T_2 加权像均呈低信号。

2.生化或放免检查　血清钙、磷通常是正常的,根据合并内分泌异常不同,可存在不同改变。如合并甲状旁腺功能亢进症,则血钙可升高,尿磷增多,血磷降低,血 ALP 增高;合并性早熟者,血清雌激素、孕激素或雄激素水平增高;合并肢端肥大症和高催乳素血症则可测得增高的 GH 或 PRL 等。

3.基因分析　利用 PCR 扩增到的病人血液和病变组织细胞 DNA 的片段产物,用变性梯度凝胶电泳和特异性对耦联微量核苷酸杂交的方法可分析出基因的 R201C 和 R201H 的突变,从而为 MAS 提供分子病因的诊断和治疗依据。

4.病理检查　一般无必要,如诊断有困难,可活检病变皮肤或对有病变的骨骼进行病理形态检查。本病的骨骼呈纤维结构不良改变,纤维组织丰富,新生的骨小梁被挤压。如条件允许,应同时取骨病变组织做 Gsa 亚单位基因突变分析。

【诊断与鉴别诊断】

可根据临床表现进行诊断,单骨型病变需与单腔骨囊肿、内生软骨瘤、巨细胞瘤、骨嗜酸性肉芽肿等鉴别。多骨型鉴别的疾病包括以下几种。

1.变形性骨炎(Paget 病)　发病年龄极具特征性,25 岁以前很罕见,大部分患者于 40 岁以后发病,X线片表现无毛玻璃样改变,血 ALP 明显升高。

2.神经纤维瘤病　可有骨损害及皮肤咖啡斑,此病的色素斑比骨纤维异常增生症数量多、分布广泛且边缘光滑,常出现在腋下皮肤皱褶处,不合并内分泌异常,亦无性早熟。

3.甲状旁腺功能亢进症　患者血、尿之钙、磷水平均有变化,无皮肤色素斑,无内分泌改变。

【治疗】

此病有自限顷向,20 岁后骨损害常可停止发展进入静止期,以下措施可改善一些临床症状,提高患者生活质量。

1.骨病的药物治疗

(1)降钙素:降钙素 50～100U 隔日或每周 2 次,肌内注射,有人认为该药对骨畸形造成的局限肿胀和骨折刺激神经末梢引起的疼痛有明显镇痛作用。

(2)二磷酸盐制剂:每日口服 20mg/kg EHDP 疗程 6 个月至 1 年;或静脉滴注帕米磷酸盐 60mg/d,连用 3d,每 6 个月重复 1 次,在治疗 2～3 个疗程后,骨痛及步态异常消失,肢体长度无变化,血 ALP 和尿羟脯氨酸下降。

2.骨矫形治疗　对于 MAS 的肢体畸形严重者,可行截骨矫形术。刮除病灶骨,采用植骨与内固定,术后有可能复发。

3.性早熟的治疗

(1)羟孕酮(MPA):5～10mg/d,可抑制 FSH、LH 的分泌,使乳腺缩小,月经停止,少数患者有恶心、呕吐、乏力和嗜睡等不良反应,有肝、肾功能不全者慎用。

(2)甲地孕酮(达那唑):能抑制促性腺激素的分泌高潮,不抑制正常体内 FSH 和 LH 的基础水平,常用量为 50mg,每日 1～2 次或酌情调整剂量。需定期检查肝功能,肝功能不全者禁用大剂量本品。

(3)甲羟孕酮:每次 100～200mg,每 2 周肌内注射 1 次,作用、疗效与 MPA 类似。

(4)酮康唑:具有抑制肾上腺和性腺类固醇合成的作用,每次 200mg,每日 3 次。治疗 1 年后,性早熟可得到遏止。不良反应有皮肤瘙痒、皮疹和肝功能异常,停药后可恢复。

(5)睾酮内酯:能抑制雌激素分泌,也促进骨的纵向生长和骨骼的成熟,每日 20～40mg/kg,对非促性腺激素依赖性性早熟疗效肯定。

对于肢端肥大症和高催乳素血症可口服多巴胺受体激动药溴隐亭。多发性骨纤维增生引起的视神经受压,可行外科视神经减压处理。

【注意事项】

1.大多数患者预后良好,少数存在 1 个或多个非内分泌系统病变,易于导致死亡。这些病变包括严重的新生儿黄疸、肝功能异常、心肌肥厚、持续性心动过速及无法解释的年轻患者猝死等。

2.此病主要是对症治疗,尚无有效根治方法,其他内分泌腺体功能亢进控制的好坏,直接影响着患者的生存状态。

(蒋雪羚)

第二节　Kallman 综合征

Kallman 综合征(KS)又称低促性腺激素型性功能减退综合征,主要表现为促性腺激素分泌不足的性腺功能减退合并嗅觉丧失或减弱,是一种罕见的先天性遗传病。1944 年由 Kallman 最早报道,因此称 Kallman 综合征,根据其临床特点亦称嗅神经-性发育不全综合征。本病可呈家族性或散发性发病,男、女均可发病,男性发病率约为 1/10000,女性发病率约为 1/50000。部分患者可伴其他神经缺陷,如神经性耳聋及色盲,少数患者合并垂体生长激素缺乏。

【病因】

Kallman 综合征的遗传方式有 3 种:常染色体显性或不完全显性遗传、常染色体隐性遗传、X 连锁隐性遗传。主要病变在下丘脑及邻近的嗅觉中枢,导致下丘脑分泌 GnRH 不足是本病的主要发病原因。X 染色体上的基因 KAL-1 已被确认,近年来常染色体显性方式遗传的成纤维细胞生长因子受体 1(FGFR1 或 KAL-2)基因也被确认,而常染色体隐性遗传方式的基因(KAL-3)尚未被确定。

【发病机制】

X 连锁隐性遗传的发病机制相对比较清楚。胚胎早期 Xp22.3 区域的 KAL-1 基因突变,KLA 黏附蛋白翻译障碍,影响促性腺激素释放激素神经细胞迁移,下丘脑完全或不完全丧失合成、分泌 GnRH 的能力,进而引起性腺功能低下及嗅觉障碍。KAL-1 基因的突变有 3 种类型:①错义或无义突变;②剪切位点的突变;③基因内的缺失和染色体的缺失。在家族性的 Kallman 综合征中,带有 KAL-1 突变基因的男性表现为青春期发育延迟,促性腺激素不足型性腺功能减退等临床症状,而带有 KAL-1 突变基因的女性没有特殊表型。然而,KAL-1 突变基因仅在 14% 的 X 连锁的家系和 11% 的男性散发病例中被发现,大多数 Kallman 综合征还是由常染色体上的基因所致。

FGFR1 基因的突变占 Kallman 综合征病因的 10%,受累者表现为嗅觉丧失、发育迟缓和发育异常的生殖器官,也可表现为牙齿发育不全、唇裂、腭裂。KAL-1 基因和 FGFR1 基因的突变可以解释 Kallman 综合征部分患者的发病机制,但对那些不含有这两种突变基因的患者和常染色体隐性遗传方式患病的个体,还有所涉及的遗传因素目前还不清楚。

【临床表现】

1.性幼稚与嗅觉减退　90% 以上的患者症状典型,为性腺发育不全伴嗅觉丧失或减退。典型症状包括以下几种。①类宦官体型:性幼稚状态,第二性征缺乏,骨龄发育迟缓,临床检查发现双侧睾丸体积小如黄豆,精液检查无精子;②伴有多种先天性缺陷,如嗅觉障碍、色盲、听力减退、智力差、隐睾、唇颌裂等;③选择性垂体-性腺轴功能减退,LH 和 FSH 水平低下伴血清睾酮(T)水平降低,而其他轴系功能正常(少数患者合并生长激素缺陷)。

2.GnRH 停止释放可出现在任何年龄　大部分患者为先天性缺乏,但少部分患者可在青少年或成年后发病,因此性腺功能减退可多种多样,且个体之间有很大的差异。青春期前发病者,男性患者表现为睾丸体积小,无精子发生,少数患者表现为隐睾;青春期后发病者一般在 20~30 岁,其睾丸体积接近正常,质地软,继发性不育。女性患者表现为自幼嗅觉丧失或减退,青春期延迟伴原发性闭经,病情较轻者可有稀发月经,但一般不孕,内、外生殖器均呈幼稚型,身材正常或较高,四肢瘦长,智力正常或稍差,血卵泡刺激素(FSH)、黄体生成素(LH)、雌二醇(E_2)呈低水平或测不到。

【辅助检查】

1.垂体性腺轴激素检查　男性患者血清睾酮水平低下,女性患者 E_2 水平低下。男性、女性患者 LH 和

FSH 均低下。

2.GnRH 兴奋试验　各种不同类型的 Kallman 患者垂体对 GnRH 刺激试验的反应波动于无反应或反应很差与有不同程度的反应之间,因此不能根据 GnRH 刺激试验的结果作为诊断的依据。

3.染色体检查　患者染色体检查均为正常核型,男性为 46,XY,女性为 46,XX。

4.MRI 检查　嗅觉器官的形态学异常通过 MRI 检测是最好的方法。患者 MRI 检查均有嗅觉系统异常表现:嗅球、嗅沟未见显示或嗅沟、腺垂体发育不全等。

【诊断】

典型病例通过临床表现和辅助检查诊断并不困难,但有些非典型病例需仔细询问和查体,诊断的主要依据如下:①无颅内器质性或占位性病变的性幼稚型;②血清促性腺激素和睾酮明显低下,除少数患者有生长激素缺乏之外,无其他轴系激素的异常;③可能有多种先天性缺陷或畸形;④性染色质阴性、染色体核型为 46,XY(XX);⑤部分患者可能有阳性家族史,但散发性患者并无家族史。

【鉴别诊断】

1.青春期发育延迟　青春期发育延迟指男、女儿童达到正常青春发育年龄而无性发育的现象,原因包括体质性青春期发育延迟、全身性疾病或营养不良所致青春不发育和性腺发育不全,嗅觉均正常。体质性青春期发育延迟与 Kallmann 的早期鉴别诊断始终是一个十分棘手的内分泌难题,但体质性青春期发育延迟骨龄进展至青春发育期时,夜间 LH 脉冲性分泌开始出现,而 Kallman 综合征无此种脉冲性分泌。

2.后天获得性低促性腺激素型性腺功能减退(AHH)　继发于垂体病变,促性腺激素分泌停止或减少引起继发性睾丸功能衰竭。重复 GnRH 刺激试验有利于鉴别 Kallman 综合征与 AHH,后者对 GnRH 多次重复特别是脉冲式给药无增高反应,而前者一次刺激可能无反应或反应差,但多次重复刺激后可能达到正常反应。

3.特发性低促性腺素性功能减退症　由于患者下丘脑分泌 GnRH 的神经元缺如数目减少、功能低下,或者 GnRH 基因异常,导致血促性腺激素(LH、FSH)水平很低,性激素(T 和 E_2)水平也低。患者性功能减退程度轻重不一,但不伴有嗅觉障碍,也无颅内器质性病变或垂体疾病。

4.高促性腺激素型性功能减退症　在男性和女性分别为 Klinefelter 综合征(克氏综合征)和 Turner 综合征。Klinefelter 综合征又称先天性睾丸发育不全综合征,患者男性第二性征发育差有女性化表现,无胡须,体毛少,身材高大,睾丸小,无精子发生;Turner 综合征又称先天性卵巢发育不全综合征,临床特征包括原发性闭经、子宫发育不良、乳腺发育差、外生殖器幼稚、身材矮小、后发际低、颈短而蹼颈、肘外翻等。上述综合征临床表现均与 Kallman 有相似之处,但均无嗅觉丧失或减退;实验室检查血睾酮水平低下,血 FSH 和 LH 升高,提示为高促性腺激素型性功能减退;染色体检查 Klinefelter 综合征最常见为 47XXY,Turner 综合征为 45X,可资鉴别。

【治疗】

目前尚无根治措施,仅限于替代治疗。激素替代方法的选择取决于治疗目的。

1.GnRH 脉冲治疗　可促进腺垂体分泌 LH、FSH,刺激睾丸 Leydig 细胞分泌睾酮和生精上皮细胞产生精子,同时促进附性腺器官的发育和成熟,由于治疗费用高昂、设备限制,此种治疗方案使用较少。

2.性激素或 HCG 替代疗法　为了促进及维持性功能及第二性征,可给予睾酮或雌激素类制剂进行替代治疗;男性也可给予 HCG 2000~4000U,每周 3 次肌内注射,部分患者可在 HCG 治疗 6~8 周后血睾酮达到正常或正常低限水平。

3.促性腺激素治疗　有生育要求者为了促进生育能力,可同时使用 HCG 和 HMG,HCG 2000~4000U,每周 3 次肌内注射,HMG 75~150U,每周 3 次肌内注射,以促进精子生成或排卵,但效果欠佳。

【注意事项】

1.男性患者对 HCG 刺激反应波动大,部分患者由于性腺细胞反应迟缓造成兴奋试验结果反应迟钝,但若经 6～8 周 HCG 持续刺激后,血清睾酮可达正常范围;但也有部分患者则为真正的 HCG 刺激无反应,说明患者存在下丘脑和睾丸 Leydeg 细胞的双重缺陷。

2.嗅觉功能异常易被患者忽视,所以遇到性功能低下患者应仔细询问病史。

3.女性部分性 Kallman 综合征易延误诊断,应仔细检查分析。

(蒋雪羚)

第三节　肥胖性生殖无能综合征

肥胖性生殖无能综合征又称肥胖性生殖无能性营养不良、脑性肥胖症、神经垂体营养不良综合征、Babinski-Frohlich 综合征、Lenosis-Cleres 综合征及 Frohlich 综合征,1901 年由 Frohlich 首先报道。病变主要累及下丘脑腹内侧核或结节部附近,引起促性腺激素释放激素分泌不足,下丘脑-垂体-性腺轴功能障碍。临床上主要表现为肥胖、性腺发育不全或性腺功能障碍,同时伴有代谢异常。男、女发病率相仿,多于青春期前发病。

【病因】

垂体肿瘤、颅咽管瘤压迫下丘脑是最为常见的原因,其次为脑炎、脑膜炎、脑脓肿、胆脂瘤、颅内结核、颅脑外伤等,颅底创伤偶可引起。此外,有些患者虽经多种检查甚至病理解剖亦未能发现有器质性病变,无明显原因可查,可能为特发性的。

【发病机制】

肥胖性生殖无能综合征的性功能低下属于下丘脑源性的。多种原因可引起下丘脑 LHRH 分泌障碍,导致 LH 及 FSH 分泌减少,出现继发性腺功能低下,动物实验证实,累及正中隆起时,促性腺激素释放激素分泌低下,性功能不全,可使生殖器萎缩。至于发生肥胖的原因,则不是由于缺乏某种垂体激素,而是由于下丘脑的损害。动物实验证明:损坏下丘脑的腹内侧核及正中隆起,患者的饱感丧失而多食、肥胖。累及腹内侧核时,胰岛素分泌亢进,致使食欲亢进,多食而肥胖。本病有时可伴有骨骼生长障碍,与下丘脑生长激素释放因子及(或)垂体生长激素分泌不足有关。

【临床表现】

本综合征男、女发病率相仿,多于青春期前发病。

1.肥胖　肥胖通常为中等度,多数在短期内迅速出现,呈不均匀性肥胖,以颈部、躯干及肢体的近端部最为显著。特别是乳房区、骨盆周围及耻骨联合区。由于脂肪的异常分布,骨盆显得宽大,四肢相对细小。男孩常有乳房发育,故男性患者呈女性体型。

2.形体特点　患者身高生长可为正常、延迟或反而较正常迅速,高于正常,面部及四肢相对为细,手指、足趾纤细,指(趾)甲小,可有不同程度的膝外翻,肌肉张力减退,因而关节过度伸直。皮肤多苍白、柔软、干燥。年龄较大者皮肤可呈细皱纹状,腹部两侧及髋部周围常有白色萎缩性条纹。

3.性发育不全或功能减退　青春期前发病者性器官及第二性征发育低下、迟缓,男孩呈小睾丸、小阴茎或隐睾,第二性征缺如。女孩外阴呈幼稚型,至青春期无月经来潮,无阴毛及其他第二性征。成年后发病者,男性逐渐出现性功能减退,女性出现闭经,第二性征逐渐减退,生育功能丧失。

4.伴下丘脑综合征表现　由于下丘脑损害,可伴有尿崩症、体温不稳定及嗜睡,智力大多正常,亦可智力减退。

5.原发疾病表现　如原发疾病为肿瘤,则可由于视交叉受压迫而引起两颞侧偏盲。可有头痛,到晚期出现颅内压增高的表现,如恶心、呕吐、头痛、视力障碍、视盘改变、失明。

【辅助检查】

1.性激素测定　血、尿中 FSH、LH 减少或消失。

2.葡萄糖耐量试验　葡萄糖耐量常降低。

3.眼底检查　常有视盘水肿。

4.病理检查　睾丸活检示曲细精管明显萎缩,间质纤维化,无成熟精子。

5.染色体检查　染色体无异常。

6.头部 X 线检查　可显示蝶鞍损伤和钙化,视神经交叉神经胶质瘤患者,除有肥胖性生殖无能外,X 线检查可见视神经孔扩大征象。

7.头颅 CT 和 MRI 检查　可发现占位性病变。

【诊断】

本综合征的诊断主要依据原发病、肥胖、性发育 3 个特点,无原发疾病者诊断较为困难,内、外生殖器官发育不良如在青春前期则诊断不易,如有下半身肥胖,应考虑本病的可能。

【鉴别诊断】

1.与单纯性肥胖鉴别　此类肥胖最为常见,以均匀性肥胖为主要表现,除肥胖外无其他阳性体征,无神经-内分泌功能失调现象,可伴有一定程度的代谢异常。

2.Klinefelter 综合征　又称曲细精管发育不全,以小睾丸、男性乳房增生、生精功能低下和血清 FSH 增高为主要特征,性腺激素测定有助于诊断。

3.Laurence-Moon-Biedl 综合征　又称为性幼稚-视网膜色素变性-多指(趾)畸形综合征,有遗传倾向,其主要临床表现为有肥胖、多指(趾)畸形及色素性视网膜炎,此外,还有生殖器官发育不良、智力低下、侏儒症等。

4.Prader-Willi 综合征　又称为肌张力低下-性功能低下-肥胖综合征,呈常染色体隐性遗传,除肥胖、原发性性功能低下外,尚有肌张力低下、智力低下、肌肉松弛及其他畸形。

【治疗】

治疗主要针对原发病的治疗及内分泌紊乱的治疗两个方面。

1.原发病治疗　确诊下丘脑或垂体等部位肿瘤者,可施行放射治疗或手术治疗。

2.内分泌紊乱方面治疗　性腺功能减退可用 LHRH、HCG 或性激素替代治疗。①雄激素替代治疗:男性患者每日口服甲睾酮制剂 30mg 或肌内注射丙酮睾酮 25mg,每周 3 次。还可以选用长效睾酮制剂肌内注射,如庚酸睾酮,第 1 年,每次 50mg,肌内注射 1~2 次;第 2 年,每次 100mg;第 3 年,每次 200mg。女性患者可采用雌激素替代治疗。②促性腺激素治疗:HCG 1000~1500U,每周 3 次肌内注射。或应用人工合成 GnRH 10 肽脉冲型自动输注泵间歇输注治疗,每次 12.5mg,间歇 90min 自动输注 1 次。③甲状腺功能低下时以甲状腺激素制剂替代治疗。④肥胖可用饮食控制及应用西布曲明。

【注意事项】

对幼小儿尽量不做性腺内分泌治疗,以防扰乱其可能具有的内分泌功能。50%的患者可望至成年后开始性发育。

(王丽静)

第四节   反馈性垂体腺瘤综合征

反馈性垂体腺瘤综合征,通常称作 Nelson 综合征,系指因为治疗库欣综合征行双侧肾上腺皮质切除后出现进行性色素沉着、血浆 ACTH 活性增高,继之发生垂体不染色腺瘤的一组病症。1958 年 Nelson 首次报道了一例库欣综合征患者行双侧肾上腺切除术后 3 年发生垂体嫌色细胞瘤,伴有进行性皮肤色素沉着及血浆 ACTH 活性增高,同时不受静脉输注皮质素的抑制。此后该症群被命名为 Nelson 综合征。本病发病率国内外报道不一致,国外报道 Nelson 综合征的发病率比国内高得多,据统计,在库欣综合征行双侧肾上腺切除术后出现典型的 Nelson 综合征临床表现的发生率高达 10%～50%。

【病因与发病机制】

多数学者认为库欣综合征患者行双侧肾上腺全切前垂体已存在 ACTH 腺瘤。由于术后肾上腺皮质激素分泌过低,垂体失去了肾上腺皮质激素的反馈抑制,原已存在的垂体瘤进行性增大,分泌大量促肾上腺皮质激素和黑色素细胞刺激素(ACTH 和 β-LPH 片段),导致垂体瘤的形成和发展。据报道,在尸检库欣综合征时垂体肿瘤的发现率可达 50%,大部分瘤体很小,显微镜下才能识别。目前认为该垂体瘤没有自主分泌性,其 ACTH 分泌是受下丘脑控制的。此外,Nelson 综合征的发生还有以下几种情况。

1.家族性糖皮质激素抵抗症(FGR)   Stratakis 于 1994 年报道家族性糖皮质激素抵抗症(FGR)患者中部分人发生了 Nelson 综合征。糖皮质激素抵抗症是一种少见的基因突变性遗传病,其特征为糖皮质激素不能与其受体结合,从而代偿性地促使血浆 ACTH 和皮质醇水平升高,以致诱发 Nelson 综合征。患者可部分或全部丧失库欣综合征的临床特征,但可有 Nelson 综合征的临床表现。女性患者可因雄性激素分泌过多而发生痤疮、多毛、月经不规则、不孕。男性患者可伴有不育或儿童的性早熟。患者症状不能用外源性糖皮质激素来消除。近年来研究表明,糖皮质激素受体和受体蛋白基因的突变除与上述糖皮质激素抵抗症、Nelson 综合征有关外,还很有可能与白血病等疾病相关。

2.多发性内分泌腺瘤   基因突变多伴有结节性肾上腺增生,在接受双侧肾上腺全切后某些伴有 ACTH 腺瘤的多发性内分泌腺瘤患者可发生 Nelson 综合征。

3.年龄   据报道,20 岁前接受肾上腺切除术的患者 100% 发生 Nelson 综合征。20～39 岁为 34.7%,而大于 40 岁的人从不发生 Nelson 综合征。因而 Kemink 等人认为患者年龄是库欣综合征患者肾上腺全切除后发生 Nelson 综合征的简单预测因素。年龄小于 35 岁的患者接受肾上腺切除术后有发生 Nelson 综合征的危险性。

【临床表现】

1.多发于青壮年   女性多于男性,约为 3∶1。

2.色素沉着   库欣综合征行双侧肾上腺素切除术后 2～10 年,进行性出现皮肤、黏膜的色素沉着。最早的表现是皮肤、黏膜的色素沉着,常见部位是包括颜面、手背、乳晕、手术瘢痕以及唇、牙龈、舌缘、外阴等处。有时在指甲可见纵行的黑色条纹是最早出现的体征,且不会因补充肾上腺皮质激素而消退。

3.垂体瘤压迫蝶鞍和鞍外组织所产生的症状   乏力、呕吐、头痛、视神经受压所致的视力减退,眼睑下垂,视野缩小,眼底视盘水肿和视神经萎缩等。

【辅助检查】

1.血浆 ACTH 水平显著升高   一般超过 110pmol/L(500pg/ml),有时甚至高达 2200pmol/L(10000pg/ml)。若在肌内注射赖氨酸加压素(LVP)10U 后 ACTH 峰值较基础值增高 300% 以上则可与异位 ACTH 综合征以资鉴别，此外血浆皮质醇显著降低。

2.影像学检查　X 线摄片可见蝶鞍扩大，局部骨质疏松，骨质破坏和床突部位的双边现象。CT 扫描，磁共振（MRI）均可见垂体窝内的微腺瘤。两者相比，MRI 能更早发现微腺瘤，更能有效诊断。

【诊断】

本病诊断结合以下临床特点：①库欣综合征行双侧肾上腺素切除术病史；②缓慢地进行性出现皮肤黏膜的色素沉着，且不会因补给皮质激素而消退；③头颅 X 线摄影蝶鞍扩大、局部骨质疏松、骨质破坏和床突部位双边现象；④头颅 CT 扫描提示垂体微腺瘤；⑤血浆 ACTH 水平显著升高；⑥肿瘤局部压迫症状如头痛、乏力、恶心、呕吐、视物模糊、眼底视野改变。

【鉴别诊断】

1.慢性肾上腺皮质功能低下　本病与慢性肾上腺皮质功能低下鉴别点是给予足量的皮质激素治疗后，皮肤色素沉着不消退，而慢性肾上腺皮质功能低下经过激素替代治疗后皮肤颜色逐渐变浅。

2.异位库欣综合征　本病与异位库欣综合征血浆 ACTH 值均升高，做赖氨酸加压素试验可鉴别，方法是肌内注射 LVP10U 前、后测血浆 ACTH 值。Nelson 综合征注射后峰值比注射前基础值增高 300%，而异位库欣综合征患者增高不如本症明显，正常人仅到 140%。

3.肾上腺手术前有皮肤色素沉着　除应考虑到垂体肿瘤的存在，还应考虑到垂体、肾上腺外的癌瘤造成的异位 ACTH 分泌综合征。

4.肾上腺手术后皮肤色素沉着　有两种可能：①双侧肾上腺切除后的"生理性色素沉着"，多在术后数月内发生，1～2 年自行消退，很常见；②发生了垂体肿瘤，术后相当长的时间（2～10 年）才出现皮肤、黏膜色素沉着，并不断加重，凡超过 2 年而且伴极度疲劳者应考虑到 Nelson 综合征。

【治疗】

Nelson 综合征的发生与双侧肾上腺全切有直接关系，其本质则是垂体的 ACTH 瘤。已知这种腺瘤为嫌色细胞瘤，较其他垂体腺瘤更富有侵蚀性，且在早期即可影响视交叉。临床上应重视预防 Nelson 综合征的发生，而一旦发生则应尽早治疗。

治疗目的包括：①尽可能彻底切除垂体的 ACTH 腺瘤，不使其复发，力求维持或恢复正常视野。②保护正常的垂体组织不受破坏，以维持正常的垂体功能。

1.手术　垂体肿瘤无局部压迫体征，不急于做垂体切除术。有颅内压增高、视力接近失明者，需行垂体切除术。肿瘤尚未向鞍外明显扩展，即没有破坏鞍膈时，宜经鼻腔途径进行手术，以减少损伤。

2.放射治疗　^{60} 钴垂体放疗，能控制肿瘤的发展，其照射量一般为 45～60Gy，量应给足。放射治疗后 5～6 个月血浆 ACTH 浓度明显降低，皮肤色素沉着明显减退，视野恢复，病情趋于稳定。^{90} 钇和 ^{198} 金垂体内置入行内照射治疗，有可能出现尿崩症、促性腺激素缺乏症和空蝶鞍综合征等并发症。

3.药物治疗

（1）赛庚啶：可降低 Nelson 综合征患者的血浆 ACTH 水平，用量为每日 24mg，分 3～4 次口服，持续 2～4 个月。

（2）溴隐亭：每日 10mg 口服，疗效不显著。

【注意事项】

1.库欣综合征患者手术治疗后，应定期观察有无复发，或有无肾上腺皮质功能不足，如患者皮肤色素沉着逐渐增深，提示有 Nelson 综合征的可能性。一旦发生 Nelson 综合征，应予以积极治疗。

2.Nelson 综合征可以通过以下方面预防：①目前多倾向于针对垂体及下丘脑的治疗，逐步放弃对肾上腺的全切或次全切除术；②对存在 ACTH 垂体微腺瘤的库欣综合征患者选择经蝶鞍切除垂体瘤，既可治愈库欣综合征,又可不继发 Nelson 综合征;③库欣综合征患者在肾上腺切除术后应做垂体放射治疗以防止本征的发生。

（赵　旭）

第五节　甲状腺激素不敏感综合征

甲状腺激素不敏感综合征是激素不敏感综合征中相对较为多见的一种疾病,1967 年由 Refetoff 等首先报道,此后文献报道的病例逐渐增多,但有些病例不具有典型特征。

【病因】

本病的确切病因尚不清楚。根据对患者的家系调查,本病呈家族发病倾向,推测本病发病与遗传因素有关,其遗传方式为常染色体显性或隐性遗传。患者的甲状腺受体基因的两个等位基因有一个异常,亦有散发性病例报道。绝大多数甲状腺激素的生理作用都必须通过甲状腺激素受体,因此甲状腺激素能否发挥正常的生理作用,关键在于甲状腺受体是否正常,而该受体受甲状腺激素受体基因的调控,因此本病的病因大多数是由于甲状腺激素受体基因发生突变。①甲状腺激素受体基因突变导致甲状腺激素受体结构和功能异常,从而引起甲状腺激素的作用障碍。研究表明,甲状腺激素受体基因突变分为点突变和缺失。②甲状腺激素受体数目减少或缺如。研究发现甲状腺激素受体结合 T_3 最大容量可减少到只有正常人的 $10\%\sim65\%$。③甲状腺激素受体后缺陷。有报道称胱氨酸沉积症可引起甲状腺激素不敏感综合征的垂体型。

【发病机制】

甲状腺激素受体的激素结合区分为两个配基结合亚区:转录灭活亚区和二聚体化区。文献报道,甲状腺激素受体突变集中于靠近羧基末端的配基结合亚区和二聚体化区,故突变后的甲状腺激素受体基因所表达的甲状腺激素受体的功能异常,对 T_3 的亲和力降低,不能或减少与 T_3 的结合或者形成二聚体,因而与核染色体中的 DNA 结合减少。此外,突变的甲状腺激素受体还可与正常的甲状腺激素受体竞争与 T_3 结合而抑制正常甲状腺激素受体的功能。

【临床表现】

甲状腺激素受体不敏感综合征的分类有多种。根据甲状腺激素受体缺陷的严重程度可分为完全性和部分性两种类型,多为部分性;根据有无家族发病倾向分为家族性和散发性;根据对甲状腺激素不敏感的组织分为全身型、垂体型和周围型,临床上以全身型居多,单纯周围型极为少见。本病呈家族发病倾向,发病年龄多从婴儿期开始,亦有到老年始获诊断者。男、女发病率为 1.2∶1,临床表现极不均一,从无任何症状到症状极为严重,因此常被误诊,甚至采取不适当的治疗措施。现将各型临床表现分述如下。

1.全身型甲状腺激素受体不敏感型　①甲状腺弥漫性大,聋哑,骨发育延迟和 X 线骨骼照片有点彩骨骺;②无甲状腺功能亢进症的表现,多表现为甲状腺功能减退症状,部分患者出现智力低下,主要表现为发声障碍和言语困难,言词智商比工作智商低;③患者还可有其他躯体畸形,如翼状肩、脊椎畸形、鸽胸、乌脸、舟状头、公牛眼、第 4 掌骨短小、先天性鱼鳞癣、眼球震颤、痒疹等;④临床表现的严重程度与甲状腺激素受体缺陷的严重程度相关,完全性受体不敏感者较严重,部分性受体不敏感者临床表现比较轻。

2.选择性垂体对甲状腺激素受体不敏感型　①患者有甲状腺功能亢进症的临床特点,表现为多汗、消瘦、烦躁及神经精神症状;②与垂体 TSH 瘤酷似,常被误诊为甲状腺功能亢进症而采取不适当的手术治疗,又被称为非肿瘤性垂体 TSH 分泌过多症。

3.选择性周围组织对甲状腺激素受体不敏感型　此型患者极为少见。①多数有家族史；②甲状腺肿大，表现为甲状腺功能减退症的临床特征，如易倦乏力、头发干枯和脱落、畏寒怕冷、缓脉、智力发育延迟或精神障碍；③本型患者临床表现不均一，严重者表现如全身型甲状腺激素受体不敏感型一致，轻者只有甲状腺肿大而无明显的甲状腺功能减退症的症状。

【辅助检查】

由于本病有不同类型和受累组织细胞对甲状腺激素不敏感性的严重程度不同，实验室检查结果不尽相同。共同的实验室检查结果是血中甲状腺激素水平明显升高，且与临床表现不一致。

1.选择性垂体不敏感型　①血清 TSH 升高，部分可被 T_3 完全抑制，部分患者不能被 T_3 完全抑制，但可被大剂量地塞米松抑制，升高的血清甲状腺激素水平也可降至正常；②TRH 兴奋实验多呈正常反应；③胰高血糖素实验有 CAMP 正常反应；④血清催乳素升高或正常，对 TRH 反应正常或过分反应，且 T_3 抑制试验不能使之恢复正常；⑤溴隐亭可使 PRL 基础水平和对 TRH 的反应恢复正常，亦可使 TSH 恢复正常。

2.选择性周围组织不敏感型　血清总 T_3、T_4 和游离 T_3、T_4 升高，TSH 正常，对 TRH 有正常反应，也可被 T_3 抑制。

3.全身性不敏感型　此型实验室检查结果不均一，取决于垂体和周围靶细胞对甲状腺激素不敏感的相对严重性和代偿程度。垂体和周围组织不敏感型中所见的异常实验室结果均可出现。

【诊断】

1.诊断标准　本综合征临床表现不尽相同，共同的表现有：①甲状腺弥漫性肿大；②血清甲状腺激素水平明显升高；③临床表现与实验室结果不相符。

2.诊断线索　凡遇到以下情况之一时，应考虑到本病的可能：①甲状腺肿大，临床无甲状腺功能异常表现，但血清总 T_3、T_4 和游离 T_3、T_4 多次明显升高；②甲状腺肿大，临床表现为甲状腺功能减退症，血清总 T_3、T_4 和游离 T_3、T_4 升高；③甲状腺肿大，临床表现为甲状腺功能亢进症，血清甲状腺激素水平与 TSH 水平两者同时升高，同时能排除垂体肿瘤者；④甲状腺功能减退症患者应用较大药理剂量的甲状腺激素制剂仍不见效果者；⑤甲状腺功能亢进症患者应用多种治疗方法而易复发，且可排除垂体 TSH 肿瘤者；⑥家族中有本综合征患者。

【鉴别诊断】

1.垂体 TSH 瘤　本综合征垂体型与 TSH 瘤均有血清甲状腺激素水平与 TSH 水平两者同时升高。可根据 TRH 兴奋试验和地塞米松抑制试验鉴别，前者对 TRH 有过分 TSH 升高反应且可被地塞米松抑制。此外还可测定血清 TSH 的 α 亚单位，本综合征不升高，垂体 TSH 瘤者则明显升高，且 α 亚单位/TSH ＞1，垂体 CT 或 MRI 检查有助于鉴别诊断。

2.其他原因甲状腺功能亢进症或甲状腺功能减退症　本综合征可表现为甲状腺功能亢进症或甲状腺功能减退症，故需与其他原因引起（继发性）的甲状腺功能亢进症或甲状腺功能减退症鉴别。与甲状腺功能亢进症鉴别根据 TSH 水平升高和 TRH 兴奋试验有正常或过分反应，继发性甲状腺功能亢进症则相反；与甲状腺功能减退症鉴别根据 T_3、T_4 水平，本综合征明显升高，继发性甲状腺功能减退症则明显降低。

3.高甲状腺素血症　全身型与周围型甲状腺激素受体不敏感综合征只有血清甲状腺激素水平升高而 TSH 水平正常者需与其他原因引起的高甲状腺素血症鉴别。遗传性或获得性甲状腺结合球蛋白增多症：甲状腺结合球蛋白增多可以引起 T_4 和 T_3 升高，但游离甲状腺素和游离 T_3 正常。

【治疗】

本病为遗传性疾病，无根治方法，应根据患者疾病的严重程度和不同类型做出治疗选择，终身维持。

轻型临床上无症状者不予治疗。

1.甲状腺激素治疗　不论何种类型均可应用,根据病情及时调整剂量。

(1)全身性甲状腺激素不敏感型一般不需甲状腺素治疗,甲状腺功能减退症型可采用 T_4 及碘塞罗宁 (T_3)治疗,尤其是对婴幼儿及青少年发病者有益,可促进生长发育,缩小甲状腺肿及减少 TSH 分泌,一般采用左甲状腺素(L-T_4),每日 100～200μg,应用 T_3 制剂也有疗效。

(2)对于周围性甲状腺激素不敏感型应给予较大剂量的甲状腺制剂可使病情好转。

(3)选择性垂体甲状腺激素不敏感型,应用 T_3 治疗不仅不使患者甲状腺功能亢进症状加重,反而由于血清 T_3 水平更高,反馈性抑制垂体 TSH 分泌,使 TSH 水平逐渐降低,血清甲状腺激素水平相应降低,甲状腺缩小,甲状腺功能亢进症状减轻。

2.溴隐亭　多巴胺激动药,用于治疗选择性垂体甲状腺激素不敏感型,可使 TSH 水平降低。剂量从小剂量开始,逐渐增加,使血清 TSH 恢复正常,血清甲状腺激素水平亦可恢复正常。

3.其他药物　如地塞米松与生长抑素,均可用于选择性垂体甲状腺激素不敏感型患者,抑制 TSH 分泌,但需长期应用且不良反应大。

【注意事项】

对所有甲状腺功能亢进症表现的患者,切忌应用抗甲状腺药物、放射性核素碘、手术治疗。因为其不仅无效,而且会对婴幼儿造成不可逆损害,且使临床症状加重。垂体不敏感型患者本来 TSH 分泌增多,上述治疗使血清甲状腺激素水平降低,对垂体负反馈作用更为减弱,引起垂体 TSH 细胞增生而有导致 TSH 瘤发生的潜在危险。

(罗恩斯)

第六节　非甲状腺性病态综合征

非甲状腺性病态综合征(NTIS)又称为甲状腺功能正常性病变综合征(ESS),是指机体在严重疾病、创伤、应激等情况下,由于下丘脑-垂体-甲状腺轴功能紊乱,TH 与血清蛋白结合异常,组织摄取 TH 异常和(或)TH 代谢异常导致的 TH 血浓度异常,但甲状腺本身无器质性病变。根据 TH 血浓度的不同改变,NTIS 包括以下几种情况:①低 T_3 综合征;②低 T_4 综合征;③高 T_4 综合征;④其他异常。

【病因与发病机制】

1.低 T_3 综合征(正常 T_4、低 T_3)　5'-单脱碘酶(5'-MDI)促使 T_4 向 T_3 转换,rT_3 向 3,3'-二碘酪氨酸转换。低 T_3 综合征时,由于组织 5'-MDI 作用受抑制,可导致 T_4 向 T_3 转化下降,T_3 的生成率(PR-T_3)下降;rT_3 清除延迟,而每日 rT_3 的生成率(PR-rT_3)正常,血 rT_3 升高。对某一疾病而言,TT_3 血浓度的下降程度与疾病的严重程度相关。在中等严重病情的患者中,血 TT_4 在正常范围内。由于蛋白与激素的结合降低对 T_4 的影响甚于 T_3,故 FT_4 的比例增加,FT_4 血浓度和游离 T_4 指数常增加。血 TSH 及其对 TRH 的反应一般是正常的,该过程利于减少重症患者能量代谢,防止能量消耗,是机体的一种保护性反应。

2.低 T_4 综合征(低 T_4、低 T_3)　病情更为严重的患者血清 T_3、T_4 均降低,部分患者的蛋白与激素的结合降低更明显,另一部分患者则由于病情严重时 TSH 分泌减少所致。灵敏的 TSH 测定可发现 TSH 血浓度低于正常,对 TRH 的反应迟钝。TT_4、FT_4 和 TSH 血浓度的降低,提示腺垂体功能被抑制。这可能与细胞因子如 IL-1、IL-2、IL-6、TNF-α、INF-α 等作用于垂体有关,虽然 T_4 减少,PR-rT_3 降低,但因疾病严重时其降解减弱,血 rT_3 仍然升高。基础疾病好转后,TSH 水平可升高,直至 T_4 和 T_3 血浓度恢复正常。血

清 T_4 降低的幅度与患者预后有相关性。

NTIS 的发病机制未完全阐明。有研究表明,周围组织 T_3 生成减少不仅与 5'-MDI 活性及浓度下降有关,而且与组织摄取 T_4 减少有关。在慢性肾衰竭患者中,有些物质如 3-羧基-4-甲基-5-丙基-2-呋喃丙酸(CMPF)和硫酸吲哚酚是升高的,在其他的非甲状腺疾病患者中胆红素和游离脂肪酸(FFA)是增加的。动物实验证实这些物质减少大鼠肝摄取 T_4,但这些物质并不影响 TSH 分泌。近年来,有关 NTIS 的发病机制的研究聚焦在细胞因子与免疫因子上。细胞因子对不同的靶细胞具有不同的生物作用。它们可以产生自分泌、旁分泌和内分泌作用,而这些局部细胞因子与免疫因子又互相作用、相互网络成局部调节系统。通常,细胞因子是针对炎症、氧化应激、感染和细胞损伤而产生的。细胞因子通过与特异细胞表面受体(如甲状腺)结合而发挥作用,一般在非甲状腺性重症疾病时,作用于下丘脑-垂体-甲状腺的细胞因子可能主要来源于循环血液,但甲状腺细胞合成和释放细胞因子,也可能与甲状腺自分泌或旁分泌功能调节有关。细胞因子和免疫因子对 TH 合成与分泌的影响可以是原发因素,也可能是其他病理生理过程的继发性结果,导致 NTIS 血清 T_3、T_4、rT_3 及 TSH 变化的因素还有许多环节,包括下丘脑-垂体-甲状腺轴的调节和 TH 的合成、分泌、代谢等,不论是低 T_3 综合征、低 T_4 综合征抑或高 T_4 综合征都往往是多种因素共同作用的结果。

【常见疾病】

1.肾病　甲状腺和肾关系密切,二者都清除血浆碘,当甲状腺清除碘的能力降低时,肾能加强对碘的清除,反之亦然,慢性肾衰竭时,血浆碘浓度升高,因此,甲状腺摄碘率加强。此外,肾也是 TH 结合和脱碘而灭活的重要场所之一。

(1)肾病综合征:患者面色苍白呈贫血貌,颜面水肿、声音嘶哑、不耐寒。实验室检查可发现血清 TT_3、TT_4 均降低,易误诊为甲状腺功能减退症。事实上,这些患者的甲状腺功能常在正常范围,FT_4 正常,甲状腺摄碘率正常或升高,甲状腺对 TSH 反应正常,腱反射恢复时间亦正常。TT_4 降低的原因尚不清楚,可能与下述因素有关。①大量蛋白尿,使甲状腺结合球蛋白(TBG)丢失;②每天经小便排出的 T_4 和 T_3 显著高于正常人;③合并有腺垂体或甲状腺疾病,使机体丧失代偿能力。血清 rT_3 常在正常范围内,大多数患者没有甲状腺肿大,个别患者 TT_4 和 TT_3 明显降低,大量蛋白尿时血清 TSH 轻度升高,甲状腺可肿大,有人主张对这些患者用 $L-T_4$ 治疗。

(2)慢性肾衰竭:肾衰竭对甲状腺功能可能有多种影响。T_4 的脱碘障碍使 T_3 下降。正常人 T_4 向 T_3 的转化率为 37%,而肾衰竭的非透析治疗患者,可下降至 13%～16%,肾移植后转化率百分比可上升至 34%,血清 T_4 呈轻度或明显降低,与肾功能损害的严重程度一致。T_4 向 rT_3 转化的百分比并不增加,rT_3 常在正常范围或轻度增加。通常 TT_4 轻度降低或正常(但偶可增高),常见于血液透析患者,推测可能是肝素抑制 T_4 与蛋白质结合的结果。不少资料提示,慢性肾衰竭患者 TSH 正常或不能测到,TSH 对 TRH 反应降低,呈延迟反应,高峰延迟的原因可能为肾对 TSH、TRH 的清除率下降。

(3)透析治疗:透析对甲状腺功能的影响与透析时间长短有关。在透析开始阶段,血清 T_4 可上升至正常,但长期接受有规律的透析后,血清 T_4、T_3 和 FT_4 均下降。Dandone 等报道一组 12 例血液透析长达 3 年以上的患者,有 3 例患者的 T_4 下降、TSH 上升,表现为临床型甲状腺功能减退症。腹膜透析更易引起甲状腺功能减退症,因腹膜透析更易除去蛋白结合激素、碘和其他小分子激素。Afand 等观察到,接受血液透析和体外循环冠脉搭桥手术的患者,手术中的血浆 TBG 和甲状腺素转运前清蛋白(TTR)可丢失 40% 以上,同时伴血清 T_4 下降,多数患者于术后逐渐恢复正常。TBG 和 TTR 下降的原因未明,手术中下降的速率很快,不能用 TSH 抑制来解释。TBG 是丝氨酸蛋白酶抑制药中的一种,可能是手术中消耗过多所致。

(4)肾移植治疗:肾移植后由于 TBG 上升,使 TT_4 水平恢复正常,由于 T_4 向 T_3 转化正常,血清 T_3 上升,但 TRH 试验不敏感,可能是由于激素治疗抑制了 TSH 对 TRH 的敏感性。

总之,慢性肾衰竭患者血清 T_3 和 T_4 均下降,但临床无甲状腺功能减退症表现,而且试服 T_3 对肾衰竭患者的临床状态并无改善。

2.肝病　肝通过多种途径影响甲状腺功能。①肝是甲状腺素脱碘降解作用的重要部位,肝有病变时该作用减弱;②肝是合成清蛋白、甲状腺素结合球蛋白和 TH 转运蛋白的场所,因此 TH 在血液中运输也受肝的影响;③肝还有摄取 T_4 并释放 T_4、T_3 入血的作用。

甲状腺功能异常与肝病的性质及严重程度有关,如门脉性肝硬化患者甲状腺功能的变化在一定程度上取决于患者肝功能的代偿程度。肝硬化患者 T_4 向 T_3 的转化率仅为 15.6%,从而导致 TT_3 下降,FT_3 正常或轻度降低,而 rT_3 常升高。血清 TT_4 可能正常或轻度下降。TBG 的变化不恒定,与其他低 T_3 或低 T_4 综合征不同的是肝硬化的 TSH 常升高而不是正常,但升高的程度与 T_3 下降的程度无关,临床上无甲状腺功能减退的表现。

3.糖尿病　人们对糖尿病患者的甲状腺功能变化进行了大量的体内及体外研究,发现糖尿病自下丘脑-垂体至甲状腺腺细胞 T_3 受体的多种途径皆有异常。在糖尿病动物及糖尿病患者中均发现 T_4、T_3 下降,rT_3 增加,而且 T_3 下降的程度与一些代谢物(酮体、pH 及 HCO_3^- 浓度)的异常程度相关。糖尿病患者血清 T_3/T_4 比值下降,与血糖水平成反比,并随饮食控制和胰岛素治疗后的病情改善而上升。一般认为,T_3 的下降与 rT_3 的上升是由于 T_4 易于向 rT_3 转化,从而 T_4 向 T_3 的转化减少。Pittman 发现糖尿病对 TH 的脱碘有抑制作用。正常人 33% 的 T_4 通过非脱碘途径降解,其余 77% 需脱碘降解,其中 35% 形成 T_3,42% 形成 rT_3,但在糖尿病时,T_4 通过非脱碘降解上升到 47%,而脱碘形成 T_3 的百分率下降至 6.8%~12%。

糖尿病动物的血清 TSH 和 TRH 均降低,但下丘脑的 TRH 正常,说明血 TSH 下降继发于 TRH 释放入血减少,糖尿病酮症酸中毒时 TSH 对 TRH 反应消失,即使治疗恢复后,12d 内的反应仍迟钝。TSH 降低影响甲状腺球蛋白的水解,导致血清 T_4 下降。实验证明,糖尿病的 T_3 受体数目也下降,但 T_3 对组织的结合力与正常人并无差别。

糖尿病患者有 4%~17% 易并发原发性甲状腺功能减退症,多见于老年女性,其特点与低 T_3 或 T_4 综合征不同,rT_3 下降,而 TSH 升高,T_3 降低明显,抗甲状腺自身抗体常为阳性。

4.心肌梗死　本病中血清 T_3 可明显下降,其血清 T_3 和 rT_3 的变化与心肌梗死面积大小、有无并发症及谷草转氨酶(GOT)升高的程度有直接关系,而且梗死早期和后期的甲状腺功能变化不同。在梗死最初 24~48h,T_4 变化不一致,可以正常、升高或降低;但 T_3 恒为降低,rT_3 上升。急性心肌梗死 6~7d 后,随病情进展,TSH 上升,T_4 也有轻度上升。血 rT_3 与预后有关,有并发症的心肌梗死患者,T_3 和 rT_3 迟迟不能恢复正常。死亡者的 rT_3 常达最高水平。除病变本身的严重程度外,热量的限制,肾上腺糖皮质激素、普萘洛尔、胺碘酮、洋地黄的使用均会影响 T_3 和 rT_3 的血清水平。

5.恶性肿瘤　动物实验发现患癌小鼠有 TT_3 和 TT_4 下降而 TSH 正常。Rosenaum 认为 T_3、T_4 降低的原因是:①受体结合力下降;②TH 脱碘加强,因而从血中清除加快;③下丘脑、垂体对降低的 T_3、T_4 缺乏正常反应,故 TSH 不能随之上升。

临床报道,乳腺癌患者血 TSH 有升高的倾向,血清 T_3 下降,晚期乳腺癌和结肠癌患者 rT_3 升高。一组(204 例)肺癌患者,伴有甲状腺功能异常者占 33%,最显著的变化为血清 T_3 下降,其预后较差。

6.传染性疾病　传染性疾病的甲状腺功能变化与所患疾病的类型及病情严重程度有关,通常可有血清 T_3、T_4 下降,TSH 正常,T_3 下降的程度与体温升高的程度成正比,但患脑膜炎和伤寒时,血清 TT_4 不仅不下降反而轻度上升。T_3、T_4 下降的原因可能是 TSH 对甲状腺刺激减弱,TH 分泌减少,T_4 降解加速及

TH 与转运蛋白结合受抑制所致,此外,严重感染时热量供应不足也影响甲状腺功能。发热和应激均能抑制 TSH。Wartofsky 等发现,疟疾患者 TSH 对 TRH 反应正常,而 PRL 对 TRH 反应增强,说明垂体储备功能正常而有下丘脑功能缺陷。

7.获得性免疫缺陷综合征(AIDS)　一些无症状的 HIV 感染患者血清 T_4 和 TBG 升高,血 T_3 正常,而 rT_3 下降,TBG 增高与 HIV 感染的进程呈正相关,而与 T_3 摄取呈负相关。与其他重症慢性疾病一样,在感染 HIV 的同性恋患者中,随着 HIV 感染的进展,TH 合成、转换及转运异常,导致血清 FT_4、FT_3 轻度下降,而 TBG 无明显变化。动物实验表明,细胞因子如 IL-1β,TNF-α 可能介导这些变化,同时 IL-1β 亦可导致 TSH 降低引起甲状腺功能减退症或 5'-MDI 活性增高。

AIDS 终末期患者特别是合并严重感染及消瘦的患者,TT_3、FT_3 明显下降甚至测不到。在临终的 HIV 感染患者中,TT_4、TT_3、FT_3、FT_4 和清蛋白水平明显下降,TSH 水平正常或轻度受抑制,HIV 感染者约 16% 出现 NTIS,其发病机制包括下丘脑-垂体-甲状腺轴功能紊乱,TH 合成、分泌异常以及 TH 周围转换与作用失常。TH 代谢的改变(如 T_4、T_3 及 rT_3 动力学)包括 T_4 向 T_3 的转换、rT_3 的清除、TH 向靶细胞转运的受限等。血清抑制物如非酯化脂肪酸、急性期蛋白、细胞因子等在 NTIS 的发病中起着重要作用。体外试验亦表明,IL-1、TNF-α、IFN-γ 能抑制人甲状腺细胞碘的有机化、TH 的释放、TSH 分泌被抑制。

8.药物　多巴胺和糖皮质激素可导致 NTIS,患者血清 FT_4 低下,原因包括 TSH 分泌异常、TSH 生物活性降低、甲状腺对 TSH 反应降低等。

【诊断】

NTIS 的诊断主要根据原发疾病的表现、程度、实验室检查及 TH 变化来确定。①存在上述引起低 T_3 综合征的原发病因,血清中 TT_3 降低,FT_3 正常或降低、血清 rT_3 升高,血清 TSH 和 TT_4 正常,FT_4 增高或正常,游离 T_4 指数常增加,一般可诊断低 T_3 综合征。②存在严重的消耗性疾病(如肝硬化、肾功能不全、烧伤、重症感染、长期饥饿、神经性厌食、重大手术后、恶性肿瘤等),血 TT_3、TT_4、FT_3 水平均降低,FT_4 正常或降低,血 TSH 正常或低值,rT_3 正常或升高,TBG 正常或低值,TRH 兴奋试验正常或反应迟钝,可诊断为低 T_3 综合征或低 T_4 综合征。③有些患者在疾病的急性期,血清 TT_4 升高,FT_4 升高或正常,TT_3 可能正常,FT_3 正常低值或低于正常,血清 rT_3 升高应疑为高 T_4 综合征(在老年女性患者中较常见,大多有服用含碘药物病史),但应注意与 T_4 型甲状腺功能亢进症相鉴别。

【鉴别诊断】

1.原发性或继发性甲状腺功能减退症、甲状腺功能亢进症　在 NTIS 中甲状腺功能异常相当常见,其严重性预示着患者的预后。血清 T_3 低下预示肝硬化、晚期充血性心力衰竭及其他严重的全身性疾病的病死率增加(T_4 低下的意义相同),而血清 T_4 低下同时伴随显著降低的血清 T_3 的患者预后最差。

明显 NTIS 患者要诊断甲状腺疾病有一定困难,这时的甲状腺功能亢进症患者血清 TT_4 和 TT_3 可能正常,然而血清 FT_4 和 FT_3 仍有诊断价值。甲状腺功能亢进症时血清 TSH 多不可测得(<0.10mU/L),但在 NTIS 中仅 7% 以下的患者 TSH 不可测得,常见于用多巴胺和糖皮质激素治疗的患者。在 NTIS 中临床型甲状腺功能减退症也难诊断,如果 TSH 在 25~30mU/L 以上极可能为原发性甲状腺功能减退症,约 12% 的 NTIS 患者 TSH 在正常以上,不足 3% NTIS 患者的 TSH 在 20mU/L 以上。未用抑制 TSH 分泌药物的 NTIS 患者,血清 FT_4 在正常以下强烈提示为甲状腺功能减退症,但 rT_3 对甲状腺功能减退症诊断无帮助。继发性甲状腺功能减退症的 TSH 水平可能低下、正常或轻度升高,如果 NTIS 患者无垂体或下丘脑疾病,血皮质醇常升高或为正常高值,而 PRL 和促性腺激素正常。相反,如果血皮质醇、促性腺激素降低而 PRL 升高则支持中枢性(垂体或下丘脑性)损伤。在诊断甲状腺疾病时最好在急性 NTIS 恢复后复查下丘脑-垂体-甲状腺轴功能。

尽管 NTIS 时血清 T_3 低下,但许多学者都认为这些患者的甲状腺功能是正常的,因为大多数患者血清 TSH 正常。一些资料提示 NTIS 时 TSH 的合成、分泌、调节及其作用均有异常。当 NTIS 恢复时,血清 TSH 暂时增加说明在 NTIS 时 TSH 是受抑制的,这和 NTIS 时处于应激状态,伴有皮质醇、儿茶酚胺水平升高及热量耗竭有关。NTIS 时甲状腺功能正常有如下解释:①TH 水平低下时间短而不严重;②临床轻度甲状腺功能减退症诊断不敏感;③机体组织对 T_3 敏感性增加;④机体存在 T_3 以外的活性 TH(硫酸-T_3);⑤低 T_3 对 TSH 影响减少;⑥NTIS 时 T_3 受体数量及亲和力增加。

2.T_4 型甲状腺功能亢进症　虽然多数甲状腺功能亢进症患者血清 T_3 和 T_4 均增高,但血清 T_3 浓度的增高程度较血清 T_4 明显,提示甲状腺功能亢进症时甲状腺释放较多 T_3 及末梢组织将 T_4 转化为 T_3 增加。T_4 型甲状腺功能亢进症是指血清 T_4 有较明显增高,而血清 T_3 大致正常为特点的一种甲状腺功能亢进症类型。T_4 型甲状腺功能亢进症主要见于既往过多暴露于碘的老年人、老年病患者或长期住院者,过度的碘摄入使腺体合成更多 T_4。若无过量碘摄入史,多提示外周组织 T_4 转化为 T_3 受抑制,而高 T_4 综合征时血清 rT_3 升高,TSH 正常可资鉴别。

【治疗】

NTIS 是机体的保护性反应,主要在于治疗原发病,用 TH 治疗无所裨益,其预后取决于原发病,伴有低 T_3 一般是预后不良的信号。

对低 T_3、低 T_4 综合征而言,采用 TH 补充疗法是否有益尚无肯定性结论。有人曾观察 142 例冠状动脉搭桥的手术患者,术前血清 T_3 正常,搭桥术开始 30min 后,血清 T_3 下降 40%,静脉输入 T_3 后,血清 T_3 上升至超过正常水平,术后血清 T_3 又恢复正常。术后输入 T_3 的患者心脏指数高于对照组,周围血管阻力低于对照组,但两组心律失常的发生率、病死率无区别。Brent 曾观察 11 例严重 NTIS 患者服用 L-T_4 的效果,并以 12 例患者作为对照,两组病死率无区别,认为补充 TH 无效。该研究说明 TH 无论是外源性 T_3 或 T_4 均对 NTIS 的预后无影响,主要应治疗原发病。原发病恢复后,一般 TH 水平可恢复正常,除非患者存在原发性甲状腺疾病。

有人认为,低 T_4 可作为预测疾病及预后的指标,$T_4 < 38.7nmol/L$ 的患者病死率达 68%~84%。多数重度低 T_4 综合征患者于 2 周内死亡(70%),若 $T_4 < 25.8nmol/L$,患者于 1 个月内全部死亡。低 T_4 综合征亦常见于老年人,这些人可无急性重症并发症,其原因未明,一般不必治疗。

（罗恩斯）

第七节　APUD 瘤综合征

在传统内分泌腺以外尚存有内分泌细胞,称弥漫内分泌系统,这些弥漫散在的内分泌细胞,在化学上有共同特点即摄取胺前体并脱羧,故该类细胞称为胺前体摄取、脱羧细胞系(APUD 细胞系),APUD 细胞发生的肿瘤称为 APUD 肿瘤。神经内分泌系统是由广泛分布在各器官的内分泌细胞组成,胞质含特殊的带膜"神经分泌"颗粒,这些细胞主要分泌肽类和胺类激素。因此,神经内分泌细胞实际上就是 APUD 细胞,神经内分泌肿瘤即 APUD 肿瘤。

【分类】

1.按肿瘤所产生的激素分类　APUD 肿瘤可发生在身体的任何部位,按肿瘤所产生的激素可分为以下几类。①产生胺类激素的 APUD 瘤:常见者为类癌,主要产生 5-羟色胺(5-HT),好发于肠胃道,依次为阑尾、直肠、胃、小肠、胰腺等。②产生肽类激素的 APUD 瘤:有胰岛细胞瘤、来自甲状腺 C 细胞的甲状腺髓样癌,以及垂体瘤等。③APUD细胞与非内分泌细胞混合性肿瘤:肿瘤可存在两种细胞,即APUD细胞和非内分泌细胞,例如甲状腺髓样癌与甲状腺滤泡癌混合、类癌与肝细胞癌混合等,2个或2个以上的APUD癌可在身体的不同部位同时或相继发生。

2.产生胺类激素和肽类激素的细胞可存在于同一肿瘤中 肿瘤产生、分泌各种激素,过剩的激素引起相应的临床综合征,称为APUD瘤综合征。如胰岛素瘤引起低血糖综合征,胰腺舒血管肠肽瘤引起顽固性腹泻(WDHA综合征)、垂体生长激素腺瘤引起肢端肥大症、甲状腺髓样癌产生过多的降钙素,可引起腹泻等症状。

【临床特征】

1.激素分泌的多样性 神经内分泌肿瘤中有的不伴有内分泌症状称无功能性肿瘤,但也有可能是这种肿瘤分泌产物量很少,不足以产生临床表现的内分泌症状;有的则伴有内分泌症状,临床表现取决于激素的性质。有的肿瘤分泌所在器官正常产生的激素,称为正内分泌瘤,如胰腺的胰岛素瘤;有的肿瘤则分泌非所在器官正常产生的激素,称为异内分泌瘤,如胰腺的胃泌素瘤。此外,尚有一种肿瘤内可含几种不同的细胞、分泌多种激素以及几个内分泌肿瘤可以在不同器官内同时存在等情况。

2.临床表现的多样性 神经内分泌肿瘤主要包括胰岛素瘤、胃泌素瘤、胰岛细胞VIP瘤、生长抑素瘤、胰高血糖素瘤、无功能性胰岛细胞瘤、家族性多发性内分泌腺瘤等,临床表现复杂多样且恶性程度较高,有低血糖或水样腹泻、顽固性消化性溃疡或糖尿病、胆石症、腹泻、脂肪泻或低血钾、低或无胃酸、皮肤潮红、水泻等表现的患者要警惕内分泌肿瘤的可能。以起源于胰岛细胞为主的胰腺激素分泌细胞及胰腺内肽能性神经元的肿瘤称为胰腺内分泌肿瘤(PET),是胃、肠、胰内分泌肿瘤中最好发的部位,其临床主要表现为激素过多所致临床症候群。

3.肿瘤的命名 目前一般按照肿瘤所分泌的激素对其进行命名。如果肿瘤产生多种激素,则按临床表现最有关的激素进行命名或称为多种激素分泌性肿瘤;如果体内存在多种神经内分泌肿瘤并分泌多种激素,则称为多发性内分泌腺肿瘤(MEN)综合征。

除胰腺神经内分泌肿瘤外,尚有其他部位的神经内分泌肿瘤,如发生在甲状腺的髓样癌及发生在脑垂体的生长激素瘤、催乳素瘤、TSH腺瘤、ACTH腺瘤及肾上腺嗜铬细胞瘤。

【诊断】

神经内分泌肿瘤在功能和形态上有以下共同特点:①具有内分泌功能,患者血中可出现肿瘤分泌产物,如胃泌素、嗜铬粒蛋白等,临床上也可表现相关症状及综合征(表10-1);②肿瘤组织可提取相应的激素类物质,免疫细胞化学染色呈特异性阳性反应;③肿瘤细胞在电镜下可见其有被膜的神经分泌颗粒,上述特点可作为诊断神经内分泌肿瘤的依据。

表 10-1　肿瘤激素及其相关综合征

肿瘤分泌主要激素	综合征
胰岛素	低血糖症
胃泌素	Zollinger-Ellison 综合征
胰高血糖素	糖尿病、皮疹
VIP	WDHH 综合征
生长抑素	糖尿病、腹泻
降钙素	无症状或腹泻

肿瘤分泌主要激素	综合征
胰多肽	无症状或腹泻
ACTH	碱中毒
5-羟色胺	类癌综合征
前列腺素	腹泻

【治疗】

神经内分泌肿瘤的治疗,既要处理肿瘤也要控制肿瘤过多分泌的产物。

1.药物治疗　在症状明显及相应激素水平较高时,首先要使用药物减缓激素过多产生的症状。可针对性选用调节分泌的抑制药,如胃泌素瘤致胃酸分泌亢进,可选用抑制胃酸分泌的药物如 H_2 受体阻滞药或质子泵抑制药。二氮嗪可用来抑制 B 细胞分泌高胰岛素血症,肠氯分泌抑制药可缓解 VIP 瘤、胃泌素瘤、生长抑素瘤等所致的腹泻。

另一种方法是阻断激素和(或)神经递质从肿瘤细胞释放。过去,应用较多的是生长抑素,它可以抑制多种激素和氨基酸递质的释放,故可控制许多肿瘤的症状。但是,其半衰期短,且需静脉给药,这些缺点被奥曲肽所克服。奥曲肽是长效生长抑素类似物,它有与生长抑素相似的作用,且可皮下注射。奥曲肽常用以缓解手术治疗尚待控制的几种内分泌肿瘤的症状。此外,偶尔在某些患者有肿瘤缩小的报道,提示生长抑素激动药可有某些生长抑制作用。奥曲肽的主要不良反应是脂肪泻、轻度高血糖、恶心和腹痛,长期使用促进胆结石形成。

2.手术治疗　激素分泌肿瘤治疗的目的主要是:①减少或逆转肿瘤的生长和扩散;②减缓激素过多产生的症状。当肿瘤定位后,手术切除可以达到这两个目的。对高度疑似及确诊的内分泌肿瘤均应力求手术切除。对已有转移的恶性肿瘤也应做瘤块的全部或部分切除以减少激素分泌量,缓解临床症状,部分已有转移病例在做原发肿瘤部分切除时加做靶器官切除术或转移灶切除术,如胃泌素瘤切除胃泌素的主要靶器官(胃),即可避免由于消化性溃疡而致穿孔、出血等并发症,也可使腹泻停止。

(常　湛)

第八节　糖原贮积症

糖原贮积症(GSD)是由于糖原合成和分解所需的酶有遗传性缺陷引起的一种临床上比较少见的遗传性疾病,其遗传方式大多数为常染色体隐性遗传,个别的类型为 X-伴性遗传。因为糖原合成和分解牵涉到许多酶,不同酶的缺陷引起不同类型的病。不同的糖原贮积症的类型虽各有其临床特征,但低血糖症和(或)肌无力是所有类型的糖原贮积症所共有的临床表现。本病多发生于婴儿、幼儿和青少年儿童,但也有到老年才发病者。本病可根据酶缺陷而分为许多类型,其中糖原贮积症以Ⅰ型最常见,Ⅺ型病例最少。

【病因与发病机制】

糖原贮积症为遗传性疾病,其遗传方式除肝磷酸化酶激酶 α 亚基异构酶为伴性遗传外,其余类型糖原贮积症均为常染色体隐性遗传。糖原贮积症的病因为糖原合成和分解过程中所需的酶基因发生突变,其表达的相应酶活性完全丧失或大大降低,因此引起糖原贮备减少或糖原在细胞中堆积而致病。各种酶基因和酶突变包括点突变、缺失、插入和剪接突变,其中以点突变最为常见。关于基因型与表型之间相互关系,大多数研究者认为两者无相关,即使基因型相同的患者其表型也可不同。

本病的病理生理改变:肝中糖原不能合成或不能分解→空腹、夜间和白天延迟进食时发生低血糖→低血糖症状。如果在肝中长期大量糖原贮积,则会使肝细胞功能发生障碍,肝纤维化,最后发生肝硬化;如果肾细胞中有大量糖原贮积,也将影响肾功能;肌肉中糖原贮积,一方面在肌肉活动中,因肌糖原分解障碍而不能供给肌肉活动时所需能量,故有肌肉软弱无力;心脏中糖原贮积易发生心功能不全。反复发作低血糖,可导致神经系统的损害。

【临床表现】

本病临床表现因发病年龄、类型和受累器官不同而极不均一。本病为遗传性疾病,故发病时间多在新生儿和婴幼儿,少数患者到成年早期才发病。下面是各种类型的临床表现。

1.糖原贮积症 0 型 此型是由于缺乏糖原合成酶,故肝细胞中贮备肝糖原不足,餐后 4~6h 肝糖原含量只有正常人的 0.5%。多在出生后几小时即发病,如果未及时发现,则婴儿可死于低血糖和酮中毒。在进食后,低血糖和酮中毒迅速被纠正,但由于葡萄糖不能迅速被肝细胞利用以合成糖原,葡萄糖在血中堆积而引起高血糖。故本病患儿的临床特点之一为低血糖-高血糖交替出现,即白天高血糖,夜间低血糖。由于肝释放葡萄糖量大大减少,因此糖异生作用通路代偿性加强,故有高乳酸血症和酮血症,表现为代谢性酸中毒(乳酸酸中毒),这也是引起患儿死亡原因之一。此外,血中丙氨酸也增高(作为糖异生作用的基质)。早期无肝增大。对出生后几小时的婴儿如果出现低血糖,同时又有酮血症即可做出本病的临床诊断。确诊可做肝活检和病理切片检查,本型患者肝病理检查的特点是肝细胞胞质中糖原颗粒稀少,中度脂肪增多,偶可见糖原体排列,说明肝糖原不是完全没有。本病罕见,临床表现各患者间疾病的严重程度因残余糖原合成酶活性程度不同而不尽相同,少数患者症状很少或无症状,出生几年之后才确诊。

2.糖原贮积症 I 型 此型患者有 I A、I B、I C 和 I D4 个亚型,但临床上最常见者为 I A 和 I B。此型患者由于 6-磷酸葡萄糖酶有缺陷,使葡萄糖不能进行磷酸化,既不能合成肝糖原和肌糖原,糖异生通路也被阻断,故此型患者在糖原贮积症中是最严重的一型。估计发病率为 1/200000。各亚型的临床表现分述如下。

(1)I A 型临床表现:此型病儿在出生后即出现低血糖,严重者有抽搐、昏迷,如不喂食,即可死于低血糖。在出现低血糖的同时,如果在进食后 3~4h 未给喂食,则出现高乳酸血症、酮中毒和代谢性酸中毒,表现为呼吸深快。低热也常见,但不一定是感染所致。频繁发作的低血糖和长期的大量糖原贮积可导致神经系统损害,如运动、识别能力发育延迟。肾小球和肾小管细胞能量缺乏,肾血流量增加和肾小球滤过率增加以代偿能量供给不足,长期则引起肾功能不全,加上肾中有大量糖原堆积,最终导致肾小球萎缩,肾小管扩张、间质纤维化。近端肾小管损伤表现有糖尿、低钾血症和普遍性氨基酸尿;远曲小管损伤则有高钙尿、尿不能酸化和低钾血症等。在幼少年患者,可出现蛋白尿。晚期患者可出现高血压,最后可发展为肾功能不全。患者有严重的高脂血症,血三酰甘油可高达 26mmol/L(1000mg/dl)以上。临床上在上肢伸侧和臀部可发生发疹性黄色瘤。高脂血症使血液黏滞度增高,故易患急性胰腺炎。尽管有明显的高脂血症,但患者发生动脉粥样硬化的危险性却不增加,可能与 ApoE 升高具有抗衡粥样硬化发生危险作用有关;加之 ApoE III 和 ApoE IV 具有明显的多态性,结合三酰甘油容量大,可增加三酰甘油的清除。长期存活的患者(大多数在成年期 20~30 岁)可发生肝腺瘤(单个或多个),其中有些患者肝腺瘤可发生出血和癌变。骨质疏松可以发生在疾病较后期,其发病机制与甲状旁腺激素、降钙素和维生素 D 代谢无关。骨矿含量减少,可能与乳酸酸中毒、血皮质醇升高、对生长激素抵抗和青春期发育延迟有关。其他少见临床表现有肺动脉高压、多囊卵巢、进行性心力衰竭等。患儿身材比同龄小孩矮,如果能得到及时有效的治疗,智力可不受影响,少数患者除肝大外无其他症状。

（2）ⅠB型的临床表现：患者临床表现与ⅠA型相同，不同的一点是此型（ⅠB）患者有中性白细胞减少和功能不全，故易反复发生感染，如炎症性肠病。临床表现与Crohn病相似。

（3）ⅠC型和ⅠD型：病例报道极少，对它们的临床表现还没有全面的描述。

3.糖原贮积症Ⅱ型　　糖原贮积症Ⅱ型是由于溶酶体中酸性α-糖苷酶（又称酸性麦芽糖酶）缺乏，编码这种酶的基因为CAA，这种酶使溶酶体中糖原降解，缺乏这种酶则导致溶酶体中糖原堆积。我国台湾省Ⅱ型糖原贮积症的婴儿型最为常见，此外还有少儿型和成人型。从基因敲除的小鼠模型，除骨骼肌、心脏、呼吸道和血管平滑肌外，肝、肾、脾、涎腺、周围神经的Schwann细胞和中枢神经系统的神经元的溶酶体中均有糖原堆积，此种病理改变与本型的婴儿型相似。本型患者病变范围广泛，除骨骼肌受累外，呼吸道、消化道、泌尿生殖道和血管平滑肌均可受累。严重型的幼儿有骨骼肌运动发育延迟，四肢、肩胛带和骨盆带肌张力减退，小腿尤为突出。随着年龄的增长，肌张力进行性减退，可出现呼吸衰竭。血清肌酸磷酸激酶升高，肌肉中酸性$1,4-\alpha$糖苷酶活性严重缺乏，＜0.03mU/mg蛋白。肌电图显示为混合性肌张力性或肌瘤性图像，个别患儿颅脑影像（CT或MRI）有脑积水，但无脑室系统梗阻，其发病机制尚未肯定。

4.糖原贮积症Ⅲ型　　从糖原贮存中把葡萄糖释放出来需要两种酶的作用，即糖原磷酸化酶和糖原脱支酶（GDE）。后者在一个单一的肽链上有两种互不依赖的催化活性：即寡1,4葡聚糖转移酶和淀粉-1,6-糖苷酶。GDE要有完全的活性需要这两种酶具有正常的活性，当GDE活性缺乏时，糖原颗粒最外层的分支点被分解后，糖原则不再分解，由此导致磷酸化酶限制性糊精的堆积（异常型糖原）。本型临床表现与Ⅰ型糖原贮积症大致相同，在婴儿和儿童期两者很难鉴别。本型临床表现包括禁食时发生伴有酮中毒的低血糖、肝大、生长迟缓和高脂血症。与糖原贮积症Ⅰ型不同的临床特点有：①因为葡萄糖可从最外层分支点的1,4节段和糖异生作用产生，故能耐受较长时间的禁食，低血糖较轻，只有在感染或其他应激和禁食时间较长时才引发低血糖。②只有在饥饿状态才发生酮中毒。③因为糖异生作用通路是畅通的，故无血乳酸和尿酸升高，肝糖原溶解不增加。④高脂血症较轻。⑤肾不增大，也不发生肾功能不全。⑥肌肉乏力在儿童期不突出，但到30～40岁时则变得明显，主要表现为肩胛带和骨盆带近端肌肉无力。⑦可在青春期发生肥厚性心肌病，少数病例可因心功能不全而死亡。用超声检查有心室肌肥厚是常见的。⑧25％的患者可发生肝腺瘤，但不发生癌变。⑨肝大可逐渐缩小，到成年期可缩小到正常，但也有少数患者发生肝硬化、脾大，并发食管胃底静脉曲张破裂出血。

5.糖原贮积症Ⅳ型　　本型是由于糖原分支酶（GBE）活性缺乏而引起糖原在肝、心脏和其他器官堆积，使受累器官发生病变和功能障碍。本型多发生于婴儿及儿童，少数在青少年期发病，临床表现不均一，从新生儿表现为致命的神经肌肉疾病，进展性肝硬化到轻度非进展性肝病。肝受累者有腹胀、婴儿不能茁壮成长、肝大和肝硬化腹水；有肌肉受累者则有肌张力降低；心脏受累者可发生心肌病，反复发生心力衰竭，有的患者也可发生肝细胞癌。

6.糖原贮积症Ⅴ型　　本型患者于1951年由McArdle首先报道，故又称McArdle病，其病因是由于肌肉糖原磷酸化酶（M-Gp）缺乏所引起肌肉中糖原堆积。M-Gp缺乏则是由于酶基因（有20个外显子）发生突变。大多数突变均使M-Gp被截短，但也有其他突变。在美国、英国、日本、意大利和西班牙的患者中最常见的突变为Arg49终止编码。在M-Gp两个等位基因中只要一个有突变即可有临床表现。有些患者未检出有糖原磷酸化酶突变，目前尚无满意解释。除肌肉中有M-Gp缺乏外，肝和脑中也缺乏，但3种器官中的M-Gp由不同的基因编码，故在肌肉、肝和脑中有3种Gp同工酶在病理上骨骼肌纤维有退行性变，1/2的患者有广泛性骨骼肌坏死，也可有空泡性肌病的病理表现。根据临床表现，本病患者可分为3型：迅速致命的新生儿型、先天性肌病症状的较轻型和具有肌痛、易疲劳、痉挛和肌球蛋白尿的经典型。这些类型的存在，使本型患者临床表现不均一。基因型与表型之间无相关。约50％的患者有家族史。临床表现从可无任何症状到具有典型的运动不耐受、肌痛、肌痉挛和运动后肌球蛋白尿。

7.糖原贮积症Ⅵ型　本型糖原贮积症又称 Hers 病,是由于肝糖原磷酸化酶活性降低,使肝糖原分解受阻而引起肝中糖原堆积,此型患者在临床上极为少见。编码肝中糖原磷酸化酶的基因为 PYGL,定位在14q21-22,基因结构尚未完全弄清。与 M-Gp 为同工酶,除 5'非翻译区序列不同外,其余部分相同。肝糖原分解需要肝糖原磷酸化酶(H-Gp)参与,H-Gp 缺乏,同样引起肝中糖原堆积。对 Mennonite 家系用 PYG1 基因侧面遗传标志进行连锁分析证实此家系糖原贮积症Ⅵ型与 PYGL 基因连锁,多点优势积分(LODscore)为 4.7。对反转录聚合酶链反应(RT-PCR)产物进行测序以检查基因组突变,表明患者 PYGLmRNA 的外显子 13 全部或部分缺失。这一突变估计在 Mennouite 家系的染色体中有 3%,约有0.1%的人群患病。本型患者临床表现虽然也引起肝大和低血糖,但症状较轻,因为患者 M-Gp 活性正常,故活动时不引起低血糖。

8.糖原贮积症Ⅸ型　糖原贮积症Ⅸ型就是由于磷酸化酶激酶(PHK)缺乏而引起糖原堆积,本型为最常见的一种肌肉受累的糖原贮积症的类型,在出生婴儿中的发病率约为 1/100000。在所有糖原贮积症中,本型约占 1/4。PHK 是一种复杂酶,由 α、β、γ 和 δ4 个亚基组成(前面已提及),这些酶的亚基如果发生突变,则可引起肝或肌肉中磷酸化酶激酶活性缺乏,从而使肝、肌肉或周围血细胞中糖原磷酸化酶活性降低。PHKA2 基因突变使肝中的 PHKa 亚基也发生突变,从而引起伴性糖原贮积症,是本型中最常见的类型,其肝中 PHK 缺如,而在肌肉中活性正常。此型中还有一种亚型,即伴性糖原贮积症Ⅱ型,此亚型中肝中 PHK 活性低,而在红细胞和白细胞中则正常甚至增高。该亚型是由相同基因缺陷引起,与典型的伴性糖原贮积症不同的是体外实验伴性糖原贮积症亚型没有 PHKA2 缺陷,其发病是因为此种亚型是由 PHKA2 中公认的调节区突变所引起。因此,肝中糖原磷酸化酶功能降低可由 PYGL、PHKA2、PHKB 和 PH-KG24 种基因突变引起。PHKA2、PHKB 和 PHKG2 突变引起相同的类型,其临床表现与 PYGL 突变引起者相同,在临床上由 PYGL 基因突变引起的Ⅵ型糖原贮积症不能与由 PHK 缺乏引起者相鉴别,除非做基因突变鉴定。1999 年还报道由于心脏中 PHK 单独缺乏而引起婴儿发生肥厚性心肌病(非阻塞性),此婴儿在胎儿期即有心脏进行性增大,出生时做心电图检查有高的 QRS 波,P-R 间期缩短,婴儿死于心力衰竭和(或)肺压缩,迄今只有 5 例报道。

9.糖原贮积症Ⅹ型　本型糖原贮积症是由于肌肉特异性磷酸甘油变位酶(PGAM-M)基因有突变引起。Hadjiyeorgion 等报道 1 例日本病例在密码子 209 位有 G→A 突变,导致 PGAM-M 有甘氨酸被门冬氨酸取代。临床表现与 McArdle 病相似,有运动不耐受和肌肉痉挛。

10.糖原贮积症Ⅺ型　本型糖原贮积症又称 Fanconi-Bickel 综合征,是由于葡萄糖运载蛋白-2(GLUT-2)基因有突变引起,但有的病例未发现 GLUT-2 基因突变,因此对此综合征是否为单基因病仍有疑问。

11.糖原贮积症Ⅻ型　此型糖原贮积症是近年来提出来的,主要缺陷在醛酮酶(又名缩醛酶)。目前对此型糖原贮积症的临床表现因报道的病例不多,但被列入糖原贮积症肌病中,故其临床表现与其他类型的糖原贮积症引起的肌病相似。

【辅助检查】

由于糖原贮积症有诸多类型,每种类型中受累组织不同,因此实验室检查结果也不相同。有肝受累的类型者则有不同程度的禁食低血糖;只有骨骼肌或心肌受累者则无。实验室检查除血糖外,与糖原合成和降解有关的一些血液成分也随之发生变化。在有糖原合成和降解中有肝受累的类型,血中酮体和阴离子间隙升高,乳酸、尿酸和丙氨酸水平则降低;进食后,前述异常则完全纠正。有肌肉受累的类型则有磷酸肌酸激酶水平升高,严重者出现肌球蛋白尿(色素尿)。肝 B 超和 CT 可检出并发的肝细胞腺瘤。心脏受累者心电图上有心肌肥厚图像。肌肉受累者肌电图上肌张力性或肌痛性改变。

【诊断与鉴别诊断】

糖原贮积症是遗传性疾病,且呈家族性发病。诊断包括临床诊断、分型诊断和病因诊断。

1.临床诊断　在新生儿和婴幼儿在延迟喂食的情况下频发低血糖抽搐和神志不清,喂食或注射葡萄糖后即可恢复;特别在出现低血糖的同时有呼吸深快的酸中毒症状,这是诊断糖原贮积症的重要临床线索。肝大使右上腹隆起是有肝受累的类型中常见的体征,有些类型肝大呈进行性(如Ⅰ型)。实验室检查应包括血糖、血酮体、乳酸、血脂和尿酸(禁食和餐后)的动态变化或每小时抽血测上述指标1次,直至血糖降到2.2mmol/L(40mg/dl)时再做口服葡萄糖负荷试验,同样每小时取血测相同的指标(葡萄糖量按1.75g/kg计算)。胰高血糖素刺激试验对糖原贮积症的临床诊断有帮助,特别是肝型糖原贮积症。试验方法是静脉推注(或肌内注射)高血糖素,剂量为30Ug/kg,最大剂量≤1mg,取注射前和注射后30min,60min,90min和120min血测定血糖和乳酸。0型患者在进食2h后有血糖升高,血乳酸下降;但进食8h做此试验,则血糖和血乳酸均无升高反应。Ⅰ型患者无血糖升高,只有血乳酸升高,Ⅲ、Ⅵ和Ⅸ型患者血糖稍升高或不升高,血乳酸也不升高。

2.分型诊断　根据临床表现可以对某些类型糖原贮积症做出分型诊断,如Ⅺ型糖原贮积症,临床上除肝大外,还伴特征性Fanconi肾病,其他类型的糖原贮积症则均无此种临床表现,但其他类型糖原贮积症,只根据临床表现则不能做出肯定的分型,如Ⅵ型和Ⅸ型在临床上不可能进行鉴别。对糖原贮积症做出分型诊断必须依赖于受累组织细胞中的酶活性测定,但是糖原贮积症有12型之多,有的类型其缺陷酶由两种或两种以上的亚基组成,或者是由几种作用互不依赖的酶组成的复杂酶系,因此在做酶活检测定前应该有个假定的、有缺陷的酶检测的方向。

根据上述筛选方案选择酶活性测定可缩小酶活性测定的范围,但酶活性测定步骤复杂,难以广泛应用于临床分型。

3.病因诊断(基因诊断)　各种类型的糖原贮积症都是由糖原合成或糖原分解过程中某种酶缺如或活性降低,这些酶缺陷与酶的相关基因发生突变有关,只有极少数某种类型的糖原贮积症患者未检出有相关基因突变。检查基因突变都是采用分子生物学方法,常用方法为以多聚酶链式反应(PCR)为基础,即在提取酶基因DNA,对酶的所有外显子或个别外显子或所有外显子和内含子进行PCR扩增,然后对扩增后的产物进行DNA测序或做单链构象多态性(SSCP),或做限切酶长度多态性(RELP)分析以检出突变。最近报道用TaqMan-等位基位-特异性扩增方法(ASA)应用于糖原贮积症ⅠA型中的点突变的检查,此方法是用两套等位基因特异性引物,在有TaqMan探针存在情况下,用荧光检测器对配对的PCR扩增进行实时监测。此方法是测定扩增的效率,而不是测定终点PCR产物的存在或不存在。根据“阈值”循环确定的两种PCR扩增效率的差异来鉴别突变的和正常的等位基因,因此,使设计等位基因-特异性引物有较大的灵活性和对等位基因判断有较宽松的技术界限,此方法还可用来筛选新生儿其他遗传性代谢性疾病中的点突变。检查基因突变的标本可用活检所得的肝或骨骼肌的新鲜标本,也可用周围血白细胞或培养的皮肤成纤维细胞。肝型糖原贮积症有低血糖者应与其他原因引起低血糖的疾病鉴别,可根据有无酮中毒和血乳酸水平来鉴别。肌肉单独受累的糖原贮积症(如Ⅴ型)则应与其他代谢性肌病鉴别,如线粒体肌病、进行性肌营养不良、近端肌紧张性肌病等。肌肉活检有助于做出鉴别诊断,由糖原贮积症引起者肌细胞中有糖原堆积。

【治疗】

不同类型的糖原贮积症治疗的方法有所不同,一般来说,新生儿和婴儿患者疾病较严重,治疗也较困难;年龄较大的儿童,由于依从性较好,治疗也较容易。本病为遗传性疾病,故难以根治,但近些年发展起来的基因治疗,有可能使糖原贮积症得到根治。治疗方法如下。

1.饮食治疗　饮食治疗是一种对症治疗,即防止可导致威胁患者生命的低血糖症发生。饮食治疗主要用于有肝受累、易发生低血糖、酮中毒和乳酸中毒的新生儿和儿童患者。饮食治疗的原则根据糖原贮积症类型和患者情况,按时给患儿补充葡萄糖,以满足餐后状态所需葡萄糖。0 型、Ⅰ 型、Ⅲ 型、Ⅵ 型、Ⅸ 型、Ⅺ 型都需要饮食治疗,但提供葡萄糖来源的间隔时间有所不同。0 型和 Ⅰ 型白天需每隔 2～4h 补充 1 次,夜间每 3～4 小时 1 次;Ⅲ 型可隔 4～6h 补充 1 次,而 Ⅵ 和 Ⅸ 则只需在睡前加餐 1 次即可,但必须根据所监测的血糖和乳酸水平的变化来调整间隔时间。提供葡萄糖的食品不宜直接用葡萄糖,因为葡萄糖吸收快,维持时间短,且对某些类型患者带来不利影响。如 0 型糖原贮积症可引起高血糖和高乳酸血症,因为维持时间短,给予葡萄糖的间隔时间更短而使患者得不到休息。公认的能提供葡萄糖来源的食品为未煮过的大米淀粉,其优点为在肠道消化吸收较慢,可使喂食间隔时间延长到 4h,且不会出现高血糖,单次剂量为 2g/kg,也可用乳类食品,其中含有等于白天所计算出来的葡萄糖产生速率的葡萄糖量。关于饮食给予途径以经口或经胃喂食为首选,经口喂食可用于年龄较大的婴儿;经胃喂食则用于新生儿或年龄小的婴儿。可用鼻胃管和胃切开插管,在不能经口或经胃喂食时可用全胃肠外营养支持治疗。特别应当注意的是,除提供葡萄糖来源的食品外,应注意营养平衡,包括蛋白质、脂肪、维生素、矿物质等,以保证营养平衡,促进婴儿正常的生长发育。最好由专业的营养师调配患儿饮食,否则可引起维生素缺乏、贫血等,但服支链氨基酸不能使 Ⅴ 型糖原贮积症患者运动能力改善。

2.基因治疗　由于基因工程研究的进展,一些糖原贮积症所缺乏的酶可用基因工程合成,选用适当的载体转输给有这种酶缺乏的动物模型,可使酶活性恢复到正常,从而使临床表现和生化异常得到恢复。如将含有鼠 6-磷酸葡萄糖基因的腺瘤病毒载体静脉滴注给有 6-磷酸葡萄糖酶缺乏的小鼠可得到 100% 的存活,其中 90% 存活了 3 个月,生长得到明显的进步,血糖、胆固醇、三酰甘油和尿酸也都恢复到正常水平,器官中贮积的糖原也被降解到接近于正常水平,临床上肝缩小,静脉滴注 1 次,酶活性可保持 70d。

3.器官移植　器官移植包括肝移植和心脏移植,文献中报道的病例不多。肝移植指征:①多发性肝腺瘤;②肝腺瘤疑有癌变者;③严重的肝、肾功能不全。心脏移植的指征为顽固性心力衰竭,用常规抗心力衰竭治疗仍不能控制者。不论何种器官移植,并发症均多,死亡率也高,但有获得成功者。糖原贮积症 Ⅰ、Ⅲ、Ⅳ 型病情严重者均可考虑做肝移植手术。

4.对症治疗　对有心力衰竭、肾功能损害、营养缺乏和中性粒细胞减少而反复发生感染者均应采取相应的对症治疗。

(蒋雪羚)

第九节　果糖不耐受综合征

果糖不耐受是一种遗传性疾病,是由于 1-磷酸果糖醛缩酶 B 基因突变而导致醛缩酶 B 缺乏(或活性降低),使 1-磷酸果糖在肝、肾、肠中堆积,导致肝糖原分解和糖异生受抑而引发低血糖症。当患者摄入含果糖食品时而诱发,剔除食品中的果糖,则可避免。除急性低血糖外,慢性摄入果糖食品可引起肝肾功能损害、肝大、黄疸、消化道症状和肾小管性酸中毒等。本病为先天性罕见疾病,故称为遗传性果糖不耐受(HFI)。本病的估计发病率约 1/20000。

【病因与发病机制】

许多水果中含有果糖,也是人们特别是婴幼儿的饮食调味品。蔗糖是人们常用的甜食的佐料,其中也含果糖。1,6-二磷酸果糖是葡萄糖无氧糖酵解的中间产物,也是糖原异生的必经途径。正常人摄入果糖后,在肝中经果糖激酶(又名酮己糖激酶)作用而磷酸化,产生 1-磷酸果糖,再磷酸化成为 1,6-二磷酸果糖后,加入葡萄糖无氧糖酵解而被代谢。

　　醛缩酶有 4 种异构体,分别名之为醛缩酶 A、B、C、D,由不同基因编码。醛缩酶 B 基因定位于 9 号(9q21.3-q22.2)染色体,共 9 个外显子,醛缩酶 B 由 364 个氨基酸残基组成。在正常情况下,此酶催化 1-磷酸果糖裂解为二羟丙酮磷酸和 D-甘油醛。果糖不耐受患者醛缩酶基因发生突变,使醛缩酶 B 结构和活性发生改变,1-磷酸果糖在肝中堆积,导致肝中一些其他酶活性受抑,包括磷酸化酶、果糖 1,6-二磷酸酶、肝醛缩酶和果糖激酶,结果使肝糖原分解和糖异生都发生障碍而导致低血糖症的发生。在发生低血糖症之前,先有血无机磷水平降低。磷酸盐减少和肝 1-磷酸脱胺酶解抑,导致腺苷核苷酸降解增加和随后的血液循环中尿酸增高。在肝核苷酸裂解中,肝中 1-磷酸腺苷脱胺酶是速率限制步骤,其降解产物为肌苷 5'-磷酸增加,这些生化改变使 1-磷酸果糖醛缩酶 B 更加受抑。其他生化改变还有血浆钾离子稍降低,乳酸、丙酮酸、甘油醇和游离脂肪酸增高,后者可能是由于溶脂激素分泌增多使脂肪组织中三酰甘油分解增加所致。1-磷酸果糖还是磷酸甘露糖异聚合酶强有力的竞争物,后者是蛋白质糖基化第一步所需的酶,故 HFI 可使蛋白 N-糖基化发生障碍。

　　Tolan 总结在北欧、其他地区和少数民族中已鉴定出醛缩酶 B 基因有 21 种突变,其中 15 种突变为单个碱基取代,共有 9 个醛缩酶 B 蛋白中氨基酸被其他氨基酸置换,4 个密码子有无义突变,2 个剪接缺陷,2 个大的缺失和 4 个碱基缺失或 1 个碱基插入,最常见的突变发生在外显子 5 和 9。近年来,文献中又发现一些新的突变,如 Ala149Phe,Ala149Pro,Ala174Asp,Asn334Lys,Trp147Ary,Ary303Try,Ala337Val,Cys256Phe,Cys134Ary,Leu256Pro 等,在上述突变中,Ala149Phe 和 Ala174Asp 两种突变约占全世界所有醛缩酶 B 突变的 70%,而突变基因的携带者可达 1/70。患者大多为纯合子或为复合性杂合子。不同的突变对醛缩酶 B 的影响不同,有的醛缩酶 B 基因突变使醛缩酶 B 仍留有部分活性;有的突变则使醛缩酶 B 完全丧失功能(如半胱氨酸 240 停止编码)。突变还可使醛缩酶 B 的四聚体结构遭受破坏,而四聚体的完整对保持充分催化活性是非常重要的;突变也可使醛缩酶 B 对 1-磷酸果糖的亲和性降低。

【临床表现】

　　HFI 为常染色体隐性遗传,发病具有家族倾向,近亲结婚者的子女,发病频率增高。

　　1.临床表现极不均一　临床表现的严重性与摄食情况、年龄、教育和饮食习惯有关,常因摄入含果糖、蔗糖和山梨醇食品而引起急性发病。因为新生儿多喂甜食(特别是蔗糖),故 HFI 多在新生儿和婴幼儿期发病,而且易导致婴儿夭折。临床表现为摄入含果糖食品后可引起恶心、呕吐、腹痛、出汗、震颤、抽搐、神经精神症状和昏迷,这些症状与摄入果糖后引起的严重低血糖症有关,且低血糖的特点是静脉推注高血糖素后也不能使症状缓解。年龄较大的儿童在多次发作后则对甜食厌恶,低血糖发作减少或停止,若婴幼儿和儿童因病需静脉输注果糖或山梨醇而输注前不知患者患有 HFI 时可引发致命的低血糖症而导致死亡。吃未成熟的水果(绿色水果)则不易引起低血糖发作,因为其中果糖含量较低。成年后发病者是因为这些患者长期拒食甜食。

　　2.肝大与肝功能异常　长期慢性摄入果糖食品可引起肝大、黄疸、出血、腹水、水肿、肝衰竭、肾衰竭和肾小管性酸中毒,儿童生长发育迟缓。即使剔除了饮食中的果糖,虽然可减少 1-磷酸果糖在组织中堆积,但 1,6-二磷酸果糖是糖原分解和糖异生的专一性中间代谢产物,不会因剔除饮食中果糖而被去除,而且使其转化减弱,故仍可有进行性肝损害。患者除肝大外,肝活检显示有脂肪浸润、纤维组织增生和肝线粒体有明显异常。

【辅助检查】

　　尿中可检出果糖,用色谱法可与葡萄糖区别。在低血糖急性发作时,血无机磷、尿酸、乳酸、丙酮酸、游离脂肪酸和甘油醇升高。慢性患者有肝功能损害,表现为血清转氨酶升高,血液凝固时间延长等。慢性患者肝有脂肪浸润和纤维化,但无特异性。新的31P磁共振分光镜可以测定肝中某些含磷化合物的绝对浓度。Boesiger等用3例有果糖代谢疾病的成年人在静脉推注果糖后和禁食时测定了三磷腺苷(ATP)、单磷脂和无机磷(Pi)的浓度变化,并与用化学方法所测得的已知的代谢产物浓度比较。结果表明:①在禁食过程中ATP浓度平均值为2.7±0.3(n＝9)mmol/L,经过用其他三磷核苷酸纠正后为2.1mmol/L,与已知浓度相符;禁食时1-磷酸果糖不能测出,在注射果糖后,其浓度是从注射果糖前[(2.9±0.2)mmol/L]和以后,单磷脂信号之差计算出来的。Pi为(1.4±0.3)mmol/L,同时代表在磁共振光谱中所见到Pi的1/4。②3名健康人在注射果糖(200mg/kg,20％溶液,2.5min注完)后以果糖激酶介导的1-磷酸果糖迅速升高,在3min内达4.9mmol/L,而未经纠正的ATP则从2.7mmol/L降到1.8mmol/L,Pi从1.4mmol/L降到0.3mmol/L。此后在由果糖醛缩酶B介导的1-磷酸果糖降低的同时,伴有Pi迅速上升到2.7mmol/L。③遗传性果糖不耐受患者,最初的代谢变化同健康人,但在注射果糖7h后还不能恢复到基础水平,证明果糖醛缩酶B活性降低。此项检查只是间接评估醛缩酶活性的降低,不能测出醛缩酶活性降低程度。

【诊断与鉴别诊断】

1.诊断依据　本病在临床上比较少见,大多数患者在新生儿或婴幼儿期发病。有阳性家族史者对诊断有帮助,但无阳性家族史者不能排除本病。诊断根据如下。①新生儿或婴幼儿在喂食含果糖食品后引起恶心、呕吐和低血糖。剔除饮食中果糖则无低血糖发作。对有不明原因的低血糖症和肝大的婴幼儿都应考虑本病的可能。②尿中检查出有果糖。③果糖耐受试验:静脉注射200～250mg/kg的果糖溶液,测定注射后血糖和血磷,如果血糖和(或)血磷降低,则支持本病的诊断。此项检查在婴幼儿中应慎重采用,因可引起致命性低血糖。④高血糖素试验:静脉推注高血糖素1mg后,于注射后15min、30min、45min、60min、90min、120min抽血测血糖。本病患者血糖峰值增加为基础血糖值的2％;健康对照者为10％～20％。此试验可用于婴幼儿。⑤肝活检或肠黏膜活检测定醛缩酶活性。此项检查可确诊本病。测试的原理是先分离纯化肝细胞中的醛缩酶B,再测定其对1-磷酸果糖(作为基质)的活性,并与基因重组的正常的醛缩酶做对照。不过此项检查中肝醛缩酶B的分离纯化比较困难,且费时费力,难于用作临床常规诊断方法。⑥醛缩酶B基因突变鉴定:此项检查为本病病因诊断。

2.基因筛查　因为醛缩酶B基因突变最常见的只有两种,因此国外有的医院把HFI列为新生儿先天性代谢性疾病的筛查中。筛查的方法有:①反向斑点印染。即把从患者周围血分离出来的淋巴细胞的基因组DNA,用PCR扩增外显子5,再将扩增的外显子5DNA与互补的、尾部带有poly(dt)的等位基因——特异性寡核苷酸探针杂交。扩增是用生物素酰化醛缩酶B的特异性作引物。用产生卵泡素(avidin-碱性磷酸酶复合物)来检测生物素酰化的扩增的DNA,同时用化学发光来观察。这种方法可很快检出Ala149Phe和Ala174Asp两种最常见的突变。②用干燥了的血标本扩增醛缩酶B外显子5的基因组序列,再与等位基因——特异性寡核苷酸做判断性杂交(判断某种突变如Ala149Phe),再用限制性内切酶BsaHI消化以证实。除上述检查醛缩酶B基因突变方法外,还可用PCR与单链构形多态性(SSCP)联合检查和PCR扩增后直接测序等方法。

3.鉴别诊断　本病应与Hawkinsinuria鉴别,因为后种疾病也是一种先天性酪氨酸代谢异常,为常染色体显性遗传,其缺陷为4-羟苯丙酮酶二氧生成酶活性降低。多见于新生儿,临床表现有肝大、生长迟缓和肾小管性酸中毒与本病相似,但Haukinsinuria尿中排出酪氨酸增多,血中酪氨酸浓度增高可与本病鉴别。有黄疸、肝功能损害和凝血异常的婴幼儿还应与其他肝病鉴别,如急性传染性肝炎、传染性单核细胞增多症。发作低血糖时应与婴幼儿其他能引起低血糖症的先天性代谢性疾病如糖原贮积症、枫糖尿病、支链氨基酸代谢病、酮症性低血糖症、胰岛细胞增生症、半乳糖血症等进行鉴别。后面列出的、能够引发低血糖症的先天性代谢性疾病低血糖的发生均与进食果糖无关。

【治疗】

本病虽然为遗传性疾病不能根治,但本病的发生与食物中的果糖有关。

1.控制含果糖食品的摄入　严格控制摄食含果糖、蔗糖和山梨醇食品和水果(含果糖水果),不仅可防止低血糖发生,同时可减少磷酸果糖在细胞内堆积而破坏细胞功能。在急性低血糖发生时,应静脉推注葡萄糖即可使低血糖得到纠正。对有 HFI 家族史的新生儿,要避免食品(牛乳)中加蔗糖,同时应进行 HFI 筛查。儿童或成年人患者如遇手术或其他疾病而需要静脉营养或病情需要时,应禁忌静脉输入果糖和山梨醇,因为后者在体内可转变为果糖。在需用肠胃外营养治疗时应选用不含果糖和山梨醇的营养液体,国外在肠胃外营养液中常用果糖、山梨醇和木糖醇代替葡萄糖,因为这些葡萄糖替代物不明显升高血糖,因而不刺激胰岛素分泌;同时在氨基酸消毒过程中不使液体发生棕色反应。

2.保护肝和肾的治疗　除了前述急性低血糖症的处理外,对于有肝、肾功能损害的慢性患者除饮食治疗外应采取保护肝和肾的治疗,避免使用有损肝、肾功能药物。对有抽搐者可用地西泮、苯巴比妥和苯妥英钠。对前述药物治疗无反应者,静脉注射丙泊酚,剂量为 3mg/kg,随后静脉滴注,滴速为 100μg/(kg·min)。

本病如果未及时诊断,患者常在新生儿期死于低血糖症。在明确诊断后,一生中避免进食含果糖的食品,则无体内 1P 磷酸果糖堆积,预后良好。

（常　湛）

第十节　早期衰老综合征

早期衰老综合征(HGS),本征于 1886 年由 Hutchinson 首先报道,表现为自生后 1~2 年开始出现老化现象,通常于 20 岁前死亡,是遗传性早老综合征中有代表性的一种。它是与自然老化不同的一种局部性老化性疾病,与 Werner 综合征相同,均属于病态的早老症,是人老化机制研究的疾病。它是一种少见的代谢异常、发育障碍和侏儒状态,伴有骨骼、牙齿、指(趾)甲、毛发及脂肪等发育不全,以童年表现老年人面貌和动脉硬化为特征的疾病。别名 Gilford 垂体性幼稚型侏儒症、淋巴体质性侏儒症、早衰综合征、小儿早老症、Gilfford 综合征和 Vriot-Pinonneau 综合征。

【病因与发病机制】

HGS 的病因尚未明,可能由于先天性腺体萎缩和腺体发育不全引起,有遗传因素,其他如结核、梅毒、黄色素瘤、肿瘤和 X 线损伤等;亦可能因结缔组织细胞不能对生长激素起反应,以致胶原发生老化而发生动脉硬化。皮肤成纤维细胞在培养基中生长减慢,存活期缩短,有丝分裂活性 DNA 合成和形成克隆能力下降。最近提出与 DNA 的突然变异、DNA 的修复、DNA 甲基化与衰老有密切关系,并发现 HGS 的细胞最本质的变化是受到外因的刺激即引起不定期 DNA 合成的降低,恢复困难甚至是不可逆的。有人从 HGS 和 Wemer 综合征(WS)患儿身上采取细胞,用细胞培养来研究老化的发病机制,结果发现 WS 的常染色体隐性遗传是肯定的,而 HGS 则不能肯定。正常人的皮肤细胞经过 20~30 次培养分裂后死亡;而 HGS 皮肤细胞只能分裂两次即告死亡。总之,HGS 是一种在常染色体隐性遗传的基础上,具有免疫功能缺陷和组织相应性抗原受突变基因的支配,因此,细胞受外界紫外线、放射线等不良刺激时易发生 DNA 不可逆性变异,导致胶原合成减慢,透明纤维增加,挤掉了脂肪细胞,皮下组织缺乏脂肪及脂肪腺,血脂却明显增高,终致动脉粥样硬化而呈现早老现象。

【临床表现】

HGS 在出生时多有硬肿、轻度发绀、鼻较尖等现象，而一般表现大致正常。从第 2 年开始生长明显缓慢，并逐渐出现以下典型的特征。

1.症状与体征　除身高、体重明显低于同龄儿童呈侏儒状外，面貌好似老人。皮肤缺乏弹性、无光泽、多皱褶。头发脱落，皮下脂肪菲薄，甚至消失。①颜面骨及下颌骨特别小，头颅与前额相对较大。眼眶较小故两眼突出，鼻突出且尖；耳郭常有畸形，两耳向前竖起，缺乏耳垂；嘴唇较薄，近似鸟脸，牙齿早脱落或呈畸形。②关节运动受限，下颌短小。股骨外翻，状如骑马；锁骨特别短小，关节相对粗大并僵直，手指屈曲，指（趾）甲常萎缩，末节指骨很短。③下腹部、大腿近端和臀部硬肿。④因进行性老化，所以也提早发生动脉粥样硬化，可发生心绞痛，甚至心肌梗死。四肢浅表血管粗厚而显露，尤其以桡动脉和手背静脉最为明显。血压于 5 岁以后明显上升，心脏逐渐扩大。走路时脚拖在地面，不能抬高。⑤耳聋、远视、白内障、角膜老人环、关节病以及性格改变等老人症状在 HGS 多不出现。

2.骨骼 X 线检查　有轻度脱钙，骺端肥大及干骺愈合较早。前囟持久开放，末节指（趾）骨常不显影。

3.实验室检查　见血脂升高，基础代谢率也增高，性激素极低，甚至缺如。对胰岛素有拮抗现象，而生长激素、甲状腺素、肾上腺和垂体功能正常。

【诊断与鉴别诊断】

1.诊断　HGS 的特点：①婴幼儿发病，生长发育迟缓；②早老性特殊外貌；③性腺功能低下；④幼年出现心血管并发症，如动脉粥样硬化、心绞痛，甚至心肌梗死；⑤早年夭折，多在 20 岁之前死于心脑血管并发症。

2.鉴别诊断

(1)WS：本征也具有早期衰老的表现，完全脱发不常见，仅有秃顶或白发，下颌骨发育正常。常有白内障和视网膜变性，性功能不消失，常合并糖尿病及恶性肿瘤。

(2)Cockayne 综合征：本征呈侏儒、老人面貌。但发病较晚，瞳孔缩小、远视、视网膜色素变性、视神经萎缩等，常伴有神经性聋。皮肤表现苍白、厥冷，常有日光性皮炎及色素沉着。有时还伴有粗大震颤、步态不稳等。

(3)先天性全身性脂肪营养障碍（Seip-Lawrence 综合征）：一种原因不明的少见病，在婴儿早期即见皮下脂肪消失，而肌肉、骨骼生长较快，其面部消瘦，胸臂亦细小，但下肢正常。往往伴有糖尿病、垂体功能异常等内分泌疾病。属于常染色体隐性遗传。目前尚缺乏治疗办法。

(4)Hallemlann-Streif 综合征：本征亦见牙齿缺陷、脱发及下颌小等畸形，但智力落后，可有白内障和小眼畸形，可资鉴别。

(5)外胚叶发育不全：本征是一种遗传性疾病。缺乏毛发，指（趾）异常和早老症相似，但由于缺乏汗腺而夏季发生高热。亦无高血压、消瘦及老人面貌可资鉴别。

(6)其他：还应与先天性皮肤松弛症、克汀病、甲状旁腺功能减退症、Noonan 综合征等相鉴别。

【治疗与预后】

本征无特殊治疗方法，以重组人生长激素、性激素治疗为主，亦可用皮质类固醇和甲状腺素治疗，但效果均不显著。近来有人用 19-去甲睾酮苯丙酸脂治疗本病，疗效较满意。采用降血脂疗法以减轻动脉硬化，本征大都发生动脉硬化，多在 13～14 岁死于心血管或脑血管疾病。此外，还应加强护理，预防继发感染。

（常　湛）

第十一章　妇科内分泌

第一节　经前期综合征

经前期综合征(PMS)又称经前紧张症(PMS)或经前紧张综合征(PMTS),是育龄妇女常见的问题。PMS是指月经来潮前7~14天(即在月经周期的黄体期),周期性出现的躯体症状(如乳房胀痛、头痛、小腹胀痛、水肿等)和心理症状(如烦躁、紧张、焦虑、嗜睡、失眠等)的总称。PMS症状多样,除上述典型症状外,自杀倾向、行为退化、嗜酒、工作状态差甚至无法工作等也常出现于PMS。由于PMS临床表现复杂且个体差异巨大,因此诊断的关键是症状出现的时间及严重程度。PMS发生于黄体期,随月经的结束而完全消失,具有明显的周期性,这是区分PMS和心理性疾病的重要依据;上述心理及躯体症状只有达到影响女性正常的工作、生活、人际交往的程度才称为PMS。

一、历史、概念及在疾病分类学中的位置

有关PMS的定义、概念以及其在疾病分类学中的位置在相当一段时间并无定论。Dalton的定义为"经前再发症状,月经后期则缺乏症状"。美国精神病协会(APA)出版的诊断统计手册第三修订版(DSM-Ⅲ-R,1987)用"黄体后期心境恶劣障碍(LLPDD)"来概括经前出现的一组症状,后来在诊断统计手册第四版(DSM-Ⅳ,1994)更名为"经前心境恶劣障碍(PMDD)"。国际疾病分类系统将大多数疾病实体按他们的主要表现分类,PMS被包括在"泌尿生殖疾病"类目之下,犹如伴发于女性生殖器官和月经周期的疼痛或其他状态一样。因此国际上两大分类系统对PMS作了不同的处理,DSM认为它可能是一种心境障碍,ICD则视为妇科疾病。中国精神疾病分类方案与诊断标准第二版修订(CCMD-2-R,1995)将PMS列入"内分泌障碍所致精神障碍"类目中,认为PMS"能明确内分泌疾病性质",但命名为经期精神障碍(经前期紧张综合征)。

PMS的临床特点必须考虑:①在大多数月经周期的黄体期,再发性或循环性出现症状;②症状于经至不久缓解,在卵泡期持续不会超过一周;③招致情绪或躯体苦恼或日常功能受累或受损;④症状的再发,循环性和定时性,症状的严重性和无症状期均可通过前瞻性逐日评定得到证实。

二、流行病学研究

PMS的患病率各地报道不一,这与评定方法(回顾性或前瞻性)、调查者的专业、调查样本人群、症状严重水平不一,以及一些尚未确定的因素有关。在妇女生殖阶段可发生,初潮后未婚少女的患病率低,产后倾向出现PMS。

美国妇产科学院委员会声明 66 号指出,一般认为 20%~40% 妇女在经前体验到一些症状,只有 5% 对工作或生活方式带来一定程度的显著影响。

对生活方式不同(包括尼姑、监狱犯人、女同性恋者)的 384 名妇女进行 147 项问卷研究,结果发现家庭主妇和教育水平低者有较多的水潴留,自主神经症状和负性情感,但年龄、种族、性偏向、显著的体育活动、婚姻状态或收入与 PMS 的发生率不相关。双生儿研究显示单卵双生儿发生 PMS 的同病率为 94%,双卵双生儿为 44%,对照组为 31%。另一项来自伯明翰的 462 对妇女双生儿的研究亦支持 Dalton 等的结果,并认为 PMS 是具遗传性的。口服避孕药(OC)似可降低 PMS 的发生率。爱丁堡大学于 1974 年调查 3298 名妇女,其中 756 人服用 OC,2542 人未服,结果发现口服 OC 者较少发生 PMS。月经长周期(>40 日)和周期不规律者 PMS 发生率低,而且主要表现为躯体症状如胃痛、背痛和嗜睡。月经周期长度在 31~40 天者体验到较多的经前症状,而且躯体症状和情绪症状均明显。短而不规律的月经周期妇女则经前症状主要表现为情绪症状,如抑郁、紧张和激惹。

PMS 与产后抑郁症呈正相关,已得到证实。Dalton 报告 610 例 PMS 妇女中,56% 在产后出现抑郁症。一些妇女回忆 PMS 是继产后抑郁症之后发生的,另一些则报告受孕前出现 PMS,但 PMS 的严重程度却在产后抑郁症减轻后加重。

PMS 与围绝经期综合征的相关性也为多数学者研究证实。PMS 与围绝经期综合征均有心理症状及躯体症状,均可表现为与卵巢激素水平波动相关的烦躁、抑郁、疲惫、失眠及乳房胀痛、水肿等,在激素水平稳定后(月经结束及绝经后数年)原有症状及体征消失。在经前期和围绝经期原有的抑郁等心理疾患可表现增强,因此 PMS 和围绝经期抑郁均需和原发心理疾病相鉴别。除了临床表现的相关性,围绝经期综合征和 PMS 在流行病学上也密切相关。Harlow 等的研究发现,围绝经期综合征的女性在抑郁流行病学评分(CES-D)中表现为明显抑郁者,多数患有 PMS。同样 Becker 等用视觉模拟评分(VAS)评价女性的心情状态,也发现女性围绝经期的情绪感受与既往经前期的心境变化明显相关。Freeman 等的研究认为患有 PMS 的女性在围绝经期出现抑郁、失眠、性欲低下的可能性大,因此 PMS 在一定程度上可以预测围绝经期抑郁的出现。在易感人群中,PMS 和围绝经期抑郁不但易相继出现,还常常同时发生。围绝经期女性,患有围绝经期抑郁的较未患者出现月经周期相关症状及 PMDD 的明显增多。在 Richards 等的研究中有 21% 的围绝经期抑郁患者同时伴有中度以上的 PMDD,而仅有 3% 的围绝经期非抑郁女性出现这一疾病。此外,患有 PMS 及围绝经期抑郁的女性也常伴有其他激素相关的情绪异常如产褥抑郁,及其他激素非相关的心理疾患如抑郁症。

经前期综合征与精神疾病关系受到妇科学家、心理学家、精神病学家较多的重视与研究。妇女复发性精神病状态,不论是认知、情感或混合功能障碍均易于在经前复发。Schukit 和 Wetzel 报告类似结果,情感性疾病患者不仅 PMS 发生率高(72%),症状严重,出现经前不适症状亦较正常人多,并且现存的情感症状在经前趋向恶化。精神分裂症患者往往在经前恶化,急性精神病症状掩盖了经前不适,导致对检出 PMS 发生率带来困难。多数研究指出,经前期和月经期妇女自杀较之其他阶段多,但这些资料的取得多系回顾性。Mackinnon 的研究并非回顾性,而系死后病理检查子宫内膜改变以确定月经周期。他们指出,黄体期自杀者增多,其高峰在黄体期的早、中期,死于黄体中期者约占 60%;与其他死亡者比较,自然死亡发生于黄体期者占 84%,意外事故为 90%,自杀为 89%,提示在月经周期后半期内妇女容易死于自杀、外伤、中毒和疾病。

三、病因与发病机制

近年研究表明,PMS 病因涉及诸多因素的联合,如社会心理因素、内分泌因素及神经递质的调节等。

但 PMS 的准确机制仍不明,一些研究结果尚有矛盾之处,进一步的深入研究是必要的。

(一)社会心理因素

情绪不稳定及神经质、特质焦虑者容易体验到严重的 PMS 症状。应激或负性生活事件可加重经前症状,而休息或放松可减轻之,均说明社会心理因素在 PMS 的发生或延续上发挥作用。

(二)内分泌因素

1.孕激素　英国妇产科学家 Dalton 推断 PMS 是由于经前孕酮不足或缺陷,而且应用黄体酮治疗可以获得明显效果。然而相反的报道则发现 PMS 妇女孕酮水平升高。Hammarback 等对 18 例 PMS 妇女连续二月逐日测定血清雌二醇和孕酮,发现严重 PMS 症状与黄体期血清这两种激素水平高相关。孕酮常见的副反应如心境恶劣和焦虑,类似普通的经前症状。

这一疾病仅出现于育龄女性,青春期前、妊娠期、绝经后期均不会出现,且仅发生于排卵周期的黄体期。给予外源性孕激素可诱发此病,在激素替代治疗(HRT)中使用孕激素建立周期引发的抑郁情绪和生理症状同 PMS 相似;曾患有严重 PMS 的女性,行子宫加双附件切除术后给予 HRT,单独使用雌激素不会诱发 PMS,而在联合使用雌孕激素时 PMS 复发。相反,卵巢内分泌激素周期消失,如双卵巢切除或给予促性腺激素释放激素激动剂(GnRHa)均可抑制原有的 PMS 症状。因此,卵巢激素尤其是孕激素可能与 PMS 的病理机制有关,孕激素可增加女性对甾体类激素的敏感性,使中枢神经系统受激素波动的影响增加。

2.雌激素

(1)雌激素降低学说:正常情况下雌激素有抗抑郁效果,经前雌激素水平下降可能与 PMS,特别是经前心境恶劣的发生有关。Janowsky 强调雌激素波动(中期雌激素明显上升,继之降低)的作用。

(2)雌激素过多学说:持此说者认为雌激素水平绝对或相对高,或者对雌激素的特异敏感性可招致 PMS。Morton 报告给妇女注入雌激素可产生 PMS 样症状。Backstrom 和 Cartenson 指出,具有经前焦虑的妇女,雌激素/黄体酮比值较高。雌孕激素比例异常可能与 PMS 发生有关。

3.雄激素　Lahmeyer 指出,妇女雄激素来自卵巢和肾上腺。在排卵前后,血中睾酮水平随雌激素水平的增高而上升,且由于大部分来自肾上腺,故于围月经期并不下降,其时睾酮/雌激素及睾酮/孕激素之比处于高值。睾酮作用于脑可增强两性的性驱力和攻击行为,而雌激素和孕酮可对抗之。经前期雌激素和孕酮水平下降,脑中睾酮失去对抗物,这至少与一些人 PMS 的发生有关,特别是心境改变和其他精神病理表现。

(三)神经递质

研究表明在 PMS 女性中血清性激素的浓度表现为正常,这表明除性激素外还可能有其他因素作用。PMS 患者常伴有中枢神经系统某些神经递质及其受体活性的改变,这种改变可能与中枢对激素的敏感性有关。一些神经递质可受卵巢甾体激素调节,如 5-羟色胺(5-HT)、乙酰胆碱、去甲肾上腺素、多巴胺等。

1.乙酰胆碱(Ach)　Janowsky 推测 Ach 单独作用或与其他机制联合作用与 PMS 的发生有关。在人类 Ach 是抑郁和应激的主要调节物,引起脉搏加快和血压上升,负性情绪,肾上腺交感胺释放和止痛效应。Rausch 发现经前胆碱能占优势。

2.5-HT 与 γ-氨基丁酸　经前 5-HT 缺乏或胆碱能占优势可能在 PMS 的形成上发挥作用。选择性5-HT 再摄取阻断剂(SSRLS)如氟西汀、舍曲林问世后证明它对 PMS 有效,而那些主要作用于去甲肾上腺素能的三环抗抑郁剂的效果较差,进一步支持 5-HT 在 PMS 病理生物学中的重要作用。PMDD 患者与患PMS 但无情绪障碍者及正常对照组相比,5-HT 在卵泡期增高,黄体期下降,波动明显增大,因此 Inoue 等认为,5-HT 与 PMS、PMDD 出现的心理症状密切相关。5-羟色胺能系统对情绪、睡眠、性欲、食欲和认知具有调节功能,在抑郁的发生发展中起到重要作用。雌激素可增加 5-HT 受体的数量及突触后膜对 5-HT 的敏感性,并增加 5-HT 的合成及其代谢产物 5-羟吲哚乙酸的水平。有临床研究显示选择性 5-HT 再摄取抑制剂(SSRIs)可增加血液中 5-HT 的浓度,对治疗 PMS/PMDD 有较好的疗效。

另外,有研究认为在抑郁、PMS、PMDD 的患者中 γ-氨基丁酸(GABA)活性下降,Epperson 等用磁共振质谱分析法测定 PMDD 及正常女性枕叶皮质部的 GABA、雌激素、孕激素等水平发现,PMDD 者卵泡期 GABA 水平明显低于对照组;同时 Epperson 等认为 PMDD 患者可能存在 GABA 受体功能的异常。PMS 女性黄体期异孕烷醇酮水平较低,而异孕烷醇酮有 GABA 激活作用,因此低水平的异孕烷醇酮使 PMS 女性 GABA 活性降低,产生抑郁。此外,雌激素兼具增加 GABA 的功能及 GABA 受体拮抗剂的双重功能。

3.类鸦片物质与单胺氧化酶 Halbreich 和 Endicott 认为内啡肽水平变化与 PMS 的发生有关。他们推测 PMS 的许多症状类似类鸦片物质撤出。目前认为在性腺类固醇激素影响下,过多暴露于内源性鸦片肽并继之脱离接触可能参与 PMS 的发生。持单胺氧化酶(MAO)学说则认为 PMS 的发生与血小板 MAO 活性改变有关,而这一改变是受孕酮影响的。正常情况下,雌激素对 MAO 活性有抑制效应,而黄体酮对组织中 MAO 活性有促进作用。MAO 活性增强被认为是经前抑郁和雌激素/孕激素不平衡发生的中介。MAO 活性增加可以减少有效的去甲肾上腺素,导致中枢神经元活动降低和减慢。MAO 学说可解释经前抑郁和嗜睡,但无法说明其他众多的症状。

4.其他 前列腺素可影响钠潴留,以及精神、行为、体温调节及许多 PMS 症状,前列腺素合成抑制剂能改善 PMS 躯体症状。一般认为此类非甾体抗炎药物可降低引起 PMS 症状的中介物质的组织浓度起到治疗作用。维生素 B_6 是合成多巴胺与五羟色胺的辅酶,维生素 B_6 缺乏与 PMS 可能有关,一些研究发现维生素 B_6 治疗似乎比安慰剂效果好,但结果并非一致。

四、临床表现

历来提出的症状甚为分散,可达 200 项之多,近年研究提出大约 20 类症状是常见的,包括躯体、心理和行为三个方面。其中恒定出现的是头痛、疼痛、肿胀、嗜睡、易激惹和抑郁,行为笨拙,渴望食物。但表现有较大的个体差异,取决于躯体健康状态,人格特征和环境影响。

(一)躯体症状

1.水潴留 经前水潴留一般多见于踝、小腿、手指、腹部和乳房,可导致乳房胀痛、体重增加、面部虚肿和水肿,腹部不适或胀满或疼痛,排尿量减少。这些症状往往在清晨起床时明显。

2.疼痛 头痛较为常见,背痛、关节痛、肌肉痛、乳房痛发生率亦较高。

3.自主神经功能障碍 常见恶心、呕吐、头晕、潮热、出汗等。可出现低血糖,许多妇女渴望摄入甜食。

(二)心理症状

主要为负性情绪或心境恶劣:

1.抑郁 心境低落、郁郁不乐、消极悲观、空虚孤独,甚至有自杀意念。

2.焦虑、激动 烦躁不安,似感到处于应激之下。

3.运动共济和认知功能改变 可出现行动笨拙、运动共济不良、记忆力差、自感思路混乱。

(三)行为改变

可表现为社会退缩,回避社交活动;社会功能减低,判断力下降,工作时失误;性功能减退或亢进等改变。

五、诊断与鉴别诊断

（一）诊断标准

PMS 具有三项属性（经前期出现；在此以前无同类表现；经至消失），诊断一般不难。

美国国立精神卫生研究院的工作定义如下：一种周期性的障碍，其严重程度是以影响一个妇女生活的一些方面（如为负性心境，经前一周心境障碍的平均严重程度较之经后一周加重 30%），而症状的出现与月经有一致的和可以预期的关系。这一定义规定了 PMS 的症状出现与月经有关，对症状的严重程度做出定量化标准。

（二）诊断方法

前瞻性每日评定计分法目前获得广泛应用，它在确定 PMS 症状的周期性方面是最为可信的，评定周期需患者每天记录症状，至少记录 2 至 3 个周期。

（三）鉴别诊断

1.月经周期性精神病　PMS 可能是在内分泌改变和心理社会因素作用下起病的，而月经周期性精神病则有着更为深刻的原因和发病机理。PMS 的临床表现是以心境不良和众多躯体不适组成，不致发展为重性精神病形式，可与月经周期性精神病区别。

2.抑郁症　PMS 妇女有较高的抑郁症发生风险以及抑郁症患者较之非情感性障碍患者有较高的 PMS 发生率已如上述。根据 PMS 和抑郁症的诊断标准，可做出鉴别。

3.其他精神疾病经前恶化　根据 PMS 的诊断标准与其他精神疾病经前恶化进行区别。

须注意疑难病例诊断过程中妇科、心理、精神病专家协作的重要性。

六、治疗

PMS 的治疗应针对躯体、心理症状、内在病理机制和改变正常排卵性月经周期等方面。此外，心理治疗和家庭治疗亦受到较多的重视。轻症 PMS 病例采取环境调整、适当膳食、身体锻炼、改善生活方式、应激处理和社会支持等措施即可，重症患者则需实施以下治疗。

（一）调整生活方式

包括合理的饮食与营养、适当的身体锻炼、戒烟、限制盐和咖啡的摄入。可改变饮食习惯，增加钙、镁、维生素 B_6、维生素 E 的摄入等，但尚没有确切、一致的研究表明以上维生素和微量元素治疗的有效性。体育锻炼可改善血液循环，但其对 PMS 的预防作用尚不明确，多数临床专家认为每日锻炼 20～30 分钟有助于加强药物治疗和心理治疗。

（二）心理治疗

心理因素在 PMS 发生中所起的作用是不容忽视的。精神刺激可诱发和加重 PMS。要求患者日常保持乐观情绪，生活有规律，参加运动锻炼，增强体质，行为疗法曾用以治疗 PMS，放松技术有助于改善疼痛症状。生活在经前综合征妇女身边的人，如父母、丈夫、子女等，要多关心患者，对她们在经前出现的心境烦躁，易激惹等给以容忍和同情。工作周围的人也应体谅她们经前发生的情绪症状，在各方面予以照顾，避免在此期间从事驾驶或其他具有危险性的作业。

（三）药物治疗

【精神药物】

1.抗抑郁药　5-羟色胺再摄取抑制剂（SSRIs）对 PMS 有明显疗效，达 60%～70% 且耐受性较好，目前认为是一线药物。如氟西汀（百忧解）20mg 每日一次，经前口服至月经第 3 天。减轻情感症状优于躯体症状。

舍曲林剂量为每日 50～150mg。三环类抗抑郁药氯丙咪嗪是一种三环类抑制 5 羟色胺和去甲肾上腺素再摄取的药物，每天 25～75mg 对控制 PMS 有效，黄体期服药即可。SSRIs 与三环类抗抑郁药物相比，无抗胆碱能、低血压及镇静等副作用，并具有无依赖性和无特殊的心血管及其他严重毒性作用的优点。SSRIs 除抗抑郁外也有改善焦虑的效应，目前应用明显多于三环类。

2.抗焦虑药　苯二氮䓬类用于治疗 PMS 已有很长时间，如阿普唑仑为抗焦虑药，也有抗抑郁性质，用于 PMS 获得成功，起始剂量为 0.25mg，1 天 2～3 次，逐渐递增，每日剂量可达 2.4mg 或 4mg，在黄体期用药，经至即停药，停药后一般不出现戒断症状。

【抑制排卵周期】

1.口服避孕药　作用于 H-P-O 轴可导致不排卵，常用以治疗周期性精神病和各种躯体症状。口服避孕药对 PMS 的效果不是绝对的，因为一些亚型用本剂后症状不仅未见好转反而恶化。就一般病例而论复方短效单相口服避孕药均有效。国内多选用复方炔诺酮或复方甲地孕酮。

2.达那唑　一种人工合 17a-乙炔睾酮的衍生物，对下丘脑-垂体促性腺激素有抑制作用。100～400mg/d 对消极情绪、疼痛及行为改变有效，200mg/d 能有效减轻乳房疼痛。但其雄激素活性及致肝功能损害作用，限制了其在 PMS 治疗中的临床应用。

3.促性腺激素释放激素激动剂（GnRHa）　GnRHa 在垂体水平通过降调节抑制垂体促性腺激素分泌，造成低促性腺激素水平及低雌激素水平，达到药物切除卵巢的疗效。有随机双育安慰剂对照研究证明 GnRHa 治疗 PMS 有效。单独应用 GnRHa 应注意低雌激素血症及骨量丢失，故治疗第 3 个月应采用反加疗法克服其副作用。

4.手术切除卵巢或放射破坏卵巢功能　虽然此方法对重症 PMS 治疗有效，但卵巢功能破坏导致绝经综合征及骨质疏松性骨折、心血管疾病等风险增加，应在其他治疗均无效时酌情考虑。对中、青年女性患者不宜采用。

【其他】

1.利尿剂　PMS 的主要症状与组织和器官水肿有关。醛固酮受体拮抗剂螺内酯不仅有利尿作用，对血管紧张素功能亦有抑制作用。剂量为 25mg 每天 2～3 次，可减轻水潴留，并对精神症状亦有效。

2.抗前列腺素制剂　经前子宫内膜释放前列腺素，改变平滑肌张力，免疫功能及神经递质代谢。抗前列腺素如甲芬那酸 250mg 每天 3 次，于经前 12 天起服用。餐中服可减少胃刺激。如果疼痛是 PMS 的标志，抗前列腺素有效。除对痛经、乳胀、头痛、痉挛痛、腰骶痛有效，对紧张易怒症状也有报告有效。

3.多巴胺拮抗剂　高催乳素血症与 PMS 关系已有研究报道。溴隐亭为多巴胺拮抗剂，可降低 PRL 水平并改善经前乳房胀痛。剂量为 2.5mg，每日 2 次，餐中服药可减轻副反应。

【临床特殊情况的思考和建议】

由于经前期综合征临床表现复杂且个体差异巨大，因此诊断的关键是症状出现的时间及严重程度。PMS 发生于黄体期，随月经的结束而完全消失，具有明显的周期性。轻症 PMS 病例通过调整环境、改善生活方式、提供社会支持等予以治疗。重症患者尤其伴有明显负性情绪或心境恶劣如焦虑、抑郁、甚至有自杀意念等，应及时与精神疾病科联系，协作管理治疗，包括采用抗抑郁、抗焦虑药物的治疗。

（祁淑英）

第二节　功能失调性子宫出血

调节女性生殖的神经内分泌功能紊乱引起的异常子宫出血称为功能失调性子宫出血（DUB），简称功血。根据有无排卵功血可分为两类：有排卵的称为排卵型功血，无排卵的称为无排卵型功血。临床上以无排卵型功血为主，约占总数的85％，而排卵型功血只占15％。排卵型功血包括黄体功能不足、子宫内膜不规则脱落和排卵期出血等。本节主要介绍无排卵型功血和黄体功能不足。

一、无排卵型功能失调性子宫出血

（一）病理生理机制

无排卵功血多发生在青春期和围绝经期，前者称为青春期功血，后者称为围绝经期功血。虽然青春期功血与围绝经期功血均为无排卵型功血，但它们的发病机制不同。青春期功血不排卵的原因在于患者体内的下丘脑-垂体-卵巢轴尚未成熟；围绝经期功血不排卵的原因是衰老的卵巢对促性腺激素不敏感，卵泡发育不良，卵泡分泌的雌激素达不到诱发雌激素正反馈的阈值水平。

由于不排卵，卵巢只分泌雌激素，不分泌孕激素。在无孕激素对抗的雌激素长期作用下，子宫内膜增生变厚。当雌激素水平急遽下降时，大量子宫内膜脱落，子宫出血很多，这种情况称为雌激素撤退性出血。在雌激素水平下降幅度小时，脱落的子宫内膜量少，子宫出血也少，这种出血称为雌激素突破性出血。另外，当增生的内膜需要更多的雌激素而卵巢分泌的雌激素却未增加时也会出现子宫出血，这种出血也属于雌激素突破性出血。

由于没有孕激素的作用，子宫螺旋动脉比较直，当子宫内膜脱落时螺旋动脉也不发生节律性收缩，血窦不容易关闭，因此无排卵型功血不容易止住。雌激素水平升高时，子宫内膜增生覆盖创面，出血才会停止。孕激素可以使增生的内膜发生分泌反应，子宫内膜间质呈蜕膜样改变，这是孕激素止血的机制。

（二）临床表现

临床上主要表现为月经失调，即月经周期、经期和月经量的异常变化。

【症状】

无排卵型功血多见于青春期及围绝经期妇女，临床上表现为月经周期紊乱，经期长短不一，出血量时多时少。出血少时患者可以没有任何自觉症状，出血多时会出现头晕、乏力、心悸等贫血症状。

【体征】

体征与出血量多少有关，大量出血导致继发贫血时，患者皮肤、黏膜苍白，心率加快；少量出血时无上述体征。妇科检查无异常发现。

（三）诊断

无排卵型功血为功能性疾病，因此只有在排除了器质性疾病时才能诊断。超声检查在功血的诊断中具有重要意义，如果超声发现有引起异常出血的器质性病变，则可排除功血。另外，超声检查对治疗也有指导意义。如果超声提示子宫内膜厚，那么孕激素止血的效果可能较好；如果内膜薄，雌激素治疗的效果可能较好。

（四）鉴别诊断

无排卵型功血需与各种器质性疾病引起的异常子宫出血相鉴别。

（五）处理

【一般治疗】

功血患者往往体质较差，因此应补充营养，改善全身情况。严重贫血者（Hb＜6g/dl）往往需要输血治疗。

【药物止血】

药物治疗，以激素治疗为主，青春期功血的治疗原则是止血、调整周期和促进排卵。更年期功血的治疗原则是止血、调整周期和减少出血。

激素止血治疗的方案有多种，应根据具体情况如患者年龄、出血时间、出血量和子宫内膜厚度等来选择激素的种类和剂量。在开始激素治疗前必须明确诊断，排除器质性疾病，尤其是绝经前妇女更是如此。诊刮术和分段诊刮术既可以迅速止血，又可进行病理检查以了解有无内膜病变。对年龄较大的女性来说，建议选择诊刮术和分段诊刮术进行治疗。

1.雌激素止血　　机制是使子宫内膜继续增生，覆盖子宫内膜脱落后的创面，起到修复作用。另外雌激素还可以升高纤维蛋白原水平，增加凝血因子，促进血小板凝集，使毛细血管通透性降低，从而起到止血作用。雌激素止血适用于内膜较薄的大出血患者。

（1）己烯雌酚（DES）：开始用量为1～2mg/次，每8小时一次，血止3天后开始减量，每3天减一次，每次减量不超过原剂量的1/3。维持量为0.5～1mg/d。止血后维持治疗20天左右，在停药前5～10天加用孕激素，如醋酸甲羟孕酮10mg/d。停用己烯雌酚和醋酸甲羟孕酮3～7天后会出现撤药性出血。由于己烯雌酚胃肠道反应大，许多患者无法耐受，因此现在多改用戊酸雌二醇或结合雌激素。

（2）戊酸雌二醇：出血多时口服2～6mg/次，每6～8小时一次。血止3天后开始减量，维持量为2mg/d。具体用法同己烯雌酚。

（3）苯甲酸雌二醇：为针剂，2mg/支。出血多时每次注射1支，每6～8小时肌内注射一次。血止3天后开始减量，具体用法同己烯雌酚，减至2mg/d时，可改口服戊酸雌二醇。由于肌内注射不方便，因此目前较少使用苯甲酸雌二醇止血。

（4）结合雌激素片剂：出血多时采用1.25～2.5mg/次，每6～8小时一次。血止后减量，维持量为0.625～1.25mg/d。具体用法同己烯雌酚。

在使用雌激素止血时，停用雌激素前一定要加孕激素。如果不加孕激素，停用雌激素就相当于人为地造成了雌激素撤退性出血。围绝经期妇女是子宫内膜病变的高危人群，因此在排除子宫内膜病变之前应慎用雌激素止血。子宫内膜比较厚时，需要的雌激素量较大，使用孕激素或复方口服避孕药治疗可能更好。

2.孕激素止血　　孕激素的作用机制主要是转化内膜，其次是抗雌激素。临床上根据病情，采用不同方法进行止血。孕激素止血既可以用于青春期功血的治疗，也可以用于围绝经期功血的治疗。少量出血和中量出血时多选用孕激素；大量出血时既可以选择雌激素，也可以选择孕激素，它们的疗效相当。一般来讲内膜较厚时，多选用孕激素，内膜较薄时多选雌激素。

临床上常用的孕激素有醋酸炔诺酮、醋酸甲羟孕酮、醋酸甲地孕酮和黄体酮，止血效果最好的是醋酸炔诺酮，其次是醋酸甲羟孕酮和醋酸甲地孕酮，最差的是黄体酮，因此大出血时不选用黄体酮。

（1）少量子宫出血时的止血：孕激素使增殖期子宫内膜发生分泌反应后，子宫内膜可以完全脱落。通常用药后阴道流血减少或停止，停药后产生撤药性阴道流血，7～10天后出血自行停止。该法称为"药物性刮宫"，适用于少量长期子宫出血者。方法：黄体酮10mg/d，连用5天；或用甲羟孕酮（甲羟孕酮）10～12mg/d，连用7～10天；或甲地孕酮（妇宁片）5mg/d，连用7～10天。

（2）中多量子宫出血时的止血：炔诺酮属 19-去甲基睾酮类衍生物，止血效果较好，临床上常用。每片剂量为 0.625mg，每次服 5mg，每 6～12 小时一次（大出血每 6～8 小时 1 次，中量出血每 12 小时 1 次）。阴道流血多在半天内减少，3 天内血止。血止 3 天后开始减量，每 3 天减一次，每次减量不超过原剂量的 1/3，维持量为 5mg/d，血止 20 天左右停药。如果出血很多，开始可用 5～10mg/次，每 3 小时一次，用药 2～3次后改 8 小时一次。治疗时应叮嘱患者按时、按量用药，并告知停药后会有撤药性出血，不是症状复发，用药期间注意肝功能。

甲地孕酮：属孕酮类衍生物，1mg/片，中多量出血时每次口服 10mg，每 6～12 小时一次，血止后逐步减量，减量原则同上。与炔诺酮相比，甲地孕酮的止血效果差，对肝功能的影响小。

醋酸甲羟孕酮：属孕酮衍生物，对子宫内膜的止血作用逊于炔诺酮，但对肝功能影响小。中多量出血时每次口服 10～12mg，每 6～12 小时一次，血止后逐渐减量，递减原则同上，维持量为 10～12mg/d。

3.复方口服避孕药　是以孕激素为主的雌孕激素联合方案。大出血时每次口服复方口服避孕药 1～2片，每 8 小时一次。血止 2～3 天后开始减量，每 2～3 天减一次，每次减量不超过原剂量的 1/3，维持量为 1～2 片/天。

大出血时国外最常用的是复方口服避孕药，24 小时内多数出血会停止。

4.激素止血时停药时机的选择　一般在出血停止 20 天左右停药，主要根据患者的一般情况决定停药时机。如果患者一般情况好、恢复快，就可以提前停药，停药后 2～5 天，会出现撤药性出血。如果出血停止 20 天后，贫血还没有得到很好的纠正，可以适当延长使用激素时间，以便患者得到更好的恢复。

5.雄激素　既不能使子宫内膜增殖，也不能使增生的内膜发生分泌反应，因此它不能止血。虽然如此，可是雄激素可以减少出血量。雄激素不可单独用于无排卵型功血的治疗，它需要与雌激素或（和）孕激素联合使用。临床上常用丙酸睾酮，25mg/支，在出血量多时每天 25～50mg 肌内注射，连用 2～3 天，出血明显减少时停止使用。注意为防止发生男性化和肝功能损害，每月总量不宜超过 300mg。

6.其他止血剂　如巴曲酶、6-氨基己酸、氨甲苯酸、氨甲环酸（止血环酸）和非甾体类抗炎药等。由于这些药不能改变子宫内膜的结构，因此他们只能减少出血量，不能从根本上止血。

大出血时静脉注射巴曲酶 1kU 后的 30 分钟内，阴道出血会显著减少，因此巴曲酶适于激素止血的辅助治疗。6-氨基己酸、氨甲苯酸和氨甲环酸属于抗纤维蛋白溶解药，它们也可减少出血。

【手术治疗】

围绝经期妇女首选诊刮术，一方面可以止血，另一方面可用于明确有无子宫内膜病变。怀疑有子宫内膜病变的妇女也应做诊断性刮宫。

少数青春期功血患者药物止血效果不佳时，也需要刮宫。止血时要求刮净，刮不干净就起不到止血的作用。刮宫后 7 天左右，一些患者会有阴道流血，出血不多时可使用抗纤维蛋白溶解药，出血多时使用雌激素治疗。

由于刮宫不彻底造成的出血则建议使用复方口服避孕药治疗，或者选择再次刮宫。

【调整周期】

对无排卵型功血来说，止血只是治疗的第一步，几乎所有的患者都还需要调整周期。青春期功血发生的根本原因是下丘脑-垂体-卵巢轴功能紊乱，正常的下丘脑-垂体-卵巢轴调节机制的建立可能需要很长的时间。在正常调节机制未建立之前，如果不予随访、调整周期，患者还会发生大出血。

围绝经期功血发生的原因是卵巢功能衰退，随着年龄的增加，卵巢功能只能越来越差。因此，理论上讲围绝经期功血不可能恢复正常，这些患者需要长期随访、调整周期，直到绝经。

目前常用的调整周期方法如下：

1.**序贯疗法**　适用于青春期和生育期妇女。月经周期(或撤退性出血)的第 3～5 天开始服用雌激素(戊酸雌二醇 1～2mg/d 或炔雌醇 0.05mg/d),连用 22 天,在服药的最后 7～10 天加用孕激素(甲羟孕酮 10mg/d 或黄体酮 10mg/d 或甲地孕酮 5mg/d)。停药 3～7 天会出现撤药性出血。

2.**联合疗法**　适用于雌激素水平偏高或子宫内膜较厚者。可服用短效口服避孕药如妈富隆、敏定偶、复方炔诺酮片、避孕Ⅰ号、复方甲地孕酮片避孕Ⅱ号等。此类复合制剂含有雌、孕激素,长期使用使子宫内膜变薄,撤退性流血减少。月经周期(撤退性流血)的第 3～5 天开始服用,连用 21 天。

有高雄激素血症的患者也选择雌、孕激素联合疗法,因为雌、孕激素联合使用可抑制卵巢雄激素的合成。疗效最好的是达英-35。

3.**孕激素疗法**　适用于各个年龄段的妇女,但多用于围绝经期妇女。传统的孕激素疗法称为孕激素后半周期疗法,从月经周期的第 14 天开始,每天口服醋酸甲羟孕酮 10mg,连用 10 天左右。作者认为孕激素后半周期疗法太死板,无法满足不同患者的需要,不符合个体化用药的原则。对大多数患者来说,每 1～2 个月来一次月经就可以避免发生大出血和子宫内膜病变。用法:从月经周期的第 14～40 天开始,每天口服醋酸甲羟孕酮 10mg,连用 10 天左右。

对青春期和生育年龄的女性来说,一般使用 3～6 个周期后停药观察。如果月经还不正常,需要继续随访治疗。围绝经期妇女应一直随访治疗到绝经。

【促多泡发育和诱发排卵】

仅适用于有生育要求的妇女,不主张用于青春期女性,不可用于围绝经期妇女。氯米芬(克罗米芬)是经典促排卵药,月经周期(或撤药性出血)的第 3～5 天起给予 50～150mg/d,连用 5 天。其他药物还有 HCG 和 HMG,在卵泡发育成熟时肌内注射 HCG 5000～10000U 诱发排卵;HMG,一支含有 FSH 和 LH 各 75U,可与氯米芬联合使用,也可单独使用。

二、黄体期缺陷

排卵后,在黄体分泌的孕激素的作用下子宫内膜发生分泌反应。在整个黄体期,子宫内膜的组织学形态(子宫内膜分泌反应)是持续变化的;分泌期时相不同,子宫内膜组织学形态也不同。若排卵后子宫内膜组织学变化比黄体发育晚 2 天以上,则称为黄体期缺陷(LPD)。目前,国内常把黄体期缺陷称为黄体功能不足或黄体功能不全。导致黄体期缺陷的原因有两个:黄体内分泌功能不足和子宫内膜对孕激素的反应性下降。前者是名副其实的黄体功能不足,后者又被称为孕激素抵抗。

(一)发病机制

目前认为黄体期缺陷的发病机制如下:

1.**卵泡发育不良**　黄体是由卵泡排卵后演化而来的,卵泡的颗粒细胞演变成黄体颗粒细胞,卵泡膜细胞演变成黄体卵泡膜细胞。当促性腺激素分泌失调或卵泡对促性腺激素的敏感性下降时,卵泡发育不良,颗粒细胞的数量和质量下降。由发育不良的卵泡生成的黄体质量也差,其分泌孕激素的能力下降。

2.**黄体功能不良**　黄体的形成和维持与 LH 有关。当 LH 峰和黄体期 LH 分泌减少时,会发生黄体功能不足。另外,如前所述即使 LH 峰和 LH 分泌正常,如果卵泡发育不良也会出现黄体功能不足。黄体功能不足体现在两个方面:

(1)黄体内分泌功能低下,分泌的孕酮减少;

(2)黄体生存时间缩短,正常的黄体生存时间为 12～16 天,黄体功能不足时≤11 天。

3.**子宫内膜分泌反应不良**　黄体功能不足时孕激素分泌减少,子宫内膜分泌反应不良,子宫内膜形态学变化比应有的组织学变化落后 2 天以上。子宫内膜存在孕激素抵抗时,虽然孕激素水平正常,但由于子宫内膜对孕激素的反应性下降,因此也将出现子宫内膜分泌反应不良。

(二)临床表现

黄体期缺陷属于亚临床疾病,其对患者的健康危害不大。患者往往因为不孕不育来就诊。

1.月经紊乱　由于黄体生存期缩短,黄体期缩短,所以表现为月经周期缩短、月经频发。如果卵泡期延长,月经周期也可在正常范围。

2.不孕或流产　由于黄体功能不足,患者不容易受孕。即使怀孕,也容易发生早期流产。据报道约 3%~20% 的不育症与黄体期缺陷有关,另外诱发排卵时常出现黄体功能不足。

(三)辅助检查

临床表现只能为黄体期缺陷的诊断提供线索,明确诊断需要一些辅助检查。

1.子宫内膜活检　是诊断黄体期缺陷的金标准。Noyes 和 Shangold 对排卵后每日的子宫内膜特征进行了描述,如果活检的内膜比其应有的组织学变化落后 2 天以上,即可诊断。活检的关键是确定排卵日,有条件者可通过 B 超监测和 LH 峰测定确定排卵日。临床上多选择月经来潮前 1~3 天活检,但该方法的误差较大。

2.基础体温(BBT)测定　孕激素可以上调体温调定点,使基础体温升高。一般认为基础体温升高天数 ≤11 天、上升幅度 ≤3℃ 或上升速度缓慢时,应考虑黄体功能不足。需要注意的是,单单测定基础体温对诊断黄体功能不足是不够的。

3.孕酮测定　孕酮是黄体分泌的主要激素,因此孕酮水平可反映黄体功能。黄体中期血孕酮水平 <10ng/ml 时,可以诊断黄体功能不足。由于孕酮分泌变化很大,因此单靠一次孕酮测定进行诊断很不可靠。

4.B 超检查　可以从形态学上了解卵泡的发育、排卵情况和子宫内膜的情况,对判断黄体功能有一定的帮助。

(四)诊断和鉴别诊断

明确诊断需要子宫内膜活检。另外,根据常规检查很难明确诊断子宫内膜对孕激素的反应性下降。

(五)处理

目前的处理仅仅针对黄体功能不足。如果子宫内膜对孕激素的反应性下降,则没有有效的治疗方法。

1.黄体支持　因为人绒毛膜促性腺激素(HCG)和 LH 的生物学作用相似,因此可用于黄体支持治疗。用法:黄体早期开始肌内注射 HCG,1000IU/次,每天 1 次,连用 5~7 天;或 HCG 2000IU/次,每 2 天 1 次,连用 3~4 次。

在诱发排卵时,如果有发生卵巢过度刺激综合征(OHSS)的风险,则应禁用 HCG,因为 HCG 可以引起 OHSS 或使 OHSS 病情加重。

2.补充孕酮　治疗不孕症时选用黄体酮制剂,因为天然孕激素对胎儿最安全。如果不考虑生育,而是因为月经紊乱来治疗,可以选择人工合成的口服孕激素,如醋酸甲羟孕酮和醋酸甲地孕酮等。

(1)黄体酮针剂:在自然周期或诱发排卵时,每日肌内注射黄体酮 10~20mg;在使用 GnRH 激动剂和拮抗剂的周期中,需要加大黄体酮剂量至 40~80mg/d。

(2)微粒化黄体酮:口服利用度低,因此所需剂量大,根据情况每天口服 200~600mg。

(3)醋酸甲羟孕酮:下次月经来潮前 7~10 天开始用药,每天 8~10mg,连用 7~10 天。

(4)醋酸甲地孕酮:下次月经来潮前 7~10 天开始用药,每天 6~8mg,连用 7~10 天。

3.促进卵泡发育　首选氯米芬,从月经的第 3~5 天开始,每天口服 25~100mg,连用 5 天,停药后监测卵泡发育情况。氯米芬疗效不佳者,可联合使用 HMG 和 HCG 治疗。

【临床特殊情况思考和建议】

1.青春期功血大出血的治疗　一般来说选择的药物品种和剂量与出血量有关,青春期女孩出血量不是特别多时,可以单独选择性激素来治疗。

青春期女孩大出血时,为迅速减少出血,可同时使用雌激素和孕激素(如复方口服避孕药)、雄激素、巴曲酶和抗纤维蛋白溶解药;出血明显减少或停止时,停止使用一般止血药,仅用激素维持治疗。如果药物治疗无效,将不得不行刮宫术。

2.关于孕激素和复方口服避孕药在青春期女孩中使用的顾虑　许多人担心青春期女孩使用孕激素或复方口服避孕药后对将来恢复自发排卵有不良影响,事实上这种担心有点多余。因为青春期女孩无排卵的原因是体内的雌激素正反馈机制存在缺陷,而孕激素和复方口服避孕药对下丘脑-垂体-卵巢轴发挥的作用是负反馈作用,因此孕激素与复方口服避孕药的使用与否与将来是否有自发排卵之间没有明显的联系。

3.PCOS 患者的功血问题　PCOS 患者也无排卵,但是临床上发现即使较长时间不来月经(3 个月以上),PCOS 患者通常也不会出现大出血。目前认为,这与过多的雄激素有关。雄激素能对抗雌激素刺激子宫内膜增殖的作用,在高雄激素环境下,子宫内膜往往生长缓慢,很少出现大出血。

(祁淑英)

第三节　痛经

痛经是指伴随着月经的疼痛,疼痛可以出现在行经前后或经期,主要集中在下腹部,常呈痉挛性,通常还伴有其他症状,包括腰腿疼、头痛、头晕、乏力、恶心、呕吐、腹泻、腹胀等。痛经是育龄期妇女常见的疾病,发生率很高,文献报道为30%～80%不等,每个人的疼痛阈值差异及临床上缺乏客观的评价指标使得人们对确切的发病率难以评估。我国 1980 年全国抽样调查结果表明:痛经发生率为 33.19%,其中原发性痛经占 36.06%,其余为继发性痛经。不同年龄段痛经发生率不同,初潮时发生率较低,随后逐渐升高,16～18 岁达顶峰,30～35 岁时下降,生育期稳定在 40%左右,以后更低,50 岁时约为 20%左右。

痛经分为原发性和继发性两种。原发性痛经是指不伴有其他明显盆腔疾病的单纯性功能性痛经;继发性痛经是指因盆腔器质性疾病导致的痛经。

一、原发性痛经

青春期和年轻的成年女性的痛经大多数是原发性痛经,是功能性的,与正常排卵有关,没有盆腔疾患;但有大约 10%的严重痛经患者可能会查出有盆腔疾患,如子宫内膜异位症或先天性生殖道发育异常。原发性痛经的发病原因和机制尚不完全清楚,研究发现原发性痛经发作时有子宫收缩的异常,而造成收缩异常的原因有局部前列腺素、白三烯类物质、血管加压素、催产素的增高等。

(一)病因和病理生理

1.子宫收缩异常　正常月经期子宫的基础张力<1.33kPa,宫缩时可达 16kPa,收缩频率为 3～4 次/分钟。痛经时宫腔的基础压力提高,收缩频率增高且不协调。因此原发性痛经可能是子宫肌肉活动增强、过渡收缩所致。

2.前列腺素(PG)的合成和释放过多　子宫内膜是合成前列腺素的主要场所,子宫合成和释放前列腺素过多可能是导致痛经的主要原因。PG 的增多不仅可以刺激子宫肌肉过度收缩,导致子宫缺血,并且使神经末梢对痛觉刺激敏感化,使痛觉阈值降低。

3.血管紧张素和催产素过高　　原发性痛经患者体内的血管紧张素增高,血管紧张素可以引起子宫肌层和血管的平滑肌收缩加强,因此,被认为是引起痛经的另一重要因素。催产素是引起痛经的另一原因,临床上应用催产素拮抗剂可以缓解痛经。

4.其他因素　　主要是精神因素,紧张、压抑、焦虑、抑郁等都会影响对疼痛的反应和主观感受。

(二)临床表现

原发性痛经主要发生在年轻女性身上,初潮或初潮后数月开始,疼痛发生在月经来潮前或来潮后,在月经期的 48～72 小时持续存在,疼痛呈痉挛性,集中在下腹部,有时伴有腰痛,严重时伴有恶心、呕吐、面色苍白、出冷汗等,影响日常生活和工作。

(三)诊断与鉴别诊断

诊断原发性痛经,首先要排除器质性盆腔疾病的存在。全面采集病史,进行全面的体格检查,必要时结合辅助检查,如 B 超、腹腔镜、宫腔镜、子宫输卵管碘油造影等,排除子宫器质性疾病。鉴别诊断主要排除子宫内膜异位症、子宫腺肌症、盆腔炎等疾病,并区别于继发性痛经,还要与慢性盆腔痛相区别。

(四)治疗

1.一般治疗　　对痛经患者,尤其是青春期少女,必须进行有关月经的生理知识教育,消除其对月经的心理恐惧。痛经时可卧床休息,热敷下腹部,还可服用非特异性的止痛药。研究表明,对痛经患者施行精神心理干预可以有效减轻症状。

2.药物治疗

(1)前列腺素合成酶抑制剂:非甾体类抗炎药是前列腺素合成酶抑制剂,通过阻断环氧化酶通路,抑制前列腺素合成,使子宫张力和收缩力下降,达到止痛的效果。有效率 60%～90%,服用简单,副作用小,还可以缓解其他相关症状,如恶心、呕吐、头痛、腹泻等。用法:一般于月经来潮、痛经出现前开始服用,连续服用 2～3 天,因为前列腺素在月经来潮的最初 48 小时释放最多,连续服药的目的是减少前列腺素的合成和释放。因此疼痛时临时间断给药效果不佳,难以控制疼痛。

布洛芬和酮基布洛芬的血药浓度 30～60 分钟达到峰值,起效很快。吲哚美辛等对胃肠道刺激较大,容易引起消化道大出血,不建议作为治疗痛经的一线药物。

(2)避孕药具:短效口服避孕药和含左炔诺孕酮的宫内节育器(曼月乐)适用于需要采用避孕措施的痛经患者,可以有效地治疗原发性痛经。口服避孕药可以使 50% 的患者疼痛完全缓解,40% 明显减轻。曼月乐对痛经的缓解的有效率也高达 90% 左右。避孕药的主要作用是抑制子宫内膜生长、抑制排卵、降低前列腺素和血管加压素的水平。各类雌、孕激素的复合避孕药均可以减少痛经的发生,它们减轻痛经的程度无显著差异。

3.手术治疗　　以往对原发性痛经药物治疗无效者的顽固性病例,可以采用骶前神经节切除术,效果良好,但有一定的并发症。近年来主要用子宫神经部分切除术。无生育要求者,可进行子宫切除术。

二、继发性痛经

继发性痛经是指与盆腔器官的器质性病变有关的周期性疼痛。常在初潮后数年发生。

(一)病因

有许多妇科疾病可能引起继发性痛经,它们包括:

1.典型周期性痛经的原因 处女膜闭锁、阴道横膈、宫颈狭窄、子宫异常(先天畸形、双角子宫)、子宫腔粘连(Asherman 综合征)、子宫内膜息肉、子宫平滑肌瘤、子宫腺肌病、盆腔淤血综合征、子宫内膜异位症、IUD 等。

2.不典型的周期性痛经的原因 子宫内膜异位症、子宫腺肌病、残留卵巢综合征、慢性功能性囊肿形成、慢性盆腔炎等。

(二)病理生理

研究表明,子宫内膜异位症和子宫腺肌症患者体内产生过多的前列腺素,可能是痛经的主要原因之一。前列腺素合成抑制制剂可以缓解该类疾病的痛经症状。环氧化酶(COX)是前列腺素合成的限速酶,在子宫内膜异位症和子宫腺肌症患者体内表达量过度增高。这些均说明前列腺素合成代谢异常与继发性痛经的疼痛有关。

宫内节育器(IUD)的副作用主要是月经过多和继发痛经,其痛经的主要原因可能是子宫的局部损伤和IUD 局部的白细胞浸润导致的前列腺素合成增加。

(三)临床表现

痛经一般发生在初潮后数年,生育年龄妇女较多见。疼痛多发生在月经来潮之前,月经前半期达到高峰,此后逐渐减轻,直到结束。继发性痛经症状常有不同,伴有腹胀、下腹坠痛、肛门坠痛等。但子宫内膜异位症的痛经也有可能发生在初潮后不久。

(四)诊断和鉴别诊断

诊断继发性痛经,除了详细询问病史外,主要通过盆腔检查,相关的辅助检查,如 B 超、腹腔镜、宫腔镜及生化指标的化验等,找出相应的病因。

(五)治疗

继发性痛经的治疗主要是针对病因进行治疗。

【临床特殊情况的思考和建议】

1.痛经的严重程度与处理 疼痛是患者个人的一种主观感觉,除了疾病本身造成疼痛外,精神心理因素也会影响患者对疼痛的体验。另外,个人疼痛阈值的不同也会影响患者对疼痛程度的判断。对疼痛程度的判断与评估影响医生的治疗决策和疗效判断。由于疼痛无法用仪器检测,只能依靠患者描述,根据疼痛的部位、持续时间、是否需要休息、是否需要服药等因素将其分为 4 度。就痛经而言:0 度,无痛经;1 度,可以忍受,可以工作,轻度影响工作效率,不影响睡眠,不需要服药;2 度,需休息 1 天或更长时间,中度影响工作,需要服用止痛药;3 度,不能工作,需要卧床休息,需要服用强止痛药。

2.止痛药的应用 非甾体类抗炎药是痛经治疗的首选药物,作用是通过抑制前列腺素合成达到止痛的效果。此类药是通过有效遏制前列腺素合成达到持续止痛的目的,往往需要数小时才能开始起效,因此,建议连续使用直至预期痛经结束的时间停药,否则就不能达到期望的效果。

3.短效避孕药和曼月乐治疗痛经 随着对避孕药具的应用效果研究进展,发现短效避孕药和曼月乐具有避孕以外的益处——预防和治疗痛经,不仅可以用于治疗原发性痛经,对继发性痛经的疗效也非常好,如子宫腺肌症、子宫内膜异位症引起的痛经,都可以用避孕药具治疗,可以通过抑制前列腺素合成达到止痛目的,通过抑制内膜生长抑制疾病的发展。

(鲁红红)

第四节　闭经

　　女性生殖系统经历的一系列规则的周期性变化称为月经周期,其中最显著的特征是子宫内膜脱落引起的周期性阴道出血(称为月经)。当有器质性或功能性疾病时,可出现多种类型的月经紊乱。闭经在生育期女性中的发病率高达 1%～2%,是就诊患者常见的主诉之一,是较为复杂和难以诊治的疾病。闭经的分类及定义见表 11-1。

表 11-1　闭经的分类及定义

分类	定义
原发性闭经	年龄满 18 岁后月经尚未来潮;或 16 岁既无月经亦无性征发育;或第二性征发育成熟 2 年以上仍无月经来潮
继发性闭经	月经周期已建立,而停经 3 个周期或时间超过 6 个月
生理性闭经	初潮前、妊娠期、产后哺乳期、绝经(卵巢功能停止)后

【病理生理】

　　月经出现的基础是子宫腔内存在内膜,并有周期性生长和脱落。子宫内膜组织受卵泡和黄体分泌的雌激素、孕激素的调控,出现生长-脱落周期性变化;卵巢中卵泡发育、成熟和黄体形成受垂体前叶程序性分泌的促卵泡素(FSH)和黄体生成素(LH)的调控;FSH、LH 的分泌又受下丘脑基底部分泌的促性腺激素释放激素(GnRH)的调控;下丘脑又受到大脑皮质的影响。GnRH 通过下丘脑垂体柄的门静脉血管系统进入腺垂体受体细胞间隙内。下丘脑-垂体-卵巢-子宫构成调节月经功能的复杂而完整的系统——HPOU 轴。HPOU 轴又受相关生殖激素,自分泌、旁分泌因子和靶细胞反应整合的生物物理、生物化学信息的复杂反馈调节。HPOU 轴的解剖结构和内分泌功能的完整性,是维持正常月经功能的基础。另外,月经排出依赖于阴道口、阴道、宫颈管和宫腔解剖腔隙的通畅性和连续性。下生殖道和子宫病变、卵巢病变、腺垂体病变、下丘脑病变导致的 HPOU 轴结构和功能异常均可引起闭经。

【诊断依据】

　　1.年龄、病史、体格检查　可提供有关闭经病因的有用线索。

　　(1)病史采集:应关注患者年龄、精神状态、心理状态、情绪、应激程度、有无遗传病史和家族病史、营养状况、体态和体格变化、有无中枢神经系统疾病和感染病史、手术和用药等情况。青春期女性闭经下生殖道异常及卵巢发育不全可能大;原先有月经的成年女性闭经垂体-下丘脑疾病可能大;因为减肥而与饮食限制、运动量过大,最终导致体脂含量下降,引起下丘脑分泌 GnRH 功能失调所致;产后闭经且无乳,可能继发于垂体出血(席汉综合征);既往有人工流产刮宫或产后、流产后出血刮宫病史者,闭经要考虑子宫内膜损伤(如阿谢曼综合征)所致。闭经还与部分慢性疾病,如肝肾功能不全,或其他内分泌疾病,如甲状腺疾病(甲状腺功能亢进症和甲状腺功能减退症)、肾上腺疾病(肾上腺皮质功能减退和肾上腺皮质功能亢进)及多毛症有关,病史采集时都应予以关注。

　　(2)体格检查:查体除一般项目外,应着重检查患者生殖器的发育情况及其解剖是否正常,注意有无溢乳或挤乳征阳性。体格检查可鉴别大部分原发性闭经。如特纳综合征(性腺性生殖力障碍),体检见第二性征发育不良(乳腺不发育等)和相应临床特征(身材矮小、蹼颈、盾胸、后发际低、肘外翻、腭高耳低、鱼样嘴、多痣、乳头间距增宽等);先天性无阴道;睾丸女性化,青春期后患者具有女性表型,乳房发育良好,阴毛和腋毛缺如或稀少,盲袋阴道和无子宫,腹股沟常可触及睾丸样包块或有腹股沟斜疝;处女膜闭锁;闭经伴溢乳或挤乳征阳性考虑垂体疾病(泌乳素瘤)。

2.检查　病史和体格检查得不到诊断的依据,而且可除外妊娠(血清人绒毛膜促性腺激素或尿绒毛膜促性腺激素阴性),则应进一步行相关试验和检查。

(1)孕激素试验:排除妊娠后检测促甲状腺素(TSH)和催乳素(PRL),开始孕激素试验。

①方法:肌内注射黄体酮 20mg/d,共 5d;或口服甲羟孕酮(安宫黄体酮)10mg/d,共 5d,停药后观察有无撤退性出血。

②意义:主要为评估体内雌激素水平和生殖道的功能状态。停药后 3~7d 撤退性出血(属于Ⅰ度闭经),最长 14d 出现阴道出血为试验阳性。阳性提示生殖道通畅、体内有一定水平的雌激素、内膜对雌激素有反应,但 HPOU 轴功能减退、无排卵。阳性结果中如无溢乳,TSH 和 PRL 水平正常,则无须进一步检查;少量点滴样出血提示内源性雌激素水平处于临界状态,需要动态随访;孕激素试验阳性、无溢乳、PRL正常,可排除垂体肿瘤。阳性结果中有溢乳者应行蝶鞍影像学检查。少数闭经溢乳女性存在亚临床型甲状腺功能减退(简称甲减),经甲状腺激素治疗 2~3 个月后,溢乳停止,恢复月经周期。甲减病程越长,溢乳发生率和 PRL 水平越高。甲减时下丘脑中多巴胺含量减少,引起非对抗性 TSH 对 PRL 细胞的刺激而导致高 PRL 血症。原发性甲减时 PRL 水平多≤100ng/ml。孕激素试验阴性,提示可能为下生殖道病变、体内雌激素水平过低或子宫内膜病变,应行雌激素、孕激素序贯试验。

(2)雌激素、孕激素序贯试验:口服一定剂量和时间的雌激素可促进子宫内膜增生,添加孕激素停药后,引起撤退性出血,前提条件是存在完全反应性的子宫内膜和下生殖道通畅。

①方法:口服己烯雌酚(1mg/d),或倍美力(1.25mg/d),或戊酸雌二醇(1.25mg/d),或妊马雌酮(1.25mg/d),连服 20d,最后 5d 加服甲羟孕酮 10~20mg/d,停药后观察撤退性出血情况。

②意义:停药后 3~7d 出现撤退性出血属阳性反应。阳性说明子宫内膜对雌激素有反应,提示子宫和下生殖道正常,闭经是因体内缺乏内源性雌激素分泌,由于卵巢或以上环节所致。阴性应重复试验,再度阴性,说明闭经为子宫性闭经,因子宫(包括子宫内膜病变及子宫缺如)和下生殖道病变引起(属于Ⅱ度闭经)。如盆腔检查内外生殖器正常、无感染和创伤史(如刮宫术),则很少存在下生殖道和子宫异常,则可省略此项检查。子宫性闭经最常见的原因是子宫内膜损伤,多为过度刮宫和宫腔内感染的结果,或为苗勒管发育异常引起的原发性闭经。

(3)生殖激素测定:雌孕激素序贯试验阳性提示缺乏内源性雌激素分泌,应进行生殖激素的测定。

①目的:检测内源性雌激素缺乏的原因是在下丘脑-垂体水平还是在卵巢水平,即促性腺激素分泌异常或卵泡发育障碍。

②意义:外源性雌激素可暂时引起促性腺激素分泌变化,因此促性腺激素测定应在雌激素试验后 2 周进行。孕激素试验阴性的女性,促性腺激素[包括黄体生成素(LH)和卵泡刺激素(FSH)]测定结果可表现为异常升高、异常降低或在正常范围。

促性腺激素分泌升高(应间隔 2~3 个月重复测定,以排除随机性或暂时性升高)可见于:极少数情况下,肿瘤可分泌促性腺激素,多见于肺癌;β亚单位突变或水平增高(LH-β亚单位突变可引起性腺功能减退,FSH-β亚单位突变可引起原发性闭经,引起 FSH 升高,LH 正常或偏低,β亚单位水平升高的垂体肿块多为促性腺激素腺瘤);分泌促性腺激素的垂体腺瘤;围绝经期女性,月经停闭前 FSH 分泌正常,而后开始升高;卵巢抵抗或促性腺激素不敏感综合征女性;自身免疫性疾病(常见甲状腺疾病)引起的卵巢早衰可引起继发性闭经;半乳糖血症;卵巢和肾上腺特异性 17-羟化酶(P450c17)缺陷及芳香化酶缺陷导致的高促性腺激素血症;闭经年龄≤30 岁的卵巢早衰引起的高促性腺激素血症患者,染色体核型分析存在镶嵌型 Y 染色体的女性。

促性腺激素分泌正常的闭经女性,促性腺激素分子糖类部分中涎酸数量增加,可引起激素分子质量变化并失去生物活性。这类闭经者最显著和最常见的临床特征是孕激素试验阴性、血清 FSH 和 LH 浓度正常,与垂体-中枢神经系统功能衰竭一致,而血清促性腺激素降低甚至不能测得却很少见,仅见于垂体肿瘤或神经性厌食妇女。

血清促性腺激素水平异常降低或在正常范围,则需要进一步检查确定是属于垂体病变或下丘脑病变引起的闭经。有明显临床症状(如视觉障碍或头痛)的女性,应进行蝶鞍或颅脑影像学检查,如血清 PRL≥100ng/ml 的患者需要行蝶鞍影像学检查。低促性腺激素闭经无溢乳,蝶鞍影像学正常的患者,多为下丘脑性闭经。闭经是 GnRH 脉冲性释放频率低于正常水平的结果。因为仅能确定可能的原因(如神经性厌食和体重减轻),而不能通过试验或下丘脑检查证明,理论上可进行垂体兴奋试验,临床上采用排除法进行诊断。

(4)子宫功能检查:主要了解子宫、子宫内膜状态及功能。

①药物撤退试验。

②诊断性刮宫:适用于已婚妇女,用以了解宫腔深度和宽度、宫颈管或宫腔有无粘连。刮取子宫内膜做病理学检查,了解子宫内膜对促性腺激素的反应及子宫内膜结核的诊断等。

③子宫输卵管碘油造影:了解子宫腔形态、大小及输卵管情况,用以诊断生殖系统发育不良、畸形、结核及宫腔粘连等病变。

④子宫镜检查:在子宫镜直视下观察子宫腔及内膜,并常规取材送病理学检查,可准确诊断有无宫腔粘连、可疑结核病变等。

(5)卵巢功能检查

①基础体温测定:孕酮通过体温调节中枢使体温轻度升高,致使基础体温在正常月经周期中显示为双相型,即月经周期后半期的基础体温较前半期上升 0.3～0.6℃,提示卵巢有排卵或黄体形成。

②B 超卵泡监测:从周期第 10 日开始用 B 超动态监测卵泡发育及排卵情况简便可靠。

③宫颈黏液结晶检查:雌激素使宫颈黏液稀薄。拉丝度延长,并出现羊齿植物叶状结晶,羊齿植物叶状结晶越明显、越粗,提示雌激素作用越显著。若涂片上见成排的椭圆体,提示在雌激素作用的基础上已受孕激素影响。

④阴道脱落细胞检查:观察表、中、底层细胞的百分比,表层细胞的百分率越高反映雌激素水平也越高。卵巢早衰者的涂片出现不同程度的雌激素低落或持续雌激素轻度影响。

⑤血甾体激素测定:雌二醇(E_2)、孕酮(P)及睾酮(T)的测定。血 P≥15.9nmol/L,或尿 E_2≥6.24μmol/24h 为排卵标志。若 E_2、P 浓度低,提示卵巢功能不正常或衰竭;若 T 值高,提示有多囊卵巢综合征、卵巢男性化肿瘤或睾丸女性化等疾病可能。

⑥卵巢兴奋试验:又称尿促性素(HMG)刺激试验。用 HMG 75～150U/d,肌内注射,连用 4d,自开始注射第 6 日起,连续测定血 E_2 水平。了解卵巢能否产生雌激素。若卵巢无反应,提示病变在卵巢;若卵巢有反应,则病变在垂体或垂体以上。

⑦腹腔镜:可直接观察卵巢形态,卵巢活检有助于诊断及对治疗后的估计。

(6)垂体功能检查:雌激素、孕激素序贯试验阳性提示患者体内雌激素水平低,为确定病变在卵巢、垂体或下丘脑,据病情考虑行垂体相关功能检查。

①血 PRL、FSH、LH 测定:PRL 正常值为 0～20μg/L,PRL＞25μg/L 称高泌乳素血症。PRL 升高时应进一步做头颅 X 线片或 CT 检查,排除垂体肿瘤。月经周期中 FSH 正常值为 5～20U/L,LH 为 5～25U/L。若 FSH＞40U/L,提示卵巢功能衰竭;若 LH＞25U/L,高度怀疑为多囊卵巢;若 FSH、LH 均＜

5U/L,提示垂体功能减退,病变可能在垂体或下丘脑。详细结果分析可见前。

②垂体兴奋试验:又称促性腺激素释放激素(GnRH)刺激试验。用以了解垂体功能减退起因于垂体或下丘脑。

经典方法:将促黄体生成素释放激素(LHRH)100μg 溶于生理盐水 5ml 中,30s 内静脉注射完毕。分别于注射前及注射后 15min、30min、60min、120min 采取 2ml 静脉血测定 LH。若注射后 15～60minLH 较注射前高 2～4 倍以上,说明垂体功能正常,对 LHRH 反应良好,病变在下丘脑;若经多次重复试验,LH 值仍无升高或增高不显著,提示病变在垂体。

Combes 方法:将 LHRH 100μg 静脉滴注 4h,正常情况在滴注后 30～45min LH 上升,60～90min 时下降,2～4h 内 LH 第二次上升。双相型分泌可用垂体促性腺激素存在两个功能池的理论来解释,即分泌池在 LHRH 刺激下立即释放 LH;合成、储存池则在 LHRH 大量或长期刺激下释放已储存与新合成的 LH。若病因在下丘脑而引起垂体惰性,则 LHRH 推注试验可能阴性,而滴注试验可在 2h 左右出现延迟反应。若垂体功能有缺陷,LH 虽有第一次上升,但不能维持,且不出现第二次上升,提示垂体合成 LH 的功能受限。

③影像学检查:CT 可诊断蝶鞍内和鞍上区病变,但并不十分准确。MRI 成像比 CT 灵敏但价格略高,且需要较长的成像时间。MRI 可提供更精确的影像资料,而无生物学风险,能更好地诊断鞍上病变和空泡蝶鞍综合征。目前的 CT 和 MRI 在扫描后经计算机处理可获得三维成像图及血供信息,甚为清晰。

(7)其他检查:如染色体核型分析、甲状腺功能检查、肾上腺功能检查等。

【治疗方案】

闭经的治疗应直接针对特殊的原因。

1.子宫性闭经和隐经

(1)解剖异常:无孔处女膜、阴道宫颈闭锁、阴道横膈、先天性无阴道无子宫等,可行手术治疗,切开引流、矫形、成形等。

(2)子宫发育不良及子宫内膜功能退化:使用人工周期,3 个月为 1 个疗程。

(3)刮宫过度:用叶酸 5～10mg,3/d。雌激素,如己烯雌酚 1～2mg,1/d,20d 停药。有撤退性出血者,于出血第 5 天再重复治疗,连续数个周期。无撤退性出血者,停 10d 再重复治疗。

(4)宫腔粘连:使用宫腔探针或宫颈扩张器分离粘连,可子宫镜放置节育环(IUD)防止粘连,月经来潮后 2～3 周取出。

2.卵巢性闭经

(1)无生育要求者:一般采用激素替代治疗(HRT)雌激素替代可促进并维持第二性征发育及正常的女性心理状态,防止骨质疏松及冠心病。加用孕激素以抵消长期使用雌激素产生的不良反应,保护子宫内膜,避免子宫内膜癌的发生。

(2)有生育要求者

①诱发排卵:克罗米酚(雌激素部分性拮抗药),或促性腺激素释放激动药(GnRH-A)治疗(如麦角溴隐亭),使 FSH 维持在 5～10U/L 为宜。同时可结合 HRT。

②免疫抑制药:自身免疫性卵巢早衰及卵巢抵抗综合征,在诱导排卵治疗基础上,并用糖皮质激素或血浆置换。

③赠卵辅助生育技术

(3)存在镶嵌型 Y 染色体的女性:均应切除性腺,因含有睾丸成分的性腺极易发生恶性肿瘤。

3.垂体及下丘脑性闭经

(1)病因治疗:如垂体瘤的手术治疗、泌乳素瘤的溴隐亭治疗等。

(2)内分泌治疗

①靶腺激素替代治疗:雌激素、孕激素序贯治疗。

②促排卵治疗。

4.其他原因所致的闭经　主要是病因的治疗。如因避孕药、麻醉药、抗组胺药所致的闭经,停药后即可恢复月经正常。一些内分泌疾病,如库欣综合征、艾迪生病、甲状腺功能亢进、甲状腺功能减退等引起的闭经,病情稳定控制后,月经多可恢复。

【小结】

闭经只是一种症状,确定闭经的病因常具有挑战性,诊断时首先必须寻找引起闭经的原因,即下丘脑-垂体-卵巢轴的调节失常发生在哪一环节,然后再确定是何种疾病所引起。

(祁淑英)

第五节　卵巢功能早衰

卵巢功能早衰(POF)是指妇女在 40 岁以前出现持续性闭经和性器官萎缩,并伴有卵泡刺激素(FSH)和黄体生成素(LH)升高,而雌激素(E_2)降低的病症。是由于卵巢合成性激素功能低下,或者不能合成,降低了对下丘脑垂体轴的负反馈作用,使得促生殖激素增高,雌激素水平降低的一种状态。其主要特点是卵巢功能、生殖功能和内分泌功能丧失。卵巢功能早衰发病率有逐年上升的趋势,据国内流行病学调查统计,POF 在一般人群中发病率为 $1\%\sim3\%$,是妇科内分泌领域的常见病。

卵巢功能早衰在中国医籍中没有与其相对应的病名,《傅青主女科》称之为"年未老经水断"。从其症状来看,多归属于"闭经、不孕、虚劳、血枯、脏躁、百合病"等病症范畴。但早衰一词早在两于年前的《素问·阴阳应象大论》篇一书中提出"能知七损八益,则两者可调,不知用此,则早衰之节也。年过四十阴气自半也,起居衰也"。

对于卵巢功能早衰的治疗,西医主要通过激素替代疗法,以期达到治疗目的,但效果不佳。采用中医治疗该病能恢复脏腑冲任之功能,进而使性腺轴功能恢复,卵巢功能早衰现象得以纠正,有较好的临床疗效。

【病因病机】

(一)中医

《素问·上古天真论》云:"女子七岁肾气盛,齿更,发长,二七而天癸至……七七任脉虚,太冲脉衰少,天癸竭而地道不通。"阐明了女性生长、衰老的规律,可见维持肾的功能可延缓衰老的进程,保持青春。本病的根本病因为肾虚,多脏腑尤其是肝、脾的功能失常是其发展、演变的促进因素,情志不畅、气血失调、痰瘀壅滞常与本病相互影响。

1.肾虚　若先天禀赋不足,精气未充,肾气未盛,或房劳多产,久病大病,耗损真阴,以致肾气亏虚,精血匮乏,冲脉不盛,任脉不通,冲任血海失养。是本病的主要病因病机。

2.肝郁　《万氏妇女科》云:"忧愁思虑,恼怒怨恨,气郁血滞而经不行。"肝藏血,司血海,主疏泄。若素多忧虑,或七情内伤,忿怒伤肝,肝气郁结,气机不畅,则肝气逆乱,疏泄失司,气结则血滞,致冲任失调而发为本病。

3.血虚　若素体血虚,或久病伤血,营血亏虚,或饮食、劳倦、思虑伤脾,脾虚化源不足,冲任血海不充,而致本病。

4.血瘀　感受寒邪,寒客胞宫,血受寒则凝,或肝郁气滞,气郁血滞,致冲任受阻,瘀血阻于脉道,血行不畅,经血受阻而为病。

5.痰湿　若素体脾虚、湿热内蕴,或不慎感受湿热之邪,或饮食不节伤脾,或肝木犯脾,或脾失健运,湿聚成痰,与血相搏,痰阻冲任,冲任二脉受阻,使血不得下行而成病。

(二)西医

卵巢功能早衰的病因目前尚不清楚,认为可能与遗传、免疫、感染、医源性、环境、心理因素等有关,这些使卵巢先天性卵细胞数量减少,使其闭锁加速或直接破坏,使卵细胞过早耗竭。

1.遗传学因素　认为卵巢功能早衰可能与 X 染色体缺陷、X-连锁基因、常染色体基因突变相关。许多基因已被筛选为 POF 候选基因,但至今没有一个被公认的 POF 遗传标记。

2.免疫性因素　约30%的 POF 涉及自身免疫机制,但自身免疫性 POF 的确切发病机制至今未明。临床发现约5%～30%的 POF 患者同时患有其他自身免疫性疾病,筛查同时存在的自身免疫性疾病,是在临床实践中唯一可行的 POF 免疫性病因的筛查方法。

3.外界因素

(1)医源性因素:如盆腔手术、放化疗、免疫抑制剂治疗(环磷酰胺、雷公藤等)、子宫动脉栓塞等。

(2)环境损伤。

(3)心理因素:强烈的情绪波动或突然巨大的精神刺激可引起 POF,长期焦虑、忧伤、恐惧等负性情绪和神经性食欲缺乏等可导致提早绝经。

4.特发性 POF　大多数 POF 患者找不到明确的病因,称为特发性 POF,包括卵泡缺失和 ROS。

【临床表现】

(一)症状

1.月经的表现　闭经是 POF 主要临床表现。POF 发生在青春前期表现为原发闭经;发生在青春期后则表现为初潮延迟、子宫不规则出血或月经逐渐稀少直到闭经。

2.雌激素缺乏表现　雌激素低下症候群,如潮热、盗汗等血管舒缩症状;抑郁、焦虑、失眠、多梦、记忆力减退等神经精神症状;外阴瘙痒、阴道干燥、阴道烧灼感、性交痛、性欲下降、尿急尿频尿痛及排尿困难等泌尿生殖道症状。

3.相应病因的表现　有的同时存在自身免疫性内分泌疾患,如肾上腺功能减低(乏力、色素沉着、体重减轻、血压下降等)、糖尿病(多饮、多食、多尿、消瘦等)、甲状腺功能亢进(急躁、怕热、多汗、心悸等)或减退(乏力、怕冷、便秘、反应迟钝、智力低下等)、甲状旁腺功能亢进(肌肉无力、食欲不振、恶心呕吐、性格改变、骨痛、关节肿痛等)或减退(手足抽搐、口周、指尖麻木,焦虑、出汗、精神混乱等),其中以甲状腺功能减退最为常见。

(二)体征

月经紊乱渐至停止,性欲降低,乳房发育不全,内生殖器未发育,阴毛、腋毛稀少甚至缺如;皮肤皱褶及牙龈色素沉着、体重减轻、血压下降;指关节肿胀畸形;肌肉萎缩、骨、关节压痛等。

【辅助检查】

1.性激素水平测定　血清激素水平测定显示 FSH 水平升高,雌激素水平下降是 POF 患者的最主要特征和诊断依据,一般 FSH>40U/L,雌二醇<73.2pmol/L。

2.超声检查　多数 POF 患者盆腔超声显示卵巢和子宫缩小,卵巢中无卵泡或数量极少。

3.骨密度测定　可有低骨量和骨质疏松症表现,其原因是低峰值骨量和骨丢失率增加。

4.自身免疫指标和内分泌指标测定　对可疑自身免疫性疾病患者应检查自身抗体、红细胞沉降率、免疫球蛋白、类风湿因子等。有临床指征时,可进行甲状腺功能(血甲状腺激素、促甲状腺素)、肾上腺功能(血及尿皮质醇、血电解质)、甲状旁腺功能(甲状旁腺素)及血糖指标的测定。

5.其他检查　可通过 GnRH 类似物进行刺激试验和用氯米芬促排卵试验来判断卵巢功能。对一些继发闭经未生育者及所有原发闭经患者应进行染色体核型检查。

【诊断与鉴别诊断】

(一)诊断标准

公认的卵巢早衰的诊断标准是 40 岁以前出现至少 4 个月以上闭经,并有 2 次或以上血清 FSH＞40U/L(两次检查间隔 1 个月以上),雌二醇水平＜73.2pmol/L。病史、体格检查及其他辅助实验室检查可有助于相关病因疾病的诊断。

(二)鉴别诊断

1.西医　本病应与多囊卵巢综合征、垂体肿瘤、增生性关节炎、原发性高血压等相鉴别。

2.中医　主要应与眩晕、心悸、水肿等疾病相鉴别。

【治疗】

(一)辨证论治

1.肾阳亏虚

主症:初潮延迟或月经不规则,月经量减少渐至停闭,面色晦黯或㿠白,精神萎靡,头晕耳鸣,形寒肢冷,腰酸背痛,小便清长,夜尿频数,舌淡,苔白,脉沉细弱。

治法:温肾壮阳,补血调经。

方药:阳和汤合二仙汤加味。熟地黄 20g,鹿角霜、鹿角胶、仙茅、女贞子各 15g,白芥子、干姜、旱莲草、阳起石各 10g,肉桂、麻黄、甘草各 6g。全方共奏温补肾阳之功。如兼有脾虚者,合理中丸加减;月经量过多者,加补骨脂、菟丝子、杜仲各 15g。

2.肝肾阴虚

主症:月经周期延后,经量减少、色红质稠,渐至月经停闭不行,五心烦热,颧红唇干,盗汗,便秘,阴道干燥,舌红少苔,脉细数。

治法:补肾养肝,调补冲任。

方药:左归丸合一贯煎加减。熟地 20g,山药、山茱萸、枸杞子、鹿角胶、菟丝子、杜仲各 15g,沙参、川楝子、生地、麦冬各 12g,当归 10g,甘草 6g。诸药合用既滋养肝肾,又调理冲任。

3.气血两虚

主症:月经周期延迟、量少、色淡红、质薄,渐至经闭不行,面色萎黄,神疲乏力,头晕眼花,心悸气短,舌淡苔薄白,脉沉缓或细弱。

治法:益气养血调经。

方药:人参养荣汤加减。党参、黄芪各 20g、白术、茯苓、熟地黄各 15g,当归、白芍、五味子各 10g,陈皮、肉桂、甘草各 6g。诸药配伍,共奏气血双补以调经之功。若见心悸失眠、多梦者,宜养心阴,方用柏子仁丸。

4.气滞血瘀

主症:月经停闭不行,胸胁胀痛,精神抑郁,烦躁易怒,小腹胀痛拒按,舌紫黯,有瘀斑瘀点,脉沉弦而涩。

治法:理气活血,祛瘀通经。

方药:血府逐瘀汤加减。当归、生地、川芎、柴胡各 15g,桃仁、赤芍、红花、枳壳各 12g,甘草 6g。全方既能活血化瘀养血,又能理气解郁。若肝郁甚者,可加陈皮 6g,香附 10g。

5.痰湿阻滞

主症:月经延后,经量少,色淡、质黏稠,渐至月经停闭,神疲倦怠,面浮肢肿,胸闷泛恶,纳少痰多,舌白苔厚腻,脉滑。

治法:健脾燥湿,豁痰调经。

方药:二陈汤合苍附导痰汤。陈皮、天南星各 10g,茯苓、半夏、枳实各 12g,生姜、甘草各 6g。诸药合用有健脾燥湿豁痰以调经之效。若脾虚甚者,加用四君子汤以加强健脾之功。

(二)中药人工周期疗法

根据不同时期,用中药调整月经周期,这种方法叫作中药人工周期疗法。应用中药人工周期疗法,先补后攻,攻补兼施,能够助排卵,改善症状,调整月经周期,取得了较好的临床疗效。

1.卵泡期　滋肾养血,调理冲任,以促进卵泡发育。药用:生地、熟地、菟丝子、补骨脂、续断等。

2.排卵前期　滋养精血,辅以助阳调气活血。药用:山茱萸、桑寄生、杜仲等。

3.黄体期　温补肾阳。药用:二仙汤加鹿角霜、蛇床子等。

4.行经期　调整冲任,通经活血。药用:当归、丹参、蒲黄、川断、细辛、香附、牛膝等。

以上方药根据临床随症加减治疗,效果尚佳。连服 3～6 个周期为 1 个疗程。

(三)特色专方

1.补肾养肝汤　当归、鸡血藤各 20g,熟地黄、菟丝子、白芍药、枸杞子、丹参各 15g,川芎、淫羊藿、仙茅、川牛膝各 10g,甘草 6g。每日 1 剂,水煎 2 次,取汁 500ml,早、晚分 2 次服。每疗程 25 日。有补益肝肾之效。对于治疗肝肾阴虚者,效果佳。

2.滋肾固经汤　由炙黄芪、熟地、女贞子、桑椹子、肉苁蓉、淫羊藿、河车、当归、丹参等组成。每日 1 剂,水煎服,分早、晚两次服用。功效:滋肾养阴,调理冲任。用于肝肾阴虚者。

3.补肾养经汤　覆盆子、菟丝子、枸杞子、太子参、当归、黄芪、川续断、女贞子、紫河车粉(冲服),每日 1 剂,水煎服,分 2 次服用。全方共奏补肾调经之效。连用 3 个月经周期。

4.柴胡疏肝散　陈皮 6g,柴胡 6g,川芎 5g,香附 5g,枳壳 5g,芍药 5g,甘草 3g。功效:疏肝解郁,行气调经。每日 1 剂,水煎服,分早、晚 2 次服用。用于肝郁气滞者。

5.五子二仙汤　五味子 12g,覆盆子 12g,车前子 12g,枸杞 12g,菟丝子 12g,当归 9g,巴戟 9g,仙茅 9g,仙灵脾 9g,黄柏 9g,知母 9g。每日 1 剂,水煎服,分 2 次温服。既有益肾填精,又有调经之功。适用于肾虚者。

6.一贯煎　生地黄、沙参、麦冬、枸杞子、川楝子、当归、女贞子、柴胡、白芍、牡丹皮、甘草组成。每日 1 剂,水煎服,分 2 次温服。诸药以滋肾养肝。用于肝肾阴虚者。

7.滋肾益冲抗衰汤　熟地、巴戟天、当归、鹿角片(先煎)、龟甲(先煎)、牛膝、茺蔚子各 12g,灵芝、枸杞子、菟丝子、怀山药、仙灵脾、太子参、丹参各 15g,知母、黄柏各 10g,紫河车(研粉吞)6g。1 天 1 剂,煎汁分 2 次服。3 个月为 1 个疗程。具有补肾养血活血之效。适用于肾虚者。

(四)中药成药

1.益肾养元丸　菟丝子,女贞子、枸杞子、紫河车、西洋参、丹参等药物组成。将上述药物按工艺制成梧桐子大小浓缩丸,每日 3 次,每次 5g(约 18～20 粒)。功效:补益肝肾,健脾益气。用于脾肾肝虚者。

2.乌鳖口服液　主要由炙鳖甲、制首乌、川断、白术、枸杞子、茯苓等组成。每支 10ml,含生药 14g,每日口服 2 次,每次 1 支。3 个月为 1 个疗程,有滋阴补肾之功。

3.归肾丸　由熟地 250 克,山药 120 克,山茱萸肉 120 克,茯苓 120 克,当归 90 克,枸杞 120 克,杜仲(盐水炒)120 克,菟丝子(制)120 克组成。功效:滋补肾阴。适用于肝肾阴虚者。

4.调肝补肾通经丸　生地黄、熟地黄、山茱萸、山药、茯苓、牡丹皮、泽泻、菟丝子、覆盆子、五味子、柴胡、郁金、香附、鸡血藤、丹参、黄芪、薄荷组成。诸药合用补肾调肝。用于肾虚肝郁者。

5.逍遥丸　柴胡、当归、白芍、白术(炒)、茯苓、薄荷、生姜、甘草(炙)等组成。口服,一次 1 丸,一日 2 次。功效:疏肝健脾,养血调经。用于肝郁气滞者。

6.河车大造胶囊　口服,一次 3 粒,一日 3 次。滋阴清热,补肾益肺。用于肺肾两亏,虚劳咳嗽,潮热骨蒸,盗汗遗精,腰膝酸软等阴虚症状。

7.滋肾育胎丸　菟丝子、桑寄生、白术、杜仲、续断、人参、熟地黄、何首乌、艾叶、阿胶(炒)、鹿角霜等 15 味。补肾健脾,益气培元。适用于脾肾阳虚者。

8.坤泰胶囊　熟地黄、黄连、白芍、黄芩、阿胶、茯苓等药物组成。口服,一次 4 粒,一日 3 次,2～4 周为一疗程。滋阴清热,安神除烦。用于阴虚火旺者。

(五)针灸疗法

针灸对垂体分泌功能及生殖内分泌功能的影响主要是针灸能激活脑内多巴胺系统,调整脑-垂体-卵巢的自身功能,使生殖内分泌恢复正常,调整生理的动态平衡,因而对人体垂体促性腺激素的作用比较持久,停止治疗后较长时间内效应明显。大量研究表明针灸治疗卵巢功能早衰取得了较好的临床疗效,且无副作用,是治疗本病较有效的方法。

基本取穴:关元、中极、子宫、大赫、肾俞、归来及胸 5 至腰 4 夹脊穴等。督脉起始于胞中,为督领经脉、阳脉之海,在全身中起到统率作用。肾阳亏虚者加气海、命门、次髎、涌泉等;肝肾阴虚者加肝俞、三阴交、阳陵泉、太溪、风池等;气血两虚者加脾俞、足三里、血海、三阴交等;气滞血瘀者加肝俞、太冲、合谷、四关等;痰湿阻滞者加丰隆、足三里、阴陵泉、中脘等穴。各穴均直刺,施补泻手法,肾阳亏虚型、气血两虚均以补法为主;肝肾阴虚型行平补平泻;气滞血瘀型、痰湿阻滞型以泻法为主;治疗隔日 1 次,3 个月为 1 个疗程,2 个疗程为限,每疗程之间休息 1 周。有酸麻胀等得气感觉后加用电针,选用连续波,频率 20Hz,电流强度 1～4mA,以患者耐受为度,留针 20 分钟。15 次为 1 个疗程。临床证实,针灸治疗卵巢功能早衰具有可靠的疗效。

(六)其他特色疗法

1.艾灸　取穴:关元、肾俞、中极、次髎、足三里、气海、三阴交等穴。各 3 壮,隔日 1 次,10 次后停 1 周,再继续行艾灸治疗,20 次为 1 疗程。艾灸能起到调理脾胃,补益肾气以加强人体正气,调补气血,温通血脉的作用。临床观察艾灸穴位可起到平衡阴阳,提高机体免疫力,强身健体,以促早衰脏器恢复正常之目的。单纯艾灸治疗卵巢功能早衰的效果没有结合中药内服治疗的疗效显著,两者配合治疗起到协同治疗作用。

2.衬垫灸法　治疗取关元、气海、大赫、内关、公孙、足三里、三阴交、太冲、太溪等穴位。制作:用干净的白布 5～6 层,取干姜 15g 煎汤 300ml 左右,与面粉调成薄浆糊,把 5～6 层白布制成硬衬,晒干后剪成 10cm 左右的方块备用。患者仰卧于治疗床上,医生右手持已经点燃的艾条,左手持衬垫放在施治的穴位上,将艾条点燃的一端按压在衬垫上,约 5 秒,施治的穴位即觉灼热,此时立即提起艾条,称为"一壮"。然后将衬垫稍转动一下,再放在原穴位上,再将艾条点燃的一端按压衬垫上,约 5 秒,原穴位上又觉灼热,立即提起艾条,称为"二壮"。如此施治 5 次,即"五壮"后,再更换其他穴位,以施灸的穴位的皮肤出现红晕为限。每周治疗 3 次,12 次为 1 个疗程,治疗 4 个疗程,疗程间隔 1 周,如遇来经,则待经净再行治疗。

3.耳穴贴压法　现代医家及研究者对耳穴与经络脏腑的关系进行了大量的研究,表明耳穴不仅与经络脏腑有相关性,而且具有相对特异性,按压耳穴能影响相应的脏腑功能活动。临床研究证实了耳穴贴压法能有效改善女性卵巢功能早衰的临床症状,调整自主神经系统功能和血清内分泌激素。

取穴以子宫、卵巢、内分泌、肾、脑垂体等为主穴,交感、神门、皮质下、促性腺激素点为配穴,另据辨证酌加肝、脾、心等穴。隔日1次,20次为1个疗程。神经系统是耳穴与内脏、肢体联系的重要途径,研究显示了耳穴贴压法能够明显改善女性患者烘热汗出、烦躁易怒、阴道干涩、失眠、心悸等一系列临床症状。这说明了耳穴贴压法能对机体神经内分泌系统起到整体调节作用,使机体的自主神经系统、内分泌系统趋于更健康的稳态。

4.隔姜灸 主穴有关元、卵巢穴、三阴交、血海、神阙穴等。取生姜一块,选新鲜老姜,沿生姜纤维纵向切取,切成厚约0.2~0.5cm厚的姜片,大小可据穴区部位所在和选用的艾炷的大小而定,中间用三棱针穿刺数孔。施灸时,将其放在穴区,置大或中等艾炷放在其上,点燃。待患者有局部灼痛感时,略略提起姜片,或更换艾炷再灸。一般每次灸5~10壮,以局部潮红为度。灸毕用正红花油涂于施灸部位,一是防皮肤灼伤,二是更能增强艾灸活血化瘀,散寒止痛功效。

5.俞募穴埋线 俞募穴(腧募穴),是五脏六腑之气聚集输注于胸背部的特定穴,相应脏腑的疾病。利用俞募穴埋线法可使经气由阳行阴,由阴行阳,阴阳互通,腹背前后相应,从而达到阴阳相对平衡和维持正常的生理功能。

取穴:肝俞、脾俞、肾俞、心俞、期门、章门、京门、巨阙等。操作:常规皮肤消毒后,取一次性医用6号注射针头作套管,长40mm,直径0.3mm,一次性不锈钢毫针(剪去针尖)做针芯。将"4-0"号医用羊肠线剪成2cm线段若干,浸泡在75%酒精内备用。将针芯退出少许,用无菌手术钳将羊肠线放入针头内,左手拇、食指将穴位局部皮肤撑开,使之绷紧(勿碰触到消毒区域),右手持针垂直穴位快速刺入,出现针感后,将针芯向前推进,边推针芯,边退针管,将羊肠线植入穴位的肌肉层,最后将针芯及针管退出,用医用脱脂棉签按压局部5秒(如有出血,按压至止血,再将针孔处消毒,用医用输液贴覆盖局部1~2小时)。14天埋线1次。

6.按摩 穴位按摩,可有效改善卵巢早衰后体内激素变化,可按摩以下的穴位:①血海:两个大拇指重叠按压这个穴位,以感到酸胀感为宜;《素问·上古天真论》王冰注:"冲为血海"。其气血输注出入的重要穴位,上在大杼穴,下出于上巨虚和下巨虚穴。其症候:"血海有余,则常想其身大,怫然不知其所病;血海不足,亦常想其身小,狭然不知其所病"。②三阴交:以感到酸胀感为宜。③涌泉:在床上取坐位,双脚自然向上分开,或取盘腿坐位;然后用双拇指从足跟向足尖方向涌泉穴处,作前后反复的推搓;或用双手掌自然轻缓的拍打涌泉穴,最好以足底部有热感为适宜。④关元、气海、神阙穴:指腹轻柔按压此穴。

7.足底反射法 全足施术,重点加强垂体、小脑及脑干、大脑、甲状腺、甲状旁腺、生殖腺、心肺、脾胃、小肠、肝胆、上下身淋巴结下腹部肩脚骨等反射区。手法轻重结合,每次治疗45分钟,开始治疗前喝温开水,边做足部按摩边喝水,按摩后及时排出小便。足底反射法治疗卵巢功能早衰具有较好的临床疗效。

(七)西医常规治疗

1.雌、孕激素补充治疗 年轻、无生育要求、期望正常月经者,常用方法为雌、孕激素序贯疗法。自月经的第1~5天起应用雌激素,连续应用20天,应用雌激素的最后7~10天加用孕激素。无生育要求的患者,可长期应用雌、孕激素序贯疗法或雌、孕激素连续疗法。雌、孕激素连续疗法的方法是在确诊后,每日应用雌激素和孕激素,20~28天为1周期,停药撤血的5天内开始下一个周期的治疗。利维爱每月用药1次,每次2.5mg,单用该药即可。尼尔雌醇每半月应用1~2mg,用药期间应加孕激素以防止子宫内膜增生性病变。每日应用雌三醇栓(伊特乐)或软膏(欧维婷)0.5~2mg,能有效改善萎缩性阴道炎和萎缩性尿道炎症状,缓解围绝经期综合征。

2.促排卵治疗 对有生育要求的卵巢早衰患者,应进行促排卵治疗。①雌、孕激素补充治疗。常用疗法:在撤退性出血的第 5 天开始,每日给予结合雌激素 1.25mg,连续应用 14 天后加用甲羟孕酮,6mg/d,继续应用 7 天,如此进行 3～4 个周期,停药 1～2 个月后观察有无卵泡发育。②促性腺激素释放激素类似物治疗,持续应用促性腺激素释放激素类似物,在 FSH 降至 201U/L 时停药,可诱导卵泡对内源性促性腺激素的正常反应,卵泡出现发育并排出。③促性腺激素治疗。对促性腺激素刺激试验有反应的卵巢早衰患者,可在撤退性出血的第 3 天起,每日应用 FSH 150～225U 或绝经期促性腺激素(HMG)300～450U,3～5天后根据血 E_2 值和 B 超监测的卵泡发育情况调整 FSH 或 HMG 用药量,当卵泡直径达到 18mm 时,注射绒毛膜促性腺激素(HCG)5000～10000U。

3.免疫治疗　对血中自身免疫抗体阳性者,可给予肾上腺皮质激素治疗。常用药物为强的松 5mg/d,地塞米松 0.75mg/d,可连续应用至妊娠乃至足月生产后。抗心磷脂抗体阳性者,可应用阿司匹林治疗,每日 50～100mg。

4.赠卵人工授精与胚胎移植　是唯一被确证有效的治疗不孕的方法。双侧卵巢无卵泡存在或虽有卵泡但对外源性促性腺激素缺乏反应,患者子宫形态正常,子宫内膜对雌、孕激素反应良好,经济状况许可者,可进行赠卵人工授精与胚胎移植而实现生育。

5.卵泡体外培养、人工授精及胚胎移植　将手术切除卵巢中的未成熟卵泡,超促排卵中所收获的未成熟卵泡及多囊卵巢综合征患者卵巢中所取的未成熟卵泡用含 M199、HCG 和 FSH 的培养液进行未成熟卵泡的体外成熟培养,人工授精与胚胎移植后可成功生育出足月新生儿。

6.伴发的自身免疫性疾病的治疗　甲状腺和肾上腺疾病应调整甲状腺和肾上腺功能,系统性红斑狼疮和类风湿关节炎应用免疫治疗,胰岛素依赖性糖尿病应给予胰岛素治疗等。

(高玉娟)

第六节　多囊卵巢综合征

多囊卵巢综合征(PCOS)是青春期及育龄女性最常见的内分泌症候群,也是导致排卵障碍、月经紊乱最常见的原因。PCOS 以长期不排卵或稀发排卵、卵巢多囊性增大、高雄激素血症或高雄激素的临床表现为基本特征,但很少有患者表现所有的症状和体征,是一种复杂的、多病因、多系统、表现极不均一的临床综合征。PCOS 不仅影响生殖内分泌功能,还会引发一系列的代谢失调,包括胰岛素抵抗、高雄激素血症、糖代谢异常、脂代谢异常、心血管疾病危险增加等。PCOS 发病率高,而且易发较严重的远期并发症,危害大,临床应予以高度重视。

【病理生理】

PCOS 是一种异质性的内分泌紊乱性疾病,因此其病理生理机制也具有复杂及多样性,如机体反馈调控的某一环节出现异常即可出现恶性循环,最终导致卵巢高雄激素及排卵障碍。PCOS 病理生理变化主要包括生殖轴障碍和代谢障碍。

1.生殖轴障碍　PCOS 存在下丘脑-垂体-卵巢轴功能异常,以高雄激素为主要特征,主要表现高黄体生成素(LH)水平;雄激素合成增加;卵巢类固醇合成阻滞;卵泡成熟停滞和闭锁。PCOS 时下丘脑促性腺激素释放激素(GnRH)脉冲频率增高,使 LH 分泌增加,卵泡膜及间质细胞增生,卵巢雄激素生成过多,过多雄激素在外周转化为过多的雌酮,雌酮又刺激垂体使其对 GnRH 的敏感性增高,LH 分泌更加增多,形成了恶性循环。由于雌酮腺外生成量无周期性变化,形成对下丘脑垂体异常反馈信号,导致无排卵及无孕酮对抗。相反,高脉冲频率的 GnRH 不利于卵泡刺激素(FSH)的合成和分泌,FSH 分泌减少,卵巢颗粒细胞系统功能受阻,优势卵泡选择受阻。

2.代谢障碍 PCOS代谢障碍的核心目前认为是胰岛素抵抗(IR)。

(1)胰岛素抵抗:PCOS伴有明显的IR和高胰岛素血症,且随年龄增加而恶化,与高雄激素血症互为因果,形成恶性循环。IR的发生机制与胰岛素受体数目减少、胰岛素受体自身磷酸化减少、靶细胞内胰岛素信号传导系统功能障碍等因素有关,但可能与卵巢局部的代谢异常也有关。部分PCOS患者可合并或发展为代谢综合征。从临床特征上,两者有许多相似之处,但PCOS的IR发生率更高,程度也更严重,且发病年龄较轻,而代谢综合征多在40岁以上发病,50~70岁为高发年龄段。

(2)高胰岛素血症:导致卵巢雄激素过多,并协同改变卵巢胰岛素样生长因子(IGF)系统,使卵泡液中局部环境与正常排卵妇女闭锁卵泡相似,导致不能发育为优势卵泡。

(3)脂代谢异常:约40%的PCOS患者有内脏型肥胖、血三酰甘油升高、高密度脂蛋白降低;不论有无肥胖,PCOS患者腹部皮下脂肪对儿茶酚胺抵抗,脂肪分解减低,但内脏脂肪分解却增高,引起游离脂肪酸增多,进而加重IR。

(4)生长激素(GH)轴功能异常:非肥胖PCOS患者GH脉冲振幅增加,刺激生成的胰岛素样生长因子-1(IGF-1)通过旁分泌作用于卵泡膜-间质细胞,与LH协同增加雄激素的生成。肥胖PCOS患者表现低GH状态,在本身存在的高胰岛素血症基础上,低GH使脂肪分解受抑制,更加重肥胖。

【临床表现】

本征多于青春期即开始发病,多见于20~40岁妇女。

1.症状

(1)稀发排卵或无排卵的临床表现。

①月经失调:以继发性闭经多见,亦有月经不规律、月经稀发、周期性无排卵月经或无排卵型功能失调性子宫出血。规律月经的病史并不能排除PCOS诊断,关键是识别有无排卵。

②不孕:由于长期不排卵,患者多合并不孕症,有时可有偶发性排卵或流产。

(2)高雄激素血症的临床表现:多毛、痤疮、脂溢性皮炎、毛孔增粗和雄激素性脱发是PCOS高雄激素血症常见的临床表现,并且可能是青春期女孩就诊的主要原因。PCOS多毛以性毛为主,程度与高雄激素的程度有关。

(3)肥胖:常呈中心性肥胖(腰围/臀围≥0.85)。

(4)其他内分泌代谢紊乱的临床表现:除高雄激素血症的表现外,PCOS患者还可存在高胰岛素血症、胰岛素抵抗、糖脂代谢紊乱等相关的临床表现。

2.体征

(1)多毛:表现为面部或躯体表面毛多,分布于唇上、下颌、乳晕周围、脐下正中线、耻骨上、大腿根部等处。

(2)痤疮:多见于面部,如前额、双颊等,胸背、肩部也可出现。

(3)肥胖及中心性肥胖。

(4)黑棘皮症:常在外阴、腹股沟、腋下、颈后等处皮肤呈灰棕色、片状角化过度,是严重高胰岛素血症的一种皮肤病变,为严重胰岛素抵抗的表现。

【诊断依据】

1.临床表现 存在上述症状及体征。因PCOS具有异质性,临床中注意不要忽视不典型病例。

2.实验室检查

(1)LH/FSH:LH增高,FSH偏低,LH/FSH≥2.5~3。促黄体生成素释放激素(LHRH)兴奋试验

LH 值显著上升,FSH 值上升不明显。

(2)雄性类固醇激素:增高,以睾酮(T)为主,雄烯二酮(A)、去氢表雄酮(DHEA)、硫酸去氢表雄酮(DHEAS)也可增高。

(3)雌性类固醇激素:雌酮(E_1)增高,雌二醇(E_2)波动小,无正常月经周期变化,$E_1/E_2 > 1$。

(4)泌乳素(PRL):可轻度增高。

(5)鉴别雄激素来源的检查及试验。

①24h 尿 17-羟皮质类固醇(17-OHCS)和 17-酮类固醇(17-KS):正常表示雄激素来源于卵巢,增高时提示雄激素来源于肾上腺(肾上腺功能亢进)。

②地塞米松抑制试验:如 DHEAS 或尿 17-KS 被地塞米松抑制至正常水平,可排除肾上腺肿瘤或增生。

③绒毛膜促性腺激素(HCG)刺激试验:注射 HCG 可刺激卵巢合成雄激素,引起血雄激素水平增高。

④促皮质(ACTH)兴奋试验:促使肾上腺源性 DHEA 及尿 17-KS 增高。

(6)阴道脱落细胞:无周期性变化,无孕激素的影响。

(7)诊断性刮宫:月经来潮 8h 内诊断性刮宫,子宫内膜为增生期或增生性病变等,甚至可见宫内膜腺癌。

(8)基础体温:判断有无排卵。排卵者呈双向性,无排卵者呈单相性。

(9)糖代谢及胰岛素抵抗评估:推荐进行口服葡萄糖耐量试验的同时进行胰岛素释放试验,以了解有无糖耐量异常及胰岛素水平。

(10)脂代谢紊乱:血三酰甘油升高、高密度脂蛋白降低等。

3.卵巢检查　主要表现为多囊卵巢(PCO)。

(1)B 超:有性生活的妇女建议经阴道超声检查,无性生活者可采用经直肠超声检查。多囊卵巢(PCO)至少一侧卵巢有 12 个以上直径为 2~9mm 的卵泡和(或)卵巢体积>10ml。

(2)腹腔镜:卵巢增大,表面苍白光滑,白膜增厚硬化,有新生血管,包膜下显露多个卵泡,但无排卵征象。

4.诊断标准　2003 年 5 月,欧洲人类生殖与胚胎学会(ESHRE)和美国生殖医学学会(ASRM)在鹿特丹会议上提出的标准(简称鹿特丹标准)是目前全球 PCOS 的诊断标准。建议 PCOS 的诊断应在排除了其他疾病,如先天性肾上腺增生、Cushing 综合征和分泌雄激素的肿瘤等,符合以下 3 条标准中的 2 条即可:①无排卵或稀发排卵;②高雄激素血症的临床和(或)生化表现;③卵巢多囊样改变[如 B 超一侧或双侧卵巢有 12 个以上直径为 2~9mm 的卵泡和(或)卵巢体积>10ml]。鹿特丹标准使以前排除在 PCOS 之外的一些患者得以明确诊断。

【鉴别诊断】

1.Cushing 综合征　具有皮质醇增多的症状,如向心性肥胖、满月脸、水牛背、皮肤紫纹、高血压、多毛、痤疮、多血质、骨质疏松、月经紊乱等;检查血皮质醇增高,伴皮质醇节律消失,尿 17-OHCS 增高且不能被小剂量地塞米松抑制,LH 在正常范围内;B 超及 CT 检查有助于进一步鉴别。

2.肾上腺肿瘤　具有皮质醇增多的症状,病情呈进行性加重,伴男性化症状,可有明显低血钾和碱血症;检查血皮质醇、尿 17-OHCS、尿 17-KS 增高,DHEA、A 增高,且不被大剂量地塞米松抑制;血 ACTH 及 B 超、CT、MRI 有助于进一步鉴别。

【治疗方案】

治疗目标包括近期目标和远期目标。近期目标为纠正月经失调、建立排卵性周期、处理雄激素过多引起的症状及控制体重等;远期目标为预防糖尿病、保护子宫内膜、预防子宫内膜癌、心血管疾病等。PCOS治疗应预防与治疗相结合,提倡综合性、个体化和系统性治疗,具体的治疗方案应针对患者的年龄和病情特点而定。

1.心理治疗　心理压力会影响内分泌,对病情不利。应根据患者的特点,提供必要的支持,给予患者耐心、细致的心理辅导,以取得患者信任,使其积极配合治疗。

2.生活方式干预　肥胖可引起并加剧胰岛素抵抗和内分泌代谢紊乱。因此,对肥胖的 PCOS 患者进行生活干预,提倡低热量饮食及加强运动对其病情的控制是十分必要的。减轻体重可改善胰岛素抵抗,使雄激素水平下降,LH/FSH 比值正常,部分患者还可恢复月经及排卵,甚至体重下降后可自然妊娠。生活方式干预治疗能显著改善代谢异常,降低糖尿病、高血压及高脂血症的发病率,提高生活质量,可作为 PCOS患者有效的一线治疗方法。

3.抗雄激素治疗

(1)联合型口服避孕药

①机制:兼有很强的孕激素及抗雄激素作用,可抑制垂体分泌促性腺激素,特别是 LH 的分泌,增加肝合成的性激素结合蛋白(SHBG),并可抑制 5a-还原酶的活性,降低游离睾酮浓度,调整月经周期。可用于生育年龄要求避孕的患者。

②用法:目前常用药有去氧孕烯炔雌醇和炔雌醇环丙孕酮。去氧孕烯炔雌醇片(每片含 30mg 炔雌醇和 150mg 去氧孕烯),从月经周期第 1 天开始,每日 1 片,连续服用 21d。炔雌醇环丙孕酮片(每片含 2mg醋酸环丙孕酮和 35μg 炔雌醇),从月经周期第 5 天开始,每日 1 片,连续服用 21d。联合型口服避孕药短期疗效不明显,连续治疗 6～12 个月可有较好的疗效。

(2)螺内酯(SPA)

①机制:SPA 是一种醛固酮与雄激素受体的拮抗药,兼有利尿及明显的抗雄激素活性的作用。SPA 能使 T 生成减少及清除率增加,降低循环中的 T 和 A 水平,与口服避孕药或地塞米松联合应用效果较理想。

②用法:口服 50～200mg/d,2～6 个月后明显显效;也可在月经周期第 5～21 天口服 40mg/d,可使患者血 LH 及 T 下降,出现排卵。但应注意 SPA 大剂量长期治疗可引起月经过多。

(3)促性腺激素释放激素激动药(GnRH-α)

①机制:GnRH-α 通过垂体脱敏和下调 GnRH 受体作用,达到促性腺激素短暂低下的状态,抑制卵巢的雄激素生成,对治疗卵巢性的高雄激素血症尤其有效。

②用法:皮下注射或喷鼻,1/d,每次 500～1000μg,或应用长效制剂 3.75mg,每个月 1 次。连续治疗3～6 个月,可促使垂体产生内源性的类似正常排卵前的 LH 峰和 FSH 峰,促发排卵。

(4)醋酸环丙孕酮(CPA)

①机制:CPA 是 17α-羟孕酮衍生物,是一种强效孕激素,抗雄激素作用较突出。CPA 能与睾酮竞争雄激素受体,增强肝酶活性,加速睾酮的清除,降低 LH 水平,逐渐使 LH/FSH 比值恢复正常,减少卵巢性雄激素的产生,还可增加 SHBG 的浓度,从而减少游离睾酮。

②用法:大剂量使用时可引起闭经、不规则阴道出血、乏力、性欲减退及胃肠道反应,故目前常使用中低剂量,并与雌激素联用。常用方法为逆序贯疗法,即于月经周期第 5～14 天,口服 CPA 12.5～50mg/d,同时于月经周期的第 5～24 天,服用炔雌醇 35～50mg/d 或戊酸雌二醇 1mg/d 或结合雌激素片 0.625mg/d;此外,还可使用长效注射剂型 CPA,每个月肌内注射 300mg。用药期间应定期监测患者肝、肾功能。

(5)氟他胺

①机制:为非甾体抗雄激素制剂,直接阻断雄激素受体而不影响雌激素、孕激素和糖皮质激素水平。

②用法:口服 250mg,2/d,但有导致男婴畸形的潜在危险,故治疗期间应注意避孕。

(6)非那雄胺

①机制:为 5α-还原酶抑制药,阻断睾酮向二氢睾酮转化,不影响其他激素水平。

②用法:常用剂量为 5mg/d,可有效抑制多毛,不良反应少,但需与口服避孕药同时使用,以避免引起意外妊娠男性胎儿的女性化。

(7)地塞米松

①机制:抑制肾上腺性雄激素的生成。用于治疗肾上腺性高雄激素血症。

②用法:应从小剂量(0.25mg/d)开始,最大剂量为 0.5mg/d,每晚临睡前口服,期间注意监测血皮质醇水平。

4.改善胰岛素抵抗

(1)二甲双胍

①机制:是目前应用较广的治疗 PCOS 的药物之一。其通过降低葡萄糖异生,减少肝葡萄糖生成,促进糖代谢恢复平衡,提高机体对胰岛素的敏感性,抑制高胰岛素血症,减少血清游离睾酮,提高 SHBG 水平,恢复规律月经,引起自发排卵,尤其对治疗前胰岛素抵抗严重而月经紊乱较轻的患者疗效较佳。

②用法:口服 850mg,2/d,或 500mg,3/d,疗程 6 个月。

(2)胰岛素增敏药(TZDs 类药物)

①机制:为高选择性过氧化物酶体增殖物活化受体-Y(PPAR-Y)激动药,通过提高胰岛素敏感性而控制血糖水平。其主要作用机制为激活脂肪、骨骼肌和肝等胰岛素所作用组织的 PPAR-Y 核受体,从而调整胰岛素应答基因的转录,控制血糖的生成、转运和利用。胰岛素增敏药可降低血清雄激素及促性腺激素水平,改善血脂、凝血酶原因子、纤溶酶原激活物抑制药-1(PAI-1)浓度,同时也可减少多毛和痤疮的发生,恢复规律月经,改善排卵及受孕生育功能。胰岛素增敏药中不同的药物还可能具有特别之处,如罗格列酮能通过降低卵巢胰岛素样生长因子-1 的生物利用率,改善卵巢内高雄激素内环境,吡格列酮可通过增强胰岛素敏感性来提高胰岛素抵抗多囊卵巢颗粒细胞对 FSH 的反应性等。

②用法:口服罗格列酮 4~8mg/d,或吡格列酮 15~30mg/d。应按规定应用这类药物,并观察肝酶谱变化,若超过正常上限 2.5 倍即应停用。

(3)生长抑素类似物

①机制:生长抑素是一种下丘脑内源性十四氨基酸肽,不仅能抑制 LH 对 GnRH 的反应性,还能减少脑下垂体生长激素的释放,抑制胰岛素的释放。卵巢中存在生长抑素受体,因此该类药物亦可在卵巢直接发挥作用,促进排卵。

②用法:奥曲肽 100μg,皮下注射,2/d。

(4)赖诺普利

①机制:赖诺普利属血管紧张素转换酶抑制药,与调节卵巢内肾素-血管紧张素系统功能相关,可加强餐后胰岛素敏感性,降低血糖。

②用法:口服 10mg/d,连用 4 周,可明显降低血清游离睾酮浓度,而不影响 SHBG 水平。

(5)α-糖苷酶抑制药

①机制:通过抑制小肠内 α-葡萄糖苷酶活性,延缓小肠对葡萄糖的吸收,降低餐后血糖和平均血糖,改善 PCOS 患者高雄激素血症、高胰岛素血症和胰岛素抵抗,促进月经恢复。

②用法:阿卡波糖 150~300mg/d,连用 3 个月。

5.药物调节排卵治疗

(1)氯米芬:是 PCOS 患者促排卵的首选药。

①机制:为非甾体类抗雌激素药物,作用于下丘脑-垂体-卵巢水平,竞争性与雌激素受体结合,阻断内源性雌激素的负反馈作用,增加促性腺激素释放激素释放,促进排卵和卵巢甾体激素生成。

②用法:氯米芬于月经周期的第 5～9 天口服,50～150mg/d,一般连用 3～6 个周期,超声监测排卵。大剂量应用氯米芬时应注意卵巢过度刺激综合征(OHSS)的发生。氯米芬用到最大剂量(150mg/d)仍无法排卵的患者,可认为是氯米芬抵抗,可根据具体情况联合用药。如黄体功能不全者,可加用绒毛膜促性腺激素;肾上腺高雄激素血症者,可加用地塞米松;胰岛素抵抗和高胰岛素血症者,可加用罗格列酮。二甲双胍可增强卵巢对氯米芬的反应性,临床上常常将这两种药物联合应用以提高妊娠率。

(2)促性腺激素:对于抗氯米芬的 PCOS 患者,促性腺激素是常用的促排卵药物。

①机制:促性腺激素具有较高的诱导排卵能力。

②用法:药物包括 FSH 及绝经期促性腺激素(HMG)等。FSH,一般推荐使用低剂量递减方案,初剂肌内注射 150U/d,通过 B 超监测和血清雌二醇结果调整药物剂量,每 2～3 天递减 35～40U.能显著降低多胎妊娠和 OHSS 的发生率。HMG 是从绝经期妇女尿中纯化的提取物,内含 FSH 与 LH,每支含 FSH 及 LH 各 75U,其治疗剂量应因人及治疗周期而异。HMG 因含 FSH 和 LH,易导致多个卵泡发育,增加了 OHSS 的发生风险,因此单用 FSH 促进卵泡发育更符合生理情况。

(3)三苯氧胺

①机制:是选择性雌激素受体调节药,小剂量短程治疗具有良好的促排卵作用,用于某些氯米芬抵抗的 PCOS 患者,可单独应用或与氯米芬联合应用。

②用法:一般从月经周期的第 3～5 天开始,20～40mg/d,连服 5d,疗效类似氯米芬。

6.辅助生育技术　对于有生育要求,经 6 个月以上标准促排卵周期治疗后有排卵但仍未妊娠的 PCOS 患者,体外受精和胚胎移植(IVF-ET)治疗和未成熟卵母细胞的体外成熟(IVM)技术常作为 PCOS 不孕患者的最后选择方案。但这些辅助生殖技术的安全性及对子代的长远影响有待大量临床实践的验证。

7.微创治疗

(1)腹腔镜手术:应用腹腔镜行卵巢多点活检切除、卵巢电灼、激光卵巢多点汽化、激光楔切或卵巢打孔,能明显降低卵巢雄激素和抑制素生成,增强卵巢对促排卵药物的敏感性,且较少引起盆腔、腹腔粘连,必要时可行二次手术。

(2)经阴道超声引导的卵巢间质水凝术:经阴道超声引导的卵巢间质水凝术即局麻下阴道超声引导采卵针将 75℃ 无菌生理盐水注入卵巢间质。

(3)经阴道超声引导的卵巢间质激光疗法:经阴道超声引导的卵巢间质激光疗法一般于黄体酮诱导的人工月经周期的第 3 天进行。局麻下行阴道灌洗,经阴道超声引导行激光电凝术。此法能有效改善氯米芬抵抗患者的激素分泌情况,诱导排卵并使其成功妊娠,无明显的手术并发症。

8.远期并发症的防治　PCOS 的各种远期并发症是不可忽视的,包括 2 型糖尿病、高血压、高脂血症、心血管疾病、妊娠期糖尿病、妊娠期高血压疾病和一些恶性病变,如子宫内膜癌等。并发症的预防、干预措施的实施是一个长期的过程,包括行为方式的干预、早期药物治疗、长期的随访观察等。

【小结】

PCOS 可影响多个器官系统,应该尽早诊断、及时启动合适的治疗,配合宣传教育、控制体重、调整生活方式及定期随访等,对提高生活质量及预防远期并发症的发生有重要意义。

(祁淑英)

第七节　围绝经期综合征

围绝经期综合征在临床上是指妇女在绝经前后时期,卵巢的功能逐步衰退,从而引起体内雌性激素水平降低,以自主神经功能紊乱及代谢障碍为主的一系列综合征。如月经紊乱、情志不宁、烘热汗出、潮热面红、眩晕耳鸣、心悸失眠、面浮肢肿等。由于临床症状比较复杂,轻重不一,综合出现,且持续时间长短不一,短者仅数月,长者迁延数年,甚者可影响到生活和工作,危害着妇女的身心健康,也给家庭和社会造成了巨大的负担。我国已进入老年社会,我国女性预期寿命大于 70 岁,以绝经平均年龄 50 岁计,围绝经期及以后阶段占据女性生命的 1/3 至 1/2。1982 年中国绝经女性 0.7 亿,2008 年增加到 1.8 亿,并以每年 2% 的速度递增,2030 年可增加到 2.8 亿人。临床对围绝经期的合理干预将是一个不可回避且日益重要的问题。

该病在古代医籍中无专篇记载,多散见于"年老血崩"、"老年经断复来"、"脏躁"、"百合病"等。如汉代《金匮要略·妇人杂病脉证并治》指出:"妇人脏躁,喜悲伤欲哭,象如神灵所作,数欠伸。"又明代《景岳全书·妇人规》曰:"妇人于四旬外,经期将断之年,多有渐见阻隔,经期不至者。当此之际,最宜防察。若果气血和平,素无他疾,此固渐止而然,无足虑也。若素多忧郁不调之患,而见此过期阻隔,便有崩决之兆。若隔之浅者,其崩尚轻,隔之久者,其崩必甚,此因隔而崩者也。"现《中医妇科学》将其归属于"绝经前后诸症"的范畴。

近些年来进行专病研究后,取得了较大的进展。治疗本病,西医普遍采用激素替代疗法,但副作用大,大量的临床研究表明,中医、中西医结合治疗围绝经期综合征疗效确切,且能减少副作用,具有很好的治疗前景。

【病因病机】

(一)中医

《素问·上古天真论》中就记述了"女子七岁,肾气盛,齿更发长;二七而天癸至,任脉通,太冲脉盛,月事以时下,致有子……七七任脉虚,太冲脉衰少,天癸竭,地道不通,故形坏而无子也。"指出妇女经断之年肾气渐衰,任脉虚,太冲脉衰,机体肾阴阳失衡而导致本病。常涉及肝、心、脾等脏腑而发病。

1.肾阴虚　"七七"之年,肾阴不足,若素体阴虚,或多产房劳,精血耗伤,天癸渐竭,肾阴亏虚。若肾水不足以涵养肝木,肝失濡养,致肝肾阴虚或肝阳上亢;若肾水不足,不能上济于心,则心肾不交。

2.肾阳虚　妇女经断之年,肾气渐衰,肾精不足,冲任脉虚,若平素过用寒凉之品,可致肾阳虚衰;命门火衰,虚寒内生,脾阳失于温煦,而出现脾肾阳虚;阳气虚弱,无力行血,瘀血内生,则肾虚血瘀。

3.肾阴阳俱虚　肾为水火之宅,内藏元阴元阳,阴阳互根,阴损及阳,阳损及阴,真阴真阳不足,不能濡养、温煦脏腑,导致脏腑功能失常而出现诸多症状。

因此,本病以"肾虚"为本,肾阴阳平衡失调,可影响到肝、心、脾等脏器,从而导致各脏腑功能失常,而表现出一系列的证候。妇女接近绝经,肾气渐衰,冲任亏虚,天癸将竭,精血不足,临床以肾阴虚居多。但常可兼气滞、血瘀、痰湿等。

(二)西医

围绝经期,卵巢功能衰退,雌激素分泌减少,内分泌功能紊乱,机体免疫调节功能呈衰老趋势,此外,患者机体老化以及精神、神经和所处社会环境因素、心理因素、家庭矛盾等因素相互影响而导致发病。

【临床表现】

(一)症状

1.月经紊乱　更年期最早表现在临床上的特征即为月经紊乱,如月经周期不规则、持续时间延长、月经量增加、闭经等。

2.血压改变　更年期血压变化多以收缩压上升,舒张压改变较少或没有为主要表现,眼底、心脏和肾脏没有受累表现。血压升高时可出现头昏、头痛、情绪不稳定、睡眠不佳、烦躁不安、胸闷、心慌等现象。

3.潮红出汗　是由自主神经系功能紊乱造成血管舒缩功能障碍引起的。

4.心慌气急　表现为胸前区不适,心慌气急,喉头发急,出现叹气样呼吸,有时也可出现心律不齐、心动过速或过缓。

5.神经精神症状　精神异常早期表现为敏感、多疑、烦躁、易怒、情绪低落、注意力不集中等。随着病程延长,病情逐渐加重,会出现情绪抑郁、坐卧不宁、搓手顿足、惶惶不可终日、有大祸临头之感。

6.感觉异常　皮肤会感觉走蚁感或瘙痒感,有些人还可能有嗅觉、味觉、听觉等感觉器官的异常。

7.泌尿生殖道症状　主要表现为泌尿生殖道萎缩症状,出现阴道干燥,性交困难,反复尿道炎,排尿困难等。

8.骨及关节症状　围绝经期约 25% 妇女患有骨质疏松,骨质疏松可引起骨骼压缩、身材变矮,严重者可致骨折。

（二）体征

月经紊乱渐至停止,白带减少,性欲降低,生殖器官及乳房萎缩。

【辅助检查】

1.激素检查　血清查激素 E_2、LH、FSH 等,出现 LH、FSH 增高,FSH＞10U/L,提示卵巢储备功能下降,FSH＞40U/L 提示卵巢功能衰竭;绝经后 FSH 增加 20 倍,LH 增加 5～10 倍。E_2 水平降低,典型患者呈现"二高一低"的内分泌改变。

2.其他检查　阴道细胞学检查显示底层细胞明显减少。妇科内外生殖器及乳房检查,以排除恶性病变。宫颈涂片或子宫内膜活检。如出现胸闷,骨代谢异常等情况者,可进一步行心电图、X 线检查等。

【诊断与鉴别诊断】

（一）诊断标准

根据临床表现和辅助检查:

1.患者发病年龄在 45～55 岁之间,出现月经紊乱或闭经;或 40 岁之前卵巢功能早衰;或有手术切除双侧卵巢及其他因素损伤双侧卵巢功能病史。

2.出现潮热、汗出、情绪不稳定、失眠健忘、多梦、易疲劳等自主神经系统失调症状。

（二）鉴别诊断

1.西医　本病应与原发性高血压、心绞痛、围绝经期神经病、子宫肌瘤、子宫内膜癌、尿道及膀胱炎、增生性关节炎等疾病相鉴别。

2.中医　主要应与眩晕、心悸、水肿等疾病相鉴别。

【治疗】

（一）辨证论治

1.肾阴虚

主症:月经周期紊乱,经量时多时少,经色鲜红;头晕耳鸣,烘热汗出,五心烦热,失眠多梦,腰膝酸软,皮肤干燥、瘙痒,或皮肤有蚁行感,口干便结,尿少色黄,舌红少苔,脉细数。

治法:滋肾养阴,佐以潜阳。

方药:左归饮合二至丸加减。熟地、山药、枸杞、山茱萸各 15g,茯苓、女贞子、旱莲草各 10g,炙甘草 9g,制首乌、龟甲各 12g。全方共奏滋养肾阴,填精益髓之功。若头痛、眩晕甚者,加天麻、钩藤、珍珠母各 15g

以增强平肝潜阳之效;若见心烦不宁,失眠多梦,健忘,情志异常等,治宜滋肾宁心安神,方用六味地黄丸合甘麦大枣汤合黄连阿胶汤加减。

2.脾肾阳虚

主症:经量减少或增多,经色淡黯;面色晦黯,精神萎靡,形寒肢冷,纳呆,疲倦乏力,腰背冷痛,或面浮肢肿,小便清长,夜尿频数,大便溏;舌淡胖,苔白,脉沉细弱。

治法:温肾扶阳。

方药:右归丸合理中丸加减。熟地、山药、山茱萸、枸杞、鹿角胶、菟丝子、杜仲、党参各15g,当归、白术、干姜各12g,肉桂、甘草各6g,制附子9g。诸药合用,功可温补肾阳。若便溏者去当归,加肉豆蔻12g;若月经量过多,加补骨脂、川断各15g;若肌肤面目浮肿,加茯苓、泽泻各15g;若胸闷痰多者,加瓜蒌12g、丹参20g、法夏12g。

3.肾阴阳两虚

主症:月经紊乱,经量或多或少;乍寒乍热,烘热汗出,头晕耳鸣,健忘,腰背冷痛;舌淡,苔薄白,脉沉细弱。

治法:益阳扶阴,阴阳双补。

方药:二仙汤合二至丸加减。仙茅、仙灵脾、巴戟天、菟丝子、何首乌各15g,黄柏6g,白芍、女贞子、旱莲草各10g,当归、知母各12g。全方阴阳双补,其中仙茅、仙灵脾、巴戟天、菟丝子温补肾阳;女贞子、旱莲草、制首乌补肾益阴;知母、黄柏滋补肾阴;当归养血益阴。若偏阳虚加鹿角胶,偏阴虚加熟地。

4.肝郁气滞

主症:经期或前或后,经量或多或少,经行不畅。胸胁乳房胀痛牵引少腹,烦躁易怒,双目干涩,舌淡或偏红,苔薄白,脉弦细。

治法:疏肝理气。

方药:逍遥散加味。当归、白芍、柴胡、茯苓、白术、川楝子各10g,甘草、薄荷各6g。若头晕头痛,烦躁失眠,口干苦者,去薄荷加枸杞12g,丹皮、菊花、钩藤各10g,石决明30g,郁金12g。对于肾虚肝郁者,也可以选用滋水清肝饮。

5.心肾不交

主症:心悸怔忡,失眠多梦,健忘易惊,甚或情感失常,大便干燥,口舌生疮,色红少苔,脉细数。

治法:滋补肾阴、宁心安神。

方药:天王补心丹。生地黄20g,玄参、党参、茯神、桔梗、丹参、远志各15g,酸枣仁、柏子仁、天门冬、麦冬各20g,当归、五味子各12g。诸药合用,交通心肾,滋阴养心安神。

(二)特色专方

1.补肾化瘀汤　熟地30g,盐杜仲12g,白芍15g,牛膝15g,黄芪15g,淫羊藿9g,当归12g,红花9g,鸡血藤30g,肉苁蓉20g,狗脊9g,木香3g。水煎服,每日1剂,日服2次。本方具有壮阳补肾,养血化瘀,软坚止痛之效。适用于气血不足,肝肾虚亏,经络闭塞者。

2.滋肾调肝汤　女贞子15g,旱莲草15g,枸杞子10g,生地黄15g,白芍10g,当归10g,醋柴胡10g,丹皮10g,生龙骨60g(先煎),生牡蛎60g(先煎)。水煎服,每日1剂,分两次温服。滋阴益肾,调肝涵木。本方适用于更年期综合征属肾虚肝旺型者。

3.更年宁神汤　生地黄30g,山茱萸、女贞子、旱莲草、枸杞子、菟丝子、丹参、地骨皮、龟板各15克、珍珠母,五味子,远志,淫羊藿各10克。每日一剂,水煎2次分服。3个月为一个疗程。用于治疗阴虚内热型者。

4.补肾安坤汤 仙茅 9g,仙灵脾 12g,巴戟天 12g,当归 12g,炒知母 30g,炒黄柏 30g,熟地 12g,女贞子 15g,制香附 12g,枳壳 12g,炒续断 15g。每日一剂,水煎 2 次分服。连服 4 周为一个疗程。本方共奏温肾助阳,滋肾坚阴之效,用于肾阴阳两虚绝经前后诸证者。

5.乐更年汤 夜交藤、酸枣仁、茯神各 15g,龙齿、谷麦芽、菖蒲、合欢皮、紫贝齿、橘皮络、当归各 12g,磁石、浮小麦、炒白芍各 10g,甘草 6g。功效:健脾疏肝,安神敛汗。

6.百合知母汤 先以水洗百合,渍一宿,当白沫出,去其水,再以泉水 400ml,煎取 200ml,去滓;另以泉水 400ml,煎知母,取 200ml,去滓。将两次药汁混合煎,取 300ml,分温二服。功效:清热养阴。

(三)中药成药

1.更年安片 地黄、制何首乌、麦冬、泽泻、牡丹皮、仙茅、五味子、磁石、钩藤、珍珠母、茯苓、浮小麦等药组成。口服,一次 6 片,一日 2～3 次。有滋阴清热,除烦安神之效。适用于肾阴虚者。

2.甲蓉片 熟地黄、菟丝子(制)、肉苁蓉(制)、枸杞子、女贞子(制)、附子(制)、山药、茯苓、泽泻、牡丹皮、肉桂等组成。口服,一次 4～5 片,一日 3 次。功效:滋阴扶阳,补肾益精。用于围绝经期综合征肾阴阳两虚者。

3.坤宝丸 何首乌、地黄、枸杞子、女贞子、墨旱莲、菟丝子、南沙参、麦冬、石斛、当归、白芍、鸡血藤、知母、黄芩、桑叶、酸枣仁、地骨皮、珍珠母、赤芍等组成。口服,一次 50 粒,一日 2 次。滋补肝肾,养血通络。适用于肝肾阴虚者。

4.天王补心丸 丹参、当归、石菖蒲、党参、茯苓、五味子、麦冬、天冬、地黄、玄参、远志(制)、酸枣仁(炒)、柏子仁、桔梗、甘草、朱砂等组成。口服,一次 6g,一日 2 次。功效:滋阴养血,补心安神。用于心肾不交者。

5.更年慰颗粒 百合、枸杞子、阿胶珠、南沙参、牡蛎、钩藤、莲子心、远志、浮小麦、陈皮等组成。开水冲服。一次 1 袋(12g),一日 3 次。具有滋养肝肾,宁心安神。用于更年期综合征属肝肾阴虚。

6.更而乐冲剂 生熟地、仙茅、仙灵脾、当归、知母、白蒺藜各 10g,龟板 20g,川芎、炙甘草、川楝子各 6g,淮小麦、生牡蛎各 30g,红枣 15g。每次 1 包,每日 3 次,温开水冲服。有补肾益元,养心平肝,调和阴阳之功。

7.舒肝胶囊 柴胡、青皮、丹参、枳壳、延胡索、板蓝根、黄精、党参、片姜黄、当归、黄柏、川楝子等。口服,一次 7 粒,一日 1～2 次。功效:疏肝解郁、理气止痛,兼以活血。适用于肝郁气滞者。

(四)针灸疗法

近年来,针灸疗法成为传统中医学用来治疗围绝经期综合征的主要手段之一,国内运用十分广泛,在国际上也日益受到重视。针灸治疗围绝经期综合征具有良好的效果,且无副作用。因而,针灸疗法治疗围绝经期综合征具有很大的优势和发展潜力。

1.毫针 中医治疗本病以肾为主,肾阴虚型的常用穴位有神门、三阴交、百会、肾俞、太溪、阴谷;肾阳虚型的常用穴位有神门、三阴交、百会、命门、神阙。肝郁气滞者加太冲、肝俞;脾虚者加脾俞、足三里;心肾不交者加心俞。每日 1 次,10 次为 1 疗程。

2.耳针 主穴选取子宫、卵巢、肝俞、神明、肾俞、百会、血海、三阴交、内分泌、神门等,每次选用 3～4 个,每日或隔日 1 次,留针 30～60 分钟,15 次为一个疗程。耳部是人体的一部分,整体的内分泌失调会在耳部敏感点区域有反应,因而刺激敏感点,会对一些症状的改善起到较好疗效。

3.电针 用直径 0.32mm 毫针针刺,虚证用补法,实证用泻法,得气后于所针穴位分别按 G6805 点针仪用连续波,频率 5～6Hz,电流强度以患者能耐受为度,得气感以周围上下传导为佳,每次 30 分钟,每日 1 次,10 次为 1 疗程。很多实验表明,电针治疗围绝经期综合征的效果比毫针大。

（五）其他特色疗法

1.耳穴疗法　耳穴常选用的有主穴肾、内分泌、生殖器、交感、神门、卵巢、子宫。证属脾虚者加脾；肝郁气滞者加肝；心神不交者加心。方法：以直径 2mm 的磁圆珠放在 0.8cm×0.8cm 的胶布上按压在耳穴上，嘱患者自行按压磁珠所在穴位，每日不少于 4 次。10 次为 1 疗程。配合其他治疗，常有较好的疗效。

2.穴位注射　穴位注射常选用的药物有生脉注射液、复方麝香注射液等，常选的主穴有肾俞、肝俞、心俞、脾俞、三阴交等。隔天 1 次，10 次为一疗程。

3.穴位贴敷　常用穴位双侧子宫、血海、关元。仙茅 100g，仙灵脾 100g，巴戟天 150g，菟丝子 150g，旱莲草 150g，女贞子 150g，制首乌 200g，生龙牡 100g，知母 120g，黄柏 100g，当归 100g，川芎 90g，细辛 30g。以上药物研细末，装瓶待用。于月经干净后 5 天用普通胶布剪成大小约 2cm×2cm，穴位局部皮肤用 75％酒精消毒，待皮肤干燥后取药物粉末 3g，用温开水调和成糊状，敷于以上穴位，外盖纱布，胶布固定；隔天 1次，两周为一疗程。

4.穴位埋线　常取穴以肾俞、命门、关元为主，配以心俞、肝俞、三阴交等穴。操作：常规皮肤消毒，将医用 00 号羊肠线剪成 1cm 等长线段，置于 75％酒精中浸泡 3 分钟备用，取羊肠线穿进 7 号注射针头内，将针头刺入穴位，直刺约 30mm，提插得气后，用针芯抵住羊肠线（针芯由直径 0.3mm，长 40mm 毫针剪成平头改成），缓缓退出针管，将羊肠线留在穴内，敷无菌棉球以胶布固定。埋线 1 星期 1 次，埋线区当天不得触水，以防感染，指导患者埋线 2 日后，每日睡前自行按压穴位 10～20 分钟。穴位埋线的过程与针刺过程相似，且较普通针刺效果更好，疗效更持久，具备针刺"静以留之"的长期作用，类似"埋针"疗法。肠线在穴位内慢慢软化、分解、吸收的过程对穴位产生一种柔和而持久的刺激，从而达到慢性疾病长期治疗的目的。

5.隔物灸　取穴：关元、三阴交（双侧）。操作：穴位常规清洁，将吴茱萸、菟丝子、生地、肉苁蓉、丁香等分研磨成粉，调入少许凡士林成饼，敷于所取穴位，厚度 1～2mm，面积铜钱大小。将 5cm 长艾条点燃后插在艾灸架上，先坐位安置好三阴交双侧艾灸架，距离皮肤 3～5cm 进行温和灸。后平卧安置另一个艾灸架于关元穴上方行温和灸。灸至局部皮肤出现潮红为度。每日 1 次，4 周为 1 疗程。

6.推拿疗法　用食指勾法和拇指推按法刺激涌泉穴（肾、肾上腺）、膀胱、输尿管反射区 3 分钟；用拇指扣法、食指刮法和拇指推按法刺激子宫、卵巢、生殖腺、脑垂体、甲状腺、心、脾、胸部淋巴结、腹腔神经丛等反射区 10 分钟。运用按摩手法中的推、揉、压、拨、擦等手法，能达平衡阴阳，滋阴补肾，健脾和胃，调理气血之功效。

7.八段锦　概括为八节，两手托天理三焦，左右开弓射大雕；调理脾胃单举手，五劳七伤往后瞧，摇头摆尾去心火，腹背伸屈固肾腰；攥拳怒目争力气，背部七颠百病消。整个训练过程要求宁静缓慢，注意力集中，每节动作重复 10 次，每天训练时间 45 分钟左右。八段锦是我国优秀的传统体育项目，其运动强度和动作的编排次序符合运动学和生理学规律，属于有氧运动，安全可靠，具有"调神"、"调息"、"调形"的作用，简单易学，医疗保健功效显著的特点。特点是在松静、自然的状态下进行锻炼，它形成的是自然、轻快、宁静、专一的心境，配合"细、长、匀、缓、深"的有节奏的腹式呼吸，8 个动作之间充满了对称与和谐，体现了内实精神，外示安逸，虚实相生，刚柔相济，做到了意动形随，神形兼备。八段锦在心理上可以调节改善围绝经期女性的不良心理状态，在生理上能增强人体脏腑功能，提高身体素质，改善身体功能，增强防病抗病的能力，是一种简便、有效的运动康复方法。

（六）西药常规治疗

1.心理治疗　心理因素的影响是导致围绝经期综合征的一个重要病因，因而给予心理支持是十分必要的。一些围绝经期妇女对内分泌改变而出现的一系列生理改变和不适存在认识上的错误，使其症状更为加重，必须纠正这些错误的观念，让患者对疾病发生、发展、转归有正确认识，帮助其提高自我调节和自我控制能力,树立战胜疾病的信心。对于影响其工作和生活者,可适当给予镇静药以助睡眠,如夜晚服用艾司唑仑 1mg;谷维素有助于调节自主神经功能,口服 20mg,每日 3 次。摄入足够的蛋白质及含钙丰富的食物,并指导其坚持体格锻炼。

2.激素替代治疗

(1)雌激素:妊马雌酮是天然雌激素,剂量为每日口服 0.625～1.25mg;微粒化雌二醇为天然雌激素,每日口服 1～2mg;尼尔雌醇为长效雌三醇衍生物,每半月服 1～2mg 或每月服 2～5mg。

(2)孕激素制剂:最常用的是甲羟孕酮,每日口服 2.5～5mg;其他还有炔诺酮,每日口服 5mg,炔诺孕酮,每日口服 0.15mg,微粒化孕酮,每日口服 100～300mg。

3.非激素类药物　①维生素 D:对于围绝经期妇女缺少户外活动者,每日口服 400～500U,与钙剂合用有利于钙的完全吸收;②钙剂:可减缓骨质丢失,如氨基酸螯合钙胶囊,每日口服 1 粒(1g);③降钙素:是作用很强的骨吸收抑制剂,用于骨质疏松症,有效制剂为鲑降钙素,用法:100U 肌内或皮下注射,每日或隔日 1 次,2 周后改为 50U,皮下注射,每月 2～3 次;④双磷酸盐类:可以抑制破骨细胞,有较强的抗骨吸收作用,用于骨质疏松症。常用的有氯甲双磷酸盐,每日口服 400～800mg,间断或连续服用。

（段珠山）

第十二章　糖尿病的基础

第一节　糖尿病的流行病学

糖尿病(DM)是一种由遗传和环境因素相互作用所导致的内分泌疾病,由于胰岛素分泌绝对或相对不足以及靶组织细胞对胰岛素敏感性降低,引起糖、蛋白质、脂肪、水和电解质等一系列代谢紊乱。按照1997年美国糖尿病协会(ADA)的建议,根据糖尿病的病因,糖尿病分为四大类,即1型糖尿病、2型糖尿病、其他特殊类型糖尿病及妊娠糖尿病。

改革开放以来,随着生活水平的不断增高,我国国民饮食结构产生极大转变,蛋白质和油脂摄入较前明显增多,我国成人糖尿病患病率也显著增加。

1980年全国14省市30万人的流行病学资料显示,糖尿病的患病率为0.67%。该次调查以尿糖和馒头餐后2hPG筛选高危人群,未对年龄进行要求。该时期我国对外交流匮乏,与国际认识存在较大差异,故采用1979年10月我国在兰州召开的全国糖尿病学术会议制定的糖尿病诊断标准:

(1)显性糖尿病:有糖尿病的临床表现,伴有尿糖阳性,空腹血糖≥7.2mmol/L,餐后2小时血糖≥11.1mmol/L,或葡萄糖耐量曲线的血糖数值达到或超过糖尿病的诊断标准者。

葡萄糖耐量曲线的诊断依据规定如下:

空腹血糖≥6.9mmol/L,服糖100g后0.5小时≥10.6mmol/L,1小时≥10.0mmol/L,2小时≥7.8mmol/L,3小时≥6.9mmol/L。0.5小时及1小时数值仅取1点计算,有3点达到或超过上述数值者可确诊为糖尿病。年龄超过50岁者,每增加10岁,应将1小时数值增多0.6mmol/L。

(2)隐性糖尿病(化学性糖尿病):无症状,而血糖或葡萄糖耐量试验结果达到或超过上述诊断标准者。

(3)糖耐量减低:无临床表现而口服葡萄糖耐量试验曲线上有两点数值高于正常值上限而低于诊断标准者。

1986年第二次全国范围的流行病学调查采用世界卫生组织(WHO)1985标准,标志着我国与国际医学交流的重大进展。

1994至1995年全国19省市21万人的流行病学调查显示,25~64岁的糖尿病患病率为2.28%,糖耐量异常(IGT)患病率为2.12%。2002年中国居民营养与健康状况调查同时进行了糖尿病的流行情况调查,该调查利用空腹血糖>5.5 mmol/L作为筛选指标,高于此水平者进行口服葡萄糖耐量试验(OGTT)。结果显示在18岁以上的人群中,城市人口的糖尿病患病率为4.5%,农村为1.8%。2007至2008年,CDS组织全国14个省市开展了糖尿病流行病学调查,我国20岁及以上成年人的糖尿病患病率为9.7%。2010年中国疾病预防控制中心(CDC)和中华医学会内分泌学分会调查了中国18岁及以上人群糖尿病的患病情况,显示糖尿病患病率为9.7%。2013年我国慢性病及其危险因素监测显示,18岁及以上人群糖尿病患病率为10.4%。

目前,我国糖尿病患者估计超过1亿,其中2型糖尿病占90%以上,因此当前糖尿病的防治形势严峻,糖尿病已成为世界范围的健康问题,是世界发达国家和部分发展中国家疾病防治的重点。第42届世界卫生大会也指出"糖尿病是一种慢性使人衰弱且花费昂贵的疾病,它可导致严重的并发症,包括失明及心脏、肾脏等疾病。糖尿病已是会员国医学卫生服务的一个沉重负担,而且问题日益严重,特别是在发展中国家"。

一、1型糖尿病

1型糖尿病的患病率远低于2型糖尿病。由于儿童1型糖尿病的发病症状一般较为明显,不易漏诊,故多数学者主张用发病率来描述1型糖尿病的流行病学特点。据统计分析,世界不同地区1型糖尿病的发病情况差异甚大,北欧国家最高,而东南亚国家则相对较低。近年来,世界各地1型糖尿病发病率有逐年增高的趋势,但增高速度远不及2型糖尿病。欧洲国家1型糖尿病发病率有自南向北逐渐升高的趋势。1型糖尿病发病率与季节和病毒性疾病流行相一致,这提示1型糖尿病的发病可能与病毒感染有关。中国是世界上1型糖尿病发病率最低的国家之一,但由于中国人口基数大,故1型糖尿病患者的总例数并不少。

二、2型糖尿病

2型糖尿病起病时症状比较隐蔽,很难在初发时即获确诊,故一般用患病率对2型糖尿病的流行病学特点进行研究。2型糖尿病是糖尿病人群的主体,占糖尿病患者的90%左右。近年来,随着人们生活方式的改变和人口老龄化进程的加速,世界各国2型糖尿病的患病率均有急剧增加的趋势,成为继心脑血管疾病、肿瘤之后的另一个严重危害人类健康的重要慢性非传染性疾病。值得引起关注的是,2型糖尿病的发病年龄有年轻化趋势:不少国家儿童2型糖尿病已占糖尿病儿童的50%～80%,儿童2型糖尿病问题已经引起人们的极大关注。另外,当前存在大量血糖升高但未达到糖尿病诊断标准者。他们的空腹血糖、餐后2小时血糖或服糖后2小时血糖介于正常血糖与糖尿病诊断标准之间。目前糖尿病学界将这类人称为糖调节受损(IGR)者。糖调节受损者是糖尿病患者的后备军,他们的大量存在,预示着糖尿病暴发性流行的趋势还在继续发展。世界各国2型糖尿病的患病率有很大差异,从不足0.1%至40%。其中患病率最高的地区是太平洋岛国瑙鲁和美国皮玛印第安人。患病率增加最快的是由穷到富急剧变化着的发展中国家。

三、其他类型的糖尿病

其他特殊类型糖尿病是指既非1型或2型糖尿病,又与妊娠无关的糖尿病,包括胰腺疾病或内分泌疾病引起的糖尿病、药物引起的糖尿病以及遗传疾病伴有的糖尿病等。其他特殊类型糖尿病虽然病因复杂,但占糖尿病患者总数不到1%。其中,某些类型的糖尿病是可以随着原发疾病的治愈而缓解的。

四、妊娠糖尿病

妊娠糖尿病是指妊娠期间发生或者发现的糖尿病。妊娠是糖尿病的高发时期,妊娠糖尿病的发病率远远超过人们的估计,而且对母子健康构成威胁,故虽然妊娠糖尿病的转归一般较好,还是应予以足够的重视。

五、我国卫生与疾病的现状

1.传染性疾病的影响呈明显减少趋势(但艾滋病发病呈上升趋势),慢性非传染性疾病(简称慢病)在所有疾病中所占的比重相应上升。

2.由于婴儿出生率的下降以及国民平均寿命的延长,中老年人口比例明显上升,中老年高发病疾病比例相应上升。

3.导致慢病的各种危险因素强度越来越大。大量的流行病学证据表明,慢病的发生与不健康的生活方式、行为和不健康的环境密切相关,如药物滥用(包括烟草和酒精)、饮食不当和久坐的工作等。

六、我国糖尿病的发展趋势与现状

改革开放以来,随着我国人民生活水平的不断提高,西方生活方式的影响,肥胖人群比例的增加,我国糖尿病的患病率急剧升高。1980 年全国调查结果显示,糖尿病患病率低于 1%(0.67%);1996 年全国 11 省市调查显示,糖尿病患病率为 3.62%,标化率为 3.21%,我国的糖尿病患病率虽低于美国的 6%,但因我国人口基数大,估计总的患病人数可达 4000 万,占全球糖尿病患者的 1/5,超过美国的 1600 万和欧洲的 2000 万之和。而且,我国糖尿病患者每年还在以千分之一的惊人速度增长。目前世界糖尿病患者人数最多的前 3 位国家为印度、中国和美国。

目前,我国大量无症状的糖尿病患者未被发现,已确诊的糖尿病患者中,约有 60% 者血糖控制较差,易导致严重的糖尿病慢性并发症,并最终致残、致死。2001 年,中华医学会糖尿病学分会组织全国各省市对我国大城市 24496 例内分泌科住院糖尿病患者的糖尿病并发症及其相关大血管疾病状况进行了回顾性分析,结果显示,我国糖尿病患者有慢性并发症者相当普遍,患病率已达到相当高的水平,其中合并有高血压、心脑血管病、眼及肾病变者均占 1/3 左右,有神经病变者占半数以上。大血管疾病,如高血压、脑血管和心血管病变的患病率,较前显著增多。心血管并发症的患病率虽较西方国家为低,但已经成为我国糖尿病致残率和致死率最高、危害最大的慢性并发症。肾脏、眼底等糖尿病微血管并发症及糖尿病神经并发症的患病率与发达国家相差无几。

糖尿病的危险性是严重的,糖尿病及其并发症的治疗给糖尿病患者的家庭、社会乃至国家都带来了沉重负担。据统计,美国每年直接或间接用于糖尿病的经费开支,1987 年为 240 亿美元,1998 年增加到 980 亿美元,2002 年增加到 1320 亿美元,现在已经接近 1500 亿美元。我国官方 2003 年的调查统计数字显示,糖尿病及其并发症住院的患者总人数 145.53 万人次,平均住院费 5079.38 元,总费用 73.92 亿元人民币;门诊 7110.17 万人次,平均门诊费用 131.98 元,总费用 93.84 亿元,其中私立医院就诊病人的医疗费用仍未纳入统计。

七、我国糖尿病防治现状

1.在我国,糖尿病特别是 2 型糖尿病的流行趋势刚刚开始,患病率正逐年上升,并呈急剧上升趋势。

2.糖尿病的急、慢性并发症,特别是慢性并发症可累及多个器官,造成失明、肾功能衰竭、心肌梗死、脑卒中、四肢麻木、剧痛、坏死、阳痿、胃肠功能紊乱及排尿困难等全身并发症,致残、致死率高,严重影响着患者的身心健康,并给个人、家庭和社会带来沉重的负担。我国大多数糖尿病患者患病后未能及时进行病情监测和治疗,多数出现临床并发症后才前去就诊,故我国糖尿病患者较发达国家疾病发现晚,并发症出现早。

3.我国广大民众对糖尿病的认知程度与糖尿病流行的趋势不相符合,目前急需广泛深入地进行糖尿病宣传教育工作,以提高全民预防糖尿病的知识和技能。

4.我国糖尿病治疗混乱,不科学,有些医师缺乏糖尿病的知识,并且受经济利益的驱动用一些不切实际的宣传招揽患者,如"祖传治疗糖尿病"、"根治糖尿病"、"糖尿病一贴灵"、"糖尿病治疗不需饮食控制"等。患者常因广告的鼓动花了不少钱,但未能治好疾病,更重要的是延误了有效的治疗时间。我国糖尿病治疗现状混乱,部分缺乏资质医生进行夸大宣传,延误患者治疗时机。

5.我国从事内分泌、糖尿病专业的专业医师人数少,在多数市级医院或市级以下医院没有这个专业,医师具备的内分泌和糖尿病知识不足。与日本相比,我国从事糖尿病专业的医师人数不足日本的 1/10,而患者数比日本多 5 倍,所以有计划地进行糖尿病专业医师培训是非常必要的。从近几年的形势看,我国糖尿病专业医师队伍也在不断扩大。但总体我国内分泌、糖尿病专业医师缺乏。与日本相比,我国糖尿病专科医师人数不足日本 1/10,而患者人数比日本多 5 倍,所以有计划地进行糖尿病专业医师培养非常必要。

6.目前糖尿病营养学几乎还是空白,应着重培养糖尿病方面的营养师。

7.我国糖尿病防治工作的发展极不均衡,基层及边远地区尚处于启蒙阶段,而这些地区可能是糖尿病流行的潜在地区。

以上是我国糖尿病学者所要面对的巨大的挑战和将要承担的艰巨任务。

（齐　昊）

第二节　糖尿病的病因及发病机制

糖尿病是一组由胰岛素分泌不足及(或)胰岛素作用缺陷所引起的一组以血浆葡萄糖(简称血糖)水平升高为特征的代谢性疾病群。

糖尿病的病因复杂,经常为多种因素共同作用引起发病,概括而言,糖尿病的病因可归纳为遗传因素和环境因素两大类,但不同类型的糖尿病其病因不同。

糖尿病的发病机制可归纳为不同病因导致胰岛 B 细胞分泌缺陷及(或)周围组织胰岛素作用不足。胰岛素分泌缺陷可由于细胞组织内兴奋胰岛素分泌及合成的信号在传递过程中的功能缺陷引起,亦可由于自身免疫、感染、化学毒物等因素导致胰岛 B 细胞破坏,数量减少引起。胰岛素作用不足可由于周围组织中复杂的胰岛素作用信号传递通道中的任何缺陷引起。胰岛素分泌及作用不足的后果是糖、脂肪及蛋白质等物质代谢紊乱,依赖胰岛素的周围组织(肌肉、肝脏及脂肪组织)利用障碍以及肝糖原异生增加导致血糖升高、脂肪组织的脂肪酸氧化分解增加、肝脏酮体生成增加及合成三酰甘油增加;肌肉蛋白质分解速率超过合成速率以致负氮平衡。这些代谢紊乱是糖尿病及其并发症、伴发病发生的病理生理基础。

一、1 型糖尿病的病因和发病机制

1 型糖尿病是指因胰岛 B 细胞破坏导致胰岛素绝对缺乏所引起的糖尿病,分为自身免疫性和特发性。世界不同地区 1 型糖尿病的发病情况差异甚大,北欧国家最高,而东南亚国家则相对较低,芬兰是 1 型糖尿病发病率最高的国家。1 型糖尿病的病因和发病机制尚未完全阐明。绝大多数 1 型糖尿病是自身免疫性疾病,遗传和环境因素共同参与其发病过程。

(一)遗传因素

1型糖尿病是一种多基因遗传病,对孪生儿的研究表明,1型糖尿病中的遗传共显性为50%。人类染色体研究显示,位于第六对染色体短臂(6p21)上的人类白细胞抗原(HLA)基因是1型糖尿病遗传易感性最重要的基因位点,而其中的Ⅱ类基因 HLA-DRB1、DQA1、DQB1 在1型糖尿病的遗传机制中起了较为重要的作用。保护性 HLA-DQB1 等位基因在第57位表达天冬氨酸残基,若此位置不是天冬氨酸残基,而是丝氨酸、丙氨酸、缬氨酸等,则具有1型糖尿病的易感性。而 DQβ57 非天冬氨酸和 DQα52 精氨酸可明显增加1型糖尿病的易感性。

(二)环境因素

环境因素具有促发或抑制糖尿病发生的作用,遗传易感性必需与特殊的环境因素相互作用才能起作用。环境因素包括病毒感染和化学物质的摄入,其中病毒感染最重要。上述因素可直接损伤胰岛 B 细胞或通过其自身的作用诱导体内的免疫反应,使胰岛 B 细胞受到自身免疫破坏,导致1型糖尿病的发生。

1.病毒感染   据报道,与1型糖尿病有关的病毒包括腮腺炎病毒、风疹病毒、巨细胞病毒、脑心肌炎病毒、柯萨奇 B4 病毒等。病毒感染导致胰岛 B 细胞损伤的机制如下。

(1)直接损伤胰岛 B 细胞:可表现为爆发性,迅速、大量破坏 B 细胞,患者突然出现严重酮症酸中毒,引起死亡。也可表现为慢性过程,病毒进入胰岛 B 细胞,长期停留,使细胞发生微细变化,寿命缩短,胰岛 B 细胞数量逐渐减少,发生1型糖尿病。

(2)启动胰岛 B 细胞自身免疫反应:病毒感染可启动自身免疫反应,损伤胰岛 B 细胞引起1型糖尿病,这是导致胰岛 B 细胞损伤的主要机制。目前认为,病毒感染引起1型糖尿病的自身免疫机制主要与感染病毒蛋白质和某些组织细胞间存在同源短肽或交叉抗原有关,如已发现胰岛 B 细胞谷氨酸脱羧酶(GAD65)的24氨基酸片段与致糖尿病的柯萨奇 B4 病毒的 P2-C 蛋白某区域具有高度同源性。

此外,病毒感染还可能通过诱导胰岛 B 细胞表达 HLA Ⅰ类、Ⅱ类抗原及免疫细胞产生细胞因子、多克隆激活 B 淋巴细胞等机制,导致1型糖尿病的发生。

2.化学物质的摄入   对胰岛 B 细胞有毒性作用的化学制剂和药物有四氧嘧啶、链佐星及杀鼠药 Vacor(N-3-吡啶甲基 N'-P-硝基苯脲)。遗传和环境因素在不同1型糖尿病患者发病机制中所起的作用差异较大。

(三)自身免疫

1型糖尿病是一种自身免疫性疾病。1型糖尿病是一种自身免疫性疾病的假设提出要追溯到1965年,Willygets 在新发生的青少年糖尿病患者胰腺组织中观察到炎性细胞浸润,并认为可能是一种免疫紊乱,从而引致1型糖尿病的发生。

目前认为,1型糖尿病是一种自身免疫性疾病的相关证据如下:①1型糖尿病患者血清中存在胰岛细胞抗体(ICA)、胰岛素自身抗体(IAA)、谷氨酸脱羧酶抗体(GADA)及其他自身抗体;②1型糖尿病及其亲属常伴有其他自身免疫性疾病,如甲状腺功能亢进症、慢性淋巴细胞性甲状腺炎(桥本甲状腺炎)、原发性肾上腺皮质功能减退症、恶性贫血、重症肌无力、类风湿关节炎等;③1型糖尿病患者胰腺组织病理切片中可见大量淋巴细胞浸润,是其存在细胞免疫的直接证据。

1.体液免疫   1974年,Battazzo 等首先报道1型糖尿病患者血清中存在胰岛细胞抗体,目前发现90%新诊断的1型糖尿病患者血清中存在胰岛细胞抗体,被认为是胰岛 B 细胞损伤的标志。

(1)胰岛细胞胞质抗体(ICA):60%~90%新诊断的1型糖尿病患者 ICA 阳性。ICA 在1型糖尿病发病前几年即可阳性,但存在时间短,常在临床起病后2~3年消失。

（2）胰岛素自身抗体（IAA）：新诊断的1型糖尿病患者未接受胰岛素治疗之前可存在胰岛素自身抗体，为胰岛B细胞自身免疫损伤的标志之一，其阳性率和滴度随起病年龄增加而下降，并与HLA基因型有关。

（3）谷氨酸脱羧酶（GAD）抗体：GAD为催化谷氨酸转变为抑制性神经递质γ-氨基丁酸（GABA）的限速酶，为胰岛细胞自身抗体之一。人类GAD有两种同工酶，GAD65及GAD67，两者的氨基酸序列具有65%同源性。GAD65以点状方式表达在高尔基体，GAD67弥散分布在细胞质中。新诊断的1型糖尿病患者GAD65抗体阳性率高达80%，在1型糖尿病临床发病前10年GAD65抗体即可阳性。因此，GAD65抗体测定为筛选1型糖尿病前期及确定1型糖尿病的重要措施。

此外，还有胰岛抗原2（IA-2）抗体和胰岛抗原2β（IA-2β）抗体。

总之，胰岛细胞自身抗体监测可预测1型糖尿病的发生及确定高危人群，并可协助糖尿病分型及指导治疗，对临床具有重要意义。目前建议联合检测GAD65抗体、IAA及IA-2抗体，认为是预测1型糖尿病最可靠的免疫学标志。

2.细胞免疫　在1型糖尿病的发病机制中，细胞免疫异常尤为重要。目前，认为1型糖尿病是一种T细胞介导的自身免疫性疾病，免疫失调体现在免疫细胞比例失调及其所分泌的细胞因子或其他介质相互作用紊乱。包括免疫系统激活和免疫细胞释放各种细胞因子，上述因素可直接或间接造成胰岛B细胞损伤。

总之，1型糖尿病为遗传自免疫性（自身免疫性）疾病。遗传易感基因的存在是其发病基础，加之在某些环境因素，如病毒、毒物作用下诱导免疫性炎症，胰岛B细胞受损破坏而致胰岛素分泌绝对缺乏，导致1型糖尿病。此类患者的血细胞及其他组织可发现多种细胞因子，如IL-1、IL-2、IL-4、INF-γ、TNF-α及NO等基因的异常表达，血清中可查及β细胞破坏的多种特异的免疫标志：ICA、IAA、GAD-Ab及IA-2、IA-2β等抗体。本病主要有两种类型。

（1）速发型：起病多急剧，三多症状明显，血糖明显升高常伴酮症酸中毒，发病后经过数月的蜜月期，多于1年内胰岛功能极度低下成为终身胰岛素依赖。此型多见于15岁以下儿童及少年。

（2）缓发或迟发型：多见于30岁以后的成年人，又称成人隐匿性自身免疫性糖尿病（LADA），是一种自身免疫性疾病，具有1型糖尿病的免疫学和遗传学特征。LADA起病时貌似2型糖尿病，在诊断后的一段时间内不需要胰岛素治疗，磺脲类药物即可控制血糖，胰岛功能介于1、2型糖尿病之间，数年后胰岛B细胞功能日益衰减，成为胰岛素依赖，血清GAD-Ab阳性，此型与速发型之区别在于胰岛B细胞的不完全破坏或缓慢破坏。该病最早由Irvine等在1977年提出，但直至十余年后才被正式命名。1999年世界卫生组织在糖尿病分型的新建议中，提出LADA属于1型糖尿病的亚型。白种人的成人糖尿病中，LADA可能占15%～20%，非肥胖的成人糖尿病中可高达50%。亚洲地区黄种人2型糖尿病中LADA的发病率为2%～5%。

二、2型糖尿病的病因和发病机制

2型糖尿病是一组由于靶组织对胰岛素敏感性减弱（胰岛素抵抗）以及胰岛B细胞缺陷（功能缺陷）而形成的，以糖、蛋白质、脂肪、水和电解质等一系列代谢紊乱为特征的代谢异常综合征。

2型糖尿病病因错综复杂，其发病机制尚未完全阐明。遗传和环境等因素均参与其发生。

（一）病因

1.遗传易感性　目前认为，2型糖尿病是遗传性疾病。除少数亚型为单基因遗传外，大部分可能为多基因或以少数主基因起主导作用的多基因遗传病。糖尿病的遗传易感基因分两类：一类为糖尿病致病基因,如 MODY2 的葡萄糖激酶基因突变;另一类为糖尿病相关基因,如调控食欲及能量代谢的基因。前者为发生糖尿病最重要的必需基因,具有特异性;后者为糖尿病的危险因素,单独存在不致糖尿病,不具特异性。通常需要两类多个基因相互作用才能引起糖尿病。糖尿病的遗传具有高度异质性,不同类型及不同亚组的糖尿病所涉及的遗传基因差异较大。遗传学研究表明,糖尿病的患病率在血统亲属中与非血统亲属中有显著差异,前者较后者高出 5 倍。对孪生儿的研究显示,在 1 型糖尿病中的遗传共显性为 50％,而在 2 型糖尿病中其遗传共显性达 90％以上,因此 2 型糖尿病中的遗传因素所起的作用明显高于 1 型糖尿病。

遗传是 2 型糖尿病的重要发病因素,主要表现在:同卵双胞胎间 2 型糖尿病发病的高一致性,可达 90％;2 型糖尿病的家族聚集性;以及不同种族间 2 型糖尿病发病率的巨大差异。除了少数发病年龄较早的 2 型糖尿病(如青年发病的成人型糖尿病,MODY)的遗传模式呈常染色体显性遗传外,占 2 型糖尿病人群中绝大多数的晚发型 2 型糖尿病的遗传模式尚不明确。

(1)早发型(青年发病的成人型糖尿病,MODY)2 型糖尿病:1960 年,芝加哥大学的 Fajans 教授提出了一种特殊类型的糖尿病,即具有家族史的、非肥胖青少年发病的非胰岛素依赖糖尿病,这些糖尿病患者通常能用磺脲类降糖药物控制,Fajans 把这类患者称为 MODY。1974 年,共报道了 3 个常染色体显性遗传的 MODY 家系。1 年后,另外又有 26 个 MODY 家系被报道,此后有人在欧洲、拉丁美洲、非洲和亚洲人群中报道了 MODY 病例。

通过对 MODY 进行家系分析,已证实其为单基因常染色体显性遗传病,符合孟德尔遗传定律,证据如下:①46％的家庭中有连续三代垂直传递的特点;②85％的糖尿病患者有糖尿病的父亲(或母亲);③同胞中半数有糖尿病。MODY 的发生与家族中 HLA 单倍型、HLA-DR3/DR4、DQB1 * 0302、DQB1 * 0201 没有联系,与胰岛素基因的高变区也无相关性,是单基因致病性糖尿病。

MODY 是一组由于多种单基因突变,导致胰岛 B 细胞功能缺陷所致的特殊类型的糖尿病。由于胰岛 B 细胞功能遗传缺陷,几乎所有的 MODY 都有不同程度的胰岛素分泌减少。从 1992 年发现了第一个 MODY 基因开始,现已发现 6 种与 MODY 有关的致病基因。根据这 6 种突变基因的不同,将 MODY 分为 6 个亚型,分别由 6 种单基因突变所致,这些基因均表达于胰岛 B 细胞,其中任何一个基因的突变均可导致胰岛 B 细胞功能缺陷和糖尿病的发生。

MODY1:染色体 20q,肝细胞核因子-4α(HNF-4α)突变;

MODY2:染色体 7p,葡萄糖激酶(GCK)突变;

MODY3:染色体 12q,肝细胞核因子-1α(HNF-1α)突变;

MODY4:染色体 13q,胰岛素启动因子-1(IPF1)突变;

MODY5:染色体 17q,肝细胞核因子-1β(HNF-1β)突变;

MODY6:染色体 2q32,神经源性分化因子 1(NeuroD1)突变所致突变。

1)MODY1:HNF-4α 突变所致。HNF-4α 是胆固醇/甲状腺激素受体超家族成员,是一种孤儿核受体,是肝脏基因表达的重要调节因子,而且对 HNF-1α 的活化有重要作用;HNF-4α 基因除了存在于肝细胞外,还广泛地存在于胰岛 B 细胞,主要影响胰岛 B 细胞对血糖升高时的胰岛素反应。HNF-4α 突变可能会影响胰岛 A 细胞、B 细胞和胰岛多肽细胞的功能。近年来,在 MODY1 患者体内发现的突变有 Q268X、F75fsdelT、K99fsdelAA、R127W、R154X 和 E276Q 等。虽然目前已经发现了 MODY1 和 HNF-4α 突变的相关性并已部分了解 HNF-4α 的作用,但其致病的分子机制并未完全阐明。由于 MODY1 患者携带的突变基因是杂合子基因,所以不同患者间胰岛素的分泌情况有很大差别,同时患者的诊断年龄和发病年龄也因起病缓慢而不一致。

2）MODY2：GCK 突变所致。1992 年，Frogue 等发现 16 个法国糖尿病家系和 7 号染色体葡萄糖激酶（GCK）基因座之间有连锁，因此他们首先提出存在 MODY2 型。MODY2 是一种高外显率的常染色体显性遗传疾病，患者多为儿童，伴有血糖轻度升高。GCK 是一种己糖激酶，定位于 7p13-15，为单拷贝基因，主要表达于胰岛 B 细胞和肝脏。在胰岛 B 细胞内，GCK 的作用相当于"葡萄糖感受器"，控制葡萄糖进入磷酸化途径的速度，并且控制其后续的代谢。肝脏中的 GCK 在葡萄糖转化为糖原的过程中起关键性作用，在餐后血糖的控制中也有重要意义，该酶缺陷主要引起餐后高血糖。GCK 基因的突变很大一部分是杂合子，患者保留有正常的等位基因，从而保留有近 50％的胰岛素分泌功能，可发生轻症糖尿病，属于不完全表现型，50％携带杂和突变的妇女可有妊娠糖尿病。GCK 纯合子突变导致该酶功能完全缺失，出现新生儿持续性糖尿病，表现为出生体重降低和严重的糖尿病，出生后数天即需要胰岛素治疗。1992 年，Vinnet 在一个 MODY2 家系 GCK 基因的第 7 号外显子上发现一个无义突变，即 GAG279（GLU）→TAG（终止密码子）而导致 MODY2 发生，并在一个法国家系中发现 GCK 的基因编码有一个错义突变的单碱基结构。在一个日本人的 MODY2 系中，GCK 的第 5 外显子发生了无义突变，C 转换为 T，使第 186 密码子由 CGA（精氨酸）变为 TGA（终止密码子），预测该突变将造成 GCK 的氨基酸残基缺失 60％。随后，发现第 7 外显子存在两个错义突变：Thr→Met 和 Gly→Arg。通过计算机分析其蛋白的二级结构，发现 Thr228 的突变影响酶与 ATP 的亲和力，而 Gly261 的突变影响与糖的结合，从而导致了 MODY2 的发生。之后众多研究显示，MODY2 患者中的 GCK 基因上存在大量的无义突变和错义突变，前者使该酶缺乏，后者使该酶功能改变。现在共有大约 130 种以上的 MODY2 相关 GCK 基因突变被鉴定，尽管如此，患者的表现型却并不都一致，且随着年龄的增长，胰岛 B 细胞的功能仅有轻度下降。不到 50％的患者出现显性糖尿病，其中很多是肥胖患者或年龄较大的人。这一类型患者的高血糖是由胰岛 B 细胞对葡萄糖的敏感性降低和餐后肝脏糖原合成障碍两种机制共同造成的。

3）MODY3：HNF-1α 突变所致。MODY3 是最为常见的 MODY 类型，迄今已发现超过 120 个 HNF-1α基因突变，各种族和人群均有报道。MODY3 和 MODY1 在病理生理机制上存在较多相似之处，其原因是与 MODY1 发病相关的 HNF-4α 调控 MODY3 相关的 HNF-1α 表达，HNF-1α 反过来对大量肝脏特异性基因的表达有活化作用。基因敲除研究表明，HNF-1α 缺陷可改变胰岛 B 细胞的功能，从而引起胰岛素分泌功能受损。有研究发现，在 HNF-1α 第 4 号外显子的同一位点多聚体 C 带（Poly C trct）插入"C"，中心包绕着 2904 个密码子（取名为 Pro291fsinsC），导致了翻译错误和转录的提前终止。HNF-1α 基因的 DNA 多态性分析表明，Pro291fsinsC 突变表现在每个患者的不同单体型，意味着多聚体 C 带存在一个突变位点。另报道一个 MODY3 家族，是由于 241 密码子 T→G，导致 Cys 取代 Gly。在 15 个英国 MODY3 家族中，检测到 8 个不同的 HNF-1α 基因突变区域，他们观察到其中 11 个家族中（占 73％）存在 3 个移码突变（P291fsinsC，P379fsdelCT，A443fsdelCA）和 5 个错义突变（P129T，R131W，R159W，P519L，T6201），表明 HNF-1α 是一个高频率的突变基因。分析基因第 10 外显子和两侧内含子，发现 Leu254-Met 可在 MODY3 患者中发生，而 Leu254 是动物的 HNF-1α 和 HNF-1β（结构相关蛋白）的主要靶 DNA 结合部位。这些基因突变在遗传中起协同的作用，并且导致 MODY3 的发生。此外还发现了 M626K 突变，其位于高水平转录所必须的 ADI 区域（547 至 628 氨基酸），此突变与线粒体 DNA 的 A3234G 突变具有协同作用，可使糖尿病的发病年龄提前。在一个挪威的 MODY3 家系中还发现，其眼部并发症发生率非常高。

4）MODY4：IPF-1 突变所致。IPF-1 是在研究胰岛素和生长抑素基因转录的调节因子时被发现的，定位于 13q12.1，又称为 PDX-1、STF-1 或 IDX-1 等。它在胰腺发育和胰岛细胞内多种基因（包括编码 GCK、胰岛素和胰岛淀粉样多肽、葡萄糖转运蛋白 2 的基因）的调节中起到关键作用。IPF-1 亦可能参与了葡萄糖诱导的胰岛素基因转录。当 IPF-1 的突变是杂合子状态时可导致 MODY4 的发生，而当突变是纯合子状态时,则表现为胰岛发育不全。目前关于此病的所有资料均来自于一个家系,先证者是 1 例婴儿,由于先天性胰岛发育不全导致持续性新生儿糖尿病和胰岛外分泌功能缺陷。对 IPF-1 基因结构的研究发现,该婴儿是 IPF-1 框架移动突变基因(Pro63fsdelC)的纯合子,而其父母是该突变的杂合子,他们患有轻度的糖尿病,遗传方式为常染色体显性遗传。在此家系的 5 代共 26 名家庭成员中,有 8 人有此等位基因,在这 8 人中,有 6 人已经被诊断为糖尿病并进行了饮食或口服降糖药治疗。患者发生糖尿病的年龄较其他类型的 MODY 更大,平均发病年龄为 35 岁(17～67 岁),没有患者表现为酮症或需要胰岛素治疗。6 名患者在葡萄糖钳夹试验中发现严重的胰岛素分泌障碍,而无此基因突变的家庭成员无明显异常。

5)MODY5:HNF-1β 突变所致。HNF-1β 主要存在于肝脏,但是胰腺、肾脏和内生殖器亦有表达,与 HNF-1α 和 HNF-4α 共同构成转录因子网络,在胚胎发育阶段和成人阶段协同调节基因的表达。在胰岛 B 细胞中,上述转录因子调节胰岛素基因、编码葡萄糖转运和代谢相关蛋白基因、线粒体代谢相关基因的表达,这些基因均与胰岛素分泌密切相关。在肝脏,这些转录因子调节脂蛋白的合成。MODY5 并不常见,但有其自身特点即糖尿病合并肾脏囊肿,第一个 HNF-1β 突变就是在非糖尿病性肾功能障碍的家系中发现的。因此提出一个新的综合征,即肾脏囊肿合并糖尿病(RCAD),它有 3 个特点:先天性肾单位减少症伴代偿肥大、发育不良性肾脏囊肿和家族性发育不良性肾小球囊性变。此病由肾单位发育异常所导致,肾脏的形态异常早在怀孕 17 周时即可观察到,约 50% 的患者在 45 岁之前会发展成晚期肾衰竭。虽然该疾病的发病机理尚不明确,但可以提示胎儿肾单位的形成有赖于 HNF-1β 的正常功能。

6)MODY6:NeuroD1 基因突变所致。NeuroD1 又称为 B 细胞 E-盒转录激活子(BETA-2)。NeuroD1 是转录因子 bHLH 家族的组织特异性成员,主要功能是激活胰岛素基因转录和参与胰岛发育,在胰岛、小肠、脑中表达。1999 年,Malecki 等在两个常染色体显性遗传的 2 型糖尿病家系中发现了编码转录因子 NeuroDl(BETA2)基因的突变。其中一个家系同时符合 MODY 的诊断标准:常染色体显性遗传;连续 3 代中均有糖尿病患者,且起病年龄小于 25 岁;B 细胞功能缺陷。因此,NeuroD1(BETA2)基因突变可能是另一类型 MODY 的病因,人们将之命名为 MODY6。目前发现的突变有两个,一个是 His206finsC 处的移码突变,引起表达蛋白羧基端的截短;另一个是密码子 111 处的错义突变(Arg→Leu),破坏了基因的 DNA 结合域及 E 盒的结合活性。

MODY 的临床特点:起病早,诊断糖尿病时年龄<25 岁;原发性胰岛素分泌障碍,但通常进展较缓慢,至少 5 年内不需用胰岛素治疗,无酮症倾向;有 3 代或 3 代以上常染色体显性遗传史;空腹血清 C 肽>0.3nmol/L,葡萄糖刺激后>0.6nmol/L。

目前对 MODY 的诊断除进行相应的基因测序外,尚无其他方法。临床上符合以下三种情况者应疑为 MODY,确诊需做分子生物学检查:①常染色体显性遗传,至少有三代发病且每一代都有人患病;②诊断糖尿病时年龄<25 岁;③无酮症倾向,至少发病 2 年内不需要胰岛素治疗者。

此外,尚发现胰岛素及胰岛素受体基因突变所致的糖尿病,以及线粒体 DNA 突变所致的 2 型糖尿病(糖尿病耳聋综合征),以上疾病在 2 型糖尿病中所占比例小于 10%。

(2)迟发性或常见型 2 型糖尿病:其遗传基因的研究进展较慢。在过去的 10 余年中,人们一直采用定位克隆策略和候选基因策略来寻找 2 型糖尿病的致病基因,虽然花费了巨大的人力和物力,在人类染色体上定位了许多可能含有 2 型糖尿病致病基因的位点,但具体的基因突变尚未被发现。最近通过定位克隆策略发现了与墨西哥裔美国人家系中 2 型糖尿病相关的 Caipain10 基因,值得进一步研究。

2.环境因素 环境因素具有促发或抑制糖尿病发生的作用。同一种族在不同生存环境中 2 型糖尿病发病危险性的明显差异性,说明了环境因素在 2 型糖尿病发病中的重要作用。2 型糖尿病常见的危险因素为肥胖(尤其是腹型肥胖)、体力活动减少、老龄、宫内发育不良、应激、吸烟、饮酒、高血压、高胰岛素血症及胰岛素抵抗、出生低体重等。这些因素也受遗传基因的调控，它们可能通过胰岛素抵抗促进糖尿病易感基因的表达而促发糖尿病。

（二）发病机制

2型糖尿病为遗传与环境因素相互作用所致，主要涉及胰岛素分泌与胰岛素作用的缺陷，即胰岛 B 细胞胰岛素分泌缺陷与外周组织的胰岛素抵抗两方面。胰岛素分泌缺陷可由胰岛 B 细胞组织内兴奋胰岛素分泌及合成的信号在传递过程中的功能缺陷造成。胰岛素作用不足可由于周围组织胰岛素作用信号通道中的任何缺陷引起。胰岛素分泌及作用不足的后果是糖、脂肪及蛋白质等物质的代谢紊乱：依赖胰岛素的周围组织（肌肉、肝脏及脂肪组织）的糖利用障碍以及肝糖原异生增加导致血糖升高、脂肪组织的脂肪酸氧化分解增加、肝酮体形成增加及合成三酰甘油增加；肌肉蛋白质分解速率超过合成速率以致负氮平衡。两者在 2 型糖尿病发病中孰先孰后，孰为原发，孰为继发一直存在争议。现有的大多数证据支持：2 型糖尿病中胰岛 B 细胞功能受损是主要的先天性因素，而胰岛素抵抗是主要的获得性因素。总之，胰岛 B 细胞功能受损是 2 型糖尿病发病的必需条件，在 2 型糖尿病的发生过程中起着关键作用；胰岛素抵抗是 2 型糖尿病发病的促进因素，在 2 型糖尿病的发生、发展中起着重要作用。在胰岛 B 细胞功能受损的基础上加上胰岛素抵抗就会导致糖耐量受损或 2 型糖尿病。

1. 胰岛功能缺陷　对 2 型糖尿病高危人群的研究发现，在出现糖耐量异常之前，有空腹及（或）葡萄糖刺激后的高胰岛素血症，提示此时已开始胰岛素分泌的代偿性改变，已存在胰岛素敏感性下降，若胰岛素分泌不能适应血糖的变化，就会出现糖耐量减低（IGT）。在 IGT 阶段，空腹血糖正常而餐后血糖升高，肯定有胰岛素分泌缺陷。胰岛素分泌缺陷的早期表现包括：胰岛素分泌波紊乱，受刺激后第一时相胰岛素分泌降低，胰岛 B 细胞再生能力降低和胰岛素原与胰岛素比例（PI/IRI）升高等。在 2 型糖尿病早期，胰岛素分泌缺陷被部分代偿，空腹胰岛素往往偏高，餐后胰岛素释放延迟，而增加幅度尚可，但对于升高的血糖而言，胰岛素分泌是不足的。多数 2 型糖尿病患者在静脉糖耐量试验（IVGTT）时，出现第一时相胰岛素分泌反应（急速胰岛素释放，AIRs）降低或缺失，第二时相高峰延迟，而胰岛 B 细胞对除葡萄糖以外其他刺激物（如精氨酸等）的分泌反应相对正常，成为 2 型糖尿病所特有的葡萄糖引发的胰岛素分泌（GSIS）缺陷。

（1）胰岛 B 细胞基因的缺陷：晚发的 2 型糖尿病发病机制复杂，遗传因素常常与非遗传因素交互作用。大多数 2 型糖尿病存在胰岛 B 细胞功能不全。影响胰岛素分泌及其作用的基因缺陷是 2 型糖尿病的一个重要发病机制。

（2）高血糖影响胰岛素分泌缺陷：高血糖对机体的不良影响，称为"葡萄糖毒性作用"。广义上指高血糖对全身组织的损害，它是引起各种慢性并发症的主要原因；狭义的"葡萄糖毒性作用"特指慢性高血糖加重胰岛素分泌缺陷及抵抗，从而加重糖尿病。从胰岛 B 细胞数量减少的动物模型（如链佐星处理、90% 胰腺切除等）发现，高血糖与 GSIS 缺陷同时存在。60% 胰腺切除的大鼠仍可保持血糖正常，胰岛素分泌反应也正常。但当用蔗糖喂养造成高血糖后，即出现分泌反应缺陷。高血糖加重胰岛素分泌缺陷的机制，目前认为主要在以下方面。

1）葡萄糖转运障碍：葡萄糖引发的胰岛素分泌需经历葡萄糖转运、储存、氧化代谢及信息传递过程。葡萄糖通过细胞膜上的葡萄糖转运子（GLUT2）进入细胞，被葡萄糖激酶（GCK）磷酸化，引起一系列的氧化代谢过程，此过程中形成的 ATP/ADP 比值升高，使 ATP 敏感性钾通道关闭，细胞膜除极化，开放电压依赖性 Ca^{2+} 通道，使细胞内 $[Ca^{2+}]$ 升高，与其他第二信使相协同，引起颗粒聚集和胞吐作用。而在高糖环境下，胰岛 B 细胞 GLUT2 表达减少，从而减少葡萄糖的转运，使胰岛素分泌减弱。

2）糖基化终末产物（AGEs）：因慢性高血糖时体内蛋白质的非酶糖基化与多种慢性并发症的发生有关，高糖培养基的长期孵育可使胰岛 B 细胞中 AGEs 荧光显著增强。氨基胍对胰岛 B 细胞胰岛素分泌及生物合成具有促进作用,此作用通过抑制 AGEs 形成,并非通过抑制一氧化氮(NO)合成。据此认为蛋白质的非酶糖基化作用是"葡萄糖毒性作用"的另一机制。

3)胞内信息传递及基因表达:有些学者对"葡萄糖毒性作用"提出异议。Leahy 等根据二氮嗪阻断胰岛素释放的实验提出,分泌缺陷是由于胰岛素过度分泌(B 细胞耗竭、葡萄糖失敏感)导致。新近 Mouan 等研究了 HIT-T15 细胞株在高糖环境中胰岛素分泌及其相关基因的表达,将"葡萄糖毒性作用"和"B 细胞耗竭"区分开来,指明前者发生在胰岛素基因转录水平,并涉及两种重要转录因子 STF-1(PDX-1)和 RIPE-3b1 的表达及结合障碍,而"耗竭"和"失敏感"是胰岛 B 细胞长期暴露于高糖环境时一种暂时的脆性生理状态,低糖环境时可恢复。

(3)高脂与胰岛 B 细胞分泌缺陷:人及动物实验均表明,肥胖型 2 型糖尿病与 GSIS 障碍有关。在各种环境因素中,高脂饮食、肥胖等不仅可使外周靶组织胰岛素受体减少、亲和力下降,也会影响到胰岛 B 细胞的分泌。脂溶液灌注大鼠 48 小时可抑制 GSIS;胰岛细胞长期孵育于脂肪酸中亦可产生类似结果。高脂饮食导致胰岛 B 细胞功能缺陷,可能与游离脂肪酸(FFA)水平异常升高、自主神经反应性的不平衡、高血脂与高血糖合并产生的代谢紊乱、遗传背景及胰岛 B 细胞内信号传递异常有关。

2.胰岛素抵抗

(1)胰岛素抵抗的定义:胰岛素抵抗是指机体对胰岛素的反应减退,正常剂量的胰岛素产生低于正常生物学效应的一种状态,即胰岛素敏感细胞对胰岛素介导的葡萄糖摄取及处置的抵抗。胰岛素抵抗贯穿于 2 型糖尿病的整个发生、发展过程中。

(2)胰岛素抵抗的病因学:胰岛素抵抗主要由遗传及环境因素共同引起。肥胖是产生胰岛素抵抗的重要因素。在 2 型糖尿病,肥胖参与胰岛素抵抗的机制,可独立引起,或与 2 型糖尿病协同作用加重 2 型糖尿病的胰岛素抵抗。肥胖对胰岛素作用的影响与脂肪的分布有关——以内脏腹型肥胖最为重要。因为内脏腹型肥胖者,内脏脂肪细胞肥大,而体积增大的脂肪细胞,其细胞膜胰岛素受体密度降低,胰岛素与受体的结合因此减少。另外,肥大的脂肪细胞对胰岛素的抗脂解及脂肪合成作用不敏感,却对脂解激素敏感,因此进入门静脉的游离脂肪酸(FFA)增高,FFA 增高使肝糖产生和输出增加,造成空腹血糖升高及高胰岛素血症(腹型肥胖者尤为明显),引起胰岛素抵抗。

高脂饮食可引起胰岛素抵抗,无论动物或人类短期或长期进食高脂膳食均可致胰岛素抵抗,且胰岛素抵抗独立于体重增加及体脂分布。

(3)胰岛素抵抗的病理机制

1)细胞水平的缺陷:细胞水平的缺陷表现为肝细胞、肌细胞、脂肪细胞作用的缺陷。①肝细胞缺陷主要表现为肝糖产生及输出增加,造成空腹高血糖症,同时肝糖产生及输出增多也是餐后血糖升高的原因之一。②肌细胞胰岛素抵抗可引起胰岛素刺激的葡萄糖摄取、处理减少,肌糖原生成及贮存减少,产生高血糖状态。③脂肪细胞胰岛素抵抗可致使胰岛素的抑制脂肪分解作用减弱,脂肪分解作用增强,血 FFA 增高。血浆高 FFA 浓度可同时促进肝糖产生过多及抑制肌细胞胰岛素介导的葡萄糖运转及肌糖原的合成。FFA 浓度增高还可影响胰岛素信号传导系统,抑制胰岛素受体和胰岛素受体底物酪氨酸磷酸化,抑制磷脂酰肌醇-3(PI-3)激酶活性,使肌肉、脂肪 Glut4 向细胞转位减少,胰岛素介导的葡萄糖摄取减少,并抑制糖原合成酶活性,导致肌糖原及肝糖原贮存减少,引起血糖升高。

2)分子水平的缺陷:①受体前缺陷,包括胰岛素抗体形成——多为注射动物胰岛素所致;胰岛素基因突变引起胰岛素分子结构异常;胰岛素降解加速;胰岛素拮抗激素的作用(内源性及外源性皮质醇增多,胰高糖素、甲状腺素、生长激素、肾上腺素过多时)致胰岛素抵抗。②受体缺陷。胰岛素受体为含 2 个 α 亚单位及 2 个 β 亚单位的异四聚体,为一跨膜糖蛋白。胰岛素受体缺陷表现为受体数目及亲和力降低;肥胖及高胰岛素血症时胰岛素受体数目减少,使胰岛素与受体结合减少,呈现出胰岛素生物效应的降低。③受体后缺陷,指胰岛素与受体结合后信号转导到细胞内引起的一系列代谢过程。包括胰岛素受体底物-1(IRS-1)家族异常(IRS-1 丝氨酸磷酸化抑制 IRS-1 酪氨酸磷酸化,使 IRS-1 激活 PI-3 激酶能力下降,使 Glut4 引起的葡萄糖转运能力下降,引起血糖升高)、葡萄糖载体蛋白(Glut)的异常——肌肉和脂肪细胞对胰岛素刺激的葡萄糖摄取主要通过对胰岛素敏感的 Glut 进行,基础状态下胰岛素刺激的胰岛素受体酪氨酸磷酸化信号的内传使 IRS-1 磷酸化,激活 PI-3 激酶,使富含 Glut4 的小泡向细胞表面转位,细胞表面 Glut4 增多,组织对葡萄糖的摄取增加。当 Glut 基因突变或被敲除时,Glut 合成及转位受阻,从而产生胰岛素抵抗及糖尿病。

另外,细胞内葡萄糖磷酸化障碍;线粒体氧化磷酸化障碍使糖原合成减少;己糖胺/葡糖胺代谢途径活性增高;游离脂肪酸的作用;一些细胞因子的作用等都参与了受体后胰岛素抵抗的发生。

(4)胰岛素抵抗在 2 型糖尿病发病中的作用胰岛素抵抗反映的是胰岛素的糖代谢效应:一方面是脂肪和骨骼肌不能充分摄取葡萄糖,另一方面是肝脏组织释放葡萄糖增加,使患者血糖升高。另外,胰岛素抵抗会影响脂代谢,随着三酰甘油分解增加,游离脂肪酸明显升高,这又会加重胰岛素抵抗。Reaven 等学者根据多年研究的结果提出一个模式来解释胰岛素抵抗致糖尿病的机制。这个模式概括如下:具有糖尿病遗传易感性的个体,早期即存在胰岛素抵抗。在漫长的生活过程中,由于不利的环境因素的影响或疾病本身的演进,胰岛素抵抗逐渐加重。为了弥补胰岛素代偿性分泌增多,出现高胰岛素血症。在正常状态下,高胰岛素血症会导致低血糖反应发生。如高胰岛素血症时无低血糖反应或血糖正常,则为机体具有胰岛素抵抗的证明。胰岛素抵抗时,常伴有胰岛素分泌代偿性增多,因而出现空腹及(或)餐后高胰岛素血症,故高胰岛素血症往往被认为是胰岛素抵抗的替代性参数。2 型糖尿病患者的胰岛 B 细胞功能会随着时间的延长而逐渐减退,主要有两方面的原因:首先是高血糖,高血糖本身就会损害胰岛 B 细胞,即此所谓"葡萄糖的毒性作用";其次糖尿病还存在脂肪的异常,即高游离脂肪酸对胰岛 B 细胞的"脂毒性"作用,这两个原因可导致胰岛 B 细胞功能紊乱。当胰岛 B 细胞的功能降低到不能分泌足量的胰岛素来维持正常血糖时,血糖就会升高,提示病情加重,进入 IGT 期。由于刺激骨骼肌摄取葡萄糖所需胰岛素较抑制肝糖产生所需的胰岛素剂量大得多,因此,最早出现血糖升高在餐后,随后才出现空腹血糖异常(IFG),最终导致 2 型糖尿病。

(齐　昊)

第三节　糖尿病的病理生理

糖尿病的代谢紊乱主要是由于胰岛素生物活性或效应相对或绝对不足以及胰高糖素活性相对或绝对过多引起的糖、脂肪、蛋白质等的代谢紊乱。

1.糖代谢紊乱　　糖尿病患者体内胰岛素分泌绝对或相对不足是造成糖代谢紊乱的根本原因,高血糖是糖代谢紊乱的结果,其机制是葡萄糖的利用减少以及肝糖输出增多。

(1)葡萄糖在肝脏、肌肉和脂肪组织的利用减少:葡萄糖进入细胞内减少,糖原合成减少,糖酵解减弱,三羧酸循环减弱,磷酸戊糖通路减弱。

(2)肝糖输出增多:正常血糖浓度的维持有赖于胰岛素和升糖激素的平衡。肝脏可从门静脉和肝动脉摄取葡萄糖以及经糖原异生而生成葡萄糖,其对葡萄糖摄取并不依赖于胰岛素。较大部分肝糖原是间接经由糖原异生而形成,并不直接来自从食物中摄取得到的葡萄糖。糖尿病患者由于胰岛素分泌绝对或相对不足,升糖激素(如胰升糖素、儿茶酚胺等)相对升高,导致肝糖原分解增多、葡萄糖异生增加。最终引起高血糖及糖尿,高血浆渗透压,乳酸性酸中毒。现已明确,2型糖尿病患者肝脏对食物中葡萄糖的摄取与正常人无异,然而肝糖的输出,在2型糖尿病患者中均是异常的。其程度与空腹血糖升高正相关,即肝糖输出是空腹血糖水平的关键因素。

肝糖输出增加的机制如下:①胰岛素降糖的效应减弱以致不能有效地抑制肝细胞糖原分解而释放葡萄糖;②研究表明,2/3的基础肝糖输出是依赖于胰高血糖素的;③正常胰岛素的释放是脉冲式,而不是持续式的,分泌脉冲时相约10分钟。脉冲型分泌的胰岛素对肝糖输出的抑制比持续式分泌的胰岛素更强。而2型糖尿病患者细胞分泌胰岛素不呈脉冲型,因此其对肝糖输出的抑制作用减低;④2型糖尿病患者的外周组织输送肝糖原异生底物增加,实验表明后者与肝糖输出增加相一致;⑤2型糖尿病患者FFA水平增加,脂肪酸氧化增加更促进肝糖原异生。

2.脂代谢紊乱　正常人摄入的脂肪于肠道消化吸收后经血循环及淋巴进入肝脏及脂肪组织,又经β氧化分解为乙酰辅酶A,后者大部分与糖代谢的中间代谢产物草酰乙酸结合,经三羧酸循环氧化为能量;部分贮存为脂肪。但糖尿病时常有下列脂肪代谢紊乱特点。

脂肪代谢方面,产生大量酮体。蛋白质代谢方面,蛋白质合成代谢减弱,分解代谢加速,导致负氮平衡。以下针对不同糖尿病类型,对糖尿病发生的病理生理变化进行分述。

(1)脂肪合成减少:由于胰岛素绝对或相对不足,使脂肪合成减少。

(2)脂肪分解增速:在胰岛素极度缺乏时,脂肪组织大量动员分解,使循环中游离脂肪酸增加,在肝脏大量转化为酮体,若超过机体对酮体的氧化利用能力时,大量酮体堆积形成酮症或发展为酮症酸中毒。

(3)脂蛋白酯酶(LPL)活性低下:LPL的活性依赖于胰岛素的作用,因此胰岛素作用不足可导致LPL活性下降,而LPL是三酰甘油的水解酶,LPL活性下降可使乳糜微粒(CM)和极低密度脂蛋白(VLDL)的降解清除减慢、血游离脂肪酸和三酰甘油浓度升高,发生高脂血症、高三酰甘油血症及高游离脂肪酸血症。

3.蛋白质代谢紊乱　胰岛素作用中一个极其重要的方面是促进蛋白质合成,抑制蛋白质分解。糖尿病患者,尤其是1型糖尿病患者,由于胰岛素分泌不足,不能满足机体的需要,因此胰岛素的上述作用减弱,其结果是蛋白质的合成减少,而分解增加。由于蛋白质代谢呈负氮平衡,成人肌肉萎缩,消瘦乏力,抵抗力降低,细胞免疫与体液免疫力下降,易发生各种感染,手术刀口不易愈合;小儿则生长发育迟缓,糖尿病肾病后期可发生低蛋白血症。

4.水电酸碱平衡紊乱　糖尿病患者病情控制不佳时,可发生下列代谢性酸中毒:酮症酸中毒昏迷、乳酸性酸中毒并昏迷;糖尿病由于大量脱水可引起代谢性酸中毒;糖尿病肾病晚期可引起尿毒症伴酸中毒。

5.其他　微循环中血小板功能及体内抗凝血机制异常,血黏稠度增高,血流淤滞,加以组织缺氧等引起小动脉、小静脉和微血管扩张,导致糖尿病中典型的微血管病变,从而发展为多种脏器的慢性病变。

(赵　旭)

第十三章 中医对糖尿病及其并发症的认识

第一节 糖尿病与消渴证的理念

一、糖尿病与消渴证名词虽异，理念相近

自 15 世纪至今，糖尿病作为专一病名，被广泛使用。Diabetes 源于希腊文，意为虹吸或排出，mellitus 是拉丁文，意为极甜。糖尿病是一种极为古老的病种，从公元前 1550 年的埃及贵族墓群中发掘的文物——莎草纸抄本中，就有"多尿"这一病证的描述，这一表现，被怀疑为糖尿病的症状之一。无独有偶，在河南安阳出土的殷墟甲骨文中，亦有"尿病"字样，被视为糖尿病最早文字记载。这应该是东西方文明的巧遇与碰撞。在中医文献典籍中，类似糖尿病的文字记录，可追溯至约成书于 2300 年前，春秋战国时代的《黄帝内经·素问》一书中，有消渴、鬲消、肺消、消中、热中等多种名称。消渴言口渴消水，消为消渴之简称，鬲消言饮一溲一，肺消言饮一溲二，消中言多食数溲，热中言多饮数溲。东汉·张仲景《伤寒杂病论》而后，统一病名为消渴。所谓消渴，大渴引饮，饮入即消，初见消渴饮水，久则消津液，终至肌肉消瘦而死，故曰消渴大证也。迨至隋代·甄立言《古今录验方》中，论消渴病有三，一渴而饮水多，小便数，无脂似麸片甜者，皆是消渴病也；二吃食多，不甚渴，小便少，似有油而数者，此是消中病也；三渴而水不能多，但腿肿脚足瘦小，阴痿弱，数小便者，此是肾消病也。消渴言："口渴而饮水多，小便频而似麸片甜者"，与糖尿病之定义，庶几相同。可见糖尿病与消渴病的理念，名异而实同。远在先秦时代的中华民族的先贤们，对糖尿病竟有如此深刻的了解，在当时已达到了领先的水平。又如《素问·腹中论》所言："夫子数言热中消中，不可服高粱芳草石药……夫热中消中者，皆富贵人也，今禁高粱，是不合其心"。可见提高患者的依从性，古人早就先知先觉，只是不若今人提高到至关重要的境界而已。《素问·腹中论》又言："禁芳草石药，是病不愈……夫芳草之气美，石药之气悍，二者其气急疾坚劲，故非缓心和人，不可服此二者……夫热气慓悍，药气亦然，二者相遇，恐内伤脾"。可见古人已知消渴为熇热之病，非芳烈、温燥之药所宜治也。且明确昭示：消渴之治，以毋犯中州脾土为第一。古人先得我心，故在临床中凡治消渴热盛津伤之病，用药以甘寒、甘平是尚，须深切领会"甘凉益胃，守护津液"之要旨。

二、糖尿病（消渴病）的病因病机

（一）醇酒厚味，热结阳明

《素问·阴阳别论》云："二阳结，谓之消。"高粱之体，醇酒厚味，无有节制，酿成内热，热结阳明，消谷善饥，饮食不为肌肤，日形瘦瘪，胃热熏蒸，消烁津液，故口渴引饮。

（二）离火炎上，热灼肺金

《素问·气厥论》云:"心移热于肺,传为鬲消。"盖心主血脉,又主神明,以血为体,以火为用,经营操持,思如辘转,心神过用,暗吸肾阴,坎水下竭,离火上炎,肺为脏长,为心之盖,乃清虚之所,纤毫不容,又为娇脏,畏寒畏热,离火熠熠,辛金被灼,肺胃津伤,求救于水,口干渴饮,而病消渴。《素问·气厥论》中,寥寥九字,勾画出今人黉夜不寐,白日无眠,心理负荷过重,生活节奏过快,糖尿病发病率攀升至11%的局面。

（三）甘美多肥，酿成湿热

《素问·奇病论》云:"此肥美之所发也,此人必数食甘美而多肥也,肥者令人内热,甘者令人中满,故其气上溢,转为消渴。"考《素问·玉机真藏论》又云:"脾脉者,土也,孤脏以灌四旁者也。"夫脾胃同属于土,胃为戊土,乃阳明燥土,喜润而恶燥,以润降为用;脾属巳土,为太阴湿土,喜燥而恶湿,以升运为务。故脾胃有夫妻之谊,一升一降,相互为用。《素问·经脉别论》云:"饮入于胃,游溢精气,上输于脾,脾气散精,上归于肺,通调水道,下输膀胱,水精四布,五经并行,合于四时五脏阴阳,揆度以为常也。"此言人身饮食入胃,变生精微,输脾归肺,营养脏腑经络,四肢百骸之常也。今时之人,交际应酬,杯盏相接,膏腴甘美,饮啖无度,戕伤脾胃升降之职。肥者蕴热,甘者壅中,滋生湿热,痹阻三焦,气液不得宣平,年经日累,五藏精华之血,悉变败浊,致有仆击、偏枯、胸痹心痛、肺痿、劳淋、喘呼、水肿、青盲、内障、血灌瞳神、暴盲等终身之累,悔之晚矣。

（段珠山）

第二节　消渴病并发症的病因病机

一、消渴病血管并发症的病因病机

（一）消渴病心血管并发症的病因病机

消渴病心血管并发症是指糖尿病性心脏病而言,包括特异性糖尿病心肌病、非特异性冠状动脉硬化性心脏病,及与糖尿病有关的心脏自主神经病变。属于中医胸痹、心痛、怔忡、喘、悸、肿、厥脱范畴。其病因病机,大致分为四途:

1.肺胃燥热　消渴初始,心火引动胃火,肺胃煽热,劫津伤液,津血同源,津不载血,血行仄涩,心脉瘀阻,猝然心痛,瞬息自愈,或胸膺窒闷,时欲太息,动劳病发,歇息稍瘥。

2.痰浊痹阻　消渴病多发生于膏粱之体,膏腴醇酒,饮啖无度,戕伤中州,升运失司,滋湿生痰,痹阻胸阳,阴乘阳位,发为胸痹心痛,若痰郁化火,扰动心神,伴有心悸怔忡。

3.阴虚阳越　消渴素来被认为是难愈大证,叶天士曾有"苦寒莫制其热,甘补无济其虚"的感叹。病久耗津伤血,血不养心,神驰不敛,寤难成寐;血不化精,精不化血,旷日持久,心阴亦耗,心阳浮越,心悸怔忡,甚或心澹澹大动。若阴虚血少,肝肾积亏,风阳翔动,上凌清空,合并眩晕之疾者,其势更难遏挡。

4.心阳式微　消证大病,淹缠十年有余者,非惟营阴积亏,心阳亦见衰微矣。心为诸阳之脏,阳失温煦,水气凌心,不得卧,卧而喘逆,颈脉动,疾咳,喘。

（二）消渴病脑血管并发症的病因病机

消渴病脑血管并发症,包含糖尿病性脑缺血性病变和出血性病变。资料表明:糖尿病患者脑梗死的发病率较非糖尿病患者为高,分别为89.1%和71.6%;而出血性脑血管病变,糖尿病患者较之非糖尿病患者为低,分别为10.9%和28.4%。以故本文所涉及者,侧重于糖尿病脑梗死。糖尿病性脑梗死尚有多灶性梗死和复发概率高的特点。糖尿病性脑梗死属中医"仆击""偏枯""痞痱""中风""眩晕"范畴。其病因病机有四:

1.血虚髓空　消渴初始,肺胃燔热,热盛津伤,津血同源,津不载血,血行仄涩,脉络瘀阻,营血周流迂滞,瘀血不去,新血不生,血不化精,髓由精生,血虚髓空,空谷来风,脑转耳鸣。

2.风痰偕逆　消渴大证,多发生于膏粱之体,肥贵人群,膏腴醇酒,漫无节制,戕伤脾胃中土,升运失司,滋湿酿痰,痰郁化火,内风多由火出,风痰僭越,乘窍窃络,发为仆击偏枯,风痰阻络,舌强言謇,饮水呛咳。

3.内风偕逆　消渴大病,口干恣饮,饮不解渴,小溲勤解,尿多泡沫,愈演愈烈,苦寒莫制其热,甘补无济其虚,劫津伤液,耗精伤血,年经日累,脏真日漓,内风无时不动,盘旋翔舞,上凌清空,乘窍窃络,发为痞痱,口不能言,仆击偏枯。

4.风痰窃络　素禀风木体质,风助火势,火借风威,相互鸱张,劫烁津液精血,而成消渴大病,积年累月,下焦肝肾根株动摇,而成下虚上实之势,风、痰、瘀窃踞络窍,猝然倒仆,表情木然,默默无言,与饮食却不进。

(三)消渴病周围血管并发症的病因病机

糖尿病周围血管粥样硬化症,是消渴病血管病变之一,是糖尿病发生周围血管病变的病理基础,与非糖尿病患者相比,无明显区别,只是糖尿病发生周围血管动脉粥样硬化的时间更早,进展更快。其周围血管病变主要表现为闭塞性动脉硬化,其起病隐匿,往往在发现糖尿病足时,才引起重视。应用下肢彩色多普勒检查,记录股总动脉主干、股浅动脉、腘动脉、胫前动脉、胫腓动脉的血管直径、血液峰值流速等指标,有利于闭塞性动脉硬化症的发现。特别是腘动脉、胫前动脉、胫后动脉、腓动脉分支以下部分是易于形成管腔狭窄、闭塞的好发部位,这些部位血管狭窄程度及血液流速峰值在糖尿病足发病中具有举足轻重的作用。消渴病周围血管病变,属中医"血痹""脱疽"范畴,溯其成病之由,约分以下三点,由浅及深,由轻及重。

1.脉络瘀阻　消渴初始,心胃火炽,肺胃津伤,津血同源,津不载血,血行仄涩,脉络瘀阻,足阳明胃脉先病,趺阳脉伏,难以寻按,斯时最须和养阳明,贯运气血,乃未雨绸缪,为防范之策。

2.清阳失运　消渴为上焦燔热之病,耗人气血津液,气主煦之,血主濡之,清阳未能运行四末,病及足太阴脾经矣。始觉两足冰凉,虽厚被重棉,难以温热。渐次两足紫黑,渐向上蔓,血痹之证成矣,乃脱疽之渐,病又深入一层,最须益气活血,疏通脉络,防止皮肤破损。

3.三阴络痹,湿毒浸淫　消渴向称难愈之疾,津血同源,精血互化,病久耗精伤血,病及肝肾两脏,病又深入一层矣。人身脉络,乃气血运行道路,营卫失于周流,病及三阴脉络,深且重矣。气血留滞之处,正是湿毒浸淫之地,湿毒深入筋脉,血肉腐败而成脱疽,斯时亟需滋养肝肾,益气托毒,去腐生肌。

(四)消渴病微血管病变的病因病机

1.糖尿病视网膜病变属中医"视瞻昏渺""青盲""血灌瞳神""暴盲"范畴。其病因病机,约为四点:

(1)视衣瘀阻:糖尿病初始,由心相火炽,肺胃津伤,津血同源,津不载血,血行仄涩,视衣瘀阻,瘀血不去,新血不生,视衣脉络空虚,相当于眼科分类之背景期。

(2)痰浊阻络:膏粱醇酒,戕伤中州,阳明热结津伤,善饥口渴,腑病及脏,脾土卑监,滋湿生痰,视衣络空,痰浊乘之,为视网膜眼底硬絮斑渗溢,相当于眼科分类背景期之黄斑受累。

(3)阴络受伤,血溢络外:糖尿病因循失治,或病者未能如方节制,血糖未能控制。中医谓之燥热未除,津血日耗,年经月累,精血既亏,风阳激越,阴络受伤,则血内溢,星星点点,势尚轻浅,视瞻昏渺;如血溢视衣,泛滥横溢,而成青盲,相当于眼科分类增殖期之出血性青光眼。

(4)虚风鼓动,络伤血溢:糖尿病治不如法,或合并高血压、高脂血症、高胰岛素血症、血糖长期未能达标,而成心相火炽,精血日耗之势,精微下渗,脏真日漓,虚风内动,未易就范,阴络受伤,血溢络外,血灌瞳神,而成暴盲。相当于眼科分类增殖期之玻璃体出血。

2.糖尿病肾病的病因病机:本文涉及的糖尿病肾病,系指糖尿病性肾小球硬化症,一种以血管损害为主的肾小球病变。糖尿病肾病在中医文献中属"水疾""下消"范畴。究其病因病机,约为四点:

(1)湿热蕴结:膏腴醇酒,饮啖无度,滋生湿热,痹阻三焦,三焦为行水通路,水道壅阻,气化失司,水液潴留,而病水肿。

(2)燔热伤津:消渴为燔热之病,肺胃津伤,津血同源,津不载血,血行仄涩,脉络瘀阻,水瘀互化,而病水肿。

(3)气阴耗伤:消证日久,气液两伤,中气不足,则溲便为之变,尿多泡沫,精微下渗,尿微量白蛋白排泄率增多。脾为湿土,乾健失司,土不制水,溢为水肿。

(4)阴损及阳:消渴向称难愈之疾,病久入深,脾病及肾,脏真日漓,阴损及阳,水中无火,气不化水,泛滥横溢,上为喘呼,下为水肿。

二、消渴病神经病变的病因病机

糖尿病性周围神经病变(DPN),常与糖尿病性肾病(DN)、糖尿病性视网膜病变(DR)并存,称为三联征。有关DPN的文献记载,可见于明·戴元礼《秘传证治要诀及类方》云:"三消日久,精血既亏,或目无所见,或手足偏废如风疾,非风也。"非风为内风之互词,缪希雍称之为"内虚暗风"。清·王泰林《王旭高医书六种.西溪书屋夜话录》云:"肝风一症,虽多上冒巅顶,亦能旁走四肢,内冲胸胁。上冒者阳亢居多,旁走者血虚为甚也。"DPN有感觉神经、运动神经病变之分。据感觉神经病变的临床表现,痛无定处,倏作倏止,属"众痹"范畴。而运动神经的临床表现主要是肌肉萎缩,应属"痿证"范畴。

1.燔热劫津,风淫末疾　消渴初始,心相火炽,肺胃津伤,肺为水之上源,胃为水谷之海,清润肃降之所,顿成燔热燎原之场,口渴善饥,肢懈神疲。胃液干涸,未能束骨而利机关矣,饮食不为肌肤,日见瘦瘠,形销骨立,而成痿躄。相当于糖尿病运动神经病变。

2.湿热蕴结,软短弛长　膏粱之体,甘美膏腴,不绝于口,滋湿酿热,清浊相干,升降失序,脾胃失其承纳升运之用,水谷不能化生精微,濡养筋脉,大筋软短,小筋弛长,软短为拘,弛长为痿,臀股肌肉日见瘦削,绵软无力,而成肉痿。多见于糖尿病运动神经病变患者。

3.气液耗伤,日久入络　消证大病,向称难愈之疾。燥热既久,气液耗伤,口渴神倦,液亏风动,风淫末疾,遍身刺痛,疾如闪电,日夜无休,寤难成寐。相当于糖尿病周围神经病变感觉神经损伤的患者。

4.精血耗伤,风淫末疾　消渴大证,苦寒难制其热,甘补无济其虚。年长日久,精血日见消蚀,病及肝肾两脏,精血未能互化,内风无时不动,内冲胸胁,胁肋热辣,痛如针刺,或痛如闪电,倏作倏止,日夜无休,寐食难安,痛不欲生。多见于糖尿病感觉神经受损患者。

(李占侠)

第三节　消渴病与感染性疾病

消渴病罹患感染性疾病的文献资料,可以上溯至隋代。隋·巢元方《诸病源候论·病源》云:"渴利者,随饮小便故也……下焦生热,热则肾燥,燥则渴。肾虚又不得传制水液,故随饮小便。以其病变,多发痈疽。"宋·赵佶《圣济总录》云:"能食而渴者必发脑疽,背痈。"金·刘完素《三消论》提出消渴日久,可变为"肺痿,劳嗽","肺热蒸汗。"近年来,糖尿病并发感染性疾病的死亡率虽有所下降,但据日本及欧美的统计,肺部感染居首位,依次为尿路感染,胆道系统感染和皮肤化脓性感染。Coopan 总结糖尿病导致感染恶化及进展的主要原因有五个方面:①脱水;②营养障碍;③多核细胞及吞噬细胞的功能下降;④血管病变;⑤神经病变。

一、糖尿病合并肺部感染

除罹患肺炎而外,发生肺结核病的机会比非糖尿病患者高 2～4 倍,且极易溶解播散空洞形成。

(一)糖尿病并发肺炎的病因病机

糖尿病初始,心胃火燔,肺胃津伤,未几,形成气阴两伤境地,气虚卫疏,藩篱不固,易受风邪;阴伤则金水不能相生,肾不藏精。正合《素问》"冬不藏精,春必病温"之经旨。又合《温热论》中温自内伏,风邪外薄而病风温的发病机理。临床见发热,口渴,咳嗽,痰稠的表现。

(二)消渴病并发肺结核病的病因病机

1.土不生金　消渴为燥热之病,最易烁伤津液,肺胃津伤,津不化气,气不摄水,随饮小便,出现气液两竭局面,中气怯弱,土不生津,饮食不为肌肤,日形消瘦,少气无力,自汗咳嗽,咯痰症状,渐入劳瘵一途。

2.子盗母气　消渴大病,最易耗津伤液,未易一蹴而就,叶氏喟叹"苦寒莫制其热,甘补无济其虚",始伤肺胃津液,继伤肝肾精血。精血同源,互相化生,肾精少藏,子盗母气,渐成痨嗽,肺痿顽疾,缠绵难愈之疾。渐入劳怯一途,其势更难收拾。

二、消渴病并发泌尿系统感染

(一)肾虚而膀胱热

消渴病始,膏腴醇酒,热结阳明,病由中焦而及肺肾,既称消渴大病,治难瞬息见功,病久入深,脏真日漓,肝肾津血日耗,肾虚而膀胱热,发为劳淋。

(二)中气不足,湿热下注

膏粱之体,甘美厚味,无由节制,戕伤中州。太阴湿土升运失司,一则滋湿生热,二则水谷未能化生精微气血。中气下陷,湿热下注,而成热淋。

三、消渴病并发皮肤化脓性感染的病因病机

(一)血虚营热

膏粱炙煿,非唯蕴湿酿热,且易耗津伤血,血虚生热,热郁营分,好发热瘰痈肿。

(二)湿毒留阻

膏粱醇酒,饮啖无度,无有节制,滋湿蕴热,湿从火化,灼热伤血,热郁化火,火必有毒。腐肉成脓,发为痈疽。

(李占侠)

第十四章 糖尿病的临床表现和诊断

第一节 糖尿病的临床表现

一、无症状期

患者绝大多数是中年以上的 T2DM 者,食欲良好,体态肥胖,精神体力一如常人,往往因体检或检查其他疾病或妊娠检查时偶然发现食后有少量糖尿。当测定空腹尿糖时常阴性,空腹血糖正常或稍高,但饭后 2h 血糖高峰超过正常,糖耐量试验往往显示糖尿病。不少患者可先发现常见的兼有病或并发症如高血压、动脉硬化、肥胖症及心血管病、高脂血症或高脂蛋白血症,或屡发化脓性皮肤感染及尿路感染等。T1DM 患者有时因生长迟缓、体力虚弱、消瘦或有酮症而被发现。

在 T2DM 无症状期或仅处于 IGT 状态时,患者常已有高胰岛素血症,而在 T1DM 出现症状前往往已有 ICA 和 GAD 的增高。

无症状期之前实际上尚有一般试验(包括糖耐量试验)均阴性的阶段,但这些对象可能有糖尿病家属史、巨婴史或伴有代谢综合征,如胰岛素抵抗、高胰岛素血症、高血压、高 LDL 血症和肥胖等,因而是属于糖尿病的高危对象,WHO 现称潜隐性糖耐量异常。

无症状糖尿病经饮食和(或)运动等治疗,可使病情较易得到控制,防止和减少慢性并发症。

二、症状期

此期患者常有轻重不等的症状,且常伴有某些并发症或伴随症状或兼有病。有时本病症状非常轻微,但兼有病或并发症症状却非常严重,且有时可先于糖尿病症状出现或以主要症状出现而将糖尿病本身症状掩蔽。如老年患者常先有冠心病症状(心绞痛、心肌梗死、心律失常、心力衰竭等)或脑血管意外症状,但糖尿病症群非常轻微,故临床上常被忽视或漏诊。中年患者可先有尿路感染、肺结核、皮肤疖痈或某些外科情况如胆囊炎、胰腺炎等症状出现。幼年患者有时可以酮症酸中毒为首发症状。如空腹及餐后血糖均明显升高者,一般有下列典型症状。

1.多尿、烦渴、多饮　由于糖尿,尿渗透压升高而肾小管回吸收水减少,尿量常增多。病者尿意频频,多者一日夜可 20 余次,夜间多次起床,影响睡眠。不仅每次尿多与尿频,一日尿总量常在 2～3L 以上,偶可达 10 余升。由于多尿失水,患者烦渴,喝水量及次数乃增多,可与血糖浓度及尿量和失糖量成正比;当胰岛素缺乏及酮症酸中毒时,Na^+、K^+ 回吸收更困难,多尿加重;常使血浆浓缩,影响渗透压,可酿成高渗性昏迷(HNC)等严重后果。

2.善饥多食　由于失糖,糖分未能充分利用,伴以高血糖刺激胰岛素分泌,食欲常亢进,易有饥饿感,主食有时达 500～1000g,菜肴比正常人多 1 倍以上,尚不能满足。但有时病者食欲忽然降低,则应注意有否感染、发热、酸中毒或已诱发酮症等并发症。多尿、多饮及多食临床上常称"三多症"。

3.疲劳、体重减轻、虚弱　由于代谢失常,能量利用减少,负氮平衡,失水和电解质,酮症时更严重,患者感疲乏、虚弱无力。尤其是幼年(T1DM)及重症(T2DM)患者消瘦明显,体重下降可达数十千克,劳动力常减弱。久病幼儿生长发育受抑制,身材矮小,脸色萎黄,毛发少光泽,体力多虚弱。但中年以上 T2DM 轻症患者常因多食而肥胖。

4.皮肤瘙痒　多见于女阴部,由于尿糖刺激局部所致。有时并发白色念珠菌等真菌性阴道炎,瘙痒更严重,常伴以白带等分泌物。失水后皮肤干燥亦可发生全身瘙痒,但较少见。

5.其他症状　有四肢酸痛、麻木、腰痛、性欲减退、阳痿不育、月经失调、便秘、视力障碍等。有时有顽固性腹泻,每日大便 2～3 次至 5～6 次,呈稀糊状,一般属非炎症性而为功能性腹泻,可能与自主神经功能紊乱有关。有时有直立性低血压、大汗淋漓、大小便失禁等亦属严重神经系统表现,许多症状由于并发症与兼有病所致。

三、体征

早期轻症,大多无体征。久病者常可发现因失水、营养障碍、继发感染、心血管、神经、肾、眼部、肌肉、关节等并发症而出现各种体征。肝可肿大,尤多见于 T1DM 者,适当治疗后可恢复。国内病例中呈皮肤黄色瘤及胡萝卜素血症者罕见。

（常　湛）

第二节　糖尿病的分型诊断

按照 1999 年 WHO 的建议,根据糖尿病的病因,目前将糖尿病分为四大类,即 1 型糖尿病、2 型糖尿病、其他特殊类型糖尿病及妊娠糖尿病。其中 1 型糖尿病又分为 2 个亚型,其他特殊类型糖尿病有 8 个亚型,详见表 14-1。

表 14-1　糖尿病分型

1.1 型糖尿病(胰岛 B 细胞破坏导致胰岛素绝对缺乏):①免疫介导性;②特发性

2.2 型糖尿病(从以胰岛素抵抗为主伴相对胰岛素不足到以胰岛素分泌缺陷为主伴胰岛素抵抗)

3.其他特殊类型糖尿病

(1)B 细胞功能的遗传缺陷

①青年发病的成人型糖尿病(MODY1-6)

染色体 20　肝细胞核因子 4α(HNF-4α)基因,(MODY1)

染色体 7　葡萄糖激酶(GCK)基因,(MODY2)

染色体 12　肝细胞核因子 1α(HNF-1α)基因,(MODY3)

染色体 13　胰岛素启动因子 1α(IPF-1)基因,(MODY4)

染色体 17　肝细胞核因子 1β(HNF-1β)基因,(MODY5)

染色体 2　神经源性分化因子/B 细胞 E-核转录激活物 2(NeuroDI/Beta),(MODY6)

②线粒体基因突变糖尿病,常见为 tRNAleu(UUR)基因 nt3243AG 突变

③其他

(2)胰岛素作用的遗传缺陷

OIA 型胰岛素抵抗,矮妖精综合征;胰岛素受体基因的不同类型突变脂肪萎缩性糖尿病;全身性及局部性脂肪萎缩,遗传性及获得性脂肪萎缩

②其他

(3)胰腺外分泌病变:胰腺炎、创伤/胰腺切除术后、胰腺肿瘤、胰腺囊性纤维化、血色病、纤维钙化性胰腺病及其他

(4)内分泌腺病:肢端肥大症、库欣综合征、胰升糖素瘤、嗜铬细胞瘤、甲状腺功能亢进症、生长抑素瘤及其他

(5)药物或化学物诱导:Vacor(杀鼠剂)、喷他脒、烟酸、糖皮质激素、甲状腺激素、二氮嗪、β 肾上腺素受体激动药、噻嗪类利尿药、苯妥英钠、α 干扰素及其他

(6)感染:先天性风疹、巨细胞病毒感染及其他

(7)免疫介导的罕见类型:僵人综合征、抗胰岛素受体抗体及其他

(8)伴糖尿病的其他遗传综合征:唐氏综合征、Turner 综合征、KJinefelter 综合征、Wolfram 综合征、Friedreich 共济失调、Huntington 舞蹈病、Laurence-Moon-Biedl 综合征、强直性肌营养不良、Prader-Willi 综合征及其他

4.妊娠糖尿病(GDM)

(一)1 型糖尿病

目前认为其病因是在遗传易感性的基础上,在外界环境因素作用下(最常见的为病毒性感染),引发机体自身免疫功能紊乱,导致胰岛 B 细胞的损伤和破坏,最终使胰岛素分泌绝对不足,必须终身应用胰岛素治疗。我国儿童青少年 1 型糖尿病的发病率 0.6/10 万左右,属低发病区。但由于我国人口基数大,故 1 型糖尿病患者的绝对数字并不少。

1.免疫介导的 1 型糖尿病　①多发生于青少年,但也可发生于任何年龄;②很少肥胖,但肥胖并不能排除本病;③易伴随其他自身免疫病,如 Graves 病、桥本甲状腺炎,Addison 病等;④体液中存在针对胰岛 B 细胞的抗体如 ICA、IAA、GAD65;⑤HLA 基因 DQA、DQB、DQR 位点的某些等位基因或其组成的单倍体型频率增高或减少。

2.特发性 1 型糖尿病　①指在某些人种如美国黑种人及南非印度人所见的特殊类型;②起病时呈 1 型糖尿病的表现,但病程中多不需要胰岛素控制血糖;③无胰岛 B 细胞自身免疫损伤的证据。

3.成人隐匿性自身免疫性糖尿病(LADA)　LADA 是一种自身免疫性疾病,具有 1 型糖尿病的免疫学和遗传学特征,是一种缓慢进展的 1 型糖尿病。LADA 起病时貌似 2 型糖尿病,在诊断后的一段时间内不需要胰岛素治疗,磺脲类药物即可控制血糖,胰岛功能介于 1、2 型糖尿病之间,数年后 B 细胞功能日益衰减,成为胰岛素依赖,血清 GADAb 阳性,此型与速发型之区别在于 B 细胞的不完全破坏或缓慢破坏,一般在起病半年内不出现急性酮症或酮症酸中毒。该病最早由 Irvine 等人在 1977 年提出,但直至十余年后才被正式命名。白种人的成人糖尿病中,LADA 占 15%～20%,非肥胖的成人糖尿病中可高达 50%。亚洲

地区黄种人 2 型糖尿病中 LADA 的发病率为 2%～5%。1999 年世界卫生组织在糖尿病分型的新建议中，提出 LADA 属于 1 型糖尿病的亚型。虽然它的早期(非胰岛素依赖阶段)临床表现与 2 型糖尿病相似，但胰岛功能呈进行性减退，及时诊断并在非胰岛素依赖阶段保护其胰岛 B 细胞功能对患者的预后非常重要。

LADA 的诊断标准：LADA 目前尚无统一的诊断标准，单从临床特征如年龄、三多一少症状及体重指数(BMI)和 C 肽无法正确诊断 LADA。LADA 的诊断必须进行胰岛自身抗体的检测。国外将谷氨酸脱羧酶抗体(GADA)和(或)胰岛细胞抗体(ICA)阳性的成年起病的 2 型糖尿病视为 LADA。1998 年，中南大学湘雅二医院代谢内分泌研究所综合相关临床、实验资料提出 LADA 早期(非胰岛素依赖阶段)诊断依据：①发病年龄≥15 岁而发病 6 个月内无酮症发生；②发病时非肥胖；③伴甲状腺或胃(胃壁细胞)等器官特异性自身抗体；④具有 1 型糖尿病易感基因；⑤胰岛 B 细胞自身抗体(GAD、ICA 和(或)胰岛素自身抗体等)阳性；排除线粒体基因突变糖尿病及 MODY。具备第①点加上②、③、④点中任何一点为疑诊，具备①、⑤点可确诊。该标准强调胰岛 B 细胞自身抗体检测在 LADA 诊断中的意义。

1 型糖尿病的临床表现如下。

(1)起病较急，常因感染或饮食不当诱发起病。

(2)典型者有多尿、多饮、多食和消瘦三多一少症状。

(3)不典型隐匿发病患儿多表现为疲乏无力、遗尿、食欲可减退。

(4)20%～40%患儿以糖尿病酮症酸中毒急症就诊。

(二)2 型糖尿病

2 型糖尿病可以胰岛素抵抗为主伴胰岛素不足，或以胰岛素分泌不足为主伴胰岛素抵抗，提示 2 型糖尿病是一种异质情况。占我国糖尿病人群的大部分，是分类中最不明确的一个类型，今后仍可能有患者陆续从 2 型中分出归入其他类型。2 型糖尿病多于成年尤其是 45 岁以上发病，多数起病缓慢，半数以上发病时无明显症状，由健康查体时发现。常有家族史，可有全身肥胖或腹型肥胖。多数无须胰岛素控制血糖，但在诱因下可发生酮症。

(三)特殊类型糖尿病

1.B 细胞功能的遗传缺陷

(1)青年发病的成人型糖尿病(MODY)：MODY 是一组由于多种单基因突变，导致胰岛 B 细胞功能缺陷所致的特殊类型的糖尿病。由于 B 细胞功能遗传缺陷，几乎所有的 MODY 都是由不同程度的胰岛素分泌减少。从 1992 年发现了第一个 MODY 基因开始，现已发现 6 种与 MODY 有关的致病基因。根据这 6 种突变基因的不同，将 MODY 分为 6 个亚型，分别由 6 种单基因突变所致，这些基因均表达于胰岛 B 细胞，其中任何一个基因的突变均可导致 B 细胞功能缺陷和糖尿病的发生。

MODY1：染色体 20q，肝细胞核因子-4α(HNF-4α)突变；

MODY2：染色体 7p，葡萄糖激酶(GCK)突变；

MODY3：染色体 12q，肝细胞核因子-1α(HNF-1α)突变；

MODY4：染色体 13q，胰岛素启动因子-1(IPF1)突变；

MODY5：染色体 17q，肝细胞核因子-1β(HNF-1β)突变；

MODY6：染色体 2q32，神经源性分化因子 1(NeuroD1)突变所致突变。

MODY 的临床特点：①诊断糖尿病时年龄＜25 岁；②无酮症倾向；③有 3 代或 3 代以上常染色体显性遗传史；④空腹血清 C 肽＞0.3nmol/L，葡萄糖刺激后＞0.6nmol/L；⑤至少 5 年内不需用胰岛素治疗。

(2)线粒体基因突变糖尿病：最常见的突变位点是 tRNA 上亮氨酸基因 3243 部位 A 被 G 取代。

临床特点:呈不典型 2 型糖尿病表现;发病早,多小于 40 岁;B 细胞分泌胰岛素的能力逐渐减退,患者常发生继发性磺脲类药物失效,而需改用胰岛素治疗,但酮症不常见,自身抗体阴性;母系遗传,即家族内女性患者的子女可得本病,而男性患者的子女均不受累;体重正常或消瘦,体重指数(BMI)常小于24kg/m²;常伴有神经性耳聋,耳聋的发生可晚于 2 型糖尿病数年,有时程度较轻易被忽略,亦可不伴 2 型糖尿病而单独存在;可伴有其他系统如眼(眼外肌麻痹、视网膜色素变性)、神经(癫痫、卒中样表现)、骨骼肌(肌力减退、近端肌萎缩、肌肉疼痛等)、心脏病变等线粒体基因突变的其他表现;常有肾脏损害。

2.胰岛素作用中的遗传缺陷　较少见,包括 A 型胰岛素抵抗、Rabson-Mendenhall 综合征、脂肪萎缩性糖尿病(全身性及局部性脂肪萎缩)等。

3.外分泌胰腺病变　包括胰腺炎、创伤或胰腺切除术后、肿瘤、纤维钙化性胰腺病变等。

4.内分泌病变　包括肢端肥大症、库欣综合征、嗜铬细胞瘤、甲状腺功能亢进症、醛固酮瘤等疾病。

5.药物或化学物质诱导的糖尿病　药物或化学物质包括 Vacor、戊脒、烟酸等。

(四)妊娠糖尿病(GDM)

妊娠糖尿病指妊娠过程中初次发现的葡萄糖耐量减低或糖尿病,不包括妊娠前已知的糖尿病患者(糖尿病合并妊娠),GDM 占妊娠妇女的 2%～8%。未能得到及时诊断和妥善处理的 GDM 可引起巨大儿、胎儿畸形、先兆子痫、难产的发生率及母婴围产死亡率增加、孕妇以后发生糖尿病等。GDM 的分级标准如下。

A 级:无症状,空腹血糖<7.2mmol/L,口服葡萄糖耐量曲线不正常。饮食治疗可使血糖维持在正常水平,不需用胰岛素治疗。

B 级:发病年龄≥20 岁,病程<10 年,无糖尿病性血管病变。

C 级:发病年龄在 10～19 岁,病程 10～19 年,无糖尿病性血管病变。

D 级:发病年龄<10 岁,或病程≥20 年,伴有极轻度微血管病变(如背景性视网膜病变)。

E 级:发病年龄<10 岁,或病程≥20 年,伴有盆腔动脉硬化。

F 级:并发糖尿病肾脏病变。

H 级:并发临床冠心病。

R 级:并发增殖性视网膜病变。

T 级:有肾移植史。

需要注意的是,妊娠糖尿病患者中可能存在其他类型糖尿病,只是在妊娠中显现而已,所以产后 6 周以上应重新按常规诊断标准确认其归属。

(赵淑娥)

第三节　糖尿病的诊断

一、糖尿病的诊断标准

1980 年以来,国际上通用 WHO 的糖尿病诊断标准,而美国糖尿病协会(ADA)在 1997 年提出修改糖尿病诊断标准的建议如下(表 14-2)。

表 14-2　糖尿病诊断标准

1.糖尿病症状＋任意时间血浆葡萄糖水平≥11.1mmol/L(200mg/dl)
2.空腹血浆葡萄糖(FBG)水平≥7.0mmol/L(126mg/dl)
3.OGTT 试验中,2 小时血糖水平≥11.1mmol/L(200mg/dl)

注:需要在另一天再测一次,进行核实,诊断才能确立(2003 年 ADA)。

1.有糖尿病症状,随机血浆葡萄糖浓度 ≥11.1mmol/L(200mg/dl)或空腹血浆葡萄糖浓度 ≥7.0mmol/L(126mg/dl)或 OGTT 2 小时血浆葡萄糖浓度≥11.1mmol/L(200mg/dl)即可诊断糖尿病。如症状不典型者,需另外一天再次证实。

2.空腹血浆葡萄糖(FPG)的分类:①FPG<6.0mmol/L(110mg/dl)为正常 FPG 水平;②FPG≥ 6.0mmol/L(110mg/dl)并且<7.0mmol/L(126mg/dl)为空腹血糖过高(IFG);③FPG≥7.0mmol/L (126mg/dl)并需另外一天再次证实,可诊断为糖尿病。空腹血糖的定义是至少 8 小时没有热量的摄入。

3.OGTT 2 小时血糖(2hPG)的分类:①OGTT 2hPG<7.8mmol/L(140mg/dl)为正常的葡萄糖耐量; ②OGTT 2hPG≥7.8mmol/L(140mg/dl)并且<11.1mmol/L(200mg/dl)为葡萄糖耐量降低(IGT); ③OGTT 2hPG≥11.1mmol/L(200mg/dl)并需另外一天再次证实,可诊断为糖尿病。

在 ADA 新的糖尿病诊断依据中,将 FPG 由 7.8mmol/L 降为 7.0mmol/L 的依据:①OGTT 2hPG≥ 11.1mmol/L 诊断的糖尿病患者中,约 30％以上的患者 FPG<7.8mmol/L,故不做 OGTT,则约有 1/3 患者会漏诊;②国外研究表明 FPG≥7.0mmol/L 对糖尿病的诊断与 OGTT 2hPG≥11.1mmol/L 的符合性较好;③FPG≥7.0mmol/L 时小血管并发症的危险性已有增加。现取消糖耐量减退(IGT),提出空腹血糖过高(IFG)的新概念,如果 FPG 在 6.0～7.0mmol/L(110～126mg/dl)即可诊断为 IFG。并认为 IGT 和 IFG 是介于正常血糖和糖尿病之间的一个代谢阶段,IGT 不是独立的临床疾病,而被视为糖尿病进程中的一个中间阶段,并作为糖尿病心血管疾病的危险因子。

诊断时应注意:①血糖为葡萄糖氧化酶法测定的静脉血浆葡萄糖;②对于无症状的患者,必须有两次血糖异常才能诊断;③随机血糖不能用于诊断 IGT 和 IFG;④存在应激状态(感染、创伤、手术等)时,严重的高血糖是短暂的,不能作为糖尿病的诊断,需以后复查血糖。

DM 的诊断必须统一规范,内容和项目齐全。目前多数医疗机构对 DM 的诊断显得粗糙、零乱且内容残缺不全。DM 是一种以糖代谢紊乱为主要表现的代谢内分泌综合征,所以应包含病因诊断、功能诊断、并发症及合并症诊断。

首先,按 WHO(或 ADA)标准确立是 DM 还是 IGT。如为 DM 应区分是 1 型(包括 LADA)、2 型(包括 MODY)、继发性或其他特殊类型的 DM(包括遗传性代谢综合征和妊娠 DM 等)。

其次,要明确有无急、慢性并发症,如酮症酸中毒、非酮症性高渗性昏迷、急性冠脉综合征、DM 性视网膜病变、肾脏病变及神经病变等。慢性并发症(如微血管病变)要明确分类及分期(如视网膜病变、肾脏病变等)。

最后,要注明同时存在的合并症,如合并妊娠(生理性)、Graves 病(自身免疫性)或肝肾疾病(与治疗决策和预后等有关)等。

二、糖尿病的鉴别诊断

(一)其他原因所致尿糖阳性

尿糖阳性就是糖尿病的说法错误的,虽然未经治疗的糖尿病患者绝大多数尿中均有葡萄糖排出,尿糖化验阳性,应首先考虑到糖尿病的可能,但是尿糖阳性并不能肯定是糖尿病,因为下列情况可以使尿糖阳性。

1.孕妇　20%～30%的孕妇尿糖可呈阳性反应,特别是在妊娠后期。这是由于肾糖阈降低所致,此时血糖正常,分娩后逐渐恢复正常,预后良好。

2.肾性糖尿　肾性糖尿是因为肾小管对葡萄糖的重吸收功能减退,肾糖阈低所以尿中含有葡萄糖,尿糖化验阳性。如慢性肾炎或肾病综合征,还可见于家族性糖尿(与遗传因素有关)、范科尼综合征、某些重金属中毒及甲酚皂溶液(来苏)、硝苯均可引起肾小管损害,造成糖尿。肾性糖尿的特点是血糖及糖耐量正常而尿糖阳性。无论是空腹还是餐后尿糖的化验均呈阳性反应,而空腹血糖、餐后血糖及葡萄糖耐量试验(OGTT)均正常。鉴别是否是肾性糖尿,应同步测尿糖和血糖,并做 OGTT,如尿糖阳性而同步血糖和OGTT 均正常则可考虑是肾性糖尿。

3.应激性糖尿　机体处于应激状态时,尿糖化验阳性,称为应激性糖尿。如颅脑外伤、脑血管意外、急性心肌梗死等应激因素,此时机体通过大脑-垂体-肾上腺轴促使肾上腺皮质激素、儿茶酚胺和生长激素的分泌明显增加,出现暂时性高血糖和糖尿,一旦应激情况解除可以恢复正常。但也有例外,如某些隐性糖尿病因应激而转变为临床糖尿病,表现为应激因素虽已消除但高血糖仍持续存在。

4.假性糖尿　尿中如果含有还原性物质,可使班氏试剂中的硫酸酮还原成氧化亚铜,如维生素 C、尿酸、水杨酸、链霉素、异烟肼、青霉素等,可造成尿糖假性。

5.非葡萄糖尿　除葡萄糖外,尿中的乳糖、半乳糖、果糖、戊糖也能影响班氏试剂中的硫酸酮还原成氧化亚铜,因此也可以呈阳性反应,称为非葡萄糖糖尿。还有肝功能不全或遗传性缺陷也会出现果糖尿、半乳糖尿、乳糖尿或戊糖尿。妊娠晚期,由于乳腺合成乳糖过多,而又未被利用,也会随尿排出形成乳糖尿。

因此说尿糖阳性不一定就是糖尿病,而尿糖阴性亦不能除外糖尿病,必须具体情况具体分析,以得到正确的诊断。

(二)药物对血糖的影响

药物对结果的影响很明显,引起血糖升高的药物主要有 TRH、ACTH、GH、甲状腺激素、糖皮质激素、儿茶酚胺、可乐定、可的松、咖啡因、氯噻酮、二氯甲嗪、呋塞米、依他尼酸、噻嗪类利尿药、吲哚美辛(消炎痛)、胰高糖素、生长抑素、异烟肼、口服避孕药、酚妥拉明、三环内酯抗抑郁药、苯妥英钠等。引起血糖下降的药物主要有胰岛素、胰岛素样生长因子-Ⅰ(IGF-1)、糊精、口服降糖药、曲格列酮类、α-糖苷酶抑制药、乙醇、单胺氧化酶抑制药、甲巯咪唑(他巴唑)、保泰松、对氨水杨酸类、丙磺舒、普萘洛尔、磺胺类等。

(三)应激状态对血糖的影响

各种生理性应激(过度兴奋、过度体力活动)及各种病理性应激(如发热、感染、大出血、创伤、烧伤、手术、麻醉、昏迷、急性心肌梗死、脑血管意外等),机体处于应激状态时,机体通过大脑-垂体-肾上腺轴促使肾上腺皮质激素、儿茶酚胺和生长激素的分泌明显增加,出现暂时性高血糖,此时空腹以及餐后血糖均暂时升高,甚至达到或超过糖尿病的水平。此时可以检测糖化血红蛋白,因为糖化血红蛋白反应的是最近 8～12 周血糖水平,不受暂时的应激情况影响。另外也可以待应激状态解除后再复查空腹及餐后血糖,必要时行 OGTT,以明确诊断。

(邱　爽)

第十五章　糖尿病的治疗

第一节　糖尿病教育

　　糖尿病教育在糖尿病防治中的作用,近年来引起了世界卫生组织、国际糖尿病联盟和国内外糖尿病专家高度重视。1989年第42届世界卫生组织大会要求各成员国要重视糖尿病的防治,要制订和实施糖尿病防治计划,逐步实现三级预防。一级预防是预防糖尿病的发病;二级预防是对糖尿病要做到早诊断早治疗;三级预防是延缓和预防糖尿病并发症的发生和发展。糖尿病教育则是贯彻三级预防的关键。糖尿病患者将对糖尿病的无知付出高额代价,糖尿病教育是防治糖尿病的核心。许多大型研究报道证实了进行糖尿病教育并改良生活方式可显著降低2型糖尿病的发病率。我国近年来有不少研究报道显示:糖尿病知识强化教育,能更有效提高患者自控水平,增强对糖尿病的认识,改善糖、脂代谢水平。同时能有效改善精神和心理障碍,提高患者生命质量。

一、糖尿病教育在糖尿病防治中的作用

　　1.糖尿病教育目的及意义　糖尿病教育是糖尿病现代综合治疗的五大措施之一。糖尿病教育从广义讲就是宣传糖尿病防治知识,让人们了解糖尿病的发病因素及防治方法。

　　(1)广泛糖尿病教育,可以减少糖尿病发病诱发糖尿病的危险因素很多,目前认为家族史、饮食习惯的不适当变化、体力活动减少、肥胖、大量饮酒、精神紧张、年龄等因素,可能与糖尿病发病有关。我国人口众多,随着经济水平的提高,人们饮食上单纯追求精细、高热量,暴饮暴食,生活无规律,体力活动减少,社会心理压力加大,人口结构日益老龄化,均是导致糖尿病患病率增加的重要因素。在全民开展糖尿病教育,让群众了解其诱发因素和危害,可以提高群众的自觉防治意识,及时控制发病因素,可降低我国糖尿病发病率,对于卫生保健工作有重大的社会意义。

　　(2)有效的教育,有利于早期诊断、早期治疗,减少致残率,降低其危害我国的糖尿病患者初诊时约80%已出现慢性并发症,而无并发症的患者约75%以上尚未被明确诊断,未能做到早期诊断、早期治疗。资料显示,由于我国患者病情控制差,绝大部分患者临床诊断时已经出现并发症,因肾、眼、心脑血管、足等病变的致残率及死亡率均明显高于国外,其中缺乏糖尿病教育是主要原因之一。如果开展有效的糖尿病教育,加强对该病的认识,那么大部分患者可以获得早期治疗。现在的许多研究已经证实:有效的病情控制,可以减少或延缓并发症的发生、发展,降低致残率,提高患者的生活质量,延长患者的寿命。因此,有效的教育可取得巨大的社会效益。

　　(3)加强糖尿病教育,有利于促进我国国民经济的发展糖尿病对全世界、我国人民造成的健康与经济负担,仅次于肿瘤、心脑血管病,占第三位,而且与心脑血管病密切相关。美国每年用于该方面的费用高达

1000 亿美元左右。我国目前糖尿病患者约占全世界的 1/5,2000 年达到 2000 万人,势必要增加卫生保健的经济负担,直至影响国民经济发展。我国现在正处于关键时期,若加强教育,认真进行早期防治,投入一定的人力、物力,可以起到事半功倍的效果,有益于国家、有益于人民。为此,我国卫生部门正在制订实施三级预防战略,卫生科研部门已把糖尿病防治列为"九五"攻关课题。这必将促进我国的糖尿病防治工作,提高全民健康水平,减轻国家医疗负担,有利于促进国民经济的发展。

2.糖尿病教育的重要性

(1)就目前的医疗水平和对于绝大多数患者来说,糖尿病是一种终身性疾病。这就要求患者要具备与糖尿病终身相伴的心理准备和相关知识。掌握了这种知识,患者才能够自觉地控制好病情,像正常人一样生活、工作或学习。

(2)糖尿病是一种可影响全身各个系统的疾病,医师或患者仅注意控制好血糖是不够的。糖尿病治疗的目标是控制好血糖、血脂、血压和让患者有健康的生活方式,防止和延缓糖尿病并发症的发生和发展。要达到这样的治疗目标,就离不开患者的合作。

(3)糖尿病是可以控制的疾病,糖尿病并发症是可以防治的,这种可防治性的前提是早发现和早治疗,特别是科学有效地治疗糖尿病和糖尿病的并发症。这就需要患者对糖尿病及其并发症的了解和及早地就医和检查。

(4)糖尿病的治疗从单纯医学营养治疗到饮食、运动和药物治疗,这些治疗的基础是医学营养治疗,医学营养治疗是要靠患者来实现的。这些治疗上的复杂性和特殊性,也充分证明糖尿病教育的重要性。

3.糖尿病教育的内容

(1)糖尿病基础知识教育:通过向患者及其家属介绍有关糖尿病的基础知识,使其对糖尿病的病因,糖尿病的发展过程,糖尿病的急、慢性并发症情况,影响病情的因素,控制病情的方法及预后有充分认识,才能取得患者的自觉配合,充分发挥患者的主观能动性,保证长期治疗方案的很好执行,并获得满意的疗效。大量事实证明,接受糖尿病教育的患者,其病情得到控制的时间明显缩短,控制的水平和效果亦明显优于未经过教育者。

(2)糖尿病心理教育:患者在明确自己患有糖尿病时,心理行为表现多种多样。有的患者怀疑诊断的正确性或者忽视其严重后果,因而不控制饮食,生活不节制,待出现严重并发症时后悔晚矣。与此相反,有的患者十分畏惧糖尿病,对治疗没有信心,不积极配合治疗,造成治疗效果欠佳。也有些糖尿病患者认为,可通过增加药物剂量的方法,从而可以不控制进食,就能控制血糖而不会加重病情。医生应该了解患者的这些心理变化,及时做解释说明工作,同时让患者明白心理因素对血糖及病情变化的影响,帮助患者树立战胜疾病的信心并且积极配合治疗。在治疗过程中要让患者避免心理紧张,积极主动地配合治疗,这样才有利于病情的控制。临床经验显示,针对性的心理安慰和心理教育,可有效降低血糖。有利于糖尿病治疗及病情的稳定。

(3)饮食及运动治疗教育:糖尿病饮食及运动治疗是糖尿病治疗的基础。通过向患者介绍饮食和运动治疗的目的、意义和具体实施方法,可以使患者取得最好的治疗效果。在饮食方面要灵活掌握膳食的种类和数量,进餐要定时定量,必要时要多餐制,病情变化时要及时修改膳食的种类和数量。在运动治疗方面要把握适度的原则,参加力所能及的劳动和适当有效的体育锻炼,并根据病情调整运动方式和运动量。轻型糖尿病患者,通过行之有效的医学营养治疗和运动治疗即可获得满意的控制,无须服用药物。有严重的糖尿病并发症是运动的禁忌证。

(4)药物治疗教育:包括口服降糖药及注射胰岛素治疗的教育。这方面的教育在口服降糖药或注射胰岛素的患者中具有特别重要的意义。要求患者掌握用药的基本知识,包括药物的基本作用原理、用量、频率、用药时间、用药方法及主要不良反应或胰岛素注射部位及注意事项,这些可以保证药物发挥最佳疗效,避免药物引起的低血糖反应等不良作用。

(5)糖尿病自我监测及自我保健教育:糖尿病是一种终身疾病,目前尚无根治方法。因此患者对病情的自我监测及自我保健显得尤为重要。行之有效的自我监测和自我保健,可以及时把握病情的变化并及早采取行之有效的治疗措施,有利于保护患者的生活工作能力,维护正常的生长发育,又可防止急性并发症的发生和延缓慢性并发症的发生和发展,进而提高生存质量和延长寿命。

二、糖尿病教育的对象和方法

1.糖尿病教育的对象

(1)一般人群的教育:主要向他们宣传当前糖尿病逐渐升高的发病率,糖尿病的危害性、严重性,以及其可防治性。宣传糖尿病发病的危险因素,如肥胖、体力活动过少、饮食结构不合理等。强调指出糖尿病要早治疗以及应采取的预防措施,对于已检查出的糖耐量减低的患者更要采取有效的措施,进行干预治疗和严密的随访观察,预防其转变为糖尿病。

(2)糖尿病专科医师、护士和营养师的教育:培训专业的糖尿病医生是做好宣传和糖尿病患者教育的关键。指导患者如何合理进行饮食和药物治疗,如何正确对待各种急慢性并发症,就必须依靠有较丰富的糖尿病防治知识的医务人员来进行。各医疗单位都要培养懂得糖尿病基本知识并能为糖尿病患者进行合理治疗和解决问题的糖尿病专科医生,才能做好糖尿病患者的教育,对糖尿病患者做到早诊断、早治疗。

糖尿病专科护士可以具体指导患者如何自我监测,正确进行血糖、尿糖监测和记录,指导患者正确应用口服降糖药以及胰岛素注射和剂量调整等。建立糖尿病教育中心,由糖尿病专科护士通过讲课、录像、家访、电话联系等多种方式来指导他们的自我监测和用药,既有效又方便,为患者和国家节约大量资金。

加强营养师的培训,使他们能够更好地指导患者进行合理的饮食结构和膳食配制。

其他与糖尿病有关的专科,如眼科、神经科、消化科、呼吸科、心血管、肾脏、外科、妇产科等专科医生也应懂得与本专业有关的糖尿病的并发症的检测和处理。

(3)糖尿病患者及其家属的教育:糖尿病是一种累及全身,需要终生治疗的慢性疾病。因此,必须使糖尿病患者及其家属懂得糖尿病防治的知识,认识到做好自我监测的重要性,才能更好地配合医护人员,收到较好的疗效。经糖尿病教育后的患者,其病情得到控制的时间明显缩短,控制的水平明显优于未经教育者。不少患者经糖尿病教育后,逐渐撤除了降糖药物,单用医学营养治疗和运动治疗就可以使血糖控制在较理想的水平。尤其是对于肥胖的 2 型糖尿病患者,经过教育,自觉控制饮食,加强体育锻炼,在几个月内体重就有明显的下降,甚至可以不用或少用降糖药物。经过糖尿病教育后使用胰岛素治疗的患者,调整胰岛素剂量就很及时。经过教育的糖尿病患者自己掌握了糖尿病的监测方法,确立战胜疾病的愿望和信心,生活质量明显提高,可以和正常人一样享受生活。

家属的作用也较为重要。糖尿病患者的家属应注意:关心患者,尤其是对老年患者更应备加关心和爱护,给患者一个温馨、舒适的生活环境;配合医师,鼓励和督促患者积极配合治疗,严格控制饮食并按医学营养治疗要求做好食谱花样,督促患者自我监测血糖和尿糖及定期去医院复查,督促患者按时按量用药,切不可突然中断治疗;帮助患者建立良好的生活习惯,督促患者戒酒戒烟,协助患者进行体育锻炼,并注意在运动中保护患者,防止足损伤和心血管并发症的发生;了解低血糖反应的临床表现为预防治疗措施,一旦发现低血糖反应,家属应能立即识别并做简单处理。

在对糖尿病患儿进行积极治疗时,不仅需要医务工作者的努力、社会各方面的充分理解和支持,而且还需要患儿的积极参与,因此让年轻的糖尿病患者学会管理、照顾自己是每一位患儿家长的职责。糖尿病儿童总会觉得自己与众不同,比如注射胰岛素、进行血糖自我监测等,这种"与众不同"的感觉往往会使得他们离群索居。这时就需要患儿家长与医务人员紧密配合,让这些小患者打消"与众不同"的感觉,让糖尿病儿童获取尽可能多的有关糖尿病的信息、对控制好自己的糖尿病树立起坚定的信心,教会他们如何进行血糖自我监测、如何注射胰岛素,以及如何合理规划自己的饮食和运动,也就是说,让他们变得更加独立,自己的事情自己做,这在糖尿病自我管理中是非常重要的一个因素。此外,让自己的孩子经常与其他小病友保持联系,或者参加一些专门为他们举办的活动,在这里,孩子们之间的关系是平等的,年轻的糖尿病患者可以自由地与他人谈论自己的糖尿病,以及一些其他相关的问题,这可以使他们感受到被社会接受、承认的喜悦,并且从其他病友那里得到的支持无疑会有助于他们成功地管理好自己的糖尿病。患儿在参加这些活动时,糖尿病专家就在孩子们的身旁,因此这些孩子不仅可以从糖尿病专家那里得到正确的知识,而且在发生任何意外时,糖尿病患儿还会得到及时、专业的处理。

2.糖尿病教育的方法

(1)一般人群的教育:可以通过电视、广播、报纸、杂志、因特网等进行广泛地宣传,可于每年11月14日"世界糖尿病日"进行较大规模的、有组织的宣传和义诊活动。

(2)糖尿病专业医师,护士和营养师的教育:可在全国和各地区举办医师、护士、营养师短期培训班。在全国各省、市、自治区城乡建立糖尿病防治点,并编配糖尿病专科医师、护士和营养师。

(3)糖尿病患者及其家属的教育:对于糖尿病患者及其家属的教育是一项繁烦而又十分重要的工作,可采用以下方法。

1)举办糖尿病学习班:举办由糖尿病患者及其家属共同参加的学习班,进行糖尿病基本知识的教育。可利用幻灯或录像、VCD等系统讲解糖尿病基础知识,包括何谓糖尿病、糖尿病的并发症、糖尿病的饮食和运动治疗、口服降糖药和胰岛素治疗原则和用药方法以及糖尿病自我监测等。

2)开设糖尿病咨询门诊或咨询热线:随时解答糖尿病患者及其家属提出的各种问题,对于来医院咨询的糖尿病患者,应教会他们进行自我监测血糖、尿糖的方法和做好记录,指导他们进行空腹和餐后2小时血糖、24小时尿蛋白定量、糖化血红蛋白、血脂、血压、眼底、肾功能等必要的检查。建立随访登记卡,医师和患者共同分析病情,讨论制订治疗方案。对于使用胰岛素的患者要指导他们掌握胰岛素注射技术,学会根据血糖或尿糖调整胰岛素的用量,学会对于低血糖的处理等。

3)召开糖尿病患者专题讲座:如"2型糖尿病的一般治疗专题讲座"可重点介绍和讨论糖尿病治疗的目标及实施方法。"糖尿病肾病专题讲座"可重点讨论糖尿病肾病的发生、发展阶段及糖尿病肾病饮食和治疗等问题。这种讲座可以解决患者的各种问题,深受糖尿病患者的欢迎。

4)成立糖尿病保健组织:成立"糖尿病患者协会"等糖尿病保健组织,这对患者交流治疗经验、树立战胜疾病的信心起了积极的作用。

目前在我国主要由医师来承担糖尿病的教育和管理工作。在发达国家,糖尿病的教育工作主要由专科护士来负责实施,专科护士有自己的组织和杂志,并经常召开学术会议,交流糖尿病教育和管理的经验以及有关的研究,这一点值得我们借鉴。

糖尿病治疗的目标是防止急性并发症的发生,避免和延缓糖尿病慢性并发症的发生和发展,保证和改善患者的生存质量。糖尿病的控制需要医师和患者及家属的共同努力,还需要多方面宣传糖尿病及其并发症的可防性和可治性。平时注意提高患者的自我学习、自我保健能力,注意及时处理一些诸如皮肤疖肿、水疱等问题,即可避免许多严重的后果如败血症、足部坏疽等。因此,对于医务人员,做好糖尿病的教育工作可以收到事半功倍的效果,对于患者,认真地花一些时间来学习糖尿病相关知识,将会受益匪浅。

(赵淑娥)

第二节　糖尿病的自我监测

一、糖尿病自我监测的意义和目的

1.有益于治疗方案的调整　由于糖尿病患者机体调节糖代谢的能力减弱,稍有气候变化、饮食不当、紧张、劳累、情绪波动等内、外环境的改变都会导致血糖的波动。为了使病情控制在满意的范围,就需要经常对一些指标进行监测,获取血糖、血脂等变化的信息,以此作为调整饮食、运动及药物治疗的依据,判断现行的治疗方案是否合适。通过自我监测血糖,不仅能严格控制高血糖,还能防止低血糖的发生。

2.有益于糖尿病知识的传授　糖尿病教育是糖尿病防治工作的重要环节,而糖尿病的自我监测是实施糖尿病教育的最佳途径。对每位进行自我监测的糖尿病患者都要进行有关知识等方面的培训,以使患者较全面地掌握糖尿病知识。同时,建立起良好的医患合作关系,进行适当的随访,共同对病情控制情况进行评价。

3.有益于自我保健的开展　经过系统的糖尿病教育和培训,患者不仅能理解和完成医师提出的保健计划和各种要求,而且能相对独立地解决病情发展中遇到的一些问题,更好地实施糖尿病的自我保健。

二、糖尿病自我监测的内容和方法

(一)建立个人病历档案

糖尿病患者在实施自我监测前,最好在医师指导下建立一份由患者或家属保存的相对完整的个人病历档案,包括详细的病史(发病过程,急、慢性并发症情况,如酮症酸中毒、低血糖、高血压、冠心病、视网膜病、肾病、神经病变、外周血管病、胃肠病变等,以及生育史、遗传史、用药史),全面的查体(身高、体重、血压、神经系统检查、眼底镜检查),必要的实验室检查(胸部 X 线片、心电图、肌电图、眼底荧光造影、腹部 B 超等),相关的化验检查(血糖、尿糖、糖化血红蛋白、血脂、尿微量白蛋白等)。病历要妥善保管,为糖尿病的长期随访保存基础资料。对于以后进行的血糖、尿糖、尿酮体、糖化血红蛋白、血脂、尿白蛋白等项目的监测结果和到医院进行的各项检查和化验结果,以及诊断治疗情况都应随时记录在个人病历档案中。

(二)血糖监测

有两项措施可以用来评估血糖控制管理计划的有效性,包括:①自我血糖监测(SMBG)或组织间液糖浓度监测;②HbA_{1c}及果糖胺的检测。

1.HbA_{1c}及果糖胺的检测　近年来 HbA_{1c} 与果糖胺正日益受到临床的高度重视。因为两者均可作为糖尿病治疗疗效的监测,同时对糖尿病并发症的预防具有非常重要的意义。

(1)HbA_{1c}:目前,认为 HbA_{1c} 可反应过去数月的平均血糖,对糖尿病并发症有较强预测作用,所有糖尿病患者在初诊时都应常规检查 HbA_{1c},并作为后续治疗的一部分。大约每 3 个月检查 1 次,以确定患者血糖达标和保持情况。HbA_{1c} 检查频率取决于患者临床状况、治疗方案及医生的判断。一些血糖较好地稳定于指标的患者,每年只需检查 2 次 HbA_{1c},而血糖不稳或需要高强度治疗的患者(例如 I 型糖尿病患者妊娠)需要比 1 次/3 个月更加频繁地检查 HbA_{1c}。HbA_{1c} 检查也有一定局限性,必须考虑到影响红细胞周转(溶血、失血)和血红蛋白变异的疾病,特别是 HbA_{1c} 结果不能反映患者临床状态时。HbA_{1c} 是评价长期血糖控制的金指标,也是指导临床调整治疗方案的重要依据之一。标准的 HbA_{1c} 检测方法的正常值范围为 4%～6%,在治疗之初建议每 3 个月检测 1 次,一旦达到治疗目标可每 3～6 个月检查一次。对于患有贫血和血红蛋白异常疾病的患者,HbA_{1c} 的检测结果是不可靠的。可用血糖、糖化血清白蛋白或糖化血清蛋白来评价血糖的控制。

(2)果糖胺:果糖胺又称糖化血清蛋白,半衰期 17 天左右,在 1～3 周内发生代谢变化。故此,血清果糖胺值可以作为“血糖记忆”反映 1～3 周的血清葡萄糖水平。由于血清果糖胺不受血清葡萄糖急剧变化的影响,所以血清果糖胺是评价糖尿病患者平均血清葡萄糖控制情况的一个可靠的指标,而且也是对糖化血红蛋白的有效补充,其也是鉴别应急性血糖增高和糖尿病的有效指标之一。通过检测血清果糖胺水平,我们可以推断患者发病前的血清葡萄糖水平。血清果糖胺正常值为 1.64～2.64mmol/L,血浆中果糖胺较血清低 0.3mmol/L。

综上所述,对于糖尿病患者而言,监测糖化血红蛋白和果糖胺非常重要,可以长期将各项血糖值都保持在良好或一般的水平。良好的血糖控制可以预防糖尿病大血管病变。只要能够很好地控制饮食、适当运动、按时服药、定期复查,糖尿病患者就可以非常有效地控制好血糖,并能预防和延缓合并症的发生发展。

2.SMBG

1)多次胰岛素注射或使用胰岛素泵治疗的患者,SMBG≥3 次/天。

2)胰岛素注射不频繁、非胰岛素治疗或单独使用医学营养疗法(MNT)的患者,SMBG 作为指导,有助于治疗成功。

3)为使餐后血糖(PPG)达标,应当进行餐后 SMBG。

4)首次采用 SMBG,应当指导患者具备 SMBG 技术和使用数据调整治疗的能力,并定期随访指导。

5)动态血糖监测(CGM)结合强化胰岛素疗法有助于降低特定年龄段成人(≥25 岁)型糖尿病患者的 HbA_{1c} 水平。

6)虽然儿童、青少年和年轻成人 HbA_{1c} 降低的证据不强,但 CGM 可能有帮助。成功依赖于坚持长期使用设备。

7)对未察觉的低血糖和(或)低血糖频繁发作者,CGM 是 SMBG 的补充手段。

HbA_{1c} 不能反映血糖即时变化,不能确定是否发生过低血糖。因此,SMBG 与 AIC 相结合是反映血糖控制水平的最好方法。SMBG 是指糖尿病患者在家中开展的血糖检测,用以了解血糖的控制水平和波动情况。是调整血糖达标的重要措施,也是减少低血糖风险的重要手段。自我血糖监测只有真正成为糖尿病管理方案中的一部分时才会发挥作用。胰岛素治疗患者的主要临床试验把 SMBG 当成多因素干预方案的一部分,这些试验证明了强化血糖控制对于控制糖尿病并发症的益处,从而提示 SMBG 是有效治疗的要素。SMBG 可帮助患者评估治疗反应及血糖是否达标,SMBG 结果有助于预防低血糖、调整用药(特别是餐前胰岛素用量)、MNT 及运动。SMBG 的频率和时间安排应根据特定需要和患者目标决定。采用胰岛素治疗的患者,为了监测和预防无症状低血糖及高血糖,SMBG 尤为重要。一般采用便携式血糖仪进行毛细血管血糖检测是最常用的方法,但如条件所限不能检测血糖,尿糖的检测包括尿糖定量检测也是可以接受的。

(1)自我血糖监测的指导和质量控制:开始自我血糖监测前应由医师或护士对糖尿病患者进行监测技术和监测方法的指导,包括如何测血糖、何时监测、监测频率和如何记录监测结果。医师或糖尿病管理小组每年应检查 1～2 次患者自我血糖监测技术和校准血糖仪,尤其是自我监测结果与 HbA_{1c} 或临床情况不符时。特别需要强调的是,血糖监测应该是糖尿病教育和管理方案的一部分,医务人员在建议糖尿病患者开展自我血糖监测的同时也应教育患者血糖监测的目的、意义并辅导患者正确解读血糖监测的结果和应采取的相应措施。自我血糖监测适用于所有糖尿病患者。但对于某些特殊患者更要注意加强血糖监测，如妊娠期接受胰岛素治疗的患者，血糖控制标准更严，为了使血糖达标，同时减少低血糖的发生，这些患者进行自我血糖监测更重要，应该增加监测频率。而对于那些没有使用胰岛素治疗的患者采用定期结构化的血糖监测，监测次数可以相对较少。

（2）自我血糖监测时间点

1）餐前血糖监测：适用于注射基础、餐时或预混胰岛素的患者。当血糖水平很高时应首先关注空腹血糖水平。在其他降糖治疗有低血糖风险时（用胰岛素促泌剂治疗且血糖控制良好者）也应测定餐前血糖。

2）餐后血糖监测：适用于注射餐时胰岛素的患者和采用饮食控制和运动控制血糖者。在其空腹血糖和餐前血糖已获良好控制但 HbA_{1c} 仍不能达标者可通过检测餐后血糖来指导针对餐后高血糖的治疗。

3）睡前血糖监测：适用于注射胰岛素的患者，特别是晚餐前注射胰岛素的患者。

4）夜间血糖监测：用于了解有无夜间低血糖，特别在出现了不可解释的空腹高血糖时应监测夜间血糖。

5）出现低血糖症状或怀疑低血糖时应及时监测血糖。

6）剧烈运动前后宜监测血糖。

（3）自我血糖监测方案：自我血糖监测的方案取决于病情、治疗的目标和治疗方案。

1）因血糖控制非常差或病情危重而住院治疗者应每天监测 4～7 次血糖或根据治疗需要监测血糖，直到血糖得到控制。

2）采用生活方式干预控制糖尿病的患者，可根据需要有目的地通过血糖监测了解饮食控制和运动对血糖的影响来调整饮食和运动。

3）使用口服降糖药者可每周监测 2～4 次空腹或餐后血糖或在就诊前一周内连续监测 3 天，每天监测 7 点血糖（早餐前后、午餐前后、晚餐前后和睡前）。

4）使用胰岛素治疗者可根据胰岛素治疗方案进行相应的血糖监测：①使用基础胰岛素的患者应监测空腹血糖，根据空腹血糖调整睡前胰岛素的剂量。②使用预混胰岛素者应监测空腹和晚餐前血糖，根据空腹血糖调整晚餐前胰岛素剂量，根据晚餐前血糖调整早餐前胰岛素剂量。③使用餐时胰岛素者应监测餐后血糖或餐前血糖，并根据餐后血糖和下一餐前血糖调整上一餐前的胰岛素剂量。

（4）CGM：患者进行 SMBG 是血糖监测的基本形式，而糖化血红蛋白（HbA_{1c}）是反映长期血糖控制水平的金标准。但无论是 HbA_{1c} 还是 SMBG，自身都存在一定的局限性。HbA_{1c} 反映的是过去 2～3 个月的平均血糖水平，因此对于调整治疗后的评估存在"延迟效应"，同时 HbA_{1c} 不能反映低血糖的风险，也不能精确反映血糖波动的特征。SMBG 无法完整反映患者的全天血糖谱，存在监测的"盲区"。因此，近年来发展的 CGM 成为传统血糖监测方法的有效补充，并逐渐在临床上得到推广和应用。CGM 技术分为回顾性CGM 和实时 CGM 两种。目前我国临床应用的主要是回顾性 CGM 技术，已有多种监测仪器应用于临床，其中 CGM 系统（CGMS）于 1999 年获得美国食品药品监督管理局批准，2001 年获我国食品药品监督管理局批准并应用于临床及研究中。CGMS 由葡萄糖感应器、线缆、血糖记录器、信息提取器和分析软件 5 部分组成。感应器由半透膜、葡萄糖氧化酶和微电极组成，借助助针器植入受检者腹部皮下，并与皮下组织间液中的葡萄糖发生化学反应产生电信号。记录器通过线缆每 10 秒接受 1 次电信号，每 5 分钟将获得的平均值转换成血糖值储存起来，每天可储存 288 个血糖值。受检者佩戴记录器 72 小时，期间每日至少输入 4 次指血血糖值进行校正，并输入可能影响血糖波动的事件，如进餐、运动、降糖药物及低血糖反应等。3 天后取下感应器，经信息提取器将数据下载到计算机，用专门的分析软件进行数据分析，可获得患者连续 3

天内血糖动态变化的信息。报告中血糖情况以曲线图、饼图及表格等形式呈现,结合所标记的各种影响血糖变化的事件及时间,在确保数据准确性的前提下定量和定性地反映受试者血糖水平及血糖波动的特征。

由于CGM技术监测到的"血糖值"是组织间液葡萄糖值,而非静脉血或毛细血管血糖值,故将CGM值与血糖值进行对照比较。国内外开展的临床研究表明,回顾性和实时CGM技术均具有较好的准确性和安全性。

CGM主要的优势在于能通过葡萄糖感应器监测皮下组织间液的葡萄糖浓度而间接反映血糖水平的监测技术,可以提供连续、全面、可靠的全天血糖信息,了解血糖波动情况,并能发现不易被传统监测方法所探测到的高血糖和低血糖,尤其是餐后高血糖和夜间无症状性低血糖,因此在临床中具有较为广阔的应用空间。例如,①可以发现与下列因素有关的血糖变化:如食物种类、运动类型、药物品种、精神因素、生活方式等;②了解传统血糖监测方法难以发现的餐后高血糖、夜间低血糖、黎明现象、Somogyi现象等;③帮助制订个体化的治疗方案;④提高治疗依从性;⑤提供一种用于糖尿病教育的可视化手段。而在评估血糖波动及发现低血糖方面CGM具有独特的优势。

CGM主要适用于以下患者或情况,包括:

1)Ⅰ型糖尿病。

2)需要胰岛素强化治疗(例如每日3次以上皮下胰岛素注射治疗或胰岛素泵强化治疗)的T2DM患者。

3)在SMBG的指导下使用降糖治疗的Ⅱ型糖尿病患者,仍出现下列情况之一:①无法解释的严重低血糖或反复低血糖、无症状性低血糖、夜间低血糖;②无法解释的高血糖,特别是空腹高血糖;③血糖波动大;④出于对低血糖的恐惧,刻意保持高血糖状态的患者。

4)妊娠期糖尿病或糖尿病合并妊娠。

5)患者教育:CGM可以帮助患者了解运动、饮食、应激、降糖治疗等导致的血糖变化,因此可以促使患者选择健康的生活方式,提高患者依从性,促进医患双方更有效的沟通。

此外,合并胃轻瘫的糖尿病患者、暴发性Ⅰ型糖尿病患者以及特殊类型糖尿病患者等如病情需要也可进行CGM,以了解其血糖谱的特点及变化规律。其他伴有血糖变化的内分泌代谢疾病,如胰岛素瘤等,也可应用CGM了解血糖变化。

3.成人的血糖控制目标

(1)已有证据显示降低AIC到7%左右或以下可减少糖尿病微血管并发症,如果在诊断糖尿病后立即治疗,可以减少远期大血管疾病。所以,在许多非妊娠成人合理的AIC控制目标是<7%。

(2)如果某些患者无明显的低血糖或其他治疗不良反应,建议更严格的AIC目标(如<6.5%)或许也是合理的。这些患者或许包括那些糖尿病病程较短、预期寿命较长和无明显心血管并发症的患者。

(3)对于有严重低血糖病史、预期寿命有限、有晚期微血管或大血管病并发症、有较多的伴发病及糖尿病病程较长的患者,尽管实施了糖尿病自我管理教育、合理的血糖检测、应用了包括胰岛素在内的多种有效剂量的降糖药物,而血糖仍难达标者,较宽松的AIC目标(如<8%)或许是合理的。

针对许多非妊娠成人的血糖控制目标见表15-1。

关于妊娠糖尿病患者的血糖控制目标见表15-2。

表15-1 非妊娠糖尿病成人患者的血糖控制建议

1.AIC<7.0%

2.餐前毛细血管血浆血糖值70~130mg/dL(3.9~7.2mmol/L)

3.餐后毛细血管血浆血糖峰值*<180mg/dL(<10.0mmol/L)

4.以上制定的目标应根据个体化情况,包括:

续表

（1）糖尿病病程

（2）年龄/预期寿命

（3）合并症

（4）已知 CVD 或进展的微血管并发症

（5）未察觉的低血糖症

（6）患者的个体因素

5.血糖控制严格或放宽视患者的个体化情况而定

6.如果餐前血糖达标而 AIC 未达标,应针对餐后血糖进行治疗

注：* 餐后血糖检测应在餐后 1～2 小时内进行,这个阶段是糖尿病患者的餐后血糖高峰。

表 15-2　第五次国际妊娠期糖尿病工作会议指南提出的孕妇毛细血管血糖控制目标

餐前血糖：≤95mg/dL(5.3mmol/L)

同时达到以下两条之一：

餐后 1 小时血糖：≤140mg/dL(7.8mmol/L)

餐后 2 小时血糖：≤120mg/dL(6.7mmol/L)

针对 1 型或 2 型糖尿病患者妊娠,最近的一项共识声明建议了以下血糖控制最佳目标(在不增加低血糖发生风险的前提下)：

餐前、睡前和夜间血糖值在 60～99mg/dL(3.3～5.4mmol/L)

餐后血糖峰值在 100～129mg/dL(5.4～7.1mmol/L)

A1C＜6.0%

（三）尿糖监测

尿糖化验代表在一定时间内从尿中流失糖的数量。一般情况下血糖越高则尿糖越多。但在糖尿病肾病时由于肾小球硬化,使肾入球滤过和肾小管对葡萄糖的重吸收均下降,肾糖阈升高,导致即使血糖很高,尿糖不高,此时则不能以尿糖作为糖尿病控制的指标。老年人也可出现以上情况。妊娠妇女或肾性糖尿病患者则会出现肾糖阈降低,即血糖正常,尿糖为阳性。在上述情况下尿糖监测均不能反映真实的血糖水平。

对于肾糖阈正常的糖尿病患者,尿糖监测仍是一种简便灵敏的方法。在不能测定血糖时,尿糖自我监测一般可以代替血糖测定。目前多使用尿糖试纸检测尿糖定性情况,比血糖监测更经济、方便。轻型糖尿病患者常在餐后尿糖呈阳性,空腹及餐前尿糖呈阴性。因此尿糖定性检查要注意采尿的时间。

尿糖监测应用在以下几个方面：

1.确定胰岛素治疗的开始剂量　首先主食量相对稳定,每日测三餐前及睡前共 4 次尿糖。餐前验尿方法是餐前 30～40min 将尿排空,饭前留尿,用尿糖试纸进行检测。然后按每次餐前尿糖定性的结果估计胰岛素用量,一般 1 个“＋”用胰岛素 4U,例如 4 次尿糖分别为“＋＋＋、＋＋、＋＋、＋＋＋＋”,胰岛素用量为早餐前 12U;午餐前 8U;晚餐前 8U。由于每个人对胰岛素的敏感程度不同,实际用量应比估计量少大概 20%,然后据尿糖或血糖水平逐渐调整。

2.胰岛素用量的调整　按初始剂量用药 1～2d 后,应根据前一天的 4 次尿糖测定结果来调整剂量。早餐前胰岛素用量应按前一天午餐前尿糖来调整,以此类推。例如前一天 4 次尿糖分别为一、＋、＋＋、＋＋,表示午餐前胰岛素用量不足,可以增加胰岛素剂量。但每次增加 2～4U 即可,每 2～3 天调整 1 次,所需剂量并非一次到位。尿糖(一)持续 3～4d 或患者有低血糖症状者即应酌情减少胰岛素剂量。若尿糖＋＋＋＋,可每 1～2 天调大胰岛素剂量 1 次;当尿糖接近(＋)或(±)时,则每 3～5 天调整 1 次,以防止低血糖发生。

3.指导口服降糖药　对于使用口服降糖药和仅使用饮食疗法、运动疗法治疗的糖尿病患者,可进行三餐后 2h 尿糖监测,对于指导口服降糖药物的使用及饮食调配和运动量的合理掌握均有参考价值。

4.了解餐后尿糖变动　对不稳定的 T1DM 患者,分段尿糖定性和定量能有效地指导胰岛素的治疗。一般采用 4 段留尿法,以便更确切地了解每餐后尿糖的变动情况。

4 段留尿法的具体方法如下:将 24h 分为 4 段,早餐后至午餐前(7:00～11:00 时)为第 1 段;午餐后至晚餐前(11:00～17:00 时)为第 2 段;晚餐后至睡前(17:00～23:00 时)为第 3 段;睡觉后至次日早餐前(23:00～次日 7:00 时)为第 4 段。将每段尿分别保留,记录每一段尿量(以"ml"计算),分别检测每段混合尿的尿糖定性(以"＋"表示),将所测结果登记记录。

尿糖定量检测方法较复杂,可根据尿糖定性来估计,即根据尿糖定性与尿糖浓度比例换算出大概的尿糖定量。一般是:＋约为 5g/L;＋＋约为 10g/L;＋＋＋约为 15g/L;＋＋＋＋约为 20g/L 或＞20g/L。如＋＋＋＋颜色很红,则可将尿稀释后,再根据定性加号计算。

4 段尿糖定量可根据每段的尿量及尿糖定量所表示的尿糖浓度计算出来,24h 尿糖定量则需留取 24h 尿液,混匀后进行尿糖定性检测,再按上述方法计算出来。

(四)尿酮体监测

体内的酮体是脂肪分解代谢的中间产物,由 α-羟丁酸、乙酰乙酸和丙酮组成。正常人每日尿酮体排量不超过 0.1g,尿液酮体试纸及酮体粉检测均为阴性;糖尿病患者在感染等应激状态下,脂肪分解增加,酮体生成增多,由肾排出,形成酮尿。尿酮体检测试纸使用时将试纸浸入尿液中立即取出,并在容器边缘刮去多余尿液,按规定时间与标准色板比色,黄色为阴性,出现紫蓝色为阳性,颜色越深,阳性度越高。

糖尿病患者初诊、合并其他应激情况、妊娠、持续尿糖＋＋＋或＋＋＋＋,或持续高血糖(血糖＞13.3mmol/L)时可能检测出尿酮体。如果糖尿病患者同一尿标本出现尿糖强阳性和尿酮体阳性,即可诊断为糖尿病酮症,应立即送医院紧急处理,否则可能很快发生糖尿病酮症酸中毒。

(五)糖化血红蛋白监测

血糖水平表示瞬间糖代谢情况,而糖化血红蛋白是红细胞中血红蛋白与葡萄糖缓慢、持续且不可逆地进行非酶促蛋白糖化反应的产物,其中与糖尿病关系最密切的是 HbA_{1c},它可反映测定前 2～3 个月血糖的平均水平,可用作糖尿病的一个客观的长期控制指标,也可作为轻型糖尿病诊断的参考。如果 HbA_{1c} 增高＞11.5％,表明患者存在着持续的高血糖状态,很有可能出现糖尿病慢性并发症。HbA_{1c} 的监测具有独特的临床意义。

HbA_{1c} 的监测目的在于消除血糖波动对病情控制的影响。特别地对于血糖波动较大的 T1DM,是一个极有价值的控制指标。

德国 Bayer 公司生产的糖化血红蛋白快速测定仪和配套的 HbA_{1c} 试纸,该仪器在 6min 内即可完成 HbA_{1c} 的测定,只需 1 滴指血,结果准确。但目前绝大多数的糖尿病患者没有该仪器,还必须到医院检测 HbA_{1c}。一般 2～3 个月检测 1 次。

(六)血脂监测

脂质代谢异常,血中总胆固醇(TC)、三酰甘油(TG)和低密度脂蛋白(LDL)的增加,是糖尿病大血管病变的重要危险因素。而高密度脂蛋白(HDL)是动脉粥样硬化与冠心病的保护因子。糖尿病患者对血脂进行监测,可以从分子水平上了解血清脂质代谢异常的实质,对糖尿病并发动脉硬化和冠心病的预测有重要的临床价值。目前,国外测定血脂的试纸已投入市场,糖尿病患者也可自我监测血脂情况。如有血脂异常,可尽早采用调脂药物治疗,使血脂正常。糖尿病患者一般 3～6 个月应做 1 次血脂检查。

(七)尿白蛋白监测

近年来的研究证实,尿微量白蛋白的测定能预测糖尿病肾病的发生。微量白蛋白尿不仅是早期诊断糖尿病肾病的敏感指标,而且与增殖性视网膜病变及大血管病变密切相关。糖尿病患者监测微量白蛋白尿,对早期发现大血管、微血管病变,早期治疗,改善预后极为重要。世界卫生组织(WHO)倡议:凡病程超过 5 年的 TIDM 和全部 T2DM 患者每年至少要测 1 次尿白蛋白排泄率(UAE),正常 UAE＜20μg/min(30mg/24h 尿),如果 6 个月内连续尿液检查有 2 次 UAE＞20μg/min,但＜200μg/min(30～300mg/24h尿),并能排除其他可能引起 UAE 增加的原因,即可诊断为隐匿性糖尿病肾病。德国 Bayer 公司生产的微蛋白尿测定仪已进入中国市场。该仪器可在 7min 内完成定量微蛋白尿测定,可作为糖尿病患者自我监测的手段。

(赵　旭)

第三节　糖尿病的饮食治疗

一、饮食治疗的意义

饮食治疗是糖尿病的基本疗法,糖尿病患者进餐后,胰岛素的分泌水平不能相应地增加,致使血糖升高。合理地控制饮食有利于血糖水平的控制。所以糖尿病患者只要能够正常进食,就必须严格地长期坚持饮食治疗。饮食治疗可明显降低空腹血糖和餐后血糖,合理的饮食可以减轻胰岛 B 细胞的负担,使胰岛组织得到适当恢复。轻型糖尿病患者往往只需饮食治疗,就能有效地控制血糖,防止并发症的发生。应用口服降糖药和(或)胰岛素治疗的糖尿病患者,更应合理控制饮食,在制订饮食治疗方案的基础上,适当调整药物剂量,否则可能会造成因进食增多致用药量增加,患者体重也不断增加,胰岛素抵抗,形成恶性循环,导致血糖难以控制,使病情加重,并发症发生早。

二、饮食治疗的目的

饮食治疗应提供适当的能量和营养素。符合生长发育需要的健康膳食维持标准体重,肥胖患者应减少热量的摄入,使体重下降,改善胰岛素敏感性,减少胰岛素抵抗,以利于血糖控制。对于消瘦的糖尿病患者,则应适当提高热量摄入,使体重接近标准体重,增加机体抵抗力,而儿童和孕妇则要保证其正常生理需要,摄入的总热量也应适当增多;纠正已发生的脂代谢、蛋白代谢紊乱,从而防止或延缓各种慢性并发症的发生、发展;减轻胰岛负担,使胰岛素 B 细胞得到休息,得以恢复部分功能。

三、饮食治疗的原则

1.长期坚持个体化治疗　饮食疗法是糖尿病治疗的基础疗法。所有糖尿病患者都要安排饮食治疗。首先要教育患者了解饮食治疗的意义和方法,积极配合饮食治疗并长期坚持。

2.适度摄入热量　饮食量的安排,既要考虑到减轻胰岛 B 细胞负担,又要保证机体正常生长发育的需求。

3.饮食结构合理

(1)三大营养素组成比例合理,在总热量确定的前提下,适当提高糖类含量,保证足够的蛋白质供应,减少脂肪,特别是动物脂肪的摄入。

（2）食物品种多样化，包含富含糖类、维生素、蛋白质、脂肪、矿物质、膳食纤维、胡萝卜素等的谷类、豆类、动物性食品和蔬菜、水果等。

（3）以植物性食物为主，动物性食物为辅。

（4）粗、细粮搭配，以粗粮为主，提倡高植物纤维饮食。

（5）多食富含微量元素的饮食，已知微量元素例如铬、锗、硒、锌等与糖尿病的发生、发展有关。研究发现，补充三价有机铬可以改善糖耐量，缓解胰岛素抵抗。部分糖尿病患者，特别是老年人缺少铬，可能是发病的重要原因。

（6）食盐限量，口味宜淡，尽量采用低钠饮食，防止高血压的发生。

四、进食方法

1.少食多餐：每日不少于三餐。可行分餐制，每日进食 5～6 餐。即从三次正餐中分出25～50g主食，放在上午 10：00～11：00 时；下午 3：00～4：00 时，以及睡前加餐。对于注射胰岛素的患者或下半夜有低血糖倾向的患者，为纠正和预防低血糖的发生，睡前可进食鸡蛋、牛奶等富含蛋白质的食物，因这类食物转变为葡萄糖的速度缓慢，在胃内停留的时间长。少量多次进餐利于消化吸收，又避免增加胰岛负荷。

2.一日三餐分配原则：早餐 1/5，中餐 2/5、晚餐 2/5。因上午多种升糖激素分泌水平高，肝糖原分解旺盛，容易发生餐后高血糖，所以早餐量要比中、晚餐量少。

3.进食时间规律，不吃或少吃零食。

五、总热量与三大营养要素

（一）总热量

人体维持生命、正常生长发育及从事各项活动的能量，须由摄取的食物提供。食物的糖类、脂肪和蛋白质，经过氧化代谢，产生能量。糖尿病患者应根据其劳动强度、身体状况估算每日总热量。在计算总热量时，必须以维持标准体重为原则。

标准体重（kg）的计算方法是：

40 岁以下者为身高（cm）－105。

40 岁以上者为身高（cm）－100 或[身高（cm）－100]×0.9。

正常体重的糖尿病患者，每日每千克体重需 35kcal 热量，超过标准体重的 20% 以上为肥胖，肥胖的糖尿病患者应严格限制总热量，使体重下降至正常标准的 ±5% 左右。而低于标准体重 20% 的消瘦患者，应适当放宽总热量，以增加体重至接近标准体重。

在避免过食和肥胖的同时，为保证儿童生长发育，所需的热量相应增加，一般与同龄健康儿童摄取的总热量相同。为保证胎儿的正常生长发育，孕妇在妊娠中、后期所需热量应增加 15% 左右。乳母热量供给要增加 30% 左右。

糖尿病患者所需能量的计算：

1.正常体重成年人休息状态　每日每千克体重（标准体重）25～30kcal，轻体力劳动 30～35kcal，中度体力劳动 35～40kcal，重体力劳动 40kcal 以上。

2.消瘦患者休息状态　每日每千克体重（标准体重）30～35kcal，轻体力劳动 35～40kcal，中度体力劳动 40～45kcal，重体力劳动 45～50kcal 或以上。

3.肥胖患者休息状态 每日每千克体重(标准体重)20kcal,轻体力劳动20～25kcal,中度体力劳动25～30kcal,重体力劳动30～35kcal或以上。

(二)糖类

按照我国人民的生活习惯,糖类应占总热量的50%～60%或以上。如对主食控制过严,进食的糖类过少,使患者处于半饥饿状态,可以使糖耐量减低,体内供能势必依靠脂肪和蛋白质的分解,体内胰岛素量就不能满足机体利用酮体的需要,而导致酮症,病情反而波动。所以糖类的限制要适量,以占总热量的50%～65%或以上较适宜。单纯饮食控制的患者,每日糖类不宜过高,以200～250g为合适。饮食控制同时用口服降糖药或胰岛素的患者中,有些可酌情将糖类摄入量提高。

糖类主要有谷类、薯类、豆类、含糖多的蔬菜、水果等。块根类蔬菜如土豆的血糖指数比谷类食物高;而富含植物纤维的藻类、豆类食品被称为"缓慢性糖类",食后吸收慢,血糖升高也缓慢。选择糖类食品时,首先应以谷类主食为基础,占糖类总量的2/3,而且尽可能选择粗制品,避免精细加工食品。人体必需的微量元素铬在粗粮中含量最高。其次再补充水果、薯类、蔬菜类。糖尿病患者应严格限制单糖和双糖的摄入,应忌食葡萄糖、麦芽糖、红糖、白糖、蜂蜜等糖类制作的甜食。忌食水果糖,粉条、绿豆、赤豆等含糖高的食品也要限量。饮食要做到杂食,不偏食,经常调换谷类、薯类的品种,粗细粮搭配。

(三)蛋白质

蛋白质是生命的物质基础,具有广泛的生物功能,是机体所有细胞、器官生命活动不可缺少的物质,它也能给机体提供一定的能量。蛋白质每日需要量为0.8～1.2g/kg,占总热量的10%～20%。动物性蛋白因含丰富的必需氨基酸,生理价值高,利用率高,应占总蛋白量的30%左右。而植物性蛋白的生物利用率较低,糖尿病肾病患者不宜摄入过多。对于儿童患者,为满足其生长发育的需要,蛋白质按每日1.2～1.5g/kg,占总热量的20%提供。妊娠、哺乳、营养不良、合并感染、消耗性疾病的患者均应放宽对蛋白质的限制。

动物性蛋白主要来源是动物性食物的瘦肉类,如畜肉、禽肉、鱼、虾及其他水产品、蛋类、乳类。因这类食物含必需氨基酸丰富,属优质蛋白。它们含蛋白质分别为猪肉17%;牛肉20%;羊肉24%;禽肉20%;鱼肉15%～20%;虾米58%;鸡蛋15%;牛奶2.9%～3.8%。植物性蛋白含量最高的是豆类,黄豆含蛋白质占36.3%;赤豆22%;绿豆24%。谷类含蛋白质为5%～10%,每日主食即可提供25～50g蛋白质。

(四)脂肪

脂肪是人体供能和储备热能的主要物质,存在于人体各种组织中。每日进食的脂肪量如超过100g,称为高脂饮食,低于50g为低脂饮食。糖尿病患者饮食的脂肪量应予控制,一般约占总热量的30%。膳食脂肪酸分为3类,为饱和脂肪酸、单不饱和脂肪酸和多不饱和脂肪酸。动物性脂肪除鱼油外主要含饱和脂肪酸,植物油富含不饱和脂肪酸,单不饱和脂肪酸主要是指食物中的油酸,以橄榄油、葵花子油、低芥酸油中含量最高。目前认为,多不饱和脂肪酸的热量(P)与饱和脂肪酸热量(S)的比值(P/S)愈大,对于降低胆固醇和预防动脉粥样硬化就愈有利。在限制脂肪进量的前提下,应以植物油代替动物油。肥胖患者特别有心血管病者,脂肪摄入应限制在总热量的30%以下,胆固醇每日摄入量应限制在300mg以下。饱和脂肪酸及多不饱和脂肪酸提供能量各占总热量的10%,单不饱和脂肪酸提供20%的热量。

选择脂类食品时,应尽量减少动物性脂肪的摄入,宜摄入植物性脂肪。羊、牛肉含脂肪低;猪肉含脂肪高;鱼及水产品含脂肪最低,鱼和鱼油因富含多不饱和脂肪酸,具有降低血清胆固醇和三酰甘油的作用,应适当多选用,其次为禽、蛋。植物性脂肪中,以硬果类含脂肪最高,核桃63%;松子63.3%;葵花子51%;芝麻61.7%。其次为豆类,黄豆18.4%;青豆18.3%。糖尿病患者烹调用油应限制在植物油2～3汤匙。

（五）膳食纤维

膳食纤维分可溶性纤维和不可溶性纤维。可溶性纤维有果胶、藻胶、豆胶等，分别存在于水果、海藻和豆类食物中。不可溶性纤维包括纤维素、半纤维素和木质素，来源于谷类、豆类、蔬菜、水果、种子外皮和茎叶中。纤维素食后不需胰岛素参与代谢，不增高血糖，有利于改善糖耐量，延缓胃排空，使患者有饱胀感，减轻饥饿症状；在肠道内亲水后使容积增大，形成凝胶过滤系统，使混合食物中的糖、蛋白质、脂肪缓慢吸收，促进肠蠕动，排除多余的脂肪；阻止胆酸再吸收，降低脂类的吸收；在肠道中，纤维饮食阻止致癌的氮素、亚硝酸及酚类的吸收，有利于通便。多纤维素饮食是 T2DM 特别是肥胖型糖尿病患者饮食的重要构成部分，不仅能改善餐后高血糖，长期使用还可以减肥，纠正代谢紊乱，有利于控制并发症的发生、发展。但对于消瘦型糖尿病患者、T1DM 型患者和有腹泻症状的患者应酌情减少用量。蒜苗、土豆、胡萝卜、藕、豌豆等蔬菜含糖类多，用量要适度，每日摄入 20～35g。

六、糖尿病患者的膳食计划

饮食疗法是通过食谱设计实施的，即确定每日进食量和进食内容。糖尿病饮食管理最有效的方法是在营养医师指导下，训练实际制作饮食的方法以及一系列的食物指南，协助医师根据患者个体的营养评价和治疗目标，设计最有效的膳食计划。常用的饮食计算方法有以下几种。

1.首先确定标准体重，根据患者的劳动强度，计算每日所需的总热量。休息者每日每千克体重需供热量 25～30kcal（1kcal＝4.184kJ）；轻体力劳动者 30～35kcal；中体力劳动者 35～40kcal；重体力劳动者 40kcal 以上。儿童、孕妇可酌情增加 10％左右，肥胖者减少 10％左右。在确定总热量的基础上，按糖类占总热量的 50％～60％、蛋白质占 12％～20％、脂肪占 20％～35％的比例安排三大营养素。全日糖类（g）＝总热量×（50％～60％）/4，全日蛋白质（g）＝总热量×（10％～20％）/4，全日脂肪（g）＝总热量×（20％～35％）/9。也可按成年人每日每千克标准体重需 0.8～1.2g 蛋白质、0.6～1.0g 脂肪，先算出全日所需蛋白质和脂肪的量，再从总热量中减去蛋白质和脂肪的热量，除以 4 即为每日应进食的糖类量。

2.食品交换份法：此方法较细算法易于掌握，较粗算法合理，现已在世界上许多国家推广。我国各地区可以根据当地的饮食习惯和主、副食品的营养组成，制订糖尿病食物交换表。我国目前将食物按成分划分为 6 大类，制订出每类食物一个交换单位的重量、热量、三大营养素的数量及各类食物的等价交换表。医师可指导患者先算出全日所需总热量和三大营养素的数量，再参照交换表选择个人喜欢和适宜的食品种类及单位份数，订出全日食谱。

日本糖尿病协会将 334.7kJ 的热量规定为一个单位；有些西方国家则将谷类和水果类食品 376.5kJ 热量定为一个单位，其余 4 类规定同日本人。以此进行各类食品的分配和计算很方便，而且有利于同类食品的交换选用。计算方法为：

（1）计算出每人每日所需总热量，然后按每 334.7kJ（或 376.5kJ）为 1U，将总热量折算成所需单位数，如 5020.8kJ 折算成 15U，5857.6kJ 折算成 18U 等。

（2）按食品交换表将患者所需"单位"折算为食品及各种营养素。谷类每一交换单位相当于大米或面粉 25g。瘦肉类 1U 相当于 25～50g 瘦肉。

举例：某糖尿病患者，计算每日所需总热量为 7531.2kJ。每日应进食 22.5U，分别为谷类 12U，蔬菜 2.5U，瘦肉 4U，豆、乳类 2U，油脂 2U。患者可根据本人饮食习惯进行食品种类的调整，例如第 1、2 类食品间，第 3、4 类食品间可按单位相互交换。同类食品中也可根据等值交换表调换品种，例如猪肉换羊肉、米换面或面包、白菜换芹菜等。

5020.8kJ 热量是每个人在安静状态下维持健康所必需的最低热量。各种食谱都是在这一基础饮食上增加附加食物而构成的。

七、糖尿病患者主餐外的饮食选择

1.水果　水果富含维生素、矿物质和可溶性纤维。果胶能降低葡萄糖吸收的速率和减少脂肪的吸收，故有降脂、降糖的作用。水果的主要糖分是葡萄糖、果糖、蔗糖等单、双糖，吸收快。易使血糖升高。如西瓜含糖为 4.2%；桃、梨含糖为 8%～10%；苹果、甜橙含糖为 11%～13%；香蕉、柿子、荔枝含糖为 14%～16%；枣、甘蔗、红果含糖为 20%。糖尿病患者能否进食水果，要根据自身的情况决定。患者应认真进行糖尿病的自我管理，坚持定期监测血糖、尿糖，使血糖控制在相对良好和稳定的水平；尽量选择含糖低的鲜果（例如西瓜、草莓等）；进食水果最好在空腹和两餐之间，由少量开始，最多不超过 100g；要从治疗计划中减去相应主食的量。

2.甜味剂　糖尿病患者不宜食用含糖的甜食。为满足口感只能使用糖的代用品，即甜味剂。目前使用的有木糖醇、甜叶菊、糖精。木糖醇能产生一定热量，在代谢后期才需胰岛素的促进作用。木糖醇仅适用于控制较好的糖尿病患者，每日用量不超过 50g。糖精和甜叶菊的甜度为蔗糖的 300～500 倍，不提供热量，不含营养素。糖精能通过胎盘，妊娠妇女应避免服用。

3.饮酒　酒可提供热量，无任何营养价值。糖尿病患者原则上不要饮酒。但适量的酒可以增进食欲、消除疲劳。如饮酒，应注意：①血糖控制良好，无其他重要脏器的慢性病和糖尿病并发症，不注射胰岛素或口服磺脲类降糖药治疗；②肝功能正常；③饮酒时要进餐，避免发生低血糖。葡萄酒每次饮用不超过 100～150ml；啤酒不超过 350ml，不饮白酒；上述酒量约相当于主食 25g，应从饮食计划中减去，每周饮酒不超过 2 次。

（常　湛）

第四节　糖尿病的运动疗法

运动疗法是糖尿病治疗的基本方法之一，它在糖尿病治疗中的作用得到了学术界及医生和患者的肯定。许多病情较轻的患者，仅仅通过饮食和运动就可以使病情得到有效的控制。合理的运动疗法对于糖尿病患者可带来益处，不恰当的运动给患者带来很多弊端。当患者被确诊为糖尿病后，如何增强他们的运动意识，进行运动前评估，针对不同的个体制订合理的运动方案，对他们进行运动指导是治疗糖尿病的专业人员面临的课题。

一、运动的生理效应

1.运动的即时效应　当人体运动时，肌肉收缩需要能量供应，人体的氧耗量也增加 20 倍以上，尤其是运动中的骨骼肌。最初为了代偿这种增加，骨骼肌动员肌糖原。随着运动的继续，肝脏的糖原异生明显增加，成为主要的能量物质，以保证运动中肌群葡萄糖的利用。随着运动时间的增加，人体将利用脂肪组织分解的游离脂肪酸供能。儿茶酚胺分泌增高，抑制胰岛素分泌，并通过促进肌糖原分解、抑制葡萄糖摄取、增加肝糖输出、促进游离脂肪酸动员及氧化来补充能量，进而减少肌肉对葡萄糖的利用。还有高血糖素升高,促使肝糖原分解而使血糖升高。这一生理调节作用维持了中枢神经系统的功能。因此,在非糖尿病患者中,运动是不会引起低血糖的。而在胰岛素缺陷的糖尿病患者,这种激素调节作用减弱,从而引起低血糖的发生。过度的升糖激素的增加会引起血糖和酮体水平的增加,甚至引起酮症酸中毒。

2.长期运动的作用　长期的运动可以改善肌糖原的氧化代谢及心血管功能,使最大摄氧量增加,肌肉活动能力增强。可以使血浆儿茶酚胺分泌的反应减弱,血浆胰岛素水平降低,上调胰岛素受体数。还可以促使肌肉利用脂肪酸,从而降低血清三酰甘油、极低密度脂蛋白和低密度脂蛋白胆固醇并提高高密度脂蛋白胆固醇,增强脂蛋白酶活性。

二、运动疗法的益处

1.有利于改善组织对胰岛素的敏感性　糖尿病患者通过运动锻炼可以使血中胰岛素水平下降,胰岛素释放面积减低和糖耐量改善。

2.有利于控制血糖　运动之初,机体主要利用储存在肌糖原和肝糖原分解的葡萄糖作为“能源”。随着糖原的不断消耗,血糖开始为组织供能,因此在持续运动一段时间后,血糖的利用率明显增加,血糖开始下降。当运动结束后,因为肌肉和肝脏还会摄取大量的葡萄糖以补充糖原的消耗,血糖会进一步下降。长期锻炼有利于血糖的控制,是运动效果的积累和胰岛素敏感性增强的结果。

3.有利于改善脂质代谢　有规律的运动可以提高肌肉脂蛋白脂酶活性,加速极低密度脂蛋白的分解,有保护作用的 HDL 水平提高,这对预防动脉粥样硬化、冠心病及周围血管病变等严重并发症的发生有重要意义。

4.有利于控制体重　对于许多 2 型糖尿病患者来说,肥胖是导致胰岛素抵抗的重要因素。参加体育锻炼,严格控制饮食,使体重减轻、血糖下降。对于消瘦的糖尿病患者来说,采用药物和运动疗法使病情得以改善后,体重可以增加。

5.有利于增强体质　运动时循环和呼吸功能得到改善。可以提高最大耗氧量,也可以使静息心率减少。长期的运动可以使皮肤的血流量增加,减少糖尿病足溃疡及截肢的发生。

6.有利于对 IGT 的预防　对于运动改善糖代谢机制的研究肯定了运动治疗的意义,它对于 IGT 的治疗是根本的,也是有效的。

7.有利于控制血压　可以防止骨质疏松,增强体能,改善精神状态,提高生活质量。

三、运动疗法潜在的危险

1.由于运动加重心脏负担,可能导致原有缺血性心脏病或高血压(常无症状)加重,引起心功能不全或心律失常;也可能诱发心绞痛甚至心肌梗死。

2.剧烈运动可导致血压过高,而运动后发生体位性低血压。

3.导致原有眼底病变患者发生视网膜出血,促进增殖性视网膜病变进展。

4.有糖尿病肾病的患者,运动减少肾血流量,加重肾脏病变。

5.在未很好控制血糖的情况下,运动会使血糖上升,尿酮体出现,甚至酮症酸中毒。

6.用胰岛素或磺脲类药物者,在运动中易发生低血糖。

7.会使糖尿病足溃疡加重,退行性关节病变加重,神经病变加重。

四、不宜运动治疗人群

1.血糖很高的患者(血糖＞16.7mmol/L),或血糖波动明显的患者。

2.有如急性感染、酮症酸中毒、高渗性昏迷等急性并发症的患者等。

3.不稳定心绞痛及急性期心肌梗死患者。

4.有心、肝、肾功能衰竭,严重视网膜病变,严重的下肢大血管病变,严重神经病变和严重的高血压病患者。

5.有肺心病引起的严重换气障碍。

五、运动处方

1.定义　运动处方是指符合个人状况所制订的运动程序。"个人状况"包括:①性别、年龄;②体格、体型及健康状况;③生活习惯和运动习惯;④血压、血液性状;⑤运动目的。而"运动程序"包括:①运动种类、场地;②运动量(运动强度、时间和频度);③注意的事项及调整。

2.内容　包括运动的目的、运动种类、运动强度、持续时间、运动频度、注意事项。

3.制订运动处方的原则　由于个体差异很大,因此必须个体化治疗,并根据患者的情况不断地进行调整;对于运动前体质差者,开始运动强度应较小,而体质佳者,则要求大一点的运动强度;在有效界限与安全界限之间即为运动处方有效的范围,超过了这个范围,就存在危险性;以体力和耐力为基础制订个体化运动处方。

4.制订运动处方的目的　通过合理的运动,可增大热量消耗,达到减肥目的,从而治疗糖尿病和干预治疗 IGT 的重要环节。能够增强心肺功能、加速血液循环,改善神经功能,增强抵抗力,防治并发症。

5.运动量和运动强度

(1)运动量:运动量也称运动负荷,是由强度、密度、时间、数量及运动项目的特点等因素构成。运动量＝运动强度×运动时间。在实际工作中,计算运动量比较麻烦,常通过监控个体感觉来达到控制运动量的目的。在运动中运动量应根据患者的情况适宜的控制,既要达到运动处方的目标,又要将运动的风险性降到最小程度。运动中不仅可以利用心率[最大心率(HRmax)＝220－年龄]等指标进行监控外,还可以从个体感觉来判定运动量。

适宜的运动量:运动后有微汗,轻度的肌肉酸痛,休息后即可消失,次日精力充沛,有运动欲望;食欲和睡眠良好。

运动量过大:运动后大汗淋漓、胸闷、气喘、易激动、不思饮食;脉搏在运动后 15 分钟尚未恢复;次日周身乏力、酸痛,应及时调整减量。

运动量不足:运动后身体无发热感,无汗;脉搏无任何变化或在 2 分钟内很快恢复,说明运动量不足,不会产生运动效果。

为了保证运动疗法的顺利进行,一般宜从低强度运动量(最大耗氧量＜40％开始,持续时间为 5～10 分钟)开始。当患者自我感觉良好,能够继续适应运动的情况下,再逐渐进入中等强度的运动(最大耗氧量 50％～60％),此时的能量代谢以有氧代谢为主。这种运动对增强心血管功能和呼吸功能,改善血糖、血脂代谢都有明显的作用。

(2)运动强度:运动强度是单位时间内的运动量。即运动强度＝运动量/运动时间。一般采用最大运动能力即最大耗氧量（VO_{2max}）的百分比表示。一般 $VO_{2max}\% < 40\%$ 为低强度运动量；$50\% \sim 60\%$ 为中等强度运动量；80% 为高强度运动量；100% 为最大强度运动量。临床上常采用下述方法估算运动中的脉率来表示最大耗氧量：$VO_{2max}\%$ 脉率＝安静时脉率＋（运动中最大脉率－安静时脉率）×强度。一般为达到对肌肉细胞的适当刺激强度，起码为 60% 的中等强度；运动中最大脉率（HRm）＝220－年龄。

6.运动项目及时间的选择　选择患者愿意接受，感兴趣的简单、方便、便于长期坚持的项目，如太极拳等动静结合的有氧运动，便于长期坚持的有兴趣的交谊舞等，还有散步、跑步、舞剑、做操、乒乓球、游泳、自行车等。

目前特别适合老年及身体较弱的糖尿病患者，推荐最多的运动项目是"步行"，步行是一种简便而又有效的运动方法，其不受时间地点的限制，而且运动强度较小，较为安全。一般每分钟 $90 \sim 100$ 步为快速步行，每分钟 $70 \sim 90$ 步为中速步行，每分钟 $40 \sim 70$ 步为慢速步行。步行的时间从起初 10 分钟逐渐延长。一般应为中速步行，每天 $8000 \sim 10000$ 步，大多数患者收到很好的效果。另外，游泳也是一种很好的运动方式。

运动时间的选定原则：尽可能在饭后 $1 \sim 2$ 小时参加运动，尤其是早餐后，因为这时可能是一日中血糖最高的时候，选择这一时间运动常不必加餐；不可在胰岛素或口服降糖药作用最强的时候运动，否则有可能导致低血糖；不可在服药后未进餐时运动；运动时胰岛素注射部位尽量不选大腿肌肉等运动时剧烈活动的部位，以免胰岛素吸收过快，导致低血糖；长时间大运动量的运动后的降糖作用持久，应及时增加碳水化合物的摄入。有些人选择早饭前运动，如血糖 $>6.6 \text{mmol/L}$ 以上，可进行运动；如血糖在 6.0mmol/L 左右，应先进 $10 \sim 15 \text{g}$ 的碳水化合物后，再去运动；如低于 6.0mmol/L，应进食 30g 碳水化合物后方可运动。

（赵　旭）

第五节　药物治疗——口服药物治疗

随着 T2DM 的患病率不断增高，对其发病机制的研究不断深入，T2DM 的发病主要由于胰岛素抵抗伴有不同程度的胰岛素分泌不足有关。这为新型降糖药物的开发与研制提供了明确的途径。近 5 年来将降糖药物根据其药理作用分类，现有胰岛素分泌促进药，如传统的磺脲类药物以及新研制的格列美脲、格列吡嗪控释片、格列齐特缓释片等；胰岛素分泌与释放快速促进药，如瑞格列奈、那格列奈，均可选择性地与胰岛 B 细胞上特异性受体结合，刺激胰岛素第一相分泌增加，为餐时血糖调节药。因其能与受体自行快速解离，半衰期短，不会导致高胰岛素血症而发生低血糖，显著降低餐后高血糖，保护胰岛 B 细胞功能，提高了药物的安全性和患者对药物的依从性。

近年来，研究报道 T2DM 的发病的始动因素为脂代谢异常所致的胰岛素抵抗，称其为糖脂病。胰岛素抵抗是由于 FFA 水平增高所致周围组织对胰岛素的敏感性降低。因此而研制、开发并经临床应用的药物有罗格列酮、吡格列酮，均可显著降低胰岛素抵抗，降糖、降脂效果显著，心血管并发症的发生率也随之降低。

总之，新型降糖药的研制与开发蓬勃发展，对 T2DM 的降糖药的临床应用，糖尿病的防治与康复带来新的希望。

为了合理地选用降糖药物并能达到理想疗效、安全性和患者的依从性更好，必须在对 T2DM 患者进行饮食、运动治疗的基础上，选用合适的降糖药。在应用降糖药物前，必须明确了解病史、糖尿病发病年龄、病程、身高、体重、计算体重指数，腰围、臀围以及腰臀比（WHR），空腹血糖（FPG）及餐后血糖（2hPG），心、肝、肾（包括微量白蛋白尿）功能，眼底等，有无心血管、肾、视网膜并发症。

由于 T2DM 的发病与胰岛素抵抗和胰岛素分泌相对不足有关。因此,对每一位 T2DM 患者应进行 OGTT 或馒头餐胰岛素-C 肽释放试验。根据 FPG、空腹胰岛素可算出胰岛素敏感指数和胰岛素抵抗指数,以便更好地选择合适的降糖药。

一、磺脲类(SU)

(一)作用机制

1.磺脲类药物与胰岛 B 细胞膜上特异性受体结合后,关闭 ATP 敏感性 K^+ 通道,抑制 K^+ 从细胞内向细胞外流,抑制强度以瑞格列奈最大,格列本脲(优降糖)次之,那格列奈最弱。细胞内 K^+ 使 B 细胞质膜除极,导致电压依赖性 Ca^{2+} 通道的开放,触发细胞外 Ca^{2+} 流入细胞内,使 B 细胞内 Ca^{2+} 浓度升高,致含有胰岛素的小囊泡向 B 细胞表面移动,并释放胰岛素;在脑组织,磺脲类药物则促进 GABA 的释放。

2.磺脲类药与 B 细胞膜受体结合,抑制磷酸二酯酶活性,使细胞内 cAMP 与三磷酸肌醇水平升高,又促使细胞内储存的 Ca^{2+} 释放,胰岛素分泌的第一相得以改善。

3.磺脲类药增强胰岛素 B 细胞对其刺激物的敏感性,由此可加强胰岛素分泌的第二相水平。

4.胰外作用:①减少肝对胰岛素的清除率,增加外周组织中胰岛素浓度;②改善外周组织胰岛素的敏感性,加强胰岛素介导的外周组织对葡萄糖的摄取和利用,增加外周靶细胞胰岛素受体数量和胰岛素与受体的亲和力,增加肌细胞糖的转运和 GLUT1、GLUT4 的表达及增加肌细胞中糖原合成酶的活性;③增加脂肪细胞中的葡萄糖的转运和脂肪合成;④使肌糖原合成增加;⑤增强肝细胞对胰岛素的反应性,减少胰岛素的代谢清除率,减少肝糖异生,降低血糖;⑥降低血小板聚集与黏附作用,改善血黏度和微循环,减少血管并发症的发生与发展。

格列齐特(甲磺吡脲)可降低氧化应激引起的血小板聚集,此药具有氧自由基清除的能力,而且这种作用与其降糖作用无关,这一作用被认为与抑制 0-联转苗香胺的光氧化作用有关。用电子旋转共振光谱法证明,格列齐特可清除 O_2^- 和 OH^- 作用,故可用于防治由于蛋白质和脂质变性引起的糖尿病并发症。

高浓度磺脲类药物还可抑制肾上腺嗜铬细胞释放儿茶酚胺。作用于脂代谢的乙酰辅酶 A-胆固醇乙酰转化酶,使血游离胆固醇稍升高,但对总胆固醇水平无影响。

不论在何种血糖浓度条件下,磺脲药物还可增加胰岛 D 细胞内的 Ca^{2+} 浓度(机制与 B 细胞相同),但对 A 细胞无作用,因为 B 细胞膜和 D 细胞膜含有磺脲类药物的受体,而 A 细胞膜上没有。在脑组织中,磺脲类药物促进 GABA 释放。

(二)种类及用法

最早使用的第一代磺脲类降糖药有甲苯磺丁脲、氯磺丙脲,因其作用时间长、易出现低血糖、不良反应大,现临床上较少用。第二代磺脲类按其降糖作用强弱依次为格列本脲(优降糖)、格列吡嗪(美吡达)、格列波脲(克糖利)、格列齐特(达美康)、格列喹酮(糖适平)。第二代比第一代作用强,而且耐受性好,广泛用于临床,除降糖作用外,还有减少血小板聚积、改善血黏度和微循环作用。其中,格列本脲降糖作用快、作用最强,但易出现低血糖,其代谢产物 50%～55%经肾代谢,且仍有生物活性,肾功能不良者易致低血糖,因此老年糖尿病患者应慎用;格列吡嗪为短效制剂,经肾排泄,低血糖反应较少;格列齐特除了降糖作用外还可减少血小板的聚集和降低血液黏滞度;格列喹酮能提高肾小球的滤过率,降低尿蛋白,降低血、尿 β_2-MG,还可改善肾血流量,其代谢产物无活性,95%由胆汁排出,只有 5%经肾排泄,故适用于轻、中度肾功能不全的糖尿病患者。第三代磺脲类类代表为格列美脲,除了刺激餐后胰岛素的分泌、但空腹胰岛素水平增加不明显,还可增加葡萄糖转运蛋白Ⅳ的作用,该药用量少,较少引起低血糖,体重增加也较少,降糖作用强且安全性大,适用于老年人和肾功能不全患者。

(三)适应证

磺脲类主要适用于 T2DM 患者。年龄>40 岁,病程<5 年,体重在理想体重的 110%～160%,过去未用过胰岛素或每日用量<40U 则能达到满意控制,空腹血糖<10mmol/L(180mg/dl)的糖尿病患者用磺脲类药物后可能效果较好。

(四)禁忌证

磺脲类药物不宜用于下列情况:①严重肝、肾功能不全;②非酮症高渗性昏迷、酮症酸中毒;③严重急性感染、大手术及创伤时宜用胰岛素治疗;④糖尿病妊娠和哺乳期。老年人要小心应用,以选用作用时间较短的药物如格列吡嗪为宜,剂量不宜过大。患者应该禁酒,因为乙醇可诱发或加重空腹时磺脲类的降糖作用而发生低血糖症。

(五)不良反应

常见的不良反应有低血糖、消化道反应,少见的不良反应有肝功能损害、过敏、骨髓抑制。不良反应通常与剂量大小及与双胍类药合用有关。与下列药物同用易发生低血糖:阿司匹林、保泰松、吲哚美辛、丙磺舒、青霉素、环磷酰胺、乙醇、β受体阻滞药、可乐定、利舍平、麦角胺、氨茶碱、呋喃唑酮、甲硝唑、苯丙酸诺龙、甲巯咪唑等。低血糖一般在用药开始的 4 个月内易发生。有报道磺脲类药物干扰纤溶过程,胰岛素原水平的增加也伴有纤维蛋白溶酶原活化抑制因子-1(PAI-1)的增加,PAI-1 是纤维蛋白溶解抑制药,PAI-1 增加易发生冠心病。因此,长期应用磺脲类药有可能增加 T2DM 心血管事件的病死率。但 UKPDS 研究结果否定了这一结论。

Hemer 等观察 404 例糖尿病患者应用胰岛素、磺脲类药物和各种降血压药物患者低血糖的发生率,并以同期的 1375 例非糖尿病患者作对照,低血糖在糖尿病患者中的发生率较对照组高 10%。糖尿病患者用 ACE 抑制药降压者的低血糖发生率增加 5 倍,但 β受体阻滞药无这种协同作用。格列本脲对心肌细胞的 K^+ 通道有阻滞作用,改变心肌细胞的电生理而引起 Q-T 间期延长及其相关的心律失常。此外,Holstein 等曾报道 2 例因磺脲类药物导致严重低血糖症并发偏瘫、失语的老年患者。故在老年人中要特别注意防止低血糖的发生。

磺脲类药物可减少嗜酸性粒细胞的存活时间,其作用机制与利多卡因相似。格列本脲可阻滞嗜酸性粒细胞(存在磺脲类受体)过氧化物的生成,这一不良反应有可能被用来治疗嗜酸性粒细胞相关性疾病(如哮喘及其他变态反应性疾病)。

多数磺脲类药物,如甲苯磺丁脲、氯磺丙脲、格列本脲及格列吡嗪对胃酸分泌和胃蛋白酶活性无明显作用,但格列喹酮对胃酸和胃蛋白酶分泌有显著刺激作用,故有消化性溃疡患者禁用格列喹酮。

亲脂性磺脲类药物在抑制肝糖输出的同时,还对线粒体的氧化磷酸化有解耦联作用,但格列本脲和格列喹酮等药物在通常的治疗浓度下对线粒体的生物能量生成无明显影响,如患者存在肝、肾功能不全或用量过大时要注意这一不良反应的发生;或者在合用 β受体阻滞药时更要特别注意两药同一不良反应相加带来的危险,因为 β受体阻滞药对肝、肾细胞的线粒体生物氧化有抑制作用。

以上不良反应多发生在用药 6～8 周时。药物不良反应通常与剂量大小有关。必须注意在应用磺脲类药物治疗前、后查血象和肝、肾功能,服药后如有血象及肝、肾功能恶化,应改用其他种类的降糖药或应用胰岛素治疗。

(六)磺脲药物失效

1.原发性失效　糖尿病患者过去从未用过磺脲类药物,应用足量的磺脲类药物 1 个月后未见明显的降糖效应,称为原发失效,发生率为 20%～30%,其原因可能有缺乏饮食控制,严重的胰岛 B 细胞功能损害等,治疗是在饮食控制基础上改用胰岛素或改用旷糖苷酶抑制药治疗。

2.磺脲类继发性失效　糖尿病患者服用磺脲类药物治疗初期能有效地控制血糖,但长期服用后疗效逐渐下降,血糖不能控制,甚至无效。判定标准是每日应用大剂量磺脲类药物后(如格列本脲 15mg/d,疗程 3 个月)空腹血糖仍>10mmol/L,HbA_{1c}>9.5%,称为继发失效,其发生率为 20%～30%,年增长率为 5%～10%。

其发生与胰岛 B 细胞功能下降和外周组织的胰岛素抵抗密切相关。其他因素有:①饮食控制不佳,活动量过少;②磺脲类药物剂量不够或吸收障碍;③同时服用了升高血糖的制剂如糖皮质激素等;④存在应激反应;⑤心理因素等;⑥病例选择不当。Brownt 等总结 10 年中近 2000 例 T2DM 的口服降糖药使用效果,发现继发性失效多发生于用药后 1 年内,以后的发生率与使用时间无明显关系,但 80% 的口服磺脲药患者以后均停用或加用其他药物。

继发性失效的处理方法是:①加用胰岛素治疗。可在早、晚餐加用中效胰岛素(NPH)或三餐前加用胰岛素或睡前(9 时)加中效胰岛素。②加用二甲双胍 0.25g,每日 3 次。③加用 α-糖苷酶抑制药,如阿卡波糖 50～100mg,每日 3 次,进餐时服用。④改用胰岛素治疗。先行胰岛功能测定,若 B 细胞功能差,则应改用胰岛素治疗,亦可加用二甲双胍或阿卡波糖。⑤消除上述引起继发磺脲类药失效的因素,如饮食控制、增加运动等。

(七)磺脲类药物与其他药物的联合应用

1.磺脲类药物与胰岛素合用　许多研究结果表明,磺脲药与胰岛素合用治疗 T2DM 可提高单独应用的疗效。Johnson 等分析 MEDLINE 资料库(1980～1992)的英文文献,在 43 篇报道中,16 个研究符合统一分析的标准要求。结果显示,两药合用对血糖控制、血 HbA_{1c}、每日胰岛素需要量、内源性胰岛素分泌等的效果较单独治疗好,磺脲类药物与胰岛素合用特别适合于单独一种治疗效果欠佳或发生原发性与继发性磺脲类药物失效患者,或老年患者需长期治疗者。防止体重增加的效果也很明显。继发性磺脲类药物失效者还可于早餐前单次注射长效胰岛素(或每日 2 次注射中效胰岛素)来控制血糖。

2.磺脲类药物与双胍类药物合用　此两种药物由于作用机制不同,合用时具有减轻胰岛素缺乏及胰岛素抵抗程度、减少不良反应、降低药物失效发生率和加强降血糖作用等优点。

3.磺脲类药物与其他药物合用　磺脲类药物尚可与 α-糖苷酶抑制药、噻唑烷二酮等及其他胰岛素增敏药合用,均可取得较好疗效。

二、胰岛素快速释放促进药(胰岛素促泌药)

近年来通过胰岛素分泌与释放的细胞信号转导的深入研究,已在临床应用的新型胰岛素快速释放促进药:①苯甲酸衍生物,瑞格列奈;②苯丙氨酸衍生物,那格列奈;恢复了 AIR 使餐后血糖能得以早期控制。由于餐后高血糖是心血管并发症的独立危险因素,应用此类药物可以降低和防治心血管病并发症的发生和发展。同时,此类药物作用迅速,为时短暂,极少引起低血糖症的发生和危害。且避免了长时间对 B 细胞的刺激所造成的胰岛 B 细胞功能逐渐衰竭。现已在临床迅速推广应用。

(一)瑞格列奈

1.作用机制　刺激胰岛素早期释放,是一种模拟正常生理性胰岛素释放的制剂,一种餐时血糖调节药,因而能降低餐后高血糖。由于其只在一定浓度的葡萄糖介导下,才能发挥其刺激胰岛素释放的作用,且作用迅速短暂,故不引起低血糖。药物起效迅速,在口服后 30min,血浆峰值在 1h,半衰期 1h,作用时间短。药物主要通过肝代谢为非活性产物,主要通过胆-粪排泄,不影响肾功能。不在体内蓄积。

2.药动学 瑞格列奈片经胃肠道快速吸收,导致血浆药物浓度迅速升高。服药后 1h 内血浆药物浓度达峰值。然后血浆浓度迅速下降,4～6h 内被清除。血浆半衰期约为 1h。瑞格列奈片与人血浆蛋白的结合＞98％。瑞格列奈片几乎全部被代谢,代谢物未见有任何临床意义的降血糖作用。瑞格列奈片及其代谢产物主要自胆汁排泄,很小部分(＜8％)代谢产物自尿排出。粪便中的原形药物少于 1％。

3.适应证 特别适用于进食时间不规则的 T2DM 伴餐后高血糖症患者,肾功能仅有轻、中度不全者。既可单独用于未经治疗或因其他药物疗效不佳的 T2DM 患者,也可与非胰岛素分泌促进药联合应用。

4.用法 瑞格列奈(诺和龙)片剂:初始剂量为 0.5mg,餐前 10min 服用,每日 3 次。进餐时服药,不进餐不服药。必要时可增至 2mg/d。在老年、轻中度肾功能不全和轻度肝功能不全患者中,无须调整剂量。可与双胍类、葡萄糖苷酶抑制药、胰岛素增敏药联合应用。

5.禁忌证 ①已知对瑞格列奈或本品中的任何赋型剂过敏的患者;②T1DM 患者;③伴随或不伴昏迷的糖尿病酮症酸中毒患者;④妊娠或哺乳期妇女;⑤8 岁以下的儿童;⑥严重肾功能或肝功能不全的患者;⑦与 CYP3A4 抑制药或诱导药合并治疗时。

6.不良反应 ①低血糖:这些反应通常较轻微,通过给予糖类较易纠正。若较严重,可输注葡萄糖。②已知血糖水平的改变可导致暂时性视觉异常,尤其是在治疗开始时。只有极少数病例报告瑞格列奈片治疗开始时发生上述的视觉异常,但在临床试验中没有因此而停用瑞格列奈片的病例。③临床试验中有报道发生胃肠道反应,如腹痛、腹泻、恶心、呕吐和便秘。同其他口服降血糖药物相比,这些症状出现的频率以及严重程度均无差别。④个别病例报告用瑞格列奈片治疗期间肝功酶指标升高。多数病例为轻度和暂时性,因酶指标升高而停止治疗的患者极少。⑤可发生皮肤过敏反应,如瘙痒、发红、荨麻疹。由于化学结构不同,没有理由怀疑可能发生与磺脲类药物之间的交叉过敏反应。

7.注意事项 ①肾功能不良患者慎用,营养不良患者应调整剂量。②同其他大多数口服促胰岛素分泌的降血糖药物一样,瑞格列奈片也可致低血糖。③与二甲双胍合用会增加发生低血糖的危险性。如果合并用药后仍发生持续高血糖,则不宜继续用口服降糖药控制血糖,而需改用胰岛素治疗。④在发生应激反应时,如发热、外伤、感染或手术,可能会出现显著高血糖。⑤瑞格列奈片尚未在肝功能不全的患者中进行过研究,也未在 18 岁以下或 75 岁以上的患者中进行过研究,故肝功能不全的患者慎用。⑥司机患者必须慎用,不进餐不服药,同时避免开车时发生低血糖。

(二)那格列奈

1.作用机制 与瑞格列奈相同,为胰岛素分泌与释放快速促进药。起效迅速,半衰期短。在老年患者和肾功不全、轻度肝功能不全的患者中无须调整剂量。无明显药物相互作用。可单独用于未治疗或其他降糖药物疗效不佳的 T2DM 患者。也可与其他非胰岛素分泌促进药联合用药。

2.剂量及用法 那格列奈,每片 60mg,每次 30～60mg,每日 3 次,可加量至每次 60～120mg,每日 3 次,餐前服用。

3.其他 适应证、禁忌证及不良反应等与瑞格列奈类似。

三、双胍类药物

(一)作用机制

1.改善胰岛素敏感性,增强胰岛素与外周组织胰岛素受体结合:如二甲双胍(2.5g/d)与格列酮(4mg/d)合用可更明显改善糖代谢、胰岛素敏感性和 B 细胞功能。近年发现,浆细胞分化抗原(PC-1)为胰岛素受体酪氨酸激酶活性的抑制药,T2DM 患者的 PC-1 活化增高,这也是发生胰岛素抵抗的原因之一,二甲双胍可抑制 PC-1 活性,改善胰岛素敏感性。

2.抑制肠道葡萄糖吸收:长期以来,认为双胍类药物可抑制肠道的葡萄糖吸收,但并无有力证据说明这一点。最近,Ikeda 等用 wistaralbino 大鼠做试验,二甲双胍能使肠葡萄糖的肠吸收量下降 1 倍以上。

3.抑制肝糖生成:二甲双胍抑制肝糖输出的原因是通过丙酮酸羧化酶-磷酸烯醇式丙酮酸羧激酶(PC-PEPCK)实现的。但二甲双胍对乳酸的转换率、氧化率无明显变化。因此,其降低血糖作用主要通过抑制基础状态下的肝糖异生引起的。

4.增加周围组织对葡萄糖的转运、利用和氧化:曲格列酮和二甲双胍均影响线粒体的氧化代谢,但作用的途径不同,二甲双胍主要影响糖的分解代谢,而曲格列酮主要影响糖的合成代谢,因而两药合用可能加重乳酸性酸中毒。如二甲双胍与依那普列合用(尤其在有肾功能障碍时)更要警惕高血钾性乳酸性酸中毒的发生。

5.增强外周组织糖的无氧酵解,降低细胞的耗氧量,抑制细胞呼吸。Owen 等发现,二甲双胍可抑制线粒体呼吸链的复合物 I 活性,故偶可导致乳酸性酸中毒。

6.抑制糖原分解,改善受体后葡萄糖磷酸化、激酶活性、胰岛素对转录和翻译的关键酶的作用,受体信号系统等。

7.降低 VLDL、三酰甘油水平,抑制肠道羟甲基戊酯-辅酶 A 还原酶和酰基-辅酶 A-胆固醇酰基转移酶活性,抑制肠道胆固醇生物合成和储存。

8.抑制人动脉平滑肌细胞和成纤维细胞生长,降低缺氧引起的人上皮细胞增生,抑制血小板聚集,增加纤溶活性,降低血管通透性,增加动脉舒缩力和血流量,延缓血管并发症发生。同时可抑制糖化终末产物(AGE)的生成,有利于防治血管病变和高血压的控制。甲基乙二醛(丙酮醛,MG)为一种反应性 α-二羧基物,与糖尿病的慢性并发症发生有密切关系,MG 可作为直接性毒物或糖化终末产物(AGE)的前身物质损害细胞。糖尿病患者的 MG 升高,MG 升高的程度与血糖水平呈正相关,二甲双胍可直接抑制 MG 生成,还可通过降低血糖而间接降低 MG 对组织的损害。

9.其他作用:双胍类药物与磺脲类药物不一样,双胍类药物不刺激胰岛素分泌和释放,仅有胰外作用,因此无体重增加和高胰岛素血症等不良反应。

二甲双胍还能提高胰岛素敏感性葡萄糖转运体的功能,抑制脂肪酸的氧化,降低血三酰甘油水平,平衡葡萄糖-脂肪酸循环(Randle 循环),以增加糖的转换率。

最近几年已有不少人倡导用二甲双胍来治疗肥胖、高血压和其他心血管病高危患者。在法国进行了一项称为"BIGPRO"的临床试验,第一期试验结果显示,除体重下降外,二甲双胍对肥胖的非糖尿病患者的血三酰甘油、血压、空腹血胰岛素和血糖无明显作用;第二期试验在设计上有所改正,其结果与第一期基本相同(对血压和血三酰甘油无作用),但发现使空腹血清胰岛素、总胆固醇、载脂蛋白 B 和组织纤溶酶原激活物活性下降的作用。因此,作者认为二甲双胍对非糖尿病患者的一些心血管危险因素也有防治作用。

胶原蛋白的糖化可引起许多并发症,心肌胶原蛋白的糖化是导致糖尿病心脏病变的原因之一。Juothirmayi 等的临床试验结果表明,二甲双胍可减轻 DM 心肌胶原纤维蛋白的糖化及其引发的功能异常。

二甲双胍偶可引起溶血性贫血,用二甲双胍治疗多囊卵巢综合征,可改善高胰岛素血症、高雄激素血症(抑制 ACTH 依赖性雄激素生成),有助于月经紊乱的纠正,恢复排卵(有效率达 91%),但对血雄激素水平正常的多囊卵巢综合征患者似乎效果不明显。

总结各种双胍类降糖药的临床试验结果(资料来源于发表的英文文献),得到如下结论:①双胍类口服降糖药的疗效肯定,其主要作用是抑制肝糖输出和增加外周组织对胰岛素的敏感性;②单独或与其他药物合用可降低血糖,预防慢性并发症的发生;③有助于维持减肥治疗的效果;④可提高纤溶活性;⑤可降低血浆胰岛素、LDL-胆固醇及游离脂肪酸水平;⑥对组织纤维蛋白溶酶原激活物和 von Willebrand 因子有抑制作用,故对血管内皮细胞有保护作用;⑦有学者认为二甲双胍还有预防糖尿病的作用。

(二)适应证

双胍类药物主要适用于下列情况:①肥胖 T2DM 患者经饮食、运动治疗后,血糖控制不佳者,可作为首选药物;②非肥胖 T2DM 患者与磺脲类或 α-糖苷酶抑制药合用可增强降糖效果;③T1DM 单用胰岛素控制不佳者,尤其是不稳定型(脆型)糖尿病患者加用双胍类药物有助于血糖稳定控制;④可用于治疗肥胖的非糖尿病患者及多囊卵巢综合征患者。

(三)禁忌证

双胍类药物不能用于下列情况:①酮症酸中毒、非酮症高渗昏迷、乳酸酸中毒等急性并发症者;②严重肝、肾功能不全者和严重贫血、缺氧、心力衰竭、酗酒、慢性严重肝病等患者;③感染、手术等应激情况,严重高血压、明显的视网膜病,进食过少的患者;④妊娠、哺乳期妇女。

双胍类药物引起乳酸性酸中毒一直是人们关注的问题。一些资料显示,放射检查用造影剂可诱发二甲双胍相关性乳酸性酸中毒(MALA),英国皇家放射学家学院于 1996 年公布一项建议,指出应用离子型放射造影剂前、后48h 要停用二甲双胍,以防发生乳酸性酸中毒。但 McCartney 等总结文献报道的资料,除 1 例外,凡发生乳酸性酸中毒者均伴有肾功能不全或有其他禁忌证,故要求对此建议进行必要的修改。由于离子型造影剂和二甲双胍均主要从肾排泄,当肾功能不全时易导致药物中毒。老的双胍类降糖药(如苯乙双胍)致乳酸性酸中毒的发生率较高,尤其在肝、肾功能不全和心脏病等情况下,容易发生。为了慎重起见,即使是使用二甲双胍也要高度警惕乳酸性酸中毒的发生。如患者在服药期间出现阴离子隙(AG)增大、肌痛、肌无力等症状时,必须行血乳酸测定。一旦发现血乳酸增高,要立即停药并做相应的处理。

双胍类药物与西咪替丁一类药物的相互作用较明显,两者不宜合用。

(四)常用种类及用法

常用种类及用法见表 15-3。

表 15-3　常用双胍类药物的种类及用法

药名	规格(片)	每日剂量	每日服药次数	作用时间(h)	代谢途径
苯乙双胍	25mg	20～150mg	2～3 次	4～6	肾 50%
二甲双胍	250～850mg	500～1500mg	2～3 次	4～6	肾 90%

(五)不良反应

不良反应与剂量大小有关,主要的不良反应有以下几种。①消化道反应:如恶心、呕吐、食欲缺乏、腹部不适、腹泻、口内有金属味,服用苯乙双胍的发生率约 65%,服用二甲双胍的患者(约 20%)有轻度暂时性胃肠道反应。部分消化道不良反应与双胍类药物可促进十二指肠黏膜 5-羟色胺及其他神经递质释放有关。故服用本品时宜从小剂量开始,逐渐增加剂量,进餐时或餐后服用可减轻胃肠道不良反应。②乳酸酸中毒:苯乙双胍增加血浆乳酸浓度,抑制乳酸氧化,损害氧化磷酸化,增加乳酸从肌肉中释放,因此使乳酸的产生和氧化不平衡,引起乳酸性酸中毒(在西方某些发达国家已停止使用)。二甲双胍不抑制电子传递链,增加乳酸的氧化,不改变乳酸从肌肉的释放。因此,二甲双胍比苯乙双胍发生乳酸酸中毒少见,仅为苯乙双胍的 2%。

四、葡萄糖苷酶抑制药

葡萄糖苷酶抑制药主要在肠道起作用。目前在临床上应用的有阿卡波糖、伏格列波糖等。在小肠中竞争性地抑制小肠刷状缘的近腔上皮细胞内的葡萄糖苷酶,延缓糖类的消化作用,延迟双糖、低聚糖、多糖的葡萄糖吸收,延迟并减低餐后血糖升高。长期应用可以降低空腹血糖水平。这种抑制作用是不完全的,而且是可逆的,不影响电解质、维生素 B_{12} 的浓度,也不影响糖类的吸收。

(一)阿卡波糖

阿卡波糖是生物合成的拟四聚糖,其中 1 个麦芽糖残基被 1 个拟麦芽糖残基所取代。对糖类的降解有抑制作用。阿卡波糖由白放线菌属株发酵生成。

1.作用机制　通过竞争性地抑制小肠刷状缘的近腔上皮细胞内的葡萄糖苷酶活性,从而延缓糖类的消化过程,以达到延迟双糖、低聚糖、多糖的转化为葡萄糖而被吸收,达到降低餐后升高的血糖的目的,这种抑制作用是不完全的,而且是可逆性的,不影响总的糖类吸收量,不影响电解质。长期应用可以降低空腹血糖和 HbA_{1c}。阿卡波糖在脂肪组织中有减少脂肪生成和加强脂肪酸代谢,降低血脂和血清三酰甘油水平的作用。

2.用法　在开始服用时,可口服本品 25mg(即 1/2 片),每日 2～3 次,进餐时与第一口主食同时嚼服。根据检测血糖值和患者的胃肠道反应状态逐渐增加剂量至 50mg,每日 3 次,最大单次剂量可增至 100mg,每日 3 次。

3.药动学　本药口服后很少被吸收,避免了吸收所致的不良反应,其原形生物利用度仅为 $1\%\sim2\%$,口服本品 200mg 后,$t_{1/2}$ 为 3.7h,消除 $t_{1/2}$ 为 9.6h,血浆蛋白结合率低,主要在肠道降解或以原形方式随粪便排泄,8h 减少 50%,长期服用未见积蓄。

4.适应证　T2DM 患者经饮食疗法后仍有餐后高血糖时,阿卡波糖为首选药物,也可与二甲双胍合用,可降低 IGT 向 T2DM 的转化率,也可与磺脲类、胰岛素增敏药联用,增强降糖、调脂效果。长期服用可降低 HbA_{1c} 水平和高胰岛素血症。在饮食控制和胰岛素治疗的基础上,加用阿卡波糖可加速降低餐后高血糖,使血糖能较平稳地控制,也可减少胰岛素的用量。

5.禁忌证　①对阿卡波糖过敏者禁用;②糖尿病昏迷及昏迷前期、酸中毒或酮症患者禁用;③有明显消化和吸收障碍的慢性胃肠功能紊乱者禁用;④患有由于肠胀气而可能恶化的疾病(如 Roemheld 综合征、严重的疝、肠梗阻、肠道术后和肠溃疡)的患者禁用;⑤肝、肾功能损害的患者禁用。

6.不良反应　常有胃肠胀气和肠鸣音,偶有腹泻,极少见有腹痛。如果不控制饮食,则胃肠道不良反应可能加重。阿卡波糖不良反应的发生与服用剂量有明显关系。初次服用时可减少剂量,不良反应少。个别病例可能出现诸如红斑、皮疹和荨麻疹等皮肤过敏反应。如果控制饮食后仍有严重不适的症状,应咨询医师以便暂时或长期减小剂量。长期应用无全身性严重不良反应发生。中等剂量的阿卡波糖治疗时,偶有低血糖症。长期服用的患者体重不增加或稍降低。不良反应通常较轻微,耐受性较好,一般不需停药。

7.注意事项　①患者应遵医嘱调整剂量。②如果患者在服药 4～8 周后疗效不明显,可以增加剂量。如果患者坚持严格的糖尿病饮食仍有不适时,就不能再增加剂量,有时还需要适当减少剂量,平均剂量为每次 0.1g,每日 3 次。③个别患者,尤其是在使用大剂量时会发生无症状的肝酶升高,故应考虑在用药的前 6～12 个月监测肝酶的变化。停药后肝酶值会恢复正常。④如出现低血糖,应使用葡萄糖纠正,而不宜使用蔗糖。⑤对孕妇安全性尚不明确,在动物实验母乳中药物分泌,故孕妇及哺乳期妇女不宜使用。

(二)伏格列波糖

1.作用机制　伏格列波糖与小肠刷状缘的近腔上皮细胞内的葡萄糖苷酶竞争性结合,而抑制双糖的水解,对淀粉酶几乎无抑制作用,改善餐后高血糖。

2.用法　每片含 0.2mg,一般成年人 0.2mg,每日 3 次,餐前口服。剂量可增至每次 0.3mg。

3.适应证　①饮食和运动疗法后血糖控制不佳时可用本品治疗；②可与磺脲类、双胍类降糖药联和应用，以加强疗效；③与胰岛素联用时，餐前服用本品，使餐后血糖升高缓慢，且上升程度较低，再加上胰岛素的作用，能使血糖平稳地下降，不发生低血糖，胰岛素用量可减少5％～20％。

4.禁忌证　①严重酮症酸中毒、糖尿病昏迷或昏迷前患者；②严重感染、手术、严重创伤；③对伏格列波糖的成分有过敏史者。

另外，对于正在服用其他降糖药，有腹部手术、肠梗阻史者，伴有消化和吸收障碍的慢性胃肠道疾病患者，重度痔、大肠狭窄、溃疡的患者及严重肝、肾功能不全者应慎用。

5.不良反应　较为常见的不良反应为排气增多、腹胀、腹泻、稀便、腹部微胀、肠鸣、腹痛等。偶有GOT、GPT、LDH、r-GT升高等肝酶异常；罕有高钾血症、血清淀粉酶升高、HDL-C降低者。

五、噻唑烷二酮类

噻唑烷二酮类（TZDs），被认为是目前治疗T2DM的较为理想的药物，包括吡格列酮和罗格列酮等，主要用于胰岛素抵抗的T2DM，对肥胖型患者效果好。临床发现曲格列酮具有严重的肝毒性，已有使用曲格列酮导致肝坏死的报道，因此曲格列酮已于1997年被英国撤销，FDA已宣布停止使用。罗格列酮的作用机制尚未阐明，目前认为其主要是通过影响胰岛素受体激酶活性、胰岛素受体的磷酸化、胰岛素受体数目、肝糖代谢及减少全身与局部组织的脂肪代谢等环节而发挥疗效。

（一）罗格列酮

1.作用机制　本品可通过增加组织对胰岛素敏感性，提高细胞对葡萄糖的利用而发挥降低血糖的疗效，可明显降低空腹血糖及胰岛素和C肽水平，对餐后血糖和胰岛素亦有明显的降低作用。使HbA$_{1c}$水平明显降低。本品的作用机制未明，可能与特异性激活一种核受体——过氧化物酶体增殖因子激活的γ-型受体（PPARγ）有关。在人类，PPARγ受体分布在一些胰岛素作用的关键靶组织（如脂肪组织、骨骼肌和肝等）。PPARr核受体的作用是调节胰岛素反应基因转录，而胰岛素反应基因参与控制葡萄糖产生、转运和利用。另外，PPARr反应基因也调节脂肪酸代谢。在动物模型，罗格列酮可以增加肝、肌肉和脂肪组织对胰岛素作用的敏感性，可见到在脂肪组织上胰岛素介导的葡萄糖转运子GLUT-4的表达增加。噻唑烷二酮类治疗T2DM奏效的条件为患者尚有一定的分泌胰岛素的能力，如胰岛素已严重缺乏则不能奏效。

2.药动学　本品的口服吸收生物利用度为99％，血浆达峰时间约为1h，血浆清除半衰期（t$_{1/2}$）为3～4h，进食对本品的吸收总量无明显影响，但达峰时间延迟2.2h，峰值降低20％。本品的平均口服分布容积为17.6L（30％）。99.8％与血浆蛋白结合，主要为白蛋白。本品主要以原形从尿液排出，主要代谢途径为经N-去甲基和羟化作用与硫酸盐或葡萄糖醛酸结合。所有循环代谢产物均没有胰岛素增敏作用。体外试验证实，本品绝大部分经P450酶系统的CYP 2C8途径，少量经CYP 2C9途径代谢。口服或静脉给予^{14}C标记的罗格列酮后，64％经尿液排出，23％经粪便排出。临床研究证实罗格列酮的药动学参数不受年龄、种族、吸烟或饮酒的影响。

3.用法　口服：单药治疗和与磺脲类药物或二甲双胍合并用药时，本品起始用量为每日4mg，单次服用。经治疗12周后，如需要，本品可加量至每日8mg，每日1次或分2次服用。

4.适应证　经饮食控制和运动治疗效果仍不满意的T2DM患者。本品可单独应用，也可与磺脲类药物或双胍类药物合用，治疗单用磺脲类或双胍类药物治疗血糖控制不佳的T2DM患者。

5.不良反应

（1）本品单独应用甚少引起低血糖（<2％）。

(2)对肝的影响：在治疗 T2DM 的对比试验中，丙氨酸氨基转移酶（ALT）水平升高的发生率大于正常的 3 倍。

(3)轻至中度水肿及轻度贫血，皆为老年患者（≥65 岁），较 65 岁以下者为多见，水肿发生率为 7.5%：3.5%，贫血为 2.5%：1.7%。

6.禁忌证　对本品及其成分过敏者，活动性肝病患者、血清丙氨酸氨基转移酶（ALT）水平超过正常上限的 2.5 倍者、妊娠及哺乳期妇女。

7.注意事项　心力衰竭患者禁用本药，心功能在Ⅱ级以上患者慎用此药。肾功能损害患者单服本品无须调整剂量。因肾功能损害患者禁用二甲双胍，故对此类患者，本品不可与二甲双胍合用。孕妇及哺乳期妇女用药尚不明确。老年患者无须调整剂量。

（二）吡格列酮

1.药动学　口服吡格列酮后 30min 在血清中可测出吡格列酮，2h 后达血浆峰值浓度，进食可将峰值浓度时间推迟到 3～4h，但不改变吸收率。在血清中吡格列酮与蛋白结合率很高（>99%），主要为血清白蛋白，与其他血清蛋白结合力低。M-m、M-W 与血清白蛋白结合（>98%）。吡格列酮经羟基化和氧化作用代谢，代谢产物部分转为葡萄糖酸和硫酸结合物。药物排泄的主要代谢产物及其结合物，大部分经胆-粪排泄，15%～30% 经尿液排出。

2.剂量与用法　吡格列酮，15～45mg/d，服药与进食无关。

3.适应证　适用于 T2DM。应与饮食控制和体育锻炼相结合用药，可单药服用，也可与磺脲类、胰岛素、二甲双胍联用。

4.禁忌证　与罗格列酮相同。

5.不良反应　约 5% 的患者有头痛、肌痛、鼻窦炎、牙病、咽炎、上呼吸道感染症状等。

6.注意事项

(1)与磺脲类、胰岛素联用时，应注意低血糖症的发生，应降低联用药物的剂量。

(2)绝经期前不排卵的妇女应用本品可致重新排卵，应采取避孕措施。

(3)治疗开始 4～12 周时可有血细胞比容和血红蛋白降低（2%～4%），可造成血浆容积增加和由前负荷增加引起的心脏增大。心功能Ⅲ～Ⅳ级患者不宜使用。

(4)开始服药前做肝酶测定（ALT），治疗第 1 年，每 2 个月测定 1 次。当有症状如恶心、呕吐、乏力、腹痛、食欲减退、尿色加深，应行肝酶测定，如 ALT 水平在正常的 2.5 倍以上，应停用本品。

六、合理应用降糖药物

降糖药物合理选用可从患者个体的现实考虑，较为合理地选用降糖药物，遵循个体化原则。

1.根据患者的年龄、糖尿病病程、身高、体重等为患者选择合适的药物。肥胖 T2DM 多伴有胰岛素抵抗，降糖药物首选胰岛素增敏药、二甲双胍等。以餐后血糖高为主的患者，可选择 α-葡萄糖苷酶抑制药或胰岛素快速释放促进药。过去服药及疗效情况可供选择药物，伴有不同程度的胰岛素分泌不足，多采用两类以上的药物联用，疗效更佳，安全性和耐受性、患者的依从性较好。

2.充分了解降糖药物的作用机制、药动学，掌握每日用药次数和剂量大小。了解药物的适应证、临床疗效，严格掌握药物的不良反应和注意事项、禁忌证，才能保证用药恰当，达到最好效果。

3.经常随访，观察治疗效果，监测空腹及餐后血糖。测定 HbA$_{1c}$、果糖胺以了解血糖控制情况，以便及时调整药物。

4.加强对患者的饮食控制、合理运动、正确服药等。

5.根据做 OGTT、胰岛素-C 肽释放试验,了解胰岛 B 细胞胰岛素和 C 肽释放功能,计算胰岛素敏感指数和胰岛素抵抗指数,更准确地选用降糖药物。由于 T2DM 的发病以胰岛素抵抗为主,鼓励患者树立对战胜疾病的信心,积极配合治疗。应同时防治糖尿病急、慢性并发症。

6.选择用药要适当考虑患者的经济状况。

(齐　昊)

第六节　药物治疗——胰岛素

T2DM 治疗的威胁是血管并发症,而血糖的控制与之有密切的关系。虽然饮食控制、适当的运动和口服降糖药物的应用仍是目前治疗 T2DM 的主要方法,但许多患者最终要接受胰岛素的治疗。自 1922 年胰岛素首次用于治疗糖尿病以来,随着对糖尿病病理生理和发病机制认识的深入,胰岛素的应用越来越广泛据报道,美国已诊断的糖尿病患者中约 40% 接受胰岛素治疗。近年来在胰岛素的使用和开发上取得了一些进展现简述如下。

一、胰岛素的生物化学和生理作用

1.胰岛素的分子结构　胰岛素原是胰岛素和 C 肽的前体。人胰岛素原、胰岛素和 C 肽分别由 84、51 个氨基酸和 29 个氨基酸组成。C 肽和胰岛素分子之间由 2 对碱性氨基酸联结,分子量分别为 9000、5800 和 3020。可见,胰岛素由一条 A 链(21 肽)和一条 B 链(30 肽)组成,两链由 2 个二硫键相联结,A 链本身有一个二硫键。这些二硫键是维持胰岛素立体空间结构所必需的。

2.胰岛素的生物合成　胰岛素在细胞中合成的全过程已经清楚,并已经有基因工程合成的商品胰岛素。1997 年 Steiner 发现胰岛素原还不是 mRNA 翻译的直接产物,直接产物是在胰岛素原 N 端上连有一 23 氨基酸片段的大分子,成为前胰岛素原。此 23 氨基酸片段富含疏水残基,有利于穿透粗面内质网膜的磷脂层,然后将其余的肽段拉人内质网池。在特异蛋白肽酶的作用下,很快将这段 23 肽切除而脱离内质网。剩下的胰岛素原被转运到高尔基体结合在高尔基体膜上,经特异蛋白水解酶的作用,将两对碱性氨基酸切开,胰岛素原即分解成胰岛素和 C 肽,即前胰岛素原→胰岛素原→胰岛素＋C 肽。并逐步形成不成熟的 B 分泌颗粒包在微泡囊内,B 分泌颗粒在成熟过程中,需要 Zn^{2+} 结合并储存起来。当某些信号到达 B 细胞时,如葡萄糖浓度增加,这些颗粒就移到细胞周边,膜与细胞质融合,冲破膜外表面,隆起,B 颗粒解体,同时释放胰岛素、C 肽及一部分未分解的胰岛素原。从 B 颗粒形成到分泌胰岛素需 1～2 小时。

3.胰岛素的分泌和代谢　胰岛素和 C 肽是呈等分子释放出 B 细胞的,在生理情况下,胰岛素原释放很少,占总分泌的 5%～10%。在某些病理情况下(如胰岛素瘤),血中胰岛素原可高达 50%～60%。胰岛素原的生物活性只有胰岛素的 3%～5%。C 肽无生物活性,C 肽分子结构的各属差别和免疫特异性要比胰岛素大得多。成年人合成量约 24U/d＋三餐的刺激,总量约 48U/d。不与血浆蛋白结合,同胰岛素抗体结合而使血浆胰岛素的作用时间延长,主要在肝、肾清除,流经肝的胰岛素约有 40% 被提取并被代谢分解。肝、肾、周围组织的胰岛素代谢清除率比约为 6：3：2。

胰岛素分泌后首先进入门静脉再到肝,肝摄取 50%～60% 门静脉血中的胰岛素,肝是胰岛素主要的效应器官之一,剩下的胰岛素经肝静脉进入体循环。门静脉血中的胰岛素的浓度是外周动脉血中浓度的 2～

3 倍,静脉血中的 3~4 倍。C 肽经过肝时只有约 5% 被摄取,且其代谢率比胰岛素慢,故 C 肽在外周血浓度比胰岛素高约 5 倍。用免疫学方法测得的胰岛素原浓度在门静脉血中为总胰岛素的 2%~9%,在外周血中为 10%~15%,这种差别与胰岛素原的代谢率(半衰期 18~20 分钟)较慢有关。从尿中测得的胰岛素免疫活性甚低(<1%)(故没有临床意义)。C 肽从尿排出 4%,故测尿中 C 肽有一定临床价值。

4.胰岛素的理化性质　胰岛素为酸性蛋白,分子中酸性氨基酸较多,易与鱼精蛋白及组氨酸等碱性氨基酸结合,等电点的 pH 为 5.3,酸、中性条件下稳定,碱性环境下易破坏。

5.胰岛素分泌的调节

(1)葡萄糖。血糖浓度升高是刺激 B 细胞分泌及合成胰岛素最强有力的因素。其特点如下:①细胞反应迅速,静脉滴注或离体胰灌注葡萄糖均证明,血糖升高几秒钟至几分钟,胰岛素的分泌即可上升达峰值。②胰岛素分泌的程度与血糖浓度有关,最终达平顶。剂量反应曲线呈常见的反 S 形。③如血糖升高持续(如继续滴注),则可见胰岛素的分泌呈快、慢两个时期,即立即反应(持续 5~7min)和后续反应相反,当血糖降低时,可抑制胰岛素的分泌。在低血糖时(<2.8mmol/L),血中胰岛素浓度一般接近于 0。

(2)氨基酸:摄入蛋白质或氨基酸可刺激胰岛素分泌。但不同氨基酸的刺激作用不同,全部必需氨基酸的混合物刺激作用最强。精氨酸、亮氨酸和苯丙氨酸的作用依次减弱,组氨酸几乎无作用。

(3)胃肠道激素:进餐或口服葡萄糖刺激胰岛素的作用比静脉注射葡萄糖致相同血糖水平的作用强,这是由于口服时胃肠道激素分泌增多,对 B 细胞有直接作用所致。其中作用最强的是抑胃肽(GIP),其次是胰高糖素、胰泌素和促胰酶素。也有一些胃肠道激素能抑制胰岛素的分泌,如生长抑素。

(4)儿茶酚胺:肾上腺素抑制细胞分泌胰岛素,可能因兴奋 α 受体所致。异丙肾上腺素兴奋 β 受体,增加细胞 CAMP 而促进胰岛素的分泌。β 受体阻滞药如普萘洛尔则对抗此作用。

(5)药物:一切口服磺脲类降血糖药的作用机制主要是刺激胰岛素的释放,但近年来发现这些药物尚有改善外周组织对胰岛素的敏感性。噻嗪类利尿药抑制胰岛素的分泌。

6.胰岛素的生理作用

(1)胰岛素对糖代谢的影响:胰岛素促进肝、肌肉、脂肪等组织摄取和利用葡萄糖合成糖原或脂肪或进入三羧酸循环氧化产生能量。但胰岛素的作用与当时的血糖水平密切相关。胰岛素输注实验证明,胰岛素抑制肝释放葡萄糖的作用(通过抑制肝糖原分解和葡萄糖异生)远比胰岛素促进外周组织摄取葡萄糖的作用敏感。前者在胰岛素浓度极低时就已经发生了,而后者起作用的胰岛素最低浓度大约需要 10mU/L 或以上。在血糖正常情况下,胰岛素在20~30mU/L时能促进肌肉摄取葡萄糖,而不能促进肝摄取葡萄糖,但如在空腹情况下,即使输注胰岛素使其血浆浓度达到 400~1000mU/L,内脏(包括肝)摄取葡萄糖只占全身摄取量的 8%;门静脉内直接注射胰岛素达 500μU/ml 时,未发现肝摄取葡萄糖有净增加。

在基础胰岛素水平维持不变的情况下,高血糖可直接抑制肝释放葡萄糖和增加外周组织摄取葡萄糖,但不能增加内脏和肝摄取葡萄糖。只有高血糖伴高胰岛素血症(如正常人餐后门静脉血)才能促进肝摄取葡萄糖。用犬做实验发现,当门静脉血葡萄糖浓度>11.1mmol/L 时,胰岛素浓度达 100mU/L(饱和浓度)时,可使肝摄取葡萄糖达最大限度[3~4mg/(kg·min)],人可以为 0.3~1.6mg/(kg·min)。外周输注或门静脉输注使动脉或门静脉血糖浓度大致相同(8.9~9.4mmol/L)的情况下,后者肝摄取葡萄糖大于前者 6 倍。此说明从生理途径(经门静脉-肝)和非生理途径(外周静脉→肝动脉→肝)给葡萄糖时,肝摄取和利用葡萄糖的效果明显不同。总之,经生理途径供应葡萄糖时,肝摄取葡萄糖决定于 3 个因素:①当胰岛素达饱和剂量时,肝摄取量与葡萄糖的剂量呈正相关,直到最大限度;②动脉、门静脉葡萄糖浓度差;③在高血糖状态下,摄取率与胰岛素的浓度呈正相关,直到最大限度。

(2)胰岛素与脂代谢:胰岛素对于脂代谢的总效应是以下两方面作用的总和。①刺激脂肪合成;②抑制脂肪分解及酮体生成。这些作用与高血糖素及儿茶酚胺恰恰相反,形成拮抗。胰岛素在基础水平就有限制脂肪分解和酮体生成的作用。当胰岛素分泌增加时可完全抑制这些过程,两者呈正相关。例如当血浆胰岛素浓度从空腹水平(9mU/L)经输注胰岛素提升到 30mU/L、40mU/L 及 50mU/L 时,血浆三酰甘油和游离脂肪酸分别下降 50%、75% 及 80%。胰岛素轻微增加时,3-羟基丁酸盐已降到难以测出的程度。无胰岛素分泌的患者(如 T1DM 患者),注射胰岛素有抑制酮体生成的作用,并与用药剂量有关;当血浆胰岛素浓度仅 5～7mU/L 时即有此效应,至 100mU/L 时达最大效应,几乎完全抑制酮体生成。肝酮体的生成减少除胰岛素的直接作用外,还与自由脂肪酸进入肝的量有关。

　　用输注生长抑素的方法,可抑制内生胰岛素和胰升糖素的分泌,造成胰岛素呈缺乏状态。在空腹时输注生长抑素 1h 后,血浆酮体和游离脂肪酸均上升 3 倍,肝释放 β-羟基丁酸盐增加 2 倍。T1DM 患者停用胰岛素后有类似情况,停用 10h 后,胰岛素的血浆浓度下降 7mU/L,胰升糖素水平增加 4 倍,酮体增加 5 倍,脂肪酸增加 3 倍。

　　(3)胰岛素与蛋白质代谢:血浆胰岛素水平是维持正常的蛋白质和氨基酸代谢、维持氮平衡最重要的因素。胰岛素促进蛋白质合成,抑制蛋白质分解。同时减少尿素生成和抑制氨基酸转变为葡萄糖(糖异生)。作用场所主要在肝和肌肉。胰岛素促进蛋白质合成的作用通过 CAMP 系统促进核蛋白体翻译,而抑制蛋白质分解的作用不依赖 CAMP,可能与胰岛素受体内移后,能稳定溶酶体系统有关。当胰岛素缺乏时,肝和肌肉对氨基酸的摄取下降,氨基酸的血浓度增高,转换率下降,说明蛋白质合成受阻。当胰岛素恢复基础水平时,这些变化可以完全逆转。有实验表明,当胰岛素水平升高达基础的 2 倍时,表现出抑制蛋白质分解的作用。长期饥饿状态下(超过 48 小时),低水平胰岛素的作用是动员骨骼肌中的氨基酸转移到肝,转变成葡萄糖、尿素或脂肪,或完全被氧化,这是维持血糖、供能和维持生命所必需的。此时,血中必需氨基酸上升,非必需氨基酸下降。但短期饥饿时,氨基酸代谢变化可能与胰岛素作用的关系不大,因为在短时间饥饿时血浆胰岛素浓度的变化不明显。

二、胰岛素制剂的种类(国内可见到的品种)

1.按起效、高峰及效力持续时间分类　指中等剂量。

(1)短效类:不含鱼精蛋白,可皮下、肌内或静脉注射,作用高峰时间 1～3 小时,效力持续 5～7 小时。

(2)中效类:含鱼精蛋白,胰岛素与鱼精蛋白二者比例为 1∶1,不含过剩的鱼精蛋白,故又称低精蛋白锌胰岛素,中性,可单独或与短效类合用,各自发挥其作用。仅可皮下或肌内注射,高峰时间 6～12 小时,效力持续 18～24 小时。

(3)长效类:含过量鱼精蛋白,胰岛素:鱼精蛋白=1∶(1.5～2),故在与短效类胰岛素合用时,每单位长效类胰岛素可结合 0.5～1U 短效胰岛素形成中效胰岛素,高峰时间 10～16 小时,效力持续 28～36 小时,中性。

(4)锌胰岛素悬液:即 Lente 族胰岛素,由 NOVO 公司生产,不含鱼精蛋白,含锌量高,采用醋酸盐代替磷酸盐作缓冲液,故在中性条件下即可保持不溶状态,作用时间延长。不能与一般短、中或长效胰岛素合用。按作用时间长短可分为:短中效(半慢胰岛素 Semilente)、中长胰岛素(慢胰岛素 Lente)、超长效胰岛素(特慢胰岛素 Ultralente)。

(5)胰岛素类似物:从 20 世纪 90 年代后期开始,各种胰岛素类似物已广泛应用于临床。胰岛素类似物是指经重组 DNA 技术合成、氨基酸序列与人胰岛素相异,将其 B 链上天然氨基酸顺序 28 位与 29 位倒位,成为 B28 赖氨酸、B29 脯氨酸,此改变导致分子自聚力降低,比皮下注射一般胰岛素有较快的药代学作用,可于进餐时注射,持续约 4h,低血糖发生率低,无免疫原性。能与胰岛素受体结合,功能及作用与胰岛素相似。

2.按来源分类 见表 15-4。

表 15-4 胰岛素按来源分类

来源	A8	A10	B30
人	苏氨酸	异亮氨酸	苏氨酸
猪	苏氨酸	异亮氨酸	丙氨酸
牛	丙氨酸	缬氨酸	丙氨酸

(1)牛胰岛素:从牛胰腺提取而来。

(2)猪胰岛素:从猪胰腺提取而来,与人胰岛素结构最接近,故疗效较高,抗原性较低,是我国目前胰岛素制剂的主要来源。

(3)人胰岛素:目前进口胰岛素均为人胰岛素。

3.按纯度分类 纯度单位为胰岛素原的百万分率,不同国家、不同等级的胰岛素原百万分率数不同。

(1)胰岛素:胰岛素原 ppm>1000,含杂质较多,抗原性强。通过离子交换和分子筛可将之分为 a、b、c 3 个峰,第 1 峰为无活性蛋白,分子量在 13000 左右;第 2 峰为胰岛素原及胰岛素二聚体,分子量 9000～12000;第 3 峰为单峰胰岛素。

(2)单峰胰岛素:为胰岛素单体及少量单去酰胺胰岛素,胰岛素原 ppm 为 100～1000,疗效及抗原性居中。

(3)单组分胰岛素(MC):单峰胰岛素反复层析所得高纯胰岛素,其胰岛素含量超过 99%,胰岛素原 ppm<10,作用增强,抗原性低。

三、胰岛素的临床应用

(一)适应证

1.T1DM 一经确诊,应立即用胰岛素治疗,须终身胰岛素替代治疗:只有在 T1DM 的"蜜月期"时,胰岛素可减量,甚至停用,血糖也可较好地控制。但为保护胰岛 B 细胞功能,仍应给小量胰岛素而不要停用胰岛素。

2.T2DM

(1)口服降糖药原发性失效:T2DM 中,5%～10%的患者,发病后 3 个月内磺脲类药物用到最大剂量,也不能控制血糖达标,空腹血糖>11.1mmol/L。多见于非肥胖患者。

(2)口服降糖药继发性失效:经磺脲类或磺脲类加双胍类药物治疗先有效,后逐渐加大剂量达最大剂量也不能控制血糖达标。肥胖和非肥胖患者都有。

(3)在以下情况可短期用胰岛素:如感染、手术、外伤、妊娠、用肾上腺皮质激素治疗时,因应激引起的酮症酸中毒、高渗性昏迷。另有并发症(如肺结核)。

(4)糖尿病患者有严重的并发症:如眼、肾、神经心血管和皮肤并发症。

(5)对于消瘦的 T2DM 患者又有并发症者,可先用胰岛素治疗,以后根据胰岛功能检查情况,判断是否改用口服药。

(6)T2DM 患者,对磺脲类药物过敏,又不宜用双胍类药物者或难以保证服药者。

(7)糖尿病合并妊娠或妊娠糖尿病患者。

3.继发性糖尿病 如肢端肥大症、库欣综合征。

(二)胰岛素治疗的目的

1.维持基本正常的糖、蛋白、脂肪、水、盐及酸碱代谢水平:①无糖尿病症状和体征;②空腹血糖(FBS) <90~140mg/dl;餐后血糖(PBS)<180mg/dl;HbA$_{1c}$<7.5%;③T1DM患者4次尿糖为-~++,24h尿 糖<20g;T2DM患者4次尿糖为-~+,24h尿糖<10g;④血脂正常,无酮症。

2.防止或延缓糖尿病急、慢性并发症的发生与发展。

3.良好的体力及精神状态,正常的生长、生活、工作与寿命。

(三)影响每日胰岛素需要量的因素

1.年龄　胰岛素每日需要量随着年龄的增长而增加,青春期用量偏大。不同年龄胰岛素用量见表 15-5。

表 15-5　不同年龄胰岛素用量

年龄(岁)	U/(kg·d)	U/d
<2	<0.5	2~10
3~12	0.7~1.0	8~30
13~18	0.9~2.0	28~60
≥18	1.0	40

上述数字为常用量,开始时可用此量的1/2~2/3。

2.饮食及活动量　饮食中热量高、运动量小者则用量大。

3.病程长短　T1DM患者病程很长者胰岛素需要量减小,可能与消瘦及胰岛素代谢清除率下降有关。

4.糖尿病肾病　肾是胰岛素代谢清除及糖异生的重要场所,尚无尿毒症的糖尿病肾病患者胰岛素半衰 期长,故胰岛素需要量减少。晚期肾病患者则血糖波动很大,易发生胰岛素低血糖和(或)胰岛素抵抗。

5.应激　应激时,尤其是感染发热时,胰岛素需要量增加。当患者体温>37.5℃时,体温每升高1℃、胰 岛素的需要量增加25%。

6.月经、妊娠及分娩　月经期血糖波动大,胰岛素需要量常增加。妊娠过程中,胰岛素的需要量逐渐增 加,至妊娠末期,常增50%~100%;分娩后,胰岛素需要量常急剧下降,以后则逐渐增多至妊娠前的水平。

7.激素与药物　①增加:升糖激素(糖皮质激素及甲状腺素)、口服避孕药和噻嗪类利尿药等;②降低: 乙醇、水杨酸制剂、口服降糖药等。

四、给药途径

1.皮下途径　皮下给药途径是目前胰岛素应用的主要方式。常用的部位有臂部、大腿、腹部及臀部皮 下脂肪较多的部位。不同的部位吸收速度不一样,腹部区域吸收最快,臂部吸收速度中等,大腿和臀部的 吸收最慢。在同一部位,注射不同的胰岛素制剂和执行各种不同的治疗方案时,血浆胰岛素的浓度变化也 各不相同。这对选择不同的治疗方案和评价治疗方案的疗效时十分重要。用传统的注射器做皮下注射必 须消毒,携带不方便,因此逐渐被以下新的皮下给药方式所取代。

(1)胰岛素笔:为笔型注射器,能随身携带,使用方便,注射剂量准确,尤其是糖尿病合并视力下降者可 通过听笔的转动响声来调整剂量,注射时疼痛轻。

(2)高压无针注射仪:使用永久性材料制成的无针无痛注射仪,使用寿命可达30万次。注射仪采用高 压原理,使胰岛素在压力驱动下通过微孔以微型雾化的喷射流进入皮肤,并在注射部位的皮下组织中扩散。消除了因针头注射造成的皮肤创伤和疼痛,患者更易接受,且经高压喷雾注射的胰岛素在皮下组织中呈弥漫状分布,药液吸收迅速而均匀,餐前注射的胰岛素(RI)吸收曲线更接近于进食诱发的胰岛素生理性曲线状态。另外的优点是体积小,携带方便,视力不佳者亦能使用。

(3)持续性皮下胰岛素输注(CSⅡ):目前应用的胰岛素泵大多采用CSⅡ技术。使用 RI 或赖脯胰岛素,并可根据患者血糖变化规律个体化地设定一个持续的基础输注量及餐前剂量,以模拟人体生理性胰岛素分泌。新近发展的胰岛素泵采用螺旋管泵技术,体积更小,携带方便,有多种基础输注程序选择和报警装置,安全性更高。在患者需要用大剂量胰岛素治疗时,这一方法更为适合。心胸外科围术期用 CSⅡ 给予胰岛素控制糖尿病病情,可明显减少术后伤口感染及其他并发症。胰岛素泵几经改正,体积越来越小,糖感受器的敏感性也越来越高,发生泵衰竭的情况已十分罕见。人工胰腺除用于 T1DM 及其急性并发症的抢救和治疗外,也适应于儿童矮小症、妊娠糖尿病、严重脂代谢紊乱等的治疗,避免了反复发作性低血糖、酮症酸中毒、黎明现象或血糖过度波动的发生。但胰岛素泵治疗的最大缺点是引起营养性肥胖、伤口感染以及泵衰竭导致的低血糖昏迷。

(4)人工胰腺:这是一种连接胰岛素泵和葡萄糖感受器的生物系统装置,可置入的葡萄糖感受器随时监测体内血糖变化,与之连接的胰岛素泵根据血糖变化按需要向皮下输注胰岛素。近年来,人们将胰岛细胞用生物半透膜包裹,形成人工屏障,以达到与宿主免疫系统隔离的目的。微囊胰岛细胞移植技术发展迅速,由于营养物、电解质、氧和生物活性分泌可自由透过微囊膜,而免疫球蛋白等生物大分子物质不能透过,因而其作用类同于生物人工内分泌胰腺(BIO-AEP)。初步的实验结果表明,BIO-AEP 对糖尿病有良好的治疗作用。

2.腹腔内途径 主要有以下 3 种方式。

(1)携带型泵:胰岛素泵位于体外,储存有较多量的胰岛素,以避免频繁操作增加感染的危险性。输注胰岛素的导管在前腹壁皮下潜行一段距离后穿过腹壁进入腹腔。

(2)置入型泵:此泵需外科手术置入于腹部皮下脂肪和腹直肌鞘之间,泵的导管穿过腹直肌鞘,悬在腹腔中。与皮下型泵比较,置入型泵释放的胰岛素吸收与生理途径相似。释放入腹腔的大部分胰岛素被吸收入门静脉,进入肝发挥效应,并有约 50% 被降解,可避免外周高胰岛素血症,也使血糖更易于控制而较少发生低血糖反应,但需通过手术置入,增加了患者痛苦和发生感染的机会。

(3)腹膜透析中的应用:糖尿病合并终末期肾衰竭需持续性非卧床腹膜透析时,可在腹膜透析液中加入胰岛素或将胰岛素直接注入腹腔内。

腹腔内给药是因为腹膜表面积大,交换能力强,因而胰岛素注入腹腔后吸收较皮下迅速,注射后 15 分钟即可发挥作用,30～40 分钟出现血浆胰岛素高峰,随即迅速下降,这一变化规律与进餐后内源性胰岛素分泌相似。注入腹腔的胰岛素大部分由肝门静脉系统吸收,较符合胰岛素生理性代谢过程,有助于减轻外周高胰岛素血症。其缺点是易造成腹腔内感染,需手术置入导管,导管开口处易被纤维蛋白凝块阻塞。

3.静脉途径 目前主要在糖尿病合并急性并发症或输注葡萄糖时应用。

4.肌内注射 较皮下吸收快,反复长期肌内注射易引起肌肉深部感染。

5.口服给药 可解除注射给患者带来的痛苦,研制成功则具有广泛的应用前景。但胰岛素通过口腔黏膜吸收极少,吞服后酶的消化作用难以克服,微包囊技术可减少酶的破坏,但目前尚在研制中。

6.直肠途径 胰岛素吸收后可在门脉系统中形成较高浓度,用药后 30～45 分钟血浆中达高峰,但下降较缓慢,不如腹腔给药理想。

7.鼻腔给药 目前仅限于理论探讨和动物实验阶段。

8.口腔吸收给药 1998 年 6 月,美国糖尿病学会年会上报道研制一种新式胰岛素吸收器,可使患者经口腔吸入干粉胰岛素。

五、胰岛素治疗方案的选择

(一)T1DM

T1DM 患者体内胰岛素绝对缺乏,因此需用胰岛素终身替代治疗,即使在"蜜月期"也不应终止胰岛素治疗,因此时外源性胰岛素可延缓自身免疫对 B 细胞的损害。T1DM 可采用下列方法治疗。

1.一日 2 次混合的胰岛素注射　这是最简单也是最常用的胰岛素治疗方案。其目的是通常所使用的延缓作用的胰岛素(NPH 或 Lente 长效胰岛素),提供基础量的胰岛素及正常进餐时胰岛素需要,利用短效胰岛素覆盖一天中 2 次主餐(早餐及晚餐)的胰岛素需要量。这两种胰岛素在早餐前及晚餐前一次注射。每天总需要量的 2/3 可以在早上给予,其中短效胰岛素与缓效作用胰岛素的比率为 1∶2。剩余的 1/3 可以在入睡前注射(短效与缓效作用胰岛素比率为 1∶1)。该方案虽方便易行,但尚有如下缺点:①相对欠灵活,而且大多数人的生活方式是每日三餐,这就经常使午餐时的血糖难以控制,对于严格控制目标来说此方案不合适;②晚餐前注射的中效胰岛素作用常不能覆盖整个夜间,以致出现早晨的空腹高血糖,加剧黎明现象,而增加中效胰岛素剂量则常导致夜间在其高峰作用时出现低血糖;③动物中效胰岛素高峰作用在 8～10 小时,早餐前注射的中效胰岛素对中餐而言所提供的有效胰岛素浓度太迟,人中效胰岛素高峰作用出现较早,故换用人胰岛素可在一定程度上避免这一缺点。

2.改良的分剂量混合方案　为避免上述缺点,防止出现夜间低血糖和早晨空腹高血糖,将晚餐前的中效胰岛素推迟至夜晚睡前注射,许多患者可收到满意效果。缺点是增加了每日胰岛素注射次数,且要求进餐时间和进食量相对恒定。

3.一日多次胰岛素(MDI)方案　于三餐前皮下注射 RI,睡前注射中效胰岛素(NPH 或 Lente 胰岛素),使夜间体内维持一定的胰岛素浓度。其优点是较易达到严格控制的目标,能提供随进餐所需的理想胰岛素浓度;允许进食量有较大波动,即可根据即将进餐的饮食量事先调整餐前 RI 剂量。缺点是该方案需保持进餐时间的相对恒定,胰岛素注射次数较多。

4.基础药物治疗方案　以长效胰岛素作为基础胰岛素浓度,即每餐前注射短效胰岛素,加每日 2 次注射超长效胰岛素或每晚 1 次注射(晚餐前或睡前均可)。其优点是血糖较易达到严格控制的目标,较少出现夜间低血糖;对生活方式影响小,允许进餐量和进餐时间的变动,甚至可省去一餐不吃(同时免去餐前 RI),比较少出现低血糖反应。缺点是皮下始终保持有较大量的胰岛素积存,使得其吸收可能变化;积存的胰岛素动员时可导致长时间低血糖反应。

5.胰岛素泵治疗　目的是模拟自身胰岛素的生理性分泌,使血糖控制更理想。常用的有 CSⅡ泵和腹腔内置入型胰岛素输注泵。

6.胰岛素强化治疗　糖尿病控制与并发症试验(DCCT)证实强化胰岛素治疗,严格控制血糖可显著减少 T1DM 的慢性并发症。其视网膜病变、肾病变和神经病变的危险性较常规治疗组下降约 60%。强化治疗的目标是采用外源性胰岛素使全天血糖维持于(接近)正常水平:FBS 3.9～6.7mmol/L(70～120mg/dl),PBS<10mmol/L(180mg/dl),24h 尿糖<5g。每周测 1 次凌晨 3∶00 血糖不低于 3.6mmol/L(65mg/dl),HbA$_{1c}$ 在正常人上限以内(<6.05%)。强化治疗方案多采用 MDI 方案或 CSII 治疗。适用于新诊断的无严重并发症的青少年 T1DM、脆性糖尿病和妊娠糖尿病。在 DDCT 强化治疗初期,患者每日须检测 7 次以上血糖(三餐前、后和睡前,必要时加测夜间血糖),在血糖趋于稳定后每日测 4 次血糖(三餐前和睡前),但每隔 1～2 周仍须测一天 7 次或 7 次以上血糖。强化治疗的缺点是低血糖发生率显著增多和体重增加。

（二）T2DM

T2DM在病情某一阶段也需要胰岛素治疗,病程0～4年约22%的患者需胰岛素治疗,20年或更长则约有58%的患者需胰岛素治疗。但T2DM患者不像T1DM患者易发生血糖波动和低血糖反应,因此其方案可与T1DM型不同。

1.与口服降糖药联合应用　　常用一种磺脲类药物与胰岛素联合应用(BIDS),适用于患者体内尚有一定数量的正常B细胞。亦可选择双胍类或α-糖苷酶抑制药与胰岛素联合应用,可减少胰岛素用量及高胰岛素血症。日间口服降糖药,睡前加用胰岛素。睡前胰岛素可减少夜间糖异生,减少肝糖输出,控制次晨的空腹血糖。白天的口服降糖药有效控制日间的餐后血糖。通常先用中效胰岛素,起始剂量为6～10U,逐渐加量,直至早晨空腹血糖得到控制为止。

2.分剂注射方案　　是T2DM患者最常用的方案。通常采用分剂混合方案(见T1DM胰岛素治疗方案),优点是多数患者血糖能得到良好的控制,低血糖反应少见。缺点是增加一次胰岛素注射,肥胖或体重增加发生率高于BIDS方案。

3.单剂注射方案　　由于T2DM患者体内尚有一定的胰岛素分泌能力,故单剂方案反应不像T1DM病那样"脆",约40%的患者可用本方案获得较好控制。早餐前单剂注射NPH或Lente胰岛素,或注射短效加中效的混合胰岛素,亦可在睡前单剂注射中效胰岛素。优点是简单方便,缺点是许多患者用此方案不能达到满意控制的目的。

4.MDI方案　　仅用于分剂方案控制不佳者或合并妊娠需严格控制血糖者。通常总量的40%以长效形式给予(早晨1次或早、晚2次),另外的60%以RI给予。近似的分配比例为早餐前25%,中餐前15%,晚餐前20%。本方案的最大缺点是需要多次注射胰岛素,不易被患者接受。

UKPDS报道了5102例新诊断的T2DM患者平均随访10年的结果。该研究的特点是多中心、前瞻性、长时间、大样本、随机介组、对照试验。结果发现在T2DM患者用胰岛素或其他药物严格控制血糖(UKPDS强化治疗目标是FBS<6.0mmol/L,HbA$_{1c}$$<7$%)可降低视网膜、肾、神经病变等并发症。用胰岛素和磺脲类并未增加动脉粥样硬化和心血管事件的发生。但对于老年人、有严重并发症者,尤其是心脑血管病变者不主张强化治疗,因强化治疗易致低血糖,可引起脑梗死、缺血性心脏病发作,甚至猝死等严重并发症的发生。

六、胰岛素剂量的调整

（一）初剂量的选择

初时剂量宜小,以后根据临床逐渐增加剂量,直至血糖控制满意。

1.T1DM　　每日3～4次短效为宜,因此法可迅速见效,易于调整,不易发生低血糖症,血糖稳定后再减少注射次数或加用中、长效胰岛素。所谓强化治疗即每日3～4次注射胰岛素或使用胰岛素泵,密切监测血糖,使血糖基本正常。在每日3～4次注射时,剂量常早餐前最大,晚餐前次之,午餐前再次,如需每日4次,则睡前量最小。采用强化胰岛素治疗,有时清晨空腹血糖高,其原因可能有:①夜间胰岛素作用不足;②黎明现象,即夜间血糖控制良好,无低血糖发生,仅于黎明一段短时间出现高血糖,其机制可能为皮质醇、生长激素等对抗激素分泌增多所致;③Somogyi现象,即在夜间曾有低血糖,因在睡眠中未被察觉,继而发生低血糖后的反应性高血糖。夜间多次(0、2、4、6、8时)测定血糖,有助于鉴别清晨高血糖的原因。

初剂量选择参考如下。

(1)4次或4段尿糖:1个"＋"应用2～4U胰岛素。

（2）24h 尿糖：2g 尿糖用 1U 胰岛素。

（3）血糖：通常每 2 克升高的血糖用 1U 胰岛素；胰岛素用量＝（血糖值－100）×10×0.6×体重（千克）÷2000＝0.003（血糖值－100）×体重

（4）原用口服降糖药剂量：每片 5U，总量不超过 30U（6 片量）。

（5）经验法：将日总剂量除以 3，午餐前减 2U 加到早餐前，例如 18U（8：4：6）或 24U（10：6：8）或 30U（12：8：10）等。

2.T2DM　根据血糖并发症情况而定。

（1）一次注射：短效胰岛素、中效胰岛素或预混胰岛素，多与磺脲类降糖药合用，空腹血糖高者于晚间注射，餐后血糖高者于早餐前注射，开始多用 8～12U。

（2）多次注射：少数患者可同 TIDM 患者。

（二）剂量的调整

1.先调整饮食及体力活动，血糖稳定后再调胰岛素。

2.4 次和 4 段尿糖半定量是调整胰岛素用量的最好指标，反映前一次胰岛素剂量适合与否，通常 1 个"＋"加 2U 胰岛素。肾糖阈异常或尿潴留者不能以尿糖作为调整剂量的指标。

3.每次的日加减总量不宜过大，一般不超过 8U，T1DM 患者在血糖接近满意时对胰岛素较敏感，调整剂量时应更加谨慎。

4.每次调整后，一般应观察 3～5 天，血糖及尿糖稳定以后，再做下一次调整，如血糖及尿糖有继续下降趋势，应适当延长观察时间。

5.尿糖阴性、血糖偏低者应及时减少胰岛素用量。

（三）注射方法的调整

1.调整注射次数　开始时应先用短效胰岛素多次注射，控制满意后，再改用或加用中效胰岛素或长效胰岛素。T2DM 也可单独使用中效胰岛素，但如单独使用长效胰岛素则疗效不佳。

（1）改为短效胰岛素＋中效胰岛素：可以任意比例混合使用，常用比例为 1：1 左右，中效胰岛素可略多。

（2）加用长效胰岛素：可以任意比例混合使用，按长效：短效＝1：（2～4）的比例改为混合胰岛素使用。长效胰岛素量不宜超过短效胰岛素的 1/2，晚餐前长效胰岛素用量一般不超过 8U。

如早 12U、午 8U 可改为短效胰岛素＋中效胰岛素为 10U＋10U 早餐前注射，也可改为短效胰岛素＋长效胰岛素 16U＋4U、15U＋5U 或 14U＋6U 早餐前注射。使用混合胰岛素时应先抽取短效胰岛素。

2.调整胰岛素品种　胰岛素治疗成功的关键在于使用技巧，胰岛素的品种是次要因素。在从普通胰岛素改为高纯品胰岛素、从牛胰岛素或猪胰岛素改为人胰岛素以及从国产胰岛素改为进口胰岛素时，可能需要适当地减少剂量。

3.调整注射部位　轮流使用不同部位，前臂及腹壁比臀部及股前吸收快。有硬结或脂肪萎缩处不易吸收胰岛素，应避免使用。目前口服、经眼结膜、鼻黏膜及直肠内给药均尚未进入国内临床。

4.调整注射时间　短效胰岛素一般在餐前 15～30 分钟注射，中效胰岛素如单独使用，应在餐前 30～60 分钟注射。对有黎明现象的患者，早餐前胰岛素注射应早，最好不晚于 6:30。

5.调整注射器具　注射前只用乙醇消毒。器具包括 1ml 玻璃注射器、一次性塑料注射器、胰岛素笔、无针头注射器和胰岛素泵，目前前 3 种器具用得较多。

七、影响胰岛素皮下注射的生物利用度和吸收率的因素

影响胰岛素皮下注射的生物利用度和吸收率的因素很多,主要有以下几种。

1.注射部位　身体不同区域之间,胰岛素的吸收有显著的不同,腹部区域吸收最快,臂部吸收速度中等,臀部和大腿吸收最慢。

2.注射深度　肌内注射较皮下注射吸收快。

3.注射局部因素　局部加温或推拿、按摩可加速吸收。

4.胰岛素浓度　U-40(胰岛素的浓度是 40U/ml)比 U-100(胰岛素的浓度是 100U/ml)吸收较快。

5.胰岛素剂量　大剂量的胰岛素作用时间较低剂量的胰岛素作用时间延长。

6.运动　注射局部肌肉群运动可加速胰岛素的吸收。

7.胰岛素的混合　将短效胰岛素掺入 NPH 胰岛素内形成的混合物中,短效胰岛素的吸收特性未发生显著变化,目前已有预混制剂供应。但是,在可溶性胰岛素与 Lente 长效胰岛素相似的混合物中,短效胰岛素组成成分的利用度降低,这可能是由于短效胰岛素与长效胰岛素制剂中过剩的锌离子发生交换反应,使得血浆胰岛素整体曲线较缓慢上升所致。

8.胰岛素结构　单体胰岛素比一般胰岛素(多聚体)吸收率要快 2～3 倍,并且没有典型的常规短效胰岛素制剂所表现出来的吸收初始阶段的延迟。

八、胰岛素治疗的不良反应

1.胰岛素低血糖　是胰岛素应用过程中最常见的并发症。4% 的 T1DM 致命的原因是低血糖,在 DDCT 强化治疗组,低血糖发生率较常规组高 3 倍多,低血糖的发生与平均 HbA_{1c} 水平有关。

下列情况易发生低血糖:胰岛素使用不当、剂量过大或混合胰岛素治疗时胰岛素比例不当或注射胰岛素后饮食减少或未按时进餐或活动量增加、脆性胰岛素、肝肾功能不全、饮酒等。

低血糖发生时患者可表现为饥饿、乏力、心悸、出冷汗、反应迟钝、意识模糊、嗜睡,甚至昏迷等。有些患者低血糖时可无明显上述症状或仅表现为神经系统症状,应引起重视,尤其是夜间熟睡后,低血糖后由于交感神经兴奋,肾上腺素等胰岛素拮抗激素分泌增多,所以有些患者虽有低血糖反应,但却表现为高血糖(即 Somigy 现象),此时应减少胰岛素剂量,而不是盲目加大胰岛素剂量。

为避免低血糖的发生,任何患者用胰岛素时均应告诫患者注意低血糖症状;注射胰岛素后按时进餐;胰岛素剂量要准确;肝肾功能不全、老年人、婴幼儿在胰岛素应用时应从小剂量开始,逐渐增加剂量;注射胰岛素后不应马上进行体育锻炼。一旦发生低血糖症状应立即进食,若家属发现患者神志改变或昏迷应立即处理后送医院急救。

2.过敏反应

(1)局部反应:如注射部位红热、刺痛、肿胀甚至发疱,使用 PZI 时较常见,多在 3～4 周自然脱敏,如出现局部假性蜂窝织炎或弥漫性皮肤反应,则应使用抗组胺药及皮下注射 0.1% 的肾上腺素,必要时口服氢化可的松。

(2)全身反应:极少见,如荨麻疹、紫癜、皮肤黏膜水肿、胃肠道反应、支气管哮喘甚至急性肺水肿、过敏性休克等,应立即采用上述抗过敏治疗措施。如仍必须使用胰岛素,可进行胰岛素脱敏,方法是从 0.001U 拟使用的胰岛素皮下注射开始,每 15 分钟注射 1 次,剂量加倍直至 1U 为止。如有可能,应改用单组分人

胰岛素。

3.胰岛素水肿　多见于面部,亦可发生于四肢,可能与控制不佳时的低钠血症及使用胰岛素后尿量减少、钠水潴留有关。多可自行消退,少数需用利尿药。

4.皮下脂肪萎缩　皮下注射胰岛素后数周至数年,局部或其他部位可出现皮下脂肪硬化萎缩,可持续数月至数年之久。处理中可采用局部皮下注射氧气、地塞米松或单组分胰岛素之法。患者可试用更换注射部位等方法防止其发生,如有可能,最好改用高纯度人胰岛素。

5.视网膜病变加重　有报道(包括 DCCT)在血糖快速控制时(强化治疗时),视网膜病变可加重,这种现象可能出现在用药开始时,一般为短暂的良性过程,以后与常规组比较并无明显加重。但也有报道有时这种变化并不是自限性的,即使在行胰腺移植后仍加重,并有可能进展为增殖性视网膜病变,甚至致盲。有报道,治疗初期糖化血红蛋白越高,在强化治疗 1 年后致盲的危险性越大。但总的来说,不论是 DCCT、UKPDS 还是其他大型的多中心研究(DRS、ETDRS 等)都显示,在视网膜病变的早期,严格的糖尿病控制是治疗视网膜病变的最根本措施。至于胰岛素强化治疗等可导致视网膜病变恶化的危险与糖代谢控制不良带来的慢性视力丧失比较,仍然是次要的和少见的,而且这种情况主要见于长期控制不良的患者在开始强化治疗的早期,而视网膜病变也处于早、中期时。最好的预防办法是密切观察视网膜病变的变化。如患者的视网膜病变已经发展到了高危期,则强化治疗要十分慎重,在权衡利弊与风险后仍决定做强化治疗,应先行光凝治疗后再施行胰岛素强化治疗,且控制血糖的速度宜慢。积极的光凝治疗可望改善增殖型视网膜病变的预后。

视网膜病变加重的机制尚不明确,认为可能与视网膜缺血或与 IGF-1 有关。慢性高血糖状态下的视网膜血流量是增加的。血糖快速降低可伴随血流量减少,结果导致视网膜缺氧及营养不良。有报道静脉注射 IGF-1 可诱发视网膜变化。

6.胰岛素抵抗　日胰岛素需要量超过 200U 或 14 岁以下儿童每日胰岛素需要量超过5U/kg,且持续时间超过 1 周或日胰岛素需要量＞2U/kg 应考虑为胰岛素抵抗,产生的原因可能与体内产生胰岛素抗体有关。几乎所有使用过胰岛素治疗的糖尿病患者均有不同程度的胰岛素抵抗。胰岛素抵抗可能与肥胖、免疫机制障碍有关,每日胰岛素需要虽超过 2500U 者多不仅由于胰岛素抗体,而且与靶细胞缺陷有关。抵抗可持续数周或数月后自行缓解,亦可持续 10 余年之久。处理原则如下:①大胆增加胰岛素用量;②运用抗原性较小的高纯度人胰岛素;③可能时改用或加口服降糖药;④使用糖皮质激素或免疫抑制药。

7.体重增加　体重增加与每日胰岛素剂量和胰岛素使用方法及剂型有关。每日剂量越大越易发生高胰岛素血症和肥胖,睡前用胰岛素、餐前用赖脯胰岛素会引起体重增加。故在胰岛素治疗同时应强调积极的饮食控制和运动锻炼,使体重保持正常。加用双胍类药物或 α-糖苷酶抑制药有助于减少胰岛素用量,减轻外周高胰岛素血症。

（邱　爽）

第七节　糖尿病的三级预防

近年来,随着糖尿病病因学研究的进展,糖尿病的预防已经成为可能。糖尿病的病理变化从青壮年时期就已经开始。其发病过程分三步:第一步,由患糖尿病的危险人群(即有糖尿病家族史、肥胖和曾生产过巨大婴儿者)发展到糖耐量受损阶段(IGT);第二步,由糖耐量受损阶段发展到临床糖尿病阶段;第三步,由临床糖尿病阶段发展到糖尿病并发症出现临床症状及功能衰减阶段。糖尿病可以预防,这种预防是分阶段的,即所谓"三级预防"。

一、糖尿病的一级预防

糖尿病的一级预防也称初级预防,是对糖尿病易感人群和已有糖尿病潜在表现的人群,通过有针对性地改变和减少不利的环境和行为因素,采用非药物或药物干预措施,最大限度地减少糖尿病的发生。一级预防主要通过以下的双向策略来实现。

1.人群策略 改变现在已知为糖尿病危险因素的生活方式和环境因素,如摄入饱和脂肪酸过多、食物纤维过少、肥胖和心理应激等。

2.高危策略 指对那些将来更可能发展为糖尿病的特殊高危个体或人群采取针对性的预防,使这些人不进入或晚进入到糖耐量受损阶段。具体方法如下。

(1)首先对这些人进行糖尿病知识的宣传教育,如宣传糖尿病的定义、症状、体征、常见的并发症以及危险因素,使他们重视糖尿病的预防。

(2)提倡健康的行为,如合理饮食、适量运动、戒烟限酒、心理平衡。

(3)在重点人群中开展糖尿病筛查,定期监测空腹血糖(FBG)及餐后血糖(PBG),一旦发现有糖耐量受损(IGT)或空腹血糖受损(IFG),应及早实行干预,以降低糖尿病的患病率。一般半年到一年检查一次。

3.高危重点人群 指年龄≥45岁,BMI≥24kg/m²,以往有 IGT 或 IFG 者;有糖尿病家族史者;有高密度脂蛋白胆固醇降低(≤0.91mmol/L)和/或高三酰甘油血症(≥2.75mmol/L)者;有高血压(成人血压≥140/90mmHg)和(或)心脑血管病变者;年龄≥30 岁的妊娠妇女、有妊娠糖尿病史、曾有分娩巨大婴儿(出生体重≥4kg)、有不能解释的滞产、有多囊卵巢综合征的妇女;使用一些特殊药物者,如糖皮质激素、利尿药等。

4.高危人群预防糖尿病的措施 进行糖尿病教育,控制糖尿病危险因素,如肥胖、活动少、不适当的营养及生活方式等;加强筛查,尽早检出糖尿病。

5.糖尿病一级预防的目标

(1)纠正可控制的糖尿病危险因素,降低糖尿病发病率。

(2)提高糖尿病的检出率,尽早发现和及时处理糖尿病。

二、糖尿病的二级预防

糖尿病二级预防的目的是筛选和发现无症状的糖尿病及糖耐量受损(IGT)者,找出早期干预治疗的最有效方法,以降低糖尿病患病率及减少糖尿病并发症的发生。IGT 干预治疗是二级预防的关键。应该将血糖测定列入中老年人常规的体检项目,即使血糖正常者,仍要定期测定。如有皮肤感觉异常、性功能减退、视力不佳、多尿等异常感觉,一定要仔细检查,以期尽早诊断,争得早期治疗。对Ⅱ型糖尿病患者定期进行糖尿病并发症以及相关疾病的筛查,以加强相关的治疗措施,全面达到治疗的目标。

1.代谢控制和治疗的目标 对于所有的糖尿病患者,应加强糖尿病并发症的教育,如并发症的种类、危害性、严重性及其危险因素等;让患者了解糖尿病并发症的预防措施包括提倡健康的生活方式如戒烟等。在糖尿病治疗方面,应该强调以下几点。

(1)非药物治疗的重要性:饮食、运动治疗是基础治疗,每位糖尿病患者都应采取健康的生活方式。

(2)Ⅰ型糖尿病患者应该尽早地开始胰岛素治疗,在加强血糖监测的基础上,控制好全天的血糖。同时,注意保护残存的胰岛 B 细胞功能。

(3)强调糖尿病治疗要全面达标,即除了血糖控制满意外,还要求血脂、血压正常或接近正常,体重保持在正常范围,并有良好的精神状态;血压的控制和血脂紊乱的纠正以及戒烟等至关重要。

(4)加强糖尿病教育,使患者掌握有关知识。积极开展和推广自我血糖监测技术,教会患者如何监测血糖以及监测的频度,对用胰岛素治疗的患者,应学会自己调整胰岛素用量的方法。

2.糖尿病并发症的筛查　对于新发现的糖尿病患者,尤其是 Ⅱ 型糖尿病患者,应尽可能早地进行并发症筛查,以尽早发现和处理。具体检查项目包括以下几项。

(1)眼:视力、眼底、眼底荧光造影等。

(2)心脏:标准 12 导联心电图、卧位和立位血压、心脏彩超等。

(3)肾脏:尿常规、24h 尿白蛋白定量或尿白蛋白与肌酐比值、血肌酐和尿素氮。

(4)神经系统:四肢腱反射、立卧位血压、音叉振动觉或尼龙丝触觉、下肢肌电图检查。

(5)足:足背动脉、胫后动脉搏动情况和缺血表现、皮肤色泽、有否破溃、溃疡、真菌感染、胼胝、毳毛脱落等;询问有关症状(间歇性跛行);进行多普勒超声检查、血流测定、肱动脉与足背动脉血压比值等。

(6)血液生化检查:血脂(总胆固醇、三酰甘油、LDL-C、HDL-C)、尿酸、电解质。

三、糖尿病的三级预防

糖尿病三级预防的目的是预防急性并发症、延缓糖尿病慢性合并症的发生和发展,减少糖尿病的致残率和致死率,改善糖尿病患者的生活质量。对糖尿病慢性合并症要加强监测,做到早期发现、早期预防和早期治疗是其要点。早期并发症在一定程度上是可以治疗的,甚至可被消除,功能恢复正常。中、晚期疗效不佳,乃至不可逆转。DCCT 试验和 UKPDS 试验也已证实,严格地控制好血糖可以降低糖尿病患者的致残率和致死率。具体措施如下。

1.尽可能使血糖降至正常或接近正常　控制好血压、血脂;提倡健康的生活方式;选择科学的治疗方法,定期随访;建立互信的医患关系,加强糖尿病及其相关疾病及并发症的宣传。

2.预防失明　定期地进行眼底并发症的筛查;在控制好血糖的基础上,对于有激光治疗指征的视网膜病变,及时给予治疗;视网膜剥离和糖尿病性青光眼可以进行手术治疗而避免患者失明;糖尿病合并的白内障可以通过手术治疗而使患者重见光明。

3.预防肾功能衰竭　严格控制好血糖和血压;首选的降压药为血管紧张素转化酶抑制药或其受体的抑制药;有效地控制好血糖、血压,适当地限制蛋白摄入尤其是动物蛋白的摄入,能明显地延缓糖尿病肾病的发生与发展。

4.严重的周围神经病变　如痛性神经病变,患者可在血糖满意控制并稳定一个时期后,病情得到缓解或好转。

5.严重的糖尿病足病变可以导致患者截肢　教会糖尿病患者如何进行糖尿病控制和足的保护,可以使截肢率明显下降。

6.三级预防　需要多学科的共同努力,需要综合防治与专科医疗相结合,确保患者得到合理的有效治疗。

(王丽静)

第十六章　糖尿病中医治疗

中国是对糖尿病认识最早的国家之一。古人称之为"消渴""消瘅"等。《内经》有"肥者令人内热,甘者令人中满,故其气上溢,转为消渴"和"五脏皆柔弱者,善病消瘅"的论述。汉代张仲景《金匮要略》中立消渴病专篇,提出了系列证治方药。历代医家在与疾病斗争的过程中,更积累了丰富经验。在浩如烟海的中医学医籍当中,有关糖尿病病因病机、辨证治疗、选方用药、针灸推拿、食疗药膳等方面的内容,十分丰富,非常值得系统研究,深入挖掘,并认真继承创新。中华人民共和国成立以来,随着中医和中西医结合治疗糖尿病及其并发症工作的开展,当代医家又积累了许多新经验,对糖尿病及其并发症的防治,可以说是日益深化。"九五"以后,中医药防治糖尿病及其并发症被作为国家科技攻关支撑计划项目,组织联合攻关,更取得了一系列新成果,值得系统总结、整理,并加以推广应用。本章节将重点介绍糖尿病中医治疗的主要内容。

第一节　糖尿病治疗中的"二,五,八"方案

吕仁和教授是国内外知名的中医糖尿病和肾病专家,在中医药防治糖尿病及其并发症方面,卓有建树。糖尿病防治的"二,五,八"方案,是吕仁和教授在继承《黄帝内经》经典理论基础上,结合西医学理论,经多年临床实践总结出的糖尿病综合防治方案。经十多年临床应用,证明该方案简单明了,切合实用。其中,"二,五,八"方案中的"二"是指防治糖尿病的总目标,即长寿与健康;"五"是指观察糖尿病患者需要经常检测的五项指标,即血糖、血脂、血压、体重、症状;"八"是指需要采取的八项措施,具体分为饮食要合理、运动要适当、心态要平衡等三项基本措施,中药、西药、针灸、推拿、气功锻炼五项选择措施。以下详细介绍。

一、两个目标

糖尿病以综合治疗为主,是目前学者的共识。单纯以"降糖"为目标的治疗方式,其缺陷显而易见,如:①在饮食控制方面,单纯"降糖"常使得患者仅仅关注糖的摄入,而忽视了对脂肪、蛋白质,甚至碳水化合物的摄入控制。结果不仅血糖难以控制,还会继发高血脂、高尿酸血症等代谢紊乱,危害更甚。②在药物治疗方面,为了"降糖"过度强调降糖药及胰岛素的使用,其结果往往是加速了 2 型糖尿病患者 B 细胞功能的衰竭,使患者预后不良。③在心理方面,单纯强调降糖,导致患者因"糖降"则喜,"糖升"则悲,增加患者治疗的心理压力,反而不利于血糖平稳控制。④在循证医学的疾病疗效评价体系中,终末指标及患者生存质量才是核心,疾病单项指标难以作为疗效判定依据。

吕仁和教授十几年前制定"二,五,八方案"时就明确提出,糖尿病的防治目标应该是健康、长寿。即尽力延缓糖尿病及其并发症的发生发展,改善患者临床症状,努力提高患者生存质量。要求不但要让患者能

够有较长的寿命,还要让患者过上相对健康的生活,最大限度减少糖尿病给患者带来的不良影响。那么,何谓健康、长寿? 糖尿病患者有可能做到吗?

中国古人对健康的理解是:体壮为健,心怡为康。1948 年《世界卫生组织组织法》的序言中明确指出:"健康不仅是免于疾病和虚弱,而且是保持身体上、精神上和社会适应方面的完整状态。"联合国世界卫生组织 1989 年又将人的道德行为列入健康的定义,使健康具有了四个维度:①身体健康:指人体生理的健康。②心理健康:第一,具备健康心理,人格完整,自我感觉良好,情绪稳定,积极情绪多于消极情绪,有较好的自控能力,能保持心理上的平衡;第二,具有充分的安全感,且能保持正常的人际关系,能受到别人的欢迎和信任;第三,对未来生活有明确目标,能切合实际、不断进取。③社会适应良好:指一个人的心理活动和行为,能适应复杂的环境变化,为他人所理解,为大家所接受。④道德健康:最主要的是不以损害他人利益来满足自己的需要,有辨别真伪、善恶、荣辱、美丑等是非观念,能按社会认为规范的准则约束、支配自己的行为,能为他人的幸福做贡献。

吕仁和教授认为,通过综合治疗方案,糖尿病患者不仅能达到身体健康,还能够有意识地实现心理和社会适应性的健康。而要达到这两者,行为不符合当地当时的道德观也是不可能实现的。因此,糖尿病患者因为要控制糖尿病,反而更有可能成为完整健康标准的追求者和实现者。

除健康的定义外,世界卫生组织还提出了健康的十条标准,它们是:

1.精力充沛,能从容不迫地应付日常生活和工作的压力而不感到过分紧张。

2.处事乐观,态度积极,乐于承担责任,事无巨细不挑剔。

3.善于休息,睡眠良好。

4.应变能力强,能适应环境的各种变化。

5.能够抵抗一般性感冒和传染病。

6.体重得当,身材均匀,站立时头、肩、臂位置协调。

7.眼睛明亮,反应敏锐,眼睑不发炎。

8.牙齿清洁,无空洞,无痛感;齿龈颜色正常,不出血。

9.头发有光泽,无头屑。

10.肌肉、皮肤富有弹性,走路轻松有力。

分析上述十条标准可见,糖尿病患者只要病情控制良好是完全可以实现健康目标的,而实现了上述健康标准,长寿就是可及之事。根据联合国世界卫生组织 1989 年在健康定义中提及的年龄分期:44 岁及以下为青年;45~59 岁为中年;60~74 岁为较老年(渐近老年);75~89 岁为老年;90 岁以上为长寿者。糖尿病患者按照"二,五,八"综合防治方案,积极治疗,努力保持健康状态,是有可能达到长寿。因此,将糖尿病的防治目标定位为健康、长寿,不仅可以防范患者心理和治疗过程中的偏差,在现实中也是完全可能的,应该成为糖尿病专科医生的治疗目标。

二、五个观察指标

糖尿病作为临床常见的代谢紊乱综合征,如何才能衡量病情控制的好坏程度? 应该综合观察五项指标,即糖尿病"二,五,八"防治方案中的"五"——血糖、血脂、血压、体重和症状。糖尿病代谢控制的目标,必须使五项指标全面达标,而非仅仅注意其中某一指标。

(一)血糖

空腹血糖控制在 6mmol/L、7mmol/L、8mmol/L,餐后血糖控制在 8mmol/L、9mmol/L、10mmol/L,

糖化血红蛋白控制在 6%、7%、8%,分别可作为优、良、差三个控制等级。其中,由于糖化血红蛋白能体现 2～3 个月内血糖控制的平均水平,应充分重视。

(二)血脂

糖尿病常常伴有血脂异常,治疗应将甘油三酯、总胆固醇、低密度脂蛋白胆固醇等,都努力控制在正常范围以内。促进脂肪肝改善。

(三)血压

高血压与糖尿病经常同时存在,并共同作用增加并发症发生的危险性。因此必须将血压控制良好,一般要求控制在 130/80mmHg 以下。

(四)体重

体重是衡量健康状况很重要的指标,要求患者的体重要争取达到正常范围内。体重正常,利于健康长寿;肥胖者,常伴有高血脂、脂肪肝、高血压等代谢失常,容易合并心、脑和大血管病变;体重过低者,易合并周围神经炎等病变。所以,糖尿病患者经过治疗,都应向正常标准体重方向发展为好。

标识体重常用的测量指标,主要包括体质指数、腰、臀围及腰臀围比值等。具有如下:

1.体质指数(BMI) 要求直立、免冠、脱鞋并仅穿内衣情况下,测体重及身长,并根据以下公式计算获得。

2.腰、臀围及腰臀围比值(WHR)

(1)腰围(W):测定时需两足分开(25～30cm)并直立,测量部位在骨性胸廓最下缘与髂脊最上缘的中点水平面。

(2)臀围(H):测定时则并足直立,测量部位在臀部最宽处。使用软皮尺测量,让皮尺贴着皮肤表面,但不压迫软组织。

(3)腰臀围比(WHR)=W(cm)/H(cm)。中心性肥胖:WHR 男性>0.90,女性>0.85,及(或)BMI≥30。

(五)症状

临床症状是由于病理生理和心理因素所导致的不舒适状态。对于患者的每个症状,在除外心理因素后,都应该寻找引起症状的病理生理原因,以便针对性治疗。

1.口干舌燥、多饮多尿、大便干燥、疲乏无力、体重下降、失眠多梦、心烦急躁、怕热汗多等,多由高血糖及其所导致的神经功能紊乱引起。一般血糖控制良好后,临床症状便会逐渐减轻或消失。如果血糖控制良好而症状仍不见好转,则应除外呼吸、消化、泌尿系统感染和甲状腺功能亢进等其他疾病。

2.视力下降、视物模糊、视野中出现黑点、夜尿频多、尿多浊沫、肢体麻木、疼痛等,常是糖尿病并发的微血管病变——糖尿病视网膜病变、糖尿病肾病和糖尿病周围神经病变的表现,应该积极予以治疗,以避免病情进一步发展而导致失明、肾衰竭、足坏疽等。

3.头晕、头胀、记忆力减退,或有偏身麻木等,应除外缺血性脑血管病变。

4.胸闷憋气,应除外缺血性心血管疾病。

5.皮肤疮疖痈疽、牙周炎感染,在糖尿病患者治疗难度较大,应进行积极地、较长时间地治疗,以求彻底解决感染病灶。

6.皮肤瘙痒,特别是二阴及易出汗的部位瘙痒,在糖尿病患者非常常见,可以应用外洗加内服药相结合的治疗思路。

7.急性高血糖情况下,出现头晕、头痛等高渗综合征症状,出现口渴多尿、腹痛、恶心、呕吐等酮症酸中毒症状,必须尽早明确诊断,积极治疗;应注意在纠正高渗综合征、酮症酸中毒过程中,不合理过多使用胰岛素可诱发低血糖,进而导致脑水肿、心力衰竭等。

总之,对糖尿病患者的临床症状,要整体考虑,系统分析,时时注意,及时检查。治疗措施,既要积极,又要稳妥,最大限度改善患者各种临床症状,降低糖尿病及其并发症带来的致死、致盲、致残的危险性,减轻患者痛苦,帮助糖尿病患者最终达到健康、长寿的治疗目标。

三、八个治疗方法

糖尿病的治疗应是综合治疗。综合治疗包括两层含义:其一,糖尿病的治疗方法必须是多种治疗方法的集合,单一方法效果有限;其二,糖尿病尽管以血糖升高为特征,但多数患者,尤其是 2 型糖尿病患者,往往同时伴有高血压、血脂异常等"代谢综合征",因此治疗不能仅仅考虑降糖,还需同时关注血脂、血压、体重等指标。此外,提高糖尿病患者的生活质量,保持患者良好的感觉,注重患者家庭的关怀和自我心理的调整,都是糖尿病治疗目标中不可或缺的内容。此即所谓糖尿病综合治疗的原则。综合治疗原则,落实到具体治疗措施的选择方面,也就是"二,五,八"糖尿病防治方案中的"八"。八项措施当中,又可分为三项基本措施和五项选择措施。

(一)三项基本措施

三项基本治疗措施,即饮食、运动、心理治疗。具体要求,即饮食要合理、运动要适当、心态要平衡。

1.饮食要合理   首先,应依据患者自己现有体重与标准体重的差距以及个人活动量,确定每日所供给的总热量。其次,应根据患者的生活条件和习惯,合理安排饮食谱。包括不同的质和量。质系指碳水化合物、脂肪、蛋白质、维生素、无机盐类、微量元素、水和粗纤维,量系指早、中、晚三餐总热量的分配等,食物花样可以多变.但总量不宜大变,应根据具体情况随时调整每日的食谱。第三,患者若特别想吃所谓"禁忌"饮食,则需要在医生的指导下,自己认真监测血糖、尿糖等,尝试看是否能吃,并寻找病情允许的进食量。当然,具体饮食质和量的合理分配,对血糖、血脂、血压、体重以及许多并发症及其症状,都有很大影响,也比较复杂,需要认真探索。每一位患者都应该在医生指导下,努力寻找适合自己的个体化的合理的饮食治疗方案。

2.运动要适当   运动对保证糖尿病患者的健康和长寿,具有特别重要的作用。通过运动可以疏通经络、调气和血、改善血流、强筋壮骨,更可调整糖、蛋白、脂肪等代谢紊乱。但是在运动中,应该根据患者的基础活动量、喜欢的活动方式,选用适当的运动方式和运动量,并应遵循循序渐进的原则。活动量究竟是否适当,最终还是要以患者自己的感受和是否有利于五项指标的改善为标准。

3.心态要平衡   心态的平衡是相对的,好的心态有利于糖、蛋白、脂肪代谢失调的改善,也有利于五脏六腑生克制化关系趋于平衡。心态的平衡,需要有和睦的家庭,良好的社会关系,然而更重要的是患者自己应学会运用有利的条件,努力排除不良情绪因素干扰,学会调整心态,自我排解压力。

以上三项基础治疗措施,适合所有糖尿病患者,尤其是轻症或初发糖尿病患者。病程较长,病情较重,或已经发生并发症的患者,在采取三项基本措施基础上,根据具体情况,可酌情选用以下五项措施中的一项或几项措施,以达到健康、长寿的治疗目标。

(二)五项选择措施

五项选择措施:包括中医药,西药口服药,注射胰岛素,针灸和推拿,气功等。

1.中医药治疗   中医药治疗糖尿病及其并发症历史悠久,历代医家积累了丰富经验,因此在广大民众中有很好的声誉。对于糖尿病轻症或初发病例单纯生活方式干预血糖控制不理想者,或糖尿病已经应用西药口服降糖药、胰岛素注射血糖仍不能良好控制者,加用中药治疗常常可以实现血糖良好控制,甚至保持病情长期稳定。而对于糖尿病已经发生并发症者,应用西药控制血糖,应用中药治疗并发症,则可以发挥我国医学中西结合的优势,使众多糖尿病并发症患者免于致死、致盲、致残之苦。至于中医药治疗糖尿病及其并发症的具体方法,吕仁和教授经多年临床实践,总结出了"六对论治"思路,临床应用,卓有成效。具体包括①对症论治;②对症辨证论治;③对症辨病与辨证论治相结合;④对病论治;⑤对病辨证论治;⑥对病分期辨证论治。实际上是一种病、证、症并重的临床思路。

2.西药口服药治疗　西药口服药包括口服降糖药、降脂药、降压药等。对于单纯生活方式干预难以取效或中医药治疗血糖不能得到良好控制者,可以加用西药口服降糖药等。并在充分认识不同药物作用特点和副作用的基础上,酌情配合调节血脂和降压药物。

3.注射胰岛素　对于 1 型糖尿病或 2 型糖尿病中西口服降糖药治疗,血糖控制不满意,胰岛素分泌功能严重受损,或已经发生严重并发症的患者,必要时,应该选用注射胰岛素治疗。有条件者,更可安装胰岛素泵,以良好控制血糖。

4.针灸、推拿

针灸、推拿疗法是中医常用传统疗法。这两种方法,既有诊断意义,又有治疗作用。它们充分运用了中医经络学说,并和现代神经、内分泌知识相结合,可了解糖尿病发生发展的许多规律,不仅有很好地解除部分患者的临床症状、减轻或消除患者痛苦,有时也可以降低血糖、调节脂肪、蛋白质代谢紊乱。如吕仁和教授临床发现,糖尿病下肢沉重麻痛、夜卧不宁,针刺双绝骨穴常有良效;咽痒咳嗽,以六神丸用胶布贴于列缺穴常有良效;全身疲乏按摩督脉经、足太阳膀胱经常有良效;下肢冷热失调,点按丹田穴常有良效等。故除中医中药外,针灸、按摩等中医外治法应引起足够重视。以下具体介绍针灸和推拿相关内容。

(1)针灸:关于糖尿病及其并发症的针灸疗法,在中国应用可谓历史悠久。长沙马王堆出土的《帛书经脉》记载:"多溺,嗜饮⋯⋯灸厥阴脉"。晋代《针灸甲乙经》最早明确定位意舍、承浆、腕谷、太溪、然谷、足三里六穴治疗消渴病,至今指导临床。唐·孙思邈的《备急千金要方》较全面总结针灸治疗消渴病的文献,并提出"初得患者,可如方灸刺之佳"的早期干预思想。其后,宋、元、明、清,历代医家在《针灸资生经》《扁鹊心书》《针经摘英集》《扁鹊神应针灸玉龙经》《针灸大成》《医学纲目》《普济方》《针灸集成》《神灸经论》等针灸著作中,都对针灸治疗消渴病有所发挥。清以前针灸治疗消渴以辨证取穴为多,有记载的经穴和奇穴共计 65 个。杨继洲在《针灸大成》提及消渴"皆为肾水枯竭,水火不济,脾肾俱败"之故。此外,《针灸集成》还提出消渴因"三焦不和,五脏津液焦渴,水火不能交济之致也。"故后世多用三焦俞、内关等穴。总结历代针灸文献,针灸论治消渴病取穴主要集中在脾经、肾经、肝经及三焦等。

近几十年,针灸治疗糖尿病及其并发症的临床和科研工作进展迅速,涌现出穴位注射疗法、耳针疗法、磁疗法、刺激神经干疗法、梅花针疗法等多种新技术和新疗法。目前认为针灸疗法除具有改善症状作用外,还具有辅助降糖、胰岛素增敏的作用,特别是联合药物治疗方案时,效果更加明显。目前认为针刺治疗糖尿病及其并发症的作用机制主要是:①针刺可使胰岛素水平升高,胰岛素靶细胞受体功能增强,加强胰岛素对糖原的合成代谢及氧化酵解和组织利用的功能,从而起到降低血糖的作用。②针刺后糖尿病患者 T_3、T_4 含量下降,表明血液中甲状腺素含量降低,从而减少了对糖代谢的影响,有利于降低血糖。③针刺可使糖尿病人全血比黏度、血浆比黏度等血液流变异常指标下降,这对改善微循环障碍,防止血栓形成,减少糖尿病慢性并发症有重要意义。④针刺能够调整中枢神经系统,从而影响胰岛素、甲状腺素、肾上腺素等分泌,有利于糖代谢紊乱的纠正。提示针刺不仅有利于糖尿病患者血糖控制,而且糖尿病并发症防治也具有重要作用。尽管针灸技术方法众多,但传统的毫针针刺疗法仍是目前临床最常用的针刺疗法,经验最为丰富。根据其选穴用针方法,进一步又可分为主穴配合随症选穴法、辨证选穴法等。

1)主穴配合随症选穴针刺法

主穴:肾俞、脾俞、足三里、三阴交、然谷。

方义:肾俞,足少阴肾经的背俞穴,为肾气输注之所,补肾要穴;脾俞为足太阴脾经之背俞穴,也是脾气转输之处,气血生化之源;足三里,足阳明经气所人,既与脾经相表里,又是人身之补益要穴,三穴合用可加强其补益作用;三阴交,足太阴脾经穴,为足三阴之会,通调肝、脾、肾三条经脉气血;然谷,足少阴肾经荥穴,有益肾通利足少阴经之功。诸穴合用共奏补脾益肾之功。

操作:先嘱患者俯卧针刺背俞穴,向内斜刺 0.5～0.8 寸,得气后不留针。再令患者仰卧针刺四肢穴位,直刺 1～1.5 寸,得气后足三里、三阴交施泻法,然谷平补平泻法,留针 20～30 分钟。

随症加穴:

口渴:鱼际、尺泽、肺俞、金津、玉液。

多食:内庭。

咽痒:列缺。

多尿:关元、大赫、膀胱俞。

上肢疼痛或麻木或无力:合谷、外关、曲池、肩髃。

下肢疼痛或麻木或无力:风市、阳陵泉、委中、承山、昆仑、太溪、解溪。

下肢冷热失调:丹田。

头晕胀:太冲、人迎。

便秘:天枢、丰隆。

腹泻:天枢、上巨虚。

眼病:睛明、承泣、太冲、肝俞、光明。

心悸:神门、内关、肺俞、心俞、膈俞。

失眠:神门、印堂。

胸闷:中脘、内关。

胸痛:膻中、内关。

盗汗:后溪、阴郄。

皮肤瘙痒:曲池、血海。

阴痒:蠡沟。

阳痿:大赫、关元、命门。

畏寒:灸关元、神阙。

2)辨证选穴针刺法

Ⅰ.燥热伤肺

临床表现:口干,口渴多饮,饮食一般,小便多,气短乏力,无身热,自汗,舌红苔黄,脉数或洪。

治法:清热生津。

主穴:脾俞、肾俞、肺俞、太溪、曲池、鱼际。

方义:消渴病机根本在脾肾两虚,故选脾肾两经之背俞,以补脾益肾;肺俞益肺阴而治口干,另加太溪补肾阴,以增强滋阴生津之功;肺经荥穴鱼际配其相表里之大肠经合穴曲池,用以清肺泻热。

操作:先嘱患者俯卧针刺背俞穴,向内斜刺 0.5～0.8 寸,得气后不留针,再令患者仰卧针刺四肢穴位,直刺 0.5～1 寸,太溪施以补法,曲池、鱼际施以泻法,留针 20～30 分钟。

Ⅱ.肺胃燥热

临床表现:烦渴多饮,消食善饥,尿频量多,尿浊色黄,兼有自汗、神疲,舌红苔黄少津,脉洪或细数。

治法:清肺胃燥热,补益气阴。

主穴:脾俞、肾俞、肺俞、太溪、曲池、内庭。

方义:肺、脾、肾之背俞穴与太溪共同益气滋阴,曲池、内庭清泻肺胃之热。

操作:先嘱患者俯卧针刺背俞穴,向内斜刺0.5～0.8寸,得气后不留针,再令患者仰卧针刺四肢穴位,直刺0.5～1寸,太溪施以补法,曲池、内庭施以泻法,留针20～30分钟。

Ⅲ.湿热中阻

临床表现:口渴而不多饮。似饥而不多食,口苦口黏,脘腹满闷,或兼有面肿、身肿,苔黄厚腻,脉濡或滑。

治法:清热化湿。

主穴:脾俞、肾俞、阴陵泉、足三里、然谷、中脘(快针)。

方义:脾之背俞、肾之背俞针对消渴根本起补脾益肾之功;脾俞配合阴陵泉、足三里、中脘健运脾胃以助化湿;肾之荥穴然谷既为消渴常用穴,也具清热之功。

操作:先嘱患者俯卧针刺背俞穴,向内斜刺0.5～0.8寸,得气后不留针,再令患者仰卧针刺四肢及腹部穴位,直刺1～1.5寸。阴陵泉、足三里施以补法,然谷施以泻法,留针20～30分钟。中脘得气后不留针。

Ⅳ.阳明实热

临床表现:多食善饥,口渴引饮,大便干燥,苔黄而燥,脉实有力。

治法:清热滋阴通腑。

主穴:脾俞、肾俞、曲池、支沟、太溪、内庭、天枢。

方义:脾俞、肾俞二穴补益脾肾,为消渴主穴;大肠合穴曲池、胃经荥穴内庭共清阳明之实热;肾之原穴太溪滋阴潜阳;支沟通利三焦,配合大肠募穴天枢疏通腑气治疗便干。

操作:先嘱患者俯卧针刺背俞穴,向内斜刺0.5～0.8寸,得气后不留针,再令患者仰卧针刺四肢及腹部穴位,直刺0.5～1寸。太溪施以补法,曲池、支沟、内庭、天枢施以泻法,留针20～30分钟。

Ⅴ.脾胃气虚

临床表现:口渴欲饮,纳少便溏,神靡倦怠,舌淡苔薄白,脉细。

治法:健脾益气。

主穴:脾俞、肾俞、胃俞、足三里、阴陵泉。

方义:脾俞、肾俞针对消渴根本病机健脾益肾,共补先天与后天之本;脾经合穴阴陵泉健脾益气,胃之背俞胃俞、胃经合穴足三里健运脾胃,增强气血生化之功。

操作:先嘱患者俯卧针刺背俞穴,向内斜刺0.5～0.8寸,得气后不留针,再令患者仰卧针刺四肢穴位,直刺1～1.5寸。诸穴皆施以补法,留针20～30分钟。

Ⅵ.肝肾阴虚

临床表现:尿频尿多、状如膏脂,腰膝酸软、多梦遗精,或有耳鸣、头晕等,舌红少苔,脉细或细数。

治法:滋补肝肾。

主穴:脾俞、肾俞、肝俞、三阴交、太溪、然谷。

方义:脾俞、肾俞为消渴主穴,肾俞、太溪、然谷补肾纳气,缩泉滋阴;肝俞滋肝阴潜肝阳,足三阴之会三阴交,通调三经气血,补益肝、脾、肾。

操作:先嘱患者俯卧针刺背俞穴,向内斜刺0.5～0.8寸,得气后不留针,再令患者仰卧针刺四肢穴位,直刺 0.5～1 寸。诸穴皆施以补法,留针 20～30 分钟。

Ⅶ,气阴两虚

临床表现:口渴咽干,小便频数,神疲乏力,自汗,头晕耳鸣,舌红少苔,脉沉细数。

治法:益气养阴。

主穴:脾俞、肾俞、太溪、三阴交、足三里、气海。

方义:脾俞为脾气转输之所,配足三里、气海可补脾益气;肾俞为肾气输注之处,补肾良穴,配合肾经原穴太溪,滋补肾阴;三阴交,通调足三阴经,补益肝、脾、肾。

操作:先嘱患者俯卧针刺背俞穴,向内斜刺 0.5～0.8 寸,得气后不留针,再令患者仰卧针刺四肢及腹部穴位,直刺 0.5～1 寸。诸穴皆施补法,留针 20～30 分钟。

Ⅷ.阴阳两虚

临床表现:三多症状以小便频数为著,咽干,手足心热,腰膝酸软,畏寒肢冷,四肢欠温,或有阳痿,面容黧黑无华,舌淡苔薄,脉沉细无力。

治法:滋阴温阳。

主穴:脾俞、肾俞、三阴交、足三里、然谷、关元。

方义:肾俞、然谷补肾阴、益精髓;脾俞、足三里补后天以滋先天;三阴交,通调足三阴经气血,补益肝、脾、肾;关元用灸,可温阳,补益元气。

操作:先嘱患者俯卧针刺背俞穴,向内斜刺 0.5～0.8 寸,得气后不留针,再令患者仰卧针刺四肢及腹部穴位,直刺 0.5～1 寸。诸穴皆施以补法,留针 20～30 分钟。

Ⅸ.气滞血瘀

临床表现:三多症状明显,伴有疼痛,面色晦暗,胸闷、心悸,舌黯或紫或有瘀斑,脉细涩。

治法:活血化瘀。

主穴:脾俞、肾俞、内关、膈俞、三阴交。

方义:脾俞为脾气转输之所,可补脾益营血,肾俞为肾气输注之处,补肾良穴;膈俞,血之会,活血祛瘀;内关,八脉交会穴之一,心经络穴,维系全身阴经,可宽胸理气;三阴交,通调足三阴经之气血,补益肝、脾、肾。

操作:先嘱患者俯卧针刺背俞穴,向内斜刺 0.5～0.8 寸,得气后不留针,再令患者仰卧针刺四肢穴位,直刺 0.5～1 寸。诸穴皆施以平补平泻法,留针 20～30 分钟。

3)其他疗法

Ⅰ.耳针疗法

取穴:胰、内分泌、肾、三焦、耳迷根、神门、心、肝等。多饮加肺、口;多食加脾、胃;多尿加肾、膀胱。

方法:使用毫针或皮内针。毫针中等刺激,留针 15 分钟,隔日 1 次,两耳轮流,7 次一个疗程,隔 2～3 个疗程休息一周。皮内针 3～5 天更换 1 次。

Ⅱ.皮肤针疗法

取穴:脊柱两侧,重点为胸椎 7～10 两侧、后项、骶部、足三里、三阴交、中脘、内关。

方法:轻度或中等强度叩刺,以局部皮肤充血潮红为度,隔日 1 次。

Ⅲ.水针疗法

取穴:胸 3 夹脊穴、胸 10 夹脊穴、脾俞、肾俞、膈俞。

方法:0.5％当归注射液或小剂量胰岛素,每穴 0.5～2ml,隔日 1 次。

Ⅳ.灸疗法

灸法主要适用于消渴病久病致虚,或有虚寒表现者。

取穴:脾俞、肾俞、膈俞、足三里、气海、关元、中脘、命门。

方法:以中艾炷置于各穴位上,每穴灸3～5壮,隔日1次。亦可用艾条行温和灸,15～20分钟,每日1次。

Ⅴ.刮痧疗法

取穴:①手足阳明经四肢部:手三里至合谷、足三里至解溪;②胸腹部正中:天突至膻中,鸠尾至中脘,气海至中极。

方法:将刮匙蘸清水,轻刮上述诸线,至局部皮肤略红为度。

Ⅵ.磁锤叩穴疗法

取穴:脾俞、肾俞、三阴交、然谷、太溪、涌泉。

方法:手持磁锤,每穴叩击50下左右,强度以有酸痛感即可。

Ⅶ.埋线疗法

取穴:脾俞、肾俞、胰俞、三阴交(双侧)。

方法:用埋线针将0号羊肠线埋入,10～14天1次。

Ⅷ.拔罐疗法

取穴:华佗夹脊穴。

方法:梅花针在华佗夹脊穴从上到下轻叩3～5遍,以不见血为度,然后在穴位处涂以凡士林,走罐至皮肤潮红,每日或隔日1次。

应该指出,针灸对于糖尿病及其并发症有一定的治疗作用,但临床上必须根据具体病情结合饮食控制、药物治疗等。更由于糖尿病患者抵抗力下降,极易发生感染,所以针刺时应注意严格消毒。针灸治疗过程中,如果发现患者出现恶心、呕吐、腹痛、呼吸困难、嗜睡,甚则昏迷、呼吸深而大而快、呼气中有烂苹果气味者,则提示存在酮症酸中毒,必须给予中西医结合方法综合治疗,积极抢救。

(2)推拿:推拿疗法,又称按摩疗法,作为一种非药物无创性疗法,包括医者按摩和患者自我按摩等。实践证明,对糖尿病有一定治疗作用,不仅可改善糖尿病的症状,降低血糖和尿糖,更可对血管神经并发症起到防治作用。但值得重视的是,按摩推拿作为医疗保健技术,其手法、强度应根据病情而定,不是"力度"越大,效果越好。糖尿病患者体质多偏弱,因而按摩手法也应循序渐进,强度慢慢加强。按摩时间一般以15～30分钟为宜,每日或隔日治疗一次。在具体使用推法、搓法、揉法等手法时,在施术者手上,或患者要按摩的部位,还可蘸些润滑剂,如滑石粉、薄荷水、香油、红花油、按摩乳、双氯芬酸二乙胺乳胶剂等,不仅可减轻摩擦阻力,有的还有一定治疗作用。

推拿手法种类繁多,适用于糖尿病及其合并症的手法主要有:

1)按法:按法即是指术者用指、掌、肘、足等部位在患者体表的某一部位或经穴之处逐渐加力按压。按压深度可在皮肤、肌肉等表层,也可深至骨骼、关节、脏腑。本法具有调气活血、疏通经脉、止痛解挛的作用。具体手法分指按法和掌按法。指按法是以拇指或余指指面着力于施术点,一指准确按压,余指帮助固定,根据病情也可行双指按压或叠指按压。掌按法是以掌面接触受术部位,伸臂、沉肩、上身前倾,掌根着力,使力向体内渗透,并保持一定时间,也可将两掌相叠,以增大压力,适用于腰背等肌肉丰厚处。

2)推法:推法是指以指掌、拳肘、足等部位着力于体表的一定部位或经络上,做前后、上下、左右直线推动的一种手法。此法所透深度随用力大小、时间长短而异,浅及皮肤肌肉,深及骨骼内脏。操作时要求着力平稳、速度均匀、由慢及快,并保持一定的压力。一般每分钟50～150次为宜。本法具有疏通经络、活血化瘀、清头明目、镇痛解痉的作用。具体有两种推法:①拇指推法:以拇指指面或桡侧面向一定方向直推。推动时拇指着力要大,回收时指背接触皮肤而带回至动作开始的位置,其余各指起固定方向的作用。适用于头、肩、背处。②鱼际推法:以大小鱼际肌肉着力往返推动。操作时五指并拢,手腕伸直。多用于胸肋、四肢处。③掌推法:是用全掌或掌根着力于施术部位的手法。

3)摩法:摩法是指术者用手指指面或手掌掌面,在患者体表某部位作环形而具有节奏地抚摸的一种手法。其作用力轻巧温和,感觉舒适,是按摩手法中最柔和的一种,适用于全身各部。具有理气和中、活血化瘀、消积导滞的作用。用手指指面回旋摩动称指摩法;用全掌或掌根摩动称掌摩法。

4)拿法:拿法用指或全手合力相扣,捏拿肌肉或穴位的一种手法。提拿方向与肌肤垂直,提起后可配合揉、颤、振等手法,施术片刻后松手,然后再提拿。操作时手法要延绵不断,反复进行。适用于颈、肩及四肢部。具有祛风散寒、活血舒筋、解除疲劳的作用。

5)揉法:揉法以指腹或大鱼际或手掌按于某一部位或穴位上,作柔和的旋转运动,但不能与施术部位的皮肤形成摩擦。操作时要轻柔和缓,幅度由大到小,适用于全身各部,具有宽胸理气、活血散瘀、消肿止痛的作用。根据术者使用的部位不同可分为指揉、鱼际揉、掌根揉、全掌揉等。

6)捏法:捏法是用手指挤捏肌肉、肌腱并连续移动的一种手法。操作时拇指与四指略伸直,虎口张开,呈对指状,分别置于受术部两侧,各掌指关节协调屈曲,使拇指与四指挤压受术部,然后放松,再挤压,并循序移动,如此一合一张挤捏推进,频率可在每分钟30～200次间调整。本法要轻重有度、轻巧灵活,切忌粗暴用力。适用于头颈及四肢部,具有舒筋活血、通络止痛的作用。可分为三指捏和五指捏。

7)拍法:拍法是指五指并拢,掌指、指间关节微屈形成虚掌,腕关节放松,以虚掌平稳而有节奏地拍打受术部位。拍打时用力不宜过重。适用于肩背、腰骶,或下肢部,有调和气血、舒筋活络、消除疲劳的作用。

8)振法:振法是用手指或手掌轻按于受术部位,前臂屈伸肌群同时对抗收缩,肌肉高度紧张从而产生振颤,并通过手掌或手指传达至受术部。操作时注意运气于手,但不要用力下压。常用于胸、腹、背部,作为结束手法,具有活血散瘀、消肿止痛、安神定志的作用。可分为指振法和掌振法。

9)点法:点法是指以拇指指端或指间关节突或器具向受术部位施加压力称点法。本法力点小,刺激强,适用于腰背、四肢及需要强刺激才能达到治疗目的的腧穴。有启闭、通经、止痛、活络的作用。又分为拇指点法、屈拇指点法、屈食指点法。

针对糖尿病及其合并症的推拿治疗,由于推拿的施术范围比较大,并不受针灸穴位的限制,因此其对糖尿病的治疗常可采用循经按摩加重点穴位点压的方法。常用的推拿疗法有:

①主穴主经配合随症加穴按摩疗法

主穴:常选取肾俞、脾俞、足三里、三阴交、然谷等穴位重点按压。此外,可循经按摩足太阴脾经及足少阴肾经。手法可选用推、按、摩、点、捏等手法,每日2～3次,每次20分钟。

随症加穴:随症取穴方面,推拿与针灸的原则是一致的,只是推拿疗法可以将施术范围扩大到有关经脉的所有循行部位,所采用的手法也可根据经脉实际所过之处而灵活掌握。一般来说,头部多用点法、按法疏通气机;背部多选摩、提、拍等舒筋活血、调和阴阳;四肢多用推、按、点等法。

下肢疼痛或麻木或无力:风市、阴市、阳陵泉、委中、承山、昆仑、太溪、解溪等穴,配合按压足太阳膀胱经及足少阳胆经在下肢的循经部位。穴位采用短促强刺激配合循经按、摩、拿、推、捏、振等手法。根据不同症状选择不同穴位进行治疗。如:

上肢疼痛或麻木或无力:合谷、外关、曲池、肩髃等穴,配合按压手阳明大肠经等上肢经脉所过之处。穴位采用短促强刺激配合循经按、摩、拿、推、捏、振等手法。

口渴:鱼际、尺泽、肺俞。采用点、按、揉手法。

多食：循经按摩内庭等足阳明胃经及足太阴脾经的穴位。

多尿：选用关元、大赫、膀胱俞等穴，并在任脉、膀胱经及肾经行循经点、摩、按、揉等手法。

头晕头痛：中冲、百会、风池、合谷等间歇性点按，头痛明显者用强刺激。巅顶痛加太冲；前额痛加阳白、攒竹；后枕部痛加天柱、后溪；头两侧痛加太阳等。

便秘：支沟、天枢、丰隆，配合腹部逆时针摩腹。

腹泻：天枢、上巨虚、脾俞、足三里等，并可循足太阴脾经进行按压。

高血压：太冲、涌泉。采用点、按、指揉法。

失眠：神门、印堂。

②经穴按摩结合胰神经反射区按摩法

常用穴位：膈俞、胰俞、肝俞、胆俞、脾俞、胃俞、三焦俞、肾俞，基本手法为一指禅、捏、揉、捻、摩、板法。基本操作法：要求患者仰卧，术者先按摩患者腹部，时间约为 5 分钟。其后患者俯卧，术者以一指禅推法在两侧膀胱经治疗，自膈俞至肾俞，往返操作，以局部明显压痛点为重点，约 10 分钟，然后在膀胱经用擦法，以透热为度。然后捏揉掌心第四掌骨中纹相交处 5 分钟，此为手部胰反射区。捏揉时，术者嘱患者意念存想上腹部，使患者自觉有温热感。最后捏揉足底内缘，第一趾骨小头区域 5 分钟，此为足部胰反射区。捏揉时，术者嘱患者意念存想上腹部，使患者自觉有酸胀感。

③辨证取穴按摩法

辨证取穴，主要是基于三消症状主次选穴。选穴：上消取肺俞、太渊、胰俞、廉泉，中消取胃俞、脾俞、胰俞、内庭、三阴交，下消取肾俞、太溪、胰俞、然谷、行间。口干咽燥、大渴者，加金津、玉液；善饥多食者加中脘、足三里；头晕眼花加太阳、光明。

手法：根据不通穴位，施行不同手法，先从点、捻开始，然后以揉、振、一指禅法结束。先轻后重，每次 10～20 分钟，早晚各 1 次。

④腹部按摩法结合辨证选穴法

该方法以腹部按摩为主，其他部位经络、俞穴为辅。尤其适合于糖尿病胃肠病变的患者。具体方法：患者仰卧位。两手顺胸腹两侧平伸，肌肉放松。术者站或坐在患者右侧施术。旋转揉按阑门、建里、气海、带脉、章门、梁门、天枢。抓提住脉络，以平补平泻为主，按顺序按摩 15～20 分钟，然后重点施治。如烦渴多饮症状突出，则以左章门、左梁门穴区为重点，用泻法，反复揉按 3～5 分钟；多饮多食症状突出，则加中脘穴，配建里穴用泻法，反复揉按 2～3 分钟；入夜多尿症状突出，应以水分、关元、中极为重点，用补法，反复揉按 3～5 分钟。

⑤自我腹部按摩法

自我腹部按摩法，主要适用于糖尿病便秘症状突出的患者。要求以脐为中心，顺时针按摩 36 周，逆时针按摩 36 周，并要求在自我意念控制下进行。大便秘结者，从右上腹部开始经过脐上，至左上腹部，然后向左下腹部推按，反复 36 次，以自觉气机下行为度。若有排气，或产生便意，皆为正常反应。以上腹部按摩方法，宜每日 1 次，最好在每天的固定时间进行。

应该注意的是，按摩疗法治疗轻中型糖尿病具有一定疗效。学者使用传统推拿手法治疗 1 例 2 型糖尿病患者，具体操作：患者仰卧位，以轻柔一指禅推法推左侧梁门 2 分钟，按揉两侧天枢、血海、足三里、三阴交各 2 分钟；然后俯卧位，按揉右侧胰俞、两侧脾俞、胃俞、肝俞各 2 分钟；最后取坐位，抹桥弓 2 分钟，拿肩井 1 分钟。每周推拿治疗 2 次，共 6 周。发现推拿治疗明显降低了患者 FBG、PBG，胰岛素水平也较治疗前明显降低；对患者血脂水平具有良好调节作用，血压也有所下降。认为推拿治疗糖尿病与针灸的作用机制相似。而应该指出的是，推拿疗法虽有一定疗效，对重症糖尿病也有辅助治疗作用，但一定要配合饮食治疗、药物治疗等疗法,否则很难收到满意疗效,甚至可能出现糖尿病急性代谢紊乱而带来严重后果。

5.气功调养　气功是起源于中国的一种健身祛病方法,古称"吐纳""导引""静坐""行气""服气"等。"气功"一词始见于1933年董志仁《肺痨病特殊疗养法·简称气功疗法》,到1955年正式统称为气功。气功通过自身意念(调意)、呼吸(调息)和姿势(调身)的锻炼,发挥人的主观能动性,调动人体的潜力,调整身体内部的功能,增强体质,提高抗病能力,从而起到防病、治病、强身的目的。早在《黄帝内经》中就有"导引吐纳"治疗"肾有久病"的气功方法。汉代华佗倡导"引导法";李时珍所著《奇经八脉考》、孙思邈的《备急千金要方》、巢元方的《诸病源候论》等古代中医经典中均有气功养生的专门论述。明代名医徐春圃所著的《古今医统大全》曾专门总结了古代气功养生的经验。中国气功养生方法用于健身祛病,从未间断,代有新人。

气功有动功和静功之分。二者各有特点,又密切联系。传统中医理论认为:"动则生阳,静则生阴"。《素问·上古天真论》中就有"提挈天地,把握阴阳,呼吸精气,独立守神,肌肉若一,故能寿敝天地……"的论述,正是对静功方法的具体描述。静功功法的类型归纳起来有吐纳、行气、打坐、禅定、炼丹、静坐等。静功的静,并不是绝对的,而是外静内动,静极生动,强调意和气的训练。即是说,身体的外部形态表现为安静不动,而体内的气血在意念的驱使下按一定的规则有序地运行着,故古有"内练精气神,外练筋骨皮"的说法。"动功"是指有形体运动的功法。动功多是外动而内静,动中求静,紧中求松,故曰"静未尝不动,动未尝不静。"自古以来的动功功法很多,多是以肢体运动为主的锻炼方法,静功则多数练习单纯的姿式,但都要求有意念和呼吸的练习。

(1)气功简介:生命存在的基本条件,是维持内环境的相对稳定,并与外环境保持和谐与统一。为了维持人体结构和功能的稳定以及生命活动的秩序,人体必须与外界环境不断地交换信息、能量与物质。生命固有的主动性是生命的本质属性,也是生命本身的重要调节功能。气功的基本原理,即在于通过主动地自我调节与控制,进而维持人体生命运动的动态平衡。

练习气功时,要求锻炼者通过主动调整身心,进入气功态,即"入静"状态。气功态作为一种深度放松的安静状态,强调"寓动于静,静中有动",促使气机升降有序,以达到全身松弛、安定、精神愉悦的目的。其实质是通过自我暗示作用而有选择地把心理活动集中于自身或某物,进而使杂念(外来刺激)退到注意的边缘或完全不被注意,从而放松心身,逐渐由清醒进入到一种似睡非睡、似醒非醒状态,同时,体验到心情舒畅和躯体舒适。练功时间越长,注意的稳定性越强,越利于内感受性条件反射的形成,从而达到有意识地调控内脏活动。气功就是以自养其身的方法,通过发挥人自身的意识能动性作用,形成主动自我反馈调节机制,明显地调动和挖掘人体巨大的潜能,自己为自己治疗,变被动为主动,从而健身祛病。有研究表明,不同体态姿势和静态持久行为均能影响相关基因。如在行为姿势相关的基因中,坐、睡姿势均与ApoE蛋白相关,该蛋白与脂质代谢疾病和长寿有一定的相关性。

1)气功练习基本方法——"三调"

气功通过适当的呼吸方式(调息)、在某种心理状态下(调意)和采用某些姿势或行为(调身)等三调,可以诱导或抑制自身基因组中某些基因的启动或表达而达到治疗疾病、防止衰老的目的,故适当地练坐与睡功对老人的健康是有益的。"三调"具体而言:

调心:

调心即调整、控制意识思维活动,基本要求是入静,是气功锻炼的中心环节。使人体的"君主"——心神,避免外界纷扰,"元神主事,识神退位",变"胡思乱想"为"静思专想",再进一步做到"无思无想,恬静愉快,悠然自得"。真正意义上的"入静"能排除一切潜意识对意识的影响和干扰,从而使人主动将各种欲望、杂念降低(压抑)到最低限度,让它"安分守己"地停留在潜意识里,并逐渐将其欲望、杂念消灭到"无"的状态,从而调节心身、治疗疾病。入静的佳境并非高不可攀,只要持之以恒,循序渐进,可以"功到自然成"。

　　练习气功,着重强调注意力和想象力的运用。气功的"观想"就是锻炼想象力的一般方法。而"意守"即将注意力集中在身体的某一部位、某种活动中或者某种对身体有益的事物,是锻炼注意力集中与分配的方法。人体的腧穴、经络、肢体、内脏皆可意守,所谓"专其一处,可止念"。如最常用的"意守丹田",一般指脐下小腹处的下丹田,可使元气归根,有交通心肾、培补元气的作用。默念字句,意会对身心健康有益的词句,也是一种有利的刺激,属于自我暗示性意守。其内容丰富,无论内、外、动、静,都可随症选择,如默念放松、快乐、温暖、冰凉、沉重、有力、容光焕发等。静的意守,对过度疲劳、有阴虚阳亢表现的人比较适宜。

　　实验和事实证明,人的意念活动能够间接支配自主神经系统管理的内脏活动,通过意守、入静这种"反身注意"和心理暗示,可调节许多生理功能。如有实验显示,意守部位的皮肤温度升高,皮肤电位上升,微循环改善。意守头部时,血压上升,意守足部,则血压下降。受过放松训练的人幻想用打气筒给自行车轮胎充气时,肌电图显示肱二头肌有动作电位,只是比真正动作时幅度小,次数少而已。这说明意守、入静可以主动地调节血液分配,调动某些功能,达到调整平衡的目的。因此调心可调节阴阳平衡,调畅气血运行,调整脏腑功能。而实验心理学方面的研究则显示,气功"调心"使感觉、知觉、记忆等许多心理活动有改善,对动作灵活性、动作速度、思维灵活性、敏捷性、注意力、观察力、记忆力、自制力、情绪稳定性、意志坚强性等指标,都有良好的影响,练功时间越长,影响越大。"气功态"作为一种特殊的,整合功能态,使机体处于有序化程度更高的状态,能改善人的心理品质,维持健康的心理状态。

　　调息:

　　调息就是调整和控制呼吸,以帮助调心和意守入静。在自然呼吸的基础上,逐步调整到匀、细、深、长,可宁神养气,有利于健康。

　　中医认为,吸为阳,呼为阴,存气闭息,可以去寒;呼出浊气,可以清热。调节呼吸的比例,就可以调节阴阳。西医学研究认为,调息可以加强心肺和胃肠功能,改善内脏血液循环,调节自主神经的平衡,调整氧气与二氧化碳比例,有利于新陈代谢以及积蓄物质和能量。气功调息可能是通过调整自主神经系统功能,从而调节阴阳、调整脏腑功能。

　　呼吸方式可分为胸式呼吸、腹式呼吸和胸腹式呼吸(完全呼吸或混合式呼吸)。胸式呼吸有升气作用;腹式呼吸有内脏按摩作用和降气作用;吸气时腹肌收缩,为逆腹式呼吸,也有内脏按摩作用和升气作用;呼气时腹肌收缩,为顺腹式呼吸,降中有升,内脏按摩作用最大。静功可使呼吸节律变慢,幅度增加,呼吸运动曲线平缓圆滑,这就提高了呼吸效率,表现为肺活量增加,潮气量增加,肺泡气与呼出气的二氧化碳增加,氧气减少。深而慢的呼吸使机体暂时处于低氧状态,但是由于放松和入静,使代谢水平降低,耗氧量下降,不仅不会出现窒息性反应,反而刺激了骨髓造血功能,使红细胞逐渐增多,更易耐受低氧环境。胚胎学家已经证实胎儿的整个发育过程中一直处于低氧状态。有研究表明"低氧疗法"能提高动物抵御恶劣环境的能力。《备急千金要方》记载的气功"胎息"和"止息"法,能使面色光泽、耳目清明,食美力健,"疗万病大患",可能与"胎息"所造成的低氧状态有关。

　　调身:

　　调身即调整控制身躯,全神贯注保持一定的姿势,以利于意守、入静。调身一般包括坐、卧、站、跪、行五种情况,也就是五种练功姿势,任何一种姿势都要配合调心和调息。原则是"以自然为高,以舒适为法"。调身的内容可概括为动、静、松、紧四个字,调身的基本要求可概括为形正、体松两方面。动则生阳,静则生阴,刚为阳,柔为阴,通过调身之动静开合、松紧刚柔、俯仰屈伸、上下升降等,可以调整阴阳。调身的各种功法如导引、按摩、拍打等,可调畅气血、柔筋健骨。

　　运动对人体各系统的良好影响已有许多研究和报道,但是气功调身除具有一般体育运动的健身意义外,还有其特殊的作用。"用意不用力"的训练方法,可以最少的消耗产生活跃全身功能的效果。曾有研究,以遥测心电图和红外热像图观测 16 例练功 1 年以上的高血压患者,结果表明:快节奏的体育运动,使心率加快了 35 次/分,部分病例气促胸闷,血压上升,热像图手部辉度变暗。但是做气功调身时,心率仅增加 8 次/分,无任何不适感,血压有不同程度下降,热像图手部辉度变亮。这说明气功调身既不增加心脏负担,又能促进血液循环,更适合康复医疗。通过调整骨骼肌的松紧变化,也能影响血液循环和血液分配,从而调整内脏功能。练静功者,放松入静可使交感神经趋向抑制,因此静功不同于睡眠或静坐,可以有效地对抗某些有害的心理-生理反应,使失调的功能恢复动态平衡,从而预防和治疗许多心身疾病。

总之,调心、调息、调身之法,初练之时功夫浅,必然是"有意之调",此时用意太过,反而耗神;练功纯熟之后,功到自然成,就会过渡到"无意之调"的阶段。概而言之,做到"积极主动,持之以恒,舒适自然,循序渐进",就能达到"三调"的有机结合,从而改善神经、内分泌、循环、消化、呼吸、血液、泌尿、生殖、运动各系统和器官的功能,调整了新陈代谢过程。

2)健身气功

健身气功是以自身形体活动、呼吸吐纳、心理调节相结合为主要运动形式的民族传统体育项目,是中华悠久文化的组成部分。健身气功加强神经-体液调节系统对人体的调控,往往呈现双向调节效应,在帮助人们祛病健身、延年益寿等方面发挥了积极作用。其特点是简单易行、动作舒缓、内涵丰富,深受广大群众特别是中老年群众的喜爱。

国家体育总局于 2000 年 9 月颁布了《健身气功管理暂行办法》,2001 年 6 月成立了健身气功管理中心。从 2001 年下半年至 2002 年底,国家体育总局健身气功管理中心在挖掘整理相关传统功法的基础上,选择了易筋经、五禽戏、六字诀、八段锦四个优秀传统功法作为蓝本,结合现代健身理论,组织编创了健身气功·易筋经、健身气功·五禽戏、健身气功·六字诀、健身气功·八段锦等四种健身气功,在广大群众中得到了很好的反响。

3)气功练习的基本要求

练习气功的基本要求是"心要清,息要静,身要松(放松)",并灵活调整动静、快慢、松紧等。健身气功习练的 5 项基本原则介绍如下,实际也是气功功法普遍应该遵循的原则。

松静自然:"松",是指"身"而言,"静",是指"心"而言。"自然"是针对练功的各个环节提出来盼,姿势、呼吸、意守、心情和精神状态都要舒展、自然。松静自然不仅是确保练功取得功效的重要法则,而且也是防止练功出偏的重要保障。

动静相兼:动静相兼是指"动"与"静"的有机结合,这里的"动"是指"动功","静"指的是"静功"。动静相兼,要根据习练者的体质、精神状态和练功的不同阶段,灵活地调整动功和静功的比重。有的人应以动功为主,有的人应以静功为主。就是对同一个人来讲,在不同的练功阶段,有时侧重于动功,有时则应侧重于静功。究竟怎样选择,一方面靠老师指导,另一方面靠自己的体验进行调整。

练养结合:是指练功和自我调养结合起来。练功对增强体质,促进身心健康的作用是非常明显的。然而,只顾练功,不注意调养,就违背了练养结合的原则,也就达不到预期的健身效果。两者必须密切结合,才能相得益彰。

循序渐进:气功操练,动作虽然简单,但要纯熟掌握,需要通过一段时间才能逐步达到。练好气功,不能急于求成,不要设想几天之内就能运用自如,必须由简到繁,循序渐进,逐步掌握全套功法。应倡导打好基础,练习功法一步一个脚印,勤于动脑,善于总结,不骄不躁。这是确保功效早日显现的重要保证。

持之以恒:同是健身气功习练者,但取得的功效差别常常很大。其中原因众多,如修炼不当、杂念太多、外部干扰等。然而,不能持久是诸多因素中最容易出现而又难以克服的毛病。一旦习练者自己偏离习练的法则,或操之过急,或时练时停,或巧取捷径,习练将半途而废。纠正要靠自己,要靠自己的决心和毅力,要在端正自己练功目的前提下,纠正练功者的心理状态。只有这样,才能收到点点滴滴功效的累积效应。

4)不宜练习气功的人群

气功作为中医传统医学几千年积淀的产物,与中国传统文化关系密切,大量应用的象征、隐喻、类比思维等理念,在一定程度上增加了锻炼者认知上的模糊性和神秘感。对中医气功理论了解不多的某些人群,练习气功时,容易产生偏差,因此不适宜练习气功。具体有:

个性素质有缺陷者:过分关心自己健康、敏感多疑、性格孤僻、容易激动者;平时性格内向、做事极为谨慎者;或固执己见、爱钻牛角尖者。有这些性格特征的人容易接受暗示和自我暗示,练功易出现偏差。

对练功朝三暮四者:练功前要认真选择适合自己的功法。一旦确定,就要潜心练习。若同时练几种功法,容易心神不定,不但会影响练功效果,还特别容易造成气乱,出现偏差。

有精神障碍倾向或精神病病史、家族史者:曾经出现过或现在仍不时出现意识障碍、抑郁状态或痴呆状态以及精神分裂症、癔症、躁狂性抑郁症等的中老年人不宜练气功。直系亲属中,有患过精神病的人,以及在个性特征上具有高"暗示性"者,一般也不宜练气功。因这类精神素质的人,练功时可能诱发精神障碍。即使患病已经康复,练功也易再次发生偏差。

长期心理过于压抑者:在练功时的入静状态下,因解除了内心抑制,易出现情绪激动,个别患者还容易出现认知、情感、意志行为失调,导致精神障碍。

受迷信思想影响过深者:平时过于迷信,或受邪教影响太深,或对气功过于痴迷者。这种人容易把气功神秘化,易于接受言语、行为的暗示,还往往会把某个所谓"气功大师"奉若神明,当作不容他人怀疑的偶像。这种人不但易在练功中诱发精神障碍,出现偏差,而且对产生的不良后果往往执迷不悟,纠正比较困难。

5)练习气功的注意事项

一般说来,有严重疾病者,初练气功时,最好要有医师指导。

练习气功不能三心二意。不可乱用未经实际证明行之有效的功法和练功口诀。

凡遇大喜、大怒、惊恐等较强的七情干扰时不可练功,须待心情平静后再练。练功期间不宜看惊险刺激性较强的电影、电视、小说等,以免干扰练功。

避免在嘈杂的环境中练功。练功房内要舒适,温度适宜,空气流通。练功已入静者,要避免他人干扰。凡遇大雨、狂风、雷电交加的天气,无论室内外都不宜练功。

饥饿、饱食的情况下禁忌练功。不同功法各自的禁忌,如空腹不练"内养功";饱食不练"强壮功"等。功发动后不可突然停止,要慢慢停止发动然后再收功。练功时不宜穿紧身衣裤或当风而坐卧,以免受凉。练功时要除去眼镜、饰物、假牙等物,以免影响入静和身体气血的运行。

练功时避免入睡和贪恋功中景象。练功时入睡或昏昏沉沉不能收到练功效果。练功时出现舒适、欣悦之感不可久恋,一般每次练功不宜超过2个小时,不可随意延长练功时间。练功期间的饮食宜营养丰富、清淡易消化,忌吸烟饮酒和饮食过于油腻。练功期间,生活中要注意动静结合、练养相兼、劳逸适度。治疗疾病期间,生活中要注意练功要节制性生活,最好暂停性生活。

(2)糖尿病康复功法

1)内养功

【功法】

卧位:以正卧位为好,两上肢自然放开排除杂念,静养几分钟。可采用两种呼吸方式:第一种,采用顺腹式或逆腹式呼吸法,鼻吸鼻呼,呼吸过程中夹有停顿,并配合默念字句。第一种方法为:默念第一个字时吸气,念中间字时停顿呼吸,念最后一个字时将气呼出。如:默念字句"我要静""个人静坐""静坐身体好""静坐我病痊愈"等。字数越多,则停顿时间也就越长;第二种,吸气、呼气均不念字,从鼻呼吸或口鼻兼用,先行吸气,随之徐徐呼出,呼吸完毕开始停顿时念字。经过长期锻炼,可出现止息现象,似有似无"吸气绵绵,出气微微"的高境界,此为动静之互养。并以意守丹田使气血充盈。

坐位:体姿自然舒适,易于全身放松。练法同卧位。

内养功,除有止息外,还有练功中的静休。练功 20 分钟左右,由腹式呼吸变成自然呼吸,意守丹田静养 3～5 分钟。如此,每次练功中休息几次,息功时用升降开合之法,全身放松后息功。每日练 2～4 次,每次 10～30 分钟。

【作用】

本功能练气保健,炼精化气,调整脏腑,平衡阴阳,益气养精。糖尿病可采用第二种呼吸法,并配合练强壮功。

2)强壮功

【功法】

子午时分练功,可根据患者情况采取站式、坐式或自由式。这里主要介绍站式功法,也称站桩,是从古代健身术和武术内家拳的某些基本功发展而来。自然站式:两足平行同肩宽,双膝微屈,不过足尖,松胯放臀,直腰松腹,含胸拔背,沉肩坠肘,虚腋松腕,掌心向内,手指自然分开微屈下垂,头若悬虚,两目平视,或含光内视。若手指向前伸直,掌心有意下按,称下按式。着屈肘呈环抱状,如抱球一般,称抱球式。双手可置小腹前(下丹田),或胸前(中丹田)。位置高低,可调节运动量。其呼吸要求同内养功,也是鼻呼鼻吸,舌抵上腭。深呼吸和逆呼吸饭后不宜进行,静呼吸则饭前、饭后均可。意守丹田,也可意守膻中、涌泉、印堂等穴。意守印堂不宜时长。

【作用】

养气壮力,调整阴阳,健身防病,延年益寿。可用于糖尿病以及伴有心血管、神经系统疾病较轻的患者。

3)服日精月华功

【功法】

服日精法

日出时分,两脚与肩宽,松静站立,将呼吸调匀,排除杂念,面朝太阳方向,微垂眼帘,但尚可望见柔和微红的日光,以鼻吸气,吸光华之气,意想令满一口,闭息凝神、随吸气便缓咽下,送至丹田为 1 次,如此 9 咽。然后松静自然,静守片刻,再自然活动,即可收功。

服月华法

夜晚,寻空气清新、空旷之处,松静站立,调匀呼吸,排除杂念,面对月亮方向。微垂眼帘至微见月光,以口吸气,吸入月华。意想令满一口,微微闭息凝神,待液满口,慢慢咽下,以意送之,送至丹田为 1 次,共 6 次。最后静守片刻,再自由活动一会儿,即可收功。

【作用】

采日精法,适用于阳虚畏寒,四肢不温,脾胃虚弱,精神不振等症。采月华法,适用于阴虚火旺,低热,口干口渴,烦躁,手足心热,腰膝酸软等症。

4)巢氏消渴之气功宣导法

本功法记载于《诸病源候论》一书,适用于以口渴多饮、小便不利为主要症状的患者,其功理在于宣导肾津以止消渴。

【功法】

第一步:松衣宽带,安静仰卧,腰部伸展悬空,用骶骨背着床席,两手自然置体侧。双目微闭。随着呼吸的节律鼓起小腹,意在牵动气机,使之行水布气,津液上升。

第二步:接上式,用舌在唇齿之间,由上而下、由左至右搅动9次;再由下而上,由右至左搅动9次;鼓漱18次,将口中产生的津液分数口徐徐咽下,并用意念将其下引到“丹田”。使水之上源下流,元龙归海,津布热减,静卧数分钟收功。

第三步:收功后起立,走出室外,在空气清新、环境幽静之处缓缓步行。在一种愉快轻松的心境下,步行120~1000步左右,使练功后内在的有序,在常态下尽可能地保持住。巩固已取得的引肾津、滋上源、止消渴的效果。

【作用】

引肾元之水上升,以止口渴多饮。

5)消渴病内养功

【功法】

侧卧式:取侧卧位(左右侧皆可),头略向胸收,平稳枕于枕上,两眼半闭半开,微露一线之光,双目内视鼻准,不可真视,以防头晕;耳如不闻,口自然闭合,用鼻呼吸;身体上侧的手自然伸出;掌心向下,放于髋关节部;另一只手放于枕上,掌面向上,自然伸开,距头约有3寸;腰部略向前曲;上面的腿弯曲成120°,放在下面的腿上;下面的腿自然伸出,微呈弯曲。姿式摆好后即可开始意守丹田,进行呼吸法。

仰卧式:取仰卧位躺于床上;头部放端正,位置较身体略高,枕头的高低依各人的习惯而定,但主要使头部舒适;全身肌肉不紧张,保持呼吸道通畅;两腿自然伸直,脚尖向上,两手自然放于身体的两侧,眼、耳、口、鼻的动作与仰卧式相同,然后开始意守丹田和呼吸法。

坐式:身体端正坐于凳上,姿式固定后不要摆动,头略向前低;躯干与两大腿呈90°;两脚自然左右分开,其宽度与两肩的宽度相等,并各自弯曲成90°;两足平放于地上,不要蹬空;两手掌向下,自然放于膝盖上方的大腿上;肘关节自然弯曲,以舒适为宜,上身不要向后仰,不要耸肩挺胸,要垂肩含胸,眼、耳、口、鼻的动作与仰卧式相同;然后即开始意守丹田,施行呼吸法。

呼吸法:口唇自然闭合,以鼻呼吸,在开始时,自然呼吸1~2分钟,然后再进行如下呼吸法。吸气时,舌头抬起顶上腭,将气吸入丹田后要停闭一会(停闭时间的长短以各人的肺活量而定),这时舌头顶上腭不动;呼气时,舌头同时放下。这样周而复始地进行呼吸,一边默念字句。默念字句,最初一般是三字一句,如“津满口”。当默念第一个字“津”的时候吸气,同时舌抵上腭,默念第二个字“满”的时候,呈停闭状态(即不呼不吸)舌抵上腭不动,默念最后一个字的时候,舌放下将气呼出。随着功夫的加深,肺活量的加大,可渐默念4个字或5个字但一般不要超过7个字。如“津液满口”“津液满口润”“津液满口润肺”等。待津液满口时,以舌搅口,将津液分3次缓缓下咽至丹田。

【作用】

炼气化精滋养全身,提高免疫功能。

6)真气运行五步功

【功法】

练习真气运行有行、立、坐、卧4种姿势。一般采用垂腿坐势。预备式方法:坐在高低适宜的椅凳上,以坐下来大腿面保持水平、小腿垂直,两脚平行着地,两膝间的距离能放下两拳(拳眼相对)为准。两手心向下,自然放在大腿上,松肩垂肘,腰脊要直,下颌微收,头如悬顶,以体态端正自然为标准。

第一步:呼气注意心窝部。坐好后,缩小视野,心不外驰,注意鼻尖少时,即可闭目内视心窝部,用耳细听自己的呼气,使呼吸声轻细,同时要意念随呼气趋向心窝部,吸气时任其自然,不要加任何意识作为。如此反复行之,真气即在心窝部聚集起来。要求每日早、中、晚各练1次,每次20分钟。

第二步:意息相随丹田趋。当第一步功练到呼气即觉心窝部发热时,可进一步练习意息相随,即在呼气时延伸下沉的功夫,并缓慢地、自然地向小腹(丹田)推进,切不可操之过急。每日练3次,每次20~30分钟。

第三步:调息凝神守丹田。当第二步功练到丹田有明显感觉时,可把呼吸有意无意地停留在丹田。不要再注意把气往下送,以免发热太过,耗伤阴液。此步功每日练3次,每次30分钟以上。

第四步:通督勿忘复勿助。意守丹田40天左右,真气充实到一定程度,有了足够的力量,即沿脊柱上行。在真气上行时,意念随着上行的力量(勿忘),若行到某处停下来,也不要用意识向上导引(勿助),练丹田力量继续充实,自然渐渐上行。如上行到玉枕关再停下来,内视头顶就可以通过了。此步功每日酌情增加练功次数,每次40~60分钟。

第五步:元神蓄力育生机。继续意守丹田,如头顶百会穴出现活动力量,也可意守头顶,可以灵活掌握毒此步功每日3次,每次60分钟左右或更长一些,不能强行,一旦不舒服则可停止练功。

【作用】

练足元气,打通小周天,一身舒适。

7)辅助功法

第一种:润肺生津功

适宜肺热津伤证的消渴病患者练习。症见:烦渴多饮,口干舌燥,尿频量多,舌边淡红,苔薄黄,脉洪数。

功法:站立,两脚分开与肩同宽,脚尖微内收,微屈膝髋,全身放松,舌抵上腭,精神内守,两手缓缓从体两侧抬起至肩、肘、腕相平时,再缓缓屈肘向胸前回收,至距胸前两拳左右两手呈抱球状,两少商穴微微相触,先平静呼吸,待安静后,再改为鼻吸口呼,开始吸一呼一,逐渐吸二呼一,练至一定程度后,可以吸三呼一。吸气时从指尖导气入鼻,意念将吸入之气下沉肺底,使两肺尽量充盈,呼气时意念循胸至腋,下循上肢前臂前内侧,人腕、贯掌、拇指、食指端。如此反复循行。练功时,若口中津液满口,便用意念下咽,意想津液覆盖两肺。

收功时,意念收回丹田,两手慢慢下降至小腹前丹田部位,然后平擦胸前、两胁,放松四肢,结束练功。

第二种:调胃润肠功

适宜胃热炽盛证的消渴病患者练习。症见:多食易饥,形体消瘦,大便干结,舌苔黄燥,脉滑实有力。

功法:站立,两脚平行分开,略宽于肩,两上肢自然下垂,微屈膝髋,自然呼吸,意守中脘。安静后,前后抖动膝髋,渐渐向上抖至胃肠,自觉胃肠在腹内轻轻抖动,抖动3~5分钟。然后将两手缓缓放于肚脐部,两手重叠,左手在下,右手在上,腹式呼吸,吸气时两手向左下方摩半圈,呼气两手向右下方摩半圈。如此顺时针摩动99圈。最后以两掌擦背部脾俞、胃俞,上下擦动以热深透为度。再抖动四肢结束练功。

第三种:养肾止消功

消渴病患者以尿频量多、混浊如脂膏,口舌干燥,舌红、脉滑细数为主者,宜加练。

功法:站立,两脚分开与肩同宽,两脚平行,足趾抓地,微屈膝髋。两目半合半开,舌抵上腭。两手从体侧缓缓放于脐下丹田部位,两手重叠,左手在上,右手在下。开始时自然呼吸,神意内守,自觉手下微热时,改为腹式呼吸,吸气时小腹外凸,呼气时收腹提肛。意守掌下。如此15~20分钟。

收功,两目缓缓睁开,两手缓缓从丹田部位放于体侧,抖动四肢,放松全身关节。

8)十八段锦

吕仁和教授吸取了古代"八段锦""太极拳"及近代一些健身运动方法,编制了一套"十八段锦"。练习十八段锦,通过全身各部位轻缓而有力度地活动,起到健身防病的作用,特别适合体质较弱、难以承受重体力活动的人,或没有条件进行锻炼的脑力劳动者练习,对糖尿病患者尤为适用。吕仁和教授练习十八段锦35年,受益匪浅,较顺利地完成了大量的医、教、研工作,至今仍天天坚持练习,身体甚健。

十八段锦共分为初、中、高三级,每级为六段。每段都有着各自的治疗和健身作用,因此可以整体练习或分级、分段练习。锻炼时可急可缓,可快可慢,可多可少,可轻可重,按各人合适的规律、节奏进行即可。练习时不需要专门设备,只要有两平方米的场地,在空气不污浊的情况下即可进行。下面详细介绍十八段锦的练习方法。

初级(六段)

第一段:起势

第二段:双手托天理三焦

第三段:五劳七伤向后瞧

第四段:拳击前方增气力

第五段:掌推左右理肺气

第六段:左右打压利肝脾

中级十二段(加初级六段)

第七段:拳打丹田益肾气

第八段:左右叩肩利颈椎

第九段:左右叩背益心肺

第十段:金鸡独立养神气

第十一段:调理脾胃需单举

第十二段:摇头摆尾去心火

高级十八段(加初级六段,中级六段)

第十三段:双手按腹补元气

第十四段:双手攀足固肾腰

第十五段:左右开弓似射雕

第十六段:捶打膻中益宗气

第十七段:全身颤动百病消

第十八段:气收丹田养筋骨

具体功法介绍:

第一段　起势

【功法】

①立正姿势,右腿向右跨出一小步,使两脚分开与肩平宽,两手臂自然下垂。意守下丹田,自然呼吸。全身轻轻转动,默念,全身放松,百节贯通。

②自觉全身已基本放松,各个关节已被经络气血贯通时接下段。

【作用】

起势是练功的基础。意念集中在下丹田,全身放松,并觉得各个关节已被经络气血贯通,可提高练习效果,练完后全身更加轻松有力。

第二段　双手托天理三焦

【功法】

①缓缓吸气,随吸气两手臂从身体两侧慢慢上举,掌心向上,意想两手心劳宫穴打开也在吸入天地间的清气,两手上举到头顶时,两手五指并拢,指向头顶百会穴。

②缓缓呼气,随呼气意想由劳宫穴吸入的清气,经手指向百会穴注入头脑内,此时意想着脑内出现一种轻松、凉爽、明快的感觉,同时使五官各窍通畅。

③缓缓吸气,随吸气两手十指在头顶部交叉,翻掌上托,意想托天是同时使人体上、中、下三焦理顺,双脚跟可略略提起,待吸足气后,接下一个动作。

④缓缓呼气,随呼气两手十指分开,从身体两侧慢慢放下,同时气沉丹田。

⑤缓缓吸气,随吸气两手臂向后扩张,手掌向前,待吸足气后,接下个动作。

⑥缓缓呼气,随呼气两手臂慢慢放下,手心向下。

以上动作反复5～6次。

【作用】

双手托天,理顺三焦,疏通经络,调和气血,为下一步练习做好准备。

第三段　五劳七伤向后瞧

【功法】

①缓缓吸气,随吸气两手臂环抱于胸腹交接部位。

②缓缓呼气,随呼气两手十指在剑突下鸠尾穴(位于胸部肋骨左右相合处,向下1寸。可用于治疗胸闷咳嗽、心悸、心烦、心痛、呕逆、呕吐、惊狂、癫痫、脏躁、胃神经痛、肋间神经痛、胃炎、支气管炎、神经衰弱、癔症等)外的10厘米处交叉,待呼气完毕后接下。

③缓缓吸气,随吸气两手十指紧握,两脚十趾向下用力抓地,头向左后方平瞧,待气吸足后接下个动作。

④缓缓呼气,交叉之十指放松,抓地之十趾放松,头转向正前方,全身都放松。

⑤缓缓吸气,随吸气两手十指紧握,两脚十趾向下用力抓地,头向右后方平瞧,待气吸足,接下。

⑥缓缓呼气,交叉之十指放松,抓地之十趾放松,头转向正前方。

⑦以上动作左右各重复2次。

【作用】

本段运动使手脚十宣穴(位于十个手指尖端的正中,左右手共十个穴;常用于中风、中暑出现昏迷时的急救)位打开,全身十二经络及奇经八脉全部动员,使经络疏通流畅,从而使全身脏腑经络疏通,无论是五劳(血、气、筋、骨、肉造成的外在及内在的劳伤)还是七伤(指喜、怒、忧、思、悲、恐、惊七种情绪外在及内在所受的劳伤)所致身体不适均可慢慢解除。

第四段　拳击前方增气力

【功法】

①起势于轻松愉快的迪斯科跳跃,同时自己轻轻叩齿,感觉跟上音乐节奏后,接下个动作。

②右手攥拳向前方猛击,同时左手也攥拳向后方猛击,接着如法左右交换前后猛击,约2秒钟交换一次,轻叩齿4次。如法2～5次即可。

【作用】

本段动作,通过轻微跳跃同时拳击前方,使全身经脉疏通,气血流畅,濡养筋骨,清除废物,做完之后感觉全身轻松,气力倍增。初练时宜轻缓,用力不能过度。

第五段　掌推左右理肺气

【功法】

①本节可配有轻松愉快的迪斯科跳跃，并随着音乐的节奏轻轻叩齿。

②右手手掌向右前方推打，同时左手手掌向左后方推打，接着如法左右交换前后猛击，约2秒钟交换一次，轻叩齿4次。如法2～5次。

【作用】

可疏理肺气，使肺气宣达，化气布津，通调水道，补肺益气，益肾健脾，化痰利水。

第六段　左右打压利肝脾

【功法】

①右手抬起，转身向左下方打压，回身站直后，右手手掌向右大腿外侧足少阳胆经的风市穴（在大腿外侧正中，以手贴于裤中线，中指尖下便是）叩打，运动中心里默念1-1-1……

②左手抬起，转身向右下方打压，回身站直后，左手手掌向左大腿外侧足少阳胆经的风市穴叩打，运动中心里默念2-2-2……

③这样两手交替打压，叩打2～5次。

【作用】

通过左右转侧运动，可促进肝脾区经络疏通，气血流畅，使腰、腿、臂部四肢之筋、骨、肌、皮、脉都得到运动。另外风市穴位居足少阳胆经，也在阳脉上，是人体"风"出入交换的场所。一般认为风邪易人不易出，上有风门穴是风之出入门户，不易外出之风邪，主要靠风市穴交换。经常叩打风市穴不仅使胆经活，阳脉通达，全身气血流畅，还可使体内风邪外出，肝脾气血循环改善，保护肝脾功能，促进全身健康。

第七段　拳打丹田益肾气

【功法】

①双腿略向下成半蹲式，右手攥拳摆向前方，拳心对准下丹田前面，左手攥拳摆向后方，拳心对准下丹田后面。

②双腿弹直的同时，两拳分别猛打前后丹田，先轻后重。

这两步实际是连续动作，过程中不能出现明显的停顿。以上动作反复做20次。

【作用】

下丹田位居小腹，是人体元气潜藏之地。前后丹田连接腰、骶、髋，内有大小肠、膀胱、直肠，女子有子宫及附件，男子有精囊、输精管等。丹田的气血旺盛，是人体轻劲有力的源泉。经过运动和捶打，可振奋元气，通活下焦经络，使气血通畅，提高机体免疫功能，有病可治，无病强身。

第八段　左右叩肩利颈椎

【功法】

①右拳掌侧叩左侧肩井穴（位于大椎与肩峰连线中点，肩部筋肉处，主治肩背部疼痛），左拳背侧叩右后背的一斗米穴（位于肩胛骨最下端外侧），同时上半身略向左转。

②左拳掌侧叩右侧肩井穴，右拳背侧叩后背的一斗米穴，同时上半身略向右转。以上动作反复做5～6次。

【作用】

颈椎是支持头部的主干，宜直不宜弯，颈椎如果想保持正直，实际上需要前后左右的肌肉、肌腱、神经、血管的协调，使它保持相对平衡，是运动中的平衡，而不是静止不动的平衡，这种平衡要靠经脉疏通，气血通畅。本节不仅起到这种作用，叩打肩井穴还可以利关节、清头目、降血压。一斗米穴是一个经验奇穴，可利咽喉。

第九段　左右叩背益心肺

【功法】

①右手掌叩打左大杼穴(位于第一胸椎棘突下旁开 1.5 寸)、风门穴(第二胸椎棘突下旁开 1.5 寸;主治伤风、咳嗽、发热、头痛、项强、胸背痛)、肺俞穴(第三胸椎棘突下旁开 1.5 寸;主治咳嗽、气喘、吐血、骨蒸、潮热、盗汗、鼻塞)、心俞穴(第五胸椎棘突下旁开 1.5 寸;主治心癫、惊悸、咳嗽、吐血、失眠、健忘、盗汗、梦遗、癫痫),左手背叩打右膈俞穴(第七胸椎棘突下旁开 1.5 寸;主治胆道病症、肋痛)、至阴穴(足小趾外侧甲角旁约 0.1 寸;主治头痛、目痛、鼻塞、鼻衄、胎位不正、难产)及肝俞穴(第九胸椎棘突下旁开 1.5 寸;主治黄疸、肋痛、吐血、目赤、目眩、雀目、乳腺病、癫狂病、脊背痛)、胆俞穴(第十胸椎棘突下旁开 1.5 寸;主治胆道病症)、脾俞穴(第十一胸椎棘突下旁开 1.5 寸;主治腹胀、黄疸、呕吐、泄泻、痢疾、便血、水肿、背痛)、胃俞穴(第十二胸椎棘突下旁开 1.5 寸;主治消化不良、胃病、慢性出血性病症)等。

②左手掌叩打右大杼穴、风门穴、肺俞穴、心俞穴,右手背叩打左膈俞穴、至阴穴及肝俞穴、胆俞穴、脾俞穴、胃俞穴等。如法以上动作交换叩打 20～30 次。

【作用】

通过叩打以上穴位,可增加肺、脾、肝胆的功能,可以保护心脏,提高抵抗疾病的能力及预防感冒。

第十段　金鸡独立养神气

【功法】

①前九个动作做完后,稍事休息使全身放松。接着右脚站稳,面向前方看定一个目标,左脚抬起,右手扳住左脚踝部,左手扳住左腿膝外下方,站稳并轻轻叩齿 180～280 次。

②接着左脚站稳,面向前方看定一个目标,右脚抬起,左手扳住右脚踝部,右手扳住右腿膝外下方,站稳并轻轻叩齿 180～280 次。

【作用】

本节动作很简单,但必须精神集中,不能乱视或闭目,所以非常利于养神。

第十一段　调理脾胃需单举

【功法】

①吸气,随吸气将身体重心放在左腿,右手上举过头,左手下压在左臀外侧,右脚略提起,左膝略弯曲,吸足气后接下。

②呼气,随呼气右手下移到腰部,同时左手上提到腰部,重心仍在左腿。

③吸气,重心不变,随吸气右手向右后方伸展,手五指并拢,手腕成钩势,左手向左上方伸展,手掌伸直,回头目视钩手,待气吸足后接下。

④呼气,重心不变,随呼气左右手都拉回腰部,待气呼够。

⑤吸气,重心转向右腿,右手向右上方伸展,手掌伸直,左手向左后方伸直,手五指并拢,手腕成钩式,回头目视钩手,待气吸足。

⑥呼气,重心不变,右、左手都拉回腰部,待气呼够。

如法换为左,连做 6 次即可。

【作用】

脾主升,胃主降,上举助脾气上升,下压可助胃气下降。转身后瞧钩手可使肝、胆舒张,更利于脾升胃降。反复 6 次以助脾胃升降功能恢复正常。

第十二段　摇头摆尾去心火

【功法】

①吸气,随吸气两下肢成骑马蹲式,两手分别压在两大腿前伏兔穴(在大腿前面,在髂前上棘与髌底外侧端的连线上,髌底上 6 寸)。主治腰痛膝冷、下肢麻痹、疝气、脚气。

②呼气,随呼气头向左摇,臀向右摆,数 24 次后起立。

如上法,头向右摇,臀向左摆。反复 2～5 回。

【作用】

通过左右摇头摆尾活动,带动上下肢与胸腹部运动,改善全身气血循环,更使上焦之心火下降,可防治口干舌燥、舌红苔黄、便干尿黄、心烦急躁等。

第十三段　双手按腹补元气

【功法】

①吸气,随吸气双手按压下腹丹田穴的腹主动脉跳动处。

②呼气,随呼气弯腰下蹲,默数 20～50 个数,待气呼尽后接下。

③吸气,慢站起,双臂后扩,待气吸足后接下。

④呼气,随呼气意想从任脉下沉丹田直至脚心涌泉穴,待气呼尽后接下。

⑤吸气,随吸气意想涌泉穴处之清气,沿下肢后侧足太阳膀胱经上升循后丹田,继续沿督脉和足太阳膀胱经上升入脑内至百会穴,此时感到头脑清爽,接下。

⑥呼气,随呼气意想头脑中沉浊之气沿任脉内侧下降,经内丹田下降至脚心涌泉穴排出。

如此反复 5～6 回。

【作用】

在压下腹弯腰下蹲后,可直接压住腹主动脉起到反搏作用,使胸腹腔血液循环加强并改善,有利于保护内脏的健康。另外,在活动中经呼吸运气及放松,最有利于大脑的保健。

注意心脑血管病早期及动脉硬化程度不高者可行,轻缓按压;若病情较重者必须在医师指导下进行,脑内有严重病变者也必须在医师指导下进行。

注释涌泉:在足底部,卷足时足前部凹陷处,约在第二、三趾趾缝纹头端与足跟连线的前 1/3 与后 2/3 交点上。主治:头顶痛、头晕、眼花、咽喉痛、舌干、失音、小便不利、大便难、小儿惊风、足心热、癫痫、转筋、昏厥。

第十四段　双手攀足固肾腰

【功法】

①吸气,随吸气两手从前方上升并过头,意想从脚心涌泉穴来的清气经大腿后侧足太阳膀胱经上升,经过后丹田沿督脉上升至头顶百会穴。

②呼气,随呼气两手慢慢从前方下降,意想上身及头脑之浊气沿任脉下降经丹田下至脚心涌泉穴排出。

③吸气,随吸气两臂后扩,气吸丹田,吸足后接下。

④呼气,随呼气两臂下垂,待气呼够后接下。

⑤吸气,气吸丹田贯腰及肾,气吸足后接下。

⑥呼气,随呼气两手下垂攀脚弯腰,腿直。数 20～50 个数,觉呼气已够时,随呼气两手上举,直腰。

如此反复 2～6 回。

【作用】

通过调息运气,使丹田气足,固护腰肾,特别有利于腰骶部健康,可使身体保持轻劲有力,提高免疫能力,以防病治病。

第十五段　左右开弓似射雕

【功法】

①两腿站立略弯,右手成剑指向右上方弹射,目视剑指,左手呈拉弓势后拉,右手同时进行射拉运动,反复 20 次。

②反转身来,左手成剑指向左上方弹射,目视剑指,右手呈拉弓势后拉,左手同时进行射拉运动,反复 20 次。

【作用】

通过左右射拉,运动上肢,下肢及腰、背、腹部都在运动,可促进肢体肌肉健康有力,也有助保护颈、肩、腰、腿各关节,对颈椎病及肩周炎患者的病情恢复有良好作用。

第十六段　捶打膻中益宗气

【功法】

①右手攥拳捶打膻中穴,同时左手攥拳捶打至阳穴。

②左手攥拳捶打膻中穴,同时右手攥拳捶打至阳穴。

如此反复 5～6 次。

【作用】

前膻中穴内有胸腺和后背至阳穴,两穴之间即是宗气所在地。宗气是后天水谷之气和天源之气交会所生,是人体赖以生存之气。捶打膻中穴和至阳穴还可以促进两肺和气管的运动,可以化痰、除痰以保护肺及气管功能。

第十七段　全身颤动百病消

【功法】

①双腿上下颤动,全身放松,两下肢及两上肢带动全身做有节奏的快速颤动。

②单腿上下颤动,身体重心左右移动,重心一侧下肢颤动全身。

各做 1～2 分钟即可。

【作用】

通过双下肢和单下肢交替颤动,使全身放松,自己会感觉到特别轻松,使全身各系统、各组织器官功能之间关系协调自如。

第十八段　气收丹田养筋骨

【功法】

①回到起始势,站稳后随吸气两手臂环抱。

②呼气,随呼气两手交叉,气归下丹田,然后再意守丹田 1 分钟即可。

【作用】

可使气归丹田,使心情稳定平静,气养筋骨。

总之,气功锻炼,导引吐纳,作为一种修身养性的锻炼方法,通过动静结合、调息、运气、放松、入静的修身锻炼,可以疏通经络、调和气血,改善全身失调和紊乱状态,增强体质,对糖尿病患者十分有益。气功练习不同于一般意义上的运动疗法的特点是,同时重视精神修养,倡导"助人为乐""知足常乐""赏而勿罚""予而勿夺"等,对提高不良情绪因素刺激的抗御能力,也具有重要意义。但是应该指出的是,气功锻炼周期很长,常常需要慢慢见效,既不可过分迷信,又必须坚持不懈。久而久之,必然会有益健康和长寿。

(赵继祖)

第二节　糖尿病及其并发症"六对论治"方法

辨证论治是中医治病的特色,但中医不是不重视辨病,更不是不重视作为患者痛苦的临床症状。吕仁和教授在长期的医疗实践中,不断总结经验,创造性地提出了糖尿病及其并发症"六对论治"方法,实际是对目前中医临床辨病、辨证、对症治疗等多种常用治病思路的总结,是对中医学"整体观"和"辨证论治"精神的具体应用。由博返约,利于总结经验,形成规范,应用于临床,每取良效。

一、对病分期辨证论治

对病分期辨证论治适用于慢性、复杂性疾病的诊治。分期,一般多以现代理化检查指标为依据,用以明确疾病的阶段性;辨证,则需要采用中医传统的四诊合参的方法进行。

(一)糖尿病分期辨证论治

1.第1期:糖尿病前期(脾瘅期),此期特点为饮食旺盛,形体胖壮,精力充沛,但无典型糖尿病症状,血糖偏高,但无尿糖,应激状态下血糖明显升高时出现尿糖。血脂偏高。一般可分为三证。

(1)阴虚肝旺,常有心烦急躁,治拟养阴柔肝,行气清热。用养阴柔肝汤:生地黄、玄参、麦冬、赤芍、白芍、何首乌、丹参、枳壳、枳实、黄连、栀子。

(2)阴虚阳亢,常有急躁易怒,治拟滋阴潜阳,少佐清热。用滋阴潜阳汤:大生地、玄参、麦冬、生石决明、珍珠母、牛膝、黄芩、黄柏、葛根、天花粉。

(3)气阴两虚,多怕热乏力,治拟益气养阴,活血清热。用益气养阴汤:沙参、黄精、生地黄、赤芍、地骨皮、首乌藤、黄连。

2.第2期:糖尿病发病期(消渴期),此期特点为或无或有典型糖尿病症状,血糖、尿糖、糖基化血红蛋白均高,血脂常偏高。一般分为七证。

(1)阴虚燥热,多口渴便干,治拟滋阴润燥,生津清热。用滋阴润燥汤:沙参、生地黄、玄参、玉竹、枸杞子、石斛、生石膏(先煎)、知母。

(2)胃肠结热,多食多便秘,治拟清泻二阳,兼顾气阴。用清泻二阳汤:柴胡、赤芍、白芍、黄芩、黄连、枳壳、枳实、生大黄(另包后下,便通则停)、厚朴、玉竹、玄参、生地黄、元明粉(另包分冲,便软则停)。

(3)肺胃实热,多饮多食,治拟清泻实热,生津止渴。用肃降肺胃汤:沙参、麦冬、天冬、生石膏(先煎)、寒水石(先煎)、葛根、天花粉。

(4)湿热困脾,多食便溏,治拟清化湿热,理气健脾。用清化湿热汤:黄芩、黄连、苍术、生甘草。

(5)肝郁化热,多口苦咽干,治拟舒郁清热。用舒郁清热汤:醋柴胡、赤芍、白芍、枳壳、枳实、厚朴、黄芩、黄连、天花粉、葛根、玄参、生大黄(另包后下,便通则停)。

(6)肺热化毒,多口渴咳嗽,治拟清宣肺气,生津解毒。用清宣肺气汤:桑白皮、黄芩、桃仁、杏仁、桔梗、生草、沙参、葛根、天花粉、黄连、金银花、连翘、鱼腥草。

(7)气阴两伤,经脉失养,多疲乏怕热,肢体酸乏,治拟益气养阴,通络活血。用益气通活汤:黄精、生地黄、山茱萸、猪苓、泽泻、丹参、鸡血藤、黄连。

3.第3期:糖尿病并发症期(消瘅期),此期特点为至少1个以上并发症出现。其证型、证候较多,主要为以下三种:

(1)气阴两虚,痰热郁结,拟益气养阴,化痰散结。方用止消通脉宁。

(2)痰瘀互结,阴损及阳,拟化痰活血,调补阴阳。方用活络止消汤。

(3)气血阴阳俱虚,痰湿瘀郁互结,拟调补气血阴阳,行气活血化痰。方用益气止消汤。

(二)糖尿病肾病分期辨证论治

吕仁和教授提出"证型""证候"可明确定义,"型"指模式,"候"指随时变化的情况;证型变化慢,证候变化快。因此,可将变化较慢的本虚证归为证型,把变化较快的邪实证归为证候,简称为"以虚定型,以实定候"。在证型相对固定的基础上,根据邪实的变化随时辨出具体证候,灵活用药,以提高疗效。

1.第1期(早期):微量白蛋白尿(20~200μg/min)　特征为肾小球滤过率高于正常,进而出现蛋白尿,此期辨证可分为四型六候。四型有:

(1)肝肾阴虚,拟益气养阴,滋补肝肾。基本用药:黄精、生地黄、山萸肉、何首乌、墨旱莲、女贞子、牛膝、黄连、赤芍、丹参。

(2)肺肾阴虚,拟益气养阴,滋补肺肾。基本用药:沙参、麦冬、玄参、生地黄、山萸肉、地骨皮、黄连、枳实、牡丹皮、丹参。

(3)阴阳气虚,拟调补阴阳。基本用药:党参、当归、金樱子、芡实、墨旱莲、女贞子、生地黄、黄连、丹参。

(4)脾肾阳虚,拟益气健脾,助阳补肾。基本用药:生黄芪、苍术、当归、猪苓、木香、砂仁、厚朴、芡实、金樱子、肉桂、黄连、川芎、山楂。

六候加减用药:

(1)气郁:选用柴胡、白芍、枳实、甘草、牡丹皮、栀子、当归、白术、厚朴、茯苓、熟大黄。

(2)瘀血:选用卫矛、红花、三棱、莪术等。

(3)湿热:湿热中阻用茵陈五苓散合平胃散,湿热下注用加味四妙散。

(4)燥热:用增液汤加葛根、石斛、天花粉。

(5)热结:选用生石膏、寒水石、生大黄、番泻叶等。

(6)热毒:选用金银花、连翘、黄芩、黄连、紫花地丁、夏枯草等。

2.第2期(中期):临床糖尿病肾病　特征为尿微量白蛋白>200μg/min<尿蛋白>500mg/24h),依据肌酐清除率(CCr)分为三度:1度130~70ml/min;2度70~30ml/min;3度30~10ml/min。血压逐渐升高。中期辨证可分为五型九候。

(1)气血阴虚,浊毒内留,拟益气养血,滋阴降浊。基本用药:太子参、当归、白术、猪苓、川芎、白芍、生地黄、牛膝、熟大黄、元明粉。

(2)气血阳虚,浊毒内留,拟益气养血,助阳降浊。基本用药:生黄芪、当归、红参、猪苓、川芎、苍术、厚朴、附子、熟大黄、赤芍。

(3)阴阳气虚,浊毒内留,拟调补气血阴阳,降浊利水。基本用药:党参、当归、金樱子、芡实、墨旱莲、女贞子、丹参、川芎、熟大黄、淫羊藿、泽泻、猪苓。

(4)肺肾气虚,浊毒内留,拟调补气血阴阳,清肺降浊。基本用药:沙参、当归、桑白皮、麦冬、五味子、桃仁、杏仁、陈皮、熟大黄、冬虫夏草。

(5)心肾气虚,浊毒内留,拟益气养心,活血降浊。基本用药:太子参、麦冬、五味子、当归、川芎、丹参、泽泻、葶苈子、大枣、熟大黄。

九候除上述早期中介绍的六候外,还可见痰饮、动风、浊毒伤血三候。

（1）痰饮：用补中益气汤合苓桂术甘汤。

（2）风动：用当归补血汤加木瓜、钩藤、白芍、生草，甚则加羚羊角、生龙骨、生牡蛎、瓦楞子。

（3）浊毒伤血：加三七粉、丹参、生地黄、生蒲黄、水牛角粉、牡丹皮、赤芍。

3.第3期（晚期或尿毒症期）：CCr＜10ml/min　该期临床特征为肾衰竭进入尿毒症期，Scr≥422mol/L，并可见电解质紊乱、酸碱失衡、贫血等一系列尿毒症表现，此期辨证可分为五型十一候。

五型与中期基本相同，但病情加重，症状增多，治疗基本变化不大。

十一候是除中期的九候外，还可见浊毒伤神、浊毒伤心重症。

（1）浊毒伤神：加入参、珍珠粉、大黄。

（2）浊毒伤心：加入参、麦冬、五味子、丹参、川芎、葶苈子。

二、对病辨证论治

对病辨证论治临床常用，是指针对特定疾病辨证分型，再按照不同证型进行论治的方法。适用于一般疾病的治疗。

（一）糖尿病性心脏病

针对糖尿病性心脏病，临床可分为五个证型进行辨证论治。

1.阴虚燥热，心神不宁，拟滋阴清热，养心安神。用生地黄、玄参、麦冬、黄连、牡丹皮、当归、丹参、酸枣仁、远志、五味子、柏子仁、天花粉。

2.气阴两虚，心脉失养，拟益心气，养心阴。用太子参、麦冬、五味子、生地黄、何首乌、黄精、丹参、葛根、天花粉、酸枣仁。

3.气阴劳损，心脉瘀阻，拟益气养阴，化瘀通脉。用太子参、黄芪、生地黄、玄参、丹参、桃仁、川芎、枳实、佛手、葛根、卫矛。

4.心气阳虚，痰瘀互阻，拟补气助阳，化痰祛瘀。用人参、麦冬、五味子、瓜蒌、薤白、桂枝、陈皮、半夏、当归、丹参、佛手。

5.心气阳衰，水饮凌心犯肺，拟益气养心，肃肺利水。用人参、黄芪、麦冬、五味子、葶苈子、大枣、猪苓、茯苓、泽泻、泽兰、桑白皮、桂枝、当归、车前子。

（二）糖尿病并发周围神经病变

针对糖尿病并发周围神经病变，临床可分三个常见证型进行辨证论治。

1.气血亏虚，拟调补气血。用黄芪、桂枝、白芍、当归、秦艽、桑枝、牛膝。

2.气滞血瘀，拟行气活血通络。用柴胡、枳壳、枳实、白芍、甘草、地黄、川芎、当归、桃仁、红花、丹参、土鳖虫、蜈蚣。

3.肝肾亏虚，拟补肝益肾，宣痹和络。用龟甲、知母、熟地黄、当归、白芍、薏苡仁、黄芩、茯苓、泽泻、秦艽。

三、对病论治

对病论治是较高层次的论治方法，主要针对已有病因或病机明确的疾病，常有比较稳定的使疾病痊愈或控制的方药或方案。由于针对病因或病机，因此对病论治的治疗目标单一，且该治疗目标在疾病的控制中往往起到关键作用。以糖尿病为例，血糖高是其基本特征，那么降低血糖就成为治疗的第一个指标。如胰岛 B 细胞功能降低,就应该用促进或改善 B 细胞功能的药物,如黄芪、西洋参、冬虫夏草、灵芝、西红花等。若为高胰岛素血症的患者,就应该选用生石膏、珍珠母、生石决明、知母、玉竹、黄精、黄连、玄参、苍术等。若为肠道吸收功能较好的患者就用桑叶、桑枝、桑寄生、栀子、牡丹皮等。西药也可根据具体情况选用。

四、对症论治

当一个或一组症状出现时,直接选用快速、便捷的对应药物治疗,使症状迅速得到缓解或消除,如用云南白药止血,用参附注射液升高血压、用生脉注射液稳定血压、用双黄连注射液清热、用柴胡注射液退热等就是典型的对症论治。虽然这种做法,常被说成是头痛医头,脚痛医脚,不被提倡,但在中医治疗实践中,实际常与对症辨证论治方法配合使用,共同达到治疗疾病,缓解痛苦的作用。临床上治口干常用葛根、天花粉、石斛、麦冬、黄连、玄参、生石膏;多食易饥常用大生地、黄连、玉竹;大便干结常用生大黄、元明粉、枳实;血压高常用钩藤、川牛膝、生石决明;血脂高常用泽泻、茵陈、山楂;咽部红肿热痛常用山豆根、板蓝根、锦灯笼、牛蒡子、生甘草;腰背酸痛常用狗脊、木瓜、川续断、牛膝;四肢麻痛常用祁蛇、全蝎、地龙、秦艽;水肿常用猪苓、茯苓、泽泻、泽兰、石韦、大腹皮、桑白皮等;眼底出血常加三七粉、青葙子、谷精草、昆布;尿失禁、遗尿常用覆盆子、益智仁、诃子、白果、金樱子、芡实等。

五、对症辨证论治

对症辨证论治是临床最常用的治疗大法,是对不易解除的复杂症状或尚无有效对症治疗办法的症所采用的治疗方法。

（一）糖尿病人咳嗽

1.风热犯肺,拟疏风清热,宣肺化痰。用金银花、连翘、芦根、竹叶、黄芩等。

2.热毒壅肺,拟清肺止嗽,化痰平喘。用桑白皮、黄芩、黄连、紫苏子、瓜蒌、贝母、炒杏仁、金银花、鱼腥草、地骨皮、知母、芦根、桔梗、连翘、黄芩等。

3.热伤肺阴,拟养阴清肺,化痰止咳。用沙参、麦冬、玉竹、天花粉、生地黄、地骨皮、三七粉、百合、川贝母、炒杏仁。

4.气阴两伤,拟益气养阴,润肺止咳。用太子参、炙黄芪、熟地黄、五味子、紫菀、桑白皮、沙参、麦冬、川贝母、地骨皮、木蝴蝶、马兜铃、阿胶。

（二）糖尿病患者腹泻

1.湿热中阻,拟清热利湿。用葛根、黄芩、黄连、甘草、藿香、佩兰、薏苡仁、茵陈。

2.肝脾不和,拟疏肝健脾止泻。用炒白术、白芍、陈皮、防风、木香、香附。

3.脾虚湿盛,拟健脾益气,利湿止泻。用人参、炒白术、炒山药、茯苓、砂仁、炒白扁豆、炒薏苡仁、莲子肉、陈皮。

4.脾肾阳虚,拟温补脾肾,固涩止泻。用党参、炮姜、炒白术、炙甘草、补骨脂、肉豆蔻、吴茱萸、五味子。

（三）糖尿病患者便秘

1.胃肠实热,拟清热润肠。用火麻仁、白芍、枳实、大黄、厚朴、甘草。

2.肺脾气虚,拟补气健脾,润肠通便。用黄芪、陈皮、火麻仁。

3.血虚阴亏,拟养血滋阴,润燥通便。用当归、生地黄、火麻仁、桃仁、枳壳、瓜蒌。

六、对症辨病与辨证相结合论治

症状是一种主客观的表现,有心理和生理两方面的因素,常是疾病诊断的线索或主要依据,也是确定证型和证候的依据,而作为一种病,它具有特定的病因、病机、病理、症状、证型和(或)证候,有其自身的发生、发展、转化和预后规律。证型和证候,是疾病过程中不同阶段和层次上所表现的综合性特征。一种症状或一种证可以出现在若干种疾病中,而各种疾病的预后相差甚大。所以在治疗中,对症辨病为首要,辨证是为了用好方药,不少复杂的症需要辨病与辨证相结合论治。以血尿为例,从疾病来分有糖尿病合并泌尿系感染、糖尿病合并泌尿系结核、糖尿病合并泌尿系肿瘤、糖尿病合并肾囊肿、糖尿病合并紫癜、糖尿病合并肾炎等。不同疾病引起的血尿,治疗各不相同,因此对症辨病非常重要。同时,从中医辨证来讲,每个疾病各有自己不同的证型或证候,在没有成熟的对病治疗方药前,必须按中医理法方药的诊治原则,依证立法,依法处方,依方选药。如针对尿血而缘于糖尿病合并泌尿系感染,临床上可以分四个常见证候进行论治。

1.湿热伤络。拟清利湿热,用小蓟饮子加减。

2.肾虚火旺灼络。拟滋阴降火,用知柏地黄丸加减。

3.气郁化热伤络。拟疏郁清热,用四逆散加味。

4.湿热下注伤络。拟化湿清热,用四妙散加味。

在临床辨证用药的基础上,不论何种证候均可加入生地榆、三七粉等。在治疗泌尿系感染出血的同时,还必须常规治疗糖尿病,使血糖控制到理想水平。必要时还需加用相应的抗生素,如此则效果才好。

（柳　河）

第三节　常用的中成药物

中成药是在传统中医药理论指导下,按照国家药品管理部门规定的生产工艺和质量标准,以中药饮片为原料组方,按照中医学术语描述并使用的成方制剂。它是我国历代医药学家经过千百年医疗实践创造、总结的有效方剂的精华,具有疗效显著、便于携带、使用方便、副作用小等特点。近年来随着中医药事业的发展,中成药越来越受到广大临床医师和患者的青睐。现将目前以治疗糖尿病或消渴病为主症的中成药物介绍如下。

一、治疗糖尿病的中成药

1.消渴丸

药物组成:地黄、葛根、黄芪、天花粉、五味子、山药、玉米须、格列本脲。

功能主治:滋肾养阴,益气生津。用于气阴两虚所致的消渴病,症见多饮、多尿、多食、消瘦、体倦乏力、眠差腰痛;2型糖尿病见上述证候者。

研究进展:消渴丸中药成分(2～200mg/L)对 α-葡萄糖苷酶有一定的抑制作用(抑制率18.8%～35.7%);阿卡波糖(1g/L)对 α-葡萄糖苷酶的抑制率为86.3%。

2.玉泉丸

药物组成:葛根、天花粉、地黄、麦冬、五味子、甘草。

功能主治:养阴生津,止渴除烦,益气和中。用于治疗因胰岛功能减退而引起的物质代谢、碳水化合物代谢紊乱,血糖升高之糖尿病(亦称消渴症),肺胃肾阴亏损,热病后期。

研究进展:在降血糖方面,玉泉丸的降血糖作用与消渴丸作用相当;在改善高脂血症方面,玉泉丸的作用优于消渴丸;玉泉丸、消渴丸均能改善高黏滞血症状态,但玉泉丸作用优于消渴丸。

3.降糖丸

药物组成:红参、黄芪、黄精、茯苓、白术、葛根、五味子、黄连、大黄、甘草。

功能主治:益气养阴,生津止渴。用于糖尿病。

研究进展:降糖丸可以降低气阴两虚并有糖调节受损的代谢综合征患者的 BP、BMI、FPG 和 2hPG,提高患者的 FPG、2hPG、BP 及 BMI 达标率;有效地改善主要临床症状、全身状况,生存质量得到很大提高。

4.糖脉康颗粒

药品成分:黄芪、地黄、赤芍、丹参、葛根、桑叶、淫羊藿等。

功能主治:养阴清热,活血化瘀,益气固肾。用于糖尿病气阴两虚兼血瘀所致的倦怠乏力、气短懒言、自汗、盗汗、五心烦热、口渴喜饮、肢体麻木或刺痛、便秘、舌质红少津、舌体胖大、苔薄或花剥、或舌黯有瘀斑、脉弦细或细数、或沉涩等症及 2 型糖尿病并发症见上述证候者。

药理作用:本品对葡萄糖致大鼠血糖升高有一定的抑制作用,对四氧嘧啶和肾上腺素所致大鼠高血糖有显著降低作用,而对正常大鼠的血糖无明显影响。同时本品可显著降低四氧嘧啶所致糖尿病大鼠血浆黏度、还原黏度、红细胞聚集指数,对高脂血症小鼠的血清甘油三酯及胆固醇均有降低作用,其中对胆固醇的降低尤为显著。

5.金芪降糖片

药品成分:黄连、黄芪、金银花。

功能主治:清热益气。用于消渴病气虚内热症。症见口渴喜饮,易饥多食,气短乏力。轻、中型非胰岛素依赖型糖尿病见上述证候者。

研究进展:金芪降糖片可降低空腹及餐后血糖,明显降低血清胆固醇及甘油三酯,对糖尿病引起的并发症(如糖尿病肾病、脑血管病、因糖尿病引起的下肢和足趾溃疡等)也有一定的预防和治疗作用。

6.养阴降糖片

药物组成:黄芪、党参、葛根、枸杞子、玄参、玉竹、地黄、知母、牡丹皮、川芎、虎杖、五味子。

功能主治:养阴益气,清热活血。用于糖尿病。

研究进展:养阴降糖片对四氧嘧啶致糖尿病大鼠模型有明显的降血糖作用,能保护胰岛细胞,促进胰岛素分泌,能改善受损的胰岛功能。

7.参芪降糖颗粒(胶囊、片)

药物组成:人参(茎叶)皂苷、五味子、黄芪、山药、地黄、覆盆子、麦冬、茯苓、天花粉、泽泻、枸杞子。

功能主治:益气养阴,滋脾补肾。主治消渴症,用于 2 型糖尿病。

研究进展:参芪降糖颗粒可明显改善临床症状,能够降低血糖、改善胰岛素、C 肽水平,尤其适用于 2 型糖尿病气阴两虚证型的治疗。

8.芪蛭降糖片

药物组成:黄芪、地黄、黄精、水蛭。

功能主治:益气养阴,活血化瘀。用于气阴两虚、血瘀引起的口渴多饮,多尿易饥,体瘦乏力,自汗盗汗,面色晦暗,肢体麻木;2型糖尿病。

研究进展:基础治疗方法与芪蛭降糖胶囊联用治疗糖尿病性冠心病心绞痛,能较好地缓解临床症状、控制血糖、改善心肌缺血。

9.降糖胶囊

药物组成:人参、知母、三颗针、干姜、五味子、人参茎叶皂苷。

功能主治:清热生津,滋阴润燥。用于消渴症。多饮、多尿、多食、消瘦、体倦无力及全身综合征。

研究进展:降糖胶囊能明显降低T2DM大鼠的空腹血糖,改善血脂代谢紊乱,提高肝脏及外周组织胰岛素敏感性,改善胰岛素抵抗。

10.消渴清颗粒

药物组成:知母、苍术、黄连、蒲黄、地锦草。

功能主治:滋阴清热,活血化瘀。配合抗糖尿病化学药品用于2型糖尿病属阴虚热盛夹血瘀证的治疗,症见口渴欲饮、多食易饥、怕热心烦、溲赤或尿多、大便干结或胸中闷痛、肢体麻木、刺痛以及盗汗等。

研究进展:消渴清对中医辨证为阴虚热盛夹血瘀型的2型糖尿病患者具有良好的治疗作用,能明显地改善其临床症状。

11.糖尿乐胶囊

药物组成:天花粉、红参、山药、黄芪、地黄、枸杞子、知母、山茱萸、葛根、五味子、天冬、茯苓、鸡内金。

功能主治:滋阴补肾,益气润肺,和胃生津。调节代谢功能。用于消渴症引起的多食、多饮、多尿,四肢无力等症;降低血糖、尿糖。

研究进展:能修复受损胰岛B细胞,促进胰岛素分泌;清除改善微循环。

12.糖维胶囊

药物组成:黄芪、西洋参、黄精、天花粉、葛根、黄连、丹参、格列本脲等。

功能主治:益气养阴,化瘀清热。用于气阴两虚夹瘀所致消渴。症见倦怠乏力,自汗,口渴喜饮,心烦,溲赤,舌黯或有瘀斑,舌干少津,苔薄或花剥,脉细数;2型糖尿病见上述证候者。

研究进展:本品对自发性遗传性糖尿病小鼠有改善葡萄糖耐量和胰岛素抗性、增强机体对胰岛素的敏感性作用;对具有胰岛素抵抗的ICR小鼠有降血糖、改善葡萄糖耐量、增强机体对胰岛素的敏感性作用。糖维胶囊联合盐酸二甲双胍片对2型糖尿病患者血糖和血脂方面有一定疗效。

13.参灵通络胶囊

药物组成:黄芪、人参、灵芝、冬虫夏草、地龙、川芎、当归、鸡血藤、红花、牛膝、桃仁、赤芍、丹参、桂枝、没药。

功能主治:滋补肝肾,活血通络。用于改善糖尿病并发周围神经病变引起的四肢麻木、疼痛、感觉异常等症。

研究进展:可调节血脂,降低血液黏度,疏通微循环,建立侧支循环,改善组织缺血缺氧。能使患者肢体神经传导速度加快。

14.降糖通脉片

药物组成:太子参、黄芪、黄精、天冬、麦冬、玄参、天花粉、苍术、知母、葛根、黄连、丹参、益母草、赤芍、水蛭、川牛膝、鸡血藤、威灵仙、荔枝核、地龙、川芎。

功能主治:益气养阴,活血化瘀,通经活络。用于气阴不足,瘀血阻络所致消渴,多饮、多食、多尿、消瘦、乏力,以及2型糖尿病见上述证候者。

研究进展:对糖尿病合并缺血性脑损伤模型大鼠有影响;对人肾小球系膜细胞及细胞外基质有影响。

15.止渴降糖胶囊

药物组成:人参、黄芪、山药、地黄、山茱萸、猪胰脏粉、天花粉。

功能主治:益气养阴,滋肾健脾。适用于气阴两虚、脾肾不足证糖尿病的辅助治疗,可改善口渴多饮、消谷善饥、尿多便干、倦怠乏力、心悸失眠、腰膝酸软、自汗盗汗、五心烦热等症状。

16.消渴灵片

药物组成:地黄、五味子、麦冬、牡丹皮、黄芪、黄连、茯苓、红参、天花粉、石膏、枸杞子。

功能主治:益气养阴,清热泻火,生津止渴。用于气阴两虚所致的消渴病,症见多饮、多食、多尿、消瘦、气短乏力;2型、轻型、中型糖尿病见上述证候者。

17.降糖甲片

药物组成:黄芪、黄精(酒炙)、地黄、太子参、天花粉。

功能主治:补气益气,养阴生津。用于气阴两虚型消渴症(非胰岛素依赖型糖尿病)。

18.渴乐宁胶囊(颗粒)

药物组成:黄芪、黄精、地黄、太子参、天花粉。

功能主治:益气养阴生津。适用于气阴两虚型消渴病(非胰岛素依赖型糖尿病)。症见口渴多饮,五心烦热,乏力多汗,心慌气短等。

19.消糖灵胶囊(消渴平胶囊)

药物组成:人参、黄连、天花粉、杜仲、黄芪、丹参、枸杞子、沙苑子、白芍、知母、五味子、格列本脲。

功能主治:益气养阴,清热泻火,益肾缩尿。用于糖尿病。

20.消渴安胶囊

药物组成:地黄、知母、黄连、地骨皮、枸杞子、玉竹、人参、丹参。

功能主治:清热生津,益气养阴,活血化瘀。用于消渴病阴虚燥热兼气虚血瘀证。症见口渴多饮,多食易饥,五心烦热,大便秘结,倦怠乏力,自汗等。有一定的降血糖作用。

21.益津降糖口服液

药物组成:人参、白术、茯苓、仙人掌、甘草。

功能主治:健脾益气,生津止渴。用于气阴两虚引起的消渴病。症见乏力自汗,口渴喜饮,多尿,多食善饮,舌苔花剥,少津,脉细少力,及2型糖尿病见上述证候者。

22.消渴降糖胶囊

药物组成:番石榴叶。

功能主治:生津止渴,甘平养胃,涩敛固阴。用于多饮,多尿,多食,消瘦,体倦无力,尿糖及血糖升高之消渴症;轻度及中度成年型糖尿病。

23.愈三消胶囊

药物组成:黄芪、地黄、熟地黄、麦冬、天冬、玄参、五味子、淫羊藿(制)、丹参、红花、当归、黄连、红参、鹿茸、知母、党参、天花粉。

功能主治:养阴生津,益气活血。用于轻、中度2型糖尿病属气阴两虚夹瘀症者,症见口渴喜饮,易饥多食,疲倦乏力,自汗盗汗,舌质黯,有瘀斑,脉细数等。

24.甘露消渴胶囊

药物组成:熟地黄、地黄、枸杞子、地骨皮、山茱萸、玄参、人参、党参、黄芪、菟丝子、天花粉、当归、黄连、白术、桑螵蛸、天冬、麦冬、泽泻、茯苓。

功能主治:滋阴补肾,健脾生津。用于非胰岛素依赖型糖尿病。

25.柏芪降糖胶囊

药物组成:侧柏叶、黄芪、枸杞子、乌梅。

功能主治:益气养阴,清热生津。用于阴虚燥热证糖尿病的辅助治疗,可改善口渴思饮,多食善饥,心烦易怒,倦怠懒言,自汗盗汗,心悸失眠等症。

26.沙梅消渴胶囊

药物组成:牛蒡子、肾茶、沙参、知母、白芍、乌梅、僵蚕。

功能主治:养阴润燥,生津止渴。用于阴虚内热所致的消渴,以及2型糖尿病见上述证候者。

27.十味降糖颗粒

药物组成:人参、黄芪、地骨皮、葛根、知母、山药、天花粉、五味子、鸡内金、格列本脲、糊精。

功能主治:益气养阴,生津止渴。用于非胰岛素依赖型糖尿病中气阴两虚证者。

28.玉液消渴颗粒

药物组成:黄芪、太子参、山药、知母、天花粉、葛根、五味子、鸡内金。

功能主治:益气滋阴。用于糖尿病消渴乏力,口渴多饮,多尿症。

29.复方消渴降糖胶囊

药物组成:番石榴叶、天花粉、生地黄、山药、山茱萸、甘草。

功能主治:清热生津,除烦止渴。用于多饮,多尿,多食,消瘦,体倦无力,尿糖及血糖升高之消渴症。

研究进展:报道复方消渴降糖胶囊能显著性控制四氧嘧啶性糖尿病小鼠的血糖升高,并对四氧嘧啶性糖尿病小鼠的糖耐量控制具有良好的效果。

30.芪麦降糖丸

药物组成:黄芪、丹参、党参、麦冬、天花粉、茯苓、怀山药、黄精、葛根、柴胡、白芍、陈皮、枳壳、川芎、牛膝等。

功能主治:益气养阴,生津除烦。

临床应用:消渴。证属气阴两虚型。

研究进展:芪麦降糖丸能促进2型糖尿病患者的胰岛功能恢复,从而降低血糖。

31.藏药降糖舒胶囊

药物组成:寒水石、诃子、红景天、五灵脂、红花、翼首草、大黄、干姜、藏木香、碱花等33味藏药组成。

功能主治:益气养阴,活血化瘀,健脾和胃,分清泌浊。

研究进展:藏药降糖舒胶囊对四氧嘧啶糖尿病小鼠的高血糖有防治作用,且具有降低糖尿病模型小鼠空腹血糖及餐后血糖的作用,其降血糖效果随其剂量增加而增强。

32.消渴平胶囊

药物组成:人参、黄芪、葛根、肉桂、桑白皮、丹参、桃仁等。

功能主治:益气养阴,清热生津,活血通腑。

研究进展:消渴平胶囊能明显降低肾上腺素性高血糖小鼠的血糖,增加其肝糖原含量;改善模型家兔的症状和体征,降低血糖,改善模型家兔的血液高凝状态,纠正脂代谢紊乱,增强SOD活性,降低MDA,促进胰岛B细胞分泌胰岛素。消渴平胶囊能改善糖尿病高血压大鼠的一般情况和体征;降低血糖、血脂;抑制血压升高;改善血黏度;降低血清丙二醛含量,提高超氧化物歧化酶活性及血清胰岛素水平,且对正常小鼠空腹血糖水平无不良影响。

33.丹蛭降糖胶囊

药物组成:太子参、牡丹皮、水蛭等。

功能主治:2 型糖尿病(气虚、阴亏、血瘀型)。

研究进展:有报道丹蛭降糖胶囊能显著降低四氧嘧啶致糖尿病小鼠空腹血糖水平,对糖尿病小鼠具有降糖、增强耐力和免疫力作用。

二、临床报道中有降糖作用的中成药

(一)肾阴虚型

1.六味地黄丸

药物组成:熟地黄、山茱萸(制)、山药、泽泻、茯苓、牡丹皮。

功能主治:滋阴补肾。用于肾阴亏损,头晕耳鸣,腰膝酸软,骨蒸潮热,盗汗遗精,消渴。

临床应用:2 型糖尿病辨证属于肝肾阴虚者皆可应用。

研究进展:现代研究表明,本品有增强免疫功能、降血糖、降血脂、抗肿瘤等作用。研究报道六味地黄丸具有明显降低肥胖性 T2DM 造模大鼠的体质量、BMI、胰岛素抵抗指数(HOMA-IR)、C 肽(C-P)水平,调节血脂,提高胰岛素敏感指数(ISI),提示六味地黄丸降血糖可能是通过降低高胰岛素血症、增加受体对胰岛素的敏感性而起作用,从而改善胰岛素抵抗。

2.杞菊地黄丸

药物组成:枸杞子、菊花、熟地黄、山茱萸(制)、牡丹皮、山药、茯苓、泽泻。

功能主治:滋肾养肝。用于肝肾阴亏,眩晕耳鸣,羞明畏光,迎风流泪,视物昏花。

临床应用:糖尿病眼病辨证属肝肾阴亏者。

研究进展:学者报道其对保护视力、预防视网膜病变方面具有积极意义,未见有明显毒副作用。

3.明目地黄丸

药物组成:熟地黄、山茱萸(制)、牡丹皮、山药、茯苓、泽泻、枸杞子、菊花、当归、白芍、蒺藜、石决明(煅)。

功能主治:滋肾,养肝,明目。用于肝肾阴虚,目涩畏光,视物模糊,迎风流泪。

临床应用:糖尿病眼病辨证属气阴两虚型,眼底可见视网膜、黄斑水肿,视网膜渗出、出血等。

研究进展:学者报道其可改善视网膜微循环,减轻瘀血,促使视网膜的血流通畅,清除或减轻视网膜毛细血管渗漏和视网膜水肿,促进视网膜出血、渗出吸收,提高视力,并可扶助全身正气,改善糖尿病患者的全身症状,提高患者的生活质量。

(二)阴虚燥热型

1.知柏地黄丸

药物组成:知母、黄柏、熟地黄、山茱萸(制)、牡丹皮、茯苓、泽泻、山药。

功能主治:滋阴降火。用于阴虚火旺,潮热盗汗,口干咽痛,耳鸣遗精,小便短赤。

临床应用:糖尿病眼病辨证属阴虚燥热型。

研究进展:学者报道其联合激光治疗 DR 可更有效地促进视网膜水肿出血渗出的吸收,防止或减少新生血管的产生,减少术后并发症的出现,提高视力。同时减轻了视网膜的光损伤,对健康的视网膜也有良好的营养保护作用,提高生活质量。

2.和血明目片

药物组成:蒲黄、地黄、丹参、墨旱莲、女贞子、黄芩(炭)、赤芍、牡丹皮、茺蔚子、菊花、决明子、车前子等19 味。

功能主治:凉血止血,滋阴化瘀,养肝明目。

临床应用:用于阴虚肝旺,热伤络脉所引起的糖尿病眼底出血。

药理作用:学者报道其对糖尿病性视网膜病变性眼底出血引起的视力障碍有比较明确的改善作用,在控制新生血管形成方面,荧光造影证实有效。

(三)气阴两虚型

芪麦八珍方

药物组成:黄芪、麦冬、茯苓、白术、当归、生地黄、党参、熟地黄、川芎、白芍等。

功能主治:益气活血,降糖降浊。

临床应用:糖尿病肾病证属气阴两虚,脾肾两虚型。

药理作用:学者报道其有益气活血,降糖降浊的功效,可缓解症状,改善 24 小时尿蛋白、24 小时尿 A/C 及血肌酐。

(四)肝郁气滞型

1.消渴安胶囊

药物组成:柴胡、白芍、当归、白术、荔枝核、山药、黄连、炙甘草、苍术、玄参、牡丹皮、黄芪、苦瓜粉。

功能主治:疏肝解郁,清热活血,益气养阴。

临床应用:2 型糖尿病辨证属于肝郁气滞、有内热者均可应用。

研究进展:研究表明糖耐量减低患者应用消渴安胶囊治疗有效率为 83.7%,且能显著改善患者血糖、血脂及胰岛素水平,与应用西药阿卡波糖片的临床效果相当,从而达到早期干预治疗的目的,对糖尿病的预防也具有重要意义。

2.消平丸

药物组成:葛根、生地黄、白芍、五味子、山茱萸、柴胡、郁金、丹参、黄芪、怀山药、茯苓、大黄、薏苡仁、肉苁蓉、生石膏。

功能主治:养肝解郁,健脾运津,活血为辅,清热化湿。①肝阴虚证:症见舌质红,苔薄白,脉弦细,口干渴少津,心烦易怒,目涩,失眠,便秘,易疲劳。②胃强脾弱型:症见舌红苔黄,脉沉细数,口干渴,消食易饥,饮食量大,食后腹胀,时有便秘,腹痛、腹泻交替出现。③肝郁气滞型:症见舌青脉涩,情绪急躁,易烦易怒,胸胁时有刺痛,右上腹胀不适。

临床应用:消渴。辨证分型为肝阴虚型,胃强脾弱型及肝郁气滞型。

药理作用:学者报道能改善胰岛素抵抗,解除高血糖毒性,延缓胰岛 B 细胞衰竭。

3.疏糖丸

药物组成:佛手、黄芪、红参、生地黄、天花粉、枸杞子、山茱萸、知母、黄精、柴胡、丹参等。

功能主治:疏肝调气,益气生津。

临床应用:用于肝郁气滞、津气两虚之消渴症。

药理作用:学者报道疏糖丸能有效降低空腹和餐后血糖,同时能恢复胰岛功能,提高胰岛受体结合率,长期服用无毒副作用。

(五)一阴阳两虚型

归龙丸

药物组成:归尾、赤芍、桂枝、地龙、路路通、细辛、银杏叶。

功能主治:温阳养血,活血通络。

临床应用:糖尿病足辨证分型属气血两虚,络脉瘀阻证,以及脾肾阳虚,瘀阻脉络证。

药理作用:学者报道其治疗 0 级糖尿病足后临床症状评分、ABI 明显提升,腓总神经的 MCV、SCV 均明显改善。治疗 0 级糖尿病足疗效满意。

(六)上实下虚型

交泰丸加味复方

药物组成:黄连、肉桂等。

功能主治:清上温下,交通心肾。

临床应用:消渴。辨证为上盛(心胃热盛)下虚(肾虚气弱),瘀血内阻。症见疲软乏力,口干心烦,小便清长,舌质黯,脉细弱。

研究进展:学者报道其有效稳定血糖,改善脂代谢紊乱,改善机体抗氧化状态,抵抗血管内皮的氧化损伤,保护血管内皮舒缩功能,改善血液循环,阻止糖尿病血管并发症的形成与发展。

(段珠山)

第十七章　糖尿病急性并发症

第一节　糖尿病酮症酸中毒

糖尿病酮症酸中毒(DKA)是糖尿病最常见的急性并发症之一,临床以发病急、病情重、变化快为其特点。本症是糖尿病患者在各种诱因的作用下,胰岛素不足明显加重,升糖激素不适当升高,造成糖、蛋白质、脂肪以至水、电解质、酸碱平衡失调而导致的高血糖、高血酮、酮尿、脱水、电解质紊乱、代谢性酸中毒等为主要生化改变的临床综合征。T1DM 患者有自发酮症倾向,发病率约 14%。随着糖尿病知识的普及和胰岛素的广泛应用,DKA 的发病率已明显下降。

一、病因与发病机制

糖尿病酮症酸中毒发病机制较为复杂,近年来国内外大多从激素异常和代谢紊乱两个方面进行探讨,认为DKA 的发生原因是双激素异常,即胰岛素水平降低,拮抗激素如胰高血糖素、肾上腺素和皮质醇水平升高。胰岛素作为一种储能激素,在代谢中起着促进合成、抑制分解的作用。当胰岛素的分泌相对或绝对不足时,拮抗胰岛素的激素相对或绝对增多而促进了体内分解代谢、抑制合成,尤其是引起糖的代谢紊乱,能量的来源取之于脂肪和蛋白质,于是脂肪和蛋白质的分解加速,而合成受到抑制,出现了全身代谢紊乱,引起一系列病理生理改变。①严重脱水:血糖、血酮增高→血渗透压升高→细胞内液向细胞外液转移→脱水,尿酮、尿糖增加→渗透性利尿→多尿→失水,DKA 时患者厌食、呕吐、神志不清时饮水减少,加之 DKA 的酸性物质产生增多,从尿中排出增加,可加重脱水。②电解质代谢紊乱:DKA 在严重脱水时钠、钾均有丢失,渗透性利尿排出大量钠、钾,恶心、呕吐、厌食、摄入减少等因素均可引起低钠血症、低钾血症,但由于脱水、酸中毒有时可掩盖低钾血症。DKA 时,由于细胞分解代谢增加,磷从细胞内释放,经肾随尿排出,致机体缺磷。缺磷可引起红细胞 2,3 二磷酸甘油减少,并可产生胰岛素抵抗。③代谢性酸中毒:引起代谢性酸中毒的原因有游离脂肪酸的代谢产物 β-羟丁酸(β-HB)、乙酰乙酸(AcAc)在体内堆积;有机酸阴离子由肾排出时,大部分与阳离子尤其是 Na^+、K^+ 结合成盐类排出,因此大量碱丢失,加重了酸中毒;蛋白分解加速,其酸性代谢产物如硫酸、磷酸及其他有机酸增加。④多脏器病变:DKA 早期,由于葡萄糖利用障碍,能量来源主要为游离脂肪酸及酮体,此二者对 DKA 患者的脑功能有抑制作用,使脑处于抑制状态。晚期常并发脑水肿而使病情恶化。DKA 由于严重脱水、循环障碍、肾血流量不足,可引起急性肾功能不全。DKA 时,肝细胞摄取葡萄糖减少而糖原合成及储藏亦减少,分解增多,肝糖输出增多。脂肪分解增强,游离脂肪酸在肝细胞线粒体内经 β 氧化成为乙酰辅酶 A,最后缩合成酮体 β-羟丁酸、乙酰乙酸、丙酮。

酮体在肝生成,其中的 β-羟丁酸和乙酰酸为酸性物质。正常人血清中存在微量的酮体,在禁食和长期体力活动后浓度增加,新生儿和孕妇血清中的酮体也稍升高。DKA 时,由于胰岛素缺乏和抗胰岛素激素增多,血中酮体常显著增加。正常时血中的 β-HB/AcAc 为 1∶1。DKA 时比值上升,可达到 10∶1 或更高,经胰岛素治疗后,β-HB 迅速下降,而 AcAc 的下降缓慢。通常用硝基氢氰酸盐来检测酮体,DKA 时用此法只能测定 AcAc,而无法测到占绝对多数的 β-HB,而且常出现假阳性结果,尿酮体定性试验的方法较灵敏,但假阳性更高,半定量结果与临床症状及血酮体水平常不呈比例。近年来,采用尿酮体试纸试验(UKDT),其对 DKA 和酮症的酮血症诊断敏感率为 97%～98%。

酸中毒对机体的损害是多方面的,其中对脑细胞的损害尤为突出。运动实验发现,高血糖时(尤其在伴脑缺血时)乳酸生成增加,H$^+$ 浓度升高。酸中毒使脑缺血(如 DKA 时的血压下降或休克)本身造成的脑功能障碍进一步恶化,其机制可能是:①自由基生成增多,与蛋白结合的铁离子在 H$^+$ 增加(pH 下降)时离解释放,铁离子催化自由基的生成;②细胞内的信号传递途径在酸中毒时发生障碍,导致代谢所需的活性蛋白质(也包括相应基因)表达受阻;③核酸内切酶被活化,DNA 裂解并引起进一步的神经元损害。脑缺血时,首先累及的是微小血管和神经元;而在并发酸中毒时,缺血加上酸中毒性损害可能波及线粒体,如缺血时间较持久(动物实验时 30min 以上),高血糖症可诱发线粒体失活。有学者认为这是自由基损伤线粒体呼吸链组分的结果,其后果是细胞的氧化-磷酸化过程停止。

酸中毒对蛋白质代谢的影响也很明显。血浆或组织 pH 降低使蛋白质降解加速,合成减少,呈负氮平衡。这一现象在无 DKA 的糖尿病患者中就已较明显,并发 DKA 时则更显著。

二、病理生理

DKA 的病理生理过程非常复杂。以下主要从酸中毒和水、电解质代谢紊乱及多脏器病变等几个方面进行认识和阐述。

(一)严重脱水

DKA 患者常伴有严重的失水,失水量可达体重的 10% 左右,失水早期主要为骨骼肌的细胞内液,晚期则主要为细胞外液,后者约占总失水量的 50%。

1.渗透性利尿　DKA 患者的肾糖阈比正常人为高,肾小球滤出的葡萄糖量比正常人高 5～10 倍。近端肾小管未能重吸收的葡萄糖直接影响水和电解质的重吸收,从而引起大量排尿。在渗透性利尿时,尿中电解质浓度比细胞外液小,即尿中水的丢失远远超过了电解质的丢失。若水和电解质的摄入量能平衡尿的排出量,患者尚可保持不稳定的平衡;若摄入量不足,脱水就迅速进展。

2.摄入水减少　DKA 时,患者由于酸中毒往往出现厌食、恶心、呕吐,使水和电解质的摄入量减少,丢失量增多;对于有神志障碍的患者,口渴感觉中枢迟钝,饮水量减少,可使脱水进一步加重。

3.细胞外液的渗透压增高　DKA 时血糖急骤升高,使细胞外液总渗透压增高,机体为维持细胞内、外液的平衡,细胞内液向细胞外转移。这种代偿性的细胞内脱水常不易在临床发现,但却是 DKA 脱水的重要表现。

4.呼吸失水增多　DKA 时,微血管的通透性增强,使得面部或眼睑呈现轻度水肿;同时由于血 H$^+$ 增加和肺泡 PCO$_2$ 增高,刺激呼吸中枢出现呼吸深快,丧失更多水分,可使脱水更加严重。

5.其他　DKA 时蛋白质分解加速,产生大量的酸性代谢产物,这些酸性物质排出时带走大量水分,使脱水加重。

(二)电解质代谢紊乱

1.低钠、低氯　渗透性利尿使钠的再吸收受到抑制;酮体排出时结合排出大量的 Na$^+$;一部分 Na$^+$ 进入细胞内代替丢失的 K$^+$;呕吐及摄入的不足;胰岛素的不足及高血糖素的增多,可引起失钠性脱水。DKA 时,血清氯化物也可低于正常,但不如钠下降明显。由于钠的丢失比氯化物为多,血氯化物有时可相对性增高。

2.低钾　低钾原因:DKA 时组织分解代谢旺盛,大量的 K^+ 从细胞内释出;渗透性利尿排出大量的 K^+;肾小管钾、钠交换增加,使钾丢失更多;摄入不足,呕吐;应激状态下肾上腺皮质激素、醛固酮分泌增加,促进了钾的丢失。在治疗前,大量的 K^+ 由细胞内转移到细胞外,严重的脱水使血液浓缩、肾功能不全等,使患者的血钾可暂时正常甚至高于正常。在用胰岛素及补液治疗后,血容量趋于正常,肾血流量恢复,大量的钾随尿排出。胰岛素发挥生物效应后,促使细胞摄取葡萄糖,K^+ 重新返回细胞内,这时血钾将迅速下降。通常在治疗 $1\sim4h$ 后明显。若严重的低血钾未被纠正,可出现低钾性麻痹、心律失常、呼吸停止。

3.低磷、低镁　DKA 时,由于细胞分解代谢增加,磷从细胞内释放,经肾随尿排出,致机体缺磷。DKA 时,镁代谢与钾、磷相似。由于组织蛋白分解代谢过盛,Mg^{2+} 由细胞内释放出,随尿排出体外,患者血镁正常或低于正常。

(三)代谢性酸中毒

DKA 时,血 pH 最低可达 6.8。引起代谢性酸中毒的原因有:①游离脂肪酸的代谢产物 β-羟丁酸、乙酰乙酸在体内堆积,超过肾的排泄能力时,血 pH 降低;②有机酸阴离子由肾排出时,大部分与阳离子尤其是 Na^+、K^+ 结合成盐类排出,因此大量碱基丢失,加重了酸中毒;③蛋白分解加速,其酸性代谢产物增加。为了减轻酸中毒对机体的不良影响,体内进行如下代偿调节。

1.细胞内、外液缓冲系统的动员　尽量维持细胞内、外液 pH 不变。

2.呼吸系统的代偿　刺激呼吸中枢,呼吸加快加深,使肺泡的 PCO_2 降低,血 pH 增加。pH<7.1 时,可出现酸中毒呼吸(Kussmaul 呼吸),血 pH 降至 7.0 时,出现呼吸中枢麻痹而呼吸减弱,可引起二氧化碳麻醉及深昏迷。

3.肾代偿　通过肾小管排 H^+ 量增加,酸中毒可部分被纠正。DKA 时,由于严重脱水及血液黏度增高,常有肾血流量及肾小球滤过率降低等暂时性的肾功能不全,肾小管脱氨的速度降低,肾小管排 H^+ 量降低,酸中毒的代偿机制丧失,酸中毒更为严重。

(四)多脏器病变

1.心脏　DKA 时,由于脱水、电解质紊乱、酸中毒,开始表现为血容量虽不足但血压暂时正常,尚无休克表现;开始可无心率加快,以后在血压下降等条件时可表现为心率 $110\sim120/min$。原有心脏病变者,若发生 DKA 易导致心力衰竭。不适当的补碱性液体,使心肌收缩力下降,加重或诱发心力衰竭。

2.脑　DKA 早期,由于葡萄糖利用失常,能量来源主要为游离脂肪酸及酮体,此二者对 DKA 患者的脑功能均有抑制作用,使脑处于抑制状态。晚期常并发脑水肿而使病情恶化。

3.肝　DKA 时,糖原合成及储藏减少,分解增多,糖原异生增强,肝糖输出增多。肝内三酰甘油合成减少,而酮体生成增多,引起血糖与血酮水平均明显升高。当大量的游离脂肪酸、葡萄糖及氨基酸分解时,生成大量的乙酰辅酶 A,病态地转化为乙酰乙酸、β-羟丁酸和丙酮,从而发生 DKA。

4.肾　DKA 时,由于葡萄糖、酮体等排出,出现渗透性利尿,引起严重脱水、电解质紊乱。当脱水严重,循环衰竭时可引起急性肾功能不全,以致代偿功能消失,酸中毒及电解质代谢紊乱加重。

三、临床表现

(一)发病诱因

任何加重胰岛素绝对或相对不足的因素,均可成为 DKA 的发病诱因。许多患者的诱因不是单一的,有 $10\%\sim30\%$ 的患者可无明确诱因而突然发病。常见的诱因有以下几种。

1.胰岛素使用不当,突然减量或随意停用或胰岛素失效,亦有因体内产生胰岛素抵抗而发生 DKA 者。

2.感染是导致 DKA 最常见的诱因,以呼吸道、泌尿道、消化道的感染最为常见,下肢、会阴部及皮肤感染常易漏诊,应仔细检查。

3.饮食失控,进食过多高糖、高脂肪食物或饮酒等。

4.精神因素,精神创伤、过度激动或劳累等。

5.应激、外伤、手术、麻醉、妊娠、卒中、心肌梗死、甲状腺功能亢进症等,应用肾上腺皮质激素治疗也可引起 DKA。

6.原因不明,据统计 10%～30%的患者以 DKA 形式突然发病,无明确诱因可查。

(二)临床表现

1.症状　糖尿症本身症状加重,多尿、多饮明显,乏力、肌肉酸痛、恶心、呕吐、食欲减退,可有上腹痛、腹肌紧张及压痛,似急腹症,甚至有淀粉酶升高,可能由于胰腺血液循环障碍所致。由于酸中毒,呼吸加深加快,严重者出现 Kussmaul 呼吸,这是由于酸中毒刺激呼吸中枢的化学感受器,反射性引起肺过度换气所致。呼气中有烂苹果味为 DKA 最特有的表现,神经系统可表现为头晕、头痛、烦躁,病情严重时可表现为反应迟钝、表情淡漠、嗜睡、昏迷。

2.体征　皮肤弹性减退、眼眶下陷、黏膜干燥等脱水症,严重脱水时可表现为心率加快、血压下降、心音低弱、脉搏细速、四肢发凉、体温下降、呼吸深大、腱反射减退或消失、昏迷。

四、实验室检查

1.血糖　明显升高,多在 16.7mmol/L(300mg/dl)以上。

2.血酮　定性强阳性,定量＞5mmol/L 有诊断意义。必须注意,硝基氢氰酸盐法只能半定量测定乙酰乙酸,而且常因非特异性反应而呈假阳性。近年用定量方法测定 β-HB 含量,所需血标本仅 5～25μl。诊断、监测血酮体时应避免使用半定量方法。

3.血清电解质　血钠多数降至 135mmol/L 以下,少数可正常,偶可升高至 145mmol/L 以上。血清钾于病程初期正常或偏低,少尿、失水、酸中毒可致血钾升高,补液、胰岛素治疗后又可降至 3mmol/L 以下,须注意监测。

4.血气分析及 CO_2 结合率　代偿期 pH 及 CO_2 结合率可在正常范围,碱剩余负值增大,缓冲碱(BB)明显减低,标准碳酸氢盐(SB)及实际碳酸氢盐(AB)亦降低;失代偿期,pH 及 CO_2 结合率均可明显降低,HCO_3^- 降至 15～10mmol/L 或以下,阴离子隙增大。

5.尿糖、尿酮　尿糖强阳性,尿酮阳性。当肾功能严重损害,肾小球滤过率减少,而肾糖阈及酮阈升高,可出现尿糖与酮体减少,甚至消失,因此诊断时必须注意以血糖、血酮为主。

6.其他　血尿素氮、肌酐可因脱水而升高,经治疗后无下降提示有肾功能损害。血常规白细胞可增高,无感染时可达(15～30)×10^9/L 或以上,尤以中性粒细胞增高更为显著,血红蛋白及血细胞比容升高,血游离脂肪酸、三酰甘油可升高。如原有肢端坏疽,发生酮症酸中毒时,可发展为气性坏疽(Fournier 坏疽),其皮下气体迅速增多的原因未明,可能与酮症酸中毒有关。

7.阴离子间隙(AG)和渗透压间隙(OG)　尿液中的氨浓度是肾代偿酸中毒的关键性物质,但一般实验室未常规测定尿氨。尿阴离子间隙和渗透压间隙可用来反映高氯性酸中毒患者的肾氨生成能力。

儿童的渗透压间隙正常值为 22mOsm/L。但饮酒或在甲醇、乙二醇或异丙醇中毒时,渗透压间隙呈假性升高。在通常情况下,可用下列公式计算渗透压间隙预计值:

血浆渗透压＝1.89Na$^+$＋1.38K$^+$＋1.03尿素＋1.08葡萄糖＋7.45 或血浆渗透压＝[Na$^+$＋K$^+$]×2＋尿素(mmol/L)＋葡萄糖(mmol/L)

一般情况下,渗透压间隙的参考值范围为(−1～＋6)mOsm/(kg·H$_2$O),阴离子隙参考值为(16±2)mmol/L。Hoffman 等在调查和应用大量病例后,对上述方程和正常值提出质疑,并根据观察的实验数据(n＝321),对上述正常值做出了如下修改。计算的血渗透压＝2×Na$^+$＋BUN/2.8＋葡萄糖/18＋乙醇/4.6

渗透压隙＝实测的渗透压−计算的渗透压

正常值为(−2±6)mOsm/L

Worthley 等认为,公式计算应越简单越好,他们推荐用 2×Na$^+$＋尿素＋葡萄糖(mmol/L)的公式来计算,实践证明,效果也很好。

值得注意的是,阴离子间隙(AG)和渗透压间隙(OG)的应用计算方法很多,正常参考范围也略有差异,各单位可根据具体情况和各自经验选用。

五、诊断与鉴别诊断

(一)诊断

典型 DKA 的诊断并不困难,对于有明确的糖尿病史的患者突然出现脱水、酸中毒、休克、神志淡漠、反应迟钝甚至昏迷,应首先考虑到 DKA 的可能。对于尚未诊断为糖尿病,突然出现脱水、休克,尿量较多,呼气中伴有烂苹果味者,必须提高警惕。对于可疑诊断为 DKA 的患者,应立即检测尿糖、酮体、血糖、二氧化碳结合力及血气分析等。

(二)鉴别诊断

1.饥饿性酮症　某些患者由于其他疾病引起剧烈呕吐、禁食等状态时,也可产生大量酮体及酸中毒,但这些患者血糖不高,尿糖阴性,有助于鉴别。

2.非酮症高渗性昏迷　本症多见于 T2DM 老年患者,患者多有神志障碍、意识模糊、反应迟钝、抽搐等,实验室检查血 Na$^+$升高＞145mmol/L,血糖显著升高,常＞33.3mmol/L,血渗透压增加＞330mmol/L,酮体阴性或弱阳性。

3.低血糖症昏迷　起病较突然,发病前有用胰岛素及口服降糖药史,用药后未按时进食或过度运动等。患者可有饥饿、心悸、出汗、手抖、反应迟钝、性格改变。体查患者皮肤湿冷,与高渗昏迷、酮症酸中毒皮肤干燥不一样,实验室检查血糖＜2.8mmol/L,尿糖、尿酮均阴性。

4.乳酸酸中毒昏迷　多发生在服用大量苯乙双胍、休克、缺氧、饮酒、感染等情况,原有慢性肝病、肾病、心力衰竭史者更易发生。本病的临床表现常被各种原发病所掩盖。由缺氧及休克状态引起者,在原发病的基础上可伴有发绀、休克等症状。无缺氧及休克状态者,除原发病以外,以代谢性酸中毒为主,常伴有原因不明的深呼吸、神志模糊、嗜睡、木僵、昏迷等。休克可见呼吸深大而快,但无酮味、皮肤潮红,实验室检查,血乳酸＞5mmol/L,pH＜7.35 或阴离子隙＞18mmol/L,乳酸/丙酮酸＞3.0。

乳酸性酸中毒时,血阴离子隙扩大。在临床上虽然 AG＜20mmol/L 很难找到明确病因,但 AG 高于正常可以肯定存在酸中毒(AG 性酸中毒)。AG 性酸中毒可被分为乳酸性酸中毒、酮症酸中毒、毒药或药物性酸中毒及尿毒症性酸中毒等若干类型。乳酸性酸中毒因严重影响细胞的氧释放和利用,故死亡率很高。碳酸氢钠对乳酸性酸中毒的治疗帮助不大。相反,由于 PCO$_2$增加,可使病情进一步恶化。酮症酸中毒主要见于糖尿病(以 T1DM 为主)和酒精中毒。毒药或药物性酸中毒主要见于甲醇、乙二醇和水杨酸盐类中毒,中毒症状急而严重,AG 升高。甲醇和乙二醇的中毒处理可用乙醇液滴注,以减少毒性代谢产物的形成或用血液透析去除毒物与有毒代谢物。水杨酸盐类中毒者的酸中毒症状一般较轻,其特征是伴有过度换气所致的呼吸性碱中毒。尿毒症性酸中毒是由于 NH_3^+ 的排出减少和不可测定的阴离子潴留而致酸中毒,本病有明确的病史和肾衰竭特征,鉴别多无困难。此外,在临床上,AG 性酸中毒有时还应与Ⅳ型肾小管性酸中毒鉴别。

老年人常因心血管疾病及其他疾病长期服用阿司匹林类解热镇痛药,有的患者可发生慢性中毒(用量不一定大),主要原因可能是老年人对此类药物的代谢清除作用明显下降所致,伴有肾功能不全时,其慢性蓄积程度急剧增加,后者又可导致水杨酸盐性肾损害,其临床表现可类似于 DKA。测定血浆药物浓度有助于诊断。治疗同糖尿病酮症酸中毒,药用炭可吸附胃肠道内未吸收的残存药物,严重患者或急性中毒可考虑血液透析。

5.酒精性酸中毒　慢性酒精中毒可合并严重代谢性酸中毒,有时鉴别甚为困难。其临床表现和实验室检查可酷似酮症酸中毒(酒精性酸中毒亦称为酒精性酮症酸中毒),常被漏诊或误诊为糖尿病酮症酸中毒。临床上,常因剧烈呕吐、脱水、厌食使血 β-羟丁酸升高(β-HB 性酮症酸中毒),而且用传统的硝基氢氰酸盐法无法检出,是造成漏诊的主要原因之一。故对每一位糖尿病合并 DKA 的患者来说都必须排除本症的可能。

本症的基本治疗同糖尿病酮症酸中毒,应加强补液。补充葡萄糖、胰岛素和钾溶液(GIK)液,纠正水、电解质平衡和酸碱平衡紊乱。维生素 B_1 对本症甚为重要,应加倍应用(维生素 B_1 注射液,每次 100mg,每日 2～3 次)。一般不主张使用胰岛素和碱性溶液。对可疑患者,如能计算阴离子隙和渗透压间隙,有助于鉴别,如 OG≥25mOsm/kg,且同时伴 AG 升高和酸中毒可基本排除酒精性酸中毒可能,而强烈提示为甲醇或乙二醇中毒。

6.其他　以腹痛为主者应注意与急腹症鉴别,血糖、尿糖与血酮、尿酮测定有助于诊断。

由于糖尿病发病率高,临床表现容易被忽视,因此,急病遇昏迷、休克、酸中毒等原因不明时均应查血糖及尿糖、尿酮,以免漏诊或误诊。

六、防治

糖尿病酮症酸中毒重在预防和早期诊断,一经确诊即刻给予积极治疗,其有效率与治疗初 12h 内处理方法是否得当有直接关系。治疗措施应根据病情严重程度而定。

(一)预防

糖尿病患者不要随意中断胰岛素治疗或减少胰岛素的使用剂量,应激时应根据血糖水平调整胰岛素的使用剂量。

(二)单纯酮症的治疗

患者无明显脱水征象和代谢性酸中毒表现,可在原有胰岛素治疗方案上调整胰岛素剂量;口服降糖药物者更换为胰岛素治疗,或在原有口服药治疗基础上加用胰岛素治疗。多饮水直至酮症消失。

若有轻度脱水表现需停用口服降糖药物,适量补充液体,静脉持续给予小剂量胰岛素[0.1U/(kg·h)或 4～6U/h],纠正酮体后,可进食者改为皮下注射胰岛素。同时积极治疗伴随疾病。

(三)酮症酸中毒的治疗

1.治疗原则　①足量补充液体,尽早纠正脱水状态,纠正电解质紊乱;②促进葡萄糖利用,抑制肝糖产生,使血糖降至安全水平;③抑制脂肪组织分解,减少酮体的生成,促进酮体的利用,缓解代谢性酸中毒;④去除诱因,防治各类并发症,降低病死率。

2.治疗措施

(1)补充液体:补液是糖尿病酮症酸中毒首要而关键的治疗措施。酮症酸中毒时常有严重脱水、血容量不足和组织微循环灌注不良,补液后才能使有效血容量和肾脏灌注恢复,胰岛素才能发挥正常的生理效应。根据患者脱水的程度、年龄、心肺和肾脏等脏器功能决定补液量和补液速度。补液量应该按净补液量计算,即为减去尿量和其他排出量后的补液量。心肾功能正常者一般第一个24h补液量为3000～6000ml,有时高达6000～8000ml;补液速度可稍快,一般轻度到中度脱水时,治疗开始2～4h的补液量以每小时500ml的速度进行,以后减少为每小时250ml;重度脱水者前2～4h以每小时750～1000ml的速度补液,以后减为每小时500ml。有作者提出治疗第1小时补液1000ml。后2h再补1000ml,然后每4h补1000ml,直至脱水纠正。以后根据血压、心率、每小时尿量和末梢循环情况而定。心肾功能差者最好监测中心静脉压来调节输液速度和输液量。一般使用0.9%氯化钠注射液,如血糖＞33.3mmol/L,血钠＞150mmol/L时可给予0.45%的低渗盐水,出现休克者可适当补充胶体液,如706代血浆、右旋糖酐、血浆等。早期使用口服补液是适宜的。待血糖降至13.9mmol/L时,应给予5%葡萄糖或5%葡萄糖盐水。有文献报道使用10%葡萄糖。不能进食者葡萄糖的摄入量应在150g/d。

(2)胰岛素的应用:糖尿病酮症酸中毒是胰岛素治疗的绝对适应证。应选用短效胰岛素静脉给药。小剂量胰岛素治疗方案(即每小时每千克体重0.1U胰岛素,或4～8U/h)是目前公认有效的治疗方式,其优点为:①安全,简便易行;②不易发生低血钾,不易导致低血糖和诱发脑水肿;③最大效应抑制脂肪分解和酮体生成,而促进钾离子向细胞内转运的作用较弱。正常人空腹胰岛素的浓度为5～20mU/L,餐后峰值为50～100mU/L,每小时1U胰岛素持续静脉滴注相当于空腹生理胰岛素,而静脉滴注0.1U/(kg·h)胰岛素相当于100mU/L胰岛素浓度,已足够发挥抑制糖原分解,糖异生和脂肪分解的作用,以及促进组织对葡萄糖的利用,同时此浓度的胰岛素尚不足引起细胞外钾离子向细胞内转移的作用。其具体应用方法是在0.9%氯化钠注射液中加入8～12U的胰岛素,在头2h内输入,使血糖的下降速度为每小时3.9～5.6mmol/L,治疗头2h后血糖无明显下降时胰岛素加倍。待血糖下降至13.9mmol/L时改输5%葡萄糖液,按每2～6g葡萄糖加1U胰岛素继续滴注,使血糖维持在8～11mmol/L,酮体消失。当脱水酸中毒电解质紊乱纠正后,患者食欲恢复时,可改为皮下注射胰岛素。救治时最好建立两条静脉通路,一条进行补液治疗,另外一条进行小剂量胰岛素持续静脉滴注。胰岛素泵适用于糖尿病酮症酸中毒的抢救,容易控制胰岛素的输入速度。

(3)纠正电解质紊乱:糖尿病酮症酸中毒常伴有钾、钠、氯、钙、磷、镁等多种电解质的丢失。体内总钾量明显减少,平均失钾5～12mmol/kg,治疗之前由于脱水、酸中毒,血钾水平可能正常或偏高,血钾偏低表明机体严重缺钾。随着补液和胰岛素的应用,4～6h血钾常明显下降,有时出现严重低血钾。因此在治疗过程中应预防性补钾,原则为治疗前血钾正常或偏低者,若尿量＞40ml/h,在治疗开始时即可补,尿量＜30ml/h或无尿者暂缓补钾,治疗中密切监测。治疗初期2～4h静脉补钾13～30mmol/L(1.0～1.5g氯化钾),一般第1日6～10g。能进食者改为口服补钾,3～6g/d,持续5～7d。静脉氯化钠的输入一般可补足体内钠和氯离子的丢失。研究显示钙、镁、磷等的丢失以及补充对糖尿病酮症酸中毒患者的病情发展、预后和治疗并无确切影响。有时在纠正酸中毒的过程中会出现一过性的低钙表现,可静脉补充适当钙剂。

(4)纠正酸碱平衡失调:轻症糖尿病酮症酸中毒的患者经过积极的输液和胰岛素治疗,酸中毒可逐渐得到纠正,无须使用碱制剂。补碱过多过快将产生不利影响,如快速补碱后血pH上升较快而脑脊液尚为酸性,易引起脑细胞酸中毒;快速纠正的酸中毒促进钾离子向细胞内转移,引起低血钾。因此应该慎重补碱治疗。当血pH＜7.0、严重高血钾或难以纠正的低血压时需要补碱。一般选用4%～5%碳酸氢钠100ml,以注射用水稀释为1.25%浓度后静脉滴注,监测血气分析,必要时6～8h重复进行,待pH升至7.2

时可暂停补碱。

（5）防治并发症

①水肿：伴有脑水肿的患者病死率较高，应早期发现，积极预防。脑水肿的发生常与脑缺氧、酸中毒、补碱过早过快、使用胰岛素降血糖过快等因素有关。其发生多在治疗后10h左右（6～16h），常在治疗后症状、体征明显改善，神志清醒后又陷入昏迷，眼底镜检查可见视盘水肿。治疗较为棘手，在适当减缓输液速度和减少胰岛素使用量的同时给予静脉脱水剂甘露醇、呋塞米，肾功能不全者禁用，血压较低者可加用胶体液提高循环渗透压。即使积极治疗抢救成功率仍较低，因此重在预防。

②急性胃黏膜病变：酸中毒和应激状态会诱发急性胃黏膜病变，已出现呕吐咖啡色胃内容物等疑有应激性溃疡者给予 H_2 受体拮抗药或质子泵抑制药，并静脉或口服止血药物；尚未出现者可预防性使用 H_2 受体拮抗药或质子泵抑制药。

③急性肾衰竭：常因循环衰竭、酸中毒和低氧血症诱发急性肾衰竭，出现少尿或无尿，经积极治疗酮症酸中毒后仍无改善者应按急性肾小管坏死进行处理。可用呋塞米、甘露醇等药物或进行透析治疗。

④休克：若休克持续存在，伴严重代谢紊乱，可发生心、脑、肺、肝、肾和肾上腺皮质等多脏器功能衰竭，此时治疗难度很大，预后不良。

（6）对症、支持治疗：消除诱因，针对不同的感染选用较广谱的抗生素，最好在使用抗生素之前做细菌培养和药敏试验。伴有心力衰竭、心肌梗死、外伤、手术者应给予相应的处理。不能进食者，每日葡萄糖补充剂量应不少于150g。

七、监测

记录：生命体征、胰岛素剂量、液体和电解质补充量、尿量。检查：血糖、电解质、血尿素氮（BUN）、肌酐、钙、镁、磷酸盐、酮体、乳酸盐、磷酸肌酸激酶、肝功能、尿液分析、心电图（ECG）、胸部X线片、血常规及血气分析。

每2h检测的指标：血糖、电解质、血气分析。

每6～24h检测的指标：钙、镁、磷酸盐、BUN、肌酐和酮体。

根据碳酸氢盐和阴离子间隙来反应疗效。当酸中毒逐渐消退，实验室检查即应适当减少。目标是在12～36h完全纠正糖尿病酮症酸中毒（DKA）。

八、并发症和预后

目前，DKA的治愈率在90％以上。危及生命的并发症有①脑水肿：特别常见于儿童患者，可致命。大量病例表明，尽管大量补液尤其是低渗液的输入可致脑水肿，但特定原因尚不明确。50％出现呼吸停止的患者会有前兆反应，虽有早期干预，但仅有50％的患者能避免严重或致死性脑损害。②急性呼吸窘迫综合征和支气管黏液堵塞：这是已报道的其他严重危及生命的并发症。③动静脉血栓：也相当普遍。DKA患者可用预防性小剂量肝素抗凝，但目前没有证据证明充分抗凝的指征。

（闻志鹏）

第二节　非酮症高渗性糖尿病昏迷

非酮症高渗性糖尿病昏迷(HONK)是在某些因素作用下,出现血糖显著升高、高血浆渗透压、严重脱水、伴有不同程度神经系统功能障碍,甚至昏迷的临床综合征,是糖尿病急性代谢紊乱的另一少见而严重的急性并发症。多见于2型糖尿病的老年患者,偶于中青年糖尿病患者中发生,约1/3的患者发病前无糖尿病病史或仅有轻微症状,多数在48小时内死于高渗状态,高渗状态持续时间越久,病死率愈高。HONK病死率高。

一、病因

所有造成血糖升高和脱水的因素均可能成为糖尿病高渗性非酮症昏迷的诱因。

1.各种应激状态　如呼吸道或泌尿道感染、烧伤、外伤、手术、急性胰腺炎、心肌梗死、脑血管意外、消化道出血等,可促使儿茶酚胺、糖皮质激素等胰岛素拮抗激素增加,血糖升高。

2.水摄入不足或失水过多

(1)水摄入不足:见于患者不能主动饮水,老年患者渴感中枢敏感性下降,不能主动进水的卧床或昏迷患者等,造成水摄入不足,血浆渗透压升高。

(2)失水过多:严重呕吐、腹泻或大面积烧伤、应用利尿药或脱水剂、进行透析治疗等均可使水分流失,导致血容量减少,渗透压增加。

3.使用引起血糖升高或抑制胰岛素释放的药物　如糖皮质激素、免疫抑制药、二氮嗪、奥曲肽、噻嗪类利尿药、普萘洛尔等。

4.摄入高糖　长期大量静脉注射葡萄糖或含糖溶液、血液透析、静脉高营养、高糖饮料。

5.其他　如急慢性肾脏疾病、合并库欣综合征、甲状腺功能亢进症等其他内分泌疾病。曾有急性白血病幼儿在化疗过程中发生本症,经抢救好转。也有胆石症患者并发本症,但因认识不足,抢救无效死亡的教训。

二、发病机制

本症的发病机制与DKA相似,也存在胰岛素绝对或相对不足和胰岛素拮抗激素分泌增多,两种因素共同作用下,肝脏、脂肪、肌肉等外周组织对葡萄糖的转化利用减少,糖原分解及糖异生加速,肝糖输出增加,使血糖急剧升高。严重的高血糖引起渗透性利尿,致使水及电解质大量自肾脏丢失,血容量减少,严重脱水,血液浓缩,继发性醛固酮分泌增多,加重高血钠。由于患者多有主动摄取水能力障碍和不同程度的肾功能损害,故高血糖、脱水及高血浆渗透压逐渐加重,最终导致低血容量性休克、脑细胞脱水,出现神经、精神症状,即HONK状态,使血浆渗透压进一步增高。胰岛素缺乏是本症的基本原因,但本症多发于2型糖尿病患者,且不出现酮症或仅有轻度酮症。其可能原因如下。

1.HONK患者有相对较高的胰岛素分泌,足以抑制脂肪的分解和酮体的生成,但不能阻止其他诱因造成的血糖升高。

2.患者血浆生长激素和儿茶酚胺水平低于酮症酸中毒,而这两种激素均有较强的促进脂肪分解及酮体生成的作用。

3.患者脱水严重,而严重的脱水不利于酮体的生成。老年患者体内水的储备低于年轻患者,又常有口渴中枢敏感性降低及肾功能不全等,因而脱水多较酮症酸中毒严重。脂肪酸 β-氧化及酮体的生成均需要水的参与,故严重脱水可影响酮体的产生。此外,严重脱水可造成血液浓缩,肾脏排糖障碍,引起更严重的高血糖。

4.患者肝脏生酮功能障碍,肾脏排糖能力下降,致使血糖很高而酮症很轻。有人发现部分患者血浆非酯化脂肪酸水平升高而无酮症,支持肝脏生酮功能存有障碍。正常人在高血糖状态下,每小时可自尿排除葡萄糖 20g,故肾功能正常者血糖一般不会超过 27.8mmol/L(500mg/dl)。约 90% 的本症患者伴有肾脏病变,排糖功能障碍,使血糖严重升高。

5.严重的高血糖可能与酮体生成之间有相互拮抗作用。有人试图解释本症患者有严重的高血糖却无明显的酮症酸中毒,而酮症酸中毒患者有显著的酮症酸中毒而血糖水平相对较低这一现象,给切除了胰腺的狗注射葡萄糖,可抑制其体内酮体的生成;而大量的脂肪酸氧化,可使患者血浆 NAD/NADH 的比例下降,糖异生所必须的丙氨酸水平降低,从而抑制肝糖原异生作用。

HONK 时,高血糖和高尿糖可造成渗透性利尿,尿渗透压约 50% 由尿液中葡萄糖来维持,故患者失水常远较电解质丢失严重,加之患者多有主动摄水、维持体内水平衡能力下降及肾功能不全,致使高血糖和脱水更加严重,引起皮质醇、儿茶酚胺和胰高糖素的分泌增加,同时抑制胰岛素的分泌,继续加重高血糖,形成恶性循环,最终导致 HONK 发生。

临床资料表明,HONK 与 DKA 并非两种截然不同的病症,二者之间存在着多种多样的中间类型,形成一个连续的病态谱,二者是这一连续病态谱的两个极端而已。临床可见不少 HONK 患者同时存有酮症或酮症酸中毒,而不少酮症酸中毒患者血浆渗透压明显升高。如国外有人报道,275 例高血糖性糖尿病急症中,单纯 HONK 占 32%,另外 18% 在高渗的同时尚有明显的酮症酸中毒,而典型的酮症酸中毒中,26% 同时存在着高渗状态。可见,HONK 与 DKA 之间可有重叠,称之为重叠综合征,例如 HONK 伴 DKA 重叠综合征,或 DKA 伴 HONK 重叠综合征等,典型的酮症酸中毒,不能否定 HONK 的诊断;严重的高血糖、高渗状态,有时也可见于酮症酸中毒患者,这一点在临床工作中应予以重视。本症患者胰岛 B 细胞尚有部分功能,体内仍有少量胰岛素存在,虽不能使外周组织摄取和利用葡萄糖,控制高血糖,但可以抑制脂肪的分解,减少来自外周的游离脂肪酸前体,限制酮体生成,以致血酮不升高。因此尽管存在高血糖、低胰岛素水平及胰岛素拮抗激素水平升高等促使酮体生成的因素,但酮体水平可正常或轻度升高。

三、临床表现

可隐匿起病,表现为持续 1～2 周的乏力、烦渴等,且易被诱发本症的疾病或伴随症所掩蔽,以致易被漏诊或误诊。通常起病时有糖尿病症状加重表现,如多尿、烦渴、多饮、乏力及头晕、恶心、呕吐、食欲减退等,少数患者无明显口渴感。但常因无酮症而延误诊治,可逐步发展至严重脱水,皮肤黏膜干燥、少弹性,体位性低血压,心率增快,四肢湿冷,甚至出现低血容量性休克。有时患者体温可上升达 40℃以上,可能为中枢性高热,伴以心悸、心动过速。患者神经精神症状表现突出,并与血浆渗透压呈正相关。但其神经系统症群与酮症酸中毒伴昏迷者不同,除感觉神经受抑制而神志淡漠、反应迟钝,甚至木僵外,运动神经受累较多,常见有卒中,不同程度的偏瘫,全身或灶性运动神经性发作包括失语症、偏瘫、眼球震颤、斜视,以及灶性或全身性癫痫发作等。HONK 患者生理反射常消失,前庭功能障碍,有时有幻觉。由于严重失水,血液浓缩及高血糖影响血凝纤溶系统,易并发动静脉血栓形成,尤以脑部血栓为严重,导致死亡,因此必须及早抢救。

四、实验室检查

1.血气分析 当伴发心肌梗死、急性肾功能衰竭、严重感染等情况时,可出现酸中毒,通常为乳酸酸中毒。

2.血糖和尿糖 本症以显著高血糖、高尿糖为主要特点。血糖多超过 33mmol/L(600mg/dl),尿糖强阳性,尿比重和渗透压升高。患者如脱水严重或有肾功能损害使肾糖阈升高时,尿糖也可不呈现强阳性,但尿糖阴性者罕见。

3.血酮体和尿酮体 血酮多正常或轻度升高,定量测定多不超过 50mg/dl,用稀释法测定时,很少有血浆稀释至 1:4 以上仍呈阳性反应者,但如合并 DKA 则明显升高。尿酮多阴性或弱阳性,大多正常或轻微升高。

4.血电解质 血钠升高可达 155mmol/L,但亦可正常;血钾可升高、正常或降低。

5.血尿素氮和肌酐 常显著升高,其程度反应严重脱水和肾功能不全。尿素氮(BUN)可达 21~36mmol/L(60~100mg/dl),肌酐(Cr)可达 163~600mmol/L(1.7~7.5mg/dl),BUN/Cr 比值可达 30:1 以上(正常人多在 10:1~20:1)。BUN 与 Cr 进行性升高的患者预后不佳。经有效治疗后,血 BUN 和 Cr 多有显著的下降,有些患者仍未能恢复到正常范围,则说明他们在发生 HONK 前即已有肾功能不全。

6.血浆渗透压 血浆渗透压显著升高是 HONK 的重要特征和诊断依据。血浆渗透压可直接测定,但临床常用下列公式计算:血浆渗透压(mmol/L)$=2\times([Na^+]+[K^+])+$血糖$(mg/dl)/18+BUN(mg/dl)/2.8$,式中钠与钾离子的单位为 mmol/L,血糖及 BUN 单位为 mg/dl,因为葡萄糖分子量为 180,BUN 分子中含 2 个氮原子,氮原子量之和为 28,故为将 mg/dl 化为 mmol/L,应分别将血糖及 BUN 的数值除以 18 及 2.8。血糖、BUN 也可直接用 mmol/L 计算。

由于 BUN 能自由通过细胞膜,不能构成细胞外液的有效渗透压,故多数作者主张在计算时略去 BUN,而计算血浆有效渗透压,计算公式如下:血浆有效渗透压(mmol/L)$=2\times([Na^+]+[K^+])+$血糖(mmol/L)。

正常人血浆渗透压为 280~300mmol/L,如超过 350mmol/L 则可诊为高渗。有效渗透压高于 320mmol/L 即为高渗。HONK 患者的有效血浆渗透压高于 320mmol/L。

7.酸碱失衡 约半数患者有轻度或中度代谢性、高阴离子间隙酸中毒。阴离子间隙增高 1 倍左右,血$[HCO_3^-]$多高于 15mmol/L,pH 多低于 7.3。增高的阴离子主要是乳酸和酮酸等有机酸根,也包含少量硫酸及磷酸根。

阴离子间隙的计算公式如下:

阴离子间隙$=[Na^+]+[K^+]-[Cl^-]-[HCO_3^-]$

式中单位为 mmol/L,如$[HCO_3^-]$项用 CO_2-CP(vol/dl)表示,可将数值除以 2.24 而折换成 mmol/L,因为在标准条件,1mol 任何气体的体积均为 22.4L。正常人阴离子间隙为 12~16mmol/L。

8.其他 HONK 患者在无感染情况下白细胞也可明显升高,红细胞压积增大,血红蛋白量也可升高,可能与严重脱水、血液浓缩有关。部分患者有贫血。此外,不少患者可有尿常规(尿糖呈阳性,尿酮体阴性或弱阳性,重症者有蛋白尿及管型尿)、血和尿培养、胸部 X 线片和心电图等改变。

五、诊断和鉴别诊断

根据病史、临床表现及实验室检查,典型病例容易诊断。但由于部分患者无糖尿病病史,且患者多为老年人,常合并有其他一些疾病,容易导致误诊或漏诊。因此,对于中年以上的患者,不论有无糖尿病史,出现进行性精神障碍和(或)中枢神经系统症状、体征和严重失水,或在诱发因素作用下出现多尿和意识改变,应考虑 HONK 的可能。HONK 的主要诊断指标有:血糖>33.3mmol/L,血钠>145mmol/L,血浆渗透压≥330mOsm/L 或有效渗透压>320mOsm/L(不包括尿素氮部分),尿糖强阳性,尿酮体阴性或者弱阳性。

本症需要与其他引起昏迷的疾病鉴别,明确糖尿病的患者应注意与 DKA、低血糖昏迷、乳酸性酸中毒鉴别。

1.DKA 本症可伴轻度酮症。DKA 患者血糖水平低于 33.3mmol/L,血酮高于 5mmol/L,尿酮体强阳性,血钠低于 145mmol/L 可相鉴别。但部分 HONK 患者可同时存在 DKA。

2.低血糖症昏迷 发生于糖尿病应用口服药物或胰岛素治疗患者及胰岛素瘤患者,起病突然,常有饥饿感或多汗、心悸、手抖及乏力、抽搐、意识不清等表现。血糖<2.8mmol/L,尿糖、酮体均阴性。应用葡萄糖后症状可迅速缓解。

3.乳酸酸中毒昏迷 多见于老年糖尿病患者,特别是应用双胍类降糖药物或原有心、肾疾病者。除原发病表现外,代谢性酸中毒表现为主,可有深大呼吸,但无酮味,严重者有休克、昏迷。检查血乳酸浓度≥5mmol/L,动脉血 pH≤7.35,AG>18mmol/L,乳酸/丙酮(L/P)>3.0。

4.脑血管意外 脑血管意外可引起应激性血糖升高,由于患者神志障碍、口渴中枢不敏感,因而进水量不足引起高渗,需注意与 HONK 鉴别。脑血管意外的神经损害经纠正高渗状态后,神经病变恢复较迟,而 HONK 的单瘫、偏瘫等为暂时性,经治疗纠正高渗状态后可迅速改善。其他颅内病变亦可伴有高血糖,如患者虚弱并有轻度酮症,可出现意识障碍,但血糖升高不如 HONK 显著,同时有其他颅内病变的临床表现。

六、治疗

HONK 是内科急症,病情危重,其高渗状态持续时间越长,病死率越高,因此应尽早诊断,积极治疗。其治疗包括迅速补液纠正脱水、低血容量及高渗状态,应用胰岛素控制血糖,纠正电解质紊乱,去除诱因,防治并发症等。在治疗过程中应进行监护,每 60～90 分钟定期进行血糖、电解质等有关检查,密切观察病情,迅速、及时订出合理治疗措施。

1.补液 积极迅速补液、扩充血容量、纠正低血容量和血浆高渗状态是治疗本症的关键。且单纯补液即可使血糖每小时下降 1.1mmol/L。补液时应密切监测患者的血压、脉搏、尿量及心功能等,根据情况选择合适液体。由于应用低渗溶液使血浆渗透压下降过快,可能诱发脑水肿和出现溶血反应,故目前主张首先使用等渗的生理盐水,在输注生理盐水 1000～2000ml 后,若仍有血浆渗透压>350mOsm/L,血钠>155mmol/L,则应考虑输入 0.45% 的氯化钠低渗液,之后当渗透压降至 320mmol/L 时再改用等渗溶液。若治疗前已出现休克,尚需补充胶体溶液,以尽快纠正休克。HONK 患者的失水量较酮症酸中毒为多,失水可超过体重的 12%,因此补液量可按患者每千克体重 12% 计算。失水量的估计可用公式:失水量(ml)=病前体重(kg)×0.6×0.25×1000。补液速度原则上按先快后慢,通常头 2 小时补充 2000ml,之后减慢速度,每4~6小时补1000ml,第一天可补给估计失水量的1/2左右(3000~5000ml),剩余量在第2天、第3天补足,补液最好能在中心静脉压的监测下进行,特别是对年龄较大及疑有心、肾功能障碍者更应如此。除静脉补液外,还可进行胃肠补液,对缓解症状、恢复器官功能、防止脑水肿和溶血均有一定作用。患者如意识清醒,应鼓励进行口服补液。

2.胰岛素治疗 患者一般对胰岛素敏感,且血糖降低使血浆渗透压也下降,有助于改善症状。但如血糖下降过快,血容量降低,不能相应补充液体,将导致血容量和血压的进一步下降,加重病情。此外血糖快速下降,脑细胞内外渗透压不平衡,易引起脑水肿。故目前主张用小剂量胰岛素,以0.1U/(kg·h)或4~12U/h持续静脉滴注,血糖下降每小时不超过5.6mmol/L,否则胰岛素剂量减半。如治疗4小时内血糖每小时下降低于2mmol/L,可将胰岛素剂量加倍。待血糖降至13.9mmol/L以下,改用5%葡萄糖液或生理浓度的糖盐水,每2~4g葡萄糖加1U胰岛素。待急性期过后,病情稳定,胰岛素可转为皮下注射。

需要指出的是,由于患者对胰岛素较敏感,因此HONK的胰岛素用量约为酮症酸中毒的一半,治疗过程中宜密切监测血糖,以防低血糖的发生。

3.补钾 HONK患者由于大量利尿,体内总钾量减少,且总体钾的丢失较酮症酸中毒昏迷者严重,因此在治疗过程中需予补充,其原则、方法与酮症酸中毒基本相同。HONK患者血钾可因失水、血液浓缩及钾从细胞内逸出而正常或偏高。经补液及胰岛素治疗后,钾向细胞内转移,导致血钾迅速下降,出现严重的低钾血症,故患者如无高血钾,且患者每小时尿量在40ml以上,就应于开始补液时尽早补钾,以防低血钾的发生。可以10~15mmol/(L·h)速度补钾,但具体量应根据血钾水平、尿量等灵活掌握。病人清醒能进食后,可进行口服补钾,每天4~6g氯化钾。

4.纠正酸中毒 患者可无酸中毒表现,如酮体及乳酸产生增多,可有轻症酸中毒,通常经补液和应用胰岛素可纠正。如合并DKA则按照DKA的治疗原则纠正酸中毒。

七、去除诱因,防治并发症

HONK患者积极寻找并去除诱因有利于治疗效果及改善预后。包括应用抗生素控制、治疗原发病、消除应激因素等。

一些能抑制胰岛B细胞分泌和释放的药物如苯妥英钠、利尿药等,应注意避免使用。

感染常为HONK的诱因和致死的并发症,而感染在HONK患者的临床表现常不明显,需做全面的体格检查,X线胸部检查,血、尿常规及培养等,可以及时发现肺炎或其他感染,选用有效抗菌药物。

HONK患者CO_2结合力一般在正常范围,如小于13.48mmol/L,应考虑是否合并有乳酸性酸中毒或代谢性酸中毒,需进行相应的检查及治疗。

严重脱水可能导致肾功能衰竭,患者表现为尿素氮增高,尿素氮与肌酐的比值可达30:1,明显高于正常的比值(10:1),反映失水所致肾功能减退,但一般补液后可以恢复。因此治疗中要尽快纠正低血容量状态,保证足够的尿量,监测肾功能,防止肾功能衰竭。治疗后如血清肌酐仍增高,应考虑有无肾实质病变。

脑水肿是本症的严重并发症,低血容量、长时间缺氧、细胞内外液渗透不平衡可诱发脑水肿。此时,患者可一直处于昏迷状态,或病情稍有好转后昏迷又加重,有视神经盘水肿和脑脊液压力增加,CT扫描对确定诊断有很大帮助。故在HONK的治疗中应监测血浆渗透压使其平稳下降,并谨慎使用低渗溶液。如发生脑水肿,则应用甘露醇脱水和静注地塞米松治疗,并及时停用低渗溶液。老年患者昏迷持续时间较长,或有高凝状态时,可给予小剂量肝素抗凝,防止血栓形成。横纹肌溶解也可能在本症发生,且增加患者死亡率,当有发生横纹肌溶解的危险因素(如卧床、酗酒、滥用药物、中毒等)时,应及时检查肌酸激酶(CK)。

本症预后不良,病死率较高,但随诊治及监测技术的进展,死亡率已明显下降。患者死亡多是由于并发症或原有疾病,而因疾病本身的高渗状态死亡的较少。

(赵淑娥)

第三节　糖尿病乳酸酸中毒

乳酸是葡萄糖无氧酵解的最终产物。在正常情况下,机体代谢过程中产生的乳酸在肝脏中氧化利用,血乳酸浓度不超过 1.8mmol/L,当各种原因引起血乳酸水平升高而导致酸中毒,称为乳酸酸中毒(LA)。在糖尿病基础上各种原因导致的代谢障碍,使体内乳酸堆积而造成的酸中毒,被称为糖尿病乳酸性酸中毒(DLA),严重者可昏迷。乳酸性酸中毒好发于老年糖尿病患者及应用双胍类降糖药物患者,DLA 常发生在有慢性肝、肾疾病和脓毒血症等疾病的基础上,因供氧或氧利用障碍所致,但也可出现在与上述疾病无关的患者,是住院患者中常见的代谢性酸中毒之一,亦是代谢性酸中毒的一种特殊类型。糖尿病患者常有丙酮酸氧化障碍及乳酸代谢的缺陷,在基础状态下常有轻度的血乳酸增高,当血糖控制不佳,出现明显的高血糖、脱水、丙酮酸氧化障碍及乳酸代谢缺陷时即导致血乳酸升高。血液中乳酸含量明显超过正常($\geq$5mmol/L)并伴碳酸氢盐含量降低($HCO_3^- \leq 10mmol/L$),动脉血 pH$\leq$7.35 时即为糖尿病乳酸性酸中毒。DLA 如未及时诊断和治疗,病死率可达 50％以上。

一、病因及发病机制

(一)病因

诱发 DLA 的常见原因如下。

1.双胍类药物使用不当　是发生 DLA 最常见的原因。双胍类药物尤其是降糖灵能促进糖酵解,抑制肝脏和肌肉对乳酸的摄取,抑制糖异生,并抑制丙酮酸氧化成乙酰辅酶 A,使乳酸生成增多,导致乳酸酸中毒。

2.糖尿病控制不良　由于不适当的饮食、运动及药物治疗,导致血糖控制不佳,血糖升高。糖尿病血糖持续升高时,细胞代谢功能低下,线粒体酶活性减弱,丙酮酸脱氢酶活性降低,丙酮酸的利用减少,糖酵解加速使乳酸生成增多,引起乳酸酸中毒。

3.糖尿病急性并发症　感染、脓毒血症、酮症酸中毒和高渗性非酮症昏迷等急性并发症,常因休克、组织缺氧、酮酸竞争性抑制乳酸氧化等因素而诱发糖尿病乳酸酸中毒。

4.糖尿病慢性并发症及原有器官功能不全或衰竭　病程较长的老年糖尿病患者常合并多种疾病,如脑血管意外,心、肾功能不全等,致组织灌注不良,缺血缺氧,促进糖的无氧酵解,使乳酸生成增多,而排泄能力降低,大量乳酸堆积体内,引起 DLA。

5.其他　曾有报道患者应用噁唑烷酮类抗菌药物利奈唑胺后,出现顽固恶心、呕吐,血乳酸水平最高达9.9mmol/L,发生 DLA,停用后症状缓解乳酸水平恢复正常。但具体机制不明。另外在酗酒、一氧化碳中毒及水杨酸、儿茶酚胺、乳糖过量时也可诱发乳酸酸中毒。

(二)发病机制

葡萄糖的分解代谢包括有氧氧化和无氧酵解两条途径。在有氧情况下,葡萄糖彻底氧化为二氧化碳和水,释放出能量,是体内葡萄糖分解产生能量的主要途径;在供氧不足时,葡萄糖经无氧酵解生成乳酸。而缺氧情况下,乳酸不能经乳酸脱羧酶作用进入三羧酸循环,在细胞内生成增加,并进入血液,当超过肝、肾的处理能力时,乳酸在体内大量堆积产生 DLA。

双胍类通过抑制线粒体内乳酸向葡萄糖转化,引起乳酸堆积导致乳酸酸中毒。苯乙双胍(降糖灵)通过肝脏细胞色素 P450 羟化酶代谢,因遗传因素致该酶活性降低时,易发生乳酸酸中毒。

DLA 发生时,会对机体神经、呼吸、消化和循环系统产生一系列不利影响,严重的乳酸酸中毒使心肌收缩力和小动脉张力减弱,出现低血压和休克,最终出现多系统器官功能衰竭而死亡。

二、乳酸酸中毒的分类

1976 年 Choen 等将乳酸酸中毒分为 A、B 两型,A 为继发性,由缺氧或休克引起。B 型为非休克和缺氧引起。B 型又分为 B1、B2 和 B3,B1 型:包括糖尿病(非酮症)、肾衰、肝病、感染、白血病等。B2 型:药物中毒,包括双胍类、山梨醇、木糖醇、乙醇、水杨酸肾上腺素等。B3 型:遗传。糖尿病乳酸酸中毒属 B 型。

三、病理生理

糖的无氧酵解是重要的代谢途径之一。1mol 葡萄糖经酵解可产生 2mol 乳酸和 2mol ATP。其主要生理意义是保证机体在无氧或缺氧状态下能有效地获得能量。也是机体在应激状态时产生能量以满足生理需要的重要途径。有些组织细胞如红细胞、角膜、晶体、视网膜、睾丸、肾髓质等,即使在有氧时仍依赖于糖酵解获取能量。然而,当氧的供应不能充分满足代谢需求时,机体任何组织都能产生乳酸。糖酵解的最终结果可看成:葡萄糖→2ATP＋2 乳酸＋2H$^+$。乳酸产生增加并不仅限于病理状态,运动可促使肌肉乳酸形成增加,这正是运动过度导致肌肉酸痛的原因。当运动结束后,额外的乳酸经转变为丙酮酸而被代谢,在此过程中消耗掉额外的质子并产生重碳酸盐,从而使可能出现的酸中毒自发地得以纠正。

酗酒能增加乳酸的生成,但酗酒本身尚不足以导致严重的乳酸酸中毒,如伴有控制不良的糖尿病、显著的血容量不足或晚期肝病等症时,乳酸酸中毒才可能达相当严重的程度。健康成人基础状况下,机体产生的乳酸必须以相同的速率代谢分解,才不致在体内积聚。许多组织能参与乳酸代谢,其中肝、肾的代谢能力最强。肝肾功能不全时乳酸代谢能力下降,可引起乳酸在体内积聚,导致乳酸酸中毒。所以糖尿病患者即使有轻度肝肾功能不全,双胍类药物应禁用。在严重的乳酸酸中毒,心肌收缩力和小动脉张力减弱,常伴低血压甚至休克。后者又进一步引起组织灌注不足,加重乳酸酸中毒,形成恶性循环。多器官功能衰竭是乳酸酸中毒的另一严重后果和死因。

不同病因所致乳酸酸中毒死亡率亦不相同。休克所致者预后最差,而双胍类药物所致者预后相对较好。

四、临床表现

1.由于发生 DLA 的患者通常已存在严重疾病,故其临床表现常被各种原发疾病所掩盖。缺氧引起者有发绀、休克等原发病表现。药物引起者常有服药或醇类等病史与各种中毒表现。由系统疾病引起者,除原发病症状外,以酸中毒为主。

2.DLA 起病较急,常见的表现为乏力、恶心、呕吐、腹痛;呼吸深快(Kussmaul 呼吸),但呼出气体中无酮昧;脱水,血压逐渐下降,甚至休克;神志与定向力障碍,困倦、嗜睡、昏迷最终死亡。

五、实验室检查

目前国际上普遍接受的乳酸酸中毒生化诊断标准为动脉血乳酸≥5.0mmol/L,动脉血 pH≤7.35,其他实验检查指标未规定诊断值。糖尿病乳酸酸中毒除有糖尿病的实验检查特点外,尚有血乳酸浓度增高、pH值降低、阴离子隙增高、碳酸氢盐浓度下降、血乳酸/丙酮酸比值增高。此外血清中氨基酸和磷酸盐水平可能增高。动脉血乳酸水平、pH 值、动脉收缩压、心源性休克、出血性休克等与乳酸酸中毒的预后关系密切。乳酸酸中毒病死率已很高,对测定值未达诊断标准的高乳酸血症者须密切观察,及时治疗诱因。

六、诊断与鉴别诊断

糖尿病乳酸酸中毒是糖尿病的三大急性并发症之一,一旦发生,死亡率高达 50%,预后较差,因此必须对本病提高警惕,积极预防,及早发现与诊断,及早治疗。凡是口服双胍类降糖药的病人有严重酸中毒而酮体无明显增高者,应考虑本病。凡有休克、缺氧、肝肾功能衰竭者,如酸中毒较重时,必须警惕本病。

根据患者糖尿病及用药史结合临床表现、实验室主要生化指标,可诊断 DLA。其诊断的主要生化指标为:血乳酸浓度≥5mmol/L,动脉血 pH≤7.35,AG>18mmol/L,HCO_3^-≤10mmol/L。需与糖尿病酮症酸中毒、非酮症高血糖昏迷等相鉴别,见表 17-1。

表 17-1　糖尿病乳酸酸中毒、糖尿病酮症酸中毒及糖尿病非酮症性高渗昏迷的鉴别

项目	乳酸酸中毒	酮症酸中毒	高渗性昏迷
特点	血中乳酸增高	酮体增高	渗透压增高
脱水	无	程度不一	严重
呼吸	大呼吸	深大呼吸	正常
酮体	阴性	阳性	阴性
血压	下降	下降	正常
CO_2 结合力	下降	下降	正常
血浆渗透压	正常	微高	升高
血糖	正常或增高	升高	升高
阴离子间隙	增大	轻度增大	正常
诱发因素	缺氧、降糖灵	感染、应激	皮质激素、应激
糖尿病史	长短不一	有	有或无

DLA 预后危重,死亡率很高,目前的治疗包括控制基础疾病及诱因、纠正循环衰竭、纠正酸中毒、加速乳酸代谢等,应根据不同情况,采取综合治疗措施。

1.控制基础疾病及诱因　对糖尿病及并发症进行合理治疗,恢复肝肾功能。心功能不全者,可使用短效洋地黄制剂,如需使用血管活性药物时,可应用异丙肾上腺素,而禁用肾上腺素和去甲肾上腺素,因二者可使乳酸生成增加。停用双胍类降糖药物等。通过各种措施减少乳酸生成,增加其排泄,缓解病情。

2.纠正循环衰竭,改善机体的缺氧状态　是治疗本症重要手段之一。DLA 时,循环衰竭与乳酸酸中毒可相互促进,使病情恶化。因此应积极抗休克,增加血容量,纠正循环衰竭,改善组织缺氧状态。可补充生

理盐水,必要时还要补充胶体液或血浆,补液过程中最好监测中心静脉压。

3.纠正酸中毒　乳酸酸中毒对机体损害极为严重,必须及时有效治疗。当酸中毒血 pH<7.0 时,肝脏非但不能经糖异生作用来清除乳酸,反而会产生乳酸,从而加重酸中毒。也有观点认为补碱可减少门静脉血流量,降低细胞内 pH 值,进一步刺激乳酸产生,增加细胞负荷,因此其应用仍存在争议。治疗可以补液扩容、吸氧、改善通气为主。但如果酸中毒严重,休克状态难以恢复,仍可考虑补充 $NaHCO_3$,应采用小剂量,与 DKA 相似,直至血 pH>7.1。但补碱不宜过多过快,否则可加重脑缺氧及颅内酸中毒。

4.透析治疗　用不含乳酸根的透析液进行腹膜透析或血液透析可清除体内药物和代谢产物,加速乳酸排泄,对肾功能不全患者及应用双胍类药所致 DLA 较为适用。有研究认为连续性血液净化较常规血液透析对血氧分压及血流动力学影响小,可持续脱水缓解水钠潴留和酸中毒,重症患者可考虑应用。

5.应用促进乳酸代谢的药物

(1)亚甲蓝(美蓝):可促使乳酸脱氢氧化为丙酮酸,一般用量为 1~5mg/kg,静脉注射,一次用药可维持 14 小时。

(2)二氯乙酸(DCA):促进细胞线粒体上的丙酮酸脱羧酶(PDH)的作用,可加速乳酸的有氧氧化,减少乳酸生成,显著降低血乳酸水平。一般用量为 35~50mg/kg,溶于生理盐水中静脉滴注,每日总量为 4g。

6.其他　注意给病人吸氧、注意补钾,防止降酸过快、输钠过多,引起低钾和反跳性碱中毒;每 2 小时监测血 pH 值、乳酸和电解质。

（齐　昊）

第四节　糖尿病低血糖症

低血糖症是糖尿病治疗过程中最常见的并发症之一,低血糖症状出现时静脉血浆葡萄糖浓度常低于 2.8mmol/L。对非糖尿病患者来说,低血糖症的诊断标准为血糖<2.8 mmol/L。而接受药物治疗的糖尿病患者只要血糖水平 ≤3.9 mmol/L 就属低血糖范畴。

低血糖发作时可表现为交感神经兴奋(如心悸、焦虑、出汗、饥饿感等)和中枢神经症状(如神志改变、认知障碍、抽搐和昏迷)。持续性严重低血糖将导致不可逆性脑损害,甚至痴呆、死亡。因而,低血糖症必须紧急处理。

一、病因

尽管糖尿病是一组由不同各种病因所致的高血糖综合征,但在糖尿病治疗过程中,尤其是在 T1DM 用胰岛素治疗后常出现低血糖症,血糖控制越接近正常,低血糖就越容易发生。

1.胰岛素使用不当是导致糖尿病低血糖症的重要原因,包括①胰岛素剂量过大或体力活动量增加时,胰岛素剂量未做相应调节;②使用混合胰岛素者,长、短效胰岛素比例不当,短效胰岛素过多致餐后低血糖;③中效或长效胰岛素过多致夜间或次晨空腹低血糖;④注射胰岛素后未按时进餐或进食量少;⑤注射部位和深度不当,或有促进吸收因素存在,易导致低血糖。另外脆性糖尿病和胰岛素强化治疗的糖尿病患者发生严重低血糖的危险性增加。

2.所有磺脲类口服降糖药物均可引起低血糖,其中氯磺丙脲因半衰期长达 35h,极易在体内蓄积而致低血糖,现已少用。格列本脲因降糖作用强而持久亦常致低血糖,尤在肾功能不全或年老患者更易发生。

其他磺脲类引起的低血糖较上述二药相对少见,其中格列喹酮大部分(95%)经胆道排泄,极少量(5%)经肾排泄,引起低血糖症者较少见,轻度肾功能受损亦可使用。

3.应用水杨酸盐类、血管紧张素转化酶抑制药、受体阻滞药、单胺氧化酶抑制药、苯妥英钠、磺胺类药物和四环素类药物亦可引起低血糖症。

4.进食减少、不规律或延迟,易致糖尿病患者发生低血糖,特别是胰岛素治疗的 T1DM 患者。主要因为进食后的最初 1h,胰岛素血浓度已上升至高水平,餐后血糖峰值的增高幅度一般不会超过 5.5mmol/L。因为,已存在高水平的胰岛素,肝糖释放减少,但葡萄糖的利用增高,若不及时进食或进食量不够或吸收不良,极易导致血糖降幅每小时超过 5.5mmol/L,而发生低血糖症。

5.运动过度:正常人运动时因儿茶酚胺、高血糖素释放而增加糖原分解,促进糖原异生。同时儿茶酚胺和其他神经体液调节方式尚能抑制胰岛素分泌,从而使血糖保持稳定。而胰岛素治疗的糖尿病患者,运动时胰岛素浓度不但不能相应降低,反而因血流加速、皮下吸收增多,血中浓度上升,使肝糖释放减少,易致低血糖症。其中 T1DM 比 T2DM 使用胰岛素者更易出现低血糖,故 T1DM 用胰岛素治疗者应避免长时间的剧烈运动。

6.饮酒可增加糖尿病患者发生低血糖的危险性,主要原因在于:①乙醇可阻碍肝糖原异生作用,而空腹时正常血糖的维持主要依赖于糖异生作用;②饮酒能阻碍或迷惑正常的低血糖警觉症状。

7.患者肝严重受损,糖代谢调节作用减弱,肝糖原贮备减少,既不能耐受葡萄糖而表现为餐后高血糖,又不能耐受饥饿而常出现空腹低血糖。

8.糖尿病肾病或其他原因所致肾功能不全者胰岛素排泄延缓,口服降糖药半衰期延长,使用后极易导致低血糖。

9.糖尿病孕妇所分娩的新生儿常发生低血糖症,尤其是血糖控制不良的糖尿病母亲。可能与长期高血糖环境刺激胎儿胰岛细胞增生,致胰岛素合成和分泌过多而高血糖素相对不足有关。

10.早期 T2DM 患者因胰岛素释放延迟,可于餐后 3～5h 出现反应性低血糖症。

11.合并艾迪生病 Addison 病、腺垂体(垂体前叶)功能减退、甲状腺功能减退症、妊娠等升糖激素不足时易出现低血糖。

二、病理生理

激素对血糖浓度以及糖代谢的调节起重要作用。胰岛素是体内唯一的降糖激素,也是机体在正常血糖范围内起支配调节作用的激素。升糖激素主要有高血糖素、肾上腺素、去甲肾上腺素、生长激素和糖皮质激素。低血糖时升糖激素释放增加,血糖浓度迅速上升,发挥对低血糖的对抗调节作用。此外 ACTH、β-内啡肽、泌乳素分泌量亦使血糖增加。

正常人的血浆葡萄糖浓度变化是 3.3～7.8mmol/L,以提供中枢神经系统稳定的能量来源。低血糖对抗调节系统在血糖水平为 3.6～3.9mmol/L 时即被激活,而低血糖症状在血糖值降至 2.8～3.0mmol/L 时才出现,故正常人极少血糖降至 2.8mmol/L 以下。T1DM 低血糖的激素对抗调节反应广泛受损,尤其是高血糖素分泌受损,高血糖素、肾上腺素、生长激素、皮质醇、去甲肾上腺素在胰岛素诱导的低血糖代谢试验中释放均减少。控制严格的 T1DM 更易出现对抗调节受损,引起无症状低血糖。

发生无症状低血糖的原因可以为:①中枢神经系统对血糖降低缺乏合适的感知,可能由于下丘脑葡萄糖感受器功能改变或血-脑葡萄糖转运能力适应性增强,使中枢神经系统能适应低血糖状态所致,从而减少激素的对抗调节反应;②外周自主神经递质释放减少,其中心脏自主神经功能异常与本症的发生关系密切；③由于低血糖未被察觉和对抗调节作用受损，糖尿病患者常伴有自主神经功能障碍，影响机体对低血糖的反馈调节能力，增加了发生严重低血糖的风险。同时，低血糖也可能诱发或加重患者自主神经功能障碍，形成恶性循环。在某些诱因作用下常引发严重的低血糖症。中枢神经系统对低血糖最为敏感。因为神经细胞本身无糖原储备，其所需能量几乎完全依赖于血糖提供。因脑细胞对葡萄糖的利用无须外周胰岛素参与，中枢神经每小时约消耗 6g 葡萄糖，低血糖症时脑细胞能量来源减少，很快出现神经症状或称神经低血糖。最初表现为心智、精神活动轻度受损，继之出现大脑皮质受抑制症状，随后皮质下中枢和脑干相继受累，最终累及延髓而致呼吸循环功能改变。若低血糖不能逆转常致死亡，提示中枢神经系统受损顺序与脑部发育进化过程有关，细胞愈进化则对低血糖愈敏感。当补充葡萄糖后中枢神经系统功能的恢复按上述次序逆行恢复。低血糖除直接影响中枢神经系统功能外，还能通过中枢神经系统影响交感嗜铬系统功能活动，引发交感神经兴奋症状，如心悸、震颤、苍白、出汗等。

三、临床表现

低血糖的临床表现是非特异性的。在不同个体间差异较大，即使是同一个体在不同时间发作，临床表现可能亦有不同。临床症状的发生和轻重不仅与血糖下降幅度、下降速率和持续时间有关，亦与机体反应性、耐受力和平时血糖水平有关。平时控制差的糖尿病患者血糖水平即使正常也会出现低血糖症状，而控制良好的糖尿病患者则可能不出现任何症状。

1.低血糖症的临床表现　主要有以下两类。

(1)交感神经系统兴奋症状：由交感神经受刺激和肾上腺素大量释放所引起，主要有紧张、焦虑、恐惧感、心悸、心动过速、出汗、苍白、畏寒、震颤、血压轻度增高等表现。血糖下降速率快时，此组症状明显。

(2)神经低血糖症状：是低血糖症的特异性表现，是脑细胞因缺乏能量供应而出现的功能紊乱症状。最初表现为心智活动轻度受损症状(注意力不集中、反应迟钝、思路混乱)，继之出现以脑功能抑制为主的神经精神症状，表现为视力障碍、复视、听力减退、嗜睡、意识模糊、行为改变、眩晕、头痛、木僵、感觉异常、运动失调、语言含糊，有时有轻度偏瘫，体温不升，儿童可出现抽搐或癫痫样发作，最后导致昏迷。延髓受累时出现大脑强直、反射消失、呼吸循环衰竭，甚至死亡。慢性低血糖可致痴呆或精神病样发作。

2.低血糖分级　以临床症状、体征轻重和类型来分级。

(1)轻度低血糖：指任何低血糖发作伴有胆碱能症状(如出汗)或有肾上腺能症状(如心动过速、心悸或震颤)。

(2)中度低血糖：低血糖发作伴有明显的因糖供应不足引起的神经系统功能障碍，如注意力减退、意识模糊、视力减退、协调障碍和嗜睡。但此时患者尚能自行进食进行自救。

(3)重度低血糖：神经系统功能障碍十分严重，不能进行自救，必须由他人提供治疗帮助。此时可出现癫痫样发作、知觉丧失、定向力消失、不能唤醒或有精神病样发作。

3.低血糖的并发症

(1)脑部并发症：低血糖的最初改变是导致脑组织血流量的不对称性增加，灰质部分和右半球血流量增加更多。继之出现脑组织水肿，此时可出现严重的神经低血糖症状。低血糖纠正后上述变化可很快恢复，不留有永久性损害。若低血糖持续或反复发作，可致灰质部分的脑细胞变性和点状坏死。若低血糖十分严重且长时间未得到纠正，可造成大片脑组织坏死软化，致脑萎缩和痴呆。低血糖最严重的后果是去皮质状态，导致死亡，侥幸存活者亦成"植物状态"。低血糖对脑组织的损害与低血糖程度、持续时间和脑动脉粥样硬化病变程度有关。

（2）心脏并发症：低血糖发作时，因交感神经系统兴奋，导致心率加快或窦性心动过速。但极少数患者反而合并窦性心动过缓。其他多种心律失常如房性期前收缩、室上性心动过速、室性期前收缩、短阵室性心动过速等亦可发生。伴冠心病者常因低血糖发作而诱发心绞痛甚至心肌梗死，但常因为有糖尿病神经病变或年老对疼痛反应减弱而属无痛性心肌梗死，易被忽视，这可能是糖尿病患者猝死的重要原因。

（3）其他并发症：Somogyi反应可使糖尿病病情恶化，甚至出现酮症。反复发作的低血糖可减少低血糖发作的警觉症状，促发未察觉低血糖产生。低血糖昏迷分泌物或异物误吸入气管易继发肺脓肿或其他肺部感染，甚至诱发急性呼吸窘迫综合征（ARDS）。

四、实验室检查

1.血糖测定　低血糖是一种危急病症，首先须迅速准确地测定患者血糖。正常人静脉血浆葡萄糖浓度，在禁食过夜后＞3.3mmol/L，一般血糖＞3.9mmol/L不考虑低血糖，在2.8～3.9mmol/L有低血糖可能性，若低于2.8mmol/L，则提示低血糖存在。对可疑患者不必等待生化分析结果，治疗应在留取标本后立即进行。试纸比色微量法测定血糖是简便快捷的诊断方法，但与静脉血生化测定值存在一定误差，通常不会影响低血糖症的诊断。必要时快速测定与生化检测同时进行。

2.糖化血红蛋白（GHb）　其中HbA_{1c}是血红蛋白与葡萄糖结合的主要产物，可反映近2个月来的平均血糖水平。HbA_{1c}正常值为4%～6%。经强化治疗的糖尿病患者，HbA_{1c}值与低血糖的发生率呈负相关。$HbA_{1c}＜6.0\%$，低血糖发生率明显增加。

3.肝肾功能测定　肝、肾功能不全可显著增加低血糖的发生机会。对糖尿病患者须全面了解肝、肾功能，选择合理治疗，减少低血糖的发生率。

4.血酮体、乳酸和渗透压测定　有助于与DKA、高渗昏迷和乳酸酸中毒相鉴别。

五、诊断和鉴别诊断

（一）诊断

根据糖尿病患者的胰岛素或口服降糖药治疗史，发作性交感神经过度兴奋和神经低血糖症状，且伴饥饿感、软弱，以及血糖测定结果，典型病例不难诊断，但须注意以下几点。

1.不同患者，不同时间发作，临床表现亦不相同，低血糖的临床表现缺乏特征性。症状的轻重及表现形式与血糖下降速率、降幅、持续时间、平时血糖水平、年龄、机体反应性和脑血管调节功能均有关。血糖下降快者交感神经过度兴奋症状明显，下降慢者神经精神症状明显。应注意防止漏诊。

2.静脉血浆葡萄糖2.8mmol/L是人为确立的低血糖界值，事实上，每个人发生低血糖反应时血糖值亦不相同。大多数健康人在血糖低于2.5mmol/L时出现认知功能异常，而有些妇女和儿童血糖低于2.5mmol/L亦无任何症状。反之，有广泛脑动脉硬化的老年人或控制不佳的糖尿病患者可能血糖降至3.9mmol/L以下时即发生神经低血糖。

3.糖尿病低血糖反应发生后因升糖激素反应性分泌，常导致继发性代偿性高血糖，即Somogyi效应。尤用胰岛素治疗的患者常发生夜间未察觉低血糖，致次晨血糖增高，有时会误认为是胰岛素剂量不足，增加胰岛素剂量则导致更严重的夜间低血糖和更显著的次晨高血糖，往往使糖尿病病情加重，这时应注意查凌晨2～3时的血糖。

4.由于部分糖尿病患者低血糖发作时无交感神经系统兴奋症状，仅表现为大脑皮质功能抑制为主的神经低血糖症状,有时很快陷入昏迷,T1DM 和 T2DM 均可发生,其中血糖控制严格的 T1DM 更易出现。应提高对本症的认识,凡遇昏迷者均须做常规血糖检测筛查。

(二)鉴别诊断

低血糖昏迷者需与其他糖尿病急性并发症鉴别,应及时查血糖。

六、治疗

1.自救　一旦患者自己确认出现低血糖的症状,应立即进食含 15～20g 葡萄糖类的食物或口服糖水,而不必于每次发作时均做血糖检测,进食量过多可致发作后高血糖。在不能确认低血糖时,应做快速血糖检测或去附近医院急诊。若患者低血糖严重而不能自救时,应由亲友帮助进服糖或富糖食物,丧失吞咽功能而备有高血糖素者可由亲友肌肉注射 1mg 胰高血糖素。若自救未能好转或低血糖严重有神志不清、抽搐、胸痛、低血压等症状,均应送医院急诊救治。

2.院内抢救　凡可疑低血糖症患者在留取标本和(或)快速血糖测定后均应立即补充葡萄糖。通常用 50% 葡萄糖 40ml 静脉注射。为防止低血糖再发,需继续静脉滴注 10% 葡萄糖液维持。氯磺丙脲或格列本脲所致低血糖,因其降糖作用持续时间长,补糖至少持续 2～3d。对静脉注射困难者应立即肌内或皮下注射高血糖素 1mg(儿童 $15\mu g/kg$),此后再设法建立静脉通路,通常高血糖素注射后 10～15min 可见血糖浓度上升,升糖作用持续 1～2h。

3.血糖纠正后　要及时治疗各种可能出现的并发症。调整胰岛素或口服降糖药剂量。去除诱因,防止低血糖再发。

七、预防

预防低血糖发作就是对糖尿病低血糖症的最佳治疗。预防的重点在于普及糖尿病教育,使患者及家人掌握糖尿病的基础知识,充分了解低血糖反应的症状,学会自救和自我快速血糖检测,养成良好的生活习惯,戒烟戒酒,保持每日基本稳定的摄食量和活动量。因某些原因不能进食或运动量增加时要及时调整胰岛素等药的剂量。患者外出时要随身携带糖果、饼干等食品,以便自救。另需随身携带病情卡,以备不测。

糖尿病患者的治疗应坚持个体化原则。胰岛素、口服降糖药均应从小剂量开始,逐步增加直至血糖较好控制。T1DM 行胰岛素强化治疗者应使 HbA_{1c} 维持于 6%～7% 水平。对年老者应放松血糖控制的标准,尚需复查肝、肾功能。肾功能严重损害者不宜用任何口服药,并慎用长效胰岛素。肾功能中度损害者不宜任何磺脲类口服降糖药。肝功能异常者应少食多餐。使用中、长效胰岛素和口服降糖药患者应注意必要时监测夜间 1～3 时的血糖。遇有早晨空腹血糖不适当增高者须注意排除夜间低血糖引发的 Somogyi 反应的可能性。

（齐　昊）

第十八章　糖尿病慢性并发症

第一节　糖尿病肾病

糖尿病肾病是糖尿病的主要并发症之一。临床表现一般在发现糖尿病4～5年后就会发生,最初往往只出现微量蛋白尿,病程进展可表现为大量蛋白尿并伴肾小球滤过率降低、血肌酐进行性升高及血压增高,最终发展为终末期肾病(ESRD)。

根据我国中华医学会糖尿病学分会在2007年至2008年全国糖尿病的流行病学调查估计我国20岁以上的成年人糖尿病患病率为9.7%,成人糖尿病患者总数达9240万。我国可能已成为糖尿病患者数最多的国家。中华医学会在2010及2011年分别发表了2型与1型糖尿病最新防治指南指出,在我国患者群中,以2型糖尿病为主,2型糖尿病占90.0%以上,1型糖尿病约占5.0%,其他类型糖尿病仅占0.7%;城市妊娠糖尿病的患病率接近5.0%。其中还提到2001年我国住院患者的回顾性分析显示,2型糖尿病并发肾病的患病率为34.7%,而1型糖尿病20年以上患者中超过20%～30%可发生糖尿病肾病。糖尿病肾病是终末期肾病患者致死的最主要病因之一。

糖尿病肾病是现代医学名词,古代医籍之中并无记载,根据糖尿病的一些临床症状,医家常常将消渴病与糖尿病相对应,如"以饮一斗,小便一斗"(《金匮要略》)、"小便浊淋如膏之状,面黑而瘦"(《丹溪心法》)等。中医对于糖尿病肾病的认识,一方面需要对消渴病加以借鉴,另一方面又必须根据不同病变阶段和临床表现综合考虑,糖尿病肾病属于中医学"消渴"、"肾消"、"水肿"、"眩晕"、"虚劳"、"关格"等范畴。

【病因病机】

(一)中医

糖尿病肾病是由糖尿病迁延不愈或调理不当逐渐发展而成,其病因病机与消渴病有一定的联系。中医对消渴的病因病机认识较早,早在《黄帝内经》就已经提出"消渴"、"消瘅"、"肺消"、"鬲消"、"肾热病"、"漏风"、"风消"、"消中"、"食亦"等多个名称。汉代张仲景在《金匮要略·消渴小便不利淋病脉证并治》首次提到了对消渴治法方药,尤其提出了消渴与肾气虚衰有关,如"男子消渴,小便反多,以饮一斗,小便一斗,肾气丸主之"。至隋代《诸病源候论》提出消渴的证候分类及其并发症候,如"大渴后虚乏候"、"渴利后损候"、"渴利后发疮候"等,并在消渴诸候中指出:"其久病变,多发痈疽,或成水疾"。宋代《圣济总录·消渴统论》明确提出消渴病中属下消之"肾消"之名,"一曰消渴,以渴而不利,引饮过甚言之;二曰消中,以不渴而利,热气内消言之;三曰肾消,以渴而复利,肾燥不能制约言之。"并指出其水肿并发症的病机:"消渴病久,肾气受伤,肾主水,肾气虚衰,气化失常,开阖不利",水液聚于体内而出现水肿。金代刘完素《素问病机气宜保命集·消渴论》:"消渴之疾,三焦受病也,有上消中消肾消。上消者,上焦受病。又谓之膈消病也,多饮水而少食,大便如常,或小便清利,知其燥在上焦也,治宜流湿润燥。中消者胃也,渴而饮食多,小便黄。经日,热能消谷,知热在中。法云,宜下之,至不欲饮食则愈。肾消者,病在下焦,初发为膏淋,下如膏油之状,至病成而面色黧黑,形瘦而耳焦,小便浊而有脂。治法宜养血。以整肃分其清浊而自愈也。"元代朱丹溪在《丹溪心法》中正式提出了上消、中消、下消之名,"上消者,肺也,多饮水而少食,大小便如常;中消者,胃也,多饮水而小便赤黄;下消者,肾也,小便浊淋如膏之状,面黑而瘦"。明代《证治要诀》亦曰:"下有消肾,肾衰不能摄水,故小便虽多而不渴。"随着历代医家的不断实践,对于消渴及其并发症的认识日渐成熟,形成较为完善的理论体系。到近代以后,随着糖尿病肾病医学名词的提出,近现代医家又从前人认识的基础上对糖尿病肾病的病因病机加以深入阐述。时振声认为糖尿病肾病的病因是五脏虚损,尤以肾虚为主,其中主因是饮食不节,劳倦内伤;诱因是感受外邪,情志不遂。韩乐兵认为糖尿病肾病的早中期与消渴病之下消或肾消类似,后期则属水肿、虚劳、关格等病范畴,病位与五脏均有关,但主要与肺、脾、肾相关,尤其以肾为主要病变脏腑,涉及气、血、水、痰、瘀五者。陈以平教授认为糖尿病肾病病因病机主要是先天禀赋不足,五脏柔弱,加之后天饮食不当,损伤脾肾,发为脾肾亏虚、气虚血瘀之证;精微外泄而水湿停滞,肾体劳衰,浊毒内停,脉络瘀阻,发为瘀浊内蕴、水湿泛溢之证。

1.脏腑亏虚　《内经》认为五脏虚衰均可导致消渴,如《灵枢·五变》曰:"五脏皆柔弱者善病消瘅"。《灵枢·本脏》又云:"心脆则善病消瘅热中……肺脆则苦病消瘅易伤……肝脆则善病消瘅易伤……脾脆则善病消瘅易伤……肾脆则善病消瘅易伤"。《圣济总录·消渴统论》明确提出"消渴病久,肾气受伤,肾主水,肾气虚衰,气化无常,开阖不利,水液聚于体内而出现水肿。"《太平圣惠方》云:"三消者,本起肾病。"并指出脏腑亏虚,尤其是肾脏亏虚,气化不利是造成糖尿病肾病的主要因素。

糖尿病肾病病位在肾,多与脾肾有关,糖尿病发病日久,脾肾受损,脾不能布散津液,升清泌浊,肾气不能固摄,而导致精微物质下泻,故消瘦,乏力,小便如膏。脾失运化,湿浊内阻,肾气不能化水,使其水气内盛,水湿泛滥,故发为水肿,按之如泥,凹陷不起。因此脏腑功能衰竭,水液精微的代谢紊乱是糖尿病肾病发病的主要病因病机。

2.饮食不节　《内经》提出消渴病与饮食不节有关,如《素问·奇病论》曰:"此人必数食甘美而多肥也,肥者令人内热,甘者令人中满,故其气上溢,转为消渴。"《外台秘要·消渴方》篇云:"饮噉无度,咀嚼鲊酱,不择酸咸,积年长夜,酣兴不懈,遂使三焦猛热,五脏干燥,木石犹且干枯,在人何能不渴?"脾为"后天之本",有行津液,布精微,化生气血作用。长期饮食不节,嗜食肥甘厚味,烟酒辛燥之物,消灼脾胃,致使水谷精微不能濡养全身,脾气虚弱,则运化失司,湿浊水气停留。加之肾气亏虚,气化失司,则会出现颜面,四肢浮肿,小便不利,水肿湿泛。

3.情志不调　同时还指出消渴与七情不调、任情纵欲有关,如《素问·五变》曰:"怒则气上逆,胸中蓄积,血气遂留,髋皮充肌,血脉不行,转而为热,热则消肌肤,故为消瘅。"《外台秘要》曰:"消渴患者,悲哀憔悴,伤也。"刘河间在《三消论》中指出:"消渴者……耗乱精神,过违其度,而燥热郁盛之所成也。此乃五志过极,皆从火化,热盛阴伤,致令消渴。"肝气失于畅达,导致气血阻滞而生内热,五志过及化火灼烧阴液,或者哀恸太过,导致肺阴虚耗而导致消渴。或者任情纵欲,导致肾水亏虚而发,如明龚廷贤《寿世保元》:"夫消渴者,由壮盛之时,不自保养,任情纵欲,……遂使肾水枯竭,心火燔炽,三焦猛烈,五脏干燥,由是渴利生焉。"

4.气血痰瘀互结　发病日久,由于脏腑虚衰,饮食不节,情志失调,气血运行不畅,水液输布失常,造成痰、瘀、水停留,这些病理产物的产生又作为新的致病因子而使病情加重,临床表现为本虚标实,阴阳离决之症。唐容川在《血证论》曰:"瘀血在里则口渴,所以然者,血与气本不相离,内有瘀血,故气不得通,不能载水津以上行,是以为渴,瘀血去则不渴也"。祝谌予认为糖尿病肾病之尿毒症乃"久病累积脾肾,气血均虚,气化运化失司,病邪久滞,湿热毒邪不能外泄,阻遏三焦,升降失常而成。"

(二)西医

糖尿病肾病发病的病理机制十分复杂,简单说来是由于糖代谢障碍导致血糖过高,在一定遗传背景及相关危险因子参与下,通过启动了多种细胞调控通路,造成肾脏的损伤。

1.遗传因素 大量的研究表明糖尿病具有一定的遗传性,国外研究发现,某些种族糖尿病肾病的发病率比较,如非洲裔、墨西哥裔及土著美国人比一般美国人高。在2型糖尿病患者中,土著及非洲裔美国人比美国白人的终末期肾病的发生率要高,这不同程度说明人种的基因与糖尿病肾病有一定的联系。目前的研究发现了一些与糖尿病肾病有关的基因,Pezzolesi等分析了36万个单核苷酸的多态性(SNPs)发现1型糖尿病患者中出现肾病与糖尿病患者的FRMD3及CARS基因的SNPs有一定相关性。Sandholm等发现1型糖尿病患者中的Sp3和CDCA7转录因子的基因多态性与终末期肾病存在相关性。Kumar等发现甲烯四氢叶酸还原酶(MTHFR)的SNPs与2型糖尿病肾病有相关性。Freedman等发现carnosinase1(也称CPGL-2)和脂联素蛋白的单核苷酸多态性与糖尿病肾病直接相关,同时还发现MnSOD酶、血管紧张素Ⅰ转化酶和一氧化氮合成酶的单核苷酸多态性与肾脏蛋白尿形成有相关性。可见糖尿病肾病的发病与敏感基因有一些关系。

2.血流动力学改变 糖尿病肾病患者的肾小球高灌注,高压力和高滤过等起关键作用。研究发现有一到二成的早期糖尿病患者的肾小球滤过率(GFR)增加,主要原因是肾小球入球小动脉阻力降低,而出球小动脉的阻力相对增加,从而使肾小球滤过压增加,出现肾小球内高滤过现象。肾小球高滤过,使得肾小球毛细血管切流压增加,一方面血管内皮细胞长期承受压力,形态功能发生病变,另一方面,长期高压使肾小球毛细血管处于扩张状态,对系膜区产生牵拉刺激,系膜细胞增生.细胞外基质(EMC)分泌增加,表现系膜区增宽和肾小球基底膜增厚。同时由于毛细血管扩张,造成附着的肾小球上皮细胞相对不足,由于肾小球上皮细胞不断代偿而出现附着力下降,肾小球上皮细胞凋亡,脱落,逐渐出现蛋白渗漏和肾小球硬化。

3.氧化应激与糖代谢紊乱 氧化应激是指由于过氧化物产生过量或消除减缓,或者抗氧化物防御功能缺陷等,造成活性氧(ROS)在细胞内大量集聚,对各类细胞产生毒性作用。目前的研究认为,氧化应激触发细胞内糖代谢异常主要通过4个主要途径:多元醇通路的活化(PP)、糖基化终末产物(AGEs)的形成、蛋白激酶C(PKC)的活化和己糖胺合成通路(HBP)活化。

4.细胞因子 大量研究表明高糖、高压、AGEs、氧化应激等均可产生多种细胞因子,如转化生长因子TGF-β,结缔组织生长因子(CTGF),肿瘤坏死因子(TNF-α),炎症因子单核细胞趋化因子-1(MCP-1)、细胞间黏附分子-1(ICAM-1)等,这些细胞因子进而参与糖尿病肾病的病理过程。在糖尿病肾病的发病机制中,各种因素引起的肾脏炎症与基质增生(或纤维化)是糖尿病肾病的主要机制。研究发现高糖、AGEs、CRP等均可直接引起肾小球系膜细胞及肾小管上皮细胞的TGF-β/Smad通路或者是通过MAPK旁路交叉引起TGF-β/Smad的上调,TGF-β是糖尿病肾病发生、发展最主要的细胞因子,其作用包括引起细胞外基质增厚及肾小管间质纤维化,调节肾小球细胞增殖、分化、凋亡等;研究也发现高糖、AGEs、CRP同时还能引起TNF-α,MCP-1,ICAM-1等升高,NF-κB信号通路的活化,逐渐造成肾小球及肾小管间质炎症细胞浸润,纤维化生成,继而向终末期肾病进展。

【临床表现】

糖尿病肾病的临床表现变化极大,早期可毫无临床症状,晚期可出现终末期肾病的严重代谢紊乱甚至危及生命。典型的临床表现有蛋白尿、水肿、高血压、肾功能减退、肾小球滤过率改变、氮质血症等。根据糖尿病肾病不同时期的临床表现,通常根据Mogensen或《中国糖尿病防治指南》将糖尿病肾病分为5期:

Ⅰ期称为肾小球高滤过期,以肾脏肥大及肾小球高滤过为特征。主要表现为肾小球滤过率升高,肾小球毛细血管血流量增加及毛细血管内压增加。GFR升高25%至40%左右,可达150ml/min,肾脏体积约增加25%左右,但没有明显的组织病理改变。

Ⅱ期称为静息期,或正常蛋白尿期。这个时期肾小球出现损伤,基底膜增厚,系膜增生膨大。肾脏继续肥大,GFR 更高,可超过 150ml/min,患者蛋白尿排出率(UAE)正常,运动后可出现蛋白尿增高,但休息后可以恢复。Ⅰ、Ⅱ期血压尚正常。

Ⅲ期称为持续性微量白蛋白尿期,或隐性期、早期糖尿病肾病。临床表现为持续微量尿白蛋白排泄增高(30~300mg/24h),在运动激发试验时有较大幅度增加。血压开始正常,GFR 增加。后期血压逐步增高,GFR 可逐渐恢复至正常水平。

Ⅳ期称为临床蛋白尿期,即临床显性糖尿病肾病期。患者持续性或经常性出现蛋白尿,主要为非选择性蛋白尿,GFR 逐渐下降,组织病理变化为基底膜明显增厚,系膜基质增宽,渐进性肾小球硬化,荒废肾小球增加,残余肾小球代偿性增大,随着大量蛋白丢失可出现低蛋白血症和水肿,约 30% 的糖尿病肾病患者会出现典型的糖尿病肾病"三联征":大量蛋白尿(>3.0g/24h)、水肿、高血压。这一时期虽然 GFR 下降,大多数患者的血肌酐水平尚不升高。

Ⅴ期称为终末期肾衰竭期,此期由于肾小球基膜广泛增厚,肾小球毛细血管狭窄和肾小球的大量荒废,肾脏滤过功能下降,造成含氮物如非蛋白氮、肌酐在体内潴留,蛋白尿、水肿、高血压等临床症状逐渐加重,贫血、肾性骨营养不良、代谢性酸中毒、高血钾等,最终出现尿毒症。

【辅助检查】

糖尿病肾病的诊断尚无明确的统一标准,主要是根据临床症状及辅助检查来诊断。

1.肾活检 早期,一般在光学镜下可见肾小球系膜基质增宽,肾小球基底膜增厚,逐渐出现 Kimmelstiel-Wilson 结节,周围毛细血管袢受压或呈小血管瘤样扩张等,可见肾小球硬化,灶状肾小管萎缩及间质纤维化等。肾活检对于糖尿病肾病有早期诊断意义,但无法反复操作,患者一般也较难以接受。

2.尿蛋白测定 微量蛋白尿对早期糖尿病肾病检查有一定意义,通常将微量蛋白尿定义为 UAE 为 20~200μg/min(相对于 30~300mg/24h 或尿白蛋白/肌酐 30~300μg/mg)。一般早期时 UAE 正常(<20μg/min 或<30mg/d),Ⅱ期运动后往往出现 UAE 偏高,Ⅲ期则持续性出现 UAE 偏高。因此微量蛋白尿检测对糖尿病肾病早期诊断有一定的意义,但需要排除其他因素引起的微量蛋白尿,如酮症酸中毒、高血压等。

临床诊断显性糖尿病肾病,以常规检查尿蛋白,尿蛋白定量>0.5g/24h,尿中白蛋白排除量>300mg/24h,或者 UAE>200μg/min,同时排除其他可能的肾脏疾病。

3.肾功能检查 同位素测定肾血浆流量、GFR、肌酐清除率、血肌酐(Cr)、尿素氮浓度等。

4.尿酶检查 国外已经开展尿酶的检测,发现一些尿酶如 N 乙酰-β-氨基葡萄糖酶(NAG),β-D-半乳糖苷酶(GAL)与糖尿病肾病早期肾损伤有一定关系,诊断时可做参考。

【诊断与鉴别诊断】

(一)诊断标准

1.临床症状 具有糖尿病病史并伴有肾脏损伤。

2.实验室诊断标准与分期 根据中华医学会糖尿病学分会在 2010 与 2011 年制定的《中国 2 型糖尿病防治指南》及《中国 1 型糖尿病诊治指南》标准:

糖尿病肾病分期	诊断依据
Ⅰ期:肾小球高滤过期	肾小球高滤过,肾体积增大
Ⅱ期:间断微量白蛋白尿	患者休息时尿白蛋白排泄率(UAE)正常(<20μg/min 或<30mg/24h),病理检查可发现肾小球基底膜轻度增厚及系膜基质轻度增宽
Ⅲ期:早期糖尿病肾病期	持续性微量白蛋白尿为标志,UAE 为 20~200μg/min 或 30~300mg/24h,病理检查 GBM 增厚及系膜基质增宽明显,小动脉壁出现玻璃样变

续表

糖尿病肾病分期	诊断依据
Ⅳ期:临床糖尿病肾病期	显性白蛋白尿,部分可表现为肾病综合征,病理检查肾小球病变更重,部分肾小球硬化,灶状肾小管萎缩及间质纤维化。尿蛋白定量>0.5g/24h,尿中白蛋白排除量>300mg/24h,或者 UAE>200μg/min
Ⅴ期:肾衰竭期	蛋白尿量减少,尿毒症状明显。GFR<15ml/(min・1.73m^2)

（二）鉴别诊断

1.西医　与其他肾脏疾病鉴别,如高血压肾病,药物性肾损伤等。

2.中医　本病应与水肿、眩晕、淋证等相鉴别。

【治疗】

（一）基础治疗

1.健康教育　使患者对糖尿病肾病有充分的认识,提高患者的自我保健能力和自我护理,让其树立正确的抗病态度和信心。

2.控制诱发因素　合理饮食,控制血糖、血压、血脂等诱发因素,减轻对肾脏的损害。

3.运动治疗　糖尿病患者应进行有规律的合适运动。

（二）辨证论治

1.肝肾气阴亏虚（早期）

主症:神疲乏力,懒言少语,头晕目眩,虚烦不安,两目干涩,口燥咽干,腰膝酸软,尿频量多,面目微肿,舌黯红,苔少,脉细数。

治法:益气养阴,滋阴补肾。

方药:生脉散合六味地黄丸加减。人参20g,麦冬、五味子各15g,熟地黄20g,山萸肉、山药各15g,丹皮、茯苓、泽泻各10g。人参甘温,大补元气,可补五脏之气;麦冬甘寒质润,养阴以润肺,清热以生津;五味子酸温,酸能收敛,既能益气固表止汗,又能滋阴生津,滋补肾水,有良好的益气生津止渴功效。三药合用,以益气养阴,生津止渴。六味地黄丸中熟地黄、山茱萸、山药滋阴补肾,益肝健脾,丹皮泻火除蒸,茯苓、泽泻泻水除热。

阴虚加太子参、天花粉;虚烦加黄连、地骨皮;血瘀加大黄、水蛭。

2.脾肾阳虚（中期）

主症:神疲乏力,形寒肢冷,腰膝或下腹冷痛,食欲不振,大便溏泄,或面浮身肿,小便不利,甚则腹胀如鼓,舌质淡胖,苔白滑,脉沉细或沉迟无力。

治法:温肾补脾,利水消肿。

方药:五苓散或实脾饮加减。五苓散:猪苓9g,泽泻15g,白术9g,茯苓9g,桂枝6g;实脾饮:白术12g,厚朴6g,木瓜6g,木香3g,草果3g,槟榔6g,茯苓15克,干姜6g,制附子6g,炙甘草3g,生姜3g,大枣3枚。五苓散方用茯苓、猪苓、泽泻,通调水道,泻湿利水;白术健脾燥湿;四药同用具有祛湿利尿的作用。桂枝能温通阳气,增强膀胱的气化功能,使小便通利。全方共奏温补脾阳,利水消肿之功。实脾饮以干姜、附子、草蔻温脾,槟榔、茯苓化湿,木香、厚朴行气运水,木瓜酸温,能于土中泻木,兼能行水,共奏温脾行气利水之功。血瘀加熟大黄、当归、水蛭、益母草、玉米须;气虚加黄芪、人参。

3.阴阳虚衰（后期）

主症:头晕目眩,恶心呕吐,面色黧黑,心悸怔忡,胸闷憋喘不能平卧,少尿甚至无尿。舌胖,苔黄腻,脉滑。

治法:健脾益肾,降浊化瘀。

方药:金匮肾气丸加减。附子 10g,肉桂 6g,熟地 20g,山药 15g,山茱萸 15g,泽泻 10g,茯苓 15g,丹皮 10g。方中附子、内桂温肾助阳,熟地、山药、山茱萸滋阴补肾,健脾养肝,泽泻、茯苓泻水,丹皮泻虚火祛瘀。四肢水肿,尿少加车前子、冬瓜皮;腰膝酸软,川牛膝、桑寄生、巴戟天、肉苁蓉;五心烦热者去附子、肉桂加黄柏、知母。

(三)特色专方

1.糖肾宁汤 黄芪 30g,太子参 12g,淮山药 15g,茯苓 15g,熟地黄 12g,生地黄 20g,黄精 12g,金樱子 20g,芡实 20g,制大黄 15g,丹参 15g,水蛭 6g,当归尾 20g,益母草 30g。研究表明糖肾宁能明显改善尿蛋白及 UAE。

2.糖安康 主要由沙参、黄芪、山茱萸、枸杞、海马、蝼蛄、金樱子、猪苓、芡实、丹参、红花等药物组成。

3.糖肾益汤 生黄芪 30g,桃仁 12g,生大黄 10g,生地 15g,女贞子 15g,山药 10g,淫羊藿 15g,桑螵蛸 10g,丹参 15g,泽泻 12g。加减:阴虚甚者加熟地 15g,山茱萸 10g;阳虚明显加菟丝子 15g,肉桂 5g;水肿明显,尿少加车前子 12g,益母草 30g;伴眼底病变加枸杞 12g,菊花 9g;伴神经病变加鸡血藤 18g,地龙 12g。总有效率 86.6%。

4.糖肾康 生黄芪 30g,生地 15g,丹皮 9g,泽泻 9g,山萸肉 9g,枸杞子 9g,山药 9g,桃仁 9g,丹参 15g,肉桂 9g,猪苓 15g。

5.糖肾合剂 黄芪 30g,丹参 20g,三七 3g,山楂 15g,知母 10g,益母草 10g,大黄 4.5g,葛根 10g,生地黄 15g,能改善糖尿病肾病高凝状态,减轻肾脏自由基代谢紊乱,降低尿蛋白含量。

6.糖肾气血汤 黄芪 45g,人参 12g,白术 15g,山萸肉 12g,三七粉 3g(冲),水蛭 10g,大黄 10g;阴虚者加生地、知母、麦冬、天花粉等;阳虚者加附子、桂枝、仙灵脾等;兼湿热者加黄柏、赤小豆、薏苡仁等;兼水湿者加茯苓、泽泻、车前子等。将上述药煎煮浓缩,取药液 300ml,分 2 次温服,每日 1 剂;两组疗程均为 2 个月。

7.消渴益肾汤 人参 15g,黄芪 50g,葛根 25g,茯苓 25g,山茱萸 15g,何首乌 20g,当归 25g,丹参 25g,生地 20g,枸杞子 20g,山药 20g,泽泻 20g,赤芍 25g。总有效率 92.85%。

8.丹芪保肾降糖汤 丹参、黄芪、太子参、芡实、桑螵蛸、金樱子、石决明(先煎)各 30g,生大黄(后下) 6g,水蛭(研末冲服)3g,山茱萸、泽泻、川芎各 10g,淮山药、黄精、淫羊藿各 15g,茯苓、白术、肉苁蓉各 12g。加减:伴高血压者加钩藤(后下)15g,天麻 10g;伴高血脂者加山楂、何首乌各 15g;水肿严重者桑螵蛸、金樱子减至 12g,加茯苓皮、五加皮、车前子各 15g。每日 1 剂,水煎分 2 次服。研究发现该方有改善 24h 尿白蛋白定量、空腹血糖、血清肌酐及临床症状的作用。

9.丹芪益肾汤 丹参、黄芪各 50g,党参、沙参、石韦各 30g,生地、山萸肉、泽泻各 15g,水蛭 3g(研末吞服)。加减:若伴心烦不寐,面部红赤加竹茹、枳实、山栀各 10g;合并高血压眩晕者,加双钩藤 15g,天麻 6g,磁石 30g(先煎);合并高脂血症者加山楂、茵陈各 15g,决明子 30g;伴有皮肤感染加银花、紫花地丁各 30g,白鲜皮、地肤子各 15g。

10.糖肾消方 生黄芪 15g,生地黄 10g,山药 10g,川芎 6g,丹参 10g,莪术 6g,芡实 10g,金樱子 10g。本方在改善患者症状、降低 24 小时尿微量白蛋白、血脂、血 β_2-微球蛋白及血液流变学指标方面优于对照组。

11.益元活利汤 生芪 60g,川芎 30g,车前子 15g,车前草 15g,半枝莲 20g,大黄炭 15g。血瘀型加丹参、当归;湿热型加萆薢、黄连;痰湿型陈皮、半夏;肾虚型(以阴虚为主加女贞子、墨旱莲,以阳虚为主加仙茅、淫羊藿)。可明显改善糖尿病肾病患者的临床症状,肌酐、24 小时尿蛋白定量及糖化血红蛋白。

12.降糖益肾汤　黄芪 30g,当归 15g,水蛭 10g,地龙 10g,益母草 30g,大黄 10g,金樱子 15g,芡实 15g,总有效率 86.67%。

13.滋阴益气活血方　熟地黄、黄芪、山萸肉、菟丝子、丹参、牛膝等。

14.灌肠剂　生大黄、蒲公英、煅牡蛎、六月雪、生甘草行保留灌肠,每日 1 次,7~10 日为 1 疗程,平均治疗 2~3 个疗程,邹云翔教授治疗肾衰方:

生大黄 20g,煅牡蛎 20g,黄芪 30g,丹参 15g,白花蛇舌草 20g,黄芩 15g。每天 1 剂,水煎 150ml,高位灌肠,每天 2 次,保留 30 分钟,14 天为 1 个疗程。

(四)中药成药

1.口服中成药

(1)金水宝胶囊:成分为发酵冬虫夏草菌粉,每次 3 粒,3 次/天。4 周为 1 个疗程,口服,连用 2 个疗程。改善糖尿病肾病尿白蛋白排泄率(UAE)、尿白蛋白/肌酐(UAlb/Cr)。

(2)肾元胶囊:主要成分为水蛭、益母草、瓜子金等,每次 3~4 粒,3 次/天,口服,总有效率为 85.42%。明显改善早期糖尿病肾病患者微量蛋白尿及 α_1-微球蛋白。

(3)芪蛭降糖胶囊:主要成分黄芪、水蛭、地黄、黄精等,每次 5 粒,3 次/天,口服,8 周为 1 个疗程。显著改善微量蛋白尿,β_2-微球蛋白,血清总胆固醇及甘油三酯。

(4)糖脉康:主要成分为黄芪、生地黄、丹参、牛膝、麦冬、黄精等,每袋 5g,每次 1 袋,3 次/天,服用 6 个月。对改善尿白蛋白排泄率、β_2-微球蛋白、血糖、糖化血红蛋白均有明显疗效。

(5)芪药消渴胶囊:主要成分为西洋参、黄芪、生地黄、山药、山萸肉、枸杞子、麦门冬、知母、天花粉、葛根、五味子、五倍子,每次 6 粒(0.45g),每日 3 次,连服 3 个月。能明显改善微量蛋白尿。

(6)渴络欣胶囊:主要成分为黄芪、女贞子、水蛭、大黄、太子参、枸杞子等。用法:一次 4 粒,一日 3 次,疗程 8 周。功效:益气养阴、活血化瘀。用于治疗糖尿病肾病属气阴两虚兼夹血瘀证患者。

(7)糖肾康胶囊:主要成分冬虫夏草 5g,川芎 12g,砂仁 9g,熟地黄 24g,生黄芪 40g,生山药 30g,山茱萸 15g,茯苓 15g,知母 10g,芡实 12g,金樱子 12g,牡丹皮 9g,五味子 10g,丹参 15g,泽泻 9g,女贞子 12g,桑螵蛸 12g,怀牛膝 15g,枸杞子 15g,制大黄 10g,炒陈皮 15g,按比例粉碎研末装胶囊,每粒 0.25g,每次 0.75g,每日 3 次,疗程 5 个月。能明显改善 UAE,血肌酐(Scr),血尿素氮(BUN)。

(8)益肾胶囊:主要成分黄芪 15g,当归 10g,芡实 15g,泽泻 10g,红景天 5g 等,每次 4 粒,每日 3 次,连服 6 个月。能明显改善 β_2-微球蛋白、血浆内皮素(ET-1)、血清肿瘤坏死因子 α(TNF-α)。

(9)邹氏(邹云翔)保肾甲丸:主要成分黄芪、党参、巴戟天、鹿角片、地黄、枸杞子、紫丹参、六月雪等,用于脾肾阳虚证,每次 5g,每日 3 次。有较好的降低蛋白尿、改善肾功能作用。

(10)邹氏(邹云翔)保肾乙丸:主要成分太子参、生黄芪、地黄、山萸肉、何首乌、枸杞子、杜仲、怀牛膝、桃仁、红花、泽泻等,用以气阴两虚、肝肾阴虚证,每次 5g,每日 3 次。有较好的降低蛋白尿、改善肾功能作用。

2.注射剂

(1)黄芪注射液:可改善早期糖尿病肾病患者 24 小时尿蛋白排泄率,血栓素 TXB_2 和血浆内皮素水平,抑制 $TGF-\beta_1$、IV 型胶原的生成。

(2)复方丹参注射液:研究发现本方能降低尿微白蛋白、球结膜微循环及超氧化物歧化酶,缓解糖尿病肾病患者的高凝状态。

(五)足浴疗法

学者采用中药足浴法治疗糖尿病Ⅲ期肾病取得了较好效果,药物组成:制附片 9g,白术、生黄芪、山药、菟丝子、当归、丹参、茯苓等各 20g,川芎 15g,将上药用纱布袋封好,以热水浸泡,待水温至 40℃,嘱患者将双下肢浸入水中,可不断加入热水维持水温,至患者汗出为度。治疗时间为 40 分钟,汗后应静卧。每日 1 次。总有效率为 92.0%。

熊莉华等采用基础治疗、中药治疗的基础上,加用中药沐足按摩疗法治疗早期糖尿病肾病总有效率为100%。沐足处方:透骨草、毛冬青各 20g,赤芍、桃仁、桂枝、路路通各 15g,红花 6g,每天 1 剂,加水煎取2000ml 左右,取汁倒入沐足按摩器内,浸泡温度为 41℃左右,时间 30 分钟,每天 1 次,共治疗 3 个月。

(六)针灸疗法

学者以补肾活血针刺法治疗糖尿病肾病取得较好的疗效。临床选用中脘、足三里、血海、地机、天枢、支沟、太溪、白环俞、肾俞、膏肓俞、阴陵泉、中极等穴治疗糖尿病肾病,以太溪、肾俞补益肾之阴阳,中脘、足三里、阴陵泉调理脾胃,补后天以养先天,血海、地机养血活血而化瘀,七穴为君补肾活血治其本;以天枢、支沟、白环俞、膏肓、中极等穴为臣,使毒由大便而出,湿由小便而去,使浊毒分利,引邪外出治其标,此扶正而无闭门留寇之嫌,活血祛瘀而不伤血,分利浊毒而不伤正,从而达到扶正祛邪、标本兼治的目的。

学者以调理脾胃针法治疗糖尿病肾病取得较好的肾脏保护作用。临床选取曲池、支沟、合谷、血海、足三里、阴陵泉、丰隆、地机、三阴交、太冲、天枢、膏肓、肾俞、白环俞及中脘、中极。穴位处常规皮肤消毒,采用 0.3mm×50～60mm 毫针垂直刺入,进针深浅以得气为度,得气后施以平补平泻法,留针 30 分钟。每日2 次,7 天为一疗程,6 个疗程。研究结果发现调理脾胃针法不仅能改善患者的症状体征,而且对患者的糖、脂代谢和肾小球滤过率、肾血流、尿白蛋白水平都有良性的调节作用。

学者在《糖尿病肾病中医规范化治疗方案研究》中提出糖尿病肾病体针治疗:若脾肾两虚取穴脾俞、肾俞、中脘、足三里、三阴交;肝肾阴虚取穴风池、太冲、阳陵泉、曲池、侠溪、三阴交。耳针:肾病综合征取穴肾、膀胱、交感、神门、腹水;肾性高血压取穴:肾、神门、皮质下。也可用王不留行籽在上述穴位按压。

(七)西药常规治疗

1.改变生活方式 如合理控制体重、糖尿病饮食、戒烟及适当运动等。

2.低蛋白饮食 临床糖尿病肾病期时应实施低蛋白饮食治疗,肾功能正常的患者饮食蛋白摄入量为0.8g/(kg·d);在 GFR 下降后,饮食蛋白摄入量为 0.6～0.8g/(kg·d),蛋白质来源应以优质动物蛋白为主。如蛋白摄入量≤0.6g/(kg·d),应适当补充复方 α-酮酸制剂。

3.控制血糖 肾功能不全的患者可以优先选择从肾排泄较少的降糖药,严重肾功能不全患者应采用胰岛素治疗,宜选用短效胰岛素,以减少低血糖的发生。

4.控制血压 大于 18 岁的非妊娠患者血压应控制在 130/80mmHg 以下。降压药首选 ACEI 或 ARB,血压控制不佳者可加用其他降压药物。1 型糖尿病需强化降糖至正常水平,可延缓糖尿病肾病进程。在高血压发生之前,至少应每年测量血压一次。血压的控制目标为小于 130/80mmHg。自肾脏病变早期阶段(微量白蛋白尿期),不论有无高血压,首选血管紧张素转换酶抑制剂(ACEI)或血管紧张素受体阻断剂(ARB)。其中 ACEI 能减少微量白蛋白尿进展为大量白蛋白尿并增加微量白蛋白尿转阴的机会。但由于该类药物可导致短期肾小球滤过率下降,在开始使用这些药物的前 1～2 周内应检测血清肌酐和血钾浓度。不推荐在血肌酐>3mg/dl 的肾病患者应用 ACEI 或 ARB。如 24 小时尿蛋白≥1g/d,则血压控制标准为小于 125/75mmHg。

5.纠正血脂紊乱 在进行调脂治疗时,应将降低低密度脂蛋白(LDLC)作为首要目标。如无他汀药物的禁忌证,所有已罹患心血管疾病的糖尿病患者都应使用他汀类调脂药,以使 LDL-C 降至 2.07mmol/L(80mg/dl)以下或较基线状态降低 30%～40%。对于没有心血管疾病且年龄在 40 岁以上者,如果 LDL-C在 2.5mmol/L 以上或总胆固醇(TC)在 4.5mmol/L 以上者,应使用他汀类调脂药;年龄在 40 岁以下者,如同时存在其他心血管疾病危险因素(高血压、吸烟、微量白蛋白尿、早发性心血管疾病的家族史及估计的心血管疾病整体危险性增加)时亦应开始使用他汀类药物。如果甘油三酯浓度超过 4.5mmol/L(400mg/dl),可以先用降低甘油三酯贝特类药物治疗,以减少发生急性胰腺炎的危险性。当他汀类药物治疗后 LDLC 已达标,但甘油三酯>2.3mmol/L,HDL-C<1.0mmol/L 时可考虑加用贝特类药物。

6.控制蛋白尿　自肾病早期阶段(微量白蛋白尿期),不论有无高血压,首选肾素-血管紧张素系统(RAS)抑制剂(ACEI 或 ARB 类药物)减少尿白蛋白。因该类药物可导致短期 GFR 下降,在开始使用这些药物的前 1~2 周内应检测血清肌酐和血钾浓度。不推荐在血肌酐>3mg/dl 的肾病患者应用 RAS 抑制剂。

7.透析治疗和移植　对糖尿病肾病肾衰竭者需透析或移植治疗,并且糖尿病肾病开始透析要早。一般 GFR 降至 15~20ml/min 或血清肌酐水平超过 442μmol/L 时应积极准备透析治疗,透析方式包括腹膜透析和血液透析。有条件的糖尿病患者可行肾移植或胰-肾联合移植。

(柳　河)

第二节　糖尿病肾病综合征

糖尿病肾病多发生于糖尿病史 10 年以上的病人,当表现为肾病综合征(三高一低)时称为糖尿病肾病综合征,糖尿病继发肾病综合征不到 10%,但由于糖尿病是常见病,糖尿病肾病所致肾综合征占继发性肾病综合征的 10%、全部肾病综合征的 2%,糖尿病肾病综合征常伴有高血压、肌酐清除率下降,如不经治疗,一般四年内发展至慢性肾衰竭。

【病因】

糖尿病肾病综合征的病因应从基础病(糖尿病)及肾病综合征两个阶段来考虑。

基础病糖尿病多因过食或饥饿失常,食积生痰;抑郁或焦虑,肝气横逆犯脾,水谷精微不能运化。停聚为痰湿;痰湿内蕴,肺卫失于调节,每易感冒风寒;痰湿郁久化热或感冒风寒入里化热。痰(湿)热内蕴,耗伤气阴。气虚无力推动血行;阴津受损,血液粘稠;加之痰湿内阻,三者均可致血行不畅,形成瘀血。可见糖尿病患者痰湿内蕴为本,继发内热、气阴不足、瘀血为标。

糖尿病肾病综合征则在前者基础上产生两方面变化。一方面脾失健运,水湿内停,肾不主水致水湿泛滥;另一方面,脾气下陷,肾虚封藏失职致精微漏出。尿中蛋白是人之精微物质,大量蛋白从尿中排泄,正气日益耗损,脾肾更见虚亏,形成恶性循环。可见从糖尿病到肾病综合征的过程就是气阴不足加重的过程,即由于阴精漏失,阴损及阳,逐渐转入 阳虚水停。故阳虚水停是结果,痰(湿)热内蕴,气阴不足致精微漏失是致病之因。

【症状】

1.水肿　临床糖尿病肾病早期一般没有水肿,少数病人在血浆蛋白降低前,可有轻度浮肿。若大量蛋白尿,血浆蛋白低下,浮肿加重,多为疾病进展至晚期表现。

2.蛋白尿　早期糖尿病肾病无临床蛋白尿,只有用放射免疫方法才能检测出微量蛋白尿。临床糖尿病肾病早期唯一的表现为蛋白尿,蛋白尿从间歇性逐渐发展为持续性。

3.贫血　有明显氮质血症的患者,可有轻度的贫血。

4.肾功能衰竭。　糖尿病肾病进展快慢有很大的差异。有的病人轻度蛋白尿可持续多年,但肾功能正常,有的病人尿蛋白很少

5.高血压　在 1 型无肾病的糖尿病人中高血压患病率较正常人并不增加,2 型糖尿病患者伴高血压较多,但若出现蛋白尿时高血压比例也升高,在有肾病综合征时患者伴有高血压,此高血压大多为中度,少数为重度。

6.其他脏器并发症表现　如心力衰竭、心肌梗塞、神经病变、视网膜病变等。

【分期】

Ⅰ期:肾小球高滤过期。以肾小球滤过率(GFR)增高和肾体积增大为特征,新诊断的胰岛素依赖型糖尿病病人就已有这种改变,与此同时肾血流量和肾小球毛细血管灌注及内压均增高。这种糖尿病肾脏受累的初期改变与高血糖水平致,是可逆的,经过胰岛素治疗可以恢复,但不定能完全恢复正常。这期没有病理组织学的损害。

Ⅱ期:正常白蛋白尿期。这期尿白蛋白排出率(UAE)正常(<20g/min 或<30/h),运动后 UAE 增高组休息后可恢复,这期肾小球已出现结构改变,肾小球毛细血管基底膜(GBM)增厚和系膜基质增加,GFR 多高于正常并与血糖水平致,GFR>150/min 患者的糖化血红蛋白常$>9.5\%$。GFR>150/min 和 UAE>30g/min 的病人以后更易发展为临床糖尿病肾病。糖尿病肾损害Ⅰ、Ⅱ期病人的血压多正常。Ⅰ、Ⅱ期病人 GFR 增高,UAE 正常,故此期不能称为糖尿病肾病。

Ⅲ期:早期糖尿病肾病期。主要表现为 UAE 持续高于 $20\sim200$min(相当于 $30\sim200$mg/24h),初期 UAE$20\sim70\mu$g/min 时 GFR 开始下降到接近正常(mL/min)高滤过可能是病人持续微量白蛋白尿的原因之当然还有长期代谢控制不良的因素这期病人血压轻度升高,降低血压可部分减少尿微量白蛋白的排出。病人的 GBM 增厚和系膜基质增加更明显已有肾小球结带型和弥漫型病变以及小动脉玻璃样变,并已开始出现肾小球荒废。据组长期随诊的结果,此期的发病率为 16%,多发生在病程>5 年的糖尿病人随病程而上升。

Ⅳ期:临床糖尿病肾病期或显性糖尿病肾病期。这期的特点是大量白蛋白尿,UAE$>200\mu$g/min 或持续尿蛋白每日>0.5g,为非选择性蛋白尿。血压增高。病人的 GBM 明显增厚,系膜基质增宽,荒废的肾小球增加(平均占 36%),残余肾小球代偿性肥大。弥漫型损害病人的尿蛋白与肾小球病理损害程度致,严重者每日尿蛋白量>2.0g,往往同时伴有轻度镜下血尿和少量管型,而结节型病人尿蛋白量与其病理损害程度之间没有关系。临床糖尿病肾病期尿蛋白的特点,不像其他肾脏疾病的尿蛋白,不因 GFR 下降而减少。随着大量尿蛋白丢失可出现低蛋白血症和水肿,但典型的糖尿病肾病"联征"——大量尿蛋白(>3.0g/24h)、水肿和高血压。只见于约 30%的糖尿病肾病病人。糖尿病肾病性水肿多比较严重,对利尿药反应差,其原因除血浆蛋白低外,至少部分是由于糖尿病肾病的钠潴留比其他原因的肾病综合征严重,这是因为胰岛素改变了组织中 Na^+、K^+ 的运转,无论是Ⅰ型病人注射的胰岛素或Ⅱ期病人本身的高胰岛素血症,长期高胰岛素水平即能改变 Na^+ 代谢,使糖尿病病人潴 Na^+,尤其是在高 Na^+ 饮食情况下。这期病人 GFR 下降,平均每月约下降 1mL/min,但大多数病人血肌酐水平尚不高。

Ⅴ期:肾功能衰竭期。糖尿病病人一旦出现持续性尿蛋白发展为临床糖尿病肾病,由于肾小球基底膜广泛增厚,肾小球毛细血管腔进行性狭窄和更多的肾小球荒废,肾脏滤过功能进行性下降,导致肾功能衰竭,最后病人的 GFR 多<10mL/min,血肌酐和尿素氮增高,伴严重的高血压、低蛋白血症和水肿。病人普遍有氮质血症引起的胃肠反应,如食欲减退、恶心呕吐,并可继发贫血和严重的高血钾、代谢性酸中毒和低钙搐搦,还可继发尿毒症性神经病变和心肌病变。这些严重的合并症常是糖尿病肾病尿毒症病人致死的原因。

【治疗】

从糖尿病肾病综合征发生的原因可以看出,糖尿病肾病应系统治疗,在配合西医降糖、降压等治疗原发病的同时,还应该采取中医辨证论治。

中医平时治疗糖尿病主要针对两个方面,一是减轻胰岛素抵抗;二是治疗血糖难控因素,如感染、疼痛、失眠、抑郁或焦虑等。前者可在治疗糖尿病肾病综合征时兼顾;后者应据具体情况而定,中药虽然有效,但疗程较长,且不能解决很好地对患者进行活血通络的治疗,有其弊端所在。

对于西医来说,若确诊为糖尿病肾病综合征,选用血管转化酶抑制剂降压药可降低尿蛋白排泄率,对保护残存肾功能都有好处,当然,详细的治疗方案还应依患者的具体病情而定。

【预防及危害】

(一)预防

1.注意蛋白质的摄入量:早期的糖尿病肾病患者每天都会从尿中丢失大量的蛋白质,所以必须适量地补充蛋白质,特别是应补充优质的动物蛋白质。但到了糖尿病肾病的晚期,该病患者若还是大量地摄入蛋白质就会使血液中蛋白质的代谢产物升高,这会给患者带来极大的危害。所以,晚期糖尿病肾病患者必须适当地限制蛋白质的摄入量,特别是要限制质量较低的植物蛋白质的摄入量。

2.控制血糖:研究表明,无论是 1 型糖尿病患者还是 2 型糖尿病患者,其血糖控制的水平对糖尿病肾病和糖尿病眼底病变的发生和发展都有着极其重要的影响。良好地控制血糖可以使 1 型糖尿病患者并发糖尿病肾病的几率下降一半,可以使 2 型糖尿病患者并发糖尿病肾病的几率降低 1/3。糖尿病患者的病情若发展到了早期肾病阶段,最好应用胰岛素进行治疗。

3.控制血压:由于高血压是使糖尿病肾病加重的一个非常重要的因素,所以糖尿病患者应该保持清淡的饮食。伴有高血压的糖尿病患者必须应用降压药进行治疗,以使血压维持在正常的水平。

4.要避免发生泌尿系感染:反复发作的泌尿系感染可能会加速糖尿病肾病患者病情的进展,所以,糖尿病患者要尽量避免发生泌尿系感染。

5.可进行中医药治疗:临床实践证明,用中医中药治疗肾脏病往往会取得不错的疗效。糖尿病肾病患者可在专科医生的指导下接受中医药治疗。

(二)危害

糖尿病肾病的危害一:疾病的病变涉及肾脏内的小血管和肾小球,会造成白蛋白尿的出现。当患者的糖尿病肾病发生后,因血糖浓度升高等因素,肾小球滤过压增加逐渐漏出蛋白质,若这个时候病情不控制,则会出现持续大量的蛋白尿。到了这个阶段肾脏病变不可逆性肾脏出现实质性的损伤。

糖尿病肾病的危害二:据医学资料调查分析,糖尿病患者患有肾功能衰竭的可能性,比非糖尿病患者足足高 17 倍。而且糖尿病肾病在亚太地区的发病率较高,2001 中国 2 型糖尿病患者发病率为 35.7%。糖尿病肾病的发病与病程有关,时间越长发病的可能性就越大。

(罗恩斯)

第三节　糖尿病肾脏病变

糖尿病肾脏病变是糖尿病最严重的并发症之一,糖尿病肾病为糖尿病主要的微血管并发症,主要指糖尿病性肾小球硬化症,一种以血管损害为主的肾小球病变。早期多无症状,血压可正常或偏高。其发生率随着糖尿病的病程延长而增高。糖尿病早期肾体积增大,肾小球滤过率增加,呈高滤过状态,以后逐渐出现间隙蛋白尿或微量白蛋白尿,随着病程的延长出现持续蛋白尿、水肿、高血压、肾小球滤过率降低,进而肾功能不全、尿毒症,是糖尿病主要的死亡原因之一。

【症状体征】

糖尿病高血压患者,并发心脑血管疾病比例明显高于无高血压患者。糖尿病并发高血压还容易发生脑血管意外,冠心病及高血压性心脏病,糖尿病肾脏病变,眼底病变,周围动脉硬化及坏疽。

1.蛋白尿 早期糖尿病肾病无临床蛋白尿,只有用放射免疫方法才能检测出微量蛋白尿。临床糖尿病肾病早期唯一的表现为蛋白尿,蛋白尿从间歇性逐渐发展为持续性。

2.水肿 临床糖尿病肾病早期一般没有水肿,少数病人在血浆蛋白降低前,可有轻度水肿。若大量蛋白尿,血浆蛋白低下,水肿加重,多为疾病进展至晚期表现。

3.高血压 在1型无肾病的糖尿病病人中高血压患病率较正常人并不增加,2型糖尿病病人伴高血压较多,但若出现蛋白尿时高血压比例也升高,在有肾病综合征时病人伴有高血压,此高血压大多为中度,少数为重度。

4.肾功能衰竭 糖尿病肾病进展快慢有很大的差异。有的病人轻度蛋白尿可持续多年,但肾功能正常,有的病人尿蛋白很少,可快速发展出现肾病综合征,肾功能逐渐恶化,最终出现尿毒症。

5.贫血 有明显氮质血症的病人,可有轻度的贫血。

6.其他 脏器并发症表现心血管病变如心力衰竭、心肌梗死。神经病变如周围神经病变。累及自主神经时可出现神经源性膀胱。视网膜病变,糖尿病肾病严重时几乎100%合并视网膜病变,但有严重视网膜病变者不一定有明显的肾脏病变。当糖尿病肾病进展时,视网膜病变常加速恶化。

Mogensen 曾根据1型糖尿病肾功能和结构病变的演进及临床表现将1型糖尿病肾病分为5期,这在一定程度上也适用于2型糖尿病肾病。

Ⅰ期:表现为肾小球滤过率增高和肾体积增大,新诊断的1型糖尿病人就已有这种改变,与此同时肾血流量和肾小球毛细血管灌注及内压均增高。这种糖尿病肾脏受累的初期改变与高血糖水平一致,是可逆的,经过胰岛素治疗可以恢复,但不一定能完全恢复正常。这一期没有病理组织学的损害。

Ⅱ期静息期:即正常白蛋白尿期。这期尿白蛋白排出率(UAE)正常(<20μg/min 或24h),运动后UAE增高但休息后可恢复。这一期肾小球已出现结构改变,GBM 增厚和系膜基质增加,GFR 多高于正常并与血糖水平一致,GFR>150ml/min 或 UAE>30μg/min 的病人以后更易发展为临床糖尿病肾病。Ⅰ、Ⅱ期病人的血压多正常。

Ⅲ期隐形期:也叫早期糖尿病肾病期(incipientDN)。据对一组糖尿病人长随诊的结果,早期糖尿病肾病的发病率为16%,多发生于病程>5年的糖尿病人,并随病程而上升。主要表现为 UAE 持续高于20～200μg/min(相当于 30～300mg/24h),初期 UAE20～70μg/min 时 GFR 开始下降并接近正常(130ml/min)。高滤过和长期代谢控制不良可能是病人持续微量白蛋白尿的原因。这一期病人血压轻度升高,降低血压可部分减少尿微量白蛋白的排出。病人的 GBM 增厚和系膜基质增加更加明显,已有肾小球结节型和弥漫型病变以及小动脉玻璃样变,并已出现肾小球荒废。

Ⅳ期:临床糖尿病肾病或显性糖尿病肾病(overtDN)期。这期的特点一是大量白蛋白尿,UAE>200μg/min 或持续性尿蛋白>0.5g,为非选择性蛋白尿。二是有血压增高。约3/4病人出现高血压。病人的 GBM 明显增厚,系膜基质增宽,荒废的肾小球增多(平均占36%),残余肾小球代偿性肥大。弥漫型肾损害病人的尿蛋白与肾小球病理损害一致,严重者每天尿蛋白量>2.0g,往往同时伴有轻度镜下血尿和少量管型,而结节型病人尿蛋白量与其病理损害程度之间没有关系。临床糖尿病肾病的特点,不像其他肾脏疾病的蛋白尿,不因 GFR 的下降而减少。随着大量尿蛋白丢失可出现低蛋白血症和水肿,但典型的糖尿病肾病"三联征"——大量蛋白尿(>3.0g/24h)、水肿和高血压,只见于30%的糖尿病肾病患者。糖尿病肾病水肿多比较严重,对利尿药反应差,其原因除血浆蛋白低外,至少部分是由于糖尿病肾病的钠潴留比其他原因的肾病综合征严重。这是因为糖尿病肾病患者肾小管功能障碍出现较早,近曲小管对水、钠重吸收增加。此外胰岛素改变了组织中 Na^+,K^+ 的转运,无论是 1 型病人注射的胰岛素或 2 型病人本身的高胰岛素血症,长期高胰岛素水平能直接增加远曲小管对钠的重吸收,使水肿加重,高钠饮食钠潴留更明显。这一期病人的 GFR 开始下降,但大多数病人血肌酐水平不高。

Ⅴ期:即终末期肾功能衰竭。由于肾小球基膜广泛增厚,肾小球毛细血管腔进行性狭窄和更多的肾小球荒废,肾脏滤过功能进行性下降,平均每月约下降 1ml/min,导致氮质血症和肾功能衰竭,最后病人的 GFR 多<10ml/min,血肌酐或尿素氮显著增高。此期尿蛋白仍持续存在,使低蛋白血症不断加重,并伴有严重的高血压和水肿。病人普遍有氮质血症引起的胃肠道反应如食欲减退、恶心呕吐和贫血,并可继发严重的高血钾、代谢性酸中毒和低钙搐搦,还可继发尿毒症性神经病变和心肌病变。这些严重的合并症常是糖尿病肾病尿毒症病人致死的原因。

【病因】

DN 的病因和发病机制目前尚不十分明确,一般认为可能为多因素所致,主要包括代谢紊乱、肾小球血流动力学改变和遗传易感性等,其中代谢紊乱可能为其先决条件。

【病理生理】

1.代谢紊乱包括糖代谢紊乱和脂代谢紊乱,主要为高血糖。

(1)肾小球组织蛋白的非酶糖化:蛋白质的非酶糖化可改变 GBM 和系膜区基质蛋白的理化特性,促进 GBM 通透性增加、GBM 增厚和系膜区基质增加。上述作用已在动物实验中应用氨基胍直接阻断组织蛋白的非酶糖化而证实。

(2)山梨醇旁路代谢的活化:可损害肾小球毛细血管内皮细胞和足突的功能和结构,破坏 GBM 结构的完整性,尿蛋白排泄增加。醛糖还原抑制剂对其有一定的防治作用。

(3)蛋白激酶 C 活性增加:高血糖可激活细胞内蛋白激酶 C 信息传导途径,导致一系列生化和病理生理改变,参与 DN 的发生和发展。应用其拮抗药或抑制剂可一定程度上防治 DN 的发生。

(4)高血糖可使肾小球系膜细胞表达和合成胶原蛋白(Ⅰ型、Ⅱ型和Ⅳ型胶原蛋白),层黏蛋白及纤维连接蛋白等增加,加之非酶糖化使上述蛋白的降解减慢,促进系膜区细胞外基质增加和扩张。

(5)细胞因子:体外试验、动物实验及一些临床病理分子生物学研究报道,高血糖可使肾实质细胞(主要包括系膜细胞和肾小管细胞等)表达和合成多种细胞因子如 β-转化生长因子(TGF-β)、结缔组织生长因子(CTGF)、血小板衍生生长因子(PDGF)、胰岛素样生长因子-1(IGF-1)、肿瘤坏死因子(TNF)、内皮素(ET)、白介素-1(IL-1)、白介素-6(IL-6)及白介素-8(IL-8)、纤溶酶原激活物抑制物-1(PAI-1)等增加,因此在细胞因子水平阻断其病理作用,是今后值得研究的防治 DN 的重要途径之一。

2.高脂血症脂质代谢紊乱参与了肾小球硬化(包括 DN)和肾小管的损伤,近年来对此已引起广泛重视。糖尿病患者常伴有脂质代谢紊乱,DN 的出现进一步加重之,尤其糖尿病患者与非糖尿病患者相比常伴氧化和糖化修饰的 LDL 增高。高脂血症促进肾小球硬化的机制可能为:①脂质在肾小球和肾间质沉积,沉积的脂质可进一步被氧化和糖化,巨噬细胞向肾小球聚集,吞噬摄取已被修饰的 LDL,转为泡沫细胞,促进肾小球硬化;②巨噬细胞和泡沫细胞释放的细胞因子如:PDGF、IGF-1、TGF-β 和 TNF 等增加,进一步刺激系膜细胞增殖和分泌细胞外基质;释放各种化学趋化因子使巨噬细胞和单核细胞在系膜区聚集;巨噬细胞和泡沫细胞释放活性氧使沉积的 LDL 进一步氧化,介导肾小球和肾间质的损伤,氧化 LDL 尚通过作用于血管内皮细胞而使肾小球内压增高;③有学者认为高脂血症对内皮细胞有直接的毒性作用,同时亦刺激系膜细胞增殖。

3.肾小球血流动力学改变对 DN 的影响 1982 年 Brenner 和 Hostetter 等提出肾小球高滤过学说,他们认为:在各种基础疾病引致肾小球高滤过后,持续的肾小球高灌注、高滤过,其中尤其是肾小球跨壁毛细血管静水压升高,可损害肾小球,加速肾小球硬化和肾功能衰竭。近年来许多动物实验和临床研究提示肾小球血流动力学改变在 DN 的发生和发展中起着重要作用,甚至可能是 DN 的始动因素。多年来人们一直注意到 1 型糖尿病的早期存在肾小球高滤过,其肾小球滤过率(GFR)可较正常人增高 15%~40%,最近对 2 型糖尿病进行了较多的研究,亦发现相似的现象,有报告新诊断的 2 型糖尿病伴血压正常、无蛋白尿者 45%存在肾小球高滤过,滤过分数亦增加,提示肾小球毛细血管内压增加。Mogensen 等提出糖尿病伴肾小球高滤过者较无高滤过者易发生蛋白尿和肾小球硬化,但尚有争议;Sampson 等报道,6 例仅有单侧肾脏(该肾代偿性高滤过和肾小球囊内高压)的 1 型糖尿病患者皆发生 DN;临床还发现糖尿病伴单侧肾动脉狭窄的患者,未狭窄一侧肾脏发生典型的 DN 形态学改变,而狭窄侧肾脏(该肾 GFR 和肾小球内压明显低于对侧)则受到保护而未发生明显 DN 改变;动物实验亦显示相似的结果,早期糖尿病大鼠整个肾脏及单个肾单位的 GFR 较正常大鼠增加 40%,肾脏入球血管阻力的降低可使肾小球毛细血管血流增加和促使全身血压易传递影响到肾小球毛细血管网,结果 GFR 和肾小球内压增加;有作者进一步研究单侧肾动脉钳夹对 DN 的影响,结果显示未用夹子血压正常的糖尿病大鼠双侧肾小球病变一致,而采用单侧肾动脉钳夹的糖尿病大鼠两侧肾脏病变明显不一致,未用肾动脉夹侧肾脏受全身血压的影响,其肾小球病变比较严重,而用动脉夹侧肾脏病变明显较轻;给糖尿病动物饲以高蛋白饮食,致 GFR 进一步升高,加速 GBM 增厚、系膜区扩张和蛋白尿增加。而应用血管紧张素转换酶抑制剂(ACEI)或 TA1 受体拮抗药抑制肾内 Ang-Ⅱ形成,相对扩张肾小球出球小动脉,明显降低肾小球内高压,可显著预防或延缓糖尿病动物蛋白尿排泄增加和肾小球硬化的发生和进展。

【诊断检查】

诊断:糖尿病肾病没有特殊的临床和实验室表现。在新诊断的糖尿病人,通过精确的肾功能检查、X 线及超声测量肾体积,可发现有 GFR 增高和肾脏体积增大,这种改变是可逆的,还不能据此诊断为糖尿病肾病。但是早期有 GFR 增高的糖尿病人比无此改变者以后更容易发展为糖尿病肾病。和 GFR 上升和肾脏体积增大相比,尿蛋白仍是诊断糖尿病肾病的主要线索,尤其微量白蛋白的测定(UAE),能在常规方法测出尿蛋白之前,早期发现肾脏损害。UAE<20μg/min,为正常白蛋白尿期;若 UAE20~200μg/min,即微量白蛋白尿期,临床诊断为早期糖尿病肾病。目前主张采用过夜晨尿标本比留 24h 更精确和方便。判定时至少应在血糖控制良好的情况下 6 个月内连续查 2~3 次尿,如果均显示有微量白蛋白尿方可诊断。

UAE 既是诊断糖尿病肾病的重要指标,也是判断糖尿病肾病预后的重要指标,一般出现微量白蛋白尿时,平均糖尿病病程已 5 年,约 80%的微量白蛋白尿的患者在随后 10 年内进展为临床糖尿病肾病。当 UAE 持续>200μg/min 或常规尿蛋白定量>0.5g/24h,即诊断为临床糖尿病肾病。但即使是大量蛋白尿对临床糖尿病肾病也不具特异性,因此临床诊断糖尿病肾病必须仔细排除其他引起尿蛋白的原因。和其他引起尿蛋白的原因相比,临床糖尿病肾病尿蛋白的排出,不因肾功能好或坏转而减少。另外糖尿病肾病通常没有严重的血尿,因此当有明显的血尿时,必须考虑除外其他肾脏疾病如肾乳头坏死、肾肿瘤或免疫复合物介导肾炎等。另外糖尿病人的血和尿的 β_2-微球蛋白(简称 β_2-MG)也可有改变。β_2-MG 是 100 个氨基酸残基组成的低蛋白分子蛋白,存在于人的血液内,正常人体内 β_2-MG 非常恒定,合成与降解平衡,能自由通过肾小球滤过,99.9%由近端肾小管重吸收和降解不再返回血循环,因此正常尿中极微,但当肾小球滤过和肾小管重吸收功能有改变时,可引起血和尿中 β_2-MG 的改变。我们观察常规尿蛋白检查阴性的糖尿病病人,运动后 30min 和 60min 尿中 β_2-MG 较非糖尿病对照组明显增加,随诊 5 年后 28 例中 22 例(78.6%)出现大量白蛋白尿,尿蛋白定性阳性。因此,在无白血病、淋巴瘤、胶原病等全身性疾病的病人,测血和尿中 β_2-MG 改变也可作为糖尿病肾病的一项临床检查指标。

实验室检查：

1.激发试验在糖尿病肾病变早期，24h 尿蛋白一般＜150mg，且呈间歇性。严格控制血糖可使尿蛋白消失。运动后尿蛋白可明显增加。Mogensen 认为运动试验是糖尿病肾病变早期诊断的敏感试验。

2.肾功能和其他化验检查糖尿病肾病变的功能变化和结构变化相平行，早期肾血浆流量增加、肾小球的滤过率增高。近年发现糖尿病病人尿中 N-乙酰-B-D 氨基葡萄糖苷酶（NAG）排出增高，而且和尿蛋白排泄及视网膜病变呈正相关，随病程的延长而增加。

3.尿液的检查与肾功能检查。

其他辅助检查：

1.肾组织学检查肾脏组织学检查是诊断糖尿病肾病变的重要手段。其中特异性改变占 50%，主要是结节性肾小球硬化，入球和出球小动脉玻璃样变，肾小囊表面渗出性变化。非特异性改变有肾小球和肾小管基膜增厚。免疫荧光检查可见肾小球和肾小管基膜及肾小囊表面有白蛋白和 IgG 沉积。

2.眼底检查糖尿病视网膜病变是糖尿病微血管病变的一部分，常和糖尿病肾病同时存在，所以一旦发现视网膜病变就要警惕肾脏微血管病变的存在。

3.肾脏形态学的检查糖尿病肾病变早期肾脏体积增大、重量增加。根据静脉肾盂造影或 B 超测量肾脏的大小，并测算其重量。肾脏的长度为上下极之间的最大距离，宽度为肾脏正中内侧至外侧的最大距离。

【鉴别诊断】

糖尿病肾病的发展应符合 DN 的自然病程，即病程中逐渐出现微量白蛋白尿、蛋白尿、肾功能减退等。此外，DN 还有一些值得注意的特点，如血尿少见、虽进入肾衰竭期但尿蛋白量无明显减少、肾脏体积增大或缩小程度与肾功能状态不平行（应与肾淀粉样变学作鉴别）。对于糖尿病早期或糖尿病和肾脏病变同时发现时，诊断应结合糖尿病其他脏器系统如糖尿病眼底病变和外周神经病变等，有肾损害表现但可排除其他病因所致者才能诊为糖尿病肾病。必要时作肾穿刺活组织检查。

微量白蛋白尿是糖尿病肾病最早可检测的临床指标，但并不完全等同于糖尿病肾病。事实上，未经干预的具有微量白蛋白尿的 2 型糖尿病患者中只有 20%～40%进展到显性蛋白尿（肾病）进而发展到肾功能损害，这说明微量白蛋白远非特异，这一结论已得到了肾穿刺活检的支持。因此不能因白蛋白尿的存在而简单地诊断为 DN，而不经肾穿刺要排除其非糖尿病性肾脏病变（NDRD）的把握也不大。目前，由于糖尿病的高发病率，其合并 NDRD 的情况已经得到了广泛的关注。原发性肾小球疾病常有一些特征性病理改变，一些病理类型有明显血尿；高血压肾小动脉硬化主要累及入球小动脉，且常已有眼底动脉硬化及左心室肥大。原发性肾小球疾病和高血压可与糖尿病同时存在，在发病上无联系。在糖尿病病程中突然发生肾功能减退，应首先排除其他原因引起的肾功能减退，尤其对于糖尿病早期、尿蛋白＜1g/24h 者。

对于 2 型糖尿病合并肾脏损害的患者存在 NDRD 的真实比例和预测因子，各家报道颇不一致，可能和入选病人的偏倚很有关系。Olsen 等研究了 33 例因蛋白尿接受肾活检的 2-DM 病人，发现 4 例 NDRD。得出结论是总体的 2-DM 病人中 NDRD 比例很少，应从严掌握活检指征。Maksk 等前瞻性地研究了香港51 例尿蛋白＞1g 的 2-DM 病人，发现 33.3% 的 NDRD，提出镜下血尿和非肾病综合征范围蛋白尿为 DNRD 的较佳预测因子。Schwartz 等前瞻性地研究 36 例蛋白尿、高血压合并肾功能不全的 2-DM 病人，活检资料中有 6% 的 NDRD。Nzerue 等筛查预期存在 NDRD 的美国黑种人糖尿病患者 30 例，发现 NDRD患病率为 58.1%。PrakashJ 筛查了印度 260 例合并肾脏损害的 2-DM 病人，发现 NDRD 的患病率为12.3%，糖尿病视网膜病变为预测 NDRD 的特异性指标。Castellano 等分析了西班牙 20 例 2 型糖尿病肾活检资料，其中 NDRD 比例为 55%，性别、DM 病史、是否胰岛素治疗、糖化血红蛋白水平、尿蛋白、肾病综合征存在与否、高血压、血清 IgA 水平、肾脏大小均无鉴别意义。但 NDRD 者血尿较多、较年轻、较肥胖，肾功能总体较好。视网膜病变则为 DN 特异。Premalatha 分析了南印度 16 例有尿蛋白定量超过 1g/d 但无糖尿病视网膜病变的 2 型糖尿病病人,发现 NDRD 的比例是 50%。事实上,很多研究已经指出,糖尿病可以合并的 NDRD 的疾病谱非常广,IgA 肾病、系膜增生性肾炎、膜性肾病、局灶节段性硬化、微小病变、高血压性肾小动脉硬化、淀粉样变、血管炎性肾损害等均可见到,我国仍以 IgA 的发病率最高(43.8%),这个数字与不合并 2 型糖尿病的原发性肾小球肾炎相近,更提示该 IgA 肾病是独立于糖尿病的原发性疾病。

因此,在临床工作中,应重视 NDRD 的存在,对于血尿、糖尿病史短、糖尿病其他合并症特别是视网膜病变不显著、突发的肾病综合征等线索存在的疑诊病例应慎重,适当放宽进行肾活检的指征。

【治疗】

1.内科治疗

(1)对糖尿病的治疗:高血糖是导致糖尿病肾病的主要因素,美国糖尿病控制与合并症试验研究(DCCT)和英国前瞻性糖尿病研究(UKPDS)结果均表明严格控制高血糖能够降低糖尿病肾病的发生。因此,目前对糖尿病肾病早期的基本治疗,仍是积极地控制糖尿病,包括饮食治疗、应用口服药和胰岛素。饮食治疗:临床和实验研究均观察到高蛋白饮食可增加肾小球的血流量和压力,加重高血糖所引起的肾血流动力学改变。低蛋白饮食可使增高的 GFR 下降,延缓糖尿病患者肾功能损伤的速度。因此,目前主张在糖尿病肾病早期即应限制蛋白质摄入量 0.8g/(kg·d),对已有大量尿蛋白、水肿和肾功能不全的病人,除限制钠的摄入外,对蛋白质摄入宜采取“少而精”即限量保质的原则,以每天每公斤体重 0.6g/(kg·d)高生物价值的动物蛋白为主,必要时可适量给予氨基酸、血浆或全血,在胰岛素保证下,可适量增加碳水化合物的入量以保证有足够的热量,避免蛋白质和脂肪分解增加,脂肪宜选用植物油。

胰岛素的应用:糖尿病控制不良时持续高血糖能使糖尿病肾脏病变发生和进展,因此,为了尽快控制好血糖,对单纯饮食和口服降糖药控制不好并已有肾功能不全的病人,应尽早使用胰岛素,对 1 型糖尿病病人需要采用胰岛素强化治疗,使血糖能稳定地控制在良好的水平(GHbA1c<7%)。但应注意当病人出现氮质血症时,要根据对血糖的监测及时减少和调整胰岛素剂量,因为这种情况下病人往往因食欲不好进食减少,另一方面因为胰岛素部分(30%～40%)在肾脏代谢,胰岛素由肾小球滤过后,被近端小管细胞摄取并在小管上皮细胞内降解,当肾功能不全尿毒症时,肾脏对胰岛素的降解明显减少,血循环中胰岛素半衰期延长,因而减少了胰岛素的需要量,因此肾功能不全的糖尿病肾病病人,应用胰岛素时应经常监测血糖,及时调整剂量以免发生低血糖。

其他降压药如 β 受体阻滞剂可能影响胰岛素分泌,因为胰岛素释放通过 β_2 肾上腺素能受体,而可能影响糖代谢,故一般选择用于有心跳快的年轻糖尿病高血压病人,或是合并有冠心病心动过速的糖尿病高血压病人。但后者如有充血性心力衰竭时不宜用,因 β 受体阻滞剂本身对冠心病或心肌病的病人可诱发心力衰竭。至于 α 受体阻滞剂,如 α1 受体拮抗药哌唑嗪,对糖尿病高血压有效而不影响糖和脂肪代谢,可用于治疗糖尿病高血压,但要注意用哌唑嗪初剂时可先暂时停用其他降压药,并最好在睡前服,长期服用有引起钠潴留的问题,往往需加利尿剂。可乐定和甲基多巴对糖尿病高血压也有效,但它们同属于 α 受体兴奋剂,α2 受体兴奋能抑制胰岛素分泌而影响糖代谢。

关于利尿剂,糖尿病高血压病人肾功能正常时,可以选用噻嗪类利尿剂,噻嗪类利尿剂通过增加钠的排出、减少血容量而抗高血压,但有引起低血钾、影响胰岛素分泌和糖代谢、和使低密度(LDL)和极低密度(VLDL)脂蛋白增高等不良作用,噻嗪类利尿药的这些副作用存在量效关系,因此,强调用小剂量 25～50mg/d。对肾功能不全的病人则可选用襻利尿剂。

(3)其他药物治疗探索:如前所述,动物实验证明慢性高血糖状态下醛糖还原酶活性增高,使醛糖和肌醇增加,使胶原的非酶糖化增加,这些是使糖尿病肾病 GBM 增厚的原因之一。醛糖还原酶抑制剂如

Sobinil 能使糖尿病鼠早期 GFR 改变恢复正常。此外,糖尿病病人前列腺素合成也增加,并可能参与糖尿病肾病早期肾脏高灌注和肾小球高滤过,因此,前列腺素合成抑制剂可消除糖尿病肾病早期肾小球血流动力学改变。已有人在糖尿病鼠模型中试用血栓素合成抑制剂-UK38485 治疗,观察到 UAE 下降,但作用不持久停药后又上升。目前,尚在实验研究中的药物还有氨基胍,它能抑制胶原糖化蛋白共价交联形成的作用,以及抑制非酶糖化终产物的形成将来也有可能用于糖尿病肾病的治疗。总之,对初期糖尿病肾病和临床糖尿病肾病,目前有效的干预性治疗,首先是尽一切可能控制血糖接近正常(GHbA1c<7%);第二是控制血压(<130/80mmHg),首选 ACEI、ARB;第三限制蛋白质入量不超过 0.8g/(kg・d)。

2.透析治疗对终末期糖尿病肾病目前比较理想的治疗措施是同时进行胰、肾移植,但限于各种条件只有很少的病人能得到这种治疗,而多数终末期糖尿病肾病人,只能接受透析治疗以延长生命。糖尿病肾病透析治疗目前主要有 2 种方式,即长期血透和不卧床持续腹膜透析(CAPD)。

(1)长期血透:从 20 世纪 60 年代初期就已开始对晚期糖尿病肾病病人应用透析治疗,近年来接受血透者有所增加。如 1972 年还不到 0.5%,1981 年上升到 7.3%,根据 1988 年美国统计因糖尿病肾病肾功能衰竭接受血透者约为新血透病人的 28%。但由于终末期糖尿病肾病除肾脏病变外,几乎同时都合并有其他器官的血管合并症,特别是由于全身性小动脉硬化,血管壁僵硬,血透的血管通道难以建立,动静脉瘘管在糖尿病人保留的时间明显短于非糖尿病人。因此,糖尿病肾病病人血透的存活率,尽管过去 10 年有了改善,但仍低于非糖尿病人,据 Matson 与 Kjellstrand 对 369 例长期血透病人的随访分析,3 年累积存活率为45%,5 年 25%,10 年为 9%,年龄在 60 岁以下的 1 型糖尿病肾病病人血透的存活率 20 世纪 80 年代较之60 年代有了明显的提高,1 年存活率由 60%上升为 85%,3 年存活率由 30%上升为 60%,5 年存活率由12%上升到 45%。但 Jacobs 等报道欧洲 1098 例第 1 年存活率为 67%,第 2 年为 49%。1 型糖尿病血透病人的死亡率几乎为非糖尿病人的 2.5~3 倍,死亡原因仍以心血管合并症为主占 51%,其次为中止透析占24%,感染占 14%,其他如电解质紊乱(高钾或低钾)、高渗性昏迷等约占 11%。血透的预后与糖尿病类型有关,1 型病人的存活时间明显短于 2 型病人,但 2 型病人有心血管合并症者存活时间短;病人年龄>60 岁者预后差,60 岁以下则差别不大;至于是否合并有糖尿病视网膜病变对预后关系不大。

(2)不卧床连续腹膜透析(CAPD):近年来,绝大多数终末期糖尿病肾病病人已由血透转向 CAPD。这是因为即使患者合并高血压及心血管病,CAPD 仍适用,它不增加心脏负荷及应激,却能较好地控制细胞外液容量和高血压。做 CAPD 还可通过腹腔注射胰岛素控制血糖,避免了皮下注射的痛苦。CAPD 操作方便,不像血透那样需要复杂的机器,也避免了血透时肝素化可能引起的合并症。加上费用比血透节省,这些是 CAPD 目前得到临床广为应用的原因。但是部分病人因长期腹透大量葡萄糖吸收而致高血脂和肥胖,目前正在试用以甘油、氨基酸、木糖醇、明胶或多糖类代替葡萄糖加入透析液作为渗透溶质,但均因比较贵和有某些副作用而未能广泛采用。CAPD 的存活率与血透相似,Khanra 等报道 1 型糖尿病肾病 1 年累积存活率为 92%,2 年为 75%,2 型组与此相似分别为 90%和 75%,5 年的实际存活率为 44%,但是其存活期也比非糖尿病人短,主要是因为糖尿病人合并心血管者明显地多于非糖尿病人。近年,也有用循环式持续腹透(CCPD)者,这需要用一种自动循环机输送透析液,优点是可在家庭夜间进行,1 次交换 2L 透析液持续 2~3h,第 2 天清晨再补充 1 次 2L 透析液保留腹腔 14~15h 后放出,透析液用 2.5%~4.5%葡萄糖以防止过多葡萄糖吸收,也可由透析管向腹腔注入胰岛素控制血糖。CCPD 主要推荐用于因白天需工作而不能进行透析的病人。关于开始透析时机的选择,宜稍早于非糖尿病人,合并症严重时应于血肌酐440μmol/L 左右时开始透析,无严重并发症也应于 528μmol/L 开始透析。对老年及消瘦患者应以肌酐清除率为准,老年营养不良及肾病综合征时,肌酐清除率 15~20ml/min 时接受透析可改善预后。如前所述以年龄在 60 岁以下,没有明显的心血管合并症的 2 型糖尿病肾病病人,透析存活较久。

3.肾或胰-肾联合移植　对终末期糖尿病肾病病人,肾移植是目前有效的治疗方法,在美国约占肾移植病人的 20%,欧洲稍低,约占 11%。从 1969 年开始对终末期糖尿病肾病病人行肾移植,最初的报道用尸体肾移植 2～3 年的存活率与非糖尿病人相似,1978 年以前的 2 年存活率仅 54%,比单纯透析治疗的存活率 74% 为低。近年来,糖尿病肾移植有了很大改进,特别是自采用环孢素(cyclosporine)作为主要抑制剂以来,5 年存活率尸体肾移植为 79%,活体肾移植为 91%,对比透析的 5 年存活率仅 43%。活体肾特别是亲属供肾者的存活率明显高于尸体肾移植。但总的来讲肾移植存活率糖尿病人约比非糖尿病人低 10%。单纯肾移植并不能防止糖尿病肾病再发生,也不能使其他的糖尿病合并症改善,如已有报道将非糖尿病人的肾移植给糖尿病人后,移植肾再度发生糖尿病肾病而导致尿毒症。另有 1 例非糖尿病肾在移植给非糖尿病受者后,由于预防排斥反应给予肾上腺皮质激素诱发类固醇性糖尿病,其移植肾也出现了糖尿病特征性的结节性肾小球硬化病变。因此,早自 20 世纪 60 年代末就开始了胰-肾双器官联合移植(SPK)。近 20 年来,由于手术技术的改进、器官保存条件的改善以及强有力的免疫抑制剂应用于临床,肾移植病人移植物的存活率大大提高,肾、胰腺 1 年的存活率分别达到 88% 和 81%。肾移植病人和移植物 3 年的存活率,单纯肾移植组分别为 71% 和 47%,而胰-肾双移植组分别为 70% 和 52%。据对 31 例 1 型终末期糖尿病肾病胰-肾联合移植患者 23 个月的随访结果,全部患者糖化血红蛋白和血肌酐水平均恢复正常,其他糖尿病合并症改善,病人的生活质量均优于单纯肾移植者。

糖尿病肾移植病人死亡的主要原因是心、脑血管合并症和感染,特别是在移植后的头 6 个月。糖尿病肾移植病人的泌尿系合并症包括输尿管坏死、膀胱漏尿和神经性膀胱等,远比非糖尿病人多见,据统计前者为 17%,后者仅 2.4%。糖尿病尿毒症病人移植前的全身性疾病,特别是肾外血管合并症如心、脑血管病、视网膜病变、糖尿病足等,术前要尽可能地给予治疗,否则会影响移植后合并症的发生和死亡。尽管肾移植目前可能是糖尿病尿毒症病人的最佳选择,但由于供肾来源困难和经济上的原因,实际只有一小部分糖尿病尿毒症病人可以得到这种治疗。因此,对糖尿病肾病最根本的措施,还是尽可能地早期控制好糖尿病以防止糖尿病肾病的发生和发展。

【预后及预防】

预后:糖尿病肾脏病变预后不良,由于其肾脏病变为慢性进行性损害,临床症状出现较晚,一般出现尿蛋白时病程多在 10 年以上。现已肯定在糖尿病肾病早期有"隐匿期",肾小球已有病变,但无任何临床表现,唯一改变只是 UAE 增加。临床糖尿病肾病一旦出现持续性蛋白尿,其肾功能将不可遏制地进行性下降,约 25% 的病人在 6 年内,50% 的病人在 10 年内,75% 的病人在 15 年内发展为终末期肾功能衰竭,从出现尿蛋白到死于尿毒症平均间隔 10 年,每天尿蛋白 >3.0g 者多在 6 年内死亡。糖尿病控制不佳、高血糖、高血压和饮食高蛋白均能加速糖尿病肾病病人肾功能的恶化。另外,近年来观察证实吸烟对糖尿病肾病也是一个危险因素,糖尿病吸烟者 19% 有蛋白尿,不吸烟者仅 8% 有蛋白尿。约 5%～15% 的糖尿病人发生尿毒症,但年龄在 50 岁以下者为 40%～50%,相对于年龄在 26～45 岁的死亡率最高,是年轻糖尿病人死亡的重要原因。美国糖尿病资料系统(USRDS)1990 年的年度报告,糖尿病肾病 1986～1988 年在引起终末期肾病的原发病中占第 1 位,为 32.2%,年龄中位数为 60 岁。糖尿病肾病的预后也与其他肾脏病理改变性质有关,弥漫型较结节型糖尿病肾病易进展至尿毒症。

预防:糖尿病肾脏病变的防治遵循糖尿病及慢性肾功能不全的一般防治原则,防重于治,包括做好宣传和患者教育。对糖尿病患者一经确诊即采取综合措施,包括控制饮食,限制蛋白摄入,避免各种危险因素,强化血糖控制,纠正代谢紊乱,要求血糖达到理想控制。同时,有计划有目的地定期检测糖尿病性肾病的预测指标如血压、GFR 等,必要时进行肾活检。

1.预防感染　糖尿病性肾病患者,一般营养状况欠佳,免疫功能减退,在疾病过程中极易发生感染。因此,做好患者的基础护理和一般治疗措施至关重要。

(1)皮肤护理:糖尿病性肾病患者皮肤组织内含糖量增高,宜于细菌繁殖,再加上尿素霉沉积,对皮肤刺激,患者常有瘙痒不适,并影响睡眠,且抓破皮肤后,极易感染,故可应用温水擦洗。保持皮肤清洁,忌用肥皂和乙醇。勤换衣裤、被单。对卧床者要尽可能做到隔天用温水擦浴1次,出汗后及时擦洗更换内衣,排便后及时给予肛周及会阴部清洁,并注意不要擦破皮肤,每周洗头1次,皮肤干燥,涂护肤油加以保护。保持口腔清洁,防止牙龈及口腔黏膜发炎,早晚给患者用3%过氧化氢溶液擦洗口腔,早晚餐后必漱口,去除口臭,减少恶心,防止细菌和真菌生长。

(2)足部护理:糖尿病性肾病患者,通常伴有血管病变,可引起肢体缺血或血管阻塞,在感染或外伤的基础上易发生组织坏死。因此,每晚用温水(39~42℃)泡脚20min,然后用软毛巾轻轻擦干,防止任何微小损伤。趾甲不宜过短,以免损伤甲沟引起感染,遇趾甲干燥变脆时,可涂植物油或复方硼砂溶液浸泡。经常观察足背动脉搏动,皮肤色泽弹性。不要穿太紧的鞋,鞋的通透性要好。一旦出现足部病变应尽早治疗。

(3)水肿及褥疮的护理:糖尿病性肾病患者因长期低蛋白血症,易发生水肿,加之血管病变引起精神营养不良,易导致皮肤破损,甚至发生褥疮。因此,应对症处理,对水肿轻者,限制活动;重者,卧床休息,抬高下肢,做各种穿刺前皮肤要严格消毒。肌内注射、皮下注射应先推开水分后进针,使穿刺点不在各层组织的同一位置上,穿刺后用无菌棉球给予皮肤按压,至液体不外渗为止。预防褥疮,应经常更换体位,保持床位清洁、平整,经常按摩受压部位,对已出现褥疮的患者,按常规治疗,可用红外线照射局部,必要时给予换药。

2.饮食管理遵守糖尿病饮食原则,在糖、脂肪供应上基本同一般糖尿病。但在蛋白质供应上应有所不同:①肾功能正常有蛋白尿者,要适当增加蛋白质1~1.5g/(kg·d)。②肾功能不全时,蛋白质摄入要限制,方法是限量保质,取优质蛋白0.6~0.8g/(kg·d)。③肾病综合征,因全身水肿和严重蛋白尿而致低蛋白血症者,可增加蛋白摄入量1.5~2g/(kg·d),并选择易吸收的动物蛋白,必要时输注血浆、白蛋白。④禁食肝、肾、心、鱼卵等内脏食物,以免体内代谢为尿酸,加重肾脏负担。⑤氮质血症者,要注意摄入含必需氨基酸的优质低蛋白-麦淀粉饮食,有利于改善氮质的潴留,饮食要"二高四低一平"(高糖类、高粗纤维素、低糖、低盐、低脂、低胆固醇、蛋白质平衡)。低蛋白血症、水肿时,应限制钠盐1~2g/d,补充水溶性维生素。此外,应帮助患者做到主食,粗细粮搭配,副食荤素食搭配,以及参照食品交换法调节饮食结构等,使食谱设计切合实际,符合患者的饮食习惯和经济条件,以保证患者摄取营养而平衡的膳食,注射胰岛素的患者必须按时按量进食,以免发生低血糖。

3.控制血糖的护理糖尿病性肾病患者能正确选择非肾脏代谢药物格列喹酮和合理使用胰岛素对控制患者血糖,使血糖控制在7~8mmol/L。这对稳定病情非常重要,并可以防止高钾,避免由于高血糖引起患者口渴导致过多的液体摄入。糖尿病性肾病患者随着肾功能的下降,对胰岛素用量可适当增加,这可能与糖原异生增加、葡萄糖生成增多有关。因此,医务人员应根据患者的不同情况,如患者的血糖水平和胰岛素的敏感性等,正确合理地使用胰岛素。所以,在皮下注射胰岛素后,护士应严密观察胰岛素的效果和不良反应。夜间低血糖不易被发现,护士应加强巡视观察,以有利于及时发现、及时处理。若怀疑为低血糖时,立即抽血测血糖,最好备有便携式血糖仪以便患者使用。值得注意的是,该类患者GFR下降,绝大部分为少尿或无尿,在肯定患者糖尿病严重时,不能以尿糖检测结果为标准,而应以血糖检测为指标,同时,不能以尿糖结果作胰岛素用量调整的指标。在注射胰岛素半小时后,护士督促按时进食,防止出现低血糖。对出现低血糖的患者,应立即口服甜食或50%葡萄糖20ml左右,直到患者症状改善。为防止夜间低血糖,除睡前胰岛素剂量较小以外,提醒患者睡前加餐十分重要。

4.控制血压的护理高血压不是糖尿病性肾病的发病因素,但高血压可加速糖尿病性肾病的进展和恶化。抗高血压治疗在糖尿病性肾病早期能减少尿蛋白和延缓肾小球滤过率的下降,要求控制糖尿病的患者目标血压比非糖尿病性高血压患者低 5～10mmHg,以减轻肾小球"三高"状态延缓病情发展。另外,需注意低血压反应,特别是体位性低血压发生,应采取同时测立卧位血压效果满意。在降压药如卡托普利类应用中,其特殊的不良反应是痉挛性咳嗽,需注意与心衰、肺部感染所致咳嗽鉴别,告知医师及时调整药量或改用药物治疗,一般每 6h 测量血压 1 次,并做好详细记录。

5.腹膜透析护理终末期糖尿病性肾病患者常有严重的肾脏外器官并发症,如心血管、脑血管、视网膜等病变,行腹膜透析既可保持内环境相对稳定,减轻心血管系统负荷,血压相对平稳,又能维持患者残余肾功能及不严格限制饮食、水。终末期糖尿病性肾病患者尤其是高血压或伴心脑血管疾病的老年人应首选腹膜透析。能提高终末期糖尿病性肾病患者的生存率和生活质量。因此,术前预防是腹膜透析成功的关键。

术前护理应包括:①了解患者病情及治疗情况,有无合并症及血糖控制情况;②确定导管出口处位置,操作尽可能有利于患者自我护理;③术后可能出现的并发症,如伤口难以愈合,发生腹透相关性腹膜炎、导管出口处感染、隧道炎等。术后护理:与非终末期糖尿病性肾病患者相比,前者感染机会多,伤口难以愈合,所以,预防感染是关键措施。①置管后应暂缓使用,最好是 2 周后再进行透析,如病情危重,需立即透析,应做到每次灌入透析液量<500ml;②灌入透析液时体位取仰卧,勿站起或坐位,以免腹压增加,发生漏液继发感染;③术后 5～7 天内卧床,以利于伤口愈合;④严格无菌操作;⑤仔细检查腹透液质量,温度适宜(37℃左右);⑥加强导管出口处护理:严格无菌操作,避免发生腹膜炎及出口处感染;置管后根据伤口情况更换敷料,出口处渗血渗液时及时更换敷料;一般 3d 后更换敷料;伤口 Ⅰ 期愈合,10 天后可拆线;置管 7 天至 6 周,隔天用生理盐水清洗伤口及导管出口处,6 周后隔天用 0.5% 碘伏消毒导管出口处及更换敷料;每周消毒钛接头 1 次,更换短管半年 1 次,碘伏帽更换每次 1 个;保持个人卫生,淋浴时用防护洗澡贴膜覆盖出口处,以减少渗液的危险,一旦辅料有渗液,及时更换敷料;定期对患者进行鼻腔、导管出口处及腹透液细菌培养,一旦发现有金葡菌立即预防性用抗生素。

(罗恩斯)

第四节　糖尿病足

糖尿病足(DF)是指糖尿病患者由于合并神经病变及各种不同程度末梢血管病变而导致下肢感染、溃疡形成和(或)深部组织的破坏。其临床特点为早期肢端麻木、疼痛、发凉和(或)有间歇性跛行、静息痛,继续发展则出现下肢远端皮肤变黑、组织溃烂、感染、坏疽。由于此病变多发于四肢末端,因此又称为"肢端坏疽"。DF 溃疡使患者生活质量严重下降,且治疗相当困难,治疗周期长,医疗费用高。西方国家中,约有15% 的糖尿病患者在一生中会发生足溃疡,美国每年有 6.5% 的 DF 病患者需要截肢,为非糖尿病患者的10 倍以上。国内 1992 年回顾性调查显示 DF 患者占住院糖尿病患者的 12.4%,截肢率为 7.3%,近年来有增加趋势。

现代医学的糖尿病足属中医学"筋疽"、"脱疽"范畴,目前中医诊断病名为"消渴脱疽"。消渴脱疽早期临床表现多为肢端感觉异常,包括双足袜套样麻木,以及感觉迟钝或丧失。多数可出现痛觉减退或消失,少数出现患处针刺样、刀割样、烧灼样疼痛,夜间或遇热时加重。常有间歇性跛行、静息痛。而合并感染时可见足部或肢体远端局部软组织皮肤糜烂,初为水疱或浅溃疡,继之溃烂深入肌腱和肌层,破坏骨质,组织坏死腐烂,形成脓腔和窦道,排出秽臭分泌物,周围呈增生性实性肿胀。《内经》中称脱疽为脱痈。如《灵枢·痈疽》说:"发于足背,名脱痈。其状赤黑,死不治,不赤黑,不死。不衰、急斩之,不则死矣。"陈实功对脱疽的病因、病机、症状、治疗及其预后均有较详细的论述。《外科正宗·脱疽论》中提出:"夫脱疽者,外腐而内坏也。此因平昔厚味膏粱熏蒸脏腑,丹石补药消炼肾水,房劳过度、气竭精伤……多致阳精煽惑,淫火猖狂,其蕴蒸于脏腑者,终成燥热火症。其毒积于骨髓者,终为疽毒阴疮。"在该书中还描述脱疽的疮面特点以及疼痛的剧烈程度,治疗上,除内服药物外,还采用针灸、熏洗、外用药膏、药面等疗法。有关消渴并发痈疽的古代文献中,隋代巢元方所著的《诸病源候论》的论述和记载较为详尽和系统,文中对消渴并发痈疽的病因病机、临床表现以及分类、预后均做出比较详细的描述。

【病因病机】

(一)中医

消渴日久,耗伤气阴,五脏气血阴阳俱损,肌肤失养,血脉瘀滞,导致气机不畅,日久化热,灼伤肌肤和(或)感受外邪致气滞、血瘀、痰阻、热毒积聚,以致肉腐骨枯所致。糖尿病足的发病常与饮食不节、情志失调、正气亏虚、外邪侵袭等因素相关。

1.**饮食不节,脾胃损伤**　若过食肥甘、醇酒厚味,损伤脾胃,致湿浊内生,湿热互结,气血运行不畅,络脉瘀阻,四肢失养。或劳逸失度导致脾胃功能受损,脾运失常,痰湿内停,阻遏气机,气滞血瘀,久而化热,热盛肉腐。《素问·生气通天论》谓:"膏粱之变,足生大疔"。清·邹五峰《外科真诠·卷上·足部》认为此病是因"膏粱、药酒及房术、丹石、热药,以致阳精煽惑,淫火猖狂,蕴蓄于脏腑,消烁阴液而成"。

2.**情志过极,郁而化火**　情志失调,肝失疏泄,气郁化火伤阴,肝阴亏虚,气血瘀滞,热瘀相合,筋烂肉腐。巢元方《诸病源候论·卷三十二》所述:"疽者,五脏不调所生也……若喜怒不测,饮食不节,阴阳不和,则五脏不调,营卫虚寒,腠理则开,寒客经络之间,经络为寒流所扰,则营卫稽留于脉,……营血得寒则涩而不行,卫气从之与寒相搏,亦壅遏不通……故积聚成疽……发于足趾,名曰脱疽"。冯鲁瞻的《冯氏锦囊秘录·卷十九》谓:"郁怒伤肝脾……气血难达,易致筋溃骨脱"。

3.**正气亏虚,血行瘀滞**　年高脏腑功能失调,正气不足,肝肾之气渐衰,水亏火炽,火毒炽盛,热灼营血;正气亏虚则气行无力,血行无助。气虚血瘀相互为因,日益加重,使经络阻塞,皮肉失养而枯槁坏死脱落而成脱疽之证。王清任在《医林改错·下卷》中也指出:"元气既虚,必不能达于血管,血管无气,必停留而瘀"。

4.**外邪侵袭,热盛肉腐**　感受外邪及外伤等诱因,致皮肤经脉受损,局部瘀血阻滞,瘀久化火,蕴热湿毒灼烁脉肉、筋骨而发为坏疽、溃疡。

(二)西医

1.**糖尿病微循环障碍导致下肢缺血缺氧**　糖尿病微循环障碍是比较早期而常见的。糖尿病足病理生理的基础是代谢紊乱、高血糖、高血脂、高糖蛋白及其他致病因子等多种因素共同作用,使血浆渗透压和血黏度增高,导致微血管内皮细胞和基底膜皱缩与水肿,微血管通透途径增大,渗透水肿现象益加严重,加之微血管瘀滞,造成局部供血供氧不足,尤其是双下肢静脉回流受阻,使微循环障碍更加严重。微循环障碍是微血流的改变,微血管的变细、硬化,促进微循环障碍的进程。二者是糖尿病肢端坏疽发生与发展的主要原因。下肢动脉硬化、微循环障碍、静脉回流功能下降引起血流动力学异常改变,进而引起组织细胞缺血缺氧,造成下肢尤其是趾端缺血缺氧。

2.**糖尿病代谢紊乱、微循环障碍引起周围神经病变**　糖尿病代谢紊乱,微循环障碍及其他致病因子的共同作用,使周围神经鞘膜,轴突以及施万细胞变性。感觉神经的病变,导致感觉的消失,使患者失去自我保护机制,易受到外部的损伤,在出现足部病变时也难以早期觉察、及时就诊,导致严重的溃疡或者足坏疽。运动神经病变可使患者本体感觉受损,下肢肌肉萎缩,肌腱、韧带失去张力平衡,而产生足的变形及夏科关节。这些畸形的足趾在来自鞋或者鞋垫的共同增加压力的作用下,出现局部的溃疡。

3.**感染**　糖尿病患者糖代谢异常,使中性粒细胞的生存质量产生缺陷,趋化性、黏着性、理化作用、吞噬作用、胞内杀伤等生理功能减弱,导致糖尿病患者的抵抗力下降而容易感染,老年患者尤为突出。神经病变、缺血都易导致感染的发生。糖尿病患者外周血液供应差导致局部缺血,皮肤感染而成溃疡;感觉神经病变可使感觉丧失,使患者难以避免足部外伤而导致感染发生,并且感染发生后不容易被发现而导致病情进一步加重。

【临床表现】

(一)糖尿病足临床表现

1.早期皮肤瘙痒,干燥,蜡样改变,弹性差,汗毛脱落,皮温降低;皮色苍白或紫红或色素沉着;趾甲因营养障碍而生长缓慢、变形、肥厚、脆裂,失去光泽;小腿和足部肌肉萎缩,肌张力差等;患足发凉、怕冷、麻木、疼痛,在寒冷季节或夜间加重,足背动脉减弱或不可触及,肢体抬高试验为阳性。

2.肌肉萎缩、膝腱反射减弱或消失。无痛足是指袜套型感觉迟钝和麻木,震颤感觉和精密触觉减弱,容易被轻度的外伤或自伤而致组织破损感染。灼热足综合征典型症状是痛觉敏感,患处针刺样、刀割样、烧灼样疼痛,夜间或遇热时加重。

3.肢端皮肤干裂,或形成水疱、血疱、糜烂、溃疡,可出现足部的坏疽和坏死。

4.常见跖骨头下陷、跖趾关节弯曲、关节半脱位畸形,形成弓形足、锤状趾、鸡爪趾、夏科关节等。

(二)坏疽的局部表现及分型

按照临床表现可分为湿性坏疽、干性坏疽和混合坏疽。

1.干性坏疽　足部皮肤苍白、发凉,足趾部位有大小与形状不等的黑色区足趾疼痛,常发生于足及趾的背侧,有时整个足趾或足变黑、变干。此型占糖尿病足5.9%~7.5%。

2.湿性坏疽　皮肤外伤、烫伤、穿不合适鞋袜、感染等为诱因,早期病位多在足底胼胝区、跖骨头、足跟、足背等足部压力支撑点和易摩擦处。病变程度不一,由浅表溃疡至严重坏疽。局部皮肤充血、肿胀,严重时伴有全身症状,体温升高、食欲不振、恶心、腹胀、心悸、尿少等菌血症或毒血症表现。这是糖尿病足的主要类型,占72.5%~76.6%。

3.混合性坏疽　同一肢端的不同部位同时呈现干性坏疽和湿性坏疽。此型病情较重,占18%~20%。

【辅助检查】

(一)实验室检查

1.血糖测定　空腹和餐后2小时血糖、糖化血红蛋白,以了解糖尿病控制情况。

2.血常规检查　了解白细胞计数和分类。

3.血生化检查　血脂、肌酐、血浆白蛋白等。

4.血黏度检查　了解血液黏稠度。

5.细菌学检查　坏疽、溃疡处分泌物细菌培养、真菌培养及抗生素药敏试验,帮助选用合适的抗生素进行治疗,尤其注意厌氧菌、真菌感染。

(二)特殊检查

1.下肢血管彩色多普勒超声检查　了解下肢血管(尤其是动脉)内壁的粥样硬化斑块的大小和管腔狭窄或阻塞程度。

2.影像学检查　可发现肢端骨质疏松、脱钙、骨髓炎、骨质破坏、骨关节病及动脉硬化,也可发现气性坏疽感染后肢端软组织变化,可作为本病患者常规检查。

3.动脉造影　可显示动脉管壁内病变的部位、范围及侧支循环情况,常用于截肢或血管重建术前血管病变的定位。

4.神经电生理检查　作为诊断下肢有无周围神经病变和评估神经病变程度的方法之一。

5.微循环检测　检查包括微血流及微血管的变化。

6.经皮氧分压测定　通过测定局部组织的氧分压,可间接了解局部血流灌注情况,可以指导临床确定截肢平面,判断术口愈合趋向。

7.血管造影三维重建(CTA)　与超声相比,横切面解剖图在三维成像、显示动脉与周围组织相邻关系上有优势,与动脉造影相比有无创的优势。

8.足部同位素扫描　在糖尿病足部感染的早期诊断方面优势明显,敏感性较高。其缺点是假阳性率高,并且定位模糊。

【诊断与鉴别诊断】

(一)诊断标准

1.糖尿病患者有肢端血管和(或)神经病变和(或)合并感染者。

2.糖尿病患者肢端有湿性坏疽或干性坏疽的临床表现和体征,并符合 0～5 级坏疽标准者。

3.踝/臂血压指数小于 0.9 以下者。

4.超声彩色多普勒检查,提示肢端血管变细,血流量减少造成缺血或坏疽者。

5.血管造影证实,CTA、MRA 提示血管腔狭窄或阻塞,并有临床表现者。

6.电生理检查,可见周围神经传导速度减慢或肌电图、体感诱发电位异常改变者。

7.X 线检查,可见骨质疏松脱钙、骨质破坏、骨髓炎或关节病变、手足畸形及夏科关节等改变者。

具备前 2 条,并结合后 3～7 条中任何 1 条即可确诊。

(二)临床分级

糖尿病足临床分级(李仕明分级)如下:

0 级:皮肤无开放性病灶。常表现肢端供血不足、皮肤凉、颜色发绀或苍白、麻木、感觉迟钝或丧失。肢端刺痛或灼痛,常兼有足趾或足的畸形等表现,此阶段又可称为高危足。

Ⅰ级:肢端皮肤有开放性病灶。水疱、血疱、鸡眼或胼胝、冻伤或烫伤及其他皮肤损伤所引起的浅表溃疡,但病灶尚未波及深部组织。

Ⅱ级:感染病灶已侵犯深部肌肉组织。常有轻度蜂窝织炎,多发性脓灶及窦道形成,或感染沿肌间隙扩大,造成足底、足背贯通性溃疡或坏疽,脓性分泌物较多。足或趾(指)皮肤灶性干性坏疽,但肌腱韧带尚无破坏。

Ⅲ级:肌腱韧带组织破坏。蜂窝织炎融合形成大脓腔,脓性分泌物及坏死组织增多,足或少数趾(指)干性坏疽,但骨质破坏尚不明显。

Ⅳ级:严重感染已造成骨质破坏,骨髓炎,骨关节破坏或已形成假关节,夏科关节,部分趾(指)或部分手足发生湿性或干性严重坏疽或坏死。

Ⅴ级:足的大部或足的全部感染或缺血,导致严重的湿性或干性坏疽,肢端变黑,尸干,常波及踝关节及小腿。

(三)鉴别诊断

1.西医　本病应与血栓闭塞性脉管炎、肢体动脉硬化闭塞症、多发性大动脉炎、动脉栓塞、雷诺氏征等疾病鉴别。

2.中医　本病应与痹证、痿证相鉴别。

【治疗】

(一)基础治疗

1.健康教育　指导糖尿病患者足护理和有关健康教育。多数糖尿病患者足部丧失感觉,特别注意避免外伤和热力伤,穿松紧合适的棉袜、大小适中的软底鞋等。由于 DF 致残率和截肢率较高,治疗过程长,因此要向患者解释病情,减轻患者恐惧心理,提高战胜疾病的勇气,以解除其思想负担,保持乐观豁达的人生态度,积极配合治疗。

2.饮食治疗　　患者以低糖、高蛋白、高纤维素、适量脂肪为原则。忌食甜食,少食或不食高热量、高胆固醇、低维生素、低矿物质及煎炸食品。多食新鲜蔬菜和藻类食物,增加粗粮的摄入,提高膳食中纤维的含量。

3.运动治疗　　患者应选择适合自身的运动方式进行锻炼,循序渐进,持之以恒。但要注意减轻足部病变部位的负重和压迫,不可长时间站立,行走时使用拐杖。必要时限制活动,减少体重负荷,抬高患肢,以利于下肢血液回流。此外,还要注意足部的保护,避免足部受伤。

(二)辨证论治

1.内治重在全身辨证

(1)湿热毒蕴

主症:足局部漫肿、灼热、皮色潮红或紫红,触之患足皮温高或有皮下积液、有波动感,切开可溢出大量污秽臭味脓液,周边呈实性漫肿,病变迅速,严重时可累及全足,甚至小腿,舌质红绛,苔黄腻,脉滑数,趺阳脉可触及或减弱。

治法:清热利湿,解毒化瘀。

方药:四妙勇安汤合茵栀莲汤加减。金银花 20g、玄参 20g、当归 10g、茵陈 20g、栀子 10g、半边莲 10g、连翘 20g、桔梗 10g。热甚加蒲公英 15g、虎杖 15g;肢痛加白芍 20g、木瓜 10g。

(2)热毒伤阴,瘀阻脉络

主症:足局部红、肿、热、痛,或伴溃烂,神疲乏力,烦躁易怒,口渴喜冷饮,舌质黯红或红绛,苔薄黄或灰黑,脉弦数或洪数,趺阳脉可触及或减弱。

治法:清热解毒,养阴活血。

方药:顾步汤加减。黄芪、石斛、当归、牛膝、紫花地丁、太子参、金银花、蒲公英、菊花。口干、便秘加玄参、生地黄。

(3)气血两虚,络脉瘀阻

主症:足创面腐肉已清,肉芽生长缓慢,久不收口,周围组织红肿已消或见疮口脓汁清稀较多,经久不愈,下肢麻木、疼痛,状如针刺,夜间尤甚,痛有定处,足部皮肤感觉迟钝或消失,皮色黯红或见紫斑,舌质淡红或紫黯或有瘀斑,苔薄白,脉细涩,趺阳脉弱或消失。

治法:补气养血,化瘀通络。

方药:生脉散合血府逐瘀汤加减。党参 10g、麦冬 15g、当归 10g、川牛膝 20g、桃仁 10g、红花 10g、川芎 10g、赤芍 15g、枳壳 10g、地龙 10g、熟地黄 15g。足部皮肤黯红,发凉,加制附片 15g、川断 15g;疼痛剧烈,加乳香 10g、没药 10g。

(4)肝肾阴虚,瘀阻脉络

主症:病变见足局部、骨和筋脉,溃口色黯,肉色黯红,久不收口,腰膝酸软,双目干涩,耳鸣耳聋,手足心热或五心烦热,肌肤甲错,口唇舌黯,或紫黯有瘀斑,舌瘦苔腻,脉沉弦。

治法:滋养肝肾,活血通络。

方药:六味地黄丸加减。熟地黄 15g、山萸肉 15g、山药 20g、牡丹皮 15g、茯苓 15g、三七 15g、鹿角霜 10g、地龙 10g、穿山甲 15g、枳壳 10g。口干、胁肋隐痛不适,加白芍 20g、沙参 20g;腰膝酸软,加女贞子 15g、旱莲草 15g。

(5)脾肾阳虚,痰瘀阻络

主症:足发凉,皮温低,皮肤苍白或紫黯,冷痛,沉而无力,间歇性跛行或剧痛,夜间更甚,严重者趾端干黑,逐渐扩大,腰酸,畏寒肢凉,肌瘦乏力,舌淡,苔白腻,脉沉迟无力或细涩,趺阳脉弱或消失。

治法:温补脾肾,化痰通脉。

方药:金匮肾气丸加减。制附子 15g、桂枝 10g、地黄 15g、山萸肉 15g、山药 15g、黄精 10g、枸杞子 15g、三七粉(冲)3g、水蛭粉(冲)3g、海藻 10g。肢端不温,冷痛明显,重用制附子 15g,加干姜 10g、木瓜 10g;气虚明显,加用黄芪 20g。

2.外治重在局部辨证

(1)清创术:主要分为一次性清法和蚕食清法两种。

1)一次性清法:适应证:生命体征稳定,全身状况良好;湿性坏疽(筋疽)或以湿性坏疽为主,而且坏死达筋膜肌肉以下,局部肿胀明显、感染严重、血糖难以控制者。

2)蚕食清法:适应证:生命体征不稳定,全身状况不良,预知一次性清创难以承受;干性坏疽(脱疽)分界清楚者或混合型坏疽,感染,血糖控制良好者。

(2)外敷药

1)湿热毒盛:疮面糜烂,脓腔,秽臭难闻,肉腐筋烂,多为早期(炎症坏死期),宜祛腐为主,方选九一丹等。

2)正邪分争:疮面分泌物少,异味轻,肉芽渐红,多为中期(肉芽增生期),宜祛腐生肌为主,方选红油膏等。

3)毒去正胜:疮面干净,肉芽嫩红,多为后期(瘢痕长皮期),宜生肌长皮为主,方选生肌玉红膏等。

(三)特色专方

1.糖足方　黄芪 20g,生地黄 15g,当归 10g,川牛膝 15g,莪术 10g,玄参 12g,虎杖 15g。以益气养阴、活血解毒为法,为范冠杰教授治疗糖尿病足的基本方剂,根据不同时期特点加减用药。

2.化浊降糖方　苍术、薏苡仁、白花蛇舌草、鹿含草各 15g,石菖蒲、黄芩、银花各 12g,苦丁茶、厚朴、白术、茯苓、姜夏、陈皮、苏梗各 9g,砂仁、黄柏各 6g。临床运用随证加减,以健脾燥湿、清化热浊为法,是唐汉钧教授治疗糖尿病足的经验方,适用于糖尿病足证属脾虚湿热型。

3.陈兰花冲剂　茵陈、泽兰、苦参、紫丁、菊花等。以清热解毒化湿为法。是奚九一教授治疗糖尿病足急性期的经验方,适用于糖尿病足急性期证属湿热蕴结,筋腐成疽型。

4.除消通脉冲剂　黄芪、党参、麦冬、生地、玉米须、菝葜等。以益气补阴,除消养筋为法,是奚九一教授治疗糖尿病足缓解期的经验方,适用于糖尿病足缓解期证属气阴两虚型。

5.消疽一号方　黄芪、党参、石斛、玄参、当归、牛膝、丹参、金银花、紫花地丁、连翘、白芍、白花蛇舌草等,以益气养阴,和营解毒为法,是张赓扬教授治疗糖尿病足经验方,适用于气阴两虚坏疽型。

6.消疽二号方　知母、玄参、黄柏、萆薢、桃仁、红花、当归尾、牛膝、赤芍、白芍、金银花、连翘、紫花地丁、白花蛇舌草、车前子、甘草等,以清热利湿,和营解毒为法,是张赓扬教授治疗糖尿病足经验方,适用于湿热毒盛坏疽型。

7.消疽三号方　黄芪、当归、川芎、赤芍、白芍、生地、皂角刺、党参、白术、白花蛇舌草、紫花地丁、甘草等,以补益气血,和营解毒为法,是张赓扬教授治疗糖尿病足经验方,适用于气血两虚坏疽型。

(四)中药成药

1.灯盏花素片　主要成分:灯盏花素。功用:活血化瘀,通络止痛。一次 2 片,每天 3 次口服。用于中风后遗症、冠心病、心绞痛等。

2.毛冬青甲素片　主要成分：毛冬青。功用：活血化瘀，疏通脉络，清热解毒，消肿止痛。一次 2 片，每天 3 次口服。用于治疗缺血性脑血管病、冠心病、心绞痛、心肌梗死、周围血管病等。

3.龙血竭胶囊　主要成分：龙血竭。功用：活血散瘀，定痛止血，敛疮生肌。一次 4～6 粒，每天 3 次口服；或者取适量外敷患处。用于跌打损伤、瘀血作痛。

4.脉络宁注射液　主要成分：玄参、牛膝、金银花等。功用：养阴清热，活血化瘀。每次 10～30ml，加入生理盐水 250～500ml 静脉滴注，每日 1 次。用于血管闭塞性脉管炎、脑血栓及下肢深静脉血栓等。

5.金纳多注射液　主要成分：银杏叶提取物。每次 2～4 支，加入生理盐水 250～500ml 静脉滴注，每日 1～2 次。主要用于脑部、周围血流循环障碍。周围循环障碍包括各种周围动脉闭塞症、间歇性跛行症、手脚麻痹冰冷、四肢酸痛。

（五）推拿疗法

1.阴虚火盛血瘀型　推脊柱上段夹脊穴，揉压曲池、肾俞、足三里，双下肢向心性推法，按压气冲穴。

2.气虚血瘀型　推脊柱中段夹脊穴，揉压百会、巾脘、关元、气海、脾俞、肾俞、足三里，双下肢向心性推法，按压气冲穴。

3.阳虚血瘀型　推脊柱中、下段夹脊穴，脾俞、肾俞、命门、天枢、关元、足三里，双下肢向心性推法，按压气冲穴。

（六）中药浸泡

中药浸泡熏洗时，应特别注意引流通畅和防止药液烫伤。

1.清化湿毒法　适用于脓水多而臭秽重、引流通畅者，药用土茯苓、马齿苋、苦参、明矾、黄连、蚤休等煎汤，待温浸泡患足。

2.温通经脉法　适用于阳虚络阻者，药用桂枝、细辛、红花、苍术、土茯苓、黄柏、百部、苦参、毛冬青、忍冬藤等煎汤，待温浸泡患足。

3.清热解毒、活血化瘀法　适用于局部红、肿、热、痛明显，热毒较甚者，药用大黄、毛冬青、枯矾、马勃、元明粉等煎汤，待温浸泡患足。

（七）针灸疗法

针灸治疗糖尿病足有良好的活血化瘀和止痛作用，对糖尿病足早期病证疗效较好，临证时多法综合治疗，可提高疗效。

1.体针治疗　常用穴位：上肢取曲池、外关、合谷、中渚；下肢取足三里、血海、解溪、三阴交、阳陵泉、复溜为主穴，昆仑、太溪、委中为配穴。方法：毫针刺用平补平泻法或泻法，强刺激。寒性者可配合温针灸或隔姜灸。

2.温针治疗　选主穴分两组：①关元、阳陵泉、阴陵泉、悬钟、太溪；②气海、足三里、丰隆、三阴交。配穴：随坏疽部位不同，在相近部位选择无创伤皮肤局部 1～2 个穴位作配穴。操作方法：患者仰卧，充分暴露穴位，用安尔碘及 75％酒精常规消毒，操作者手指及针具亦常规消毒。选用 28 号 2～3 寸华佗牌针灸针，快速进针，刺入一定深度后，行捻转手法，使局部有较强的酸、麻、胀感后停止行针。在针柄上插入 2 厘米清艾条，艾条与皮肤之间隔以阻燃物及隔热板，以防过热灼伤皮肤。艾炷由近皮端点燃，燃尽无火后换下 1 柱，每穴 3 柱。每日 1 次。

3.穴位注射　穴位注射常用药物有维生素 B_1、维生素 B_{12}、胎盘组织液等。具体操作方法：①器械准备：2～5ml 注射器 1～2 支，6～7 号注射针头 2～4 枚，碘酒、酒精及消毒棉签适量。②操作程序，每次穴位注入维生素 B_1 注射液 100～200mg，维生素 B_{12}，250～500μg 或胎盘组织液 4～8ml。下肢取穴选足三里、三阴交、光明穴,上肢取穴选曲池、内关、外关穴。穴位选取后经碘酒、酒精常规消毒,消毒后,操作者左手拇、食二指固定穴位皮肤,右手将注射器垂直刺入皮肤,当患者有沉重得气感后,抽吸针畅无回血时再缓慢地注入药物后轻快拔出针头,揉压针孔片刻。穴位注射完毕,让患肢休息 10~20 分钟即可。隔 1 日注射一次,15 次为一疗程,每个疗程结束后中间休息 1~2 周,再酌情应用。

4.水针　上肢取手三里、合谷、中渚;下肢取三阴交、太冲、解溪。药液选丹红注射液、丹参注射液等。方法:按水针操作常规,每穴注射 1~2ml,每日或隔日 1 次。

5.耳针　取交感、皮质下、肾。方法:每次选用 1~2 对穴位,强刺激,亦可加用电针刺激,留针 30~60 分钟,每日 1 次。

(八)磁疗法

应用具有磁性的物体进行物理性的治疗方法称为"磁疗法"。可选用医用磁片或者磁贴。治疗方法:在创面及肿胀部位,采用循经取穴,创面较大者采用圈围法,将磁片或者磁贴贴于取穴部位即可。经络是传导电磁波的通路,穴位是生物电流的触点和电磁场的活动点,如果对一定的电磁场的活动点施加外磁场的刺激,即可通过经络电磁波的传导,使电磁波的动态平衡发生变化,达到调节机体内在变化的目的,从而促进了炎症的消退、渗出物的吸收以及坏死组织分离,起到了消炎、止痛、消肿的效果。

(九)远红外线治疗

溃疡、创面经常规消毒后,将患者放置远红外线 50~80cm 处进行照射,每次照射 30 分钟,每日 1 次,治疗后伤口用灭菌纱布包敷。远红外照射方法对脓性分泌物不多、肉芽组织较为新鲜的创面治疗效果较好。远红外线这种热能进入组织后,可以直接参与组织代谢,因而且有扩张血管、促进组织再生、促使伤口愈合的作用,肢体缺血性疾病照射远红外是有益的。

(十)空气压力治疗仪治疗

使用空气压力治疗仪进行治疗,适用于糖尿病足溃疡缓解期,急性期不建议使用。空气压力治疗仪可以改善肢体微循环,改善局部组织供氧,且从中医角度,可以刺激局部穴位,改善溃疡的供血供氧,促进组织的再生及修复,促进溃疡的愈合。

(十一)自体血紫外线照射治疗

取患者静脉血 200ml,枸橼酸钠抗凝处理后置入特制的石英玻璃器内,放入血液辐射治疗仪内以紫外线照射,同时以 5~71L/min 流量充氧 15 分钟后回输,隔日 1 次,5 次为一疗程。共三个疗程。疗程间休息 4~6 天,总疗程 40~50 天。自体血紫外线照射治疗具有抗炎消菌,提高机体免疫功能,增强组织供氧,降低血黏度,改善微循环的作用。

(十二)西药常规治疗

1.基础疾病的治疗　控制血糖,重点降低心血管危险因素:戒烟、降压和调脂治疗,使用阿司匹林等。

2.足溃疡的治疗

(1)缺血性足溃疡的治疗

1)扩血管、抗凝、溶栓、改善循环和微循环障碍:对于低位肢体管腔阻塞小于 50% 的患者可使大血管及微循环疏通,使肢端血流通畅,坏疽局部血供有明显改善。抗血小板聚集、降低血黏度、改善微循环等方法是糖尿病足治疗的基本治疗。常用药物有:山莨菪碱、蝮蛇抗栓酶、前列腺素 E_1、川芎嗪等。

2)高压氧治疗:高压氧能提高肢体经皮氧分压,改善人体血氧含量,有利于控制感染,促进创面愈合。

3)球囊扩张和血管再造:球囊扩张和血管再造可以解除局部血管腔的狭窄,使病变处血管再通,直接改善患者的血供,对于缺血性糖尿病足的治疗有较好的效果。

4)动脉重建术:动脉重建术是糖尿病坏疽患者大血管病变重要治疗方法之一。可使部分大血管病变引起的肢端坏疽免于截肢手术。但动脉重建术和血管介入治疗均有一定的适应证和禁忌证。对于大血管较好,膝以下小血管治疗效果较差。

5)溃疡面覆盖修复术

①游离植皮术:是消灭创面最常用、简单有效的方法之一。

②皮瓣覆盖修复创面术:溃烂使骨、关节、韧带或者肌腱外露坏死等,不能用换药或者换药加游离植皮术覆盖修复创面时应该考虑皮瓣转位修复创面。

6)细胞因子基因治疗:血管内皮细胞生长因子和肝细胞生长因子均有强大的血管新生作用,可以促进缺血区形成良好的侧支循环,使坏疽血供得到明显改善。

(2)神经性足溃疡的治疗

1)营养神经治疗:常用药物有甲钴胺、神经生长因子、小牛血去蛋白提取物等,可促进神经的修复。

2)生物力学在糖尿病足治疗中的作用:机械减压以减轻溃疡角化组织形成伴生物机械性压力的增加;全接触支具或其他支具技术——处理足底溃疡;暂时性足部保护;个体化的鞋垫和鞋;减少负重——限制站立和行走,用拐杖等。

3)水化纤维:湿化疗法对慢性溃疡的愈合疗效显著,水化纤维有效率达92%。

4)真空封闭装置在糖尿病足的应用:溃疡经过外科清创处理后,每48小时更换真空封闭装置,与盐水纱布湿敷比较,创面的愈合时间明显缩短。

(3)糖尿病足合并感染治疗

1)局部处理:根据糖尿病足病变程度不同,其处理原则不同。病变1~2级应早期清创治疗,去除坏死组织。清创后创面换药根据创面特点选用抗生素稀释液纱条湿敷、胰岛素稀释液纱条湿敷或者维生素混合液纱条湿敷。

2)抗感染治疗:早期选用有效抗生素,控制全身及局部感染,减少坏疽局部蔓延扩大甚至引起、毒血症、败血症的发生。

①伴皮肤感染的浅表溃疡:清创以除去所有坏死组织,口服针对葡萄糖球菌和链球菌的抗生素。

②深部(威胁肢体)感染:尽可能快的行外科引流(急诊),除去坏死组织或血运不好的组织,包括感染的骨组织。必要时血管重建;静脉给予广谱抗生素,以革兰氏阳性和阴性微生物,包括厌氧菌。

3)去腐治疗:通过基础治疗及抗感染治疗,患者一般情况好转,感染控制,微循环得到改善,溃疡局部健康组织与坏疽界限比较明显时,可以逐渐清除坏死组织,去除所有失活组织和胼胝,全面暴露伤口,有利于充分引流脓液。

4)生肌治疗:通过基础治疗和去腐治疗,患者伤口情况明显好转,坏死组织的炎性分泌物明显减少,新生肉也组织开始生长,此时可以用一些神经生长因子、血小板衍生生长因子等促进坏疽局部生肌作用。

5)截肢:经过积极治疗仍发生坏疽者应行截肢手术,截肢部位要慎重估计局部循环后再做决定,应将已坏死并与健部界限清楚的肢体截去,选择确保良好的循环的高度。截肢术后的患者要给予康复治疗,帮助患者尽快利用假肢恢复行走。

(柳 河)

第五节 糖尿病性胃轻瘫

糖尿病性胃轻瘫是糖尿病的常见消化道并发症之一,又称为糖尿病胃麻痹或胃潴留,指在发病学上与糖尿病相关、并不伴有机械性梗阻的胃动力障碍疾病。患者可有纳呆、食后腹胀、呃逆、嗳气、上腹不适感等典型临床症状。据相关文献报道大约有 40%～75% 的糖尿病患者有早期胃轻瘫表现,有明显症状者占10%。本病不仅影响糖尿病患者的生活质量,而且影响糖尿病患者血糖的稳定。

中医认为本病属于消渴病的变证,古代中医学没有糖尿病性胃轻瘫相应的病名,根据其典型症状归属于中医"痞满"、"腹胀"、"反胃"等病症。如《诸病源候论》记载:"诸痞者,营卫不和,阴阳隔绝,脏腑痞塞而不宣,故谓之痞,"明代孙一奎在《赤水玄珠》一书中提到消渴"载身不起,饮食减半,神色大瘁"、"不能食者必传中满鼓胀。"这些体现了消渴病日久,出现饮食减少,身体枯瘦的表现,说明中医学早在明代就发现糖尿病并发胃轻瘫的临床事实。2012 年,国家中医药管理局医政司印发的《24 个专业 104 个病种中医诊疗方案》中正式将糖尿病性胃轻瘫中医病名命名为"消渴病胃痞"并发布推广使用。近年来,中医中药治疗消渴病胃痞简、便、廉、验、毒副作用小的优势日趋明显,无论是内科辨证治疗,还是针灸、中药热奄包外敷等特色疗法均取得显著的临床疗效,尤其在改善临床症状方面有其独特优势。

【病因病机】

(一)中医

1.病因　消渴病患者因长期饮食不节、情志失调等因素可引起中焦气机不利,脾胃升降失职而发生本病。

(1)饮食不节:长期饮食不节,暴饮暴食或过食肥甘厚腻,脾胃损伤,不能运化水谷,以致痰湿水饮内生,痰湿中阻,中焦气机不利,升降失调而致。

(2)情志失调:消渴病迁延不愈,长期过度精神紧张,如抑郁恼怒,肝气郁滞,失于疏泄,横逆乘脾犯胃,以致脾胃升降失常,或忧思伤脾,脾气受损,运化不利,胃腑失和,气机不畅而致。

2.病机　消渴病胃痞病机是以消渴日久,脾胃虚弱,运化失职,中焦气机不利为关键,病理因素为气滞、痰湿、血瘀。脾胃为后天之本、气血生化之源,脾主运化,胃主受纳,在食物的消化及水谷精微的吸收与输布方面有重要的作用。如《景岳全书·脾胃》中提到:

"胃司受纳,脾主运化,一运一纳,化生精气。"脾胃相合则水谷纳运相得、气机升降相因、阴阳燥湿相济。肝主疏泄,调节脾胃气机。肝气条达,则脾升胃降,气机调畅。所以本病病位主要在脾、胃,并涉及肝。

消渴病胃痞是消渴病的变证,其病理性质不外虚实两类,实即实邪内阻,可因饮食不节,痰湿中阻,导致脾胃运化失职,中焦气机阻滞,升降失司而出现痞满;或肝郁气滞,横逆乘脾犯胃,气机不畅而致;或病久入络,血脉瘀阻,中焦气机阻滞而致。虚为脾胃虚弱,阴亏是消渴病发生的根本;气虚是迁延不愈的关键。消渴日久,正气日渐消耗,损伤脾胃,或素体脾胃虚弱,而致中焦运化无力;湿热之邪或肝胃郁热伤阴,阴亏更甚,阴津伤则胃失濡养,胃阴亏虚,和降失司而成虚痞。消渴病胃痞的发生与脾虚不运、升降无力相关,脾胃虚弱,易招致病邪内侵,形成虚实夹杂、寒热错杂之证。

(二)西医

目前,糖尿病性胃轻瘫的发病机制尚不十分明确,普遍认为与自主神经病变、高血糖、胃肠道激素失调、微血管及胃肠道平滑肌病变、Cajal 间质细胞异常、幽门螺杆菌感染等因素相关。

【临床表现】

(一)症状

主要表现为餐后上腹部饱胀、早饱、恶心、嗳气、模糊不清的上腹不适感,严重者可致频繁呕吐、体重下降、营养不良等。症状可能是短期或间歇的。部分患者可无明显的临床症状,仅表现为血糖控制不良。

(二)体征

消渴病胃痞多无明显体征,有时可表现为上腹部轻压痛。

【辅助检查】

(一)常规检查

血、尿、大便常规及潜血,肝肾功能及肿瘤标志物等,目的排除器质性病变。

(二)特殊检查

胃镜检查排除食管炎,胃、十二指肠溃疡、糜烂、肿瘤及其他器质性病变。

(三)胃排空检测方法

1.胃固体消化性食物排空测试(放射性同位素胃排空扫描)　进食硫化锝99标记的低脂鸡蛋,2小时胃排空超过50%为正常,2小时胃排空低于50%或胃排空延迟为进食后4小时超过10%的胃内容物残留可诊断为胃轻瘫。放射性同位素胃排空扫描是诊断糖尿病性胃轻瘫金标准。

2.标准试餐加钡条X线摄片法　患者禁食12小时后,次日清晨进标准试餐(方便面80g,火腿肠50g,加水200ml,5分钟内服完),进餐同时分次将20根小钡条(长10mm,直径1mm,质量20mg)吞服,餐后禁饮禁食禁卧,4小时后拍摄仰卧位腹部平片,计算胃内残留钡条数目。餐后胃排空率(%)=(20-胃内残留钡条数)/20×100%。2小时胃排空超过50%为正常,2小时胃排空低于50%或胃排空延迟为进食后4小时超过10%的胃内容物残留可诊断为胃轻瘫。

3.放射性核素呼气试验　将^{13}C或^{14}C与中链甘油三酯结合后作为标记物与食物混合成试验餐,收集受检者呼出气体样本,通过放射性核素比值质谱仪或激光红外线光谱仪检测样本中CO_2含量,依此推断胃排空时间。

4.超声检查　在进食液体实验餐后,用超声仪检测胃形态、体积变化,依据一定计算方法确定胃排空速度,该检查也可排除肝、胆、胰等脏器病变。

5.胃电图　通过在腹部放置体表电极来检测胃平滑肌活动的非侵入性检查。通过主频率、主功率、正常胃电节律百分比、胃动过缓和胃动过速百分比,以及餐后/餐前的功率比等指标变化判定是否存在胃节律紊乱、胃排空延迟现象。

6.肠压力测定　利用放置在消化道不同部位的多导管灌注系统及压力传感器来测知胃肠各部位的压力变化,并描出图形。

【诊断与鉴别诊断】

(一)诊断标准

1.有明确糖尿病病史,伴或无餐后上腹饱胀、早饱、纳呆、嗳气、恶心呕吐、模糊不清的上腹不适感或体重下降、营养不良等。

2.上消化道钡餐或胃镜等检查,除外消化道器质性病变和其他全身性疾病。

3.放射性同位素胃排空扫描或标准试餐加钡条X线摄片法检查可见胃固体排空迟缓。

(二)鉴别诊断

1.西医　可与功能性消化不良、慢性胃炎、胃下垂等疾病相鉴别。

2.中医　主要与鼓胀、胃痛、结胸等疾病相鉴别。

【治疗】

(一)基础治疗

1.饮食调摄　控制总热量,避免饱餐;适量限制纤维素的摄入;少食多餐,最好将固体食物匀浆化,或以半流质食物为主。

2.生活起居　根据患者的血糖水平和并发症情况制定相应的运动类型和强度,运动时间15~30分钟/次,运动强度应达到靶心率。

3.控制血糖　把血糖控制在理想范围内是防治本病的基础,因为胃排空延缓,不能将食物与药物以正常速度排出,从而引起血糖控制不稳定,建议停用口服药,使用胰岛素治疗。

4.心理治疗　消渴病属于身心疾病,加强对糖尿病性胃轻瘫患者的教育和心理治疗,对减轻患者症状,改善病情有重要意义。

(二)辨证论治

糖尿病性胃轻瘫病机为消渴日久,脾胃虚弱,运化失职,中焦气机不利。病理因素为气滞、痰湿、血瘀。治疗以健脾益胃、行气消痞、和胃降逆为总则。根据其虚实,实者泻之,虚则补之,虚实夹杂者应消补并用,扶正重在补气健脾,滋阴养胃;祛邪可用除湿化痰、理气消滞,活血祛瘀等法。参照 2012 年,国家中医药管理局医政司印发的《24 个专业 104 个病种中医诊疗方案》本病主要证型如下:

1.肝胃不和

主症:胃脘胀满,胸闷嗳气,心烦易怒,善太息,大便不畅,得嗳气、矢气始舒,口干微苦。舌质淡红,苔薄黄,脉弦。

治法:疏肝和胃,理气消滞。

方药:柴胡疏肝散合丹参饮加减。柴胡、陈皮、芍药、枳壳、川芎、香附、炙甘草、丹参、檀香、砂仁等。

2.脾胃虚弱

主症:脘腹满闷,时轻时重,喜热喜按,纳呆便溏,神疲乏力,少气懒言,语声低微。舌质淡,苔薄白,脉细弱。

治法:补气健脾,升清降浊。

方药:香砂六君子汤加减。木香、砂仁、党参、白术、茯苓、炙甘草、陈皮、半夏等。

3.痰湿中阻

主症:脘腹痞塞不舒,胸膈满闷,头晕目眩,胸闷不饥,身重困倦,呕恶纳呆,口淡不渴,小便不利。舌苔白厚腻,脉沉滑。

治法:祛湿化痰,顺气宽中。

方药:二陈汤合平胃散加减。法半夏、陈皮、茯苓、苍术、厚朴、甘草、生姜、大枣等。

4.胃阴亏虚

主症:脘腹痞闷,嘈杂,饥不欲食,恶心嗳气,口燥咽干,大便秘结。舌红少苔,脉细数。

治法:滋阴养胃,行气消痞。

方药:益胃汤加减。沙参、麦冬、生地、玉竹等。

5.寒热错杂

主症:胃脘痞满,但满不痛,嗳气反酸,嘈杂,恶心呕吐,肠鸣腹胀,不思饮食,倦怠乏力。舌淡苔腻或微黄,脉弦细。

治法:寒热平调,消痞散结。

方药:半夏泻心汤加减。半夏、干姜、黄连、黄芩、人参、大枣等。

兼证:

1.兼气滞

主症:胸胁、脘腹胀闷疼痛,时轻时重,时作时休,或走窜不定,胀痛可随嗳气、肠鸣、矢气而减,舌淡苔薄白,脉弦。

治法:理气解郁。

方药:配合四逆散、四磨汤等。

2.兼痰阻

主症:形体肥胖,胸脘满闷,或呕吐痰涎,或咳嗽有痰,肢体困重,舌苔白腻,脉滑。

治法:化痰除湿。

方药:配合二陈汤、温胆汤、半夏白术天麻汤等。

3.兼血瘀

主症:胃脘部刺痛,痛有定处,尤以夜间为甚,唇舌紫黯,舌质黯,有瘀斑,舌下脉络青紫迂曲,苔薄白,脉弦或沉而涩。

治法:活血化瘀。

方药:配合桃红四物汤、丹参饮、失笑散等。

(三)特色专方

1.养胃汤　北沙参 10g、石斛 10g、炒当归 10g、绿萼梅 10g、炒山药 10g、麦门冬 15g、百合 15g、杭白芍 15g、木蝴蝶 6g、甘草 5g。每日 1 剂,水煎服。本方为国医大师徐景藩治疗慢性胃病验方,有滋阴养胃功效,适合用于本病胃阴亏虚者。

2.消胀方　运用敷脐法辨证结合消胀方治疗消渴病胃痞疗效显著,用药 1 次有效者占 60％,80％以上者用药 1～3 次腹胀消失。

(1)肝胃不和者:用消胀 1 号:苍术、柴胡、薄荷、枳实各等份为末,用黄酒调糊贴脐。

(2)脾胃虚弱者:用消胀 2 号:苍术、黄芪、干姜、陈皮、枳壳各等份为末,生姜汁调糊敷脐。

(3)痰湿中阻者:用消胀 3 号:苍术、陈皮、厚朴、白豆蔻各等份为末,用鲜藿香汁或姜酊调糊敷脐。

(4)不能分型者:可用苍朴消胀 4 号方(通用方):苍术、厚朴、枳实各等分,冰片少许为末,温水调糊敷脐。

操作方法:外用胶布固定,每日更换 1 次。

(四)中成药

1.木香顺气丸　由木香、砂仁、香附(醋制)、槟榔、甘草、陈皮、厚朴(制)、枳壳(炒)、苍术(炒)、青皮(炒)等组成。口服,每次 6～9g,每日 2～3 次。功效:理气止痛,健胃化滞。用于肝胃不和型。

2.逍遥丸　由柴胡、当归、白芍、白术(炒)、茯苓、炙甘草、薄荷、生姜。口服,一次 8 丸,一日 3 次。功效:疏肝健脾。适用于肝胃不和型。

3.香砂养胃丸　由木香、砂仁、白术、陈皮、茯苓、半夏(制)、香附(醋制)、枳实(炒)、豆蔻(去壳)、厚朴(姜炙)、广藿香、甘草组成。口服,浓缩丸一次 8 丸,一日 3 次。功效:温中和胃。适用于脾胃虚弱证。

4.二陈丸　由陈皮、半夏(制)、茯苓、甘草等组成。辅料为:生姜。口服,一次 9～15g,一日 2 次。功效:湿化痰,理气和胃。适用于痰湿中阻证。

5.枳术宽中丸　由白术(炒)、枳实、柴胡、山楂等组成。饭前服用。一次 3 粒,一日 3 次,疗程为 2 周。功效:健脾和胃,理气消痞。适用于痰湿中阻型患者。

6.养胃舒颗粒　由党参、陈皮、黄精(蒸)、山药、玄参、乌梅、山楂、北沙参、干姜、菟丝子、白术(炒)组成。开水冲服,一次 1～2 袋,一日 2 次。功效:滋阴养胃。适用于胃阴亏虚证。

7.乌梅丸　乌梅 300 枚,细辛 84 克,干姜 140 克,黄连 224 克,当归 56 克,附子 84 克,蜀椒 56 克,桂枝 84 克,人参 84 克,黄柏 84 克。上十味,各捣筛,混合和匀;以苦酒渍乌梅一宿,去核,蒸于米饭下,饭熟捣成泥,和药令相得,纳臼中,与蜜杵二千下,丸如梧桐子大。空腹时饮服 10 丸,一日三次,稍加至 20 丸。适用于寒热错杂证。

8.中成药注射剂　根据病情可辨证选用中药注射剂以辅助治疗。临床辨证夹瘀者可选用血栓通注射液、疏血通注射液等活血化瘀之剂;脾胃虚弱、气虚甚者可选用黄芪注射液、参脉针、生脉注射液等益气养阴之剂。

(五)外治特色疗法

1.针灸治疗　依照"盛则泻之,虚则补之,热则疾之,寒则留之,陷下则灸之"的基本理论原则,分型施治。

主穴:足三里、内关、中脘、胃俞、三阴交等。

配穴:胃脘胀满者配阳陵泉、太冲以疏调胃气;脾胃虚弱配气海、关元、三阴交;呃逆配膈俞降逆止呕;恶心、呕吐配合谷;肝胃不和配曲池、阳陵泉、太冲;胃中虚寒配上脘,并灸命门、关元;热邪犯胃配合谷以泻热;痰浊上逆配丰隆以化痰饮;饮食积滞配下脘。

操作:足三里平补平泻,留针30分钟,内关、中脘用泻法,胃俞、三阴交用补法,配穴按虚补实泻法操作;虚寒者可加用艾灸。呕吐发作时可在内关穴行强刺激并持续运针1～3分钟。脾胃虚弱留针期间行艾条灸气海、关元、中脘、足三里。10次为1疗程。

2.耳穴

取穴:脾、胃、肝、胰、神门、小肠、大肠、内分泌、糖尿病穴、三焦、皮质下。

操作:用0.3cm×0.3cm胶布将王不留行籽贴压固定于上述耳穴。

方法:每穴、每次按压50次,每天按压3次。轻手法,但是要求有酸、麻、胀、发热感觉。2日换贴1次,双耳交替进行。

3.穴位注射疗法　该法是通过针刺的机械刺激和药物的药理作用,激发经络穴位以加强疗效的一种治疗手段。

临床常用药物有:黄芪注射液、红花注射液、甲氧氯普胺、甲钴胺、维生素B_1、维生素B_{12}等。

穴位取:足三里、背俞穴、梁丘、内关等。

操作方法:操作者应进行无菌操作,首先局部皮肤常规消毒后,使用10ml注射器一副,用无痛快速进针法。进针后上下缓慢提插,刺到反应点,探到酸、麻、胀等特殊反应后,再回抽针心,如无回血即可注射药物。下肢及腰部肌肉丰厚处可注射2～5ml,四肢肌肉较薄处可注射0.5～1ml,可根据药物的浓度和病情施以刺激的强弱,或酌情增减。注射速度一般以中速为宜,慢性虚弱患者,应轻刺激缓慢注射。根据病情一般1～3日注射1次,10次为1疗程,每疗程结束后休息1周,应适当轮换穴位。

4.电针

取穴:可参照针灸疗法,根据患者病情,临床辨证取穴。

时间:通电15～20分钟,每日1次,10次为1个疗程。

操作方法:常规穴位消毒,平补平泻,针刺得气后接上脉冲电流,电流温度视各人情况而定。

5.推拿按摩

(1)患者取仰卧位,在胃脘部环行按摩10～15分钟,然后按揉中脘、气海、天枢、关元、足三里、阳陵泉、三阴交均50次,每日1次。

(2)患者取俯卧位,循足太阳经下至三焦按擦5～10遍,然后按揉肝、脾、三焦、肾俞5分钟。

(3)患者取坐位,取肩井、内关、合谷、足三里,用一指禅法,然后搓抹两胁,由上而下往返数次,胃脘灼痛,嗳气加内庭、太冲;食滞按大肠俞、脾俞、胃俞、八髎、足三里,并顺时针摩腹,肝胃不和以一指禅自天突向下至中脘穴治疗。脾胃虚弱取大椎、脾俞、胃俞、揉气海、关元、足三里。也可自行按摩,以双手拇指按揉双侧足三里穴,顺时针逆时针方向各揉50次,使局部有酸、麻、胀感为宜。

6.中药热奄包或封包治疗　脾胃虚弱者,予吴茱萸250g外敷中上腹部温中补虚;气滞湿阻者,予川朴

250g 外敷中上腹部行气燥湿;兼有上述情况者,可予吴茱萸 150g、川朴 150g 合用以加强补益脾胃,行气燥湿之功。食积气滞者,予莱菔子 250g 外敷中上腹部行气消食。每次热敷时间为 30 分钟,每日 1～2 次。

7.红外线治疗

取穴:关元、中脘及两侧天枢。

时间:每次 15～20 分钟,每日 1～2 次,7～10 天为 1 疗程。

8.中药离子导入法

离子导入液:红花、黄芪等药物水煎剂。

时间:每次 30 分钟,每日 1 次,10 天为 1 疗程。

操作方法:使用离子导入仪,将中药导入液滴于棉垫上,套在锌片外,放置于备穴,沙袋压覆,输出频率视各人情况而定。

9.低频脉冲电疗法

取穴:中脘、关元及两侧天枢。

时间:每次 15～20 分钟,每日 1～2 次,7～10 天为 1 疗程。

频率:视各人情况而定。

以上特色疗法可根据患者病情及经济条件适当选用 1～2 种疗法作为辅助治疗,临床可收到事半功倍的效果。

(六)西药常规治疗

把血糖平稳地控制在理想水平是防治本病的基础。饮食以少食多餐和低脂为宜,呕吐频繁者注意纠正水、电解质失衡。呕吐者,予止吐、促动力药,如甲氧氯普胺(胃复安、灭吐灵)是中枢、外周多巴胺受体拮抗剂,多潘立酮是外周多巴胺-2 受体拮抗剂,可阻断化学感受器触发区的多巴胺受体,发挥止吐活性,能增加食管下括约肌张力,加强胃的收缩,提高胃排空力,协调胃、十二指肠运动,防止胆汁反流。西沙比利、莫沙必利,是 5-HT$_4$ 受体激动剂,可刺激肌层神经丛肠胆碱能神经元释放乙酰胆碱,从而促进胃肠道蠕动,加强胃与结肠排空,对糖尿病性胃轻瘫与糖尿病性便秘确有疗效。红霉素是胃动素受体激动剂,能够刺激胃肠动力,空腹时能引起胃窦Ⅲ相消化间期移行性复合运动的强烈收缩,餐后刺激胃窦收缩,从而促进胃排空。除此之外,体内胃电起搏、体外胃电起搏及手术治疗也为治疗糖尿病性胃轻瘫的方式。

(段珠山)

第六节　糖尿病脑血管并发症

一、概述

糖尿病脑血管并发症是糖尿病并发的系列脑血管疾病,其中以脑动脉粥样硬化所致缺血性脑病最为常见,而脑出血较少,少数呈现短暂性脑缺血发作,蛛网膜下腔出血极少。糖尿病合并急性脑血管病的发病机制尚未十分明了,研究发现本病的危险性与血清低密度脂蛋白和极低密度脂蛋白水平呈正相关,与血清高密度脂蛋白胆固醇水平呈负相关。此外,胰岛素、性激素、生长激素、儿茶酚胺等激素水平异常及高血糖、血管内皮功能紊乱、血小板功能异常等亦直接或间接参与动脉粥样硬化的发生发展。高胰岛素血症可通过促进脂质合成及刺激动脉内膜平滑肌细胞增殖,低胰岛素血症则可通过减低脂质清除及降低血管壁溶酶体脂肪酶系活性而加速动脉粥样硬化的发展,并与血液高凝状态、微血管病变以及吸烟、肥胖等因素有关。糖尿病患者脑卒中的病死率、病残率、复发率较高,病情恢复慢。本病属中医"中风""偏枯"等范畴。糖尿病并发脑血管病的治疗,与脑血管病有一定共性,如控制血压、溶栓、抗血小板聚集、扩血管、降纤、抗凝、脱水及预防并发症等。但特别注意要积极调控血糖,临床预后与发病期血糖水平直接相关。

二、中医病因病机

【病因】

(一)饮食不节

饮食不节,过食肥甘醇酒,导致脾胃受伤,脾失健运,聚湿生痰,痰郁化热,引动肝风,风痰痹阻脑之脉络则发病。《素问·通评虚实论》提出"凡治消瘅,仆击,偏枯,痿厥,气满发逆,甘肥贵人,则膏粱之疾也。"最早阐述了过食肥甘、形体肥胖是发生本病的重要原因。此后历代医书均有论述,如明·张景岳在《景岳全书》指出"消渴病皆膏粱肥甘之变。"清·沈金鳌在《杂病源流犀烛·中风源流》中明确了"肥人多中风。"临床观察及流行病学研究表明,糖尿病及糖尿病性脑血管病的发病与高热量、高脂肪膳食有着密切关系,且患者大多是属肥胖或超重者。临床观察还表明,酗酒是本病的常见诱因之一,尤其是对于男性患者。

(二)肝肾阴亏,情志郁怒

消渴病日久,肝肾阴血亏虚,筋脉失去濡养,风阳内动,亦可出现中风偏瘫,手足偏废。正如明代医家戴元礼所言:"三消久之,精血既亏,或目无所见,或手足偏废。"五志过极,心火暴甚,引动内风而发卒中。临床以暴怒伤肝为多。肝体阴而用阳,暴怒则顷刻之间可使肝阳暴亢,气火俱浮,迫血上涌,则可猝然昏仆。至于忧思悲恐,情绪紧张,均是本病的诱因。

(三)气阴两虚,血流瘀滞,痰阻脉络

消渴病基本病机为阴虚燥热,燥热伤阴耗液可致血液黏滞,燥热伤阴耗气又可致气阴两虚。气虚运血无力可致血流缓慢,血行不畅终致瘀血阻滞,气虚不能化津,影响水液代谢,脾失健运,聚湿生痰,痰浊瘀血互结,阻滞脉络则可见半身不遂、口眼歪斜、言语不利;脑为元神之府,痰浊瘀血阻滞脑之脉络,脑失所养,则可出现神志障碍。

(四)年老气衰,劳累过度

临床资料表明,消渴病脑病发病率随年龄增长而增高,40岁以前发病者很少,多在50岁以上发病。对此古代医家早有论述,如王履指出:"中风者,凡人年逾四旬气衰之际,或因忧喜忿怒伤其气者,多有此疾,壮岁之时无有也,若肥盛则间有之。"年老易患本病的机理是因人体随年龄的增长,气亦渐衰,气虚影响血液运行、水液代谢,而导致血液瘀滞,痰浊内生,痰浊瘀血阻于脑之脉络,极易发生本病。另外,劳累过度也是本病常见的诱发因素。《素问·生气通天论》指出:"阳气者,烦劳则张。"即指人身阳气,若烦劳扰动太过,则亢奋不敛。过度劳累,形神失养,阴血暗耗,内风动越,易发本病。

【病机及演变规律】

糖尿病合并脑血管病的发生,主要在于糖尿病日久,气阴两虚,气虚运血无力,气虚化无力,变生痰瘀,阻于脑脉,窍络窒塞,气血不相接续,神机失用;或阴亏于下,肝阳暴张,阳亢风动,血随气逆,夹痰夹火,横窜经隧,夹风动肝,风痰瘀血,上犯清空,蒙蔽清窍,而形成上实下虚,阴阳互不维系,神机失用。病位在

脑,涉及心、肝、脾、肾诸脏;其病理因素有虚、火、风、痰、气、血六端,病性多为本虚标实,上盛下虚。临床以出现意识障碍者为中脏腑,神志尚清者为中经络。常见证候多是以二或三种病理要素组合的形式出现,如痰热腑实、气虚血瘀、风痰瘀血痹阻脉络等。贯穿疾病始终的病理要素为痰瘀,风证、火热证常在早期出现,变化较为迅速,而气虚阴虚为消渴病的主要病因病机,在任何阶段均可出现。

三、诊断及鉴别诊断

【诊断】

1.糖尿病病史　发病前确诊糖尿病,或发病过程中出现糖尿病。

2.缺血性脑血管病诊断

(1)短暂性脑缺血发作(TIA):为局部性缺血造成的短暂性脑或视网膜神经功能缺陷,临床表现为缺血部位的相应症状和体征,每次发作持续时间为数分钟至 1 小时;可反复发作;无任何急性梗死的证据发现。

临床表现:TIA 的临床表现随受累的血管不同而表现不同。

1)短暂性单眼盲:短暂性单眼盲又称发作性黑矇,短暂的单眼失明是颈内动脉分支眼动脉缺血的特征性症状。

2)颈动脉系统 TIA:以偏侧肢体或单肢的发作性轻瘫最常见,通常以上肢和面部较重;主侧半球的颈动脉系统缺血可表现为失语、偏瘫、偏身感觉障碍和偏盲。

3)椎-基底动脉系统 TIA:常见症状有眩晕和共济失调、复视、构音障碍、吞咽困难、交叉性或双侧肢体瘫痪,或感觉障碍、皮质性盲和视野缺损。另外,还可以出现猝倒症。

(2)脑梗死:是指脑部供血中断,又无充分侧支循环代偿供血时导致的脑组织缺血、缺氧性坏死和脑软化,而产生的神经系统症状群。不包括全脑性缺血和缺氧性坏死,如窒息和心跳、呼吸暂停引起的全脑病损。

1)临床表现:脑梗死的临床表现和受累的血管部位、范围、次数、原发病因和侧支循环,以及患者的年龄和伴发疾病等诸多因素有关。

动脉粥样硬化性血栓性脑梗死、脑栓塞、腔隙性脑梗死是缺血性脑卒中最常见的类型。其中动脉粥样硬化性血栓性脑梗死约占缺血性脑卒中的 $60\%\sim80\%$,起病相对较慢,常在数分钟、数小时甚至 $1\sim2$ 天达到高峰,不少患者在睡眠中发病,约 15% 的患者以往经历过 TIA。脑梗死的主要临床表现可区分为前循环和后循环,或称颈动脉系统和椎-基底动脉系统症状。颈动脉系统脑梗死主要表现为病变对侧肢体瘫痪或感觉障碍,主半球病变常伴不同程度的失语,非主半球病变可出现失用或认知障碍等高级皮质功能障碍。其他少见的临床表现包括意识障碍、共济失调、不随意运动及偏盲等。椎-基底动脉系统脑梗死累及枕叶可出现皮质盲、偏盲;累及颞叶内侧海马结构,可出现近记忆力下降;累及脑干或小脑可出现眩晕、复视、吞咽困难、霍纳综合征、双侧运动不能、交叉性感觉及运动障碍、共济失调等;累及脑干上行网状激活系统易出现意识障碍。

2)实验室检查

血液成分包括血常规、血沉、凝血象、血生化等。有条件时可作抗磷脂抗体以及凝血前状态检查,如蛋白 C、蛋白 S、抗凝血酶Ⅲ、凝血酶时间、血红蛋白电泳、血清电泳和同型半胱氨酸的测定。有学者对新发脑卒中患者同时检测糖化血红蛋白和糖化血清蛋白,对脑卒中应激性高血糖和糖尿病伴发脑血管病进行鉴别,发现非胰岛素依赖型糖尿病(NIDDM)合并 TIA 的患者较单纯 NIDDM 患者的空腹血糖、血清总胆固醇、甘油三酯及血栓素 B_2 更高。对患糖尿病及 TIA 的患者跟踪随访显示,复发 TIA 及脑梗死组血清总胆固醇、低密度脂蛋白和高敏 C 反应蛋白较未复发组升高,提示高敏 C 反应蛋白及血脂可作为评价糖尿病并发 TIA 患者预后的指标。荷兰 TIA 临床试验结果显示,糖耐量减低的患者患 TIA 的风险是血糖正常者的 1.8 倍,而糖尿病患者的风险则为 2.8 倍。

心脏需做心电图、超声心动图检查,有必要时可作 24 小时心电监测,有条件时也可考虑作经食管超声心动图检查。

供应脑的大动脉和脑动脉检查颈部多普勒超声、经颅多普勒超声(TCD)。有条件和必要时可作磁共振血管造影(MRA)等,以及数字减影动脉血管造影(DSA)检查。脑梗死、糖尿病和颈动脉斑块的相关性研究发现,糖尿病虽然是心、脑及周围血管的重要危险因素,但如果去除颈动脉斑块的影响,则糖尿病对脑梗死的发生无明显影响,说明糖尿病是通过促进动脉斑块的形成而导致脑梗死。有学者使用 MRA 对 82 名 2 型糖尿病患者进行脑血管评估发现,糖尿病病程小于 5 年的患者脑血管狭窄率为 44.4%,这一比例随病程延长而升高,病程 10 年的狭窄率为 84%,而病程大于 15 年的全部都有中度以上的狭窄。对糖尿病和脑干梗死关系的临床研究证实了糖尿病是脑干梗死的独立危险因素,与非糖尿病脑干梗死相比,糖尿病脑干梗死患者脑桥梗死更为多见,考虑其原因为糖尿病小血管病变更易累及脑桥穿支等小动脉。对糖尿病和非糖尿病缺血性脑血管病患者血管病变的分布特征研究发现,与非糖尿病患者比较,2 型糖尿病患者缺血性脑动脉病变多表现为多水平、多节段的动脉病变,且更多累及颈内动脉、大脑后动脉及椎动脉的颅内段。

3.出血性脑血管病诊断

脑出血:是指原发于脑实质内的出血,故称为自发性脑出血。

高血压性小动脉硬化和破裂是本病最常见的原因,故也称高血压性脑出血。自发性脑出血的出血部位以壳核最多见,其次为丘脑、尾状核、半球白质、脑桥、小脑和脑室等。

(1)临床表现:根据出血量、出血部位等不同临床表现也不相同。

1)急性起病并出现局限性神经功能缺损,一般可于数小时内达高峰。个别患者因继续出血和血肿扩大,临床症状进行性加重,持续时间 6～12 小时。

2)除小量脑出血外,大部分患者均有不同程度的意识障碍。意识障碍的程度是判断病情轻重和预后的重要指标。

3)头痛和呕吐是脑出血最常见的症状,可单独或合并出现。脑叶和小脑出血头痛最重,少量出血可以无头痛。头痛和呕吐同时出现是颅内压增高的指征之一。

4)血压增高是脑出血常见的原因与伴发病。血压增高和心跳及脉搏缓慢同时存在,往往是颅压高的重要指征。

5)脑出血者可出现癫痫发作,癫痫发作多为局灶性和继发性全身发作,以脑叶出血和深部出血最多见。

6)局灶症状与血肿的部位相关,但定位诊断的准确性不如神经影像结果。

(2)实验室检查

1)头颅 CT 检查为急性脑出血首选,但如今磁共振技术已可以清晰分辨出血性脑血管病,并可结合不同序列的表现判断出血发生的时间以及血肿吸收的情况。磁敏感加权成像(SWI)甚至可以显示脑内微出血灶。

2)在没有条件时可进行腰椎穿刺协助诊断,但脑脊液正常者不能否定脑出血的诊断。颅内压增高、脑干受压者禁忌腰椎穿刺。

3)非高血压性脑出血,应注意血液学、免疫学及颅内血管的检查,以明确病因。

【鉴别诊断】

1.卒中应激性高血糖与糖尿病合并脑血管病的鉴别 脑血管病急性期血糖增高的原因也是多方面的,大多数学者认为:在应激状态下,交感神经-肾上腺系统功能亢进,儿茶酚胺分泌增多,促进肾上腺皮质激素、胰高血糖素、生长激素分泌增加,诱发了糖原的异生,并降低糖原的利用,导致血糖升高。另外,急性脑血管病时脑干的糖调节中枢受损或受到影响,糖代谢调节失衡,也可以导致血糖增高。糖化血红蛋白及糖化血清白对应激性高血糖和糖尿病有鉴别意义。另有学者对果糖胺(FA)与急性脑血管病的高血糖状态的相关性进行了研究,结果显示,糖尿病合并脑血管病患者 FA 显著高于无糖尿病脑梗死患者,并与空腹血糖密切相关。

2.急性脑血管病与低血糖脑病的鉴别 低血糖症是一种由多种原因引起的血糖浓度过低的临床综合征(血糖≤2.8mmol/L),其对机体的影响以神经系统为主。葡萄糖是维持脑功能的主要能源,脑组织对低血糖极其敏感,当血糖<1.7mmol/L 时,大脑会出现代谢障碍,患者意识模糊,可发生肢体抽搐,当血糖<0.6mmol/L 时,可出现昏迷。当发生低血糖时往往大脑皮质首先受到抑制,继而皮质下中枢包括边缘系统、网状结构、基底节、下丘脑及自主神经中枢相继累及,当补充葡萄糖后则按上述次序逆转恢复。低血糖引起的中枢神经系统症状多种多样,很多酷似脑血管病,可以出现偏瘫、意识障碍、病理征阳性、癫痫和认知功能下降等。鉴别要点包括:

(1)首先对急性意识障碍及卒中样起病的患者常规进行血糖检测,如果血糖低于 4.0mmol/L,观察补充葡萄糖后症状是否能缓解或消失。

(2)详细询问病史,尤其是否存在进食量过少,却常规服用降糖药物或注射胰岛素;发病前大量饮酒;肝肾功能不全;阿司匹林等水杨酸药物与降糖药同时服用等情况。

(3)脑血管病一般在神经系统查体过程可发现局灶征(有定位意义的体征),若既往无脑血管病史,突然出现意识障碍,查体见双侧病理征阳性(病灶广泛涉及双侧)或没有局灶征,则高度怀疑代谢性因素,应积极进行生化、血气、血氨等检查。

(4)影像学检查:若低血糖持续时间过长,脑组织可发生不可逆损伤,其头颅磁共振有以下特点:弥散加权成像(DWI)显示双侧基底节、放射冠、胼胝体、皮层对称性损伤,而 MRA 或 DSA 并未发现相应血管狭窄,磁共振波谱(MRS)显示无缺血缺氧常见的乳酸峰,但代表神经元活性的 N-乙酰天门冬氨酸(NAA)水平降低。

四、西医治疗

糖尿病合并脑血管病急性期的治疗原则与单纯急性脑血管病相同。以下主要介绍急性缺血性脑卒中的治疗。

【一般处理】

1.吸氧与呼吸支持 合并低氧血症患者(血氧饱和度低于 92% 或血气分析提示缺氧)应给予吸氧,气道功能严重障碍者应给予气道支持(气管插管或切开)及辅助呼吸。无低氧血症的患者不需常规吸氧。

2.心脏监测与心脏病变处理 脑梗死后 24 小时内应常规进行心电图检查,必要时进行心电监护,以便早期发现心脏病变并进行相应处理;避免或慎用增加心脏负担的药物。

3.体温控制 对体温升高的患者应明确发热原因,如存在感染应给予抗生素治疗。对体温>38℃的患者应给予退热措施。

4.血压控制 血压持续升高,收缩压≥200mmHg 或舒张压≥110mmHg,或伴有严重心功能不全、主动脉夹层、高血压脑病,可予谨慎降压治疗,并严密观察血压变化,必要时可静脉使用短效药物(如拉贝洛尔、尼卡地平等),最好应用微量输液泵,避免血压降得过低。有高血压病史且正在服用降压药者,如病情平稳,可于脑卒中24小时后开始恢复使用降压药物。脑卒中后低血压的患者应积极寻找和处理原因,必要时可采用扩容升压措施。

5.血糖控制　约40%的患者存在脑卒中后高血糖,对预后不利。目前公认应对脑卒中后高血糖进行控制,但对采用何种降血糖措施及目标血糖值仅有少数RCT,目前还无最后结论。急性脑卒中患者因其意识障碍、语言不清、鼻饲进食等原因,使用常规皮下注射胰岛素容易导致餐前血糖过低,而餐后血糖不易控制,已有多篇报道推荐脑卒中急性期使用胰岛素泵进行血糖控制。以胰岛素泵连续皮下注射胰岛素的方式,在血糖控制时间,神经功能恢复等方面与每日多次皮下注射胰岛素相比均较为优越。

脑卒中后低血糖发生率较低,尽管缺乏对其处理的临床试验,但因低血糖可直接导致脑缺血损伤和水肿加重,对预后不利,故应尽快纠正低血糖。推荐意见:血糖超过11.1mmol/L时给予胰岛素治疗。血糖低于2.8mmol/L时给予10%～20%葡萄糖口服或注射治疗。

6.营养支持　脑卒中后由于呕吐、吞咽困难可引起脱水及营养不良,可导致神经功能恢复减慢。应重视脑卒中后液体及营养状况评估,必要时给予补液和营养支持。推荐意见:正常经口进食者无须额外补充营养。不能正常经口进食者可鼻饲,持续时间长者经本人或家属同意可行经皮内镜下胃造瘘(PEG)管饲补充营养。鼻饲营养液主要使用瑞代,因其可提供针对糖尿病患者代谢特点的肠内营养。推荐使用营养泵泵入肠内营养,起始量为每小时20ml,患者无明显不适可增至每小时50～100ml,泵入时间不超过20小时,总量可根据患者体重计算,每500ml(一瓶)瑞代可提供450kcal热量。

【特异性治疗】

特异性治疗指针对缺血损伤病理生理机制中某一特定环节进行的干预。近年研究热点为改善脑血液循环的多种措施(如溶栓、抗血小板、抗凝、降纤、扩容等方法)及神经保护的多种药物。

1.溶栓治疗　溶栓治疗是目前最重要的恢复血流措施,重组组织型纤溶酶原激活剂(rt-PA)和尿激酶(UK)是我国目前使用的主要溶栓药,目前认为有效抢救半暗带组织的时间窗为4.5小时内或6小时内。

rt-PA使用剂量为0.9mg/kg,最大剂量为90mg。根据剂量计算表计算总剂量。将总剂量的10%在注射器内混匀,1分钟内团注。将剩余的90%混匀后静脉滴注,持续1小时以上,输入完毕以0.9%生理盐水冲管。输入rt-PA后严格卧床24小时。输注rt-PA后24小时复查CT或MR。用药后45分钟时检查舌和唇,判定有无血管源性水肿,如果发现血管源性水肿应立即停药,并给予抗组胺药物和糖皮质激素治疗。

(1)适应证

1)年龄18～80岁;

2)发病4.5小时以内(rt-PA)或6小时内(尿激酶);

3)脑功能损害的体征持续存在超过1小时,且比较严重;

4)脑CT已排除颅内出血,且无早期大面积脑梗死影像学改变;

5)患者或家属签署知情同意书。

(2)禁忌证

1)既往有颅内出血,包括可疑蛛网膜下腔出血,近3个月有头颅外伤史,近3周内有胃肠或泌尿系统出血,近2周内进行过大的外科手术,近1周内有在不易压迫止血部位的动脉穿刺;

2)近3个月内有脑梗死或心肌梗死史,但不包括陈旧小腔隙梗死而未遗留神经功能体征;

3)严重心、肝、肾功能不全或严重糖尿病患者;

4)体检发现有活动性出血或外伤(如骨折)的证据;

5）已口服抗凝药,且 INR>1.5;48 小时内接受过肝素治疗（APTT 超出正常范围）;

6）血小板计数低于 $100\times10^9/L$,血糖<2.7mmol/L;

7）血压:收缩压>180mmHg,或舒张压>100mmHg;

8）妊娠。

虽然严重糖尿病是溶栓禁忌证,但对于糖尿病合并脑血管病,积极溶栓仍是治疗的重要手段,且与无糖尿病的患者相比,疗效无明显差异。

2.抗凝治疗

（1）适应证

1）短暂性脑缺血发作反复发生者;

2）进展性卒中;

3）椎-基底动脉血栓形成;

4）反复发作的脑栓塞（心房颤动引起者）及静脉系统血栓形成。

（2）禁忌证

1）有消化性溃疡病史;

2）有出血倾向;

3）血压高于 180/100mmHg;

4）有严重肝、肾疾患者;

5）临床不能除外脑出血者。

（3）使用方法及注意事项

1）一般急性脑梗死,原则上不推荐使用抗凝治疗。

2）溶栓治疗患者,溶栓 24 小时后可开始使用抗凝治疗。

3）心源性脑梗死（人工瓣膜、心房颤动、心壁血栓形成者）使用抗凝治疗,首选华法林制剂 4～6mg/d,逐步调整 INR,使之控制在 2.0～3.0 之间。不能使用华法林时,可用抗血小板药物氯吡格雷 75mg/d。低分子肝素和肝素治疗脑梗死的临床疗效尚无肯定结论,一般不首先推荐。但拟为动脉狭窄或静脉血栓时推荐使用。

3.抗血小板聚集　抗血小板凝聚药治疗急性脑梗死的价值不能肯定,但作为二级预防药物减少复发的价值可以肯定。常用的一线药物有肠溶阿司匹林和双嘧达莫（成人剂量 200～400mg/d）,二线药有氯吡格雷。发病 24 小时后推荐阿司匹林 100～150mg/d。

4.降纤治疗　巴曲酶,国内已应用多年,积累了一定的临床经验。多中心、随机、双盲、安慰剂平行对照研究提示巴曲酶治疗急性脑梗死有效,不良反应轻,但应注意出血倾向。推荐:对不适合溶栓并经过严格筛选的脑梗死患者,特别是高纤维蛋白血症者,可选用降纤治疗。用法为隔日应用,共用三次,每次用药之前测血凝检查及纤维蛋白原,若有出血倾向则随时停用,巴曲酶首剂 10U,第 2、3 次各用 5U,生理盐水稀释后 1 小时以上滴完。

5.扩容　对一般缺血性脑卒中患者,不推荐扩容。对于低血压或脑血流低灌注所致的急性脑梗死如分水岭梗死可考虑扩容治疗,但应注意可能加重脑水肿、心功能衰竭等并发症。此类患者不推荐使用扩血管治疗。临床可应用低分子右旋糖酐或羟乙基淀粉 130/0.4 氯化钠注射液 500～1000ml 静脉滴注,注意过敏等不良反应。

6.扩张血管　目前缺乏血管扩张药能改善缺血性脑卒中临床预后的大样本高质量 RCT 证据,需要开展更多临床试验。推荐意见:对一般缺血性脑卒中患者,不推荐扩血管治疗。

7.脑保护剂　理论上,针对急性缺血或再灌注后细胞损伤的药物(神经保护剂)可保护脑细胞,提高对缺血缺氧的耐受性。临床常用的药物有依达拉奉,是一种抗氧化剂和自由基清除剂,国内外多个随机双盲安慰剂对照试验提示依达拉奉能改善急性脑梗死的功能结局并安全;用法为30mg稀释后静脉滴注,每日两次,7~14天为一个疗程,注意使用的时间窗最好在发病14天以内。

8.其他疗法

(1)丁基苯酞是近年国内开发的Ⅰ类新药。几项评价急性脑梗死患者口服丁基苯酞的多中心随机、双盲、安慰剂对照试验显示:丁基苯酞治疗组神经功能缺损和生活能力评分均较安慰剂对照组显著改善,安全性好。

(2)人尿激肽原酶(尤瑞克林)是近年国内开发的另一个Ⅰ类新药。评价急性脑梗死患者静脉使用人尿激肽原酶的多中心随机、双盲、安慰剂对照试验显示:尤瑞克林治疗组的功能结局较安慰剂组明显改善并安全。

(3)高压氧和亚低温的疗效和安全性还需开展高质量的RCT证实。

9.中药注射剂　用于治疗脑梗死的中药注射剂一般具有改善血小板聚集、降纤、改善血流变等多重作用。国内银杏叶制剂、丹红注射液、灯盏花注射液和疏血通注射液都有报道治疗糖尿病合并脑梗死,可改善急性期神经功能缺损评分和血液流变学指标。

【急性期并发症处理】

1.脑水肿与颅内压增高　严重脑水肿和颅内压增高是急性重症脑梗死的常见并发症,是死亡的主要原因之一。推荐卧床,避免和处理引起颅内压增高的因素,如头颈部过度扭曲、激动、用力、发热、癫痫、呼吸道不通畅、咳嗽、便秘等。药物可使用甘露醇125~250ml,每6~8小时1次。因甘露醇半衰期较短,只有100分钟,故易引起脑水肿的反跳,可酌情配合甘油果糖250ml每12小时1次,或呋塞米等利尿药。对于发病48小时内,60岁以下的恶性大脑中动脉梗死伴严重颅内压增高、内科治疗不满意且无禁忌证者,可请脑外科会诊考虑是否行减压术。对压迫脑干的大面积小脑梗死患者也需请脑外科会诊协助处理。

2.出血转化　脑梗死出血转化发生率为8.5%~30%,其中有症状的为1.5%~5%。心源性脑栓塞、大面积脑梗死、占位效应、早期低密度征、年龄大于70岁、应用抗栓药物(尤其是抗凝药物)或溶栓药物等会增加出血转化的风险。

症状性出血转化推荐意见:

1)停用抗栓治疗等致出血药物;与抗凝和溶栓相关的出血处理参见脑出血指南。

2)对需要抗栓治疗的患者,可于出血转化病情稳定后7~10天开始抗栓治疗。

3)对于再发血栓风险相对较低或全身情况较差者,可用抗血小板药物代替华法林。

五、中医辨证治疗

消渴病并发中风是在消渴阴津不足、肝肾阴虚、阴阳失调的基础上,复因气、火、痰、瘀等原因,致肝阳暴涨,气血上逆,夹痰夹火,横窜经络,蒙蔽清窍所致。中风以猝然昏仆、不省人事或发生口眼歪斜、言语不利、半身不遂为主要症状。临床上分中经络和中脏腑两大类,中经络一般无神志变化,病情轻;中脏腑常有神志不清,病情重。因此,临床治疗的关键在恢复脑髓功能;治疗的重点是扶助正气和祛除痰、瘀、风、毒等病理因素。

【中经络】

1.阴虚风动证

症状:半身不遂,肢体软弱,偏身麻木,舌歪语謇,心烦失眠,眩晕耳鸣,手足拘挛或蠕动,舌红或黯淡,苔少或光剥,脉细弦或数。

治法:育阴息风,化瘀通络。

方药:育阴熄风汤。

常用药物:生地黄,玄参,天花粉,川石斛,钩藤,甘菊花,女贞子,桑寄生,枸杞子,赤芍,白芍,丹参,广地龙。

方解及加减法:消渴病脑病患者以阴虚风动、脉络瘀阻为多见。本方标本兼顾。方中生地黄、玄参、天花粉、川石斛滋阴清虚热,生津止渴;女贞子、桑寄生、枸杞子滋肝肾之阴,滋水涵木;钩藤、甘菊花平肝息风治其标证;赤芍、白芍、丹参、广地龙活血通经。若虚热征象不明显者,可酌减滋阴清热之品的用量及药味;风象突出,发病急,病情发展迅速,眩晕耳鸣者,可重用息风药,加天麻、潼蒺藜、白蒺藜,生石决明;肝肾阴虚明显,表现为失眠多梦、双目干涩、腰膝酸软无力者,可加龟甲胶,鹿角胶,或用六味地黄丸合血府逐瘀汤加减治疗。

2.气阴两虚证

症状:半身不遂,偏身麻木,或口角歪斜,或舌强语謇,倦怠乏力,气短懒言,口干渴,自汗,盗汗,五心烦热,心悸,失眠,小便或黄或赤,大便干,舌体胖大,边有齿痕,舌苔薄或见剥脱,脉弦细无力或弦细数。

治法:益气养阴,活血通络。

方药:以补阳还五汤合生脉散。

常用药物:黄芪,党参,山药,玄参,麦冬,葛根,五味子,当归,川芎,桃仁,红花,赤芍,白芍,鸡血藤,牛膝,桑寄生。

方解及加减法:此型在消渴病脑病中亦较多见,系消渴病日久气阴耗伤,脉络瘀阻所致,病情进展较为缓慢,其肢体偏瘫程度有轻有重。治疗时既要注重其肢体瘫痪、口角歪斜等中风症状,又要兼顾其原发病症状。方中黄芪、党参,山药益气扶阳;玄参、麦冬养阴生津;葛根益胃生津;当归、川芎、桃仁、红花、赤芍、白芍活血化瘀;鸡血藤、当归养血活血通经;牛膝、桑寄生滋补肝肾之阴以治本。若气虚明显且有阳虚表现者,酌加鹿茸末冲服,以温阳化气;伴言语謇涩者,加九节菖蒲,郁金;手足肿胀者,加茯苓,桂枝,以健脾温阳通络。

3.痰热腑实证

症状:半身不遂,舌强不语,口舌歪斜,口黏痰多,腹胀便秘,午后面红烦热,舌红,苔黄腻或灰黑,脉弦滑大。

治法:化痰通腑。

方药:星蒌承气汤加减。

常用药物:全瓜蒌,胆南星,生大黄(后下),芒硝(冲服),丹参。

方解及加减法:本方应用指征主要包括三点:便干便秘或大便数日未解,舌苔黄或黄腻而干,脉弦滑或弦滑而大。方中大黄、芒硝的用量需根据患者的体质而定,以大便通泄为度,不宜过量,腑气通后改用清热化痰等法治疗。若用药后大便已通,但舌苔剥脱,舌质红或红绛,改用清热养阴法;若采用星蒌承气汤治疗而仍腑气不通时,可改用大柴胡汤,或加入行气之品;口苦咽干、心烦易怒者,加黄连,栀子,以清心除烦。

4.风痰瘀血,痹阻脉络证

症状:半身不遂,偏身麻木,口角歪斜,或舌强语謇,头晕目眩,痰多而黏,舌质黯淡,舌苔薄白或白腻,脉弦滑。

治法:息风化痰,活血通络。

方药:化痰通络汤。

代表药物:法半夏,生白术,天麻,胆南星,丹参,香附,酒大黄(后下)。

方解及加减法:此型在轻中度消渴病脑病中常见,包含风、痰、瘀三种病理要素,但火热和虚象不突出,一般为亚急性起病,逐渐达到高峰。治疗以息风化痰为主,兼顾活血化瘀。方中半夏、胆南星燥湿化痰,降逆止呕;天麻平肝息风而止头眩;生白术健脾燥湿;丹参、香附行气化瘀;酒大黄泻热通便。舌苔黄腻或痰多色黄者,加全瓜蒌,浙贝母,天竺黄,以清化痰热;舌质紫黯或有瘀斑者,加桃仁,红花,赤芍,以活血通络;头晕、头痛者,加菊花,夏枯草,以清利头目。

【中脏腑】

1.痰热内闭证

症状:起病急骤,神识昏蒙,鼻鼾痰鸣,半身不遂,肢体强痉拘急,项强身热,气粗口臭,躁扰不宁,甚则手足厥冷,频繁抽搐,偶见呕血,舌质红绛,舌苔褐黄干腻,脉弦滑数。

治法:清热化痰,醒神开窍。

方药:羚羊角汤加减配合灌服或鼻饲安宫牛黄丸。

常用药物:羚羊角粉(冲服),珍珠母(先煎),竹茹,天竺黄,石菖蒲,远志,夏枯草,牡丹皮。

方解及加减法:此型一般为进展性脑病,症状在 72 小时内加重,热象突出,痰热互结,并有热极生风之趋势。羚羊角、珍珠母息风清热;竹茹、天竺黄清热化痰;石菖蒲、远志化痰开窍;夏枯草、牡丹皮凉血息风。如大便数日未行,可合用星蒌承气汤或大承气汤治疗以通腑泄热;痰多者,加天竺黄,胆南星,竹茹,以清热化痰。

2.痰蒙清窍证

症状:神识昏蒙,半身不遂,口舌歪斜,言语謇涩或不语,偏身麻木,痰声辘辘,面白唇暗,静卧不烦,二便自遗,周身湿冷,舌质紫黯,苔白腻,脉沉滑缓。

治法:温阳化痰,醒神开窍。

方药:涤痰汤配合灌服或鼻饲苏合香丸加减。

常用药物:制半夏,茯苓,枳实,陈皮,胆南星,石菖蒲,远志,竹茹,丹参。

方解及加减法:本型特点为热象不显,而痰湿症状较重,实为阳气已虚,虽无烦躁之征但易出现由闭转脱。二陈汤加胆南星、竹茹燥湿化痰;石菖蒲、远志开窍醒神;丹参活血散瘀。若病情演化迅速,或肢体抽搐者,加天麻,钩藤(后下),以平肝息风;若见痰声辘辘,舌苔厚腻者,加紫苏子,瓜蒌,以化痰降浊。

3.元气败脱证

症状:昏愦不知,目合口开,四肢松懈瘫软,肢冷汗多,二便自遗,舌卷缩,舌质紫黯,苔白腻,脉微欲绝。

治法:扶助正气,回阳固脱。

方药:参附汤加减。

常用药物:生晒参(另煎兑服),附子(先煎半小时)。

方解及加减法:此型为中风危症,需中西医抢救措施并用,临证可使用参附注射剂。生晒参甘温大补阳气,附子大辛大热,二者相配,峻补元阳而固脱。汗出不止者,加山萸肉,黄芪,煅龙骨(先煎),煅牡蛎(先煎),以敛汗固脱;若见汗冷、肢厥者,合用四逆汤以回阳救逆;元气败脱证见于中风病重症患者,多由闭证发展而成,属中医脱证,难以救治,预后较差。

(赵继祖)

第七节　糖尿病下肢血管病变

一、概述

古代医家虽然对"脱疽"等下肢病变进行论述,但没有明确的针对糖尿病下肢血管病变的具体论述,近代医家将糖尿病血管病变归属于"脱疽、脉痹"的范畴。

隋·巢元方在《诸病源候论·消渴病诸候》中言:"夫消渴者……其(消渴)病变多发痈疽,此坐热气,留于经络不引,血气壅涩,故成痈脓"。又如宋·魏之秀《续名医类案》记载:"一男,因服药后作渴,左足大趾患疽,色紫不痛,若黑若紫即不治"。汉·华佗所著《神医秘传》载:"此症发于手指或足趾之端,先痒而后痛,甲现黑色,久则溃败,节节脱落……"。汉·张仲景《金匮要略·血痹虚劳》指出:"血痹阴阳俱微""外证身体不仁,如风痹状"等。脉痹是以正气不足,六淫杂至,侵袭血脉,致血液凝涩,脉道闭阻,而引起的以肢体疼痛、皮肤不仁、皮色黯黑或苍白、脉搏微弱或无脉等为主要特征的一种病证。把发生于肢体末端的痈疽、肢体疼痛、皮肤不仁等,同归结于"脱疽、脉痹"范畴。这些描述说明古代医家已经认识到糖尿病可以并发其他病变,严重者致肢体坏疽,并且对其进行了较为详尽的描述。

二、中医病因病机

糖尿病血管病变的主要病机是血瘀。血瘀脉中,壅塞不通为病。由糖尿病初始之阴虚为本、燥热为标的体征逐渐发展转化为气阴两虚、气虚及阳、肝郁气滞,进则出现气虚血瘀、阴虚血瘀、阳虚血瘀等证。因肌肤筋脉不能得到濡养,不通则痛,或瘀久化热,热盛肉腐。血瘀的出现,不仅是糖尿病发展过程中出现的病理产物,同时也作为糖尿病血管病变的致病因素对糖尿病的进一步发展起着促进作用。《灵枢·痈疽》曰:"营卫稽留于经脉之中,则血泣而不行,不行则卫气从之而不通,壅遏而不得行,故热,大热不止,热胜则肉腐,肉腐则成脓……故命曰痈。"清·张志聪《黄帝内经灵枢集注·痈疽》云:"盖人之血气流行……一息不运。则留滞而为痈为痹。"可见麻木不仁、肌肤甲错、痈疽等都与血瘀有着紧密的联系。而导致血瘀产生的因素有气虚、气滞、阳虚、血热等。

1.气虚血瘀　气为血之帅,血为气之母,血液的正常循行依靠"气"的推动和固摄。气虚则无力推动血液运行,而致血行迟滞形成瘀血。气虚无力统摄血液导致血溢脉外为瘀。清·周学海《读医随笔·承制生化论》云:"气虚不足以推血,则血必有瘀。"清·王清任在《医林改错·论小儿抽风不是风》中云:"元气既虚,必不能达于血管,血管无气,必停留而瘀。"气虚运血无力,脉络瘀阻,肌肤失养,从而出现肌肤麻痹不仁、感觉异常甚至坏疽。如清·姚绍虞《素问经注节解·内篇》云:"病久之人,气血衰弱,运行涩滞,惟涩滞,故经络顽痹而不知痛也……痹在于骨则重,在于脉则血凝而不流。"

2.气滞血瘀　气为血之帅,气行则血行,气滞则血亦滞,而成气滞血瘀的病理机制。清·唐宗海《血证论·吐血》云："气结则血凝。"清·王洪绪《外科全生集·阳症门》云："气滞血瘀,经年累月,臭烂人憎。"血液在脉络中的运行需要气的推动,气滞则血必瘀,血瘀也会阻碍气的运行,终成气滞血瘀恶性循环。清·尤怡《金匮翼·消渴统论》云："消渴之人,愈与不愈,常须虑有大痈,以其内热而小便数故也。小便数则津液竭,津液竭则经络涩,经络涩则营卫不行,营卫不行则热气留滞。必于大骨节间发痈疽而卒。"清·许克昌《外科证治全书·痈疽证治统论》云："脏腑乖变,经络滞隔,气血凝结,随其阴阳之所属,而攻发于肌肤筋脉之间,此痈疽之所以发也。"气滞血瘀,肌肤筋肉无以濡养,则出烂痈疽。

3.阳虚血瘀　血得温则行,得寒则凝,无论外受寒邪还是阳虚内寒,均可使血运不畅而凝聚成瘀血。《素问·调经论》云："血气者,喜温而恶寒,寒则泣不能流,温则消而去之。"又云："寒独留则血凝泣,凝则脉不通。"糖尿病晚期阴阳俱虚,阳虚则生内寒,寒主收引,络脉拘急,血脉挛缩,筋脉失养,出现肢末冷凉、疼痛,麻木不仁。如《素问·举痛论》云："寒气客于脉外则脉寒,脉寒则缩蜷,缩蜷则脉绌急,绌急则外引小络,故卒然而痛。"阳虚血寒,脉络瘀阻,营卫之气无法濡养四末,故出现肢体痿软甚至干枯变黑。在感受邪毒之时,肢体末端失去了卫气的保护屏障,无法驱邪外出,严重时出现溃烂,形成坏疽。如《灵枢·痈疽》云："寒邪客于经络之中则血泣,血泣则不通。不通则卫气归之,不得复反,故痈肿。寒气化为热,热胜则腐肉,肉腐则为脓。脓不泻则烂筋,筋烂则伤骨,骨伤则髓消。"

4.血热成瘀　热入营血,或血与热邪互结,或血液受热煎熬而黏滞,或阴虚内热,运行不畅,或热邪灼伤脉络,血溢脉外,流于体内,均可形成瘀血。如张仲景《金匮要略·肺痿肺痈咳嗽上气病脉证治第七》云："热之所过,血为之凝滞。"清·周学海《读医随笔·证治类》中云："津液为火灼竭,则血行愈滞。"热盛壅遏气机,气机不畅,则瘀血内生。而热毒污浊秽垢,与血胶结亦可成瘀。如宋·赵佶《圣济总录·伤寒统论》云："毒热内瘀,则变为瘀血。"糖尿病初期阴津亏损而燥热偏盛,热盛则灼伤脉络,血溢脉外形成瘀血。阴虚内热,损津耗液,则血脉为之虚涩也,可成血瘀。如遇邪毒侵袭,血瘀热毒交织,形成红肿热痛,分泌物浓稠,皮肤与肢体溃烂的难治局面。如《诸病源候论·消渴病诸候》云："小便利则津液竭,津液竭则经络涩,经络涩则荣卫不行,荣卫不行,则热气留滞,故成痈疽脓。"明·董宿《奇效良方·消渴门》云："且消渴之疾,三焦之病,火炎其心则危。邪热熏蒸,渐渍日深,气血凝滞,有患痈疽疮愈渴,止则生疮溃,渴甚则危。"上述论述中,不仅指出热可致瘀,且已经有实热、虚热之分。

糖尿病初期阴虚燥热,热灼脉络,血溢脉外成瘀;久病则阴损及气,气虚推动无力,气虚血瘀;气损及阳,血宜温,温则通,阳虚则寒,寒则血凝而致血瘀;因病生郁,气滞血瘀等多种病机转化存在。血瘀无以濡润肌肉,肌肉失于濡养,故出现肢体肌肉麻木不仁、疼痛、肌肤甲错,瘀血阻络,若外因疮毒,正气无法到达病所,则正不胜邪而发坏疽、痈疽。

血瘀在糖尿病血管病变发生发展过程中既是一个重要的致病因素,又是一种病理产物。血瘀可导致糖尿病血管病的发生,而糖尿病血管病变又易使气血凝滞,加重血瘀,导致病情迁延难愈。血瘀贯穿糖尿病血管病变整个过程中,在其发展演变中起重要作用。

三、诊断及鉴别诊断

【诊断】

糖尿病血管病变也称之为糖尿病动脉硬化闭塞症,也就是说在患糖尿病的基础上出现了动脉硬化闭塞症的临床症状和体征。有关糖尿病的诊断及其标准见其他相关章节,我们仅对血管病变的诊断进行论述。

1.症状　①感觉异常:肢端发凉麻木、烧灼感等。②疼痛:间歇跛行、静息痛。③肢端溃破或坏疽。

2.体征　①一般情况:皮肤颜色苍白或暗红,肢端皮肤温度下降,汗毛脱落、趾甲肥厚、皮肤角化、肌肉萎缩、小关节畸形等营养障碍表现,浅感觉异常(感觉减退、感觉过敏、异感)。②肢体动脉搏动:足背动脉、胫后动脉搏动减弱或消失。③肢端溃疡或坏疽:可发生在一个足趾或几个足趾,严重者可累及整个足甚至小腿。

3.辅助检查　①彩色多普勒超声检查:血管壁增厚以内膜不均匀的增生为主,可见突向腔内的硬化斑块,斑块内可见钙化的强回声,管腔狭窄或闭塞。②肢体动脉节段测压及踝/肱指数(ABI)测定:正常人ABI≥1.0,若<0.9则提示有血管病变。ABI在0.7～0.9为轻度缺血,0.5～0.7为中度缺血,0.5以下为重度缺血。③磁共振血管造影(MRI):可明确动脉硬化斑块的部位、阻塞血管的程度等。④CT血管成像(CTA):显示病变血管的3D影像。⑤数字剪影血管造影(DSA):直观显示血管病变的情况,是目前诊断血管病变的金标准。

【鉴别诊断】

临床中血栓闭塞性脉管炎、动脉硬化闭塞症和糖尿病下肢血管病变均属中医"脱疽"的范畴。三者有着相似的临床表现,病因却迥然不同。

1.脱疽的三种疾病的临床鉴别　见表18-1。

表18-1　三种脱疽的临床鉴别

项目	血栓闭塞性脉管炎	动脉硬化闭塞症	糖尿病下肢血管病变
发病年龄	20～40岁	40岁以上	40岁以上
浅静脉炎	游走性	无	无
高血压	极少	大部分有	大部分有
冠心病	无	有	可有可无
血脂	基本正常	升高	多数升高
血糖尿糖	正常	正常	血糖高,尿糖阳性
受累血管	中、小动脉	大、中动脉	大、微血管

2.动脉栓塞　栓子阻塞肢体的动脉所引起的急性动脉缺血性疾病,栓子常来源于心脏和大动脉,常见于心脏病患者,以风湿性心脏病和冠心病伴有心房纤颤者多见,发病急骤,患肢可有剧烈疼痛,皮肤颜色苍白,冰凉,感觉障碍,不能活动的表现。引起肢体坏疽其范围通常与栓子堵塞平面有关。

3.多发性大动脉炎　主要病变位于主动脉及其分支的起始部,多发于青少年女性。发生于主动脉弓及其分支处的病变,常有上肢无脉,血压降低或测不出,并且有头面部缺血的表现,在颈部及锁骨上窝可闻及血管杂音,当病变侵犯腹主动脉及其分支时可以出现下肢缺血的表现。病变活动期可有发热和血沉加快,患肢很少出现溃疡和坏疽。

四、西医治疗

糖尿病下肢血管病变的治疗是一个综合的治疗过程,既要考虑原发病的治疗,又要考虑到动脉硬化闭塞症的治疗,同时在治疗上又有感染、代谢异常、内脏功能等诸多方面问题,所以要提倡中西医结合治疗。实际上有很多患者在治疗上因为治疗不当会有不同的结局。

【非手术治疗】

治疗糖尿病包括控制饮食及药物治疗,在内科诊疗常规治疗的基础上,多数患者需要胰岛素治疗。

1.一般治疗　保护足部,戒烟酒,提倡肢体 Buerger's 体操锻炼,保持良好情绪。

2.抗感染　对于本病有坏疽者,抗感染至关重要。糖尿病患肢感染的细菌有多种,包括金黄色葡萄球菌、表皮葡萄球菌、肠球菌、铜绿假单胞菌、奇异变形菌、A 或 B 型链球菌、大肠杆菌、肺炎球菌、乙酸钙不动杆菌等。厌氧菌可有大消化链球菌、消化链球菌、非解糖类杆菌、中间类杆菌、产黑色素杆菌等。根据不同的细菌种类及药敏结果应用抗生素,避免乱用抗生素,必要时可联合应用。

3.改善肢体血液循环药物　①前列腺素 E_1(PGE_1):为治疗糖尿病动脉硬化性闭塞症的有效药物。用法为 $10\sim20\mu g$,每日 $1\sim2$ 次,静脉推注。也有将其进行导管介入注射等治疗方式。②沙格雷酯、培达、山莨菪碱、瑞香素等药物口服治疗。

4.其他　抗血小板药物、降血脂药物、降血压药等。

5.外用药物　对于有溃疡的患者常常需要外用药物治疗。治疗目的是防止创面污染、促进创面愈合、改善局部血液循环。常用的外用西药有以下几种:①外用生理盐水:主要起清洁创面的作用,可以用以冲洗或覆盖在创面上。②高渗盐水:当局部肉芽肿胀明显时应用,可以促进肉芽水肿吸收。③雷佛奴尔溶液:有消炎、消肿作用。适用于局部皮肤发红、局部温度升高且尚未破溃或溃后有分泌物者。④聚维酮碘溶液:有抑制细菌生长,减轻局部组织水肿作用。适用于糖尿病足部坏疽、感染等,经常用于清创引流后的创面敷盖和创面周围红肿皮肤的外敷。如局部分泌物较少或肉芽生长期则不宜应用。⑤表皮生长因子(EGF):EGF 有启动细胞生长有关基因的作用,达到诱导细胞生长,促进创面愈合的目的。该药用于创面肉芽新鲜而上皮生长缓慢者,有明显促使上皮生长作用。⑥敷料:目前有多种新型敷料,如泡沫敷料吸收较好,有衬垫的作用。藻酸盐适用于分泌物较多的创面。水凝胶有湿润创面,便于清除坏死组织等作用。

【手术治疗】

手术治疗可以直接纠正肢体的缺血状态,从而改善临床症状,促进创面的愈合,降低致残率。

糖尿病周围血管病变相对于普通的动脉硬化闭塞症来讲,具有更广泛、严重、复杂等特点,所以对手术治疗的要求也相对较高。手术治疗目前主要包括血管重建手术和腔内治疗手术两大类。

(一)动脉重建手术

动脉重建术是治疗糖尿病下肢血管病变的重要方法之一,它可使大部分因血管病变引起的肢端坏疽免于截肢手术。

动脉重建手术包括解剖外途径的腋-股动脉转流、腋-双股动脉转流、股-股动脉转流以及动脉静脉化等手术,还包括沿解剖途径的从腹主动脉-股动脉、股-腘动脉等至胫腓血管的不同节段的重建手术。

1.适应证　明确的主干动脉狭窄或闭塞,侧支循环不足以保证远端血供,从而造成远端缺血症状者,均可考虑根据患者不同情况选择实施相应的动脉重建手术。

2.禁忌证　侧支循环已经充分建立,相邻两段血管的压力差小于 30mmHg 时,尽管彩超、核磁等影像学检查提示主干有狭窄和闭塞段,也不宜实施血管重建手术。因为患者远端的血液循环主要不依靠主干提供,那么主干转流后对远端血供的意义不大,致使手术的效果不明显,而且手术将破坏一部分已经形成的侧支,并有感染、栓塞、继发血栓等使症状加重的风险。严重的全身疾患使患者不能耐受手术者。半年内新发脑梗、心梗的患者。

3.相关研究　血管搭桥术术后血管通畅率约 80%,死亡率 2.3%,70 岁以上死亡率 7.5%。胫部小血管移植后通畅率约 68%,救肢率约 56%,死亡率为 2.3%,但手术失败后很难避免截肢。动脉内膜切除术只限于大血管和局限性动脉阻塞或狭窄。由于术后血管内膜不光滑部分患者容易形成血栓,带蒂大网膜移植术适用于胫前、胫后及腓动脉长段阻塞者。要达到成功的血管重建并不容易,对于糖尿病性肢体动脉硬化的血管重建手术,主要适合于解决肢体的大中血管病变,对于小血管的改变目前仍以腔内介入手段进行治疗。

(二)血管腔内介入手术治疗

血管腔内介入手术治疗是指在 X 线透视监视下,经皮穿刺或小切口视下穿刺血管,经由人体固有血管通路,在导丝的引导下,用治疗器械或药品送达远端血管腔内进行治疗的一种手段。近年来的血管腔内技术发展很快,已经逐渐超过动脉重建的开放手术,其适应证也在逐渐扩大。目前经腔内介入技术治疗的方法包括经皮血管腔内成形术、支架植入术、导管溶栓术、腔内声消融术、腔内激光消融术、腔内机械性斑块旋切术等。

气囊导管成形术(PTA):它的作用不是单纯压迫斑块,同时还以气囊扩张分离狭窄的内膜和中膜以扩大管腔,术后常规应用抗凝。其治疗中以主髂动脉效果最佳,成功率高达 95%,远期通畅率为 90%。其主要并发症为出血、血栓形成、假性动脉瘤、穿孔、栓塞等,发生率为 5%~26%。

激光血管成形术:血管镜引入激光技术,以热能、光电消融、电机械和光化学四种激光能量作用于组织。现用的冷激光优点为:①冷切割动脉硬化斑块,不损伤血管内膜;②有化学释放和激光溶化作用,不产生异物阻塞,无须清除。文献报道,成功率与病变长短有关,小于 3cm 者可达 100%。

血管内支撑术:是为解决激光 PTA 及 PTA 术后再狭窄和动脉夹层而设计的不锈钢网状金属内置物,用以内支撑。经研究发现放置内支撑可发生局部血栓形成,因此术后也需常规应用抗凝药物。

1.适应证 目前腔内治疗的适应证比较广泛,已经涵盖几乎全部的累及肢体动脉主干的急慢性阻塞性病变,甚至包括一些长段的完全闭塞性病例。但除了短段血管狭窄型病变(单发病变<5cm 或多发病变总长度<10cm)是绝对适应证之外,在其他领域,腔内治疗的可衍性及近远期效果尚存在争议,我们认为可将这些情况视为相对适应证。

2.禁忌证 手术的进行需要对患者的整体情况和血管局部情况进行全面分析,判断是否适合进行手术。其绝对禁忌证为:整体情况差,有多种并发症,尤其存在心功能不全、肾功能不全、呼吸系统或肝脏严重病变者,不能耐受腔内手术。患者对造影剂过敏,不能造影行术前检查以明确病变部位者。严重凝血机制障碍,导致出血或血凝,影响正常手术者。

3.手术治疗的相关研究 近年来,随着诊断水平的提高与操作水平的提高,腔内介入治疗越来越多地被临床医生采用。但在手术选择与治疗效果之间疗效比也越来越受到人们的重视,相关研究也越来越多。现就一些比较一致的认识介绍如下。

(1)髂动脉局限性狭窄或闭塞:其长度不超过 5cm,或髂动脉节段性狭窄,其长度之和在 15cm 以内,病变部位无严重的钙化,介入导丝能通过病变部位。髂动脉球囊扩张完成后,在经济条件容许的情况下,尽量同期放置支架,目前普遍的观点是髂动脉单纯 PTA 的 5 年通畅率为 60%,而放置支架后可达 90%。

(2)对于股总动脉至膝上腘动脉的病变:传统的 PTA 的适应证是狭窄段小于 3cm,并且有明显的间歇跛行或静息痛等缺血症状。但若局限于这种适应证,很多重症 DAO 患者将面临截肢。如果局限性斑块造成的短段狭窄,管腔狭窄大于 50%,对此应首选小的切割球囊,可以提高即时效果,并且有效防止回缩和夹层。如果长段狭窄和闭塞,此时也可尝试通过导丝,若导丝能够通过,可考虑使用小口径(4~5.5mm)的长球囊进行扩张,球囊愈长,产生夹层的机率越小,所以应选用足够长的球囊一次性完成成形,而不是用短球囊逐段扩张。另外,当狭窄段长度大于 10cm,或者存在完全闭塞时,应考虑转流手术而不是 PTA。另外,股总动脉以下病变目前尚没有满意的腔内植入物作为支撑,近年来使用过的用于股浅动脉和腘动脉的弹簧圈支架并不成功,所以股动脉以下不宜放置支架。

(3)膝下腘动脉及胫腓动脉 PTA:deep 球囊的普及使膝下 PTA 成为可能,此方法有可能增加 DAO 患者的保肢机率,不仅可以单独进行,还常常作为膝上手术的补充手术。前提是流入道血管有一定的压力

（即手术血管近端的动脉血压大于 80mmHg），否则即使有成功的影像学结果，临床效果也不会满意。胭动脉造影证实膝下胭动脉至少能够显影到胫前动脉开口水平，否则 PTA 的成功机会很小。

（三）截肢（趾、指）术

截肢（趾、指）术是一种致残性手术。不到必要的时候不能轻易采用。截趾（指）术仅仅是足趾或手指的部分截除，损伤范围相对较小，致残也较轻微。截肢术的损伤范围较大，致残也较为严重。临床中对拟行截肢（趾、指）术患者在手术前要进行认真的评估，严格掌握适应证。必须说明，在肢体完全失去生理功能的条件下，截肢是为了挽救或延长患者生命的一种不得已的措施，同时，术前和术后应充分考虑到安装假肢的具体要求。

1.手术适应证

（1）糖尿病 IV～V 级坏疽。

（2）糖尿病足合并严重感染，危及生命。如气性坏疽，不能控制的化脓性炎症，长期存在的慢性骨髓炎引起肢体严重畸形，功能丧失，甚至诱发癌变。

（3）糖尿病周围神经病变并发经久不愈的营养性混合感染溃疡，并严重影响功能者，截肢后安装假肢改善功能，为相对适应证。

（4）足趾坏疽、足趾感染，慢性骨髓炎，神经病变引起的足趾溃疡，虽未感染，但是出现难以忍耐的静息痛是截趾（指）术的指征。

（5）患肢严重感染、坏疽、静息痛和经久不愈的溃疡，肢端坏疽造成的感染、内毒素吸收等因素已经严重影响全身脏器功能，甚至威胁生命时，应行截肢治疗。

2.手术禁忌证　严重的脏器衰竭，身体条件不能耐受手术者。

截肢是为了挽救生命，所以经治疗后，一旦身体条件允许，则应立即行截肢手术。

3.相关研究　糖尿病下肢血管病变患者在慢性缺血的病程中出现急性缺血，并导致下肢不可逆的组织损伤，失去手术治疗的适应证时应考虑截肢。其条件之一是"不可逆的组织损伤"，当肢体出现急性缺血后，若仅有小范围的组织坏死，比如 1～2 个足趾，坏死又没有迅速蔓延的迹象，此时应首先采用非手术治疗。目的是建立侧支循环，尽量保存患肢，避免致残，然后视病情发展的情况再决定是否截肢。

某些慢性缺血患者，虽然没有急性坏死的表现，但经过长期的系统保守治疗后，症状仍进行性加重，或者溃疡长期不能愈合，由于长期卧床和长期大量用药等因素，造成身体的慢性消耗，并且由于长期静息痛等原因，造成精神层面的慢性损害，又确实没有有效的方法进行动脉重建，此时也应考虑截肢。

糖尿病坏疽患者有 50%需接受某种方式的截肢（趾）术。但确定截肢平面通常比较困难。应根据血液供应情况决定截肢平面，使截肢后残端能得到良好的愈合，而不以骨科标准来决定。在确保残端具有足够血供的前提下，尽可能多地保存残肢的功能。进行截肢术时应避免使用止血带，否则将加重肢体缺血及血管损害。一般来讲，单个足趾的趾端坏死，可考虑行单趾切除，有可能达到良好效果。2 个足趾以上的坏死需根据对患者的全面评估来决定切除范围。对坏死范围已超过跖趾关节平面，且切除后有愈合机会的可考虑行前半足截除术。对伴有踝以上的坏疽往往要做小腿截肢或大腿部位截肢。

截肢虽然给患者造成终身残废，但为了挽救生命仍是不得不采用的最终手段。最重要的是截肢平面的选择，在不影响截肢断端愈合的原则下，尽量保留患肢术后功能，并为手术后安装假肢提供更好的方便条件。

（四）自体干细胞移植

2002 年 8 月，日本学者 Tateishi-Yuyama 等首先报道了应用自体骨髓干细胞移植治疗下肢缺血性疾病的成功案例。2002 年底，中国医学科学院血液病研究所在国内首先开展这一技术，其后，国内各大血管专科医院也相继开展了此类移植疗法,报道效果理想;并在下肢缺血肌肉局部注射的方法之外,创造了一种新的注射方法即下肢导管注射法。干细胞移植的主要原理是应用粒细胞集落刺激因子刺激骨髓中干细胞释放入外周血液循环中,然后应用细胞分离机将单个核细胞从外周血液循环中分离出来,最后应用上述方法进行干细胞移植。由于国内开展得不普遍,有些问题还有待进一步完善,但该技术使糖尿病动脉硬化闭塞症治疗有了新的理念。

五、中医辨证治疗

【辨证要点】

糖尿病肢体血管病变一般均发生在糖尿病的中晚期,此时病情较复杂,辨证时应把握病机,随证变通,才不致失治、误治。辨证时要以阴阳、脏腑、气血辨证合参的方法,才可以较好地反映疾病本质。

中医中药治疗糖尿病血管病变具有较好的疗效,问题在于目前尚缺乏统一的辨证分型标准,各临床报道之间缺乏可比性及可重复性。我们经过临床多年的观察认为,本病与中医的血瘀证有相似的病理基础,又有着湿瘀互结的自身特点。故我们辨证时遵照其发病规律将其分为气阴两虚证、气虚血瘀证、湿热壅盛证。这三个证基本涵盖了糖尿病肢体血管病变不同的临床阶段。

【辨证论治】

1.气阴两虚证

症状:表现为气短、自汗、神疲、乏力,不耐劳累、肢体发沉,麻木,酸胀,时有疼痛,破溃后创面浅表,苍白,少量渗出,舌淡黯,脉细弱。

治法:益气养阴,活血通脉。

方药:益气养阴通脉汤。

常用药物:生黄芪,苍术,玄参,生地黄,牛膝,地龙,木香,葛根,丹参。

方解及加减法:方中用生黄芪和生地黄以降血糖,是取生黄芪的补中益气、升阳、紧腠理与生地黄的滋阴凉血、补肾固精之作用,防止饮食精微漏泄,使血糖下降。苍术与玄参降血糖系施今墨先生之经验,一般认为治消渴病不宜用辛燥之苍术,施今墨"用苍术治糖尿病是取其'敛脾精、止漏浊'的作用,苍术虽燥,但伍元参之润,可展其长而制其短。"上述两组药物,黄芪益气,生地黄养阴;黄芪、苍术补气健脾,生地黄、玄参滋阴固肾,总以脾肾为重点,从先天后天二脏入手扶正培本。葛根和丹参生津止渴,活血祛瘀。牛膝与地龙活血通络,佐以止痛,牛膝为止痛圣药,还可引药下行,木香以行气活血。诸药合用以体现益气养阴,活血通脉之功效。糖尿病血管病变患者多瘀,血液黏稠度高,血液循环不良,诸药配伍,相互促进,生津止渴,通脉活血,使气血流畅,益气养阴治其本,活血化瘀治其标,相辅相成。

2.气虚血瘀证

症状:表现为神疲,乏力,自汗,气短懒言,肢体发沉,麻木,色紫暗,疼痛,皮肤干燥,汗毛脱落,溃疡面久而不愈,清稀;舌质淡有瘀斑,苔薄,脉弦细弱。

治法:补气活血,化瘀通络。

方药:补阳还五汤加减。

常用药物:生黄芪,苍术,玄参,川芎,赤芍,当归尾,地龙,牛膝,木香,生地黄,桃仁,红花。

方解及加减法:本方与前方不同之处在于去掉了葛根、丹参,而增加了当归尾、川芎、赤芍、桃仁、红花五味药。方中生黄芪为君,用至50g,以增补脾胃之元气。当归尾为臣,长于活血,且有化瘀而不伤血之妙用。川芎、赤芍、桃仁、红花助当归尾活血祛瘀,地龙通经活络。此方既有前方扶正培本之特点,又使大量补气药与少量活血药相配,使气旺则血行,活血而不伤正,共奏补气活血通络之功效。

　　3.湿热壅盛证

　　症状:表现为面红、口渴、患肢肿胀或疼痛,足趾青紫,溃疡面红肿,局部脓性分泌物较多、黏稠,为呈湿性坏疽样改变。舌体胖、质红、苔黄、脉细数。

　　治法:清热解毒,活血通络。

　　方药:四妙勇安汤加味。

　　常用药物:金银花,玄参,当归,生甘草,防己,苍术,地龙,牛膝,元胡,川芎,赤芍。

　　方解及加减法:方中前四味药为四妙勇安汤,其中金银花性寒味甘,最善清热解毒,辅以玄参清热凉血,以达滋阴解毒之效;当归活血止痛,补血生肌;地龙通络止痛,元胡、牛膝活血止痛;防己苦辛寒,善走下行,泄下焦血分湿热而利水消肿;川芎、赤芍助当归活血祛瘀之效,生甘草调和诸药。诸药合煎,以达清热解毒,活血通络止痛之功效。

(柳　河)

第八节　糖尿病眼部并发症

一、糖尿病视网膜病变

　　糖尿病视网膜病变(DR)是糖尿病常见的严重并发症,是糖尿病患者致盲的重要原因之一。

　　由于糖尿病发病率正随着人们生活方式的改变而上升,加之人类寿命的延长,视网膜病变正成为新世纪所面临的严峻挑战。糖尿病视网膜病变的发病率视不同国家、地区及年龄组而有较显著不同,多发生于40岁以上的患者,随着生活及饮食结构的改善,总的发病趋势在逐渐上升,我国的糖尿病视网膜病变发生率也不例外。近年来随着糖尿病发病率的上升,DR的发病率和致盲率也在逐年增加,严重影响了患者的生存质量。

　　糖尿病视网膜病变在不同年龄组发病率各不相同,<40岁者其发病率仅占1%或更低,>50岁者约为10%,非增殖性糖尿病视网膜病变者常发生于成年人,而增殖性糖尿病视网膜病变者最常见于青年人。糖尿病视网膜病变发生率与糖尿病的病程有重要关系,病程超过10年者其发生率为15%~20%,病程20~25年者其发生率为80%~90%。Campbell称,一般患者患糖尿病10年后,有50%的患者发生糖尿病视网膜病变,25年后则有95%的患者发生。近年来的国内报道称病程在5年以下者糖尿病视网膜病变发生率为38%~39%,病程5年以上者发生率为50%~56%,10年以上者为69%~90%。糖尿病病程的长短以及糖尿病控制的好坏明显制约着糖尿病视网膜病变的发生率。

(一)发病机制

　　糖尿病视网膜病变是糖尿病患者常见的并发症之一,是一种严重的致盲性眼病,是导致不可逆性视力丧失的首要原因及糖尿病的特征性眼部并发症(重复),发病机制比较复杂,病变过程从非增殖型向增殖型发展,所有的眼底变化皆系糖尿病性视网膜微血管病变的结果。糖尿病视网膜病变的病理改变包括:①周细胞选择性的丢失;②基底膜增厚;③微血管瘤的形成;④新生血管形成;⑤视网膜血管通透性增加、视网膜缺血、视网膜前或玻璃体内纤维血管性及胶质组织增生等。

　　特征表现为早期的血管阻塞,后期的纤维血管增殖及瘢痕形成。以眼底镜观察可见视网膜微动脉瘤、黄斑水肿、硬性及软性渗出(棉絮样)、出血斑、视网膜小动脉呈白细线状、静脉串珠、视盘及网膜新生血管、增殖机化膜形成及由此而引起的视网膜脱离等,眼底荧光血管造影则可检查到眼镜底下不能见之的微动脉瘤、毛细血管扩张渗漏、血管壁周围染色、黄斑拱环断裂、视网膜无灌注区、中心无血管区扩大、黄斑区的花瓣状蜂房状荧光渗漏等。研究表明,糖尿病视网膜病变的发生、发展受多种因素的协同作用。它与多元醇代谢异常、蛋白质非酶糖化、脂质氧化及自由基作用、细胞凋亡、三酰甘油蛋白激酶C(DG-PKC)系统的激活及细胞因子、血管舒张性前列腺素产物、血流动力学的改变、血液黏稠度的改变、生长激素分泌异常、视网膜内生长因子、超氧化物歧化酶(SOD)活性下降,以及微量元素和血栓素水平的改变等多种因素有关。

1.糖代谢紊乱 糖尿病患者的糖代谢紊乱是产生糖尿病视网膜病变的根本原因。糖代谢紊乱与糖酵解过程的紊乱有关。糖酵解过程紊乱与3个关键限速酶——己糖激酶(HK)、磷酸果糖激酶(PFK)和丙酮酸激酶(PK)活性有关。血糖正常时醛糖还原酶主要以无活性的形式存在于各种组织中,血糖浓度升高,过量的葡萄糖即经过醛糖还原酶催化转变为山梨醇。醛糖还原酶可促使高浓度葡萄糖转化为山梨醇,然后被山梨醇脱氢酶再转为果糖,并使半乳糖转化为卫茅醇。由于山梨醇和卫茅醇在细胞内很少进一步发生代谢,山梨醇等不能通过细胞膜而堆积于细胞内,致使细胞破裂,组织水肿,在视网膜内引起毛细血管细胞受损、基底膜增厚、毛细血管闭锁,这些改变长期以来被认为是糖尿病视网膜病变最关键的早期损害。血糖控制不佳,发生糖尿病视网膜病变的危险度会迅速增加,血糖水平在一定程度上反映了糖尿病视网膜病变的发生、发展情况。在一组日本 T2DM 患者的 10 年观察中,血糖长期控制不良者发生糖尿病视网膜病变明显增多,而已有糖尿病视网膜病变者,其病变加重亦与未合理控制血糖有直接关系。因此,为了预防和延缓糖尿病视网膜病变的发生,严格控制血糖水平是非常重要的。未合并视网膜病变的糖尿病患者,如果长期稳定控制血糖能减缓糖尿病视网膜病变的发生和发展。但视网膜病变如果发生,即使血糖得到控制也不能停止病变的发展。同时值得注意的是,短时间快速降低血糖可使糖尿病视网膜病变加重。这是因为血糖水平下降后,视网膜血流量减少,而视网膜血流自主调节能力改善较慢,从而导致视网膜缺血加重,使糖尿病视网膜病变加重。空腹血糖>11.1mmol/L 的患者应高度警惕糖尿病视网膜病变的发生,尤其对于病程 10 年以上的患者,定期监测空腹血糖水平有重要的临床价值。目前有报道用山梨醇醛糖还原酶抑制药治疗糖尿病视网膜病变,但是还没有试验表明能够阻止视网膜微血管病变的发生,这方面的研究仍在进行之中。

2.非酶促性糖基化作用 糖代谢机制紊乱是糖尿病视网膜病变发生的重要原因。因为长期的高血糖导致蛋白质非酶性糖基化,造成微血管壁的损害、基底膜的增厚、通透性增加,甚至引起血管堵塞,红细胞变形能力低下,糖化血红蛋白出现,这些都能引起视网膜的低氧状态。均可导致糖尿病视网膜病变的发生,而 HbA_{1c} 能较好地反映近期内的血糖水平。HbA_{1c} 可反映检测前 2~3 个月的血糖情况而不受短期血糖波动的影响。有研究表明 HbA_{1c}>9% 组视网膜病变的发展比<7.5% 组提前了近 2 年。增殖型患者 HbA_{1c} 水平(10.9%)比没有增殖型的患者 HbA_{1c}(8.6%)高(P<0.01)。相关统计学分析表明,HbA_{1c} 水平是预示糖尿病视网膜病变发生、进展或发生增殖型糖尿病视网膜病变(PDR)的重要指标,HbA_{1c} 长期偏高,表明今后发生糖尿病视网膜病变、糖尿病视网膜病变进展或发生增殖性视网膜病变的概率越大,HbA_{1c} 含量与红细胞聚集速度呈正相关。HbA_{1c} 含量越高,红细胞聚集速度越快,大量红细胞迅速聚集,易使微小动脉形成血栓;同时,红细胞内血红蛋白的糖化,使其对氧的亲和力增大,血栓形成以及氧解离速率降低,组织缺氧,诱发一系列血管生长因子的增生,打破血管生成因子,抑制因子间的动态平衡,这是糖尿病视网膜病变发生、进展的基础。临床研究证实,糖尿病视网膜病变患者有视网膜组织缺氧,而 HbA_{1c} 对氧的亲和力高于正常的血红蛋白,使氧不能在组织中扩散,因而糖尿病患者 HbA_{1c} 升高时组织缺氧加重,视网膜组

织容易发生病变。

3.血流动力学的改变　学者应用彩色多普勒血流成像(CDFI)技术检测糖尿病球后动脉血流动力学的改变,结果表明糖尿病患者眼动脉、视网膜中央动脉的血流动力学特点:①眼动脉的改变比视网膜中央动脉明显。②呈低流速、低流量、高阻力型改变。③眼动脉呈缺血样改变,提示眼动脉缺血性改变比视网膜中央动脉明显。而视网膜中央动脉是眼动脉分支,因而眼动脉呈缺血样状态势必影响视网膜中央动脉血流状况。因此,血流减慢和组织供氧减少,是导致视网膜缺血性病变的重要血流动力学因素。糖尿病患者血小板的黏附和聚集异常,以及血液成分改变和黏度增高等,都可能与视网膜的循环障碍和缺血有关。

4.血液流变学的改变　糖尿病视网膜改变与血液黏稠度增高有密切关系。由于糖尿病微血管内皮损害,血管通透性增高,造成血浆外渗,血液浓缩,使血液流速缓慢;持续高血糖,造成糖化血红蛋白产生增高,红细胞聚集性增高和变形能力下降,微循环障碍,红细胞氧解离度下降,产生低氧血症。加上血清脂蛋白、纤维蛋白原和 α_2-球蛋白等含量升高,使血液黏稠度进一步加大,导致血管内皮损害,管腔堵塞,易致微血栓生成。因此降低血液黏度对防治糖尿病视网膜病变具有一定的临床意义。血小板凝集增加也是促使毛细血管阻塞的原因,毛细血管基膜增厚、管腔缩小也使红细胞通过困难,这些改变均可使视网膜缺氧。缺氧的毛细血管通透性增加,产生血浆渗出及出血。神经纤维层的局限性缺氧性坏死形成眼底镜下可见的软性渗出斑(棉絮状渗出斑或称棉毛斑)。尚存活的视网膜受到缺氧刺激后,在毛细血管闭锁区的边界处形成新生血管及微动脉瘤增殖。有的毛细血管内皮增生形成了小动、静脉之间的短路交通支。

5.视网膜内生长因子　许多文献均报道了大量不同种类的生长因子可以促成或抑制视网膜血管增殖,这些因子包括成纤维细胞生长因子(FGF)、上皮细胞生长因子(EGF)、肿瘤坏死因子(TNF)、血小板衍生生长因子(PDGF)。缺血导致生长因子的释放是目前较流行的糖尿病视网膜病变产生机制的一种假说。胰岛素样生长因子(IGF)升高影响糖尿病视网膜病变发生、发展,且糖尿病视网膜病变进展上述因子更趋升高。这些因子在视网膜新生血管形成过程中起重要作用,它们是强有力的促血管生长因子,可刺激血管内皮细胞、成纤维细胞及视网膜色素上皮细胞发生增殖和移行,从而导致新生血管形成。可以说,FGF、EGF 和 TNF 水平升高,是糖尿病视网膜病变恶化的征兆。这些学术观点都为我们临床的诊断治疗工作提供了一定的帮助。视网膜微血管功能和结构紊乱、血液成分和随之而来的血液流变学变化,已被公认为视网膜病变的基本机制。

6.超氧化物歧化酶(SOD)活性下降　国内有学者认为体内自由基增多、脂质过氧化增强在糖尿病视网膜病变中起重要作用。糖尿病视网膜病变患者自由基反应增强与红细胞免疫功能下降之间尚有内在联系,两者都是促使糖尿病视网膜病变发生、发展的重要环节。因此针对性抗氧化治疗改善红细胞免疫功能可能对防治糖尿病视网膜病变有一定作用。学者对糖尿病视网膜病变患者血清超氧化物歧化酶检测与分析,提示糖尿病视网膜病变的发生、发展与血清 SOD 下降有关。因为脂质过氧化是氧自由基、超氧化和多不饱和脂肪酸相互作用的结果。氧自由基可以攻击其他不饱和脂肪酸,使视网膜视盘膜、线粒体膜和内层网膜内的脂类受到了可逆的破坏。膜中磷脂发生过氧化,导致其中蛋白质、酶和磷脂交链失活,使膜的流动性、通透性改变,多种功能受损。严重者导致这些生物膜溶解和细胞死亡,使视网膜病变进一步发展。

另外,目前公认随病程增加尤其是 5 年以上者糖尿病视网膜病变发生增加。糖尿病视网膜病变发病率随病程的增加而增加,病程 7 年者,50% 的 T1DM 型糖尿病患者有糖尿病视网膜病变,病程 20 年以上者几乎所有的 T1DM 型糖尿病和 60% 的 T2DM 患者均有不同程度的视网膜病变。我国的糖尿病以 T2DM 为主,往往隐匿性起病,不易发现确切的发病时间。国外资料表明,25% 的患者在诊断糖尿病的同时,眼底已出现早期的糖尿病视网膜病变表现,甚至有些患者因视力障碍来眼科就诊时才发现患有糖尿病。因此,糖尿病患者每年至少应散瞳查眼底 1 次,一旦发现视网膜病变应做眼底荧光造影(EFA)检查,以明确眼底病变程度。对早期患者应密切观察,散瞳查眼底时间缩短为每 3～6 个月 1 次,以便病变加重能及时发现,早期治疗。

近年来,Engeman 及 Yoshida 等认为视网膜微循环内微血管病变伴血栓形成在糖尿病视网膜病变的发生发展中有一定作用。国内杜振亚等采用比色底物法检测发现糖尿病视网膜病变患者组织型纤溶酶原激活剂(tPA)活性显著降低,纤溶酶原激活剂抑制物(PAI)活性显著增高,且增殖型者最为显著(均 $P < 0.01$),表明糖尿病视网膜病变患者有血浆纤溶功能损害。说明 tPA、PAI 活性变化及两者间的失衡在糖尿病视网膜病变的发生发展中起一定作用。tPA 和 PAI 是纤溶系统一对关键物质,它们均主要来自于血管内皮细胞,血管内皮细胞的损伤导致 tPA 合成释放减少,活性降低。周细胞的丢失和内皮细胞的损害可促使血管平滑肌细胞合成释放 PAI 增加。广泛的微、小血管内皮细胞损伤后,刺激血小板凝集并释放出细胞因子,细胞因子可促使内皮细胞合成释放 PAI。在糖尿病视网膜病变发生机制研究中,研究者也注意到了血栓素 A_2(TXA$_2$)和前列环素(PGI$_2$)在微血栓形成中的作用,糖尿病视网膜病变者 TXA$_2$ 和 PGI$_2$ 在血浆中的稳定代谢产物 TXB$_2$ 显著升高,合并高血压者升高更明显。当然,内分泌代谢异常以及病毒或细菌感染对病变发生的关系尚需进一步证实。再者,为什么此种病变独见于视网膜而不见于脑组织,发生在视网膜血管而不发生在脉络膜血管以及形成新生血管的具体的机制等还有待进一步探讨。

必须指出的是,自 20 世纪 70 年代以来,眼底视觉电生理检测已证明在糖尿病视网膜病变出现症状、体征之前已有异常波形变化,表明视网膜神经组织结构的病变极可能先于眼底血管改变,也表明糖尿病视网膜病变影响的范围很可能并非单纯或主要限于血管病变。

糖尿病视网膜病变与遗传有一定的关系。有人认为 HLA 类型与视网膜病变间的关系表明,遗传因素可能对糖尿病并发症的发生与否起支配作用。Ramsea 认为糖尿病患者中发生微动脉瘤及增殖性眼底改变者,HLA-B8、HLA-B12、HLA-B15 呈阳性,特别是后者,因此推测 HLA-B15 可能是产生增殖性糖尿病视网膜病变的一个易感性因素,同样,有人认为糖尿病的微血管基膜易于增厚亦与遗传有关。

近年来,关于糖尿病相关的易患因素的分子遗传学的研究表明了糖尿病的多基因遗传性质。其中糖尿病在内的各种眼部并发症与可能的有关基因表型的关系等较深层次的研究虽刚在起步阶段,但其对糖尿病及其眼部病变的病因与发病机制研究呈现了可观的应用前景。

(二)临床分期及糖尿病视网膜病变表现

1.临床分期　根据中华医学会第三届全国眼科学术会讨论通过的标准及荧光血管造影分期。

Ⅰ期:微血管瘤合并小出血点,后极部或视盘周围毛细血管扩张,点状荧光遮蔽。

Ⅱ期:黄白色硬性渗出合并出血斑,后极部荧光点集聚成堆,轻度毛细血管外渗漏。

Ⅲ期:灰白色软性渗出(棉絮样白斑)合并Ⅰ期、Ⅱ期病变,静脉充盈扩张、纤曲,视网膜内微血管异常,有毛细血管无灌注及渗漏,黄斑区可见强荧光,外围渗漏呈以中心窝为中心的花瓣状外观的黄斑囊样水肿。

Ⅳ期:新生血管合并玻璃体积血,视网膜渗漏严重。

Ⅴ期:新生血管和纤维增殖。

Ⅵ期:新生血管和纤维增殖,引起视网膜脱离。

2.糖尿病视网膜病变在眼底镜下及荧光素血管造影表现　糖尿病视网膜病变的诊断与评估,临床上多依靠眼底镜观察或进行眼底照片拍摄分析。但 1960 年以后,真正在临床上广泛使用的眼底荧光血管造影,使人们对视网膜病变的研究有了突破性进展。以荧光素钠从肘前静脉注入的同时对眼底进行观察或照片拍摄,可显示视网膜循环的动态情景,如可计算出臂-视网膜循环时间,视网膜动、静脉毛细血管的充盈阻塞与否,有无荧光素从血管渗漏,组织有无荧光着色,有无毛细血管扩张,侧支管道形成等。

(1)微动脉瘤:微动脉瘤是眼底镜下出现最早及最多见的一种表现,呈一种大小不等、边界清楚的红或暗红斑点,散布于黄斑及其周围,多少不一,眼底镜下见到的数量,远远少于眼底荧光造影(FFA)检查所见。有时眼底镜下仅寥寥数个,而造影片上则已多至不可计数。但也有从眼底镜或眼底彩色片上确认为微血管瘤,造影片上却不见荧光充盈,可能因微血管瘤内血流停滞或瘤体壁玻璃样变性所致,也可能是小出血点的误诊。微血管瘤为毛细血管壁内周细胞部分丢失后该处管壁薄弱形成的梭样或囊样膨隆,有时位于毛细血管的一侧,如憩室状。微血管瘤的半衰期自数月至数年不等。一般长期不消退,也可逐渐变成粉色或边缘发白,最后形成小圆白点。微动脉瘤形成自网膜毛细血管,通常见于闭塞的毛细血管附近。它存在于网膜浅层或深层毛细血管网,甚至可来自脉络膜循环。其直径大小可为 $12\sim100\mu m$,但仅 $>30\mu m$ 者方能在眼底镜下见之,因而眼底荧光血管造影可发现早期更小、更多的微动脉瘤改变。如果一个红点其直径 $>125\mu m$ 应视为出血斑,除非其呈明显的圆形,边界光滑,中心有亮光反射。一般在荧光血管造影的静脉,早期充盈并维持其大小形态及荧光素(染料)存留或是逐渐有渗漏,它们可围绕着棉毛斑或是为硬性渗出环所包绕,表明其存在系网膜血管病变所致。

(2)黄斑血管拱环及黄斑无血管区改变:人眼视网膜黄斑部有一发育良好的黄斑血管拱环和黄斑无血管区。糖尿病性视网膜病变的最早病理改变为毛细血管闭塞。正常黄斑血管拱环和黄斑无血管区可于眼底荧光血管造影清晰显示。糖尿病视网膜病变也同样最易使其发生改变,黄斑拱环近中心区只有一层血管,糖尿病视网膜病变时黄斑拱环毛细血管闭塞、毛细血管间隙变大,环缘断裂,毛细血管芽进入无血管区及无血管区周围毛细血管床间隙加宽,使黄斑无血管区边界不清与扩大。有人认为黄斑无血管区直径 $>1000\mu m$ 时视力下降,但正常上限也可达 $1000\mu m$。糖尿病视网膜病变的毛细血管闭塞在眼底荧光血管造影片上为小的无灌注区,其周围有毛细血管扩张和微动脉瘤形成,散在分布于视网膜后极部的毛细血管无灌注区。新生血管的产生与视网膜毛细血管无灌注区有密切关系。学者利用微机图像定量分析糖尿病视网膜病变 66 只眼的荧光造影组合片,测量无灌注区和视盘面积比值。当无灌注区达 8 个视盘(视乳头)面积时,则有产生新生血管的可能性。随着无灌注区面积增大,产生新生血管的可能性增高,无灌注区愈靠近视盘和面积愈大则易产生视盘新生血管。学者认为无灌注区超过 8 个视盘直径时应及早行激光治疗,以预防新生血管形成,从而减少并发症以挽救视力。

(3)视网膜内出血:视网膜内出血乃继发于微动脉瘤、毛细血管或小静脉破裂,出血形状取决于出血的位置深浅,一般多为圆点样出血,位于深层(外丛状层),边界清,污渍点样出血亦位于深层(外丛状层),边界稍糊。乃因深层细胞排列较疏松,出血易存留于细胞外间隙中,此出血与微动脉瘤在眼底荧光血管造影下极易区分,出血遮蔽荧光及弱荧光点,微动脉瘤则为强荧光点。视网膜浅层出血则呈条状或火焰状,乃浅层细胞排列紧密,出血只能沿神经纤维或轴索构成之故,有些出血中央可有白心,可能是来源于微动脉瘤的血管已闭塞。出血斑可吸收,通常为 6 周至 4 个月,但附近又可有新出血斑。出血不在黄斑中心凹与视力下降影响不大。出血一般均多散布于眼后极部,若仅有周边网膜出血、血管阻塞,应眼科会诊注意有否其他眼病。

(4)"硬性"渗出斑:硬性渗出斑可为条斑样数点,丛集成堆或绕成簇的微动脉瘤呈大的硬性渗出环,颜色为黄白色。硬性渗出斑位于外丛状层,其成分为血清脂蛋白,系来自异常通透性的血管,特别是微动脉瘤,硬性渗出斑散在于后极部网膜,但好发于黄斑区,致网膜增厚。硬性渗出斑也可存积于视网膜下引起感光细胞退行性变,在黄斑区者对视力损害尤为显著。以无赤光线眼底镜查更易看出硬性渗出斑。硬性渗出斑可自发或光凝后被巨噬细胞吞噬吸收。然而长时存在的硬性渗出斑可机化成斑块最终形成圆盘状瘢痕。在荧光造影中,除非硬性渗出斑极厚,一般不遮蔽荧光,硬性渗出斑本身不为荧光显影。有时在硬性渗出斑中央可见渗漏的微动脉瘤及扩张的毛细血管。大片渗出可呈现假荧光:蜡样渗出斑可能是毛细血管基底膜病变的结果。毛细血管基底膜的一个重要作用为分子滤过,病变情况下,血浆自病变处漏出,当漏出液被吸收而其中的脂类残留时,成蜡样渗出斑。但也有人认为,此种脂类残留为视网膜水肿后神经组织的分解产物。

(5)黄斑水肿:黄斑水肿是非增殖性糖尿病视网膜病变视力下降最常见的原因,通透异常的微动脉瘤、毛细血管以及视网膜内血管异常,引起血浆脂蛋白及其他血浆成分蓄积于细胞外间隙。临床上只有当视网膜增厚了方被眼底镜发现,而荧光造影常可清楚显示。黄斑水肿可仅为局部视网膜内微循环不正常,包括局部有渗漏的微动脉瘤及扩张的毛细血管,这些病变的外围常伴以硬性渗出所形成的环。黄斑水肿亦可为弥漫性扩张毛细血管渗漏所致,外层视网膜带有囊样改变。最严重的弥漫性黄斑水肿见于青年起病的糖尿病患者,常迅速发展至严重的增殖型视网膜病变。黄斑水肿可分成两个明确的类型,一为局灶性,二为弥漫性。局灶性黄斑水肿源自个别的或小丛集状的微动脉瘤渗漏,组织病理学上其渗漏程度极为有限,这些微动脉瘤通常伴有硬性渗出斑纹斑点或明确界限的硬性渗出环;弥漫性黄斑水肿则源自广泛损害的毛细血管微动脉瘤,普遍扩张的毛细血管床小动脉。这些扩张的血管有通透性特别强的管壁而渗出大量液体,囊样黄斑水肿常伴有弥漫性黄斑水肿,此因视网膜外丛状层及内核层蓄有过量细胞外液。

(6)棉絮状斑(软性渗出):广泛的小动脉闭塞预示着较重的非增殖型糖尿病视网膜病变或者说它临近增殖期,临床上表现为大量棉絮状斑点状出血及静脉串珠。棉絮状斑为神经纤维层小梗死灶,乃由小动脉暂时性血流减少或阻塞所致,颜色灰白;斑点样出血则为小动脉阻塞。棉絮斑一般约为 $1/4$。$1/3$ 视盘直径大,其边缘上可见出血斑、微动脉瘤,偶见纡曲扩张的毛细血管,个别绕有硬性渗出环。荧光造影下显示早期的棉絮状斑及出血斑点的遮蔽荧光,其周围为毛细血管无灌注的弱荧光区。棉絮状斑能自行消退,消退后,眼底镜就无从见到,但 FFA 上仍为无灌注区。

(7)静脉串珠:糖尿病对视网膜血管的危害以静脉为主,不同于高血压病或症状性高血压以动脉为主。糖尿病早期,眼底已见视网膜静脉扩张充盈,随着病程和病情发展,静脉管径变得粗细不匀,严重者呈串珠状,行径纡曲,甚至成襻形,管壁出现白鞘。由于糖尿病血液呈高凝状态,因之发生视网膜中央静脉干或分支阻塞者,亦时有所见。上述棉絮状斑常见于小动脉和毛细血管无灌注区以及静脉串珠邻近处。静脉串珠表明局部静脉扩张,静脉壁变薄,有时静脉异常可表现为静脉襻样呈"Q"形及静脉节段重叠以及静脉鞘样和局灶狭窄改变,这些改变伴有毛细血管无灌注区视网膜缺血,示临近增殖期。组织病理上,呈静脉串珠壁增厚及透明样变。

(8)视网膜内微血管异常:视网膜内微血管异常泛指有毛细血管床病理性改变,特别是有病变小动脉、小静脉间的扭曲扩张的毛细血管通道形成。这些扩张的毛细血管通道存在于小动脉和毛细血管无灌注区,看上去似充满血液的血管。视网膜内微血管异常为视网膜内新生血管异常,有时难以与早期表面新生血管区别开来,两者均有荧光渗漏,但新生血管渗漏强得多。有人称视网膜内微血管异常为视网膜内新生血管。一般认为视网膜内微血管异常乃无灌注网膜内的新侧支血管,源自视网膜小静脉,可形成新的毛细血管襻,其也回流到网膜小静脉。与静脉串珠一样,它的存在预示着有发生增殖型视网膜病变的危险。事实上,仅有硬性和软性渗出而不存在视网膜内微血管异常及静脉串珠或网膜内出血,并不能预示糖尿病视网膜病变进展。

(9)中周部视网膜出血:Shimizu 等证实中周部视网膜比网膜后极更多地经受无灌注影响。中纬部的无灌注与视盘新生血管形成密切相关。当然,后极部特别是黄斑部的小动脉、毛细血管无灌注可产生严重的视功能障碍。显著缺血的视网膜外观上比正常网膜苍白及暗淡。较大一点的动、静脉可有白鞘,无灌注。显著的视网膜缺血则少有出血、微动脉瘤及硬性渗出。其他改变有小动脉局灶性狭窄、白鞘及终末阻塞,呈现一幅修剪的动脉树枝状,这在荧光素血管造影下清楚可见。

(10)新生血管:有了明显的毛细血管和小动脉无灌注,一般都将进展为增殖型视网膜病变。新生血管常因中纬部毛细血管无灌注所致,多于视盘在内的后极部45°范围内,特别是视盘本身的新生血管(NVD)。NVD呈现束状、条纹状血管。血管襻有时跨越视盘其他新生血管。早期NVD以检眼镜检查或以无赤光眼底镜下观察较为清楚,荧光素血管造影可见荧光渗漏。一般以在视盘或一个视盘直径范围内的新生血管称之为NVD,视网膜其他部位的新生血管则称为视网膜新生血管(NVE)。NVE为轮状微细血管网,通常源自视网膜静脉、小静脉或毛细血管。因有的NVE极稀薄不易见之,故用直接眼底镜及双目间接眼底镜综合观察评估较好。

(11)出血:新生血管丛常黏着于后玻璃体,当玻璃体后脱离便有出血发生,如已有玻璃体完全后脱离或是做过玻璃体切除去掉后部玻璃体,NVD很少有出血发生。玻璃体对这些纤维新生血管的牵引导致出血,出血在视网膜前、玻璃体后这一间隙中,典型者可成舟形或半圆形外观。出血常在后极部,遮蔽该处视网膜结构,可为一片或几片,大小不一,可小于视盘直径或几个视盘直径大。颜色多暗红,由于红细胞下沉,上部颜色淡下部深。小的出血几周可吸收,大的出血则需数月。当出血进入玻璃体内或玻璃体内增殖的新生血管破裂时,就发生玻璃体积血,使眼底完全不能窥清,仅有红色朦胧反光。出血严重者眼底红色反光也不能见到。以后血液凝固分解与吸收,形成大小不等的凝块浮游于玻璃体内。当出血不能吸收时,形成白色或灰白色条带,其上可含新生血管。当增殖的结缔组织被牵引,可产生牵引性视网膜脱离。

(12)牵引性视网膜脱离:NVD及NVE的进展,纤维增殖出现并缠于新生血管间,其也黏着于玻璃体后表面。随着增殖的进展,纤维血管复合物从视盘沿上、下血管弓特别是颞侧血管弓延伸,常形成一与视盘和上、下血管弓连接的环,这时血管组织产生一与视网膜平行的正切面牵引。如果这纤维血管组织收缩且在视盘有紧密的玻璃体视网膜粘连,则黄斑本身可受到拖曳(通常向视盘方向)。后玻璃体脱离在此可产生一个桌面样形状的视网膜脱离,黄斑区脱离而沿血管弓环有残余粘连附着处。

当纤维血管增殖与收缩,玻璃体凝胶随不断进展的玻璃体后脱离而收缩,则可能导致视网膜脱离。视网膜脱离主要在黄斑区外,但进行性黄斑脱离1年后可达14%,3年后可高达23%。也有一种罕见的情况,玻璃体完全后脱离放松了视网膜牵引,而脱离的视网膜自行复位自然进程下,增殖的新生血管最终会消退而纤维化。起初新生血管呈鞘样,最后完全阻塞,代之以无血管胶样瘢痕组织,这就是终末期视网膜病变,即血管变细、视盘苍白。如果新生血管及他们的纤维增殖物未经受玻璃体和纤维血管收缩,也可经纤维血管期过渡到终末期,而没有牵引性视网膜脱离和玻璃体积血。

(三)分型及临床表现

临床上通常将糖尿病视网膜病变分为两型,即非增殖型与增殖型,两型的划分以新生血管的出现为界,未见新生血管的视网膜病变都属非增殖型。非增殖型糖尿病视网膜病变的眼底表现主要有微血管瘤,出血,水肿,软、硬性渗出物以及视网膜内微血管异常,视网膜静脉扭曲、扩张或呈串珠状等。这些病变在疾病开始阶段好发于后极部视网膜,以后可向周边发展。根据各种病变的数量是少、中或多,以及它们分布在眼底的一个或多个象限,又可将视网膜病变分为轻、中、重三大类。轻症病变为视网膜上仅有少量出血及微血管瘤,无硬性渗出及软性渗出,可每年复查1次;中度病变,眼底上有较多的斑点状出血与微血管瘤,并出现软性渗出,应半年复查1次;重症病变有分布于4个象限的大量微血管瘤、出血、硬性渗出、软性渗出以及静脉扩张等,应3个月检查眼底1次。除重症病变外并有静脉串珠和视网膜内微血管异常时,表明病变已进入增殖前期。眼底一旦出现新生血管,视网膜病变即进入增殖期。新生血管可发生在视盘表面或视网膜,甚至出现在眼前部的虹膜上。视盘或视网膜上的壁薄而又脆弱的新生血管,易受外部因素如屏气、咳嗽或内在因素如玻璃体牵拉的影响,使血管破裂而出血,出血可突破玻璃体后界膜而进入玻璃体中,这就使原来透明的玻璃体变为浑浊而影响视力。出血发生后,随着时间的推移能逐步自行吸收,视力也逐渐好转。但因新生血管的存在,反复出血颇为常见,导致视力再次下降。视网膜表面及视盘的新生血管开始是裸露的,以后渐有纤维胶质组织伴随而成纤维血管膜,一处纤维血管膜与另一处之间的联系,牵拉视网膜产生牵拉性视网膜脱离,当视网膜脱离累及黄斑区时,就有明显的视力下降。眼前节虹膜表面发生新生血管时称虹膜红变,病理标本见虹膜表面有一薄层纤维血管膜,从虹膜延伸到前房角遮盖房角小梁网,阻碍房水的流出使眼内压力增高;纤维膜的收缩使虹膜与周边部的角膜相互粘连,进一步关闭房角,完全阻断房水外流,使眼内压力上升到难以控制的地步,此时患眼不但丧失视力,还因高眼压导致的极度疼痛,有时不得不考虑摘除眼球来解除症状。

(四)糖尿病视网膜病变的诊断

糖尿病视网膜病变的诊断有赖于根据眼底镜检查及眼底血管荧光造影(FFA)检查所见。按是否发生新生血管这一标志,将糖尿病视网膜病变分为非增殖型糖尿病视网膜病变(NPDR)和增殖型糖尿病视网膜病变两类。NPDR 表现为静脉扩张、静脉串珠样改变、微血管瘤、视网膜出血、水肿及硬性渗出、视网膜内微血管异常、棉絮斑,病变没有突破内界膜。继续发展即为 PDR,以新生血管形成、神经胶质增生及玻璃体积血、视网膜牵拉、视网膜脱离为特点。视网膜水肿发生于黄斑时,后极部增厚或硬性渗出,眼底血管荧光造影显示黄斑部染料积存。

(五)糖尿病视网膜病变的治疗

由于糖尿病和糖尿病视网膜病变的发病机制尚未完全阐明,糖尿病视网膜病变的症候错综复杂,患者的周身情况不同,因此必须根据视网膜病变的具体情况及患者的全身状况合理治疗,才能取得较好的疗效。

1.控制糖尿病的治疗 糖尿病是终生病,迄今为止尚无根治的方法。随着病程持续,视网膜病变在所难免。因此,在内科医师指导下坚持正规药物治疗和严格控制饮食,使血糖得以比较稳定地控制在正常范围,良好的代谢控制。越来越多的研究表明,糖尿病初期及时对血糖进行良好的控制可延缓糖尿病视网膜病变的发生。控制血糖对已形成的糖尿病视网膜病变也有益,可使病损程度减轻或使之稳定。但也有研究发现,血糖控制良好的患者视网膜病变进展率达 34.6%,控制不佳的患者也有不发生视网膜病变者。通过胰腺和胰岛移植改善代谢,可能是更为理想的方法。

(1)严密地控制血糖和糖化血红蛋白的高水平状态与视网膜病变的发生、发展有密切的关系,因此,目前控制血糖和糖化血红蛋白除饮食治疗和运动疗法以外,胰岛素和口服降糖药是主要的治疗手段。

(2)胰岛素:胰岛素强化治疗(即连续皮下胰岛素灌注或复合注射)能有效地延缓和阻止 T1DM 患者视网膜病变的发生、发展。这一结果也同样适用于 T2DM 患者。但可以肯定的是胰岛素治疗并不能完全阻止视网膜病变的进展,但可以使之延缓发展。糖尿病微血管的并发症是长期形成的,所以尝试通过降低血糖来控制糖尿病视网膜病变也是一个长期的过程。

(3)口服降糖药:主要包括磺脲类(SU)药物、双胍类(BG)药物、α-糖苷酶抑制药、胰岛素增敏药等药物。该类药物主要用于 T2DM,通过增强肝、肌肉、脂肪组织对胰岛素的敏感性,提高胰岛素的活性,从而达到降糖效果。

(4)蛋白非酶糖基化终末产物(AGE)抑制药:慢性高血糖引起机体蛋白质非酶糖化所形成的蛋白非酶糖基化终末产物大量堆积,是导致视网膜毛细血管周细胞凋亡、糖尿病视网膜病变发生的主要原因。AGE抑制药氨基胍的研究及应用越来越受到重视,许多的报道都证实氨基胍对糖尿病视网膜病变的发生发展具有一定的作用。氨基胍治疗糖尿病视网膜病变的主要机制有①抑制 AGE 和胶原蛋白的交联;②对山梨醇有抑制作用;③能抑制脂质氧化,具有抗动脉硬化的作用。

(5)醛糖还原酶抑制药(ARI):多元醇通路异常一直被认为是糖尿病视网膜病变发生发展的一个重要

原因。由于高血糖的刺激引起多元醇代谢亢进,使细胞内渗透压升高,细胞内水潴留,导致组织缺氧,营养缺乏,细胞功能低下,从而引起一系列并发症的发生发展。ARI通过抑制多元醇代谢途径中关键酶醛糖还原酶来改善多元醇代谢途径的平衡,恢复神经传导速度,防止视网膜组织中蛋白质异常渗漏。但目前就ARI是否能控制和延缓糖尿病视网膜病变的发展还有一定的争论。

2.血压的治疗　对于T1DM型和T2DM患者来说,严格控制血压是十分重要的。糖尿病视网膜病变的发生与发展同高血压有关。糖尿病合并高血压的患者容易发生视网膜病变。因此,对于合并高血压的糖尿病患者,应给予积极的治疗。使用血管紧张素转化酶抑制药(ACEI)等降血压药,以预防高血压对视网膜循环的有害影响。

血管紧张素转化酶(ACE)抑制药常作为糖尿病高血压患者的首选药。ACE抑制药除通过抑制肾素-血管紧张素-醛固酮(RAS)系统来降压外,还能增加骨骼肌对胰岛素的敏感性和对葡萄糖的摄取,降低血糖,减少糖化血红蛋白,抑制AGE形成,抗氧自由基和抗脂质过氧化等作用。

3.改善视网膜微循环

(1)导生明:1971年Sevin等首先报道了导生明(2,5-二羟苯黄酸钙)治疗糖尿病视网膜病变的临床疗效。导生明作用的主要机制有①减少组织胺、5-羟色胺、缓激肽、前列腺素和血栓素B$_2$等血管活性物质的生成。②降低全血和血浆的高黏滞性。③减少人红血细胞和内皮细胞内山梨醇的形成。减轻细胞渗透性和功能紊乱,降低毛细血管的高通透性,降低血细胞的高聚性。④减少血小板聚集因子的合成和释放,从而改善视网膜的循环状态,抑制血栓形成。

(2)抑制白细胞停滞的药物:近年来对于糖尿病视网膜病变在微循环障碍中所起的作用有了新的认识。由于白细胞本身体积较大,常黏附于血管内皮细胞上,白细胞聚集栓塞血管与毛细血管无灌注、渗漏有着密切的关系。许多研究表明黏附分子的表达增多与毛细血管内白细胞停滞有关。所以利用黏附分子抗体能够减少白细胞停滞以及所带来的血栓危害性。

(3)抗血栓治疗:以往通常用阿司匹林来改善糖尿病视网膜病变的微循环障碍,但对于其疗效还存在争议。DT-TX30是一种将血栓素、酶抑制药和血栓素受体拮抗药混合的一种新药,能改善微循环的血流量,但有可能加重玻璃体积血。

(4)其他使用降脂药对于缓解糖尿病视网膜病变也有一定的作用,它能大大地降低因血脂过高所引起的增生性视网膜病变。另外,使用生长因子抑制药、维生素E抗氧化治疗等方法也对糖尿病视网膜病变的发展有一定的延缓作用。

4.局部治疗　临床实践证明,单用全身治疗难以改善眼底情况。治疗糖尿病进行性视网膜病变或已经进展为增殖期糖尿病视网膜病变的有效手段为激光治疗和玻璃体手术治疗:激光光凝是当前糖尿病视网膜病变首选治疗,已获眼科界公认。在各种波长中,氩绿激光效果最好。因这一波长不仅能被黑色素吸收,还能为血红蛋白吸收,所以不仅可用于大面积光凝,也可直接用以光凝新生血管及有渗漏的微血管瘤。

(1)激光治疗

①适应证:激光治疗用于以下两种情况,一是非增殖型视网膜病变出现有临床意义的黄斑水肿时。所谓临床有意义的黄斑水肿,是指黄斑中心凹及其周围500μm(相当1/3视盘直径)内的视网膜有水肿、增厚或硬性渗出;或者是在黄斑区,视网膜水肿增厚的范围超过1个视盘直径,且至少有部分已进入中心凹周围1500μm区域内时,需用激光治疗。治疗后,视网膜水肿及渗出逐渐减少以至完全吸收,视力可能提高。一般观察3个月,如水肿仍然存在,可考虑再次治疗。二是增殖性视网膜病变。新生血管可导致玻璃体积血、牵引性视网膜脱离以及由虹膜红变发展而来的新生血管青光眼是糖尿病患者最后失明的主要因素,因此,密切关注新生血管的出现,及时施以激光治疗使新生血管消退,是目前防范糖尿病患者免于完全失明

的重要措施。激光治疗增殖型视网膜病变,使用全视网膜光凝的方法。治疗后,视网膜新生血管逐步消退,大多不再出血。如血管未完全隐退,可于4个月后补充治疗。

②治疗前准备工作:近期荧光血管造影,最好是2周内所做的,以鉴定微血管瘤及其他局部渗漏处,选择局部光凝的病损位于黄斑2个视盘直径(PD)内,距中心凹至少500μm远;做中心视野及Amsler中心方格表检查,用于治疗前后的对比;向患者解释光凝时的合作很重要,以免眼球意外移动伤及中心凹。

③治疗方法

a.非增殖期:光凝主要被用于黄斑水肿和环形渗出病灶。采用局部或格子样光凝。美国糖尿病视网膜病变早期治疗研究组推荐的黄斑水肿激光光凝适应证为黄斑中心凹或在离中心凹500μm以内的视网膜水肿增厚者;黄斑中心凹或在离中心凹500μm以内有蜡样渗出斑或合并视网膜水肿增厚者;视网膜水肿增厚区≥1PD,且距中心凹已不足1PD者。若视力下降已低于0.5,且视网膜水肿与渗漏持续不减,即使距中心凹只有300μm,也建议激光治疗。除非有旁中心凹毛细血管闭锁,可能因光凝而恶化才不予考虑。对位于视盘黄斑部需要光凝的病变,不宜用>200μm的光斑,需要避免>500μm的融合光斑。对于视网膜神经纤维层的出血,可能掩盖需治疗的微血管瘤等病变,当出血未吸收前,看不清受治病灶,不宜急于光凝,以免损伤神经纤维层组织而瘤体并未封闭。

b.增殖前期:因此期视网膜已有广泛的毛细血管无灌注及大范同水肿增厚,局部或限于某一象限的光凝已无济于事,应及早分次进行大范围视网膜光凝(即所谓全视网膜光凝)。

c.增殖期:视网膜或视盘面发现新生血管,提示病变进入增殖期。美国糖尿病视网膜病变研究组提出的高危指征为视盘面或离视盘缘1PD之内有中度或严重新生血管者;视盘面或离视盘缘1PD之内有轻度新生血管而有新鲜出血者;中度或严重视网膜新生血管并有新鲜出血者。出现高危指征之一,即使新生血管面积只有1PD左右,也必须大范围视网膜光凝。大范围视网膜光凝部位是在眼底后极部(包括视盘鼻侧缘1PD)以外至赤道部宽阔的环形区内。光凝使大面积视网膜组织破坏,形成瘢痕,从而减少耗氧量,以保障眼底后极部血供,维持其正常氧分压。

④不良反应:糖尿病视网膜病变激光光凝对防止视力进一步损害有益,然而不能逆转其已经损害的视力。必须指出,激光光凝具有一定的危险性,除光凝直接影响视网膜功能与引起光凝区之间视网膜水肿、浆液性渗出外,还可导致血、视网膜屏障破坏、炎症反应、自由基毒性。所以严格掌握适应证及剂量十分重要。术后给予内服银杏叶提取物(达纳康)能减轻不良反应。

(2)玻璃体手术:当玻璃体积血长期不能消退或玻璃体内机化膜势必导致牵拉性视网膜脱离时,行玻璃体切割术。术前做B型超声检查了解玻璃体积血与机化膜范围,以及是否已经发生视网膜脱离,并做ERG检查估计术后视功能恢复情况。糖尿病黄斑水肿或合并视网膜弥漫水肿,严重影响中心视力,应及时施行后部玻璃体分离切除术,切除肥厚的玻璃体,缓解玻璃体对视网膜的牵引,据报道术后有50%～60%的患者改善了视力。

手术对已发生玻璃体积血或牵引性视网膜脱离的患者,玻璃体手术是目前公认为最佳也是唯一的治疗方法。对T1DM视网膜病变合并玻璃体积血的患者主张早手术,如积血在6个月内不吸收,即考虑切除玻璃体,去除积血。T2DM引起的玻璃体积血,并不强调早期手术。不过近年来玻璃体手术器械不断得到改进,医师也积累了大量手术经验,再加上眼内激光的使用,手术并发症已较过去减少,故专家们认为也以早手术为佳,尤其对那些以往未曾做过激光或有反复出血的病例,争取去除玻璃体内积血后立即做眼内视网膜光凝。

对于重度增殖性糖尿病视网膜病变行玻璃体手术是有效的。通过玻璃体手术可达到:①除去积血等原因造成浑浊的玻璃体;②切除增殖的视网膜;③牵拉性视网膜剥离的复位;④眼内视网膜光凝等。即使黄斑已发生水肿也有玻璃体术后有效的病例。现正在进行这方面的验证。

糖尿病视网膜病变,还受全身其他疾病的影响,高血压、高血脂、蛋白尿等都可加重视网膜病变的发生和发展,因此在治疗眼病的同时,不可忽略全身情况的了解与处理。此外,妊娠可促使视网膜病变加重,因此患糖尿病的妇女,如打算生育,应在妊娠前放大瞳孔检查眼底一次,无论有无视网膜病变,妊娠期间都应每3个月放大瞳孔复查直到分娩。如出现增殖性病变,立即进行全视网膜光凝,以免产生玻璃体积血、牵引性视网膜脱离等严重的致盲并发症。总之,糖尿病视网膜病变是造成糖尿病患者失明的重要原因,但它又是可以防治的。这就需要普通内科、内分泌科、眼科医师以及糖尿病患者的密切配合与通力合作,共同防止糖尿病引起的双目失明。

二、糖尿病性白内障

(一)病因

1.高渗机制　糖尿病白内障与半乳糖血症形成的白内障具有同样的机制。糖尿病患者房水中的糖含量较正常人为高,并渗入晶状体内。而晶状体内原先存在的醛糖还原酶将葡萄糖还原成山梨醇。大量的实验研究表明,醛糖还原酶是产生实验性糖尿病性白内障的关键酶。由于血糖浓度增高,大量的葡萄糖通过多元醇代谢途径增加,因而晶体纤维细胞中的大量葡萄糖变成山梨醇而积聚,造成细胞内高渗状态,山梨醇一旦在晶状体内形成,就不能通过代谢而消除,也不能排除晶状体之外。随着时间的延续而逐渐积聚,造成晶状体的高渗状态,故吸收水分进入晶状体囊内,造成晶状体纤维的水化和肿胀,晶状体透明度减退。如果血糖和房水中糖的浓度突然降低,就会扩大晶状体和房水渗透压的差异,使晶状体水肿加剧。严重时,出现晶状体浑浊,形成白内障。而且血糖浓度越高,白内障出现得越早。近来研究表明,T2DM患者白内障形成并非由于AGE的形成所致,而是由于细胞的破坏所致。由于渗透压改变,导致了离子泵的形成。

2.晶体蛋白糖基化　目前对糖化血红蛋白的研究已远远超出在监测糖尿病患者血糖控制上的应用。糖基化反应是葡萄糖与蛋白质中的自由氨基起非酶促反应,此反应在红细胞的寿命期内继续发生,并且能够从对血红蛋白作分析而检测出来。由于糖基化反应是缓慢和不可逆的,正常红细胞的生物半衰期为120d,糖基化的升高必然反应在2~3个月前血糖浓度的升高。因此,测量糖化血红蛋白是选择适宜时间控制血糖的一个良好临床指标。

研究发现,糖尿病患者的血清蛋白、细胞内的蛋白以及胶原蛋白、角蛋白、晶状体蛋白均有不同程度的糖基化反应,显示糖尿病患者的非酶蛋白糖基化并非限于血红蛋白,而是有全身糖尿病性白内障倾向。这种组织蛋白内蛋白质以在红细胞内形成HbA_{1c}的相同方式和葡萄糖进行非酶学反应,可导致蛋白质变性及功能改变。晶状体蛋白的糖基化,使晶状体蛋白的溶液易于形成高分子聚合,从而使晶状体浑浊,形成白内障。

3.巯基理论　晶状体内有较高水平的还原型谷胱甘肽(GSH),使某些酶在其活性部位带有必需的-SH基。游离的-SH基对调节和维持机体及眼组织,特别是晶状体稳定的内环境起重要作用。它发挥还原剂作用,保护晶状体内不同巯基成分,使氧化型谷胱甘肽GSSH被NADPH作用又恢复为还原型GSH,使氧化型维生素C转为还原型维生素C。实验发现,白内障形成时晶状体内谷胱甘肽浓度迅速降低。亦有实验报道,谷胱甘肽可以推迟实验性半乳糖性白内障、辐射性白内障和二硝基苯白内障的形成。

4.营养平衡失调　由于糖尿病患者的新陈代谢失调,组织氧化异常导致微血管的功能改变,微血管增生扩大,毛细血管周细胞退行性变,基膜增厚与内皮细胞增殖。虹膜及睫状体肿大,睫状体上皮退变,房水产生和循环发生障碍。供应晶状体的营养失调而引起晶状体纤维变性。

(二)临床表现

真正的糖尿病性白内障临床上比较少见,多见于青少年。典型的糖尿病性白内障主要发生在 30 岁以下严重的糖尿病患者,发病率为 10% 左右。在白内障患者总数中此种白内障不超过 1%～2%,并且这种白内障也可发生于小儿,成年人少见。年龄越大发展越慢。这种白内障的发病特征为双眼同时发病,进展迅速,晶状体很快变成完全浑浊,色白,有的病例可在 48h 内完全浑浊。在白内障形成之前,糖尿病患者常会感到屈光的改变。血糖的高低可影响眼的屈光度,血糖较高时,房水中的葡萄糖浓度升高,随着葡萄糖进入晶状体内,水分也随同进入,结果晶状体膨胀,使晶状体的屈光度增加,导致近视。血糖浓度降低,会变为远视。这种屈光度的波动与白内障发生与否并无关系。在中年以上的糖尿病患者发生白内障则很难在糖尿病或老年因素之间做出准确判断,据临床统计,糖尿病患者的老年性白内障患病率较高,其发病年龄较正常人群提前 10 年左右,但据这些还都不能单纯诊断为糖尿病性白内障。在其形态学上也无特异性改变。

真正的糖尿病性白内障是以密集的囊下小空泡形成开始,继而迅速发展成典型的灰白色雪花状浑浊,位于前后囊膜下皮质浅层,随后晶状体高度水肿膨胀,水隙大量形成,最终全面浑浊。形成膨胀期白内障。当白内障进入晚期时,晶状体蛋白已经过分解、凝固,就不会再出现上述一时性肿胀现象。

另一种为伴发性糖尿病性白内障,即指老年人糖尿病性白内障和老年性白内障合并存在。晶状体浑浊演变时间较长,可长时间停留在后囊阶段,也可先单眼后双眼发病。老年性白内障在糖尿病患者中占 19.1%,非糖尿病患者中为 11.6%,在糖尿病诊断患者中白内障可高达 57%,仅次于糖尿病视网膜病变,为第 2 位,多发生于 45 岁以上的患者。其中从晶状体皮质周边部开始出现楔形浑浊,并逐渐蔓延至整个晶状体者,称为皮质性白内障;而从晶状体胚胎核浑浊开始,逐渐发展而使成年核完全浑浊者,称为核性白内障。糖尿病性老年性白内障发病早,成熟快,实际上是合并老年皮质型白内障。

(三)治疗

目前来说没有任何药物可使已经浑浊的晶状体再变为透明。药物治疗糖尿病性白内障尚在研究中,最为有效的应是醛糖还原酶抑制药,在实验性糖尿病性白内障中,使用该类抑制药不仅可以预防,而且还可以逆转糖尿病性白内障形成过程。这类制剂有五羟黄酮、色酮类等制剂,尚未用于临床。目前常用的药物有卡他灵,这是一种含有吡啶酚黄素核的羧酸制剂,是一种还原剂,可保护巯基免受氧化并防止 ATP 酶受酮体物质的作用。卡他灵可影响酶抑制药而减少糖醇的形成,同时辅助的口服药物有维生素 B、维生素 E、维生素 C、维生素 A 等。在晶状体没有完全浑浊以前,以降低血糖为主,结合上述药物治疗,延缓白内障成熟,但疗效甚微。待白内障成熟后选择合适的时机和手术方法来摘除白内障。但手术前一定要控制血糖在正常范围以内。手术操作要轻巧,防止角膜内皮损伤。因为糖尿病患者的角膜内皮构型紊乱,角膜内皮细胞正六边形的比率明显低于正常人,所以,术后易导致角膜失代偿。

对于严重影响视力的白内障,唯一有效的手段应为手术治疗。此种白内障手术并发症明显高于非糖尿病性白内障,影响因素有:①手术前是否已有糖尿病视网膜病变;②糖尿病的病程长短,血糖是否控制;③选用何种手术方式。有文献统计,在给合并有视网膜病变的糖尿病性白内障患者行白内障手术,术后并发症明显高于非糖尿病性白内障手术者,而无视网膜病变的糖尿病患者,白内障术后。情况与非糖尿病性白内障患者术后大致相同。因此有些学者主张,摘除白内障之前,尽管患者视力还不是很差,应首先进行视网膜光凝以治疗视网膜病变;对有增殖型视网膜病变的患者,可先予视网膜周边部冷凝治疗,然后再进行白内障手术。

研究白内障的手术进展,尽管有多种手术方式,但目前争论的焦点主要为白内障囊内或囊外摘除及是否安放人工晶状体。有研究发现,在白内障手术后最危险的并发症的出现在囊内白内障摘除(ICCE)组明显高于囊外白内障摘除(ECCE)组,推测其机制为完整的晶状体囊膜和玻璃体前膜可作为一层屏障,防止血管增生因子(AF)从视网膜进行到眼球前节刺激虹膜发生新生血管,ICCE术后有增加虹膜新生血管发生的机会。另一争论的问题是ECCE术后是否安装人工晶状体。据大量临床观察,糖尿病患者ECCE术后安放人工晶状体与非糖尿病患者相同手术后无特殊并发症发生。因此,大多数学者主张,糖尿病患者进行白内障手术,如虹膜正常,无增殖型视网膜病变,在控制血糖、预防出血、预防感染的基础上首选ECCE并植入人工晶状体。

三、糖尿病与青光眼

(一)糖尿病与原发性慢性开角型青光眼

1.发病率　原发性慢性开角型青光眼在糖尿病患者中是常见的疾病,其发病率为9%～14%,与青光眼患者糖尿病发生率为11.6%的结果相似。糖尿病患者患开角型青光眼的危险是非糖尿病者的3倍。各年龄组患者中眼压与糖耐量试验结果呈正相关,患有青光眼及未记录在案的糖尿病患者中糖耐量试验异常的发生率为36%～40%。因此对所有慢性青光眼患者通常需做下列常规检查:①快速及餐后血糖检查,最好做口服糖耐量试验;②做眼压测量。

糖尿病患者患开角型青光眼者临床多见,为虹膜红变时新生血管阻塞房角,导致房水流出受阻;以及从虹膜长到房角的纤维血管膜收缩引起而房角关闭所致的新生血管性青光眼。患者可有视力障碍,眼压增高,眼部结膜充血和剧烈疼痛,有时新生血管破裂,还伴有前房积血。这类青光眼药物治疗很难有效,一般的抗青光眼术、滤过手术也往往无效;如眼痛、头痛难以忍受时,可球后注射4%普鲁卡因及40%乙醇各1.0ml,可缓解头痛。如果患者仍有部分视力残存,可考虑睫状体冷凝术、硅管阀门植入术等。

糖尿病患者对局部滴注皮质类固醇激素所产生的高眼压反应与在慢性青光眼患者的父母、子女及同胞之间的反应结果相似。原发性慢性开角型青光眼和糖尿病是密切相关的。糖尿病是此型青光眼多因素多基因遗传的一种相关因素。

2.糖尿病对原发性开角型青光眼的影响

(1)糖尿病、青光眼和视野缺损:通常视野缺损常发生在下方,然而研究者发现与非糖尿病青光眼患者相比,糖尿病患者在低眼压的情况下发生视野的缺损,提示糖尿病不仅影响视盘的血供,而且波及视神经,使之对眼压轻度升高的敏感性增高。由此强调患有慢性青光眼的糖尿病患者应严格控制糖代谢。

(2)糖尿病与青光眼手术:糖尿病增加了青光眼手术出血、白内障形成和感染的危险性,青光眼滤过性手术后发展的全眼球炎往往是由于术前未发现患者有糖尿病所致。

3.原发性开角型青光眼对糖尿病的影响　在糖尿病患者中青光眼对糖尿病视网膜病变有部分保护功能。高眼压反应是视网膜病变中血管高渗透的流体力学对抗过程,这也是对中度高眼压不予治疗的原因。糖尿病视网膜病变可在抗青光眼滤过术后数月发生。有人统计,除已知糖尿病外,伴有糖尿病耐量试验不正常的开角型青光眼患者占18%,这些人不会发展为糖尿病增殖性病变,眼底可见出血和微动脉瘤,但无新生血管形成。

(二)糖尿病新生血管性青光眼

1.发病机制　糖尿病虹膜新生血管的发生常伴随广泛的视网膜慢性不完全性缺血(虹膜新生血管增加了视网膜缺氧的危险性)。视网膜缺血可由缺血型视网膜静脉阻塞所致,多数患者常累及视网膜中央静脉。视网膜静脉阻塞或伴随新生血管性青光眼可为糖尿病的首发体征。

视网膜缺血可由糖尿病视网膜病变的毛细血管异常引起。增殖性糖尿病视网膜病变发生在虹膜新生血管形成之前。增殖性视网膜病变、虹膜红变的发生率很低,即使在无法对眼后节进行治疗的时候,虹膜红变很少会进展到新生血管性青光眼,而且可能在前房角刚出现新生血管和房角刚被新生血管膜关闭之间的几年内消退。

2.糖尿病新生血管性青光眼的临床表现　糖尿病新生血管性青光眼可以是突发的也可是逐渐形成的,往往表现出一些眼球功能性的改变,即眼球及眶周疼痛并放射至整个脸部,视力明显下降。其原因多因视网膜缺血所致,伴随的角膜水肿影响较小。

3.新生血管性青光眼最好的治疗　预防,定期检查眼底、荧光血管造影及视网膜电图,发现视网膜有广泛缺血,应及早做全视网膜光凝;屈光间质浑浊,不能实行全视网膜光凝时,可行巩膜的全视网膜冷凝。

四、玻璃体病变

糖尿病患者玻璃体易见积血、浑浊和星状亮点。由视网膜病变引起视力损害的主要原因是玻璃体积血,占视网膜病变盲眼总数的80.5%。其出血多为糖尿病视网膜病变引起视网膜出血和视网膜前积血,以及玻璃体积血。积血往往反复发作,最后导致溶血性青光眼、血管功能不全性青光眼而失明。

治疗:止血,用促进血液吸收的药物如云南白药、普罗碘胺,中药活血化瘀、明目等治疗。严重者可以做玻璃体切割等治疗。

五、糖尿病性葡萄膜炎

葡萄膜为虹膜睫状体及脉络膜的总称。糖尿病时虹膜色素肿胀,形成空泡、剥离以致容易发生坏死。典型的临床表现有急性纤维素性前房渗出浑浊,虹膜后粘连,但很难从临床上断定为糖尿病性。也有人认为,糖尿病性虹膜炎为急性及浆液纤维素性,有前房闪光但少有虹膜后粘连。Shima Kawa报道糖尿病患者的葡萄膜炎的发病率为6.8%,比非糖尿病患者的发生率1.9%要明显的高。此外,病程长者、血糖控制不良者葡萄膜炎发生率高,糖尿病者的葡萄膜炎多为前部葡萄膜炎。

1.膜红变　膜上可以见到粗细不等、稀密相隔新生血管长入,使虹膜表面具有一种奇特的红润色调。视网膜局部缺血或广泛的视网膜血管闭塞以及增殖性视网膜病变可导致虹膜红变,继而发生前房积血、新生血管性青光眼。治疗本病十分棘手。对尚未发生新生血管性青光眼的病例,应及早做全视网膜光凝;对已有青光眼眼压升高的病例应根据不同情况予以处理,这包括用药物降低眼压、球后注射4%普鲁卡因及40%的乙醇以解除患者难以忍受的眼痛和头痛等,必要时可摘除眼球。

2.膜炎及葡萄膜炎　诉眼痛、流泪及视力下降。检查发现结膜充血或混合充血、房水浑浊、角膜后沉着物、虹膜充血水肿和粘连。并发症:继发青光眼,并发白内障、低眼压及眼球萎缩。治疗以对症处理为主,散瞳,地塞米松或可的松眼药水点眼。

六、糖尿病与眼肌病变

(一)病因、发病机制

糖尿病可发生眼外肌麻痹,发病率为糖尿病的1%。本病好发于中老年糖尿病患者,常无明显诱因而突然发病,主要症状为复视。检查可发现眼位偏斜,受累肌行使作用方向眼球运动障碍。由于复视所致视觉干扰,患者常感觉视物模糊、眩晕和步态不稳,对其生活和工作带来极大不便。多发生于一侧外直肌。展神经麻痹可表现为不全或完全麻痹。其次为一侧动眼神经受累、两侧展神经和动眼神经受累。很少有展神经、动眼神经和滑车神经同时受累。眼肌麻痹的原因不很明确,但一般认为与糖尿病性多发性神经炎有关。但血管变化可引起出血性或血栓性损害,也可能是神经麻痹的病理基础。文献报道动眼神经麻痹最为多见,其确切原因及机制尚不很清楚,多数学者认为有以下几种因素:①葡萄糖代谢障碍,引起施万细胞水肿,致神经节段性脱髓鞘改变;②脂肪代谢障碍;③B族维生素代谢障碍;④糖尿病特有的微血管病变;⑤糖尿病促进了动脉硬化,导致缺血而使神经损害。

(二)临床表现

1.发病突然,无明显诱因,单眼发病。

2.通常具有眼眶疼痛及同侧头痛。

3.瞳孔大小多数正常,部分患者可出现瞳孔散大,对光反应迟钝或消失,但近点(调节)反应灵敏,也可伴有上睑下垂和其他脑神经损伤的表现。Hamilton SR 研究表明,38%伴有第三脑神经麻痹的糖尿病患者的瞳孔大小不等,高达 2.5mm 以上。

4.糖尿病性动眼神经麻痹与糖尿病病程无相关性,在糖尿病早期,甚至在无症状时期就出现神经病变。

5.糖尿病经治疗后,动眼神经麻痹恢复正常,但疗效与血糖水平无关。

6.磁共振成像显示动眼神经肿胀的图像,对糖尿病性动眼神经麻痹的诊断有一定的参考价值。

(三)鉴别诊断

糖尿病性眼肌麻痹应与颅内肿瘤、动脉瘤、脑干梗死、蛛网膜下腔出血、海绵窦血栓形成、良性颅内高压、重症肌无力、多肌炎等所致的眼肌麻痹及甲状腺功能亢进性眼病相鉴别,上述疾病均有其相应的临床症状及体征,且可通过检测血糖、T_3、T_4 肌酸、肌酸磷脂酶、新斯的明试验、眼底检查、腰椎穿刺、眼眶及颅骨摄片、CT 扫描、脑室造影等予以鉴别。

糖尿病性眼肌病变多呈良性经过,通过有效的血糖控制,改善代谢状况,并辅以适当经营养药、血管扩张药,结合针灸等治疗,大部分患者可望在 6~12 周恢复,病程一般不超过 6 个月。

(四)治疗

积极控制糖尿病,口服 B 族维生素药物及营养神经的药物。

(齐　昊)

第九节　糖尿病性心脏病

糖尿病性心脏病是指与糖尿病这一疾病本身有关的心脏病变,包括冠状动脉粥样硬化性心脏病、糖尿病性心肌病、糖尿病性心脏自主神经病变。

一、糖尿病与冠状动脉粥样硬化性心脏病

冠状动脉粥样硬化性心脏病是指冠状动脉粥样硬化使血管管腔狭窄或阻塞和(或)冠状动脉痉挛导致心肌缺血或坏死,统称冠状动脉性心脏病,简称冠心病。目前认为冠心病是多病因的疾病,即多种因素作用于不同环节所致,这些因素称为危险因素或易患因素。主要危险因素有脂质代谢异常、高血压、吸烟、糖

尿病和糖耐量异常、体力活动少、高脂饮食、精神紧张以及遗传因素等。

动脉粥样硬化是糖尿病性大血管病变的主要表现,主要侵犯主动脉、冠状动脉、脑动脉、肾动脉、和肢体外周动脉等,引起冠心病、出血性或缺血性脑血管病、肾动脉硬化、肢体动脉硬化等。动脉硬化与糖尿病关系密切,80%的糖尿病患者死于动脉粥样硬化,其中 75% 为冠状动脉粥样硬化,25% 为脑动脉和周围血管病。75%的住院糖尿病患者并发有动脉粥样硬化,50%新诊断的 T2DM 者有冠心病。流行病学资料表明,糖尿病患者中冠心病的患病率和病死率、心肌梗死病死率、卒中以及间歇性跛行和截肢的发病率都是非糖尿病患者群的 2~4 倍。就致死和致残而言,心血管并发症在决定糖尿病的预后中起主要作用。美国胆固醇教育计划(NCEP)专家委员会颁布的成年人治疗指南Ⅲ(ATPⅢ)更是将糖尿病提高到冠心病等危症的高度。

与非糖尿病患者群相比较,糖尿病患者群中除了冠心病患病率高外,还具有:①发病年龄较早,病情进展较快;②病变广泛,多累及两支以上大冠状动脉;③常以无痛性心肌缺血及无痛性心肌梗死出现,且心肌梗死并发症多,病死率高。正确认识糖尿病合并冠心病的特点,尽量减少糖尿病病死率。

(一)糖尿病合并冠心病的发病机制

1.血糖增高　大血管病变的发病机制与微血管病变并不完全一致,高血糖在两者病理生理中发挥的作用也不一样。UKPDS 和 DCCT 等研究显示,降低血糖可以显著减少微血管并发症的发生,而降低心血管疾病风险不如前者明显,提示高血糖与微血管病变关系密切。但是血糖和糖化血红蛋白的升高仍可导致心血管事件发生率的上升。如糖化血红蛋白升高 1%,心血管事件可增加 10%。金文胜等研究发现糖耐量低减阶段就已经有明显的动脉粥样硬化表现,他们进一步探讨了作为连续等级变量的血糖与动脉粥样硬化替代指标的相关性。结果显示,以未经血糖干预的自然人群为对象,对跨越从正常到糖尿病各阶段的血糖进行分析,发现血糖自然分布与动脉粥样硬化替代指标关系密切,空腹血糖和负荷后 2h 血糖均能预报动脉粥样硬化的总体发展水平,血糖是动脉粥样硬化的独立预报因子。

2.胰岛素抵抗及高胰岛素血症　几乎所有 T2DM 均有胰岛素抵抗、现有或曾有高胰岛素血症。胰岛素抵抗可引起一系列代谢有关的变化与多种病理状态有关,如高血糖、高血压、高血脂、肥胖等。高胰岛素血症本身就是冠心病的一个独立的危险因素,即使把其他所有的危险因素作用消除,高胰岛素血症仍起作用,表明胰岛素本身就有促动脉粥样硬化的作用。胰岛素致动脉粥样硬化作用被认为:①胰岛素作用于胰岛素样生长因子-1 受体,促进平滑肌细胞增生;②降低平滑肌细胞与 HDL 的结合,减少胆固醇清除;③降低平滑肌细胞内胆固醇的移出。这些均在动物实验中获得证实。

3.高血压　高血压作为冠心病的独立危险因素早被人们所熟知,T2DM 约 40%的患者患高血压,高血压加重动脉壁的损害。

4.脂代谢紊乱

(1)高三酰甘油血症及高极低密度脂蛋白胆固醇血症:1959 年 Albrink 和 Man 发现高三酰甘油血症与冠心病密切相关。以后的临床流行病学研究,结果表明早发冠心病者多有高三酰甘油血症及高极低密度脂蛋白胆固醇血症。T2DM 常伴高三酰甘油血症及高极低密度脂蛋白胆固醇血症。其致病机制尚不清楚,由于高三酰甘油血症和高极低密度脂蛋白胆固醇血症者往往伴低高密度脂蛋白,有认为多通过后者致病。

(2)高低密度脂蛋白和高胆固醇血症:糖尿病患者伴发低密度脂蛋白和胆固醇增高较一般人群多。UKPDS 后续研究中按照对冠心病风险影响大小排列的前 5 个危险因素是:高低密度脂蛋白(LDL)胆固醇、低高密度脂蛋白(HDL)胆固醇、糖化血红蛋白、收缩压和吸烟。高血糖及高三酰甘油易造成脂蛋白被氧化修饰。脂蛋白氧化程度与血糖水平、微血管及大血管病变相关。增高的低密度脂蛋白尤其是氧化修饰的低密度脂蛋白和胆固醇引起血管内皮和平滑肌的损伤,触发一系列炎症反应,造成泡沫细胞生成增多和纤维增生,促进动脉粥样硬化形成。

(3)低高密度脂蛋白:T2DM 由于胰岛素抵抗,脂蛋白脂酶(LPL)活性下降,以及 VLDL 增加等因素导致高密度脂蛋白降低,对胆固醇的廓清能力下降,故易发生动脉粥样硬化。低的高密度脂蛋白是占糖尿病并发冠心病第 2 位的危险因素。

5.血管内皮功能紊乱　动脉粥样硬化的发生与血管壁的内皮细胞和平滑肌细胞密切相关。糖尿病时的高血糖、糖基化终产物、游离脂肪酸和被糖化、氧化修饰的低密度脂蛋白等造成内皮细胞损伤和功能紊乱。内皮细胞合成具有扩血管作用的一氧化氮和抗血小板作用的前列环素减少,而具有血管收缩作用的内皮素的合成增多,又进一步加重了内皮细胞本身的损伤。多数学者认为动脉粥样硬化的启动部位发生在内皮细胞的功能异常或内皮层损伤和缺损。在高血糖、脂代谢紊乱等病理状态下,平滑肌细胞可发生移行、增生、合成细胞外基质的结缔组织成分,促进动脉粥样硬化的发展。

6.血小板功能异常　血小板在动脉粥样硬化的形成,以及粥样硬化斑块破裂后动脉内血栓形成过程中起重要作用。T2DM 时血小板功能异常,表现为血小板聚集力、黏附力增强。导致血小板反应性增强可能与糖尿病时:①血小板膜蛋白非酶糖化,与纤维蛋白原结合增强;②前列腺素代谢改变,促血小板聚集的血栓素 A_2 增加,抗血小板聚集和扩血管的前列腺素 I_2 减少;③存在某些血小板聚集增强因子有关。

7.凝血和纤溶系统异常　血栓形成除血小板参与外,凝血及纤溶系统亦起重要作用。总体上讲,T2DM 时凝血系统活性增强,如凝血酶原、纤维蛋白原、因子Ⅶ及因子Ⅷ增加,而纤溶系统活性下降,如纤溶酶激活物抑制物-1 的表达及活性增加。

8.血液流变学改变　糖尿病时血小板聚集性增强、红细胞变形能力降低、血浆黏滞度增加,加之血管本身的病变,血液流变学改变可能产生对血管壁的有害作用。

9.遗传因素　糖尿病大血管损伤,包括冠状动脉损伤明显存在种族差异性,我国发病较西方低。家族中存在较年轻时患冠心病者,其近亲患冠心病的机会明显高于无这种情况的家族。这些表明遗传因素可能参与发病。

(二)糖尿病合并冠心病的临床表现

糖尿病伴发冠心病的临床表现与无糖尿病的冠心病相似,可出现心绞痛、心肌梗死、心力衰竭和心律失常,但具有以下特点。

1.临床症状不典型　心绞痛症状不典型,无痛性心肌缺血常见,与 T2DM 自主神经损伤、痛觉阈值增加所致。这样,心肌缺血缺乏心绞痛"报警"机制,易于发生心肌梗死。心肌梗死时疼痛的症状亦不典型。疼痛的性质和部位不典型,表现为烧灼样钝痛、上腹痛、背痛或颈部、下颌疼痛等。一部分表现为无痛性心肌梗死,仅表现恶心、呕吐、心力衰竭或做心电图时表现为急性或陈旧性心肌梗死。非 Q 波性心肌梗死在糖尿病患者中较非糖尿病者多见。

2.预后差　糖尿病并发心肌梗死出现心力衰竭、急性肺水肿、心源性休克、感染等并发症较无 T2DM 心肌梗死多见且严重。主要因为 T2DM 患冠心病多系多支病变,且病变广泛。心律失常,尤其是恶性心律失常发生率高,系自主神经病变、Q-T 间期延长所致。心脏破裂、心脏室间隔穿孔发生率高,可能由于心脏自主神经病变、心脏缺血"报警"机制减弱,患者未控制活动造成。糖尿病性心肌梗死预后差,急性期由于上述并发症,病死率较高,恢复期由于易发生充血性心力衰竭及再发心肌梗死,病死率亦高,首次心肌梗死急性期病死率可高达 33%~55%,国内高达 44.2%。恢复期即心肌梗死后 5 年生存率仅 38%~43%。

3.常伴有心脏自主神经病变表现　心率增快,多在 90/min 以上;直立性低血压;Q-T 间期延长等。

（三）糖尿病合并冠心病的诊断

1.寻找易患因素　糖尿病合并冠心病的发病年龄一般较无 T2DM 者提前 10 年以上,故男性 55 岁以下,女性 60 岁以下发病患者较常见。寻找有无存在其他冠心病危险因素,如高血压、血脂紊乱、吸烟、肥胖等,易患因素越多,对诊断的把握性越大。

2.寻找缺血证据

(1)症状:典型心绞痛对冠心病具诊断意义,但由于心绞痛症状不典型,甚至为无痛性缺血,因而还需辅助检查进一步证实。

(2)心电图:典型缺血型 ST-T 改变,尤其是发作时或发作后短时间内出现并有动态改变,诊断意义较大。部分糖尿病患者仅表现为 T 波倒置。病理性 Q 波则提示陈旧性心肌梗死。

(3)动态心电图:可记录 24h 心电活动,发现缺血型 ST-T 改变和各种心律失常,对无痛性心肌缺血诊断意义较大。

(4)运动试验:包括分级活动平板和踏车试验等多种。全程应该进行心电、血压监护。运动中出现心绞痛,心电图改变主要以 ST 段水平型或下斜型压低≥0.1mV(J 点后 60～80ms)持续 2min 为运动试验阳性标准。运动中出现心绞痛、步态不稳,出现室性心动过速(连续 3 个以上室性期前收缩)或血压下降时,应立即停止运动。心肌梗死急性期,有不稳定心绞痛,明显心力衰竭,严重心律失常或急性疾病者禁做运动试验。

(5)放射性核素检查:^{201}T-心肌显像或^{99m}Tc-甲氧异丁基异腈心肌显像,同时做负荷试验。其放射性核素浓度取决于心肌血流量,血流减少则稀疏。在冠状动脉供血不足部位的心肌,负荷试验后出现明显的灌注缺损。

3.寻找形态学证据

(1)冠状动脉造影:上述检查仍不能确诊者可行选择性冠状动脉造影,直接了解各支冠状动脉狭窄性病变的部位及其程度。一般认为管腔直径缩小 70% 以上才会严重影响供血,直径缩小 50%～70% 也有一定意义。多项调查研究发现,糖尿病患者并发冠心病冠状动脉造影示多支病变及弥漫性病变较多。

(2)冠状动脉内超声:与冠状动脉内造影类似,将探头导管放入冠状动脉内,可直接探测冠状动脉病变,并能确定粥样斑块的类型及狭窄程度。上述两项检查因为有创性检查受到限制,而且不能除外因冠状动脉痉挛造成的心肌缺血。

（四）糖尿病合并冠心病的治疗

糖尿病合并冠心病的治疗与非糖尿病冠心病的治疗基本相同,但需注意以下几点。

1.无禁忌证时服阿司匹林 75～300mg/d,其降低心脏性病死率的效果在糖尿病患者中大于非糖尿病患者。

2.无禁忌证时不论有无心肌梗死,均可应用 β 受体阻滞药,其梗死后存活及受益糖尿病患者大于非糖尿病患者。β 受体阻滞药用于急性心肌梗死可缩小心肌梗死面积、防止心肌梗死扩展和再缺血发作,用于恢复期可减少再发心肌梗死、心源性猝死及心力衰竭事件,明显减少 T2DM 心肌梗死病死率。但需注意 β 受体阻滞药可能掩盖低血糖反应及损害糖耐量。可选择心脏选择性 $β_1$ 受体阻滞药,如美托洛尔、阿替洛尔等。

3.糖尿病伴有左室收缩功能不全者宜应用血管紧张素转化酶抑制药(ACEI)。应用 ACEI,除可预防和治疗心力衰竭外,尚可降低血压及治疗糖尿病肾病。

4.凡确诊或拟诊为冠心病者应严格控制血脂,可用调脂药物如他汀类降脂药降低至总胆固醇(TC)<4.2mmol/L、三酰甘油(TG)<1.5mmol/L、低密度脂蛋白胆固醇(LDL-C)<2.6mmol/L。

5.舌下含化硝酸甘油片或使用硝酸甘油喷雾剂缓解心绞痛。若无陈旧性心肌梗死亦无禁忌证时可用β受体阻滞药缓解心绞痛。

6.若应用β受体阻滞药有禁忌证时可联用长效二氢吡啶类钙通道阻滞药或长效硝酸盐制剂。

7.糖尿病合并冠心病患者冠状动脉造影常表现为冠状动脉弥漫性病变,若2支病变包括前降支近端病变或3支病变宜选用冠状动脉搭桥术(CABG)。若为轻微心绞痛、单支病变左心室功能正常者也可药物治疗或做经皮冠脉血管成形术(PTCA)或支架置入。

8.必须强化控制空腹血糖、餐后血糖及HbA1c达到目标值。应注意急性心肌梗死时选用静脉滴注胰岛素治疗,控制血糖为6.7～11.1mmol/L,血糖稳定后改为皮下注射胰岛素治疗。

9.由于并发症多见且严重,故应注意预防并发症,如心力衰竭、休克、心律失常、水电解质平衡紊乱、感染等。

二、糖尿病性心肌病

糖尿病性心肌病是指糖尿病患者伴有或不伴有缺血性心脏病时心肌功能障碍加剧,易于发生严重的心力衰竭。糖尿病性心肌病作为糖尿病一个独立的并发症逐渐被人们所认识。冠状动脉造影证明,糖尿病合并心力衰竭患者冠状动脉造影部分患者完全正常,且这部分患者常伴微血管病变,如视网膜病变,持续性蛋白尿等。糖尿病合并心肌梗死患者,尽管与其他心肌梗死一样,积极的恢复期治疗,但心力衰竭的发生率明显高于无糖尿病心肌梗死者,提示另有除冠心病以外的其他因素促使心力衰竭的发生。病理检查表明,糖尿病患者的心脏微血管病变明显,间质PAS染色阳性,表明有较丰富的糖蛋白沉积。但由于诊断较为困难,其确切的发病率尚不清楚。

1.发病机制   糖尿病性心肌病的发病机制目前所知甚少,根据某些临床现象推测可能与下列因素有关。

(1)蛋白糖基化:糖化血红蛋白增多,影响携氧能力。心肌组织蛋白的糖化及糖化血红蛋白在心肌的沉积使心肌收缩功能和顺应性减低。青年人T1DM患者比成年人T2DM合并糖尿病性心肌病多见。病理学证明糖尿病性心肌病心肌间质、小血管周围及毛细血管基膜有大量糖蛋白沉积,PAS染色阳性,肌凝蛋白ATP酶活性下降,应用胰岛素后可改善上述异常。

(2)血液流变学异常:糖尿病患者血液流变学异常,加上血小板聚集性和黏附性升高,易形成血栓,阻塞微血管,导致心肌缺血、损伤和坏死。

(3)心肌壁内微循环障碍:高血糖引起心肌血管基底膜增厚和血管周围纤维化,导致微循环储备功能减低,加上血液流变学改变导致心肌微循环障碍,使心肌组织的物质转运和代谢异常。

(4)代谢异常:心肌收缩的能量主要来源于游离脂肪酸的代谢,其次利用葡萄糖、丙酮酸、乳酸代谢产生的能量。糖尿病时游离脂肪酸和葡萄糖的代谢紊乱,加之微血管病变引起的心肌缺血、缺氧,代谢紊乱进一步加重,导致心肌功能减退。

(5)自主神经病变:心肌内微血管病变、多元醇代谢亢进基蛋白非酶糖化作用使自主神经发生脱髓鞘病变,进而导致血管运动障碍,加重心肌缺血程度。

(6)糖尿病患者常同时存在冠状动脉粥样硬化、高血压、血脂紊乱,使发生心肌病的危险性增加,使心肌病变更严重。

2.病理生理   糖尿病性心肌病血流动力学特点可表现为限制型心肌病或扩张型心肌病两种类型,前者主要为舒张功能障碍,多见于早期;后者主要为收缩功能障碍,可伴舒张功能障碍,多见于晚期。

3.临床表现　早期可无明显症状,随后逐渐出现易疲倦、乏力、运动后胸闷气短、劳动耐力下降。病情发展则出现充血性心力衰竭的表现,活动后心悸气短、呼吸困难、尿量减少。查体可发现颈静脉怒张、心脏扩大、心率快、肝大、腹水、双下肢水肿等。眼底检查常提示糖尿病视网膜病变。

4.诊断及鉴别诊断　临床上明确糖尿病性心肌病的诊断有时是困难的,因为糖尿病患者合并高血压或冠心病较多,长期高血压本身既可引起左心室扩大、心力衰竭,与糖尿病本身代谢紊乱引起的心肌病变在临床上难以区分。目前尚无统一的诊断指标,现提出如下几条供参考。

(1)确诊糖尿病诊断,尤其是 T1DM 者,病程相对较长,多在 5 年以上。

(2)临床上无明显高血压和冠心病表现,早期仅表现为劳动耐力的下降,晚期出现心力衰竭的表现。

(3)心电图:早期正常,病情进展多表现为广泛性 ST-T 改变,传导阻滞、左心室肥厚、心房颤动、室性期前收缩多见。

(4)胸部 X 线片:早期可见心脏轻度增大,晚期心脏明显增大,可有肺淤血表现。

(5)超声心动图:在心脏不大时,已有舒张功能障碍,表现为射血前间期/左室射血时间比值增加、舒张期延长、二尖瓣开放延迟、左心室最大充盈速率减少、E 峰＜A 峰等。晚期出现心室腔明显增大,室壁运动减弱,射血分数下降。

(6)有微血管病变其他表现,如视网膜、肾病变者间接支持诊断。

(7)必要时做心内膜活检,发现微血管病变及 PAS 染色阳性基本可确定诊断。

5.治疗　糖尿病性心肌病变的治疗原则与糖尿病的治疗基本相似。

(1)控制血糖:胰岛素缺乏或胰岛素抵抗引起的代谢紊乱是糖尿病性心肌病的始动因素,故控制血糖是防治糖尿病性心肌病的基本措施。

(2)降低血脂:研究证明,在糖尿病早期改善各种代谢异常的治疗将延缓和阻止糖尿病并发症的发生,故降低血脂和降低脂肪酸氧化对糖尿病性心肌病是有益的。

(3)控制血压:临床证实伴高血压的糖尿病患者其心功能受损明显且出现早,因此应及早控制高血压。一般选用 AECI、钙离子拮抗药等。AECI 对改善心肌收缩力、抑制心肌细胞肥大、减少再灌注损伤、减少尿蛋白均有益处,对糖尿病患者的心血管、肾均起保护作用,是糖尿病患者的首选药物。

(4)改善微循环:因糖尿病患者均在疾病初期即存在微循环障碍,故应早期给予改善微循环的药物治疗。

(5)营养心肌、促进心功能恢复:给予泛癸利酮、ATP 等治疗。

(6)纠正水、电解质及酸碱紊乱:由于糖尿病常合并水、酸碱平衡及电解质紊乱,故应及时纠正。

三、糖尿病性心脏自主神经病变

心脏自主神经病变是糖尿病常见的并发症之一,患病率为 20%～40%。糖尿病自主神经病变可累及几乎每一个接受交感或副交感神经支配的器官,心脏自主神经病变是糖尿病自主神经病变对心脏的影响。近 20 年来,一些简便、敏感、无创伤的测定心血管反射的检查方法得到广泛使用,对糖尿病性心脏自主神经病变的认识得到重视。糖尿病并发心脏自主神经病变的患者发生无痛性心肌梗死、心律失常、猝死的比例增高。认识心脏自主神经病变的临床表现,熟悉其诊断方法,尽早采取治疗措施,有可能延长糖尿病患者的寿命。

(一)糖尿病性心脏自主神经病变的发病机制

多数学者发现,糖尿病性心脏自主神经病变与糖尿病病程、周围神经病变、视网膜病变正相关。心脏自主神经病变的发病机制被认为是多种因素作用的结果,主要包括血管因素和代谢因素。

1.血管病变　糖尿病对大血管和微血管的影响已得到公认,由于糖尿病大动脉硬化和心肌内微血管病变,使营养神经的血管发生病变而闭塞,导致神经的营养和循环障碍。

2.代谢异常

(1)山梨醇积聚:在糖尿病状态时,葡萄糖进入细胞增多,被醛糖还原酶激活还原为山梨醇增多,后者再被山梨醇脱氢酶氧化成果糖。山梨醇和果糖则不易通过细胞膜,因而在神经细胞内过剩蓄积产生毒性。但由于神经细胞内山梨醇的浓度很低,很难完全、用渗透压增高和发生细胞内水肿解释其毒性,考虑与其本身及影响其他物质代谢有关。

(2)肌醇缺乏:肌醇由 6-磷酸葡萄糖产生,末梢神经本身合成很少,大部分由血液中的肌醇提供。正常末梢神经的肌醇浓度由于主动转运,可维持比血中浓度高 $30\sim100$ 倍的高水平,糖尿病患者由于高血糖和高山梨醇,导致肌醇吸收和转运障碍,使神经内的肌醇含量减少,同时肌醇在尿中排泄增加。

(3)糖化作用:蛋白质的非酶促糖基化是指糖的醛基或酮基与蛋白质分子种的赖氨酸或羟氨酸的 ε-氨基结合形成糖基化蛋白的过程。糖化后的蛋白在溶解性、机械强度等理化性质方面都有改变,从而使正常的生理功能受到影响。葡萄糖通过非酶性作用,可与神经组织中的多种蛋白发生糖化作用,引起神经成分的损伤和功能异常。

(二)糖尿病心脏自主神经病变的临床表现

1.静息心率变化　通常认为窦性心动过速和固定心率是糖尿病心脏自主神经病变的两种特征性表现。糖尿病心脏自主神经病变的早期,患者可出现轻度的、无症状的窦性心率增快,进一步发展表现为静息状态下的持续性窦性心动过速;固定心率是较为严重的糖尿病心脏自主神经病变表现,患者的心率变化丧失了正常的昼夜节律。正常人白天心率较快,而在夜间睡眠时由于迷走神经张力占优势心率变慢。糖尿病心脏自主神经病变的患者夜间心率减慢程度不明显,利用 24h 动态心电图可记录下来。此外糖尿病心脏自主神经病变患者的心率波动很小,对正常情况下应该引起心率变化的刺激反应轻微甚至消失。

2.直立性低血压　当糖尿病心脏自主神经病变累及交感神经时,损害到血压的调节。患者迅速变换体位时尤其是由卧位较迅速站立时血压明显下降,当收缩压下降>4.0kPa(30mmHg)时称为直立性低血压,患者可感觉到眩晕、无力、黑矇、步态不稳,甚至可有癫痫样发作或因脑干缺氧而致死。某些药物,如 α 受体阻滞药和硝酸甘油等可加重直立性低血压。由于糖尿病患者常合并高血压和冠心病,在使用这类药物时必须注意。

3.无痛性急性心肌梗死　糖尿病患者无痛性急性心肌梗死的发生率明显高于无糖尿病患者,通常归因于心脏自主神经病变,认为传入神经的损伤使糖尿病患者发生急性心肌梗死时往往无痛或疼痛轻微而不典型。

(三)心脏自主神经功能的检查方法

目前公认的心脏自主神经功能的检查方法包括以下几种。

1.瓦尔萨尔瓦动作心率反应比值　瓦尔萨尔瓦动作心率反应比值,又称瓦尔萨尔瓦比值即心电图记录中最长 R-R 间期/最短 R-R 间期的比值。受试者口含接头与血压计相连,吹气时使血压计压力维持在 5.3kPa(40mmHg)/15s,整个过程同时连续记录心电图,重复 3 次,每次间隔 1min。正常用力呼气时,回心血量减少,心排血量下降,血压下降,反射性心率加快。以 3 次瓦尔萨尔瓦动作心率反应比值的平均值作为最后结果。瓦尔萨尔瓦动作心率反应比值≥1.21 为正常反应,1.11~1.20 为临界值,≤1.10 为异常反应。此项试验需要受试者憋气用力,故增殖性视网膜病变患者不宜进行,因有引起视网膜出血的危险。临床上无明显心力衰竭的情况下,瓦尔萨尔瓦比值代表迷走神经张力。在随意选择的糖尿病患者中,瓦尔萨尔瓦比值异常的患病率在17%～36%。老年人、有周围神经病变和有自主神经病变临床症状的糖尿病患者瓦尔萨尔瓦比值异常发生率高。

2.立卧位心率变化　受试者静卧，全身放松，记录心电图，然后尽快站起(3s内)，在心电图上做出开始站立时的记号，并连续记录心电图直至30次心搏后。测出第15次心搏附近的最短R-R间期(换算成最快心率)和第30次心搏附近的最长R-R间期(换算成最慢心率)。由于迷走神经反射作用，正常人刚站立时心率增快，随后心率反射性减慢。站立后第15次和第30次心搏分别是最快和最慢心率。测试指标有两种。①立卧位心率差：将测出的最快心率减去最慢心率，正常人立卧位心率差每分钟>15次，每分钟11～14次为临界值，每分钟<10次为异常；②30/15比值：指立位后第30次心搏附近的最长R-R间期除以立位后第15次心搏附近的最短R-R间期的比值。正常人30/15比值≥1.04，1.01～1.03为临界值，≤1.00为异常。糖尿病时立卧位心率变化的异常率17%～40%，有自主神经病变者临床表现异常率可达到50%～60%。

3.立卧位血压差　受试者静卧数分钟，测量卧位血压3次，取平均值。然后令受试者自己尽快站立，并即刻开始测量血压，不断反复测量，算出卧位与立位的收缩压之差。收缩压下降≤1.3kPa(10mmHg)为正常，下降1.5～3.9kPa(11～29mmHg)为临界值，下降≥4.0kPa(30mmHg)为异常。严重患者收缩压下降显著，并迅速出现头晕、晕厥症状，应将患者立即置于平卧位。卧立位血压差是反映周围交感神经活力的一个有用指标。糖尿病时心脏、血管的交感传出神经受损不能产生代偿性心动过速和周围血管收缩而维持正常血压。立位血压下降≥4.0kPa(30mmHg)在糖尿病患者中发病率为15%～40%。

4.心率变异性(HRV)　心率变异性是指窦性心率在一定时间内周期性改变的程度，产生于自主神经系统对窦房结自律性的调制，是反映交感-迷走神经活动调节及其平衡的重要指标。利用24h动态心电图或一段时间的心电图观察心率变异性。目前用于HRV的评价方法包括时域法和频域法两种。

(1)时域法以R-R间期的变异为基础，计算：①总体标准差(SDNN)，即全部正常窦性心搏间期(NN)的标准差；②均值标准差(SDANN)，即每5分钟NN标准差的均值；③差值均方的平方根(RMSSD)，即全程相邻NN间期之差的均方根值。SDNN和SDANN主要反映交感神经张力，RMSSD主要反映迷走神经张力。糖尿病心脏自主神经病变早期即可有上述指标的异常，表现为以迷走神经受累为主，交感神经活性相对增高。

(2)频域法是把心率变化信号分解为不同频率成分，并将其相对强度定量为功率，提供各种频率成分的功率谱测定。据频谱成分和频段划分为以下几种。①总功率(TP)：频段≤0.4Hz；②超低频功率(ULF)：频段≤0.003Hz；③极低频功率(VLF)：频段0.003～0.04Hz；④低频功率(LF)：频段0.03～0.15Hz；⑤高频功率(HF)：频段0.15～0.4Hz。由于LF及HF等各频段的数值直接受总功率的影响，特别是在短时程分析时，不同状态下的总功率及LF、HF值各不相同，如果直接以绝对值进行比较，常可得出错误的结论。应分别进行标化后再行比较，其计算方法如下：

LF(或HF)norm＝100×LF(或HF)/(总功率－VLF)(单位：nU)。

与时域分析不同，频域分析对短时程和长时程分析结果的意义有很大差别。短时程(5min)的分析应取平卧休息状态，控制好患者及环境条件，避免各种暂时影响自主神经活动的因素，诸如兴奋谈话、深大呼吸、吸烟、饮酒等，使所得结果反映出被检者固有的自主神经活动情况。而长时程(24h)的频域分析不可能做到控制上述各种因素，因而其结果只能反映总体综合情况。对短时程(5min)分析可采用总功率、VLF、LF、LFnorm、HF、HFnorm、LF/HF。对长时程(24h)分析建议采用总功率、ULF、VLF、LF、HF。不宜采用LFnorm、HFnorm及LF/HF等指标；而ULF与时域指标的SDANN相当，有一定的研究价值。

国内学者通过观测心率变异性各频谱参数在糖尿病心脏自主神经病变各阶段的改变发现，糖尿病患者心率变异性(HRV)普遍下降,其下降与病变严重程度显著相关。目前已公认 HRV 是判断糖尿病患者是否伴有自主神经系统损害最准确、最敏感的指标,其价值已大大超过既往使用的 Valsalva 试验、直立试验及深呼吸试验等。对 HRV 频域指标的研究认为,极低频、高频、总功率代表心脏迷走神经功能,低频成分的高低受交感神经系统和迷走神经的共同影响,故低频与高频成分之比(LF/HF)是反映心脏交感神经功能的敏感指标。

(四)糖尿病心脏自主神经病变的诊断

糖尿病并发心脏自主神经功能时发生无痛性心肌梗死、直立性低血压、心脏性猝死等的概率增多,病死率高。早期确诊和及时有效的康复治疗可显著改善预后。传统心脏自主神经功能检查法即上述心血管反射试验简便、无创、经济。按病情发展出现异常的先后顺序是:瓦尔萨尔瓦比值、深呼吸时心率变化、立卧位心率变化、卧立位血压差、持续握力时血压变化。在进行心血管自主神经功能检测时强调这一套心血管反射试验联合进行,不应只根据单独某一项试验结果做出评价。心率变异性(HRV)目前被公认为判断糖尿病患者是否伴有心脏自主神经病变的最准确、最敏感的指标,能较全面、定量、直观和早期地反映糖尿病患者心血管交感神经及迷走神经各自的功能状态。临床上建议对糖尿病患者有条件时应常规测定HRV,有助于早期发现及防治心脏自主神经病变。

(五)糖尿病心脏自主神经病变的治疗原则

目前尚无针对性强的、确实有效的治疗措施,一般采取综合治疗。

1.早期发现糖尿病、及时严格控制血糖是治疗的基本措施。

2.补充大量多种维生素。

3.使用醛糖还原酶抑制药及在食物中补充肌醇等有助于防治神经病变。

4.症状明显的直立性低血压患者可穿弹力袜,变换体位时应缓慢。可使用中药中的生脉散、补中益气汤等。慎用抗高血压药、利尿药和三环类药物。

(闻志鹏)

第十节　糖尿病心系病证中医诊治

糖尿病心系病证,是指糖尿病病人同时兼并有心系病证,临床表现以糖尿病症状与心系病症状并存或有糖尿病病史而以心系病变症状为主。

心居胸中,心包络围护于外,其经脉下络小肠,两者相为表里。心为五脏六腑之大主,心主血脉,又主神明,在液为汗;小肠分清泌浊,具有化物的功能。心与小肠的生理功能异常所发生的疾病称为心系病证。心的病变主要表现为血脉运行失常、精神意识思维改变、汗出异常等方面(可表现为胸闷心痛,心悸怔忡,心烦失眠,健忘,喜哭失常,自汗盗汗)等;小肠的病变主要反映在清浊不分(糖尿病病人,精微随小便而下的糖尿)等。根据中医疾病命名惯例,依据临床主症,糖尿病心系病可分为糖尿病胸痹心痛病、糖尿病心悸症、糖尿病睡眠障碍症、糖尿病多汗症,包括了现代医学的糖尿病心脏病、部分糖尿病自主神经病变。

糖尿病心脏病(DC),包括糖尿病心脏微血管病变、大血管病变、心肌病变、心脏自主神经功能紊乱所致的心律失常及心功能不全。

一、糖尿病胸痹心痛证治

糖尿病胸痹心痛,主要见于糖尿病并发或伴发非特异性冠状动脉粥样硬化性心脏病。由于古代对疾病的认识多是依据临床表现,对于糖尿病并发症的认识有限,直接描述糖尿病并发症的记载比较少,类似糖尿病病人胸痹心痛的文献有东汉张仲景的《伤寒论》"消渴,气上撞心,心中疼热……"的描述;隋朝巢元方《诸病源候论》中也有"消渴重,心中痛"的记载;《普济方·消渴门》载"化水丹治手足少阴渴饮不止或心痛者"等。

(一)病因病机

《素问遗篇·刺法论》说"正气存内,邪不可干",《素问·评热病论》篇曰"邪之所凑,其气必虚",糖尿病病人之所以发生胸痹心痛等心系病证,系由于病人心气本虚,才有阴邪袭心的胸痹心痛怔忡等,即《金匮要略》云"阳微阴弦",这是糖尿病胸痹心痛病人与一般糖尿病病人的差别。

由于糖尿病的发病因素与一般的胸痹心痛类似,如饮食不节、七情不畅、过度安逸、形体肥胖等,故糖尿病胸痹心痛与一般的胸痹心痛的发病机理也有共同点,即"阳微阴弦",临床表现也相似。但糖尿病胸痹心痛,顾名思义其病因是糖尿病,其发病机制、临床表现等,就和一般的胸痹心痛有一定的区别:糖尿病可由糖尿病前期脾瘅发展而来,"瘅",劳也,积热也,即糖尿病病人多脾气过度虚损、积热内蕴而致。脾为气血生化之源,脾气过劳虚损,导致气虚;积热内蕴,必伤阴津;故糖尿病胸痹心痛病人系以气阴不足、心脾两虚为本。脾虚不能运化水谷,内生痰湿,或积热灼津为痰,痰气痹阻心胸,可致胸痹心痛;气虚不能行血,阴虚血脉不利,可致血瘀,心脉不通,不通则痛,而发胸痹心痛,痰、瘀为标。日久气阴虚及阳,可致阳虚水湿内停。

(二)治疗

【基础治疗】

1.宜清淡低盐饮食,勿食过饱,饮食以适量米、麦、杂粮为宜,配以蔬菜、豆类、瘦肉、鸡蛋等,定时定量进餐。

2.避免吸烟、饮酒、浓茶及刺激食品。

3.发作期患者应立即卧床休息;缓解期患者要注意适当休息,保证充足睡眠,坚持力所能及的活动,做到动中有静。

4.重视精神调摄,避免过于激动,不宜大怒、大喜、大悲,保持心情愉快。

【辨证论治】

胸痹心痛,凡痛者,盖由邪实闭阻,气机不通,不通则痛,故治疗当以"通"为主,使气机调畅,通则不痛。但当辨邪实分类等,区别施治。

邪实有痰浊、血瘀、气滞(阳虚)、寒凝、水湿等,胸部窒闷而痛,多属痰浊;刺痛固定不移,夜间多发,舌紫暗或有瘀斑,由心脉瘀滞所致;生气后诱发,兼见胸胁胀痛者多属气滞;胸痛如绞,畏寒肢冷,为寒凝心脉;伴有水肿,多为水湿。分别采用化痰宣痹通阳、活血通络、疏肝理气、祛寒通络、温阳利水等治标的方法。

然邪实之生,盖由本虚,消渴胸痹心脾气阴两虚为本,治疗时当标本兼顾,攻补兼施,兼用益气养阴、健脾养心。

1.气阴两虚、痰浊阻滞证

(1)临床表现:平时口干欲饮,神疲乏力,气短懒言,或有心悸,自汗,盗汗,时有劳累后胸闷隐痛,发时胸闷痛如窒,痛引肩背,心下痞满,多伴肢体重着,形体肥胖,痰多,或便溏不爽,舌体胖大或边有齿痕,舌质淡或暗淡或嫩红,苔厚腻或黄腻,脉滑、沉无力。

(2)证候分析:禀赋不足,心脾气虚,或病久损心脾。心脾气虚,则神疲乏力,气短懒言,心悸怔忡易自汗出,舌淡,舌体胖大或有齿痕,脉沉无力;阴虚津少,则口干欲饮,时有盗汗,舌质嫩红或偏暗。脾虚生痰,痰为阴邪,停于心胸,窒塞阳气,阻滞络脉,故胸闷痛如窒,痛引肩背;痰湿困脾,气机不畅,纳运失职,故心下痞满,形胖肢重,痰多,大便溏而不爽;苔腻脉滑为痰浊之象。动则气耗,故本病多由劳累而诱发。

(3)治则:益气养阴,化痰宽胸。

(4)方药:生脉散(《内外伤辨惑论》)、瓜蒌薤白半夏汤(《金匮要略》)加减:人参(太子参30g)、醋五味子、薤白各6g,茯苓、麦冬、瓜蒌各15g,清半夏、陈皮、枳实、炒白术各10g。

(5)方解:方中人参大补元气,既养心气又健脾气;麦冬滋阴生津;五味子收敛心气,养心安神;瓜蒌(气虚寒痰、便溏用瓜蒌皮;阴虚痰热、便秘用瓜蒌实)、枳实开胸中之痰结,宣痹降逆;薤白辛温通阳、行气止痛;陈皮、半夏燥湿化痰,茯苓、白术健脾化痰。

(6)加减:气虚明显,倦怠乏力、气短,劳累后诱发胸痹心痛者,加黄芪、炙黄精益气;舌嫩红口干渴明显者,系偏于阴虚,可加生地黄、玄参滋阴清热;气虚生痰者,痰多从寒化,胸闷畏寒,痰色白而稀易咳,苔白滑腻,或痰化水饮,胸闷不得卧者,可加干姜、桂枝、细辛温阳化饮,通脉止痛;水湿明显,下肢水肿,畏寒肢冷者,可重用茯苓,加桂枝、黑附子温阳利水;阴虚者,痰多从热化,口干苦而黏,苔黄腻,加黄连、川贝清热化痰;阴虚阳亢,头痛头晕胀者,加牛膝、生牡蛎、醋鳖甲、天麻滋阴潜阳;心悸明显者,加炒柏子仁、琥珀养心安神;汗出多者,系心液外泄,可重用五味子,加炙山茱萸收敛心液;舌暗红者,系气病及血,可加丹参、赤芍活血通络止痛。

2.气阴两虚、心脉瘀阻证

(1)临床表现:平时口干欲饮,神疲乏力,气短懒言,或有心悸,动则汗出,或有盗汗,时有劳累后胸闷隐痛,"其人常欲蹈其胸上",发作甚时或心痛如刺如绞,固定不移,痛常引及肩背、内臂,舌质紫暗,脉细涩或结代。

(2)证候分析:患者久病气阴两虚,气虚则神疲乏力,气短懒言,心悸怔忡则易自汗出;阴虚津少,则口干欲饮,时有盗汗;气虚血瘀,阴虚脉络不利,而致心脉瘀阻,不通则痛,故胸闷其人常欲蹈其胸上,心痛如刺如绞,固定不移,痛引心经循行之处的肩背、内臂;舌质紫暗,脉弦细或涩或结代,为瘀血内阻之征。

(3)治则:益气养阴,活血通络止痛。

(4)方药:生脉散(《内外伤辨惑论》)、丹参饮(《医宗金鉴》)加减:人参(太子参30g)、醋五味子、檀香、砂仁各6g,北柴胡、炒枳壳各10g,丹参、醋延胡索各30g,麦冬、赤芍各15g。

(5)方解:方中人参大补元气,既养心气又健脾气;麦冬滋阴生津;五味子收敛心气,养心安神;丹参、醋延胡索、赤芍活血祛瘀而通心脉止痛;檀香、砂仁、柴胡、枳壳调畅胸中气机,理气而止痛,行气而助活血。

(6)加减:倦怠乏力气短者,偏于气虚,加黄芪、炙黄精益气;舌嫩红口干渴明显者,系偏于阴虚,可加生地黄、玄参滋阴清热;气虚及阳,畏寒肢冷者,可加干姜、桂枝温阳通脉止痛;水肿者加茯苓、猪苓、泽泻、桂枝通阳利水;阴虚内热,潮热盗汗者,加胡黄连、醋鳖甲、银柴胡滋阴清热;阴虚阳亢,头痛头晕胀者,加牛膝、生牡蛎、醋鳖甲、天麻滋阴潜阳;心悸明显者,加炒柏子仁、琥珀养心安神;胸闷苔腻,系夹痰湿,可加瓜蒌皮、半夏、薤白,化痰散结,通心胸之阳;心痛甚者加三七、川芎,活血止痛;脉结代者,重用人参至10g,可加甘松、桂枝,温阳行气通络。

3.气阴两虚、气滞心胸证

(1)临床表现:平时口干欲饮,神疲乏力,气短懒言,或有心悸,每因情志刺激而诱发心胸满闷,隐痛阵作,或痛无定处,多伴脘胀嗳气,时欲太息,或得嗳气、矢气则舒,苔薄或薄腻,脉细弦。

(2)证候分析:患者久病气阴两虚,气虚则神疲乏力,气短懒言,心悸;阴虚津少,则口干欲饮。情志刺激,肝失疏泄,气机郁滞,胸阳失展,心脉不和,故心胸满闷,隐痛阵作而痛无定处;肝气横逆,犯其脾胃故脘胀嗳气,时欲太息,或得嗳气、矢气则舒;苔薄或薄腻,脉细弦为肝郁气滞之象。

(3)治则:滋阴益气,疏肝理气。

(4)方药:生脉散(《内外伤辨惑论》)、柴胡疏肝散(《景岳全书》)加减:太子参、醋延胡索各 30g,醋五味子、陈皮、砂仁各 6g,北柴胡、炒枳壳各 10g,赤芍、麦冬、醋香附各 15g。

(5)方解:方中太子参益气健脾;麦冬滋阴生津;五味子收敛心气,养心安神;柴胡、枳壳、香附、砂仁、陈皮疏肝理气,调畅上中焦气机,理气而止痛,醋延胡索、赤芍活血通络止痛。

(6)加减:舌嫩红口干渴明显者,可加生地黄、玄参滋阴清热;肝气犯胃,嗳气呃逆者,加沉香、旋覆花、炒莱菔子顺气降逆;阴虚肝郁易于化热,而心烦口干苦者,加黄芩、炒山栀子、生地黄,清肝滋阴;阴虚阳亢,头痛头晕胀者,加生石决明、牛膝、生牡蛎、醋鳖甲滋阴潜阳;心悸失眠者,加炒酸枣仁、琥珀、合欢花养心安神;胸闷苔腻,系夹痰湿,可加瓜蒌皮、半夏、薤白,宽胸化痰,散结通阳;舌暗红或有瘀点,系夹血瘀,可加丹参、郁金活血祛瘀。

4.心肾阳虚证

(1)临床表现:猝然心痛,宛若刀绞,胸痛彻背,胸闷气短甚者喘不得卧,畏寒肢冷,心悸怔忡,自汗出,面色㿠白,舌质淡或紫暗,苔白,脉沉细或沉迟。

(2)证候分析:久病心气不足,气虚及阳,心病及肾,心肾阳虚,命门火衰,阴寒弥漫于胸中,寒凝心脉,不通则痛,故心痛剧烈,宛如刀绞,心悸怔忡;阳不化阴,饮邪内生,故胸脘满闷,甚者喘不得卧;心肾阳虚,阳气不能外达温煦四肢,故畏寒肢冷,面色㿠白,而自汗出;舌质淡或紫暗,苔白,脉沉细或沉迟,为心肾阳虚之象。

(3)治则:益气温阳,通络止痛。

(4)方药:人参汤(《金匮要略》)、真武汤(《伤寒论》)加减:人参(另炖)、黑附子(先煎)、白芍、干姜、桂枝各 10g,炒白术 15g,茯苓 30g。

(5)方解:方用人参大补元气,黑附子大辛大热,温肾阳逐阴寒,两药力宏,共为君药;干姜温运脾阳,桂枝温心阳、通经脉,助附子温阳散寒止痛;白术、茯苓助人参健脾益气,且又可化水湿,导水下行,二组药物共为臣药;白芍既可和营止痛,又可酸收敛阴,制约附、姜、桂辛热伤阴之弊,使阳气归根于阴,达到阴平阳秘的目的,为佐药。

(6)加减:面色苍白、四肢厥逆加大人参、制附子用量;大汗淋漓加炙山茱萸、炙五味子、黄芪、煅龙骨、煅牡蛎;咳逆倚息不得平卧,可合用《金匮要略》葶苈大枣泻肺汤,泻水逐饮。

【其他疗法】

1.急救用药

(1)复方丹参滴丸、冠心丹参滴丸、速效救心丸等,急性发作时每次 10 粒。功效活血理气,止痛,治疗冠心病胸闷憋气,心前区疼痛(注:速效救心丸中含有硝酸甘油)。

(2)苏合香丸、麝香保心丸,每服 1~4 丸,疼痛时用,功效芳香温通,理气止痛,治疗胸痹心痛,寒凝气滞证。

2.针灸

(1)体针取穴:巨阙、膻中、心俞、厥阴俞、膈俞、内关。

手法:捻转手法,获得针感,留针 15min,10 次为 1 个疗程。

(2)耳针取穴位:心、交感、皮质下、神门等。每次 2~3 穴,留针。

3.推拿疗法　按摩腹部的上脘、中脘、下脘、神阙、关元、心俞、厥阴俞或华佗夹脊压痛点等,对治疗心痛有效。

4.食疗　食疗的品种较多,如:

（1）人参三七炖鸡：人参 10g，三七 5g，鸡肉 100g，共放炖盅内、隔水炖 1h 服食。阳气虚衰者可常服。

（2）薤白陈皮粥：薤白头 15 个，陈皮 10g，粳米 100g，共煮粥盐调味服食。适用于痰浊壅塞者。

（3）丹参三七炖瘦肉：丹参 20g，三七 5g，猪瘦肉 100g，共放炖盅内隔水炖熟，饮汤食肉。适用于心血瘀阻者。

（三）证治备要

1.糖尿病胸痹心痛是糖尿病重要的长期并发症和主要死因之一。痹者不通，糖尿病胸痹心痛，系在脏腑虚损的基础上，由气滞、痰浊、瘀血等邪实痹阻心气心脉而致，治疗当扶正祛邪。疼痛发作时属于内科急症，因其发病急、变化快，在急性发作期应以消除疼痛为首要任务，急救用药多用含化、气雾剂等起效快的制剂。

2.临床需要注意部分病人由于气虚，功能下降而痛感减退，可能出现疼痛症状不显，而只表现为胸闷，或无症状。对于糖尿病病人有舌暗红、心脉沉涩者，应高度警惕，注意治疗过程中，始终以维护心气为要。

3.使用食疗一要注意辨证选用；二要注意食疗的量一定要纳入到糖尿病饮食控制中。

二、糖尿病心悸证治

心悸的基本证候特点是发作性心慌不安，心跳剧烈，不能自主，或一过性、阵发性，或持续时间较长，或一日数次发作，或数日一次发作。

糖尿病心悸，主要见于糖尿病心肌病变、糖尿病心脏自主神经功能紊乱、糖尿病心脏血管病变等所致的心律失常及心功能不全，临床以心悸为主要表现。

（一）病因病机

任何疾病的产生都有内在基础，外因通过内因而起作用。心气不足是内因，如隋·巢元方《诸病源候论，卷十五·心病候》中说"心气不足……惊悸恍惚"；《诸病源候论·卷三·虚劳惊悸候》谓"心气不足，因为邪气所乘，则使惊而悸动不定"等。同理，糖尿病心悸的病人，也是因于素有心气不足。

《杂病源流犀烛》中有人参宁心汤"治消渴心悸"、《普济方·消渴门》有"麦门冬丸治消渴心烦闷、健忘怔忡""天麦冬煎治消渴惊悸不安"等的记载，以方测证，俱是气阴两虚，验之于临床，糖尿病心悸的病人也多由于心气不足、心阴虚，甚者及阳，心神失养，则心中悸动不安；或在此基础上，复因情志刺激、心肝火盛、痰瘀内阻，邪扰心神，心神不宁。总之，病位主要在心，可涉及肝、脾、肾等脏；病性属于虚证或虚中夹实，以虚为主。补虚是治疗本病的基本治则。

（二）治疗

【基础治疗】

基础治疗同糖尿病胸痹心痛，更应注意避免吸烟、饮酒、浓茶、咖啡等刺激品，适宜运动，保持心情舒畅。

【辨证论治】

1.心脾气虚，心神失养

（1）临床表现：心悸不安，常因劳累诱发，静则悸缓，多伴善惊易恐，疲倦乏力，动则气短，自汗出，多梦易醒，食后腹胀，大便多溏，舌体多有齿痕或舌体偏胖大，苔薄白，脉结代或促，但多沉弱无力。

（2）证候分析：《圣济总录·卷第九十·虚劳惊悸》云"虚劳惊悸者，心气不足"，消渴病久，也可导致心气不足，心神失养，神气不得安定而故心悸不安，多梦易醒；劳则气耗，故心悸常因劳累诱发；气虚功能下降，故疲倦乏力，动则气短；汗为心之液，心气虚耗不能收敛，故自汗出，动则加重；惊则气乱，恐则气下，心怯神伤,心神不能自主,故善惊易恐;脾虚运化不及,故多食后腹胀,大便多溏;舌淡红体胖齿痕,脉沉弱无力或结代或促,系心脾两虚之征。

(3)治则:养心安神,健脾益气。

(4)方药:五味子汤(《景岳全书》)加减:炒白术10g,人参(太子参30g)、砂仁各6g,黄芪30g,麦冬、醋五味子、茯神、炒柏子仁各15g。

(5)方解:方中五味子能"补元气不足、收耗散之气"(李东垣)且能养心阴,宁心神;人参、黄芪大补元气,健脾益心;茯神、麦冬、柏子仁均有养心安神之功;白术、砂仁健脾燥湿,且防味、麦之滋腻。

(6)加减:失眠多梦,加枣仁、炙远志安神;汗多,加浮小麦、炙山茱萸,益心气止汗;气虚及血,面黄无华,头晕肢麻,加当归、龙眼肉、白芍养心血;气虚及阳,畏寒肢冷,精神萎靡,加桂枝、附子温阳气;气虚水湿内停,舌胖便溏,重用苓、术,加泽泻利水;气虚生痰,胸闷肢重,加陈皮、半夏、瓜蒌皮、枳实化痰。

2.心阴虚,心神失养

(1)临床表现:心悸易惊,胸中烦躁或急躁易怒,失眠多梦,头晕目眩,口燥咽干,五心烦热,盗汗,舌红少津,苔少或无,脉细或数。

(2)证候分析:《丹溪心法》说"热气上腾,心虚受之,心火散漫,不能收敛,胸中烦躁……病属上焦,谓之消渴"。消渴热盛伤阴,心之营阴不足。心神失养,故心悸易惊;阴虚不能制阳,心火独亢,火扰心神,故心烦失眠,急躁易怒;阴虚津少,故口燥咽干;阴虚火旺,故五心烦热,盗汗,头晕目眩;舌红少津,苔少或无,脉细或数均系阴虚之征。

(3)治则:滋阴宁心。

(4)方药:天王补心丹(《妇人校注良方》)加减:太子参30g,生地黄、玄参、天冬、麦冬、茯神、炒酸枣仁各15g,当归、丹参、炙远志各10g。

(5)方解:方中用生地黄、玄参、天冬、麦冬滋阴清热,养心营宁心神;当归、丹参补血养心;太子参、茯苓益心气;炒枣仁安神定志。

(6)加减:上消消心,心火炎上,心胸烦躁明显者,加黄连、炒山栀子清心火除胸烦;阴虚火旺,潮热盗汗,加盐知母、黄柏、龟甲、熟地黄、地骨皮滋阴退虚热;心神不宁,善惊多梦,加龙骨、牡蛎、首乌藤镇心安神;阴虚津少,口干舌燥或多饮,加天花粉、盐知母、石斛清热生津止渴;大便干燥,加麻仁、瓜蒌、熟大黄养阴化痰、清热通便;兼有气短、神疲乏力,系气阴两虚,加黄芪、黄精、五味子益心气、宁心神。

3.痰火扰心

(1)临床表现:心悸时发时止,受惊易作,胸闷烦躁,失眠多梦,体胖痰多,晨起欲呕,口干口中黏腻而苦,大便秘结,小便短赤,舌红苔黄腻,脉弦滑。

(2)证候分析:此类糖尿病病人,多形体肥胖,痰浊停积,郁久化火,火性炎上,痰火上扰心神,故心悸不宁、失眠、烦躁;痰浊中阻,胃失和降,故胸闷、痰多、口中黏腻、晨起欲呕;痰火内郁,津液被灼,故口干苦、便干溲黄;苔黄腻、脉弦滑系痰热内蕴之象。

(3)治则:清热化痰,宁心安神。

(4)方药:黄连温胆汤(《六因条辨》)加减:黄连、陈皮、法半夏、枳实、姜竹茹、黄芩、炙远志各10g,瓜蒌、茯神、炒酸枣仁、太子参各15g。

(5)方解:方用黄连、黄芩苦寒泻火,清心除烦;陈皮、半夏、竹茹、瓜蒌化痰湿;茯神、远志既能安神,又可祛痰湿;枣仁养心安神;太子参健脾益气养阴,扶正祛邪,防止苦降药物耗气伤脾。全方使痰热去,心神安。

(6)加减:口苦,可加柴胡10g清解肝火;心悸受惊易作,失眠者可加生龙骨、生牡蛎、珍珠母镇心安神;

若大便秘结者,加生大黄泻热通腑;火热伤阴口干渴明显者,加沙参、麦冬、玉竹、天冬、生地黄滋阴养液。

4.气阴两虚,心肝气郁

(1)临床表现:平时口干欲饮,神疲乏力,气短懒言,常因情志刺激而诱发心悸不适,失眠多梦,多伴脘胀嗳气,时欲太息,或得嗳气、矢气则舒,苔薄或薄腻,脉细弦。

(2)证候分析:患者久病气阴两虚,气虚则神疲乏力,气短懒言,心悸;阴虚津少,则口干欲饮。肝为心之母,情志刺激,肝气郁滞,母病及子,心神不宁,故心悸不适,失眠;肝气横逆,犯其脾胃故脘胀嗳气,时欲太息,或得嗳气、矢气则舒;苔薄或薄腻,脉细弦为肝郁气滞之象。

(3)治则:滋阴益气,疏肝理气。

(4)方药:生脉散(《内外伤辨惑论》)、柴胡疏肝散(《景岳全书》)加减:太子参 30g,北柴胡、炒枳壳、香橼、佛手各 10g,醋五味子、砂仁、陈皮、炙远志各 6g,麦冬、醋香附、炒酸枣仁各 15g。

(5)方解:方中太子参益心气;麦冬滋阴生津;五味子收敛心气,养心安神;柴胡、枳壳、香附、佛手,疏肝理气,调畅上中焦气机;见肝之病,知肝传脾,用砂仁、陈皮、香橼健脾抑木;气滞痰生,用远志化痰安神;枣仁养心血安心神。诸药合用,滋阴益气,疏肝理气,养心安神。

(6)加减:舌嫩红口干渴明显者,可加生地黄、玄参滋阴清热;肝气犯胃,嗳气呃逆者,加沉香、旋覆花、炒莱菔子顺气降逆;阴虚肝郁易于化热,而心烦口干苦者,加黄芩、炒山栀子、生地黄清肝滋阴;阴虚阳亢、头痛头晕胀者,加生石决明、牛膝、生牡蛎、醋鳖甲滋阴潜阳;心烦悸失眠者,加生龙骨、生牡蛎、琥珀、珍珠母镇心安神;舌暗红或有瘀点,系夹血瘀,可加丹参、郁金活血祛瘀。

5.心脉瘀阻

(1)临床表现:心悸不安,胸闷不舒,时有心痛,舌质暗红,或紫黯,或有瘀斑或有瘀点,脉涩,或结或代。

(2)证候分析:消渴病久,久病入络,心主血脉,瘀血阻于心络,心失所养,故心悸不安;血瘀气滞,心胸气机不畅,故胸闷或有心痛;心主血脉,心经别络上行于舌,心的气血上通于舌,心血瘀阻,故可出现舌质紫黯,或有瘀斑,脉涩,或结或代。

(3)治则:活血化瘀,理气通络。

(4)方药:血府逐瘀汤(《医林改错》)加减:桃仁、红花、川芎、赤芍、牛膝、当归、生地黄、北柴胡、枳壳各 10g,炒香附、炒柏子仁各 15g。

(5)方解:方中桃仁、红花、川芎、赤芍、牛膝活血祛瘀;当归、生地黄养血和血,使瘀去而不伤下;柴胡、枳壳、香附疏肝理气,使气行血亦行,柏子仁养心安神。

(6)加减:糖尿病心悸病证之血瘀的产生,多由糖尿病病久,气虚不能行血、阴虚血脉不利、气滞痰湿阻碍血行。兼疲倦乏力、短气者为有气虚,加生黄芪、人参益气行血;兼阴虚口干燥,加女贞子、麦冬、墨旱莲、火麻仁滋阴祛瘀;气阴两虚者,合生脉散益气养阴;气滞窜痛、叹息者,加合欢花、玫瑰花、郁金理气活血安神;痰湿胸闷苔腻者,加瓜蒌皮、半夏、远志祛痰安神;心痛明显,加元胡、乳没活血止痛。

【其他疗法】

1.针刺治疗

(1)体针主穴:心俞、内关、神门。

配穴:气虚、阴虚,加脾俞、足三里等;痰瘀,加丰隆、血海等穴。

手法:捻转手法,获得针感,留针 15min,10 次为 1 个疗程。心悸多虚证,一般用补法;有邪者可用平补平泻或先泻后补法。

(2)耳针选穴:心、皮质下、神门、交感等。

手法:采用毫针针刺或用王不留行压穴。

2.按摩　用手指持续按压内关穴、心俞穴,直至心悸消失。

(三)证治备要

1.低血糖也可以诱发心悸,其临床表现为心悸、汗出,欲进食,食后心悸汗出则缓解。其机制与糖尿病心悸病证有所不同,系脾虚胃强,欲进食以自救,治疗当以益脾气清胃火为主,临床可用人参黄连白虎汤加减治之。

2.本证常因情志、惊恐诱发,动摇心神所致,故治疗以重镇安神,益气养心为主,同时提高心理素质,避免不良精神刺激。更应注意避免吸烟、饮酒、浓茶、咖啡等刺激品。

3.“脉结代,心动悸,炙甘草汤主之”。由于大剂量的炙甘草有类固醇样作用,不适宜糖尿病病人长期服用,而小剂量的炙甘草,又起不到治疗脉结代的作用,临床可用酒炙黄精、浮小麦各 30g,甘以缓急、补益心气。

(张永乐)

第十一节　糖尿病与血脂代谢异常

糖尿病是由于机体胰岛素绝对或相对缺乏而引起以血糖异常升高为特点的疾病。实际上,胰岛素不仅调节着体内血糖的代谢,它还是脂肪和蛋白质代谢的主要调控因素。由于糖尿病患者胰岛素的作用发生障碍,糖尿病患者常伴有脂质代谢的紊乱。糖尿病患者的脂代谢异常分为:①高三酰甘油(TG)血症;②严重高三酰甘油血症伴乳糜微粒(CM)血症;③高胆固醇血症(TC);④混合型高脂血症。多数为混合性高脂血症。

一、血糖血脂异常代谢的机理

由于糖尿病患者存在胰岛素缺乏和(或)胰岛素抵抗,无论是 1 型糖尿病还是 2 型糖尿病患者均存在不同程度的脂代谢异常。胰岛素不仅调节体内的糖代谢,也是脂质代谢过程中诸多功能酶系的调节因子,尤其是脂蛋白脂酶(LPL)的活性依赖于胰岛素的作用,因此胰岛素作用不足可导致 LPL 活性下降,而 LPL 是 TG 的水解酶,LPL 活性下降可使 CM 和极低密度脂蛋白(VLDL)的降解清除减慢;在 1 型或严重 2 型 DM 患者中由于胰岛素的缺乏,使人体组织细胞(如或纤维细胞)表面的 LDL 受体数量减少及活性减低,使 LDL 与其受体结合减少,导致 LDL 分解代谢减低;胰岛素抵抗及高胰岛素血症可促进 TG 合成,且流经肝脏合成 VLDL(主要为内源性 TG)的底物尤其是葡萄糖和游离脂肪酸增加,VLDL 合成增多,VLDL 是 LDL 的主要前身物质,VLDL 水平升高为 LDL 的合成提供更多的原料,使 LDL 的合成增加;高胰岛素血症能激活羟基甲基戊二酸单酰辅酶 A(HMG-CoA)还原酶的活性,使胆固醇合成增加;TG 增高时,经胆固醇酯酰基转运蛋白(CEDP)将高密度脂蛋白(HDL)中的胆固醇转到 VLDL 的交换增加,促进了 HDL 的分解代谢,使糖尿病患者 HDL-C 水平下降;另外未控制好的 DM 患者的高血糖使 LDL 糖化并易被氧化,促使 LDL 与其受体的结合能力下降,血浆中的 LDL 分解代谢和清除减少,而 DM 患者血中 LDL 被糖化后,通过亲和机制巨噬细胞摄取结构改变的 LDL 增多,造成这些细胞内的胆固醇堆积形成泡沫细胞,加速脂质沉积于动脉血管壁上,促使动脉粥样硬化的发生和发展;LDL 中的 TG 经肝脏脂酶作用水解,产生小而密 LDL。小而密 LDL 最容易在动脉管壁沉积及被单核细胞吞噬形成泡沫细胞,促使动脉硬化的形成;上述机制最终可造成血管管腔的狭窄,甚至闭塞,引起心绞痛、急性心肌梗死、脑梗死等严重后果。

脂蛋白(a)[LP(a)]脂质成分与 LDL 相似,主要由肝脏合成。LP(a)不是其他脂蛋白的主物,也不能转化成其他脂蛋白,而是一种独立的脂蛋白,其血浆浓度存在种属差异,在人群中变化很大,呈偏态分布。近年来研究显示,2 型 DM 患者 LP(a)的浓度和正常对照组无差异,但并发大血管、微血管病变及高血压者,血清 LP(a)浓度明显升高。提示血浆 LP(a)浓度与动脉粥样硬化的发病呈正相关。

总之,糖尿病患者三酰甘油和胆固醇的清除能力下降和(或)合成作用增加,因此常常合并脂代谢紊乱。

二、血脂异常的特点

1.1 型糖尿病的脂蛋白代谢状况受胰岛素缺乏程度的影响,在没有治疗或充分治疗的情况下,患者常表现为三酰甘油(TG)升高,高密度脂蛋白胆固醇(HDL-C)降低,总胆固醇(TC)和低密度脂蛋白胆固醇(LDL-C)水平也可上升。经胰岛素强化治疗,上述血脂和脂蛋白水平可调至相同年龄和性别的非糖尿病人群水平。此外,在血糖控制不良时 LDL-C 易于糖基化和氧化。脂蛋白(a)[Lp(a)]水平正常或升高,有报告在糖尿病肾病、肾功能衰竭、微量白蛋白尿或蛋白尿时 Lp(a)水平也升高。

2.脂代谢紊乱在 2 型糖尿病中比在 1 型糖尿病中更常见,与胰岛素抵抗和胰岛素浓度密切相关,因为高胰岛素血症早在其他代谢异常发生之前就已经出现,因此血脂异常的特征在糖耐量低减期就已经表现出来。

2 型糖尿病血脂异常的特点如下。

(1)三酰甘油(TG)水平升高。

(2)高密度脂蛋白-胆固醇降低。

(3)总胆固醇和 LDL-C 通常与非糖尿病人群无明显差异。

(4)载脂蛋白 B1(ApoB1)增高和 ApoA1 及 ApoA2 降低。

(5)小而密 LDL-C、糖基化和氧化 LDL-C 增加,这种增加并不一定伴有 LDL-C 总水平的增加。另外,小而密的低 LDL-C 水平与 TG 水平呈正相关。

(6)多数研究认为,在 2 型糖尿病,Lp(a)水平不增加。

3.需要指出的是,糖尿病患者的血脂异常也可由继发因素或因合并有继发因素所致,在诊断和治疗时应予注意。常见的继发因素包括甲状腺功能减退症、肾病综合征、慢性肾功能衰竭、阻塞性肝病和药物(大剂量噻嗪类利尿药、β-受体阻滞药、糖皮质激素等)。一些严重的血脂异常患者也可能合并有家族遗传性脂代谢疾病。

三、糖尿病患者血脂代谢异常的诊断和控制标准

流行病学调查显示,各人群中血脂水平相差悬殊,不同种族、国家和地区有显著差别,与年龄、性别、生活方式、遗传因素等有关。

一般认为血脂水平异常的划分标准与两个方面有关:动脉粥样硬化性疾病危险性的增加和是否需要治疗。美国心脏病学会和美国糖尿病学会及 1997 年中国专家制定的《中国血脂异常防治建议》中对 DM 人群血脂异常的诊断标准是一致的。

2 型 DM 人群脂代谢紊乱治疗的主要目标是降低 LDL-C。美国糖尿病学会制定的治疗 2 型 DM 的 LDL-C 开始值及目标值。如患者有多个冠心病危险因素包括:年龄、性别、HDL-C<0.9mmol/L、高血压、

吸烟、家族史及蛋白尿等,有人主张 LDL-C 在 2.6～3.37mmol/L 之间就该用药物治疗。

四、糖尿病患者血脂异常的防治

纠正血脂代谢异常的目的是预防动脉粥样硬化的发生和发展,甚至于逆转已形成的粥样斑块的进展,降低冠心病、心肌梗死、脑梗死的发病率和病死率。因此,在采取治疗措施前必须对心脑血管病的易患因素除血脂异常外的其他因素进行全面评估。通常,调节脂代谢的异常包括非药物和药物治疗两个方面。

1.非药物治疗　非药物治疗措施首选合理的膳食,根据个人血脂异常程度及分型、年龄、工作性质、体力活动、体重及生活习惯估计每日需要摄入的总热量,按碳水化合物、蛋白质、脂肪分别占总热量的 55%～65%、10%～15%、25%～35% 分配。每日摄取脂肪 50～60g 为宜,胆固醇每日摄入量应控制在 300mg 以下(含胆固醇高的食物有肥肉、动物内脏、带鱼、蛋黄、黄油等)。一般应以多不饱和脂肪酸为主(如豆油、花生油、芝麻油、菜子油、橄榄油、茶油等),限制饱和脂肪酸(如猪油、羊油、牛油)的摄入。其次,控制血糖对调节血脂很重要,而且可减少脂蛋白的糖基化,有报道,每使糖化血红蛋白下降 1 个百分点,可使血清三酰甘油降低 8%,血清胆固醇减低 2.2%。研究发现,二甲双胍有降糖以外的降脂作用,在糖尿病患者中,二甲双胍可以降低 TG、TC、VLDL,升高 HDL-C。近年来,噻唑烷二酮类(TZDs)降糖药的效果已被广泛认可,并越来越多地用于临床实践中,除了降糖作用外,尚有改善胰岛素在外周组织的作用而调节血脂水平,能升高 HDL、降低 TG 水平,改变 LDL 颗粒的密度,使小而密的颗粒变为大而疏松的颗粒,使之不易发生氧化。因此,2 型糖尿病伴有胰岛素抵抗及血脂异常者首选双胍类及噻唑烷二酮类降糖及降脂治疗。第三,要合理安排好生活,避免情绪紧张,改变不良生活习惯,戒烟,不过度饮酒,进行必要的体力活动和体育锻炼。

2.药物治疗　DM 合并脂异常的患者经非药物治疗 3～6 个月血脂仍异常者应考虑药物治疗。目前临床上常用的血脂调节剂有以下几类。

(1)作用于胆酸吸收环节的药物-阴离子交换树脂:这类药物通过在肠道吸附从胆汁排出的胆汁酸而发挥降脂作用。主要用于降低 LDL-C 和 TC,适应证为高胆固醇血症和以胆固醇升高为主的混合性高脂血症。主要制剂及每天剂量范围为:考来烯胺(消胆胺)4～16g,考来替哌(colest:ipol,降胆宁)5～20g,从小剂量开始,1～3 个月内达最大耐受量。二者均不溶于水,也不被消化道黏膜吸收,其中的氯离子与胆酸交换,将胆酸以不溶性复合物的形式分离出来,因而不能再被小肠吸收,阻断胆酸的肝-肠循环,肝脏必须利用新的胆固醇合成新的胆酸,造成胆汁排泌胆固醇增加,胆酸从肠道排泄也增加。一般可降低胆固醇 25% 左右,疗效显著且安全。药物的主要不良反应包括胃肠道症状以及减少某些同时服用药物的吸收。该药禁用于家族性异常 β-脂蛋白血症,由于有升高 TG 的倾向,禁用于 TG>4.5mmol/L 的患者,TG>2.3mmol/L 者相对禁忌。

(2)烟酸及其衍生物:烟酸是一种 B 族维生素。作用机制为增强 LPL 活性,降低血中 FFA 水平,使 VLDL 降低;抑制 cAMP 形成,降低血浆 TG 水平,导致脂肪组织脂解作用减慢,血中非脂化脂肪酸浓度下降,肝脏合成 VLDL 减少并增加 VLDL 分解,使 TG 下降。临床主要用于降低 TC、LDL-C、Lp(a)和 TG,同时能升高 HDL-C,也可将小 LDL 转变成正常大小 LDL。适应证为高甘油三酯血症和以甘油三酯升高为主的混合性高脂血症。主要制剂有:烟酸 0.2g,每天 3 次口服,渐增至 1～2g/d;阿昔莫司(氧甲吡嗪)0.25g,每天 1～3 次,餐后口服。主要不良反应是面部潮红、尿酸升高、糖耐量减低、肝毒性、消化道症状等,一般认为 2 型糖尿病患者应避免使用大剂量烟酸(3g/d),可考虑用小剂量烟酸(<2g/d),烟酸禁用于有慢性肝病和严重痛风患者。烟酸衍生物阿昔莫司不良反应较轻,可用于 2 型糖尿病。烟酸缓释片能显著改

善药物耐受性及安全性,从低剂量开始,渐增至理想剂量,推荐剂量为 $1\sim2g$,每晚一次用药。阿昔莫司副作用较少。

(3)苯氧乙酸类(贝特类)药物:包括非诺贝特、苯扎贝特等,是一种过氧化物增殖体激活受体-α(PPAR-α)的激动剂,通过激活 PPAR-α,增强 LPL 作用,使血中富含 TG 的 CM 和 VLDL 加速降解,主要作用为降低 TG 水平,轻至中度升高 HDL-C。适应证为高甘油三酯血症和以甘油三酯升高为主的混合性高脂血症。主要制剂如下:非诺贝特 0.1g,每天 3 次或微粒型 0.2g,每天 1 次;苯扎贝特 0.2g,每天 3 次或缓释型 0.4g,每晚 1 次。吉非贝齐和氯贝丁酯因副作用大,临床上已很少应用。主要副作用为胃肠道反应;少数出现一过性肝转氨酶和肌酸激酶升高,如明显异常应及时停药;可见皮疹、血白细胞减少。贝特类能增强抗凝药物作用,两药合用时需调整抗凝药物剂量。禁用于肝肾功能不良者以及儿童、孕妇和哺乳期妇女。对伴有肾功能损害的糖尿病患者要慎用或避免使用。

(4)3-羟基-3-甲基戊二酰辅酶 A(HMG-CoA)还原酶抑制药:即他汀类药物,作用机制为抑制体内胆固醇合成的限速酶——HMG-CoA 还原酶,使之不能将 HMG-CoA 转变为甲基二羟戊酸,限制胆固醇合成并刺激肝细胞合成 LDL 受体,加速 LDL 清除,为高效安全的降胆固醇药物。该药主要降低 LDL-C 和 TC,并有一定程度的降低 TG 作用,但可能需要较高剂量。适应症为高胆固醇血症和以胆固醇升高为主的混合型高脂血症。主要制剂和每天剂量范围为:洛伐他汀 $10\sim80$ rag,辛伐他汀 $5\sim40$ mg,普伐他汀 $10\sim40$ mg,氟伐他汀 $10\sim40$ mg,阿托伐他汀 $10\sim80$ mg,瑞舒伐他汀 $10\sim20$ mg。除阿托伐他汀可在任何时间服药外,他汀类药物一般在晚饭后或睡前服用,多数人有较好的耐受性,其主要不良反应是肝功能损害($2\%\sim3\%$)和肌病($<1\%$),因此他汀类药物禁用于活动性和慢性肝病患者;肌病是一种严重的不良反应,应引起高度重视,预防措施是避免联合用药,在治疗过程中密切监测血浆肌酸激酶的变化。他汀类与其他调脂药(如贝特类、烟酸等)合用时应特别小心;不宜与环孢霉素、雷公藤、环磷酰胺、大环内酯类抗生素以及吡咯类抗真菌药(如酮康唑)等合用。儿童、孕妇、哺乳期妇女和准备生育的妇女不宜服用。

(5)抗氧化剂:通过抑制氧化 LDL 的生成,能明显降低与 LDL 氧化有关的致动脉粥样硬化的危险性。这类药物有普罗布考和维生素 E。可用于高脂血症饮食治疗的辅助用药。

五、调脂治疗方案的选择

1.以三酰甘油升高为主者,改变生活方式、减轻体重、限制饮酒和严格控制血糖,对降低 TG 非常有效。在血糖已尽可能得到控制后,可考虑药物治疗,TG 在 $2.3\sim4.5$ mmol/L 时可开始药物治疗。首选贝特类(如吉非罗齐、必降脂、力平脂等)药物,他汀类在治疗高 TG 伴高 LDL-C 时有一定疗效。

2.对胆固醇和低密度脂蛋白增高者,可选用他汀类药物(如洛伐他汀、辛伐他汀、普法他汀等)。

3.混合性高脂血症(高 LDL-C 和 TG)的治疗:在控制血糖的同时可考虑用他汀类药物,较高剂量的他汀类药物可有效降低 TG 水平。如 LDL-C 已达标,TG≥2.3mmol/L 可考虑替换为贝特类药物。在某些情况下,TG>5.6mmol/L,治疗目标首先是通过降低 TG 来防止急性胰腺炎,只有当 TG<5.6mmol/L 时,才能将注意力集中在降低 LDL-C 上。

4.高 LDL-C 的治疗:美国糖尿病协会(ADA)建议如果糖尿病患者合并有冠心病或大血管疾病,当 LDL-C≥2.6mmol/L 时,在饮食、运动等生活方式调整的同时开始药物治疗;如果不伴有冠心病或大血管疾病,LDL-C≥3.35mmol/L 时,开始饮食、运动以及药物治疗;当 LDL-C 在 $2.6\sim3.35$ mmol/L 之间时,可先考虑饮食、运动治疗,在效果不满意时再加用药物治疗。控制血糖和调脂治疗应同时进行,药物治疗首选他汀类,次选胆酸结合树脂或非诺贝特(有较好的降低 LDL-C 作用,特别适合混合性高脂血症)。当 LDL-C 较高,治疗未达标时,可考虑加大他汀类药物的剂量或联合用药,如他汀类药物与胆酸结合树脂合用等。

5.低 HDL-C 血症的治疗:尽管减轻体重、运动、戒烟和控制血糖对提高 HDL-C 有效,但多数情况下需要药物治疗。烟酸类药物能有效升高 HDL-C,但应谨慎使用,此外还可选用贝特类药物。另外,鱼油类药物(如多稀康、血脂康、深海鱼油等)亦有一定的降血脂作用。

六、随访与监测

建议糖尿病患者每年检查血脂,检查的内容包括 TC、TG、HDL-C、LDL-C。根据血脂检查结果,制定相应的治疗方案。如先开始饮食、运动等非调脂药物治疗,在 3 个月后复查血脂水平,达到目标后继续治疗,可每 6～12 个月复查一次;如果已经开始药物治疗,一般首次随访在用药后 6～8 周,如果能达到治疗目标,可改为每 4～6 个月或每年复查一次更长。如开始治疗后未达目标,可能需要增加剂量、联合用药或换药,仍每 6～8 周随访一次,直到达到目标后减至每 4～6 个月或一年复查一次。

随访内容包括评价调脂效果和不良反应。随访有助于患者坚持服药,患者坚持服药是减少冠心病危险性的重要措施。

(齐　昊)

第十二节　糖尿病神经病变

糖尿病性神经病变是糖尿病最常见的并发症之一,病变可累及中枢神经及周围神经,后者尤为常见。由于诊断标准和研究方法的不统一,糖尿病性神经病变的发生率文献报道差异很大,一般报道占糖尿病患者总数的 15%～95%,而且可以侵及神经系统的各个部位,包括中枢神经、颅神经、感觉神经、运动神经和自主神经。糖尿病性神经病变的发生与糖尿病控制情况、有无高血压、是否吸烟等因素有关。该病严重影响患者的生活质量,但目前临床尚缺乏特异性治疗方法。

一、病因及发病机制

糖尿病性神经病变的病因及发病机制迄今尚未完全阐明。近几年大量的临床和实验研究显示是由多种原因所导致,与糖尿病代谢紊乱、微循环病变、蛋白非酶糖基化、神经因子缺乏、免疫、氧化应激细胞因子等有关,发病机制较复杂。

(一)代谢紊乱

1.多元醇旁路活性增高学说　糖尿病高血糖状态时,组织中葡萄糖大量增加,使醛糖还原酶活性增高,葡萄糖被还原生成山梨醇,然后被山梨醇脱氢酶氧化为果糖。由于山梨醇、果糖不易降解和透过细胞膜,因而导致神经组织中山梨醇和果糖聚积,使细胞内渗透压增高,引起神经细胞肿胀和纤维变性,最后导致神经节段性脱髓鞘,使神经功能受到损害。

2.肌醇缺乏学说　因葡萄糖的结构与肌醇非常相似,所以在高血糖情况下,葡萄糖能竞争性地抑制神经组织摄取肌醇,使肌醇减少可致神经信息的主要介质——磷酸肌醇合成减少,导致神经组织的代谢、功能和结构发生异常,神经传导速度减慢。

3.蛋白质非酶糖基化作用　高血糖状态可增加葡萄糖分子通过亲核添加作用与氨基相连的非酶作用

使血浆、组织蛋白糖基化,最后形成不可逆的糖基化终末产物(AGE)。免疫组织化学及电镜研究表明,AGE 在糖尿病患者外周神经的细胞内及细胞外的含量均增加。蛋白质糖基化后功能和结构异常,神经髓磷脂神经板蛋白质糖化可致末梢神经纤维轴突变性及脱髓鞘,导致神经功能异常。形成大量的糖基化终末产物,堆积于血管壁可使管壁增厚,管腔狭窄,导致神经的缺血、缺氧性损害。

4.其他代谢及生长因子的异常　尚有脂肪代谢的异常,体内重要的必需氨基酸减少以及维生素缺乏、遗传因素等,在某种程度上与糖尿病神经病变的发生也有一定关系。

近几年来,已有大量研究证实,糖尿病神经病变与神经生长因子代谢异常有关,认为神经生长因子(神经营养生长)是促进神经元存活和维持正常功能所必需的蛋白质。当糖尿病患者发生神经病变时,神经营养因子在神经元中生成和轴浆逆向转运均降低。

(二)血管病变

由于高血糖使 PAS 阳性物质沉积,糖化的低密度脂蛋白在内膜下沉积,小动脉和微血管管腔狭窄或闭塞。糖尿病时神经微循环病变包括血管病变、微血流障碍及血液理化改变,三者相互影响形成恶性循环。主要为微血管病变,表现为毛细血管基底膜增厚,血管内皮细胞肿胀、增生、透明变性、糖蛋白沉积,管腔狭窄,从而导致神经缺血、缺氧。另外,糖尿病时神经外膜与神经周围的血管之间形成广泛的短路,造成血液分流,促使神经缺血。血液理化改变主要是血液流变学异常,包括红细胞变形能力下降,聚集黏附力增强,血小板抗聚集下降,血黏度增高,纤溶活力下降等。导致神经微血管的血流减慢,加重神经组织的缺血、缺氧。血管活性因子如一氧化氮(NO)和前列环素(PGI_2)对调节血管局部血流、改善神经内膜血流量起着一定作用。因此,NO 合成减少和 PGI_2 生成受抑制,也可导致神经组织缺血、血流降低、神经传导减慢。因此,微血管病变所致的神经缺血、缺氧是糖尿病神经病变的另一个重要因素。

(三)自身免疫反应

近年来研究发现,自身免疫在糖尿病神经病变的发生中起着重要作用。有研究证实,在有神经病变的 1 型糖尿病患者血清中存在一种免疫球蛋白,可能为 IgG,在某些情况下可导致交感肾上腺素能成神经细胞瘤克隆死亡。如去除血清则对成神经细胞瘤细胞无影响。在无神经病变的 1 型糖尿病患者中无类似结果。有神经病变的 2 型糖尿病患者血清对细胞增殖的影响较小。提示自身免疫反应可能参与 1 型糖尿病神经病变的发生。

也有研究报道,细胞凋亡参与了 1 型糖尿病及其并发症的发生机制,并认为与凋亡调节基因表达的改变密切相关。

(四)线粒体功能异常

近几年有报道,糖尿病神经病变的发生并非绝对由长期高血糖所致,认为线粒体功能异常不仅引起糖尿病,也可引起神经肌肉功能紊乱,导致肌肉萎缩及疼痛症状的发生;也可影响自主神经功能,使血管舒缩功能异常,导致下肢水肿等改变,并发现了新的致病性线粒体基因突变。目前也有报道认为糖尿病神经病变是复杂的多基因病。

(五)氧化应激

高糖状态下出现糖、蛋白质、脂质代谢紊乱造成各种自由基生成增加,可使生物膜,包括神经细胞及神经纤维膜出现氧化损伤,而且山梨醇增多、蛋白质非酶糖基化及氧化应激三者之间可以互相影响,互相加重损害作用。AGE 形成加重氧化应激,氧化应激又加速 AGE 形成并造成山梨醇增多。总之,糖尿病神经病变的病因及发病机制较复杂,可能是复合性因素造成,且相互有一定的影响和作用。

二、病理

糖尿病性神经病变的病理改变较广泛,主要累及周围神经和自主神经系统,也可累及脑和脊髓,主要表现在神经组织本身和神经滋养血管两方面。周围神经病变时,经腓肠神经活检,光镜下可见神经束膜下水肿或神经束减少,有髓纤维数量也减少。电镜下可见轴索内微管扩张,形成空泡。髓鞘变性,板层结构不明显。病情较重者,可见髓鞘板层破坏、溶解。在神经纤维变性的同时,可见有髓和无髓纤维再生,Schwann 细胞增生。自主神经受累时,表现为内脏自主神经及交感神经节细胞的变性。脊髓病变以后索损害为主,主要为变性改变。脑部病变以脑动脉硬化发生率高,且较早,严重者可发生脑软化。神经微血管受累时,表现为神经纤维束间毛细血管数目减少,内皮细胞增生、肥大;血管壁增厚,管腔变窄,透明变性。严重者可发生小血管闭塞。

三、临床表现

糖尿病性神经病变可分为中枢神经病变和周围神经病变两大类,中枢神经病变包括缺血性脑病和各种类型的脊髓病;周围神经病变包括感觉神经、运动神经和自主神经病变。

(一)周围经病变

1.单发性神经病变　单发性神经病变好发于老年糖尿病患者,起病突然,伴疼痛,一般不对称,常受累的神经有动眼神经、外展神经、面神经、三叉神经、听神经等脑神经。出现眼睑下垂、复视、斜视、神经性聋等。动眼神经麻痹的特点是只影响眼外肌,表现为眼睑下垂,眼球向内、向上、向下活动障碍,可为完全性或不全性麻痹,但不影响眼内肌,即瞳孔大小正常。因糖尿病时动眼神经中心部位脱髓鞘及轴索变性,而周边部分不受影响。这与动眼神经的纤维排列有关(缩瞳纤维最靠外)。糖尿病性眼肌麻痹预后良好,一般 2～3 个月症状可逐渐减轻或缓解;上肢可累及正中神经、尺神经、桡神经,可发生腕管综合征;下肢可累及股神经、坐骨神经、股外侧皮神经等,出现腰痛、腿痛、皮肤疼痛、麻木、感觉减退甚至消失;累及单根迷走神经,可导致胃痉挛、胃疼痛等功能障碍。

2.多发性神经病变

(1)近端运动神经病变:也称糖尿病性肌萎缩,与慢性炎性多神经脱髓鞘病变、神经结构破坏、神经蛋白漏出引起自身免疫病变有关,主要发生在老年糖尿病患者,缓慢或突然起病,以大腿或髋骨、骨盆疼痛为主诉,近端肌无力,不能从坐姿站起,必须用手支撑才能站立,严重的肌萎缩者可呈恶病质。

(2)远端对称性多神经病变:①周围感觉神经病变,是糖尿病神经病变最常见的类型,多从下肢开始,由足趾向上发展,上肢累及较晚。四肢远端本体觉、位置觉、振动觉、温度觉异常,患者有共济失调、走路不稳如踩棉花样,呈套式感觉障碍,常有神经病变分布范围内的自发性疼痛及感觉异常,如麻木、蚁走感、烧灼感。早期感觉过敏,后期感觉减退,甚至消失;②周围运动神经病变,导致对称性手指、足趾间小肌群萎缩无力;③痛性神经病变,其特征为自发性、顽固性剧痛,弥散而持续,可为急性(少于 6 个月)或慢性(持续半年以上),也可发作性加剧。疼痛可发生在躯体任何神经,最常见于下肢,并伴有明显的血管自主神经症状和皮肤营养障碍。一般为单侧病损,也可双侧不对称。以疼痛为突出表现,但除电生理检查可发现异常外,无阳性体征,临床容易误诊。因此,提高对糖尿病性疼痛的认识在临床实践中十分重要。对难以理解的顽固性疼痛,在除外其他器质性疾病的基础上,应想到有无糖尿病。

3.自主神经病变　糖尿病性自主神经病变是糖尿病常见的慢性并发症之一,患病率约为 60%,起病潜伏、缓慢,主要影响心血管系统、消化系统、泌尿生殖系统、血管舒缩功能、瞳孔和汗腺等功能,临床表现多种多样。

(1)消化系统自主神经病变:在糖尿病自主神经病变中最常见,表现为:①食管反流征,食欲减退、腹胀、烧心;②胃轻瘫、胃麻痹、肠麻痹和麻痹性肠梗阻:恶心、呕吐、便秘;③肠激惹,为顽固性夜间或餐后腹泻,大便呈水样,甚至大便失禁,X线可见小肠功能紊乱;④腹泻、便秘交替出现。

(2)泌尿生殖系统自主神经病变:膀胱功能紊乱,表现为排尿障碍,出现无张力性膀胱、尿潴留,残余尿多,有时尿失禁,容易并发尿路感染;骶神经自主神经病变表现为性功能障碍,男性性欲减退、阳痿、早泄,女性月经紊乱。

(3)心血管系统自主神经病变。表现为:①安静时心率加快(＞90次/分),而运动时心率不加快,少数有固定心率,即心率的变化不容易受刺激的影响,也不易被β-受体阻滞药纠正;②无痛性心肌梗死、心搏骤停或猝死、难治性心力衰竭;③卧位高血压、夜间高血压或体位性低血压;④QT间期延长综合征。

(4)体温调节和出汗异常:表现为肢体干、凉、少汗甚至无汗,下肢及足部明显,而上半身常出汗过多。

(5)周围血管:血管的舒张与收缩幅度减少,血管运动紧张性减弱;周围皮肤动、静脉分流开放,血流量增加,静脉及毛细血管床扩张,压力升高,周围皮肤水肿。

(6)瞳孔:瞳孔缩小,对光反应迟钝或消失。

(7)对代谢的影响:对低血糖感知减退或无反应,自行从低血糖中恢复的过程延长。

(8)神经源性骨关节病:常合并下肢营养不良性关节病,又称夏科关节(Charcot关节)。常累及足部及膝、踝关节,逐渐肿胀,但无明显疼痛及感染征象。也常伴有无痛性溃疡。

(二)中枢神经系统病变

1.癫痫发作　在糖尿病神经病变中较少见,一般以大发作及局限性发作为主。糖尿病患者癫痫发作的病因及发病机制尚不清楚,有作者报道半数以上是由于胰岛素治疗引起低血糖所致。因急性低血糖时脑部葡萄糖供应不足,导致脑组织缺血、缺氧性损害。部分由于高血糖引起,因高血糖能加重脑缺血、缺氧。葡萄糖无氧酵解使细胞内乳酸水平增高,pH值下降,导致细胞内酸中毒而损害神经元、胶质细胞及脑血管,引起癫痫发作。除上述缺血、缺氧因素外,也有报道高渗昏迷引起癫痫发作。另外,癫痫发作也可与脑血管病合并存在。

2.心理障碍及认知功能低下　糖尿病患者心理障碍发病率高达30％～50％,焦虑状态较多见,表现为焦虑、烦躁不安、苦闷、紧张、恐惧以及多汗、心悸、脉快等自主神经症状;还有情感不稳,表现为情感易变、波动、易激惹、脆弱、伤感等;部分患者出现神经衰弱症状群,表现为睡眠障碍、记忆力减退、注意力不集中等;糖尿病患者的抑郁约占1/5,并且治疗复发率高。糖尿病患者发生心理障碍的原因,可能与糖尿病病程中产生对疾病的忧虑、恐惧、悲观、焦虑等心理因素有关。

糖尿病患者认知功能低下的主要表现为语言学习、记忆能力、抽象推理及复杂精细运动的能力均降低。因此,智商、记忆测试常有异常改变,临床并非少见,特别在病程长的老年糖尿病患者中较多见。认知功能低下的机制尚不清楚,可能与糖尿病控制不良、长期高血糖、高糖基化血红蛋白以及反复发生的低血糖有关。因上述代谢控制不良,常可导致脑缺氧,加速脑动脉硬化、脑萎缩的发生。

3.脊髓病变　起病缓慢,表现为横贯性感觉障碍,病理反射刚性。如后索受累明显,可出现感觉性共济失调;侧索损害以肢体无力、肌张力高、痉挛性步态、腱反射活跃为主要表现,可能为脊髓变性及血管病变所致。

四、诊断

糖尿病性神经病变，以往主要根据临床表现进行诊断，神经病变常发现较迟。近几年由于检查手段的不断完善，能及早地发现糖尿病性神经病变，常用的检查方法有以下几种。

(一)神经电生理检查

1.针电极肌电图(EMG)　针电极肌电图在区分神经源性和肌源性损害上有一定助诊价值。有报道糖尿病患者肢体远端肌肉以神经源性损害为主；在肢体近端肌肉则以肌源性损害为主。因此，兼测肢体远、近端肌肉有助于全面判断肌肉受损状态。选择病变比较明显的肌肉进行检查，可提高检出阳性率。

2.神经传导速度(NCV)测定　NCV测定对诊断早期糖尿病性周围神经病变有重要价值，可发现亚临床神经损害，在糖尿病早期，甚至出现临床体征之前已有明显变化，故有早期诊断价值。其中感觉神经传导速度(SCV)较运动神经传导速度(MCV)减慢出现更早，且更为敏感。当近体段神经或神经根受累时，可检测F波，F波是继M波之后的一个小的肌肉动作电位。通过检测可了解上、下肢近体段神经的传导速度。也有报道应用M波及F波同时测定法，及早发现糖尿病常见的嵌压性损害。

3.诱发电位(EP)检查

(1)视诱发电位(VEP)：记录视觉冲动经外侧膝状体投射到枕叶距状裂后部与枕后极的电活动。主要的视觉皮层电位有N1、P1(P100)和N2三个主波，其中最有诊断价值的是P100波潜伏期延长。VEP异常可因屈光间质异常，侵及黄斑的视网膜病变，视神经通路及视区皮质损害引起。

(2)脑干听觉诱发电位(BAEP)：记录听神经(Ⅰ波)、脑干耳蜗神经核至中脑下丘(Ⅱ～Ⅴ波)、丘脑内侧膝状体(Ⅵ波)、听放射(Ⅶ波)的电活动，其中Ⅰ、Ⅲ、Ⅴ波为最主要的波，凡Ⅰ波波峰潜伏期(PL)延长或波幅(AMP)降低，甚至分化不清或不能显示波形者，表明有外周听力减退。而波峰间期(IPL)延长常反映脑干病变导致其听觉通路传导受累。另外，尚应考虑椎-基底动脉供血障碍所致的脑干缺血的可能性。因此，在糖尿病患者中，IPL延长较多见。

(3)躯体感觉诱发电位(SEP)：分别刺激左、右腕部正中神经及踝部胫后神经，由相应神经及脊髓后索传导至顶叶皮质，并在其通路的不同部位直至颅顶部记录诱发电位。SEP各波的命名尚不统一，目前多以各波潜伏期的毫秒数如P14、N9、N20等来表示。如潜伏期延长，常提示相应部位(从周围到中枢)的感觉传导功能受损。但定位上SEP也有限度，因为对SEP各电位的起源还有待进一步确认。

上述视、听、体感诱发电位阳性率，有报道在糖尿病患者中高达92%，其中VEP阳性率最高，BAEP次之，SEP最低，可能与糖尿病患者脊髓后索损害相对少见有关。并发现EP改变与高血糖持续时间及蛋白的糖基化作用有关。

(4)运动诱发电位(MEP)：电流或磁场经颅或椎骨刺激人的大脑运动区或脊髓所记录到的肌肉动作电位。但磁刺激无电刺激产生的疼痛不适，且操作方便，已应用于临床诊断，主要检查中枢运动传导功能。中枢运动传导时间是一个重要的定量指标，对运动神经系统疾病诊断和预后判断有意义。当糖尿病近端神经损害时，也可用MEP刺激Erb点进行检测，如波幅减小到远端肌肉动作电位波幅的50%以下，常提示为传导阻滞。如结合NCV测定，对了解病损部位及程度可能更有帮助。

(二)心血管自主神经功能检查

自主神经功能检查对评价糖尿病患者心血管自主神经功能有一定价值。以往用传统心电图心脏自主神经功能试验。近几年引进电子计算机技术，通过心电频谱分析，反映心脏自主神经功能，具有简便、敏感、准确、可定量等优点。

1.**乏氏动作比值**　深吸气后掩鼻,用力吹与血压计连接的榜皮管,使水银柱上升达 5.33kPa(40mmHg),坚持 15～30 秒,即乏氏动作,然后放松,自然呼吸 10 秒,均同时记录心电图,测定乏氏动作后最大 R-R 间期与乏氏动作时最小 R-R 间期的比值,正常应大于 1.21。

2.**呼吸差**　记录深呼吸 30 秒的心电图。计算每分钟深呼吸时最大与最小的 R-R 间距之差。60 岁以下正常人应大于 15 次/分,以后随年龄增加而减少,60 岁以上大于 10 次/分。

3.**30/15 比值**　从卧位迅速直立时测量第 30 次与第 15 次心搏的 R-R 间期之比值,正常人应大于 1.03。

4.**卧立血压差**　测量卧位时与迅速直立后的收缩压之差,正常人血压下降应＜4kPa(30mmHg)。

上述 4 项检查中,前 3 项异常主要反映副交感神经功能障碍;卧位血压差异常则提示交感神经功能障碍,在糖尿病患者中,以副交感神经损害较为明显。严重时,两种神经功能均受损。

(三)胃肠钡餐透视

对评价糖尿病患者胃肠自主神经功能紊乱有一定助诊价值。通过钡透常发现有胃排空延迟,胃扩张,胃蠕动减弱及肠道吸收不良等改变。

(四)腰椎穿刺、超声、颅脑 CT 及 MRI 和血管成像(MRA)

当糖尿病患者伴有头痛、眼肌麻痹、癫痫发作或怀疑脑血管病时,可酌情选择上述检查,有助确诊。

(五)肢体血流量测定

对糖尿病性肢体疼痛有一定助诊价值,且发现肢体血流量较无疼痛的患者明显减少。

(六)腓肠神经活检

通过光镜、电镜检查有助于判断神经损害程度,为有创性检查,用于复杂、困难的病例。

总之,糖尿病神经病变的诊断必须有糖尿病的证据或至少有糖耐量减低;根据临床表现及有关实验室检查有糖尿病神经病变的证据;除外其他原因引起的神经病变后才可确诊。

五、治疗

(一)严格控制血糖

严格控制血糖是防治糖尿病神经病变的基本措施。长期严格控制血糖可防治糖尿病神经病变的基本措施。近年来,许多临床试验证明严格的血糖控制能延缓糖尿病多发神经病变的发生和发展,同时发现血糖控制不良者,神经病变的发生率较高。已有严重神经病变的糖尿病患者,一般应采用胰岛素治疗,这是因为胰岛素除了能降低血糖纠正代谢紊乱外,其本身还是免疫调节剂及神经营养因子,对糖尿病神经病变有良好的治疗作用。对于神经病变较轻的 2 型糖尿病患者,如饮食控制和口服降糖药能达到满意控制血糖时,则不必用胰岛素治疗,以免发生低血糖而加重或发生心、脑血管病变。因此,空腹血糖控制在 7mmol/L 以下,餐后血糖不超过 8mmol/L,HbA1c＜7％为宜。

(二)控制血压,血脂及戒烟

(三)营养神经药物

可适当应用烟酸、辅酶 A、ATP、胞磷胆碱、神经妥乐平、小牛血去蛋白提取物、维生素 B_1、C、E,甲基维生素 B_{12}(弥可保)是一种活性维生素 B_{12} 制剂,较维生素 B_{12} 更易进入神经细胞内。参与卵磷脂、核酸、蛋白质的生物合成,前者是髓鞘的重要组成部分,临床研究证实,弥可保口服和肌注皆对糖尿病神经病变有明显治疗作用,且改善糖尿病周围感觉神经损害的疗效优于运动神经。常用剂量,一般先肌注弥可保 $500\mu g$,

每日或隔日 1 次,1～2 个月后改为口服弥可保 500μg,3 次/天。弥可保不良反应较少,个别患者有皮疹及胃肠道症状,停药后即可消失。

(四)其他治疗

1.钙拮抗药　尼莫地平可增加神经内毛细血管密度,促进微血管生长,阻滞钙内流,故可促进神经血流量的增加,提高神经传导速度,改善神经缺血、缺氧。常用剂量口服 20～40mg,3～4 次/天。

2.神经生长因子(NGF)　是神经营养因子,一种多肽物质,研究表明,使用人 NGF 6 个月后能改善糖尿病性神经病变患者的症状。该药物相对安全,且不良反应少,偶有注射部位的疼痛或疼痛过敏,对改善神经症状、缓解肢体疼痛有一定疗效。常用剂量人类重组神经生长因子 100Bμ 或 1000Bμ,用生理盐水或注射用水 1～2ml 稀释后肌内注射,1 次/天,20 次为 1 个疗程。

3.神经节苷脂(GS)　参与细胞膜的构成,能改善轴索形态,提高 Na^+-K^+-ATP 酶的活性,促进损伤后的神经再生,改善神经功能,神经节苷脂可明显提高神经传导速度,改善糖尿病患者的疼痛或感觉障碍。常用剂量 20～40mg/d,肌内注射,1 次/天,20～30 次为 1 个疗程。无明显不良反应,近期疗效较好。

4.肌醇　是神经髓鞘的组织成分,能维持神经组织能量代谢,改善神经冲动及神经症状。临床观察发现早期应用肌醇可有一定的疗效,但疗效起效慢,因此对肌醇的临床应用还需进一步研究。

5.醛糖还原酶抑制药(ARI)　可纠正代谢紊乱,降低神经组织中山梨醇水平,恢复肌醇及 Na^+-K^+-ATP 酶的活性,明显改善神经传导速度及神经的形态学异常。如托瑞司他,200mg/d,早餐前服用,一般应用 4～8 周后有效,不良反应有头痛、腹痛、腹泻等,少数可致转氨酶升高。目前对 ARI 的疗效临床尚有争议,故需进一步的临床研究。

6.爱维治　是小牛血去蛋白提取的小分子量肽、核苷酸和寡糖类物质,其中肌醇磷酸寡糖具有类胰岛素活性,可以促进葡萄糖氧化和脂解作用,加速糖原合成,而具有降血糖作用。还可以通过以上机制改善神经髓鞘细胞的代谢,改善微血管病变,使受损神经的功能再生。常用剂量,爱维治注射液 800～1200mg 加入生理盐水 250ml 中静脉滴注,1 次/天,15 次为 1 个疗程。

7.西洛他唑　为磷酸二酯酶 3 抑制药,是一种兼有扩张血管平滑肌作用和抗血小板聚集的药物。研究发现西洛他唑能不同程度恢复糖尿病的神经病变,而且随着服用时间的延长,糖尿病神经病变的恢复在延续。常用剂量,西洛他唑 50～100mg,口服,2～3 次/天,主要不良反应为头晕、头痛和心悸。

8.改善神经微循环治疗　活血化瘀中药,如丹参、川芎嗪、葛根素等具有镇痛、安神、改善神经微循环等作用。此外还有山莨菪碱、前列腺素 E_2 脂质体、金钠多注射液等。

9.物理治疗　采用高压氧治疗、机械性辅助循环治疗亦可取得一定疗效。有报道,经皮电刺激对糖尿病神经病变瘙痒和疼痛具有良好的止痛作用。采用传统中医针灸、按摩治疗糖尿病神经病变,患者的症状得到明显改善。

(五)疼痛的治疗

糖尿病神经病变引起的疼痛治疗比较困难,一般止痛药常无满意效果,可用苯妥英钠 0.1g,2～3 次/天或卡马西平 0.1～0.2g,3 次/天,还可选用硝基安定等治疗,如疼痛仍不能缓解,可选用下列药物。

1.三环类抗抑郁药　能抑制神经触突对 5-羟色胺或去甲肾上腺素的再摄取,提高疼痛的阈值而起止痛作用。如丙米嗪 12.5mg,2～3 次/天,1 周后增至 25mg,2～3 次/天,口服,有阿托品样不良反应。同类药阿米替林和多塞平亦可选服,剂量均为 12.5～25mg,3 次/天,如疼痛伴有焦虑者,也可服用佳乐定 0.4mg,2 次/天或 0.8mg,1 次/晚。

2.辣椒辣素　为一种天然的生物碱,其具有复杂的生理药理作用。研究表明疼痛是由神经传导物质 P 物质进行传递的,P 物质广泛分布于感觉神经纤维、后根神经节和脊髓神经中,它能把疼痛由外周神经传入脊髓神经和高级中枢神经。辣椒辣素主要是影响 C 型感觉神经细胞的 P 物质。局部外用辣椒辣素作用于外周神经轴突,导致来自所有神经元(外周和中枢)P 物质减少。辣椒辣素也是一种具有抗炎作用的选择性 P 物质的拮抗剂。研究表明,糖尿病神经病变患者局部使用辣椒辣素软膏具有明显的止痛作用,其具有高效、安全、无不良反应等特点,主要用于皮肤和皮下感觉神经损伤所致的表浅性疼痛,同时也可用于其他慢性外周疼痛的治疗。用 0.075% 辣椒素乳剂在疼痛局部应用,4 次/天,开始时疼痛可稍加重,但 2～3 周后即可缓解。

3.曲马朵　非吗啡类镇痛药,为阿片受体激动剂,有吗啡样作用,但无呼吸抑制,对心血管及肝肾功能影响小。平均剂量为 210mg/d,不良反应有恶心、便秘、头痛、嗜睡等。不宜和单胺氧化酶抑制剂同用。

4.胰岛素泵强化治疗　于 2 周内多可缓解疼痛。

5.降钙素　100IU/d 皮下注射,连续 2 周,1/3 的患者疼痛可缓解。

(六)直立性低血压

睡觉时抬高床头,变换姿势动作要缓慢,下肢用弹力绷带加压包扎或穿弹力袜增加外周阻力以提高血压,适当增加血容量,提高血压,可用生脉散或补中益气汤,严重者可口服强的松 5mg/d,并禁用外周血管扩张剂,降压药剂量调整以立位血压为准。

(七)胃肠功能紊乱

1.腹泻的治疗　不吃含粗纤维、谷胶及大量麸质的谷类。口服甲硝唑及抗生素治疗。

(1)酪酸菌(BM 颗粒):该药含有耐酸性芽孢,对肠内的有益菌具有增殖促进作用,对有害菌的增殖具有抑制作用,可恢复和维持肠道内微生态系统的稳定和功能正常。故对肠道菌群有双向调节作用,既对止泻有效,又能治疗便秘。治疗中无毒副反应,剂量 0.5g,3 次/天,口服,7 天为 1 个疗程,共服 2 个疗程。

(2)十六角蒙脱石(思密达):保护消化道黏膜,维护其正常功能,帮助上皮细胞恢复和再生,平衡消化道寄生菌群,剂量 3g,3 次/天,口服。

(3)洛哌丁胺(易蒙停):该药作用于肠壁神经的阿片受体,抑制乙酰胆碱释放而减弱肠蠕动。首剂 4mg,每次在不成形粪便后再服 2mg,每日不超过 16mg,逐渐调整剂量。

(4)针灸:针刺脾俞、肾俞、胰俞、足三里等穴可止泻。常于 3～5 天内见效,可能与针刺后血中内源性阿片样物质增加有关。

2.胃肠麻痹的治疗　少食多餐,食物宜少渣低脂。

(1)多潘立酮(吗丁啉):新型胃动力药,外周多巴胺受体阻滞剂,剂量 5～10mg,3 次/天,餐前 30 分钟服用。

(2)西沙必利、莫沙比利:通过刺激肠肌层神经丛,增加乙酰胆碱释放而起作用。剂量 5～10mg,3～4 次/天,口服,4 周为 1 个疗程。

(3)甲氧氯普胺(胃复安):5mg,3 次/天,口服,此药兼有胆碱能和抗多巴胺能作用。易透过血脑屏障而出现锥体外系不良反应,不宜长用。

(八)尿潴留

目前无特殊治疗办法,主要对症处理。如尿潴留可下腹加压,定时排尿,肌内或皮下注射新斯的明 0.25～0.5mg,针灸治疗,重症尿潴留可导尿或保留导尿管,必要时行外科手术膀胱造口。

(九)性功能障碍

糖尿病性功能障碍病因复杂,既有自主神经病变、血管病变的基础,也有心理因素和其他因素的影响,故治疗更为困难。

1.性心理治疗

2.雄激素补充治疗　　对于血清睾酮水平降低的患者,可考虑睾酮补充治疗。

3.口服药物　　西地那非(万艾可,伟哥)是选择性磷酸二酯酶-5抑制剂,可改善患者勃起功能障碍。应注意凡是服用亚硝酸酯类药物的患者禁用西地那非。其他药物曲唑酮、阿扑吗啡也可应用。

4.局部用药　　如前列腺素 E_1 滴入尿道口内;海绵体内注射血管活性药物,将前列腺素 E_1、罂粟碱和(或)酚妥拉明注入一侧海绵体内,可使海绵体充血膨胀,联合用药可提高疗效。

5.真空负压装置　　形状类似注射器的套筒,套在阴茎根部,利用负压将血液吸引到海绵体内,然后用橡皮环套住阴茎根部,阻止血液回流而维持勃起。

6.阴茎假体植入　　当其他治疗方法失败时,阴茎假体植入是最后的有效手段。

(闻志鹏)

第十三节　糖尿病皮肤并发症

糖尿病是一种以慢性高血糖和糖脂代谢紊乱为特征的全身性疾病。皮肤是血管丰富、神经分布广泛、代谢非常活跃的器官。糖尿病的高血糖状态使患者易于发生多种皮肤病变,其发病机制尚未明了,但是部分与下列因素有关:微血管病变、神经病变、感染以及其他代谢紊乱等。引起的皮肤损害常见,临床表现多种多样。如果仅考虑微循环代谢障碍及其对皮肤胶原蛋白的影响,几乎所有糖尿病患者均有皮肤受累。尤其皮肤感染,发病率高且严重。某些皮肤病变常提示可能潜在着糖尿病。皮肤损害可加重糖尿病病情,甚至产生严重后果。因此积极治疗糖尿病,降低皮肤病变的发生发展,对于提高糖尿病患者的生活质量有重要意义。

一、皮肤念珠菌感染

糖尿病患者真菌感染发生率高,尤其是病情控制不良的糖尿病患者可高达 $40\%\sim50\%$,并且不易彻底治愈,易复发。本病主要是由念珠菌属感染,尤其是白色念珠菌所引起的皮肤黏膜感染,大都是在抵抗力下降时发病。临床上根据发病部位及皮损性质不同可分为多种类型。

(一)临床表现

1.皮肤念珠菌病

(1)指/趾间糜烂:多见于长期浸泡于水中的作业人员,以3、4指/趾间最为常见。皮肤浸渍发白,去除浸渍的皮肤,呈界限清楚的湿润面,基底潮红,可有少量渗液。

(2)糜烂红斑:最常见于腋窝、乳房下、会阴、脐部、臀沟间及肛门等褶皱部。多见于肥胖、多汗的糖尿病患者。表现为局部湿润、潮红,在潮红的基础上有糜烂渗出,境界清楚,周围有皮疹、水疱或脓疱,有时也可干燥脱屑。

(3)念珠菌性甲沟炎和甲沟病:好发于指/趾甲,侵犯甲沟和甲床。甲廓红肿挤之有少量分泌物,但是很少化脓,甲板浑浊呈淡褐色,甲面有横嵴和沟纹。

(4)泛发型皮肤念珠菌病:常发生于营养不良、卫生较差者。多发生于会阴部、股部以及臀部,可蔓延至邻近皮肤,呈大片红斑境界清楚,边缘有浸软的白色膜状鳞屑,周围有散在的丘疹、水疱和脓疱,可糜烂渗出,类似湿疹。

2.黏膜念珠菌病

(1)鹅口疮:发生于口腔黏膜,呈奶油色或灰白色,有白色伪膜,此白色伪膜是由白色念珠菌的孢子和菌丝组成。周围有轻度红晕,界限清楚,舌面覆以灰白色厚膜,擦去白膜留下鲜红湿润基底。

(2)念珠菌口炎:糖尿病患儿常见的并发症,偶见于成人,表现为口角皮肤黏膜交界处局部发红、浸渍、皲裂、糜烂,基底红而湿润。

(3)生殖器念珠菌病:包括外阴阴道念珠菌病和念珠菌性龟头炎。糖尿病患者带菌率高,可通过性交感染,外阴皮肤可有红斑,抓痕,也可见脓疱,自觉阵发性瘙痒。念珠菌性龟头炎,可见包皮及龟头潮红、干燥光滑。包皮内板及龟头冠状沟有白色奶酪样斑片,瘙痒感明显,此外在上述部位尚可见散在性小丘疹。

(二)实验室检查

采集自病变部位的标本直接镜检可见成群的芽孢和假菌丝。在念珠菌正常分布区,真菌培养需要 3 次以上阳性并且为相同菌种方能确定为致病菌。

(三)治疗

1.消除致病条件　如保持皮肤干燥清洁,加强营养,锻炼身体增加抵抗力,积极治疗糖尿病。长期大量应用抗生素或皮质类固醇激素的患者要考虑停药或减量。

2.全身治疗　可使用抗真菌类药物:伊曲康唑,一般剂量 100～200mg/d,皮肤损害者使用两周;阴道和龟头处感染者 400mg,1 次顿服或 200mg/d,连续 3～5 天。氟康唑,效果佳,皮肤感染 50mg/d,连续 1～2 周;阴道、龟头感染 150mg,1 次顿服。酮康唑,200～400mg/d,疗程视感染类型和患者反应而定。注意避免使用肝毒性损害剂及抑酸剂,以免影响药物的吸收。制霉菌素,本品口服不易吸收,故适用治疗胃肠病及黏膜念珠菌感染,口服 300 万～400 万单位/天。

3.局部治疗　皮肤感染:外用 1%联苯苄唑霜、2%咪康唑霜、4%克霉唑霜或 2%酮康唑霜治疗。口腔黏膜感染:可用 3%碳酸氢钠液漱口,外涂制霉菌素混悬液,或 0.125%两性霉素 B 液雾化吸入。阴道念珠菌病:每晚用 3%碳酸氢钠溶液冲洗后放入制霉菌素片或栓剂或益康唑栓剂,连续 2 周。念珠菌性龟头炎:可以外用上述咪唑类霜剂、联苯苄唑霜或 1%～2%甲紫液,连续 2 周。

二、癣

体癣是发生在平滑皮肤上的浅层真菌感染。股癣是指发生在腹股沟、会阴部和肛门周围的皮肤真菌感染。病原菌以小孢子菌、毛癣菌为主。手癣是发生在手掌和指间的皮肤癣菌感染,足癣主要发生于足跖部及趾间,手足癣主要致病菌是红色毛癣菌。甲癣是指皮肤癣菌侵犯甲板或甲板下所致病变。

(一)临床表现

手足癣和股癣、体癣的基本损害为丘疹、水疱或丘疱疹,陈旧损害有鳞屑角化,组成圆形或类圆形的红斑,中心常消退,边缘进展,形成环状损害,自觉瘙痒。甲癣有两种类型,一种表现为白甲,常从甲根开始,甲板表面出现白点,逐渐扩大,致甲板变软下陷。另一种损害先从甲游离缘或侧壁开始,使甲板出现小凹陷或甲横沟,逐渐发展致甲板变脆,易碎增厚,呈黄褐色。

(二)治疗

1.局部外用药物治疗

(1)对于水疱型,可以先用 3%硼酸液或 10%冰醋酸液浸泡,每日 2 次,每次 10 分钟,水疱干燥后可以外用抗真菌制剂,如 1%联苯苄唑、2%咪康唑、4%克霉唑或 2%酮康唑等,局部外涂,1～2 次/天,持续至损害消退后 1 周。

（2）对于浸渍糜烂型,可以先用硼酸液湿敷收敛,然后外用足粉或咪康唑、联苯苄唑粉等,1～2 次/天,干燥后再用上述抗真菌制剂。

（3）对于鳞屑角化型,以外用各种抗真菌霜剂及含角质剥脱剂的软膏为主。待角化变薄后再使用咪唑类抗真菌霜。1～2 次/天,坚持 4 周以上。

（4）对于甲癣,选用 40% 的尿素霜封包等方法除去病甲,然后选用抗真菌药物局部涂抹,直至正常甲长出;30% 的冰醋酸外涂或 10% 冰醋酸泡病甲,1 次/天,持续 3～6 个月以上。注意保护好甲周围的皮肤。

2.内服药物 对于皮损广泛,炎症显著及治疗抵抗的顽固病例,或有免疫功能缺陷的病例,可以系统选用抗真菌药物内服。

伊曲康唑:100～200mg/d,共 15 天。

特比萘芬:250mg/d,7～14 天。

氟康唑:50～150mg/d,2～3 周。

三、皮肤化脓性感染

皮肤化脓感染主要是由于皮肤组织内含有糖量增高,适宜细菌繁殖。由于皮肤含糖量的增加,可以阻碍皮肤创伤的治愈。糖尿病患者对感染的抵抗力以及创伤修复能力减退,以上这些异常可能促使皮肤感染率增加。另外糖尿病时微血管病变也与发病有关系。糖尿病患者的皮肤化脓性感染主要是金黄色葡萄球菌感染。临床表现为疖、痈、毛囊炎、汗腺炎、头部乳状皮炎等。

（一）病因

毛囊炎病原菌主要是金黄色葡萄球菌和表皮葡萄球菌。疖是一个毛囊和毛囊深部及周围组织引起的急性化脓性感染。痈是由多个相邻毛囊发生深部感染或由数个疖相互融合形成的皮肤深层化脓性感染。多见于抵抗力低下者。

（二）临床表现

1.毛囊炎 在毛囊口处出现浅表性半球形黄色脓疱,四周有红晕,泡壁薄,破溃后结成脓痂,有灼痛感。常成批出现,好发于头面、四肢及会阴等处。

2.疖 起初为毛囊炎性丘疹,增大形成坚硬结节,中心可化脓或形成脓栓,脓栓脱去后可排出血性脓液。自觉烧灼痛及压痛,好发于头面颈及臀部,偶可发生于四肢。

3.痈 初起为弥漫性炎性硬块,紧张发亮,境界不清,局部灼痛。皮损迅速向四周及深部发展,继而化脓坏死,表面出现脓点,成蜂窝状。皮损好发于颈、背、腰、臀部及大腿等处。常伴淋巴结炎、高热、寒战等全身表现,并可能发生毒血症及败血症。

（三）治疗

1.对于较轻的毛囊炎,可以外用杀菌、止痒和保护的药物,如水氯酊、2.5% 碘酊、1% 新霉素软膏、莫匹罗星软膏或利福平软膏等。严重病例,可以内用抗生素,如青霉素、头孢菌素或大环内酯类抗生素。

2.对于疖,早期损害可以热敷,外涂鱼石脂软膏、2.5% 碘酊、莫匹罗星等。晚期成熟损害可切开排脓,局部凡士林纱条引流。局部亦可理疗,缓解炎症。另外要足量、早期应用抗生素,首选青霉素,青霉素过敏者或耐药者可以选用头孢类、泰利必妥及阿奇霉素等。必要时可以根据脓液培养及药敏结果选用适当的抗生素。

3.对于痈,治疗原则与疖相同,多数需要及时进行十字切开引流。口服或静脉抗生素。同时可外用抗生素软膏。另外注意个人卫生清洁,勤换衣服。积极治疗糖尿病,控制好血糖。

四、糖尿病性水疱病

糖尿病性水疱病是糖尿病特异性皮肤并发症,发生率约为糖尿病患者的0.5%,仅见发生于成人(40～77岁)。文献报道,多见于病程较长、病情控制较差、全身营养状况欠佳的糖尿病患者,尤其多见于合并神经病变的男性患者。

(一)发生机制

发生机制尚不完全清楚,部分与外伤有关,但不同部位的泛发性水疱与外伤的关系仍有争议。其他可能的机制包括免疫因素,钙、镁或糖代谢紊乱,微血管病,血管功能不良,紫外线和肾脏病变的联合作用等。

(二)临床表现

患者可在无炎症的基础上突然发生无痛性水疱,直径约为数毫米至数厘米。泡壁菲薄、透明、张力高,含有清澈浆液,水疱周围无炎性红晕。棘层松解征阴性,水疱可发生于表皮内,也可存在于表皮下,或二者混合存在。好发于小腿伸侧和足背,也可同时发生于手部和前臂,或单独发生于手部。根据裂隙发生的部位,水疱分为3种类型,最常见的为自发产生的非瘢痕性水疱,常表现为指/趾端内容清亮的无菌性水疱,少数发生在手足部、下肢和前臂伸侧及侧面,2～5周后自愈,但可在原发部位或其他部位重复发生。第2种包括糖尿病性出血性水疱,愈后留有瘢痕和萎缩,其裂隙发生在真皮、表皮交界处。第3种水疱为发生在日光暴露部位及日晒后的深色皮肤手部、下肢和手臂的多发性非瘢痕性水疱,免疫荧光和卟啉检测为阴性,电镜检查示裂隙位于透明板。

(三)治疗

1.加强护理　患者局部保持清洁,勤换衣服,每日温水洗脚,勤剪指甲、趾甲,穿宽松的鞋袜,防止过紧影响血液循环。

2.治疗原发病　加强糖尿病的治疗,有效控制血糖,纠正代谢紊乱,改善营养状态是治疗本病的根本措施。

3.支持治疗　治疗糖尿病的同时,可以内服B族维生素,以利于神经病变的恢复。

4.外科局部处理　保持局部皮肤清洁,防止继发感染,较小的水疱,局部可涂甲紫,不必弄破,较大的水疱,张力较高,可以在消毒后用注射器抽取液体或用细手术缝线贯穿其中引出浆液,在局部包扎定期更换敷料。

5.感染　若患者水疱破溃,或继发感染者除上述治疗外,应选用有效抗生素治疗。

五、湿疹

湿疹在糖尿病患者中发病率可高达30%～40%,多发生于外阴等摩擦处以及皮脂分泌较多的部位。临床可按皮损表现分为急性、亚急性和慢性三种。

(一)临床表现

1.急性湿疹　皮疹为多数密集的粟粒大的小丘疹、丘疱疹和小水疱,基底潮红,破溃后呈现明显点状渗出及小糜烂面,浆液不断渗出,病变中心较重,逐渐向周围蔓延。合并感染时,炎症更明显,形成脓疱,脓液渗出、结黄绿色或褐色痂。可发生于体表任何部位,多对称分布,常见于头面、耳后、四肢远端、手足暴露部位以及会阴、肛门等处。

2.亚急性湿疹　当急性湿疹炎症减轻后,或急性期未能及时处理,拖延时间较久而发生。皮疹以小丘疹、鳞屑和结痂为主,仅有少数丘疱疹或小水疱及糜烂,亦可有轻度浸润,自觉症状仍有与急性期相同的剧烈瘙痒。

3.慢性湿疹　可因急性、亚急性反复发作迁延不愈而转为慢性,也可以一开始即呈现慢性炎症。表现为患部皮肤增厚、浸润,表面粗糙、有色素沉着,覆有少许鳞屑,或因抓破而结痂。个别有苔藓样变,边缘清楚,外周散在的丘疹和丘疱疹。

（二）治疗

1.积极控制糖尿病,把血糖控制好。避免各种外界刺激,以及刺激性食物,如鱼、虾、浓茶、咖啡和酒类。

2.全身治疗:抗组胺药物,如氯苯那敏4～8mg/次,每日3次;赛庚啶2mg/次,每日3次,口服。新一代抗组胺药,如西替利嗪或氯雷他定10mg/次,每日1次,口服。对瘙痒明显者,可给予苯海拉明20mg,或异丙嗪12.5～25mg,每晚睡前一次。还可以非特异性抗过敏治疗,10％葡萄糖酸钙每日1次静脉注射,或合用5％～10％葡萄糖液加入维生素C 2～3g,每日1次。

3.局部治疗:①急性湿疹:无渗出,炉甘石洗剂,每日4～6次,外用。瘙痒明显时酌情加用皮质类固醇激素霜外用,如0.1％糠酸莫米松、0.25％地塞米松霜。有渗出时,首选用2％～4％硼酸溶液或生理盐水等作冷湿敷。②亚急性湿疹:可选用糊剂,如氧化锌糊膏、皮质类固醇激素霜剂,2～3次/d。③慢性湿疹:可以选用皮质类固醇激素霜剂、软膏或硬膏,氧化锌软膏及焦油类软膏。对肥厚性顽固性皮损,可用曲安西龙尿素软膏。

4.湿疹并发感染:除可以选用抗感染作用的湿敷液如0.1％依沙丫啶溶液湿敷外,可用皮质激素抗生素混合制剂,如去炎松氯霉素霜外用,或外用百多邦药膏、1％红霉素软膏。

六、皮肤瘙痒症

皮肤瘙痒症是指仅有皮肤瘙痒而无原发性皮损的皮肤病,泛发性皮肤瘙痒多见于老年糖尿病患者,发病部位不定,发病程度与时间不一。局限性瘙痒主要见于外阴或肛门周围,特别是女性外阴瘙痒症。本病病因复杂,可能与内分泌失调、性激素水平低下及更年期自主神经功能紊乱有关,患者常伴多汗、情绪不稳定和失眠。

治疗:一般治疗,避免用手搔抓、摩擦及热水烫洗等方法来止痒。戒烟酒、浓茶及辛辣食品。全身治疗,包括抗组胺药,如赛庚啶、酮替芬、氯雷他定、西替利嗪等;维生素C、钙剂静脉注射。对有神经精神因素患者,可以适当服用镇静催眠类药物、抗焦虑药等,如地西泮(安定)、多塞平等。对于症状严重、皮疹广泛者,在控制血糖的基础上,可适当给予皮质类固醇激素,如泼尼松20～30mg/d,分2～3次口服。局部治疗,可以使用止痒药及润肤剂,如炉甘石洗剂、樟脑甘油洗剂、复方樟脑醋维生素E霜、硅霜等外用;继发湿疹样变或苔藓样变者,可选择皮质类固醇制剂。

七、类脂质渐进性坏死

本病可发生于任何年龄,以20～50岁为主,80％为女性患者。糖尿病患者中的发生率为0.3％～1.6％,而非糖尿病患者则极罕见。

（一）病因与发病机制

本病与糖尿病有一定关系,但是机制未明。最初认为此病是糖尿病代谢紊乱的并发症。与脂肪物沉积有一定的关系,但是以后发现许多患者并无糖尿病,脂肪沉积是继发于渐进性坏死和炎症的基础上。患者中 60%～65%确诊为糖尿病,其余患者中约 50%表现为糖耐量试验及其他常规检查异常,另外 25%的患者有明确的糖尿病家族史,仅 10%患者与糖尿病无明确相关性。类脂质渐进性坏死可先于糖尿病发生。因此凡有类脂质渐进性坏死者均应排除糖尿病。

(二)临床表现

原发性类脂质渐进性坏死损害表现为境界清楚的、小而坚实的、暗红色丘疹,被覆细小的鳞屑,缓慢扩大、融合,形成圆形或椭圆形的坚硬斑块,扩大后可呈不规则形状,边缘有时可轻度隆起,其周围皮肤呈红蓝色,中心呈黄色,提示脂质堆积。少部分类脂质渐进性坏死皮损可自然缓解,其发生及持续与血糖水平的控制无相关性。类脂质渐进性坏死的组织病理学特点为病变位于真皮内,在变性坏死的边缘组织细胞呈栅栏状排列,可见少量的黏液素、淋巴细胞、浆细胞和异物巨细胞。

类脂质渐进性坏死皮损好发于下肢胫骨周围及踝部,偶见于大腿、膝内侧及足部。15%的患者可累及下肢以外的部位,包括腹部、上肢(特别是手部和前臂)、头皮(可引起萎缩和脱发)和面部(包括眼睑和鼻部),足跟及阴茎罕见。瘢痕、硬皮病和卡介苗接种部位也可发生类脂质渐进性坏死。身体其他部位出现皮损时,通常腿部也被累及。除溃疡外,丘疹和斑块通常无症状,偶感瘙痒,灼热和触痛,疼痛通常是溃疡的伴随症状,部分患者皮损处感觉可部分或完全缺失,提示其局部神经功能障碍,微血管病变可能与其发病有关。约 1/5 的皮损可自然缓解 3～4 年。

(三)诊断与鉴别诊断

本病诊断可依据皮损为扁平斑块,中央淡黄色,边缘为红棕色或紫色,中央可出现溃疡,有的患者伴有糖尿病症状,加上较典型的组织病理改变,诊断较易。临床上有时需要与黄色瘤病、皮肤淀粉样变性、局限性硬皮病、持久性隆起性红斑、结节病、三期梅毒、类脂蛋白沉着病和环状肉芽肿鉴别。

(四)治疗

1.控制糖尿病,避免外伤,低脂饮食。

2.双嘧达莫 150mg/d 和阿司匹林 100mg/d 联合应用,持续治疗 3～4 个月。维生素 E 300mg/d。

3.皮损数目不多可采用局部封闭,用曲安奈德或泼尼松龙＋0.5%～1%普鲁卡因液(按 1：5 浓度),或外用皮质类固醇激素霜剂包封。

八、其他糖尿病相关皮肤病变

1.皮肤增厚　糖尿病患者的皮肤较正常人明显增厚,主要分 3 个发展阶段:第一阶段皮肤增厚不明显,患者及医生均未注意到。第二阶段皮肤明显增厚,累及手指、手部,表现为皮肤粗糙及硬皮病样改变;手部皮肤增厚很常见,从指关节的单个鹅卵石样改变到糖尿病手部综合征,即指背特别是指间关节背侧皮肤增厚,关节活动受限;糖尿病手、足背皮肤增厚如手指硬化(皮肤极度增厚)可能预示视网膜疾病的存在。第三阶段为糖尿病性硬皮病,这一阶段比较少见,表现为背部皮肤明显增厚。

糖尿病成人硬肿病的特点是中年时背部及颈部皮肤真皮明显增厚。组织病理学特征为大量胶原束间有腔隙形成,肥大细胞数目增加,受累皮肤的黏多糖可以正常、增多或减少。糖尿病硬肿病皮损广泛,患者多为肥胖的中年人,常伴有微血管和大血管病变。表现为颈部木质样硬的持久性红斑,无压痛,表面皮肤紧张,皮损呈对称性,病变进行性发展。

2.黄皮肤　糖尿病患者常有黄皮肤,但患者血中胡萝卜素水平并不升高。黄皮肤可能由蛋白质糖基化终产物引起。

3.胫前色素沉着斑　糖尿病患者胫前的萎缩性色素沉着斑称为糖尿病皮肤病,是糖尿病患者最常见的皮肤症状,50%的患者出现该症状,其发病机制尚不清楚。通常表现为不规则的圆形、卵圆形、境界清楚的浅表损害,数目不等,累及双侧,不对称,无自觉症状,常被忽略。这些皮肤损害表明微血管结构有损害。急性损害的组织病理学特点是表皮和真皮乳头水肿,红细胞外渗和轻度淋巴细胞、组织细胞浸润。慢性损害的特点是真皮上部毛细血管壁增厚,伴红细胞渗出或含铁血黄素沉积,铁染色阳性,血管周围可有浆细胞浸润。本病以男性患者为多,无自觉症状。疾病发展缓慢,往往一二年可自愈,愈后表皮萎缩,遗留色素沉着,但是新的皮损可陆续发生,因而病程很久。皮肤活检示微血管病变,无须治疗。

4.紫癜 是由于下肢皮肤浅表血管丛红细胞渗出引起的一种病变。其特点为多发性棕、红色小斑疹(胡椒粉样),皮疹与皮面平或稍隆起,一般为紫色,真皮深部出血呈青色,由于外渗细胞之血红蛋白的变化,可依次产生红、紫、蓝、棕或黄色,最后消退。发生紫癜的原因很多,一般认为是血管系统病变和凝血机制障碍两大类,但往往是多种因素共同作用的结果。糖尿病患者发生的紫癜,多见于高龄患者的下肢。紫癜消退后即变为色素性、非萎缩性小斑点。因此,需要在治疗糖尿病的基础上针对不同的病因给予相应的措施。可以适当选用钙剂、卡巴安洛及双嘧达莫等,对老年性紫癜一般不需要治疗,也可以选用维生素 C 和维生素 E 等。

5.红皮病 糖尿病患者由于小血管的变化,四肢以及面部长期发生无痛性水肿红斑,称为糖尿病皮肤发红。红皮肤和面部潮红属典型的微血管功能改变,血管弹性降低所致,多见于中年以上男性。面部皮肤发红的程度取决于浅表静脉丛功能性扩张的程度。高血糖症易致微循环流速迟缓,受累的个体发生微血管功能性病变,表现为静脉扩张。眼底和皮肤均可见到静脉扩张。新发病者血糖控制后,扩张的血管可以恢复正常。

6.黄甲 糖尿病患者易患黄甲,而正常人中仅偶见于老年人。糖尿病患者的黄甲通常不是足癣所致,与糖尿病患者皮肤发黄相似,黄甲可能也是蛋白质糖基化的结果。表皮的角蛋白仅 1 个月后即脱落,而甲板的更替需要 1 年的时间。推测蛋白质的糖基化与甲成熟过程有关,致缓慢生长的甲末端呈黄色。临床上如要观察黄甲是否由糖尿病引起最好观察趾甲,因为大多数糖尿病患者有这种改变。最轻的改变为甲末端变黄或大姆趾甲呈黄褐色。

7.获得性穿通性皮肤病 糖尿病患者特别是伴肾病者可发生获得性穿通性皮肤病,表现为具有穿通表皮的变性胶原和弹性蛋白的过度角化性丘疹,皮损直径为 2～10mm,常有一角栓,可发生同形反应,伴剧烈的瘙痒。皮损主要发生于腿部,也可见于躯干和面部。组织病理学表现为表皮过度增生,有明显的海绵水肿,部分表皮呈杯形凹陷,内有大的柱状角质栓,这种角质栓由含胶原和弹性纤维的颗粒状物质及核碎片组成。本病可能是由于胶原纤维及弹性蛋白被白细胞酶降解所致。

8.黑棘皮病 黑棘皮病是糖尿病患者的常见症状,其特点为对称性、疣状天鹅绒样过度角化的斑片伴色素沉着,好发于腋窝、颈侧及身体其他部位的屈侧,受累程度轻重不一,可从个别部位的轻度色素沉着和乳头状增厚,到整个体表包括黏膜、掌跖重度色素沉着和疣状改变。黑棘皮病的发生主要是由于血浆胰岛素水平升高所致的胰岛素受体相对缺乏所致。

(赵淑娥)

第十四节 糖尿病神经源性膀胱

一、概述

糖尿病神经源性膀胱(DNB)是指由于糖尿病导致自主神经尤其是副交感神经障碍所引起的排尿反射

异常、膀胱功能障碍，又称无张力性膀胱，为糖尿病慢性并发症之一。主要表现为少腹胀痛，尿频、尿急、尿痛而排尿无力，甚至尿失禁或尿潴留。由于长期残余尿增加导致尿路感染，可引起尿路感染、输尿管扩张、慢性肾盂肾炎，最终可导致肾功能减退或衰竭、性功能减退，甚至不育症。其发病率高，可达糖尿病患者的25％～85％。本病多归属于中医"癃闭""淋证（劳淋）"范畴。癃闭是以排尿困难、小便量少、点滴而出，甚至闭塞不通为主的病证。一般以小便不利、点滴而短少、病势较缓者称为癃，而以小便闭塞、点滴不通、病势较急者称为闭。糖尿病患者出现上述症状可归属于本病范畴。劳淋以小便频数短涩、淋沥不已、小腹拘急、痛引腰腹、遇劳即发等为主要表现的淋病类疾病。因热淋等迁延日久或反复发作，邪毒蕴结，气阴亏虚，常因劳倦或外感而发。糖尿病患者出现上述症状可归属于本病范畴。

二、西医对本病的认识

西医认为本病是由于调节支配膀胱的胸髓第 11、12 神经、腰髓第 1、2 对神经中的四条交感神经和骶髓 2、3、4 中的三条副交感神经病变所致。长期高血糖可以引起氧化应激，导致多元醇旁路途径被激活，使外周神经山梨醇积聚；高血糖还会导致醛糖还原酶活性增高，使葡萄糖转化为山梨醇，山梨醇使血管小球和神经肌醇合成减少，磷酸肌醇的代谢降低，最终降低 Na^+-K^+-ATP 酶的活性，细胞内 Na^+ 增多，Ca^{2+} 内流减弱，抑制膀胱肌收缩。从而引起周围神经节段性脱髓鞘改变及神经冲动的传导障碍，使膀胱感受刺激的敏感性下降，膀胱收缩无力，膀胱三角肌和内括约肌及逼尿肌的协调功能受损，从而引起排尿反射异常、膀胱收缩肌力减弱，表现为尿潴留，充盈性尿失禁，尿淋沥不尽等排尿功能的异常。此外，必需脂肪酸代谢异常、神经生长营养因子调节失常、神经轴突转运异常、青春期发育、自身免疫因素等对糖尿病神经源性膀胱的发生发展也起到促进作用。糖尿病神经源性膀胱出现的尿潴留，可明显增加泌尿系感染机会，长期尿潴留可因压力上传，造成肾盂积水，肾实质受压和缺血，甚至坏死，导致梗阻性肾病和肾功能不全。

三、诊断及鉴别诊断

【诊断】

临床主要依据明确糖尿病史、症状及体征、膀胱自主神经功能检查来诊断。

1.病史　有糖尿病病史。

2.临床表现　糖尿病神经源性膀胱早期临床表现不明显，常隐匿发生或仅由尿动力学检查发现，进行性加重，有报道称有目的地去询问 5％～59％ 的患者会有排尿困难的症状。主要症状有以下几点：

（1）下尿路症状：尿流动力学提示早期出现膀胱感觉减退，膀胱容量增加，运动神经及逼尿肌受损使逼尿肌收缩力下降，最大尿流率降低，后逐渐出现膀胱残余尿的增多。随着上述变化的加重，患者后期出现排尿困难，尿潴留甚至充盈性尿失禁。也有报道指出后期的排尿困难与脑卒中等其他并发症有一定相关性。

（2）上尿路症状：长期尿潴留的患者随着膀胱内压力的增高，会出现膀胱输尿管反流、输尿管扩张、肾积水，加上糖尿病本身对肾脏功能的损害，导致肾功能不全、肾衰竭。

（3）尿路感染：由于糖尿病本身的影响，加之尿潴留等原因，极易发生尿路感染。

3.理化检查　B超检查，可见膀胱残余尿量增加。尿流动力学检查示最大尿流量（UF）降低；膀胱容量增大；膀胱收缩能力早期可见反射亢进，晚期则无反射、残余尿量增加。膀胱压力容积（CMG）测定，逼尿肌无反射，多数患者膀胱内持续低压力。

【鉴别诊断】

鉴别诊断主要应与前列腺增生相鉴别。糖尿病神经源性膀胱引起的排尿困难、尿潴留、泌尿系感染等症状，与前列腺增生相似，但前者有糖尿病病史和神经损伤史及神经功能障碍体征，如感觉异常、肛门括约肌松弛、反射消失，直肠指检和 B 超等影像检查，显示无前列腺增大所致下尿路器质性梗阻。

四、西医治疗

主要参考西医关于糖尿病神经病变的治疗。但由于发病原因未完全阐明，故西医学目前尚无确切有效的药物，除控制血糖外，主要采用下述方法以缓解症状、控制疾病进展。

【药物治疗】

1.常用药物种类

(1)营养神经：包括 B 族维生素如甲钴胺、神经节苷脂、神经营养因子及其靶向基因治疗如脑源性神经营养因子。

(2)提高神经元肌醇浓度：可用醛糖还原酶抑制剂、外源性肌醇等。

(3)抗氧化应激：如 α-硫辛酸的临床应用广泛、高效、安全。

(4)解除膀胱出口梗阻：α_1-肾上腺素能受体阻滞药可有效松弛膀胱颈、前列腺及后尿道平滑肌而不影响逼尿肌功能，迅速解除膀胱出口梗阻症状，提高膀胱顺应性。

(5)改善胆碱能神经突触传递：5-羟色胺受体激动剂可通过促使神经元释放乙酰胆碱，加快神经冲动在神经肌肉接头传递，促进膀胱平滑肌收缩，改善症状。抗胆碱酯酶药可减少乙酰胆碱分解，使乙酰胆碱有效作用于神经突触的乙酰胆碱受体，甚至直接兴奋部分膀胱肌的乙酰胆碱受体，增加膀胱逼尿肌收缩力。

(6)改善循环：抗血小板聚集药、血管紧张素转换酶抑制剂、血管扩张药等均可改善神经组织微血管缺血、缺氧状态，使支配膀胱的受损神经恢复。如用山莨菪碱、前列腺素 E_1、丁咯地尔、西洛他唑、胰激肽原酶等治疗糖尿病神经源性膀胱，均取得较好疗效。高压氧治疗亦可增加红细胞变形性、改善微循环，对神经的营养及修复有良好作用；并可增加组织器官氧浓度及饱和度，改善能量代谢，促进轴突和纤维再生，使损伤神经得以恢复；还可增加副交感神经兴奋性，使膀胱逼尿肌收缩、括约肌舒张，改善膀胱收缩功能。

2.常用药物使用方法及注意事项

(1)甲钴胺

用法：口服：500μg，每日 3 次；肌注或静脉注射：成人 500μg/次，1 周 3 次。可按年龄、症状酌情增减。

副作用：注射用药时偶见皮疹、头痛、出汗、发热等。

注意事项：①避免同一部位反复注射；②注意避开神经走向部位；③注射针扎入时，如有剧痛应立即拔出针头，换部位注射。

(2)神经节苷脂

用法：静脉滴注，每天 20～40mg，每次或分次肌内注射或缓慢静脉滴注。在病变急性期(尤其急性创伤期)，最佳用药剂量为每天静脉滴注 100mg，持续 21 天后改用维持量，每天肌内注射 40mg，维持 6 周。

不良反应：少数患者可出现过敏反应，罕见出现吉兰－巴雷综合征的报道。

(3)依帕司他

用法：常用剂量为每次 50mg，每日 3 次，餐前服用。

不良反应：①过敏：见红斑、水泡、皮疹、瘙痒；②肝脏：偶见胆红素、AST、ALT、γ-GTP 升高；③消化系统：偶见腹泻、恶心、呕吐、腹痛、食欲不振、腹部胀满感、胃部不适。

（4）α-硫辛酸

用法：口服，每日 1 次，每次 0.6g，早餐前半小时服用，较严重者建议采用注射治疗。静脉注射应缓慢，最大速度为每分钟 50mg 硫辛酸（相当于 2ml 本注射液）。肌内注射，每个注射部位 α-硫辛酸用量不得超过 50mg。如需大剂量给药，可按每个注射部位最大注射量 2ml，分数个不同部位给药。静脉点滴：加入生理盐水静脉滴注，如 250～500mg 硫辛酸加入 100～250ml 生理盐水中，静脉滴注时间约 30 分钟。严重糖尿病周围神经病变引起的感觉异常的患者，可用静脉滴注给药，每天 300～600mg，2～4 周为一个疗程。

不良反应：静脉滴注过快偶可出现头胀和呼吸困难，极个别患者出现抽搐、复视、紫癜，有些血小板功能异常者有出血倾向。肌内注射偶可在注射部位出现变态反应，局部表现为荨麻疹或湿疹，或全身变态反应，严重者可发生休克。有极个别本品中的苯甲醇过敏的病例报告。

注意事项：配好的输液用铝箔包裹避光，6 小时内可保持稳定。本品不能与葡萄糖溶液、格林溶液及所有可能与硫基或二硫键起反应的溶液配伍使用。避光静脉点滴。

（5）莫沙必利

用法：口服，每次 5mg，每日 3 次，饭前服用。

不良反应：主要表现为腹泻、腹痛、口干、皮疹及倦怠、头晕等。偶见嗜酸性粒细胞增多、甘油三酯升高及谷草转氨酶（GOT）、谷丙转氨酶（GPT）、碱性磷酸酶（AKP）、γ-谷氨酰转肽酶（GGT）升高。

（6）胰激肽原酶

用法：肌内注射，每日 10～40U，每日 1 次或隔日 1 次；口服，每次 120～240U，每日 360～720U，空腹服用。

不良反应：偶有皮疹，皮肤瘙痒等过敏现象及胃部不适和倦怠等感觉，停药后消失。

注意事项：本品与蛋白酶抑制剂不能同时使用，与血管紧张素转化酶抑制剂（ACEI）有协同作用。

【其他治疗措施】

1.排尿困难、残余尿量多、尿潴留　患者应保持尿道外口清洁，每日用温开水清洗 1 次。采取定时排尿并用按摩压迫下腹局部，如耻骨上按摩的方法帮助排尿，可对病情有一定缓解。对严重排尿障碍，可用新斯的明 0.5mg 肌内注射。也可用卡巴胆碱 2.5mg，皮下注射。此药有拟乙酰胆碱作用，直接作用于胆碱受体，或促进副交感神经末梢释放乙酰胆碱，可刺激膀胱、肠壁平滑肌收缩而促进排尿。有严重泌尿系统感染及残余尿＞150ml 和（或）膀胱最大容量＞150ml 者可短期留置导尿，每日用呋喃西林液冲洗膀胱 1 次以防止感染，并进行定时膀胱排尿训练。对残余尿多、滴尿明显者，可用防止感染的药物如氟喹诺酮等。

2.膀胱病变的治疗　尿潴留易导致泌尿道感染，并使血糖不易控制，发生磺脲类继发性失效，严重者可导致肾乳头坏死而危及生命。因此，一旦出现尿潴留，可用患者排尿间隔时间延长，并且排尿量多或尿意丧失来判断。除嘱咐患者 3～4 小时排尿 1 次外，可用手在耻骨联合上方加压小腹部，帮助排去潴留尿。严重者可用胆碱神经能激动剂氯贝胆碱，氯贝胆碱 10mg/片，舌下给药，每日 2 次，或 5mg 皮下注射。毒副作用主要有出汗、心悸等。上述办法无效可采用导尿，男性患者可考虑切除膀胱颈，以解除膀胱的阻力。另外，要检查尿常规和尿培养，发现膀胱炎必须及早治疗。

（王丽静）

第十九章　糖尿病常见合并症

第一节　糖尿病合并感染

糖尿病与感染两者关系密切,糖尿病对感染有易感性。据国内报道,糖尿病患者合并感染的患病率达32.7%～90.5%,其中,以呼吸道感染最多见。感染可诱发或加重糖尿病,可使隐性糖尿病症状明显。感染也常是糖尿病酮症酸中毒等急性并发症的主要和常见诱因。感染是糖尿病严重并发症之一,是引起糖尿病病死率明显上升的重要原因。

一、糖尿病合并感染的发病机制

1.高血糖　高血糖使血渗透压升高,抑制白细胞的吞噬能力,从而使机体对感染的抵抗力降低。此外,长期高血糖也有利于细菌生长繁殖,尤其是呼吸道、泌尿道、皮肤和女性患者外阴部,引起链球菌、大肠埃希菌、肺炎球菌和念珠菌等感染。高血糖程度与感染频度呈正相关。

2.血管和神经病变　糖尿病易发生血管病变,导致中、小血管功能和形态异常,血流缓慢,周围组织血流量下降,组织缺氧,不仅使局部组织对感染的抵抗力降低,而且有利于厌氧菌的生长。研究表明,微血管病变还使粒细胞趋化和黏附功能减低,使得粒细胞不能有效聚集于病原微生物周围,减弱对病原微生物的吞噬杀灭作用。另外,糖尿病患者红细胞膜及胞内多种代谢酶结构和功能的异常,最终导致红细胞黏附性增强、携氧能力减弱、变形性降低等改变,这些因素均可加重微循环障碍。

糖尿病引起的周围神经病变使患者肢端麻木,痛觉、温度觉减退,容易受到外伤,且不宜早期发现而导致感染。神经性膀胱、尿潴留,再加上尿糖增多,有利于细菌生长,因此泌尿系统感染容易发生。

3.机体防御功能减弱　葡萄糖酵解为白细胞提供能量,糖尿病患者的葡萄糖酵解率减少,白细胞功能受抑制。研究表明,控制不良的糖尿病伴糖尿病酮症酸中毒患者,中性粒细胞的趋化功能、黏附功能、吞噬功能及杀菌功能均降低,使机体对感染的抵抗力降低。当糖尿病得到控制或酸中毒纠正后,上述功能可明显改善。

控制不良的糖尿病患者由于体内蛋白质合成减少,分解加快,使免疫球蛋白、补体等生成能力减弱,淋巴细胞转化明显降低,T细胞、B细胞和抗体数量减少,从而使机体防御功能减弱。

4.其他因素　营养不良、低蛋白血症、脱水、酸中毒、血糖大幅度波动,可损伤患者的防御机制,有利于细菌的生长繁殖,使糖尿病患者易患感染。

5.感染对糖尿病的影响　某些病毒感染,如腮腺炎病毒、风疹病毒、柯萨奇病毒可直接破坏胰岛细胞,在T1DM中有确切病前感染史者占10%;感染促使升糖激素分泌,糖皮质激素、生长激素、甲状腺激素、儿茶酚胺、胰高糖素均增加,这些都是对抗胰岛素激素,致使感染可诱发或加重糖尿病。

二、糖尿病合并感染的防治

（一）呼吸系统感染

由于糖尿病患者免疫功能低下，易伴发各类呼吸系统感染，肺炎及上呼吸道感染为呼吸系统最常见的并发症，其发生率可高达 20%。常见致病菌有肺炎球菌、链球菌和金黄色葡萄球菌。近年来克雷伯菌族也较为常见。许多病例由革兰阴性菌所引起。在肺炎的感染中，大叶肺炎多见于青年；间质性肺炎和支气管肺炎多见于老年人和儿童。糖尿病合并肺炎的病死率可高达 39%。约有 20% 的患者表现为中毒性休克。

1.肺炎诊断　①新近出现的咳嗽、咳痰或原有呼吸道疾病症状加重，并出现脓性痰，伴或不伴胸痛；②发热；③肺实变体征和（或）湿啰音；④WBC$>10\times10^9$/L 或$<4\times10^9$/L，伴或不伴核左移；⑤胸部 X 线检查为片状、斑片状浸润性阴影或间质性改变，伴或不伴胸腔积液。

糖尿病患者符合以上 1～4 项中的任何一项加第 5 项，并除外肺水肿等，即可临床诊断为肺炎。

2.降低血糖　降血糖是治疗呼吸系统感染的首要措施，因为高血糖不但是各种并发症的主要原因，而且是机体免疫功能降低的重要因素。糖尿病患者肺部感染常采用胰岛素降低血糖，这样即可迅速有效地抑制血糖，也易于监测。由于糖尿病合并肺部感染患者处于应激状态，使胰岛素用量相应增加，降血糖时应进行动态血糖监测，使血糖保持在正常范围或略高于正常，以适应重要脏器的糖利用水平。

3.有效的抗感染治疗　在未获得细菌培养结果之前，根据糖尿病患者常易并发的感染菌群经验性选择抗菌药物，兼顾球菌和杆菌，如金黄色葡萄球菌、大肠埃希菌等，待细菌培养结果出来后，选择敏感抗菌药物。糖尿病患者感染的治疗常需要联合用药、足量足疗程，同时必须考虑到患者的肝、肾功能和抗生素对降糖药的代谢的影响等因素。在痰培养不易找到明确致病菌时，若患者情况允许可取下呼吸道分泌物寻找感染菌。

4.改善机体营养状况　糖尿病患者存在着糖、蛋白质、脂肪三大营养物质的代谢紊乱，尤其是蛋白质合成减少，加之感染期患者进食减少，机体分解代谢加强，更易发生低蛋白血症，低白蛋白血症是糖尿病易患和加重感染的危险因素之一。各种功能蛋白合成减少，多种必需元素缺乏，影响机体正常代谢，导致机体免疫功能降低，如维生素 C 缺乏直接影响粒细胞活性。进行营养支持时最好采用肠内营养，这样既可避免血糖的大幅波动而易于检测控制，也避免了肠外营养的各种并发症，同时必须考虑到患者的需要量及耐受性、营养物质的合理搭配等因素。

5.改善其他器官的功能状态　糖尿病患者各主要脏器功能都可能受到不同程度的损害，使得对感染造成的代谢压力代偿能力下降，易并发功能衰竭。如肾功能下降直接导致机体对水、电解质及酸碱平衡的调节功能降低，使糖尿病患者易合并酮症酸中毒、高渗性昏迷等。心功能不全使全身处于低灌注状态，影响组织器官的正常代谢。糖尿病多有慢性并发症，易发生序惯性脏器功能衰竭，以至多脏器功能衰竭，病死率增高。因此，注意保护重要脏器功能成为糖尿病肺部感染治疗过程中不可忽视的一环。

6.对患者进行相关知识的教育，防止呼吸系统感染的发生　研究显示，在流行性感冒流行季节，给糖尿病患者预防性注射流感疫苗，与未接种者相比肺炎患病率下降 79%。使患者了解糖尿病相关知识，增加对糖尿病的认识，科学规律用药，有效控制血糖，延缓或阻止各种并发症的发生。

（二）泌尿系统感染

糖尿病患者易并发泌尿系统感染。泌尿系统感染包括尿道炎、膀胱炎、前列腺炎和肾盂肾炎，并以膀胱炎和肾盂肾炎为最常见。据报道，糖尿病合并泌尿系感的发生率约为糖尿病患者的 16%～23%，其中女性约为男性的 8 倍，在泌尿系统感染患者中有 10%～20% 的患者有无症状菌尿。因此，对糖尿病患者特别是老年女性患者应经常做尿常规检查,一旦发现有白细胞尿者,应及时做尿细菌学检查,以便及时确诊,及早治疗。

泌尿系统感染通常都是经由上行通路感染,会阴和阴道的菌群进入膀胱,上行至肾。排尿是人体最主要的防御机制,而尿路梗阻、尿液滞流或反流的患者则无法清洗菌群,最终导致泌尿系统感染。泌尿系统感染发病机制的关键是尿路致病菌黏附于膀胱黏膜,黏附因子(如鞭毛)是重要的致病因素。

1.主要原因及相关的危险因素

(1)造成女性糖尿病患者泌尿系统感染升高的一般因素:①女性尿道短,易发生上行感染;②性交;③妊娠;④既往有泌尿系统感染病史;⑤尿路梗阻;⑥尿液滞留及尿液反流。

(2)男性前列腺肥大。

(3)与糖尿病相关的因素:神经病变、蛋白尿、长期糖尿病、糖尿、泌尿道细胞因子分泌量降低、大肠埃希菌对尿道上皮细胞黏附力增加。

(4)遗传因素:分泌腺状态、血型、母亲有泌尿系统感染病史。

(5)其他因素:也被认为会增加糖尿病患者患泌尿系统感染的危险性,如年龄、代谢调控、糖尿病持续时间。

2.临床表现 无症状菌尿的定义是连续 2 次排尿的培养物中相同的致病菌达到 10s/ml。许多研究证实,无症状菌尿是有症状菌尿的先兆。有症状下尿路感染的典型症状为尿痛、尿频、尿急、血尿和腹部不适。然而尿道炎和阴道炎的女性糖尿病患者也会出现同样的症状,因此,必须同时检测尿液中的白细胞和细菌数。主要致病菌为革兰阴性菌,大肠埃希菌是尿路感染的主要致病菌(糖尿病患者中有 47%,非糖尿病患者中有 68%),其他致糖尿病患者尿路感染的致病菌包括克雷伯菌属、肠杆菌属、变形菌属、B 组链球菌和粪肠球菌等。一些学者发现,糖尿病患者易感染具有耐药性的尿路致病菌。

急性肾盂肾炎的临床表现主要有发热和寒战、侧腹疼痛、肋椎角触痛以及其他症状,如恶心和呕吐。还有例外的情况,如肾脓肿、肾乳头状坏死和气肿性肾盂肾炎。应做详细检查,包括尿培养及抗生素药敏试验、血培养等。根据检查结果,制订合理的治疗方案。患者在经过 72h 抗生素治疗后如果仍无效果,则可能怀疑是肾脓肿,应进一步做肾超声波检查和 CT 扫描。

3.抗生素治疗 对女性糖尿病患者无症状菌尿进行针对性加强治疗,要根据它本身是否能导致严重的并发症。一些对无症状菌尿的治疗应采用限制性策略。抗生素治疗的疗效还未确定,但它可能导致不良反应和耐药性的产生,医师必须清楚潜在的病理学改变和严重的并发症。

对于单纯的急性细菌性膀胱炎,可首选廉价的 STS 疗法,即磺胺甲口恶唑(SMZ)、甲氧苄啶(TMP)和碳酸氢钠(SB)联合治疗。肾功能正常的成年人非妊娠女性也可首选喹诺酮类药物。

对所有可能患肾盂肾炎的糖尿病患者,如果病情严重,伴有高热、白细胞增多和全身中毒症状者,开始治疗前应做尿液和血液培养。对非并发性肾盂肾炎的治疗,糖尿病和非糖尿病患者没有差别。对于中度急性肾盂肾炎的糖尿病患者通常需住院治疗,注射氟喹诺酮可作为初始治疗,也可选用头孢类和磺胺类药物联合治疗。必要时可加用 β 内酰胺酶抑制药如克拉维酸或舒巴坦。应根据细菌药敏选用相应的抗生素,最好是静脉给药。在体温降至正常、一般情况好转后 3d,可改为口服。目前,治疗单纯性肾盂肾炎(包括糖尿病和非糖尿病患者)的标准疗程是 14d。

专门用于糖尿病尿路感染的治疗试验很少。因为频发的上尿路感染和可能的严重并发症,许多专家建议采用口服抗生素 7～14d 治疗糖尿病患者的细菌性膀胱炎,而不是采用针对膀胱炎的 3d 治疗方案。大多数学者倾向于使用在尿液和泌尿系统均能达到高浓度的抗生素,例如氟喹诺酮、复方磺胺甲嘧唑和阿莫西林/克拉维酸。最近证实大肠埃希菌能入侵膀胱细胞,更说明使用高浓度抗生素的必要性。一般尽可能地避免使用肾毒性抗生素。目前还不知道疗程和抗生素的最佳选择。

4.非抗生素治疗和预防策略　尿道致病菌的耐药性是全世界范围内共同面临的难题,因此,人们寻求非抗生素治疗方法以治疗和预防尿路感染。一般的建议包括注意清洁卫生,摄入足够量的液体,排尿时尽量排空膀胱,减少和限制杀精子剂及导尿管的使用。此外,人们正研究疫苗对妇女尿路感染的疗效。这些疫苗来源于 10 种不同的热灭活的尿路病原体。如果被证明有效,这些疫苗将成为受欢迎的医疗药品。

5.几种特殊感染

(1)坏死性肾乳头炎:是一种少见而严重的肾盂肾炎并发症,病死率高。多数患者有中毒症状、败血症及进行性氮质血症,肉眼血尿和肾绞痛。当糖尿病患者合并急性肾盂肾炎时,应避免导尿、膀胱镜检和肾盂造影等检查,以免诱发本症。若有梗阻因素应予以纠正,并采用联合用药,选择强力有效抗生素,足够剂量、足够疗程地治疗。

(2)气肿性肾盂肾炎:是肾实质积气性感染,90％与糖尿病并存,多见于老年妇女,可导致肾实质全部破坏,左肾多于右肾,亦可双侧受累。病死率高达 33％,致病菌 1/2～3/4 为大肠埃希菌。临床症状有恶心、呕吐、腹痛、肾区痛、发热、有时腰部或腹部可扪及肿块。BUN 及 Cr 升高,尿有脓球,X 线尿路检查气体出现率 85％。B 超检查不特异,因易与肠道气体混淆,CT 更正确。治疗需选用第 3 代头孢类抗生素,结合外科切开引流甚至肾切除。对气肿性肾盂肾炎的传统疗法是切除感染的肾,与单纯的抗感染疗法相比,手术可以将病死率由 80％降至 20％。尽管有报道认为非手术疗法(抗感染结合经皮引流)成功的病例不断增加,但就这一治疗策略能否取代标准的肾切除法,目前仍未取得一致意见。

(3)真菌性尿路感染:真菌性尿路感染多见于女性、年龄大、病程长、并发症多、血糖控制差者,神经源性膀胱患者在治疗过程中多应用广谱抗生素及导尿,导致菌群失调而出现尿路感染。致病菌以白色念珠菌多见,其次为隐球菌、光滑念珠菌、毛霉菌等。部分真菌性尿路感染无症状,但大多数患者有排尿困难、膀胱区疼痛和尿路刺激症状,严重者出现寒战、高热、腰痛、脓尿,病情控制不佳可出现肾乳头坏死、真菌性败血症等严重并发症,危及患者的生命。治疗可选用氟康唑、两性霉素 B 及伊曲康唑等。疗程一般为2 周。

(三)皮肤黏膜及软组织感染

糖尿病患者由于周围血管神经病变及机体抵抗力下降,因此易发生多种皮肤黏膜及软组织感染,其致病菌主要为金黄色葡萄球菌和铜绿假单胞菌,厌氧菌感染也日渐增多,亦可为真菌感染。

1.皮肤细菌性感染　约 20％的糖尿病患者发生皮肤化脓性感染。临床表现为毛囊炎、汗腺炎、疖、痈等,糖尿病疖肿表现为以毛囊为中心的硬结节,表面具有红、肿、热、痛特点,中心形成脓栓,多个疖肿融合则形成糖尿病痈。好发部位为面部、项部及后背,易反复发作,糖尿病疖肿多数只有局部症状而无全身症状,而糖尿病痈症状较重,多数有寒战、发热、头痛、乏力等,甚至引起败血症而导致死亡。严重的皮肤化脓性感染可加重糖尿病,甚至诱发糖尿病酮症酸中毒和高渗昏迷。糖尿病患者应积极控制血糖,注意个人卫生,早期发现和治疗病损,可有效预防皮肤化脓性感染。一旦发生皮肤化脓性感染,要早期治疗,应给予有效抗生素及外科清创、切开引流治疗。由于金黄色葡萄球菌为主要致病菌,故治疗多选用抗青霉素酶的半合成青霉素,如苯唑西林或邻氯西林,也可根据细菌药敏选用相应的抗生素。

2.真菌感染　糖尿病容易并发真菌感染,最常见的是皮肤真菌感染(如足癣、甲癣),在女性真菌性阴道炎、巴氏腺炎也较常见,有的糖尿病患者甚至以此为首发症状就医。另外,还可合并口腔真菌感染等。糖尿病酮症酸中毒患者还可见鼻-脑毛霉菌病,该病极罕见,病死率高。糖尿病患者由于代谢紊乱,使机体的免疫功能低下,加之在治疗糖尿病并发症时广谱抗生素的不合理应用,进一步增加了真菌感染的机会,使糖尿病合并真菌的概率明显高于非糖尿病患者;并且合并真菌感染多见于血糖控制不佳、危重症和年龄偏大的患者,故使机体代谢紊乱进一步加重。糖尿病并发真菌感染的临床特征和非糖尿病合并真菌感染的表现大体相似,但感染多较难控制,病情控制后复发率高,病程与糖尿病血糖控制情况密切相关。

(1)真菌性阴道炎:真菌性阴道炎是一种常见的阴道炎,主要由白色念珠菌感染引起,为条件致病菌,10%的非孕妇女和30%的孕妇阴道有此菌寄生,糖尿病时阴道内糖原增多,酸度增高,白色念珠菌增殖加速,引起炎症,尤其在应用广谱抗生素时,抑制敏感菌后改变了阴道内微生物之间的相互制约关系,可进一步使念珠菌增殖加速。真菌性阴道炎的主要表现为外阴瘙痒、灼痛,多自小阴唇开始扩展至整个外阴部,重者奇痒难忍,不能入睡,外阴瘙痒在月经前1周加重,经期及经后缓解。此外,还可有尿频、尿痛及性交痛,急性期白带增多,典型的白带呈白色稠厚豆渣样,检查见小阴唇及阴道上附着白色膜状物,膜状物下可见受损的糜烂面和浅溃疡。分泌物中找到白色念珠菌或其他真菌即可确诊。

(2)皮肤癣菌病:糖尿病患者易发生皮肤和甲板的皮肤癣菌感染。依感染部位可分为足癣、手癣、股癣和甲癣等。最常见的皮肤癣菌病为足癣,系致病真菌感染足部所引起,本病主要病原菌是红色毛癣菌、絮状表皮癣菌、石膏样毛癣菌和玫瑰色毛癣菌。大多数为中青年发病,本病好发于趾间,尤其是第3与4趾缝。根据皮损表现可分为水疱型、趾间糜烂型、鳞屑角化型,但3型的皮损往往同时互见,自觉剧痒,以水疱型和趾间糜烂型尤甚。足癣发病与季节有关,有冬轻夏重的特点。有报道80%～90%的糖尿病患者合并足癣,有时患者自觉症状不明显。足癣患者在夏天容易继发细菌感染,发生变态反应而引起癣菌疹,尤其是糖尿病患者可伴发热等全身症状,严重者可引起真菌性败血症。甲癣表现为甲颜色和形态异常,甲变灰白色或棕黑色,甲板增厚显著,表面高低不平,甲质变脆,严重者甲板可与甲床分离。另外,股癣和手癣也较常见。

(3)鹅口疮与念珠菌性口角炎:口腔黏膜念珠菌感染俗称鹅口疮,表现为舌,软腭、颊等部位的黏膜上附有灰白色假膜,边缘清楚,周围有红晕。去除白膜后,留下鲜红色的糜烂面。自觉疼痛,进食困难。念珠菌性口角炎分为单侧或双侧,口角发白、糜烂,甚至角化过度,常因疼痛影响张口。

3.坏死性蜂窝织炎　常由多种病原菌引起,如需氧菌和厌氧菌合并感染,有时伴有产气菌。常见的有溶血性链球菌、金黄色葡萄球菌、梭状芽孢杆菌等。好发于下肢、会阴、阴囊。发病猛,发展快,迅速累及筋膜和肌内层间,炎症不易局限化,没有包壁,向四周发展扩散,与正常组织没有明显界限。常由轻微创伤引起,也可由疖、痈发展而来。表现为发热、寒战、食欲减退、血白细胞增多等。伴有菌血症和皮下气肿者,病情严重,病死率高。治疗上应在严格控制糖尿病的同时,先行非手术治疗,抗生素需有效、足量、联合使用。厌氧菌感染可配合高压氧治疗,必要时做外科处理。

4.坏死性筋膜炎　感染累及皮下组织和筋膜,开始类似蜂窝织炎,是一种发展迅速的进行性病变。常由溶血性链球菌、厌氧菌和大肠埃希菌引起,多在外伤后发生。老年患者特别严重,常发生坏疽,皮下渗出暗褐色浑浊液体,可伴有菌血症、休克。治疗除一般处理外,积极抗感染、抗休克,同时,应给予外科切开引流,切除坏死组织。

5.坏疽　坏疽是糖尿病患者易患的严重并发症。由于血管病变,组织缺血、缺氧及高血糖,使皮肤和肢体自身防御功能下降,为病菌生长提供了有利条件。常为皮肤化脓性感染发展而来,病变迅速扩展,且容易由干性坏疽变为湿性坏疽,可导致败血症,病死率超过16%。为挽救患者的生命常需施行截肢术。对发生坏疽的患者,应做全面检查,包括心、脑、肾及眼底血管病变,尤其是周围血管情况。治疗上积极抗感染,同时应给予外科切开引流,清除坏死组织。表浅坏疽经治疗可愈合,甚至足趾局部坏疽或部分组织的缺血坏疽,在病灶清除后仍可望愈合。深部坏疽,特别是湿性坏疽,最终往往需要截肢(趾)。

(四)败血症

败血症是病原菌由局部感染病灶侵入血液循环导致严重的全身化脓性感染。糖尿病患者多由革兰阴性菌引起,如大肠埃希菌、产气杆菌、铜绿假单胞菌和变形杆菌等。球菌属亦可引起败血症,如链球菌、金黄色葡萄球菌等。患者常以突然高热、寒战、全身情况不良开始,机体迅速出现严重的功能紊乱,糖尿病患者的病情表现更为严重。根据感染微生物的特点和机体对感染的反应程度,败血症可能伴有高血糖、低胰岛素血症;也可伴有低血糖和高胰岛素血症。常出现休克、酸中毒等。糖尿病合并感染性败血症,常累及全身组织和脏器,病情多变而复杂。治疗应根据具体情况,制订合理、有效的治疗方案,保护好多器官的功能,对休克、酸中毒及心、肾功能不全者均应采取相应的措施。抗生素的使用应根据病原学及药敏实验结果,并结合患者的实际情况,选择强力、有效、联合用药,剂量和疗程要足够。但是,最好不要同时使用多种抗生素,避免扰乱体内生理菌群,进一步降低机体防卫能力而继发二重感染。

(五)口腔感染

糖尿病患者抵抗力下降,很容易发生口腔感染,同时口腔感染又可使糖尿病病情加重。感染的表现是多种多样的,即使糖尿病获得控制,口腔也可有不同程度的改变。

1.糖尿病患者由于唾液中糖分增加,有利于细菌生长,钙质增加易形成牙石。唾液减少、口腔干燥、龋齿发病率显著增加,龋坏速度加快。

2.牙根炎、牙周炎:控制不良的糖尿病患者,牙齿周围易沉积大量牙石,牙龈充血、水肿、糜烂、出血和疼痛。牙周袋形成,常伴有脓性分泌物,可发展成牙周脓肿。继之牙槽骨吸收,牙齿松动、脱落。

3.口腔干燥症与血管病变有关,是糖尿病口腔常见症状。糖尿病患者口腔黏膜缺少唾液而干燥,失去透明度而发生燥裂,出现口腔黏膜有触痛和烧灼感,味觉障碍;由于机体防卫功能的降低,细菌或真菌易于繁殖、生长。真菌感染而引起感染性口炎,亦称口腔白色念珠菌病;球菌性口炎(亦称坏死性口炎)并可能发生组织坏死,甚至坏疽。

4.糖尿病在口腔感染中还可能发生牙髓炎、根周炎、颌周脓肿、口腔颌面部间隙感染和颌骨骨髓炎等严重的感染性并发症。

糖尿病合并口腔感染在治疗上有其特殊的原则与要求:①糖尿病获得控制后,再开始口腔的治疗,门诊小手术及拔牙时,空腹血糖应控制在 7mmol/L 以下,餐后 2h 血糖应在 10mmol/L 以下;②治疗的时间以上午为宜,最好在餐后 2~3h,一次不做多项治疗;③给予必要的镇静药,但禁用皮质激素;④根据病情的轻重缓急做相应的口腔处理。

(六)其他严重感染

1.恶性外耳道炎　恶性外耳道炎 90% 发生在糖尿病患者,见于中老年患者,多为铜绿假单胞菌感染,少数为曲霉菌、肠球菌、克雷伯菌,金黄色葡萄球菌。开始多表现为耳痛、流脓,如治疗不及时,外耳进行性坏死性感染,外耳红、肿、疼痛呈化脓性,进而侵及乳突骨质、脑膜、血管甚至脑实质,可发生颅内静脉栓塞。病史中常有耳道清洗、戴助听器或游泳史。治疗包括局部清创、静脉滴注羧苄西林或哌拉西林或第三代头孢菌素+氨基糖苷类药物(庆大霉素或丁胺卡那)。

2.鼻脑毛霉菌病　是由毛霉菌族的真菌引起的鼻及鼻旁窦的严重感染。临床少见,常伴随糖尿病酮症酸中毒,表现为眼及面部疼痛,伴头痛、视物不清和全身发热,鼻内有血腥味等。查体可见眼周和鼻部的红、肿等炎症表现,甚至有急性蜂窝织炎征象,上颌窦部压痛。可发生鼻黏膜溃疡、坏死。有结膜水肿、突眼、眼外肌麻痹,因视网膜动脉血栓形成可失明,当累及中枢神经系统出现意识障碍、昏迷,若颅内动脉累及可偏瘫,也可形成脑脓肿,海绵窦栓塞。X线检查表现为鼻窦内层结节样增厚和骨壁点状破坏。本病发展快,可迅速形成脓肿,常导致血栓,若引起颅内栓塞,其病死率 15%~60%。因此,早期确诊和合理有效的治疗是极为重要的。检查可做鼻黏膜刮除物涂片、培养和活检,检出不规则多形无间隔的分支菌丝,则可确诊。CT可见骨破坏、骨髓炎、邻近软组织异常。手术治疗是重要的手段,辅以抗真菌治疗和纠正其他并发症。抗真菌药物可选择两性霉素 B,0.6～0.7mg/(kg•d)或伊曲康唑 200～400mg,1～2/d,静脉滴注,历时 2～3 个月。

3.胆囊炎　糖尿病患者的胆囊大于正常人,即使脂肪餐后胆囊的收缩力也减弱,特别是伴有自主神经病变者更为明显。因胆汁排出不畅,其结石的发病率增加,而发生急性胆囊炎和化脓性胆囊炎的机会也更大,后果也更加严重。尤其气肿性胆囊炎,是由梭状芽孢菌引起,病死率为单纯性胆囊炎的 2 倍。本病的诊断比较容易,除全身情况外,B 超检查可提示胆囊大小或结石的存在。气肿性胆囊炎在 X 线检查中可发现胆囊壁和胆囊周边存在气体,极易发生坏死、穿孔,外科手术是有效治疗手段,在确诊后的 48h 内行手术治疗。并加用足量、广谱抗生素治疗。应采用三联抗生素治疗(氨苄西林素＋克林霉素＋氨基糖苷类药物),也可选用第 2 代或 3 代头孢菌素,或替卡西林,或亚胺培南/西拉司丁。有时需急诊手术。

(齐　昊)

第二节　糖尿病合并高血压

一、概述

糖尿病与高血压被世界卫生组织(WHO)列为终生难治性疾病,二者常以合并症的形式存在,且多发于中老年人。糖尿病合并高血压是指静息状态下肱动脉收缩压和(或)舒张压增高(≥140/90mmHg),常伴有糖代谢和脂肪紊乱以及心、脑、肾和视网膜等器官功能性和器质性改变,以器官重塑为特征的全身性疾病。

据调查研究,发达国家的糖尿病患者约有 30％～50％合并高血压,我国糖尿病患者合并高血压的患病率为 55.4％。由于高血压对血管病变的影响,加重了心血管病变的危险性,故与糖尿病被称为心血管事件的双重危险因素;高血压还加速了糖尿病肾病的发生和发展,使肾小球滤过率进行性下降,两者之间形成恶性循环;高血压还损伤眼底的小血管,是糖尿病视网膜病变的一个独立危险因素。所以,高血压是引起糖尿病患者心、脑、肾和视网膜等器官并发症的重要因素,其心血管病的相对死亡率与一般人群相比增加 2.5～7.2 倍,也是糖尿病患者致残、致死的主要原因。英国前瞻性糖尿病研究(UKPDS)发现,对于糖尿病伴高血压患者严格控制血压可使任何糖尿病相关终点事件的发生率下降 24％,心肌梗死率下降 44％,微血管病变率下降 37％。因此,积极干预和治疗糖尿病合并高血压,对预防糖尿病微血管并发症、心血管事件的发生和提高生存质量、延长患者寿命,具有十分重要的意义。

高血压属于中医"眩晕""头痛"等病证的范畴。眩晕是指自觉头晕眼花,视物旋转动摇的症状。有经常性与发作性的不同,病位主要在脑髓清窍。

二、病因病机

【西医发病机制】

西医学认为糖尿病患者高血压的可能发病机制有:

1.遗传　高血压父母所生子女患糖尿病的风险明显增加。

2.发育　低出生体重是糖尿病与高血压的共同危险因素。

3.高血糖 高血糖促进糖在近曲小管重吸收同时伴钠重吸收,通常使总体钠增加10%,细胞外液扩张。另外,高血糖还促进蛋白质非酶糖化,终末产物与巨噬细胞上的特异受体结合引起肿瘤坏死因子和白细胞介素Ⅰ的合成与分泌,后者可致血管平滑肌细胞增殖,使管腔狭窄、收缩性增强而产生高血压。

4.胰岛素抵抗及高胰岛素血症

(1)空腹或糖负荷后血浆胰岛素水平与血压,特别是与收缩压水平呈正相关。胰岛素对血压的影响在轻度糖耐量异常的年轻人中就已出现。高胰岛素血症主要通过促进肾小管重吸收钠与增强交感神经活性,刺激小动脉平滑肌增生,调节钙离子转运,使细胞内钙离子浓度升高等途径使血压升高。

(2)胰岛素抵抗是2型糖尿病的主要病理生理特征,同时又可诱发血压升高,而胰岛素抵抗可引起高胰岛素血症,故目前多认为高胰岛素血症可引起肾脏对钠的重吸收增加,引起水钠潴留;降低血管平滑肌细胞膜上 Na^+-K^+-ATP酶对胰岛素的敏感性,致血管平滑肌细胞内钠潴留,兴奋性升高,对升压物质敏感性增强;降低血管平滑肌细胞膜上 Ca^{2+}-Mg^{2+}-ATP酶活性,致细胞内 Ca^{2+} 潴留,收缩性升高,对升压物质敏感性增强;增加交感神经活性,儿茶酚胺释放增多;通过胰岛素样生长因子-1(IGF-1)刺激血管平滑肌细胞增殖、管壁增厚、阻力增加等,但胰岛素瘤患者的血压并不升高,因此,胰岛素抵抗引起血压升高可能还有其他机制。

(3)胰岛素抵抗诱发的血管内皮功能紊乱逐渐引起人们的关注。血管内皮对血管运动功能有重要的调节作用,内皮细胞主要产生两组作用相反的血管运动调控因子,即舒血管因子,如一氧化氮(NO)、前列环素(PGI₂)、内皮源性超极化因子(EDHF);缩血管因子,如血管紧张素Ⅱ、内皮素-1。胰岛素抵抗时,NO、EDHF的生成明显受损,使内皮的血管运动调控功能失衡,促使血管收缩、血压升高。

5.肥胖 肥胖和葡萄糖耐量与高血压呈强相关性,这种相关性非常复杂。中心型脂肪分布增加胰岛素抵抗和相关代谢综合征的发生率,还增加心血管风险。

6.内皮功能异常 糖尿病患者内皮功能受损与许多机制有关,包括NO合成酶减少。糖尿病患者内皮功能异常对血压调节和血管血流动力学具有重要影响。在正常情况下,NO可拮抗血管收缩,因此在基础血管扩张张力降低时即可增加血管对血管收缩药的敏感性。另外,NO在调节动脉僵硬度和脉搏波特征性反折方面也发挥着重要作用。

7.钙 高血压患者钙摄取量与血压呈负相关;另外,血钙可增加尿钠的排泄,对抗高钠所致的尿钾排泄,因此高钙摄入能抵抗高钠的危害,有利于控制血压。糖尿病因为需要控制饮食,导致渗透性利尿使钙随尿液丢失增多,使得该病患者普遍存在钙的摄入、吸收、动用不足及丢失过多的现象。钙在胰岛素的分泌过程中发挥重要作用,当血钙水平降低就会导致胰岛素的分泌不足。另外,钙作为葡萄糖耐量因子的活性成分,在糖、脂及核酸代谢中具有重要功能。

8.血浆醛固酮水平升高与代谢综合征有独立的关联关系 而醛固酮升高可能是胰岛素抵抗和顽固性高血压的又一重要机制。

【中医病因病机】

(一)病因

糖尿病合并高血压,其发生与体质因素、饮食不节、情志失宜、高年劳倦、外感邪毒、药石所伤等密切相关,发病与肝、肾、脾、胃等脏腑功能失调有关。素体肝旺,阴虚阳亢的糖尿病患者,容易合并高血压。

1.饮食 饮食失宜,过嗜醇酒厚味,胃肠结热,或内生湿热痰火,可以伤阴耗气。

2.情志 情志抑郁,五志化火,可以内生郁热,导致肝火伤阴,或引发肝阳上亢。

3.年龄 高年肾阴不足,或劳倦耗气伤阴,水不涵木,可导致阴虚阳亢,高年久病,阴阳俱虚,更可导致虚阳浮越。

4.其他因素　外感风热或温热、湿热邪毒,或药石燥烈伤阴,有时也可成为糖尿病合并高血压的致病因素。

（二）病机

糖尿病合并高血压发病与脾、胃、肝、心、肾等脏腑功能失调有关。病之本为气机阴阳失调,病之标为内生之风阳、痰浊、痰火、瘀血。

1.肝阳上亢　肝为将军之官,调畅气机;肝为风木之脏,体阴用阳,其性刚,主升主动。长期过度的精神刺激,可致肝失疏泄,肝气郁结,郁而化热,热伤阴液,阴血亏虚,阴不制阳,虚阳上浮,肝阳上亢,致上实下虚之肝阳上亢证。

2.肝火上炎　素体肝阳偏盛;"肝肾同源",消渴病日久燥热损伤阴津以致肝肾阴精不足;或复因情志刺激,精神过度紧张,肝气郁结,郁而化火,火热循肝胆之经上行头目而发为肝火上炎之实证。肝火上炎重症可表现为风阳暴张等。

3.痰蒙清窍　肝气条达,气的运行通利则气行、血行、水行,这也是保证脾胃运化输布功能正常以及调节情志正常的基础。肝失疏泄,肝木克脾土致脾失健运;或饮食不节、过食肥甘厚味,损伤脾胃,或过度劳倦,均可使或因使脾胃失其运化功能,水谷精微不得化生而变生痰饮,郁而化热,痰热上蒙清窍,引起痰火上扰等证。

4.阴阳两虚,虚阳浮越　阴阳互根,阳生阴长,糖尿病日久,阴损及阳,最终导致阴阳俱虚。气滞血瘀、痰浊中阻、清阳不升、浊阴不降等均可最终导致阴阳气血逆乱,可表现为阴虚、气阴两虚,甚至可见阴阳俱虚,虚阳浮越。

5.肝肾阴虚　"肝肾同源",若糖尿病日久,燥热损伤阴津以致肝肾阴精不足,或复因情志刺激,精神过度紧张,而致肝失条达,肝气郁结,郁而化火,暗灼肝肾阴精而致肝肾阴虚。

6.瘀阻清窍　肝主疏泄的功能太过与不及均可导致脾气虚或脾阴虚,从而形成气虚血瘀、血阻气滞,糖尿病伴高血压日久,多脏腑功能失调,影响气血的正常运行,或因日久燥热,营血受灼,伤阴耗气而致气虚血瘀,或因痰浊内阻,阻碍血液运行而致血行不畅,血脉瘀滞于清窍而发为瘀阻清窍之证。

三、诊断及鉴别诊断

【诊断】

糖尿病合并高血压诊断标准

1.糖尿病诊断同前。

2.高血压的诊断标准

据最新 2011 年中国高血压的诊断:在未用抗高血压药情况下,非同日 3 次测量血压,收缩压＞140mmHg 和(或)舒张压＞90mmHg。收缩压＞140mmHg 和舒张压＜90mmHg 为单纯性收缩期高血压。患者既往有高血压史,目前正在使用降压药物,血压虽低于 140/90mmHg,也诊断为高血压。

（1）按血压水平分类又进一步将高血压分为 1 级、2 级、3 级,见表 19-1。

表 19-1　血压水平分类和定义

类别	收缩压（mmHg）	舒张压（mmHg）
正常血压	＜120	（和）＜80
正常高值	120～139	［和(或)］80～89

续表

类别	收缩压(mmHg)	舒张压(mmHg)
高血压	≥140	[和(或)]≥90
1级高血压(轻度)	140～159	[和(或)]90～99
2级高血压(中度)	160～179	[和(或)]100～109
3级高血压(重度)	≥180	[和(或)]≥110
单纯收缩期高血压	≥140	(和)<90

注:当收缩压和舒张压分属于不同的级别时,以较高的分级为准。

(2)按心血管风险分层:脑卒中、心肌梗死等严重心脑血管事件是否发生、何时发生难以预测,但发生心脑血管事件的风险水平不仅可以评估,也应该评估。高血压及血压水平是影响心血管事件发生和预后的独立危险因素,但是并非唯一决定因素。大部分高血压患者还有血压升高以外的心血管危险因素。因此,高血压患者的诊断和治疗不能只根据血压水平,必须对患者进行心血管风险的评估并分层。高血压患者的心血管风险分层,对于确定启动降压治疗的时机、采用优化的降压治疗方案、确立合适的血压控制目标以及实施危险因素的综合管理均有益处。

根据以往我国高血压防治指南实施情况和有关研究进展,对影响风险分层的内容作了部分修改。将糖耐量受损和(或)空腹血糖异常列为影响分层的心血管危险因素;将判定腹型肥胖的腰围标准改为男性≥90cm,女性≥85cm;将估算的肾小球滤过率降低(eGFR)<60ml/min/1.73m^2、颈-股动脉脉搏波速度≥12m/s和踝/臂血压指数<0.9列为影响分层的靶器官损害指标。

【鉴别诊断】

(一)肾实质疾病所致高血压

包括慢性肾小球肾炎、慢性肾盂肾炎、肾盂积水、多囊肾等。慢性肾脏病早期均有明显的肾脏病变的临床表现,在病程的中后期出现高血压。肾穿刺病理检查有助于诊断慢性肾小球肾炎;多次尿细菌培养和静脉肾盂造影对诊断慢性肾盂肾炎有价值。

(二)肾血管性高血压

肾动脉狭窄是继发性高血压的常见原因之一,病因包括肾动脉纤维肌性结构不良,肾动脉粥样硬化,肾动脉栓塞,多发性大动脉炎等。高血压特点为病程短,为进展性或难治性高血压,舒张压升高明显(常>110mmHg),腹部或肋脊角连续性或收缩期杂音,血浆肾素活性增高,两侧肾脏大小不等(长径相差>1.5cm)。可行超声检查,静脉肾盂造影,血浆肾素活性测定,放射性核素肾显像,肾动脉造影等以明确。

(三)肾外伤性疾病

肾周围血肿、肾动脉血栓和肾动脉夹层血肿等引起的高血压:有明确的外伤史,通过肾脏B超、CT可明确诊断。

(四)嗜铬细胞瘤

高血压呈阵发性或持续性。典型病例常表现为血压的不稳定和阵发性发作。发作时除血压骤然升高外,还有头痛、心悸、恶心、多汗、四肢冰冷和麻木感、视力减退、上腹或胸骨后疼痛等。典型的发作可由于情绪改变如兴奋、恐惧、发怒而诱发。血和尿儿茶酚胺及其代谢产物的测定、胰高糖素激发试验、酚妥拉明试验、可乐定试验等药物试验有助于做出诊断。

(五)原发性醛固酮增多症

典型的症状和体征:①轻至中度高血压;②多尿尤其夜尿增多、口渴、尿比重偏低;③发作性肌无力或瘫痪、肌痛、搐搦或手足麻木感等。凡高血压者合并上述 3 项临床表现,并有低钾血症、高血钠而无其他原因可解释的,应考虑本病之可能。实验室检查可见血和尿醛固酮升高,PRA 降低。

(六)皮质醇增多症

垂体瘤、肾上腺皮质增生或肿瘤所致,表现为满月脸、多毛、皮肤细薄,血糖增高,24 小时尿游离皮质醇和 17 羟或 17 酮类固醇增高,肾上腺超声可以有占位性病变。

(七)急进性高血压

急进性高血压可由缓进型突然转变而来,也可突然起病,30～40 岁中青年最为多见,血压明显升高,舒张压多在 130mmHg 以上,有乏力、口渴、多尿等症状,视力迅速减退,眼底有视网膜出血及渗出,常有双侧视盘水肿,迅速出现蛋白尿、血尿及肾功能不全,也可发生心力衰竭、高血压脑病和高血压危象。

(八)不伴糖尿病肾病的原发性高血压

原发性高血压的发病与胰岛素抵抗相关的可能性较大;收缩期高血压多见于老年人,一般认为由血管的顺应性下降所致。

(九)由糖尿病肾病所致的高血压

一般认为在糖尿病初期,患者从有微量白蛋白尿时就有血压升高的倾向,一旦进展至临床糖尿病肾病和肾功能不全阶段时,则 2/3～3/4 的患者合并高血压;另外,糖尿病常合并肾动脉硬化和慢性肾盂肾炎等,亦可能使血压升高。

(十)伴有站立性低血压的高血压

卧位高血压,立位时直立性低血压(或血压正常),多认为由糖尿病自主神经功能障碍所致。

(十一)其他原因引起的高血压

①心血管性疾病:主要有动静脉瘘,主动脉瓣关闭不全和主动脉缩窄等;②神经系统疾病:由于颅内肿瘤、炎症、脑血管疾病或脑外伤等原因引起的颅内压增高,均可发生高血压,间脑综合征由于间脑的血管舒缩中枢功能障碍,可引起血压升高;③其他原因:妊娠毒血症,血卟啉病,真性红细胞增多症,绝经期综合征和药物(如糖皮质激素和避孕药等)的不良反应。

四、糖尿病合并高血压的西医治疗

近年来的流行病学调查表明,糖尿病的患病人数迅速增加。糖尿病的病死率较高,其中约 80% 死于心脑血管疾病。与糖尿病相关的多数不良事件均与血管病变有关,包括大血管病变(冠心病、脑血管疾病、外周血管疾病)和微血管病变(视网膜病变、肾病、神经病变)。而高血压可以加重糖尿病各种并发症的进展,两者相互作用,形成恶性循环。高血压是最常见的心血管疾病,也是糖尿病极为常见的共患疾病,据世界卫生组织数据显示:约半数的糖尿病患者合并高血压(20%～60%),而合并高血压的糖尿病患者其血管合并症 2～4 倍于单纯糖尿病患者,包括冠状动脉疾病、脑血管意外等;终末期肾病的发病危险更 7 倍于单纯糖尿病患者。因此,糖尿病合并高血压的治疗刻不容缓。

糖尿病合并高血压治疗的首要目标是有效地把血压控制到理想范围,保护靶器官,减少并发症的发生。大量研究显示,有效的降压治疗可以延缓糖尿病血管并发症的发生,减少心血管事件的发生,尤其在减少糖尿病大血管并发症方面,有效的降压治疗甚至比控制血糖更为重要。

【糖尿病合并高血压的降压治疗】

(一)糖尿病合并高血压的非药物治疗

非药物治疗是指对行为和生活方式的优化,应当成为糖尿病合并高血压治疗的基础和早期血压升高的干预措施。在血压处于 130～139/80～89mmHg 水平时,主张进行非药物干预,至多 3 个月。加强对糖尿病合并高血压患者的健康教育尤为重要。通过患者住院期间的健康教育,包括饮食指导、运动指导、药物指导、心理指导,有效地指导患者的行为改变,而正确的行为改变可以有效地改善患者的血糖、血压并控制体重,从而减少糖尿病慢性并发症和降低患者的医疗费用,提高生活质量。

1.体育锻炼:国外学者推荐和主张糖尿病合并高血压患者进行适当强度的体育锻炼,可以有效地调节血压,如每天快步锻炼 30～45 分钟(最大量),即显示降血压效应,规律运动不仅可以降低糖尿病合并高血压患者的血压与血糖,还可以有效降低血小板表面糖蛋白受体的表达,降低血小板聚集率,改善该类患者血栓前状态。

2.戒烟和节制饮酒也有助于降血压效应。

3.加强患者营养咨询工作,指导患者合理营养、平衡膳食。应该节制饮酒,男性每天乙醇摄入应为20～30g,女性为 10～20g。限制钠盐,每日氯化钠≤6g。优化饮食结构,多吃水果和蔬菜,减少脂肪摄入。

如上述治疗无效则应及时开始药物治疗。

(二)糖尿病合并高血压的药物治疗

常用的降压药主要有五大类,包括利尿剂、β受体阻滞药、钙通道阻滞药、血管紧张素转换酶抑制剂和血管紧张素Ⅱ受体阻滞药。目前,对糖尿病合并高血压患者降压治疗的总体认识为钙通道阻滞药、血管紧张素转换酶抑制剂和血管紧张素Ⅱ受体阻滞药对糖代谢和糖尿病本身的作用为中性,甚至可产生一定的有益作用,而利尿剂、β受体阻滞药则可能对糖代谢产生不利影响,特别是当两者合用时。

1.血管紧张素转换酶抑制剂(ACEI) ACEI 是目前最常推荐给 2 型糖尿病患者的首选抗高血压药物。ACEI 在有效降低血压的同时,可改善糖代谢,延缓糖尿病性肾小球硬化的进展。研究表明,ACEI 具有降低胰岛素抵抗、改善胰岛素敏感性的作用;有助于血糖控制;可改善低钾血症,促进脂肪细胞分化,增加骨骼肌和其他组织的血流,促进糖利用。还能拮抗肾上腺素类激素经由 α_2 受体对胰岛素分泌和糖摄取的损害。尤其应该注意的是,某些 ACEI(如雷米普利)可延缓或减少糖尿病高危人群罹患糖尿病的机率,即有预防糖尿病的作用。但应注意 ACEI 不能用于准备怀孕的妇女,禁用于孕妇及有血管性水肿病史的患者。

其副作用主要有:①干咳:与干扰气管黏膜中缓激肽的灭活有关,发生率约 10％～15％;②升高血肌酐水平,尤其有双侧肾动脉狭窄的患者和老年患者;③该类药物有储钾作用,故不宜与保钾类利尿剂合用,血钾过高时也不宜使用。

目前临床常用的 ACEI 从结构上可分为含巯基和不含巯基两大类:①含巯基的 ACEI:卡托普利,口服起效迅速,作用维持 6～8 小时,增加剂量可延长作用时间,但不增加降压效应。每日用量 75～150mg。②不含巯基的 ACEI:目前使用较多,作用一般比较持久,每日服用 1～2 次即可。依那普利,作用强而持久,口服后吸收迅速,每日用量 10～40mg。贝那普利是强效、长效 ACEI,吸收迅速,但生物利用率低,每日用量 10～40mg,充血性心衰者每日剂量 2.5～20mg;不良反应较少,且较轻。培哚普利,作用产生较慢,口服后吸收迅速,生物利用度 65％～95％,每日 4～16mg。临床上常用的还有福辛普利(每日 10～40mg,咳嗽等不良反应较少)、雷米普利(每日 2.5～10mg,对糖尿病有一定预防作用)、赖诺普利(每日 5～20mg)等。

2.血管紧张素Ⅱ受体阻滞药(ARB) ARB 与 ACEI 类药物在疗效及对血糖影响方面类似,但比前者有如下优点:①无刺激性干咳;②疗效不受患者的血管紧张素转换酶(ACE)基因多态性的影响;③从根本上阻断了血管紧张素的缩血管作用,不受 ACE 催化 AngⅡ生成的影响;④某些 ARB 还可促进尿酸排泄。该类药物不良反应与 ACEI 类似,同样禁用于孕妇。

常用药物:①氯沙坦:不仅可降低血压,改善心功能,还可防治高血压并发的血管壁增厚和心肌肥厚,尤其具有明显的肾脏保护作用,还可增加尿酸排出,减少醛固酮和肾上腺素分泌。每日 50～150mg,一般维持量每日 50mg,剂量增加,抗高血压效果不再增加。②缬沙坦:对 AT1 有高度选择性,可竞争性拮抗而无任何激动作用,具有良好的降压作用,对心收缩功能及心率无明显影响,在血压正常时不产生降压作用。服药后 2 小时开始产生降压效果,作用可维持 24 小时,连续用药后 2～4 周血压下降达最大效应。每日用量 80～160mg。③伊贝沙坦:对 AT1 受体产生不可逆的或非竞争性抑制,可减轻 AngⅡ 的缩血管和促增生作用,对心率的影响很小。口服后 4～6 小时达血药峰值,$t_{1/2}$ 11～15 小时,每日 150～300mg。

3.β受体阻滞药　该类药物通过抑制心血管 β 肾上腺素能受体,减低心率及心排量来降低血压,适合于合并冠心病的患者。但该类药可加重胰岛素抵抗,掩盖低血糖症状并延长低血糖的恢复,升高三酰甘油、降低 HDL-C,有报道该类药物可增加糖尿病的危险性 6 倍,与噻嗪类利尿剂合用增加 15 倍,故一般不作为糖尿病患者降压的首选药物。但β受体阻滞药的以上副作用为剂量依赖性和主要由 $β_2$ 受体所介导,所以可以通过减少剂量、选用高度 $β_1$ 受体选择性的药物以及与其他降压药联合使用来减少副作用,特别适合用于预防糖尿病合并冠心病患者的心肌梗死。应注意该类药物禁用于哮喘、反应性气道疾病、Ⅱ度或Ⅲ度心脏传导阻滞等。

可选用的药物:卡维地洛:具有 α 受体阻滞作用的 β 受体阻滞药,在阻滞 β 受体的同时阻断 $α_1$ 受体,可以舒张外周血管,增加骨骼肌血流,促进骨骼肌对葡萄糖的利用,提高胰岛素敏感性,有利于血糖控制和代谢,推荐剂量:从 3.125～6.125mg 开始,每日 2 次,逐渐增加剂量,至心率降至 60 次/分或血压降至正常为止,最大剂量为 25mg,每日 2 次。

4.钙通道阻滞药(CCB)　目前,CCB 常作为糖尿病合并高血压患者的二线药,特别是与 ACEI/ARB 联合应用效果更佳。该类药物降压疗效肯定,对糖、脂代谢无不良影响,短效 CCB 可引起血压明显波动和交感神经反射性兴奋,从而加重靶器官损害和恶化胰岛素抵抗,大剂量时还可能引起急性冠脉事件及脑卒中发生,故目前推荐选择长效 CCB。目前常用的 CCB 主要包括非二氢吡啶类和二氢吡啶类,前者如地尔硫革缓释剂,推荐剂量 90～180mg/d,盐酸维拉帕米缓释胶囊 180mg/d,后者如非洛地平,推荐剂量 2.5～10mg/d,硝苯地平缓释剂 20mg,每日 2 次。但应注意该类药物可引起直立性低血压,尤其老年人、病程长及有自主神经病变者应慎用;该类药物不宜与 β 受体阻滞药及地高辛联合使用,否则有传导阻滞及心脏停搏的危险;此外,CCB 一般不用于妊娠及哺乳妇女。

5.利尿剂　利尿剂特别是广泛使用的噻嗪类利尿剂,是被报道最多的对糖代谢具有不良影响的降压药。其主要不良影响为可引起低血钾,升高血糖、胆固醇、甘油三酯及血尿酸水平。噻嗪类利尿剂具有抑制胰岛素分泌,降低周围组织胰岛素敏感性,增加肝糖生成并刺激胰高血糖素分泌的作用,对糖尿病患者血糖控制产生不利影响。利尿剂诱发的低血钾被认为是促使糖代谢障碍的重要因素,目前认为,利尿剂不宜作为糖尿病患者首选降压药,尤其不适用于代谢综合征或有糖尿病患病危险的人群,如糖耐量异常等。利尿剂主要用于糖尿病合并高容量性高血压、水钠潴留、水肿等,心功能不全者可慎重应用,一般在 ACEI/ARB 和(或)CCB 联合应用基础上,加用小剂量噻嗪类利尿剂。对糖尿病合并心力衰竭、严重水肿者可适当选择间断静脉注射速效利尿剂如呋塞米等,同时应定期检测电解质、血糖、尿酸等。

目前常用的利尿剂有氢氯噻嗪和吲达帕胺等。噻嗪类利尿剂(HCT,双氢克尿噻)一般推荐小剂量、联合使用。每天用量不超过 50mg。在血糖波动较大、伴明显高尿酸血症和血脂紊乱时不宜使用。吲达帕胺具有利尿及钙拮抗剂的复合作用,是一种新的强效、长效利尿剂,对血管平滑肌有较高的选择性,对血管平滑肌的作用大于利尿作用,但不致引起直立性低血压、潮红和心动过速。可有效减轻左心室肥厚,对糖代谢及脂代谢无明显不良影响。口服后 2～3 小时起效,该药脂溶性大,不同于其他利尿药,仅少量从尿中排泄。每日 2.5～5mg。

总之,无论使用何种药物,使患者的血压迅速、稳定地控制在 130/80mmHg 以下才是最重要的目标。

但目前能达到这一目标的患者只占很小的比例,这可能才是治疗中最需要关注的环节。

【糖尿病合并高血压患者其他危险因素的控制与预防】

心血管疾病是糖尿病合并高血压患者的主要致残和致死原因。大量的循证医学证据显示,包括生活方式干预、降血糖、降血压、调脂和抗血小板等的综合治疗(标准治疗)是显著减少糖尿病大、小血管并发症和死亡风险的最有效措施。因此,在积极控制血压和血糖的同时还应做好其他危险因素的控制与预防。

1.对于 10 年心血管风险＞10％的糖尿病患者,常规小剂量应用阿司匹林。

2.对于 10 年心血管风险为 5％～10％的患者,考虑应用小剂量阿司匹林。

3.对于 10 年心血管风险为＜5％的患者,不应用小剂量阿司匹林。

4.对于血脂有问题的该类患者亦应积极干预。

五、中医辨证论治

1.肝阳上亢

症状:头晕目眩,头目胀痛,面红目赤,性急易怒,失眠多梦,口苦咽干,舌红,舌苔薄黄,脉弦大而长。

治法:平肝潜阳。

方药:天麻钩藤饮加减。

常用药物:天麻,钩藤,石决明,栀子,黄芩,川牛膝,杜仲,益母草,桑寄生,首乌藤,茯神。

方解及加减法:方中天麻、钩藤、石决明平肝潜阳;黄芩、栀子清热降火;牛膝引火下行;杜仲、桑寄生补肝肾、壮腰膝;首乌藤、茯神养心安神;益母草活血通络。诸药合用,共奏平肝潜阳,清火息风。若无腰酸膝软可去桑寄生、杜仲。神昏痉厥,肢体抽动,配合羚羊钩藤汤(《重订通俗伤寒论》)加减;咽干口燥,倦怠乏力,配合生脉饮(《内外伤辨惑论》)、玉液汤(《医学衷中参西录》)加减;噩梦多者加生龙骨、生牡蛎、远志、柏子仁、夏枯草以镇静安神;胁肋胀痛者加川楝子、赤芍、白芍、延胡索以疏肝止痛;大便秘结者加大黄苦寒泻下。

2.肝火上炎

症状:头晕头痛,咽干口苦,面红目赤,心烦失眠,性急易怒,心胸烦闷,胸胁胀痛,小便黄赤,大便偏干,舌红,舌苔薄黄,脉弦数。

治法:清肝泻火。

方药:龙胆泻肝汤加减。

常用药物:龙胆草,黄芩,栀子,泽泻,木通,车前子,当归,生地黄,柴胡,甘草。

方解及加减法:方中龙胆草、黄芩、栀子清肝泻火;泽泻、木通、车前子清肝经湿热,导热下行,使邪热从水道而去;当归、生地黄养阴血而和肝,使邪去而不伤正;柴胡以疏肝胆之气。全方为苦寒泻火之剂,泻肝经实火,苦寒直折,但苦寒易败胃伤阴,临床应用注意固护脾胃。心烦抑郁,胸胁苦满,合四逆散;咽干,口苦,大便干结合大柴胡汤或升降散加减。

3.痰蒙清窍

症状:头重如蒙,头胀昏痛,视物旋转,形体肥胖,胸闷恶心,呕吐痰涎,舌苔白腻,脉弦滑。

治法:燥湿化痰。

方药:半夏白术天麻汤加减。

常用药物:半夏,白术,天麻,陈皮,茯苓,炙甘草,生姜,大枣,蔓荆子。

方解及加减法:方中陈皮理气健脾,半夏降逆止呕,两者合用燥湿化痰;茯苓利水渗湿,白术燥湿健脾,共用则健脾利湿;天麻息风止眩;甘草、生姜、大枣健脾和胃。全方为燥湿化痰,健脾和胃之剂。头痛头胀,面红目赤,胸脘痞闷,或恶心欲吐,合温胆汤(《备急千金要方》)加黄连、胆南星等;肢体沉重,苔腻者,加藿香、佩兰等以醒脾化湿;耳鸣、耳聋者,加郁金、石菖蒲以通阳开窍。

4.阴阳两虚,虚阳浮越

症状:头晕头痛,颜面虚浮,或颧红如妆,神疲倦怠,或躁扰不宁,心悸失眠,咽干口燥,腰膝酸冷,汗出肢冷,或手足心热而手足背寒,大便不调,时干时稀,小便清长,夜尿频多,或尿少水肿,舌苔胖大,舌淡苔黄或舌红苔滑,脉沉细无力,或脉浮大按之不实。

治法:滋阴壮阳。

方药:二仙汤或(合)二至丸加减。

常用药物:仙茅,淫羊藿,当归,巴戟天,黄柏,知母,女贞子,墨旱莲。

方解及加减法:方中仙茅、淫羊藿、巴戟天温肾阳,补肾精;黄柏、知母泻肾火、滋肾阴;当归温润养血,调理冲任。全方配伍特点是壮阳药与滋阴泻火药同用,以适应阴阳俱虚于下,而又有虚火上炎的复杂证候。女贞子,甘平,少阴之精,隆冬不凋,其色青黑,益肝补肾。墨旱莲,甘寒,汁黑入肾以补精,故能益下而荣上,强阴而黑发也。重症阳脱,头晕目眩,神昏,躁扰不宁,四肢厥冷者,可配合验方参附龙牡汤(人参、附子、龙骨、牡蛎)加山萸肉等以温阳,救逆,固脱。

5.肝肾阴虚

症状:眩晕久发不已,视力减退,两目干涩,少寐健忘,心烦口干,耳鸣,神疲乏力,腰酸膝软,遗精,舌红苔薄,脉弦细。

治法:滋养肝肾,养阴填精。

方药:左归丸加减。

常用药物:熟地黄,山药,枸杞,山茱萸,川牛膝,菟丝子,鹿角胶,龟甲胶。

方解及加减法:方中重用熟地黄滋肾益精,为君药。山茱萸养肝滋肾,涩精敛汗;山药补脾益阴,滋肾固精;鹿角胶偏于补阳,龟甲胶着重滋阴,两胶合用,能通任督二脉,益精填髓;枸杞子补肾益精,养肝明目,均为臣药。菟丝子、川牛膝益肝肾、强腰膝、健筋骨,为佐药。诸药合用共奏滋阴补肾,填精益髓之效。咽干口燥,五心烦热,潮热盗汗,舌红,脉弦细数者,加炙鳖甲、知母、青蒿等滋阴清热;失眠、多梦、健忘者,加阿胶、鸡子黄、酸枣仁、柏子仁等。

6.瘀阻清窍

症状:眩晕头痛,兼见健忘,失眠,心悸,精神不振,耳鸣耳聋,面唇紫暗,舌瘀点成瘀斑,脉弦涩或细涩。

治法:活血化瘀,通窍活络。

方药:通窍活血汤加减。

常用药物:赤芍,川芎,桃仁,红花,老葱,鲜姜,麝香。

方解及加减法:方中麝香开窍醒神,活血通络;桃仁、红花、赤芍、川芎活血祛瘀;姜、葱、酒温通窍络;诸药行通窍活血之功。畏寒肢冷,感寒重,加附子、桂枝温经活血;若天气变化加重,或当风而发,可重用川芎,加防风、白芷、荆芥穗、天麻等理气祛风之品。

(赵继祖)

第三节　糖尿病合并甲状腺疾病

糖尿病与甲状腺疾病是内分泌代谢系统中最常见的两种疾病,临床上糖尿病常与甲状腺功能亢进、甲状腺功能减退、甲状腺结节合并发病。

国外的流行病学研究资料显示，糖尿病患者中甲状腺功能异常的发生率是非糖尿病患者的 2～3 倍，以亚临床甲状腺功能减退最为常见。目前国内尚未开展大规模的流行病学调查，部分学者回顾分析 2 型糖尿病住院患者甲状腺疾病发病率约为 23％～40％，女性的患病率高于男性，其中甲状腺功能亢进者占 7％～16％，甲状腺功能减退者占 16％～23％，提示在我国糖尿病患者中甲状腺疾病的发病率同样较高，以甲状腺功能减退多见。糖尿病患者伴甲状腺形态异常的发生率可达 40％以上，主要表现为体积变化、回声异常、甲状腺结节及肿瘤。1 型糖尿病患者甲状腺超声表现以低回声多见；2 型糖尿病患者甲状腺肿及甲状腺结节检出率较高，且随年龄增长甲状腺结节检出率增高，有研究报道中老年 2 型糖尿病患者甲状腺结节的检出率可达 80％左右，甚至有学者认为 2 型糖尿病是甲状腺结节的独立危险因素。

甲状腺激素能够促进肠道对葡萄糖的吸收和肝糖原分解，促进外周组织对葡萄糖的摄取利用，加速脂肪的代谢和蛋白质的分解。当糖尿病合并甲亢时往往导致糖尿病病情进一步加重，其原因可能与以下几点有关：①交感神经活性增强，同时肝脏葡萄糖产生增加，导致血糖升高；②甲亢时胰岛素拮抗激素分泌增加，胰岛素受体数目相对减少，胰岛素受体后缺陷，出现胰岛素抵抗；③内源性儿茶酚胺作用增强，导致胰岛细胞功能衰竭，胰岛素分泌不足。另外，甲状腺激素可使脂肪和蛋白质分解增加，进一步加重机体消耗，易诱发糖尿病酮症酸中毒的发生。当糖尿病合并甲减时，由于甲状腺激素的减少，使组织代谢所必需的酶缺乏或活性下降，导致碳水化合物代谢缓慢，机体对糖的吸收再生减少，同时胰岛素的降解速率下降，机体对胰岛素的敏感性增强，易导致低血糖的发生；此外，甲状腺功能减退可以影响血脂、血压、左心室功能，增加糖尿病患者的心血管事件风险，影响糖尿病患者预后。但目前临床中糖尿病合并甲状腺疾病的漏诊及误诊率较高。甲状腺功能亢进症与糖尿病许多临床表现类似，如多食、体重减轻、乏力、静息心率增快、出汗异常等，在临诊时易混淆掩盖；甲状腺功能减退及甲状腺结节则因其临床表现不典型易被忽略而漏诊。因此，在糖尿病患者中进行甲状腺疾病筛查，早期发现并提出综合治疗策略，有利于改善糖尿病患者预后及提高患者的生存质量。

甲状腺疾病在中医学属"瘿病"范畴。中医认为甲状腺所在的颈前喉结部位，乃奇经八脉之任脉所主。任脉起于少腹中极穴之下，循腹部和胸部正中线直上，抵达咽喉，再上至颐部，经过面部进入双目。任脉与督脉相接，督脉其少腹直上者，贯脐中央、上贯心、入喉。任督二脉皆系于肝肾，肝肾二经皆循于喉，所以颈前部位与任、督、肝、肾经络有一定联系，故甲状腺疾病与任、督、肝、肾经络脏腑有关，其发病常由于水土因素、情志内伤、外感邪气等因素所致，临床常见气滞、血瘀、痰凝及阴虚火旺、阳虚内寒等阴阳失调的证候。

"瘿病"是甲状腺疾病的总称，包含病种比较复杂。其中，甲状腺功能亢进症相当于"瘿气"范畴，该病名见于宋《太平圣惠方》："夫瘿气咽喉肿塞者，由人忧恚之气在于胸膈，不能消散，搏于肺脾故也"。"瘿气"的临床症状，从古代文献描述来看与"气瘿""忧瘿""食亦""中消"也很相似，《素问·气厥论》云："大肠移热于胃，善食而瘦，又谓之食亦。"张介宾于《类经》中云："中消者，中焦病也，多食善饥，不为肌肉而日加消瘦，其病在脾胃，又谓之消中也。"可见与消渴病极为相似。甲状腺功能减退症由瘿病发展而来，临床表现以倦怠乏力、畏寒肢冷、纳呆、颜面肢体肿胀为主，多将其归属于"虚劳""水肿"范畴辨证论治。甲状腺结节则归属"瘿瘤"范畴，隋·巢元方《诸病源候论》所谓"有核累累"即指"瘿瘤"表现。

一、西医发病机制

关于糖尿病合并甲状腺疾病的发病机制尚不完全明确，目前研究认为可能与免疫、内分泌、高糖毒性等因素有关。

【免疫机制学说】

多数学者倾向于免疫机制学说,认为糖尿病和自身免疫性甲状腺疾病均是免疫调节异常的内分泌代谢病。已有越来越多研究显示 1 型糖尿病是 T 淋巴细胞介导的自身免疫性疾病,而 Graves 病主要是因 Th2 细胞介导的体液免疫过程。分子生物学研究表明,1 型糖尿病和自身免疫性甲状腺疾病常有共同的易感基因,即细胞毒性 T 淋巴细胞相关抗原4(CTLA-4)基因,提示 1 型糖尿病和自身免疫性甲状腺疾病有共同的遗传免疫学基础。

【下丘脑-垂体-甲状腺轴因素】

糖尿病时胰岛素分泌绝对或相对不足,使 5'-脱碘酶活性下降、甲状腺激素水平及活性减低。机体代谢紊乱可影响甲状腺滤泡细胞的能量利用,导致碘泵功能障碍,减少甲状腺素的合成。外周 5'-脱碘酶活性下降,T_3、T_4 水平下降时,下丘脑-垂体-甲状腺轴的负反馈调节使血清 TSH 水平升高。糖尿病患者也可因代谢紊乱、感染、组织缺氧等应激状态下通过下丘脑-垂体-靶细胞 T_3 受体等途径影响甲状腺功能。

【高糖毒性学说】

糖基化终末产物是指蛋白质、脂质或核酸等大分子在没有酶参与的条件下,自发地与葡萄糖或其他还原单糖反应所生成的稳定的共价加成物。糖尿病时糖基化终末产物因高血糖而蓄积增多,大量在血管壁沉积并作用于内皮细胞外基质,刺激胶原蛋白发生交联,引起血管通透性增加和血管壁增厚,参与糖尿病微血管病变的形成。国内动物研究发现,糖尿病大鼠甲状腺组织糖基化终末产物受体蛋白表达水平升高,甲状腺间质水肿,血管结构不清晰,微血管基底板有不同程度的增厚,为典型的糖尿病微血管病变特征,间质中大量蛋白样物质可能为糖基化终末产物沉积。说明甲状腺是高糖攻击的靶器官之一,微血管病变可能参与了甲状腺的损害。

二、中医病因病机

中医古籍中并无消渴病合并瘿病的专门论述,但从历代医家对消渴病及瘿病的病因病机阐述中找到二者共同的发病基础。肝为风木之脏,主疏泄,畏抑郁怫逆,自古及今,众医家皆认为瘿病的发生主责之于肝。而早在汉代·张仲景《伤寒杂病论》便揭示消渴与厥阴肝经密切关系,黄坤载在《四圣心源》中云"消渴之病,独责肝木。"提示消渴病与瘿病共同发病于一脏,为二者合病提供病理基础。隋代·巢元方在《诸病源候论》中云:"瘿者,由忧愤气结所生",认为瘿病的发生与情志内伤因素有关。而情志不遂同样是消渴病的一个重要发病因素,《内经》中有"刚则多怒,怒则气上逆……故为消瘅"的说法。清代·林佩琴在《类证治裁》中阐述"瘿瘤其症属五脏,其原由肝火",而王旭高《医书六种》中云"肝火燔灼,游行于三焦,一身上下内外皆能为病……善饥烦渴",提示"肝火"可能为二者共同的始动因素。肝郁化火、肝火伤阴、肝阴不足、五脏阴伤,或致消渴病,或致瘿病,或使二者合病乃成。

【病因】

(一)体质因素

先天禀赋不足、后天失养、体质偏颇是消渴病及瘿病发生的重要内在因素。《灵枢·五变》中云:"五脏皆柔弱者,善病消瘅。"临床发现少阳肝郁体质、厥阴阴虚肝旺体质、阳明胃热体质、少阴阴虚体质、少阳肝郁体质、太阴脾虚体质皆可发作消渴病。而其中少阳肝郁体质、厥阴阴虚肝旺体质又最易罹患瘿病,可看出二者存在共同发病体质一说。

(二)情志内伤

长期忿郁恼怒或忧思郁虑,使气机郁滞、肝气失于调达,肝气郁结,郁久化火,火热内燔,消灼阴津,发为消渴。《临证指南医案》谓："心境愁郁,内火自燃,乃消症大病"。肝失疏泄、气滞血瘀、痰湿凝聚、壅结颈前,则成瘿病。《济生方》云："夫瘿瘤者,多由喜怒不节,忧思过度而成斯疾焉,大抵人之气血,循环一身,常欲无留滞之患,调摄失宜,气凝血滞,为瘿为瘤",强调情志郁结、气滞血瘀为发病基础。

(三)饮食失节

长期过食肥甘,醇酒厚味,致脾胃运化失司,积热内蕴,化燥耗津,发为消渴。《素问·奇病论》云："此肥美之所发也,此人必数食甘美而多肥也,肥者令人内热,甘者令人中满,故其气上溢,转为消渴。"脾失健运,不能运化水湿,聚而生痰,痰气瘀结颈前则发为瘿病。

【糖尿病合并甲状腺功能亢进的病机】

(一)肝气郁结

本病初起,气机不畅,肝气不舒,疏泄失常,气血不行,水湿停聚,进而痰凝血瘀,肝气夹痰瘀上逆,气郁痰阻聚结于颈,故致颈前正中肿大,质软不痛,颈部觉胀。肝气郁滞,故胸闷、太息,胸胁窜痛。肝气横逆,脾失健运,故见大便溏薄,次数增多。

(二)肝胃火炽

肝气郁滞,痰气壅结,郁而化火,肝火旺盛,故见烦躁易怒,口苦耳鸣,肝火上炎、风阳内动而见目胀多泪、手指颤动。肝火内郁日久,灼伤胃阴,或心火移热于胃腑,或中焦素有蕴热,致胃火炽盛,热可消谷,胃热津伤,则食欲亢进,口渴多饮,日渐消瘦。

(三)痰热瘀结

气机郁滞,津凝成痰,痰气交阻,日久则血循不畅,血脉瘀滞。气、痰、瘀壅结颈前,故瘿肿坚硬,明显,肿块可随吞咽动作上下移动。痰火扰心,心神不宁,故见心胸烦闷、心悸少寐。痰火中阻,口黏口臭,舌苔黄腻。

(四)阴虚火旺

火郁伤阴,肝阴亏虚,肝肾同源,阴精耗损,则腰膝酸软、头晕健忘,女子月经紊乱或经量减少。阴虚生内热,虚火旺盛,故可见纳亢消瘦、五心烦热。肾水不能上济于心,则心火偏亢,故可见心悸不宁,眠差少寐。阴精不能上奉清窍,故见目眩耳鸣。而水不涵木,虚风内动,则手指及舌体颤抖明显。

(五)气阴两虚

病程日久,伤阴耗气。气虚则卫表不固,阴虚则虚火迫津,故见自汗、盗汗。汗为心之液,血汗同源,汗多则见心悸、气短。耗及肾阴,阴精亏损,女子月经失调或闭经,男子阳痿、性欲下降。

总之,消渴病患者因情志不遂、饮食失宜或外受六淫邪气等因素,使肝失疏泄、肝气郁结,痰湿凝聚,气滞血瘀、气郁化火,肝胃郁热,伤阴耗气,阴虚火旺,气阴两虚发而为瘿气,肝郁化火、内热伤阴是其基本病机。病机特点是本虚标实,虚实夹杂。本虚包括阴虚、气虚、气阴两虚,标实包括气郁、肝火、胃火、痰火、痰瘀等,因此在治疗时应注重辨明本虚标实。

【糖尿病合并甲状腺功能减退的病机】

(一)气阴两虚

消渴为病,脏腑功能紊乱,气血失调,气、瘀、痰合而为患,壅于颈前,遏阻经络,久则耗伤气阴。另外先天不足、劳倦内伤皆可损伤肾气,加之燥热耗伤肾阴,可致气阴俱损。阴伤生内热,而见五心烦热、心悸寐差、口干咽燥、盗汗。气虚则表现气短、乏力、自汗、食少、便溏。

(二)阴阳两虚

气郁痰阻,痰结血瘀,阻遏经脉,耗气伤阴,阴损及阳,致阴阳两虚。阴伤生内热,而见五心烦热、口干咽燥,但因阳虚里寒,虽咽干但喜热饮,腰膝酸冷,畏寒喜卧,男子阳痿,女子经少或闭经。

（三）脾肾阳虚

消渴病日久或瘿病久病失调，伤及肾气，肾内藏元阳真火，温养五脏。肾气虚损及阳，肾阳不足，命门火衰，周身之阳气俱衰。火不生土，土不制水反为所侮，脾阳受损，出现脾肾阳虚。故可见面色苍白，倦怠乏力，表情淡漠，头晕耳鸣，嗜睡健忘，畏寒肢冷。水道失调，水湿不运内聚而生，见面浮肢肿或臌胀。肾元不足，男子遗精阳痿，女子闭经或宫寒不孕。

（四）心肾阳虚

消渴病日久或瘿病久病失调，肾阳虚衰，不能温煦心阳，而致阴寒内盛，血脉瘀滞，水湿内停。故见形寒肢冷，倦怠欲寐，尿少身肿。心阳不足，瘀血停滞心脉，心神失养，可见心悸怔忡，水邪凌心，可见胸闷憋气、咳嗽气喘，动则加重。

此外，消渴病与瘿病，二者相互影响，可互为因果，两病相合，更致气阴亏耗，阴损及阳，终致阴阳俱损，阴液衰竭，气脱亡阳，可致高热神昏，甚至厥脱危象；燥热太过，化生浊毒，可变生厥脱呕逆；气机逆乱，夹痰、凝血瘀阻于心、脑脉络，可致发生胸痹心痛、中风偏枯等，此为二者合并之急证、变证。

三、诊断及鉴别诊断

【常用的实验室检验方法】

（一）血清 TSH 和甲状腺激素

血清 TSH 测定技术经过改进已经进入第四代。目前国内普遍采用的第二代方法（以免疫放射法 IRMA 为代表，灵敏度达 $0.1\sim0.2$mIU/L）和第三代方法（以免疫化学发光法 ICMA 为代表，灵敏度为 $0.01\sim0.02$mIU/L）称为敏感 TSH（sTSH）。sTSH 是国际上公认的诊断甲亢的首选指标，可作为单一指标进行甲亢筛查。

血清游离 T_4（FT_4）和游离 T_3（FT_3）水平不受甲状腺激素结合蛋白的影响，较总 T_4（TT_4）、总 T_3（TT_3）测定能更准确地反映甲状腺的功能状态。但是在不存在甲状腺结合蛋白影响因素情况下，仍然推荐测定 TT_3、TT_4。因为 TT_3、TT_4 指标稳定，可重复性好。目前测定 FT_3、FT_4 的方法都不是直接测定游离激素的水平。临床有影响甲状腺激素结合蛋白的因素存在时应测定 FT_3、FT_4，如妊娠、服用雌激素、肝病、肾病、低蛋白血症、使用糖皮质激素等。血清 TSH 和 TT_4、FT_4 是诊断甲减的第一线指标。

（二）甲状腺自身抗体

甲状腺刺激抗体（TSAb）是 Graves 病的致病性抗体，该抗体阳性说明甲亢病因是 Graves 病。但是因为 TSAb 测定条件复杂，未能在临床广泛使用，而 TSH 受体抗体（TRAb）测定已经有商业试剂盒，可以在临床开展。所以在存在甲亢的情况下，一般都把 TRAb 阳性视为 TSAb 阳性。TSAb 也被作为判断 Graves 病预后和抗甲状腺药物停药的指标。TSAb 可以通过胎盘导致新生儿甲亢，所以对新生儿甲亢有预测作用。

甲状腺过氧化物酶抗体（TPOAb）和甲状腺球蛋白抗体（TgAb）是确定原发性甲减病因的重要指标和诊断自身免疫性甲状腺炎的主要指标，一般 TPOAb 的意义较为肯定。另外，TPOAb 及 TgAb 的阳性率在 Graves 病患者显著升高，是其自身免疫病因的佐证。

（三）甲状腺摄^{131}I 功能试验

由于甲状腺激素测定的普遍开展及 TSH 检测敏感度的提高，甲状腺^{131}I 摄取率已不作为甲亢诊断的常规指标。T_3 抑制试验也基本摒弃。但是甲状腺^{131}I 摄取率对甲状腺毒症的原因仍有鉴别意义。甲状腺功能本身亢进时，^{131}I 摄取率增高，摄取高峰前移（如 Graves 病，多结节性甲状腺肿伴甲亢等）；破坏性甲状腺毒症时(如亚急性甲状腺炎、安静型甲状腺炎、产后甲状腺炎等)^{131}I摄取率降低。采取^{131}I治疗甲亢时,计算^{131}I放射剂量需要做本试验。

(四)甲状腺核素静态显像

主要用于对可触及的甲状腺结节性质的判定,对多结节性甲状腺肿伴甲亢和自主高功能腺瘤的诊断意义较大。

【甲状腺功能亢进症诊断标准及鉴别诊断】

(一)临床甲亢的诊断

1.临床高代谢的症状和体征;

2.甲状腺体征包括甲状腺肿和(或)甲状腺结节,少数病例可无甲状腺体征;

3.血清激素 TT_4、FT_4、TT_3、FT_3 增高,TSH 降低(一般<0.1mIU/L);T_3 型甲亢时仅有 TT_3、FT_3 升高。

(二)Graves 病的诊断标准

1.临床甲亢症状和体征;

2.甲状腺弥漫性肿大(触诊和 B 超证实),少数病例可以无甲状腺肿大;

3.血清 TSH 浓度降低,甲状腺激素浓度升高;

4.眼球突出和其他浸润性眼征;

5.胫前黏液性水肿;

6.TRAb 或 TSAb 阳性。

以上标准中,1~3 项为诊断必备条件,4~6 项为诊断辅助条件。临床也存在 Graves 病,引起的亚临床甲亢。

(三)高功能腺瘤或多结节性甲状腺肿伴甲亢

临床有甲亢表现,触诊甲状腺有单结节或多结节。甲状腺核素静态显像有显著特征,有功能的结节呈"热"结节,周围和对侧甲状腺组织受抑制或者不显像。

在 2011 版美国临床内分泌医师协会(AACE)和美国甲状腺学会发布的《甲亢和其他病因甲状腺毒症诊治指南》中提出,促甲状腺素受体抗体(TRAb)的检测对 Graves 病和 Graves 眼病的病因学诊断具有极高的灵敏度(95%)和特异性(99%),已列为常规诊断,但我国尚未对指南进行修订。

(四)鉴别诊断

1.甲亢的鉴别诊断

(1)破坏性甲状腺毒症及伪甲亢的鉴别:典型亚急性甲状腺炎常有发热、颈部疼痛,为自限性,早期血中 TT_3、TT_4 水平升高,^{131}I摄取率明显降低,在甲状腺毒症期过后可有一过性甲状腺功能减退症,然后甲状腺功能恢复正常。安静型甲状腺炎是自身免疫性甲状腺炎的一个亚型,大部分患者要经历一个由甲状腺毒症至甲减的过程,然后甲功恢复正常,甲状腺肿大不伴疼痛。如果怀疑服用过多甲状腺激素引起的甲状腺毒症时,常可找到过多使用甲状腺激素的病史,并可通过测定血中甲状腺球蛋白(Tg)进一步鉴别,外源甲状腺激素引起的甲状腺毒症 Tg 水平很低或测不出,而甲状腺炎时 Tg 水平明显升高。

(2)单纯血清 TT_3、TT_4 升高或血清 TSH 降低的鉴别:使用雌激素或妊娠可使血中 TBG 升高从而使 TT_3、TT_4 水平升高,但其 FT_3、FT_4 及 TSH 水平不受影响;甲状腺激素抵抗综合征患者也有 TT_3、TT_4 水平升高,但是 TSH 水平不降低;此外,使用糖皮质激素、严重全身性疾病及垂体病变均可引起 TSH 降低。

(3)桥本甲亢:少数 Graves 甲亢可以和桥本甲状腺炎并存,有典型甲亢的临床表现和实验室检查结果,血清 TgAb 和 TPOAb 高滴度。甲状腺穿刺活检可见两种病变同时存在。当 TSAb 占优势时表现为

Graves病;当TPoAb占优势时表现为桥本甲状腺炎或(和)甲减。也有少数桥本甲状腺炎患者在早期因炎症破坏滤泡,甲状腺激素漏出而引起一过性甲状腺毒症,称为桥本假性甲亢或桥本一过性甲状腺毒症。此类患者虽临床有甲状腺毒症症状,TT_4、TT_3升高,但^{131}I摄取率降低,甲状腺毒症症状在短期内消失,甲状腺穿刺活检呈典型桥本甲状腺炎改变。

2.甲亢与其他疾病的鉴别诊断

(1)单纯性甲状腺肿:甲状腺肿大,无甲亢症状,^{131}I摄取率可增高,但是无高峰前移,T_3抑制试验可以被抑制;T_3、T_4为正常,或T_3呈代偿性升高,TSH正常或偏高,TRH兴奋试验呈正常反应。

(2)嗜铬细胞瘤:其有高代谢临床症状,但查体无突眼征、甲状腺无肿大,实验室检查甲状腺功能正常。

(3)围绝经期综合征:围绝经期妇女有情绪不稳、烦躁失眠、阵发潮热、出汗等症状,但是发作过后无低热,可有怕冷表现。查体甲状腺无肿大,实验室检查甲功正常。

(4)心血管系统疾病:老年甲亢的症状不典型,常以心脏症状为主,如充血性心力衰竭、顽固性心房纤颤,易被误诊为冠状动脉粥样硬化性心脏病或高血压。年轻患者若出现心律失常,则需注意与风湿性心脏瓣膜病鉴别。甲亢引起的心衰、房颤对地高辛治疗不敏感,若临床中降压治疗效果欠佳,需注意除外甲亢的可能。

(5)消化系统疾病:部分消化道症状严重的患者易误诊为慢性结肠炎或结肠癌,若临床中鉴别有困难时,应在排除消化道器质性病变的同时进行甲状腺功能的检查。

(6)其他:结核、癌症、原发性肌病的患者也可能出现以低热、消瘦、肌肉萎缩症状为主的临床表现,应注意与此类疾病进行鉴别。

3.糖尿病合并甲亢与单一疾病的鉴别

(1)若糖尿病患者血糖控制不理想,体重进行性下降,或伴有高代谢症状(如心悸、多汗、腹泻、甲状腺肿大等),应考虑合并甲亢的可能;

(2)若糖尿病患者血糖控制良好,但消瘦、乏力、肌肉萎缩等消耗性症状反而加重,应进行甲状腺功能检查除外合并甲亢;

(3)已诊断甲亢患者,经正规抗甲状腺药物治疗后,多食、消瘦等症状无明显好转,甚至加重,应进行血糖监测。对于高度怀疑合并糖尿病的甲亢患者,即使空腹血糖正常或仅仅轻度升高,也应进行口服葡萄糖耐量试验(OGTT)进行鉴别诊断。

【甲状腺功能减退症诊断标准及鉴别诊断】

(一)临床表现

本病发病隐匿,病程较长,不少患者缺乏特异症状和体征。症状主要表现以代谢率减低和交感神经兴奋性下降为主,病情轻的早期患者可以没有特异症状。典型患者畏寒、乏力、手足肿胀感、嗜睡、记忆力减退、少汗、关节疼痛、体重增加、便秘、女性月经紊乱或者月经过多,不孕。

(二)体格检查

典型患者可有表情呆滞、反应迟钝、声音嘶哑、听力障碍,面色苍白、颜面和(或)眼睑水肿、唇厚舌大、常有齿痕,皮肤干燥、粗糙、脱皮屑、皮肤温度低、水肿、手脚掌皮肤可呈姜黄色,毛发稀疏干燥,跟腱反射时间延长,脉率缓慢。少数病例出现胫前黏液性水肿。本病累及心脏可以出现心包积液和心力衰竭。重症患者可以发生黏液性水肿昏迷。

(三)实验室诊断

原发性甲减血清TSH增高,TT_4和FT_4均降低。TSH增高,TT_4和FT_4降低的水平与病情程度相关。血清TT_3、FT_3早期正常,晚期减低。因为T_3主要来源于外周组织T_4的转换,所以不作为诊断原发性甲减的必备指标。亚临床甲减仅有TSH增高,TT_4和FT_4正常。甲状腺过氧化物酶抗体(TPOAb)、甲状腺球蛋白抗体(TgAb)是确定原发性甲减病因的重要指标和诊断自身免疫甲状腺炎(包括桥本甲状腺炎、萎缩性甲状腺炎)的主要指标。一般认为TPOAb的意义较为肯定。

(四)其他检查

1.血常规　甲减患者由于促红细胞生成素合成减少、月经量多、纳差等原因引起不同程度及类型贫血。

2.血脂　甲减患者血清总胆固醇可以升高。甘油三酯、LDL-C可升高,HDL-C降低。

3.心肌酶谱　部分心血管系统受累患者可以升高。

4.血管B超　由于脂代谢异常可导致动脉粥样硬化症及冠心病。

5.心功能检查　甲减患者可以出现心肌收缩力下降,射血分数减低,左室收缩时间间期延长。影像学检查可见心影弥漫性增大,常伴心包积液。心电图可见低电压,窦性心动过缓,T波低平或倒置。

(五)鉴别诊断

1.甲减的鉴别诊断

(1)原发性甲减:当血清TSH升高,FT₄水平降低或正常时,提示原发性甲减或亚临床甲减。进一步检查TPO或TgAb,若抗体阴性,提示非自身免疫原因的甲减;若抗体阳性,提示为自身免疫甲状腺炎,伴甲状腺肿大者为桥本甲状腺炎,不伴甲状腺肿或甲状腺萎缩者为萎缩性甲状腺炎。

(2)继发性甲减:当血清TSH减低或正常,FT₄水平降低时,提示可能为中枢性甲减,需进一步完善MRI检查垂体和下丘脑病变以及其他垂体激素测定,若TRH兴奋试验示TSH升高且高峰延迟,提示下丘脑病变;若TRH兴奋试验示TSH无变化,提示垂体病变。当血清TSH升高,FT₄水平也升高时,需排除垂体腺瘤,若非垂体腺瘤,提示可能是甲状腺激素抵抗综合征。

2.甲减与其他疾病的鉴别诊断

(1)贫血:甲状腺素不足影响促红细胞生成素的合成,可致轻、中度正常细胞型正常色素性贫血;由于月经量多而致失血及铁缺乏可以引起小细胞性低色素性贫血;少数患者由于胃酸减少,维生素B₁₂和叶酸缺乏可致大细胞性贫血。临床易误诊为再生障碍性贫血、缺铁性贫血、恶性贫血等。

(2)水肿:甲减出现黏液性水肿的患者常需与贫血、肾病综合征、肾炎、特发性水肿及垂体前叶功能减退相鉴别。

(3)性激素水平异常:部分病例血清催乳素升高、蝶鞍增大,需要与垂体催乳素瘤鉴别。

(4)心包积液:伴心脏扩大、心包积液患者,应排除其他原因所致的心包炎。

3.糖尿病合并甲减与单一疾病的鉴别

(1)若糖尿病患者血糖水平较高,但无明显消耗症状(如能食易饥、体重进行性下降等),反而出现体重增加、食欲减退、腹胀便秘等,应考虑合并甲减的可能;

(2)若糖尿病患者在较小剂量降糖药物控制情况下,仍反复发生低血糖,应进行甲状腺功能检查除外合并甲减;

(3)年轻的糖尿病患者在病程较短的情况下,即出现脂代谢异常、动脉硬化症、左心室功能下降或心脏扩大、心包积液等,应除外合并甲减可能。糖尿病肾病患者出现双下肢水肿时,需与甲减的黏液性水肿进行鉴别。

四、西医治疗

【糖尿病合并甲亢】

糖尿病合并甲亢的西医治疗上主张二者兼治,但应首先控制甲亢。这是由于甲状腺激素具有拮抗胰岛素作用,当其被控制后,糖尿病患者对口服降糖药物及胰岛素的需求量减少,同时使甲亢引起的高代谢症状及代谢紊乱得到纠正和改善,减少加重糖尿病的危险因素。

(一)一般治疗

甲亢的一般治疗包括休息,补充合理、足够的热量和营养,适当增加碳水化合物、蛋白质和维生素 B 族的摄入。当糖尿病患者罹患甲亢后,对其饮食、运动及心理调护应作以下调整。

1.控制总热量的摄入　糖尿病合并甲亢的患者,一方面需要控制饮食,防止热量摄入过多引起血糖升高,一方面应注意甲亢高代谢症状所消耗的热量,二者互为矛盾。但因考虑二者均为消耗性疾病,应适当增加总热量,通常比单纯糖尿病患者摄入总热量增加 10% 左右。

同时,在合理控制总热量的基础上,适当提高碳水化合物的摄入比例,一方面防止机体因缺少糖而动员脂肪代谢转化热量导致酮症酸中毒的发生,另一方面对提高胰岛素敏感性和改善糖耐量也有一定作用。除了蛋白质的供应要充分外,减少脂肪的摄入也是糖尿病合并甲亢患者在饮食中应密切注意的,植物油是人类必需脂肪酸的重要来源,患者应尽量少食或不食动物性脂肪和胆固醇高的食物。

2.低碘高钙、丰富维生素食物的供给　碘是甲状腺激素合成的原料,甲亢患者应低碘饮食,忌食含碘丰富的海产品,如海带、海藻、海蜇皮等,烹调时减少使用含碘盐。糖尿病可引起矿物质和骨代谢紊乱,甲亢患者的钙磷排泄量亦增加,所以应在饮食中补充钙质丰富的食物并及时补充维生素 D。

此外,由于糖尿病患者限制水果和部分主食摄入,导致维生素的来源供给不足,所以在饮食中应增加含维生素 B 族丰富的食物。

3.合理运动　在糖尿病合并甲亢的急性并发症期,如酮症酸中毒或甲亢急性期时,应卧床休息。当甲亢症状控制后,无糖尿病运动禁忌证的患者可以进行适当规律的运动。一般推荐患者餐后 60～90 分钟后运动 40～60 分钟,避免空腹运动。方式以中等强度的有氧运动为佳,如快走、游泳、打太极拳等。运动过程中随身携带联系保健卡、饼干、糖果等,以便及时纠正或处理低血糖、昏迷等紧急情况。

4.心理调护　焦虑、抑郁是糖尿病患者的主要心理问题,同时也是甲亢发生发展的重要不良因素。应嘱患者以积极的心态面对疾病,树立战胜疾病的信心,保持情绪舒畅,减轻或消除负性情绪波动,坚持治疗、规律用药。

(二)抗甲状腺药物(ATD)治疗

抗甲状腺药物(ATD)治疗可以保留甲状腺产生激素的功能,但是疗程长、治愈率低、复发率高,适用于病情轻、甲状腺轻中度肿大的患者。年龄在 20 岁以下、妊娠甲亢、年老体弱或合并严重心、肾疾病不能耐受手术者均宜采用药物治疗。其禁忌证主要是粒细胞缺乏或肝功能损害。主要药物有甲巯咪唑(MMI)、丙硫氧嘧啶(PTU)。

1.甲巯咪唑(MMI)　一般情况下治疗方法为 MMI 30～45mg,每日分 3 次或单次口服。当症状消失,血中甲状腺激素水平接近正常后逐渐减量,大约每 2～4 周减药 1 次,每次 MMI 减量 5～10mg,减至最低有效剂量时维持治疗,即约为 5～10mg/d,总疗程一般为 1～1.5 年。治疗中应当监测甲状腺激素的水平,因 TSH 的变化滞后于甲状腺激素水平 4～6 周,因此不能以 TSH 作为治疗目标。起始剂量、减量速度、维持剂量和总疗程均有个体差异,需要根据临床实际掌握。

2.丙硫氧嘧啶(PTU)　起始治疗可予 PTU 300～450mg,每日分 3 次口服。减量原则同 MMI,每次 PTU 减量 50～100mg,减至最低有效剂量时维持治疗,即约为 50～100mg/d。总疗程 1～1.5 年。减量、监测原则同 MMI。

抗甲状腺药物的副作用是皮疹、皮肤瘙痒、白细胞减少症、粒细胞减少症、中毒性肝病和血管炎等。MMI 与 PTU 两种药物的区别在于甲巯咪唑的副作用是呈剂量依赖性的,而丙硫氧嘧啶的副作用是非剂量依赖性。因此在给予抗甲状腺药物前应完善血常规、肝功能检查,有条件者在给予 PTU 治疗前完善抗中性粒细胞胞浆抗体(ANCA)检查。

治疗中出现发热、咽痛等均要立即检查白细胞。若白细胞减少(<$4.0×10^9$/L)但中性粒细胞>$1.5×10^9$/L,通常不需停药,减少抗甲状腺药物剂量,加用一般升白细胞药物,如可予鲨肝醇 20mg 每日 3 次,口服;或利血生 10mg 每日 3 次,口服。若中性粒细胞<$1.5×10^9$/L,应立即停药,可予粒细胞集落刺激因子处理。出现关节疼痛者应当停药,否则会发展为"ATD 关节炎综合征",即严重的一过性游走性多关节炎。常规监测肝功能有助于防止发生严重肝脏毒性,若转氨酶超过正常上限 2~3 倍且 1 周内复查无改善者应停用药物。如发生轻微的皮肤反应可加用抗组胺药物,如开瑞坦 10mg 每日 1 次,口服。若该皮肤反应持续存在应停药,以免发生剥脱性皮炎。因 MMI 与 PTU 均能引起副反应且可发生交叉反应,故不可互换药物代替继续治疗。

(三)[131]I 治疗

现有报道证实[131]I 治疗总有效率达 95%,临床治愈率 85%以上,复发率小于 1%,[131]I 治疗没有增加患者甲状腺癌及白血病等癌症发病率,未影响患者的生育能力和增加遗传缺陷的发生率,亦未造成甲状腺以外脏器的急性辐射损伤。2007 版《中国甲状腺疾病诊治指南——甲状腺功能亢进症》将我国[131]I 治疗的适应证、相对适应证和禁忌证进行了补充和细化。

1.[131]I 治疗的适应证

(1)成人 Graves 甲亢伴甲状腺肿大Ⅱ度以上;

(2)ATD 治疗失败或过敏;

(3)甲亢手术后复发;

(4)甲亢性心脏病或甲亢伴其他病因的心脏病;

(5)甲亢合并白细胞和(或)血小板减少或全血细胞减少;

(6)老年甲亢;

(7)甲亢并糖尿病;

(8)毒性多结节性甲状腺肿;

(9)自主功能性甲状腺结节合并甲亢。

2.相对适应证

(1)青少年和儿童甲亢,用 ATD 治疗失败、拒绝手术或有手术禁忌证;

(2)甲亢合并肝肾等脏器功能损害;

(3)浸润性突眼,对轻度和稳定期的中、重度浸润性突眼可单用[131]I 治疗甲亢,对进展期患者可在[131]I 治疗前后加用泼尼松。

3.禁忌证　妊娠和哺乳期妇女。

[131]I 治疗甲亢后主要并发症是甲减。国内报告早期甲减发生率约为 10%,晚期达 59.8%。发生甲减后可以用 L-T$_4$ 替代治疗。由于甲减并发症的发生率较高,选择[131]I 治疗主要是要权衡甲亢与甲减后果的利弊关系,故在治疗前需要患者知情并签字同意。

(四)手术治疗

手术治疗的治愈率 95%左右,复发率 0.6%~9.8%。

1.手术治疗的适应证

(1)中、重度甲亢长期药物治疗无效或效果不佳;

(2)停药后复发,甲状腺较大;

（3）结节性甲状腺肿伴甲亢；

（4）对周围脏器有压迫或胸骨后甲状腺肿；

（5）疑似与甲状腺癌并存者；

（6）儿童甲亢用抗甲状腺药物治疗效果差；

（7）妊娠期甲亢药物控制不佳，可以在妊娠中期（13～24 周）进行手术治疗。

2.手术术后并发症　常见为永久性甲减、甲状旁腺功能减退症及喉返神经损伤。

手术治疗一定要在患者的甲亢病情被控制的情况下进行。糖尿病合并甲亢患者应注意围手术期的血糖控制及手术切口感染风险的管理。

（五）其他治疗

1.β 受体阻滞药　甲状腺激素可以增加肾上腺能受体的敏感性。本药的作用：①从受体部位阻断儿茶酚胺的作用，减轻甲状腺毒症的症状，在 ATD 作用完全发挥以前控制甲状腺毒症的症状；②具有抑制外周组织 T_4 转换为 T_3 的作用；③β 受体阻滞药还可以通过独立的机制（非肾上腺能受体途径）阻断甲状腺激素对心肌的直接作用；④对严重心动过速导致的心功能不全有效，可予普萘洛尔 20～80mg/d，6～8 小时 1 次，口服。哮喘和慢性阻塞性肺病、甲亢妊娠女性、心脏传导阻滞和充血性心力衰竭者禁用，但是严重心动过速导致的心力衰竭可以使用。

2.镇静药　睡眠障碍者可予苯二氮䓬类镇静药，如艾司唑仑 2mg，睡前服，或地西泮，5mg，睡前服。

（六）糖尿病合并甲亢的降糖药物调整

1.口服降糖药的选择　病情较轻的糖尿病患者合并甲亢时，口服降糖药物可将病情控制满意。但由于甲亢分泌过多的甲状腺激素，增加了对胰岛素的拮抗，加重胰岛 B 细胞负荷，故建议口服具有保护胰岛 B 细胞降糖药物较为适合。但目前国内尚缺乏相关循证医学证据。

2.胰岛素的调整　对于血糖控制不佳的糖尿病合并甲亢患者，由于血糖容易进一步升高，所以及时的、足量的胰岛素治疗是关键，否则将对储备功能有限的糖尿病患者造成酮症酸中毒的风险，加速二种合并疾病的恶化。

3.密切监测　当甲亢病情得到控制后，由于拮抗胰岛素的甲状腺激素水平下降，口服降糖药或胰岛素的相对需要量会有所下降，应及时减少降糖药物的用量，以免出现低血糖。

【糖尿病合并甲减】

甲状腺功能减退症的治疗目标是临床症状和体征消失，TSH、TT_4、FT_4 值维持在正常范围。近年来一些学者提出应当将血清 TSH 的上限控制在 ＜3.0mIU/L。

（一）一般治疗

甲减的患者在饮食上应注意进食高蛋白、高维生素、高纤维素、低脂肪的食物，适当、合理活动，并注意心理调护。

关于甲减患者碘摄入问题目前尚存在争议，过去认为应鼓励甲减患者适量补碘。但近期我国学者发现碘摄入量与甲减的发生和发展显著相关。碘超足量[尿碘中位数（MUI）200～299μg/L]和碘过量（MUI ≥300μg/L）可以导致自身免疫性甲状腺炎和亚临床甲减患病率和发病率的显著增加，促进甲状腺自身抗体阳性人群发生甲减；碘缺乏地区补碘至碘超足量可以促进亚临床甲减发展为临床甲减。所以，维持碘摄入量在尿碘 100～199μg/L 安全范围是防治甲减的基础措施。特别是对于具有遗传背景、甲状腺自身抗体阳性和亚临床甲减等易感人群尤其重要。

（二）替代治疗

左甲状腺素（L-T_4）是甲减的主要替代治疗药物，一般需要终身替代。治疗剂量：治疗的剂量取决于患者的病情、年龄、体重和个体差异。成年患者 L-T$_4$ 替代剂量 50～200μg/d，平均 125μg/d。T$_4$ 的半衰期 7 天，所以可以每天早晨服药 1 次。甲状腺片是动物甲状腺的干制剂，因其甲状腺激素含量不稳定和 T$_3$ 含量过高已很少使用。

服药方法：起始的剂量和达到完全替代剂量所需时间要根据年龄、体重和心脏状态确定。小于 50 岁、既往无心脏病史患者可以尽快达到完全替代剂量；大于 50 岁患者服用 L-T$_4$ 前要常规检查心脏状态，一般从 25～50μg/d 开始，每天 1 次口服，每 1～2 周增加 25μg，直至达到治疗目标。患缺血性心脏病者起始剂量宜小，调整剂量宜慢，防止诱发和加重心脏病。理想的 L-T$_4$ 服药方法是在饭前服用，与其他药物的服用间隔应当 4 小时以上，因为有些药物和食物会影响 T$_4$ 的吸收和代谢，如肠道吸收不良及氢氧化铝、碳酸钙、考来烯胺、硫糖铝、硫酸亚铁、食物纤维添加剂等均可影响小肠对 L-T$_4$ 的吸收；苯巴比妥、苯妥英钠、卡马西平、利福平、异烟肼、洛伐他汀、胺碘酮、舍曲林、氯喹等药物可以加速 L-T$_4$ 的清除。当患者同时服用这些药物时，需要增加 L-T$_4$ 用量。

监测指标：补充甲状腺激素，重新建立下丘脑-垂体-甲状腺轴的平衡一般需要 4～6 周的时间，所以治疗初期，每间隔 4～6 周测定相关激素指标。然后根据检查结果调整 L-T$_4$ 剂量，直至达到治疗目标。治疗达标后，需要每 6～12 个月复查 1 次有关激素指标。

（三）亚临床甲减的治疗

亚临床甲状腺功能减退定义为 T$_3$ 和 T$_4$ 正常，而 TSH 轻微高于正常水平，通常介于 5～10mIU/L。对于这类患者，是以治疗为主还是以观察为主目前尚存争议。2011 版美国临床内分泌医师协会（AACE）和美国甲状腺学会（ATA）共同发布新的《成人甲状腺功能减退临床实践指南新指南建议》指出，对于 TSH ＞10mIU/L 的患者，尤其是当患者合并以下状况：已出现提示甲状腺功能减退的临床症状，阳性抗微粒体/抗甲状腺过氧化物酶抗体（TPOAb），或动脉粥样硬化性心血管疾病、心脏衰竭证据，或这些疾病的相关危险因素时，应考虑进行治疗，治疗药物及方法同甲减。

（四）糖尿病合并甲减的降糖药物调整

1.口服降糖药的选择　病情较轻的糖尿病患者合并甲减时，口服降糖药物可将病情控制满意，但应注意降糖药物对甲状腺激素水平的影响。据报道，某些磺脲类药物可以抑制甲状腺激素的合成；对于使用甲状腺素替代疗法治疗原发性甲减的糖尿病患者，二甲双胍可以降低其 TSH 水平。

2.胰岛素的调整　对于血糖控制不佳的糖尿病合并甲减患者，可采用皮下注射胰岛素治疗控制血糖。但由于甲状腺激素的减少，胰岛素的降解速率下降，机体对胰岛素的敏感性增强，易导致低血糖的发生，故应加强对血糖的监测，避免低血糖。随着甲减病情好转，胰岛素的降解速率增快，机体对葡萄糖的吸收增加，可导致血糖升高，注意及时调整胰岛素用量。

五、中医辨证论治

【糖尿病合并甲亢】

1.肝气郁结

症状：颈前轻度或无明显肿块，柔软，光滑，无根，伴胸闷、太息，胸胁窜痛，心烦易怒，口苦咽干，欲饮，大便溏薄，次数增多。舌质红，苔薄腻或黄，脉弦滑或兼数。

治法：疏肝健脾，理气化痰。

方药：逍遥散合半夏厚朴汤加味。

常用药物：柴胡，黄芩，半夏，枳壳，白芍，白术，茯苓，夏枯草，陈皮，生薏苡仁，生牡蛎（先煎），象贝母，薄荷，甘草。

方解及加减法：糖尿病合并甲亢，多发生于少阳肝郁体质和厥阴肝旺体质的患者，常以肝郁为基础，形成气郁痰湿内阻的证候，治疗当疏肝理气为主，兼化痰解郁散结为辅。以逍遥散、半夏厚朴汤疏肝理气，行气化痰，为对证之方。随方中加生牡蛎、生薏苡仁、象贝母为祛湿化痰，软坚散结之效。若肝气横逆，脾虚泄泻者，可重用白芍，加五味子、山药等健脾柔肝收涩之用。

2.肝胃火炽

症状：颈前肿块肿大，质地柔软，光滑，头晕目眩，目胀多泪，口苦耳鸣，心悸不宁，烦躁易怒，手颤，食欲亢进，口渴多饮，小便黄数。舌边尖红，苔黄厚，脉弦而数有力。

治法：清热泻火，凉肝清胃，宁心。

方药：栀子清肝汤合大柴胡汤加减。

常用药物：栀子，牡丹皮，柴胡，黄芩，白芍，当归，川芎，牛蒡子，茯苓，黄连，知母，玄参，菊花，夏枯草，生薏苡仁，象贝母，甘草。

方解及加减法：本证为肝气犯脾、气郁痰阻证候进一步发展，可转为肝火内盛，影响胃、心，出现肝胃火盛、心肝火旺的证候。故以栀子清肝汤清泻肝火，合大柴胡汤清解阳明之热候。肝风内动，手颤严重者，可加钩藤、白蒺藜、石决明，或羚羊角粉凉肝息风；心悸重者，若烦躁不眠可加黄连阿胶汤加减；胃火炽盛，大便干结，胸闷腹胀者，加大黄、瓜蒌、郁金、菖蒲等清泻胃热，开郁散结；大便溏薄而次数较多者，可与炒白术、薏苡仁、山药、莲子健脾止泻；若颈部肿块坚硬，可加三棱、莪术、丹参、山慈菇等活血软坚、消瘿散结。

3.痰热瘀结

症状：颈前肿块坚硬明显，肿块可随吞咽动作上下移动。伴胸胁胀满，心胸烦闷，失眠多梦，手颤目突，口黏口臭，舌质黯或红黯，苔黄腻，脉弦滑。

治法：化痰清热，祛瘀散结。

方药：黄连温胆汤合血府逐瘀汤加减。

常用药物：黄连，陈皮，清半夏，夏枯草，桃仁，红花，当归，川芎，赤芍，白芍，沙参，玄参，郁金，茯苓，莪术，生牡蛎（先煎），象贝母，山慈菇，生薏苡仁，甘草。

方解及加减法：气滞郁结，津凝成痰，痰气交阻，日久血脉瘀滞，痰瘀交结，瘀久生热，而致痰热瘀结证。黄连温胆汤可清化痰热，配血府逐瘀汤起理气、活血、散结之功效。加夏枯草既可清肝火，又可散痰结。若见阴虚动风，手颤严重者，可加钩藤、生地黄、白蒺藜、石决明。若见脾虚便溏者可加用炒白术、党参、薏苡仁、山药、莲子健脾止泻。

4.阴虚火旺

症状：颈前肿块肿大明显，头晕耳鸣，健忘，腰膝酸软，月经紊乱或经量减少，心悸不宁，眠差少寐，手足心热，目眩手颤，纳亢消瘦，口咽干燥，舌质红，苔薄黄或少苔，脉细而数，

治法：滋阴降火，宁心柔肝。

方药：天王补心丹合黄连阿胶汤加减。

常用药物：生地黄，玄参，天冬，麦冬，沙参，当归，五味子，黄连，阿胶，柏子仁，远志，酸枣仁，茯苓，丹参，象贝母，夏枯草，生龙骨（先煎），生牡蛎（先煎）。

方解及加减法：阴虚火旺证是瘿气最常见的证候，治疗上可以天王补心丹滋阴降火。若心阴不足，肝阳上亢者，当滋阴养血，宁心柔肝。心肾阴虚、心烦失眠、腰膝酸软重者，可滋阴填精、养心益肾，加用六味地黄丸加减。心气阴两虚，心悸、气短、脉细者，可合生脉散。若阴虚阳亢，头晕眼花，耳鸣者，可加天麻、杜仲、牛膝、磁石等。

5.气阴两虚

症状:颈前肿大,目突手颤,口干目涩,心悸,自汗、盗汗、胸闷气短,疲乏少力,消谷善饥,女子月经不调或闭经,男子阳痿,性欲下降,腰膝酸软,舌红少苔,脉细数无力。

治法:益气养阴,消瘿散结。

方药:当归六黄汤合生脉散加减。

常用药物:当归,生黄芪,生地黄,熟地黄,黄连,黄柏,沙参,麦冬,五味子,党参,炙甘草,浮小麦,夏枯草,生牡蛎(先煎),山慈菇。

方解及加减法:气阴两虚在糖尿病合并甲亢的患者中亦不少见。二者合病日久,自主神经功能兴奋而致自汗、盗汗、气短、心悸、乏力者,可予当归六黄汤滋阴降火、敛阴止汗,合甘麦大枣汤养心安神、补脾和中有较好的临床效果。若合并甲状腺功能亢进性心脏病,可合生脉散加味。肝旺脾虚,食少便溏者,去生地黄、麦冬、玄参,加用炒白术、党参、山药、莲子、芡实等健脾止泻。

【糖尿病合并甲减】

1.气阴两虚

症状:倦怠乏力,气短自汗,眩晕耳鸣,五心烦热,心悸寐差,盗汗,口干咽燥,食少便溏。舌红少津,苔薄或少苔,剥苔,脉细数无力。

治法:益气养阴,扶正固本。

方药:玉液汤加减。

常用药物:生黄芪,山药,知母,天花粉,葛根,鸡内金,五味子,象贝母,夏枯草,生龙骨(先煎),生牡蛎(先煎)。

方解及加减法:气阴两虚型多见于糖尿病合并亚临床甲减或低 T_3 综合征。方中生黄芪、山药补脾固肾、益气生津,二药相配,一则使脾气升,散精达肺,输布津液以止渴,二则使肾气固、封藏精微以缩尿,知母、天花粉滋阴清热,生津养液,润燥止渴,佐以葛根与黄芪相配,升发脾胃清阳,输布津液而止渴,鸡内金助脾健运,运化水谷精微,五味子固肾生津。随方中加生牡蛎、象贝母、夏枯草等为祛湿化痰,软坚散结之效。若见脾虚便溏者可加用炒白术、党参、薏苡仁、山药、莲子健脾止泻。

2.阴阳两虚

症状:倦怠畏寒,腰膝酸冷,大便干结,五心烦热,口干咽燥,但喜热饮,小便清长或遗尿,男子阳痿,女子经少或闭经,带下量多。舌质淡红,舌体胖大,苔中色白,脉沉细,尺弱。

治法:滋阴温肾,调补阴阳。

方药:金匮肾气丸加减。

常用药物:生黄芪,熟地黄,山萸肉,山药,牡丹皮,泽泻,茯苓,肉桂,枸杞子,女贞子,麦冬,五味子,醋龟甲(先煎),制鳖甲(先煎),仙茅,淫羊藿。

方解及加减法:糖尿病合并甲减阴阳俱虚证非常多见,主责于肾,治疗当滋阴助阳、补肾益气,可以金匮肾气丸为基础加减变化。若女子月经稀发、不孕,男子阳痿,性欲淡漠者,加用五子衍宗丸补肾温阳。兼见血虚者,可加当归、鸡血藤、制何首乌、阿胶等养血活血。兼见头晕耳鸣、视物模糊者,可加用菊花、桑叶、夏枯草等清泻肝火。若便秘严重,可加生白术、肉苁蓉、火麻仁等润肠通便。

3.脾肾阳虚

症状:面色苍白,倦怠乏力,表情淡漠,头晕耳鸣,嗜睡健忘,畏寒肢冷,面浮肢肿或臌胀,阳痿遗精,女子闭经或宫寒不孕。舌质淡胖,边有齿痕,脉沉细或迟。

治法:温肾健脾,补益气血。

方药:右归丸合补中益气汤加减。

常用药物:熟地黄,山药,山萸肉,肉桂,当归,菟丝子,枸杞子,杜仲,生黄芪,炒白术,干姜,茯苓,肉苁蓉。

方解及加减:消渴病及瘿病久病失调,可致脾气、肾气不足,继之脾肾阳虚,多见于糖尿病肾病合并甲状腺功能减退者。右归丸补肾助阳,补中益气汤健脾益气、填充精血,合方共奏温肾健脾、补益气血之功。若见纳呆腹胀,苔厚腻者,可加用陈皮、砂仁、神曲、山楂等消食导滞;便秘严重者可加生白术、莱菔子、火麻仁等润肠通便;水肿甚者可加泽泻、猪苓、桂枝、茯苓皮利水消肿;若兼见阳虚痰瘀,宜温阳益气、活血化瘀、化痰行气,可选肾气丸、桃红四物汤、二陈汤加减。

4.心肾阳虚

症状:形寒肢冷,心悸怔忡,尿少身肿,倦怠欲寐,或胸闷憋气、咳嗽气喘,动则加重。舌质淡黯或青紫,苔白腻,脉沉、迟、细弱。

治法:温补心肾,通阳利水。

方药:真武汤合保元汤加减。

常用药物:生黄芪,生晒参,猪苓,茯苓,炒白术,白芍,桂枝,丹参,五味子,炮附子,当归,淫羊藿。

方解及加减:甲减日久失调常见乏力、气短、畏寒、脉迟等,为肾阳不足,命门火衰之由,若肾阳虚衰不能温煦心阳,则会出现心肾阳虚,治当温补心肾,通阳益气。若出现胸闷胸痛、舌青紫黯者,可加苏梗、薤白、瓜蒌、川芎、元胡宽胸理气、祛瘀止痛。若出现颜面水肿、胸闷气短、动则咳逆不得卧,可加车前子、桑白皮、葶苈子、石韦泻肺利水消肿,或予苓桂术甘汤、生脉散、升陷汤加味。

(赵继祖)

第四节　糖尿病合并牙周炎

一、概述

糖尿病性牙周炎又称糖尿病牙周感染。早在 1928 年,William 等通过研究发现糖尿病患者与非糖尿病患者的牙周炎具有不同特征,因此提出了糖尿病性牙周炎的概念。糖尿病是一种常见的内分泌代谢性疾病,它的急、慢性并发症累及多个器官,已成为致残率、死亡率仅次于肿瘤和心血管病的第三大疾病,严重影响患者的身心健康,并给个人、家庭和社会带来沉重的负担。随着生活方式的改变和老龄化进程的加速,我国糖尿病的患病率正在呈快速上升趋势,而与年龄相关的牙周炎作为口腔常见病和多发病,也有发病率逐渐增高趋势。目前,许多研究已经证实了糖尿病与牙周炎的双向关系:一方面糖尿病是牙周炎的危险因素,另一方面牙周炎作为慢性炎症对糖尿病的代谢控制具有负面影响。已有学者提出牙周炎是糖尿病的第六并发症。糖尿病易引起牙槽骨质疏松、牙槽骨吸收造成牙齿松动,加之患者口腔防护功能下降,易诱发牙周感染,形成牙周炎。有时因糖尿病抵抗力下降,局部感染加剧,炎症肿胀形成脓肿,称为糖尿病牙周脓肿。晚期牙周、牙龈萎缩,牙齿更加松动,影响咀嚼功能。中医认为糖尿病属于"消渴"范畴,牙周炎相当于中医的"牙宣"。其发生的基本病机为消渴病日久,久病入络,阴损耗气伤阳而致气阴两虚,阴阳俱虚,腑脏功能失调,进而引起血流运行受阻,津液代谢障碍,导致气机阻滞,湿浊内停,痰浊、瘀血痹阻脉络,而引起五脏六腑、四肢五官、皮脉肉筋骨等处的诸多慢性并发症。其中,肾主骨,齿为骨之余,故若肝肾精血亏虚,则发生骨病,牙齿脱落。

二、病因病机

【西医发病机制】

(一)糖尿病对牙周组织的影响

糖尿病对牙周膜和牙槽骨有影响。糖尿病牙周组织中有氧氧化、无氧酵解、蛋白合成及糖的代谢分解均减弱,牙周膜内苹果酸脱氢酶、乳酸脱氢酶及谷氨酸脱氢酶活性下降,可影响牙周纤维的排列,牙周膜胶原纤维肿胀断裂,排列紊乱,与牙槽骨脱离,引起炎细胞浸润,随著糖尿病病程的延长,牙周膜逐渐出现损伤并逐渐加重。糖尿病性牙周病患者牙槽骨有骨质疏松倾向,破骨细胞在束状骨与牙周纤维的结合部数量增多,细胞器丰富,呈现较高的破骨活性,牙槽骨出现蚕食状不规则吸收陷窝,局部穿通纤维排列紊乱断裂。这种破坏随病程的延长不断加重,骨吸收范围逐渐扩大,波及大部分牙周纤维附着区域的牙槽骨,破坏哈弗系统,甚至破坏到骨髓腔,形成死骨和炎性肉芽组织。目前认为糖尿病对牙槽骨产生的影响可能与胰岛素缺乏、高血糖和甲状旁腺激素增加等因素有关。胰岛素缺乏导致骨基质成熟和转换下降,骨基质分解,钙盐丢失,引起骨质疏松;高血糖可引起渗透性利尿,使钙、磷、镁排泄增加,呈负平衡;糖尿病患者的甲状旁腺功能被激活,甲状旁腺激素分泌增加,促进骨质钙的分解代谢。

(二)糖尿病对牙骨质和牙龈的影响

1.糖尿病可引起牙骨质疏松,牙根和牙冠部骨质丢失。2型糖尿病与非糖尿病患者牙骨质厚度明显不同,2型糖尿病患者牙骨质厚度在牙根的根尖部及根 1/2 的中点较厚,在根中部和根冠 1/2 的中点较薄弱,这说明,糖尿病引起的牙齿松动、脱落,除与牙周膜及牙槽骨改变密切相关外,与牙骨质也有关联。糖尿病患者患牙周病的牙齿从釉牙骨质界向下达牙根尖部可见不同厚度的牙小皮覆盖在牙骨质表面,构成无结构的物质层。存在于牙骨质表面的较厚牙小皮,可能有利于细菌沿牙表面穿入,附着于根面,促进牙周病的发展。

2.糖尿病影响牙龈组织正常的营养、糖和水的代谢。毛细血管脆性增加,修复能力差,易出现牙龈出血,小血管病变引起局部缺血、缺氧,致使局部神经营养不良,造成组织再生能力下降,牙龈组织胶原纤维受破坏不易再生而引起萎缩。

3.糖尿病患者口腔内唾液溶解酶活性降低,组胺含量升高,唾液量减少,口腔自洁功能减弱,有利于菌斑堆积,延迟牙龈组织愈合。免疫功能异常,中性粒细胞趋化、黏附,吞噬功能受损,杀伤细菌能力下降,导致牙龈病发生。LallaE 等研究了 6～18 岁的 350 名糖尿病少年和 350 名健康少年的牙龈表现,发现糖尿病儿童的牙龈损害较为严重,炎症反应较为强烈。糖尿病引起牙龈组织上皮基膜增厚,浆细胞核浓缩,粗面内质网扩张,可见大量卢梭小体,毛细血管基膜增厚,内皮细胞肿胀、变性,随着糖尿病病程的进展,免疫功能损伤和微血管病变加重,牙龈病变的发生率及严重性亦随之增加。

4.糖尿病患者的胶原代谢异常。牙周组织中首要的修复性细胞——成纤维细胞在高葡萄糖的环境中不能适当地行使其功能,高血糖症可抑制牙周组织中成纤维细胞和成骨细胞的活性,使胶原糖氨多糖和骨基质合成减少,且这些成纤维细胞产生的胶原纤维易于被在糖尿病患者中水平升高的基质金属蛋白酶所降解。另外,在骨形成过程中,骨胶原中的大量自由氨基经非酶催化的糖基化作用后生物活性改变,使Ⅰ型胶原对成骨细胞的黏附能力降低,导致成骨作用明显降低。因此,持续高血糖患者牙周组织对慢性微生物感染的伤口愈合反应可能发生了改变,从而导致了牙周附着丧失与牙槽骨吸收的增加。

【中医病因病机】

消渴病的基本病机为阴虚燥热,阴虚为本,燥热为标,两者互为因果。消渴病日久,久病入络,阴损耗气伤阳而致气阴两虚,阴阳俱虚,腑脏功能失调,进而引起血流运行受阻,津液代谢障碍,导致气机阻滞,湿浊内停,痰浊、瘀血痹阻脉络,而引起五脏六腑、四肢五官、皮脉肉筋骨等处的诸多慢性并发症。其中,肾主骨,齿为骨之余,故若肝肾精血亏虚,则发生骨病,牙齿脱落。

糖尿病牙周炎在古代文献中没有明确记载,但类似于牙周病的"牙宣",最早记载于《内经》,如《素问》曰:"少阴终者,面黑齿长而垢。"又"丈夫五八肾气衰,发堕齿槁。"这是对牙周病形象的描述。隋·巢元方《诸病源候论·齿挺候》谓"手阳明之支脉入于齿。头面有风冷,传入其脉……血气虚竭,不能荣于齿,故齿根露而挺出。"记述了本病的病因病机变化过程。从汉代以来的许多医学文献中有齿动痛、齿间出血、根齿宣露等牙周病的记载,认为胃热阴虚、肾元亏虚、气血衰少是牙周炎发病的主要因素。多因少阴不足,阳明有余,阳明之脉上行头面,入上齿中,阳明气火有余,胃热循经上攻,热伤胃经血络,则牙宣。宋《圣济总录》曰:"牙齿挺出者:手阳明经虚,受于风冷,与龈间津液相搏,化为脓汁……齿根宣露,故令牙齿挺出也。"宋·窦默《疮疡经验全书》曰:"牙宣谓脾胃中热涌而宣露也,此症牙齿缝中出血。"认为胃火上蒸所致牙宣,伴有牙龈出血;肾元虚损,肾精不能上达,齿失于濡养,加之阴虚火旺,虚火上炎于龈肉,致骨质痿软,齿龈退缩,发为牙宣,正如《仁斋直指方论》所云:"齿者,骨之所终,髓之所养,肾实主之。故肾衰则齿豁,精盛则齿坚,虚热则齿动。"久病耗伤,阴精亏虚,肾阳虚损,气血不足,不能上输精微于齿龈,龈肉失养而致牙宣。《普济方》云:"气血不足,揩理无方,风邪袭虚,客于齿间,则令肌寒血弱,龈肉缩落,渐至宣露,永不附着齿根也。"

现代中医认为,牙周病的发病既有六淫之邪、饮食习惯不良等外因,又有脾、胃、肾脏腑功能失调等内因。糖尿病属于消渴病范畴,机体燥热内盛,耗伤阴液,阴精亏耗,发为消渴。阴虚为本,燥热为标,两者互为因果。从脏论治,多从肺、胃、肾三脏论治,从阴阳论治,多以滋阴为主。故糖尿病伴牙周炎者则多为胃热阴虚或肾阴虚,阴虚火旺,虚火上炎于龈肉,致骨质痿软;而消渴病日久,久病入络,阴损耗气损阳而致气阴两虚,阴阳俱虚,腑脏功能失调,进而引起血流运行受阻,气血虚衰,不能上濡养龈肉,而致牙齿脱落。

三、诊断与鉴别诊断

【诊断】

(一)临床症状和体格检查

1.临床症状

(1)糖尿病症状极不稳定,血糖忽高忽低难以控制。有时常受松动牙感染的影响,当牙周炎发作时血糖升高;牙周炎消退后血糖下降;因此,二者相互影响。

(2)糖尿病患者牙龈充血、肿胀、易出血,自觉牙齿或牙龈疼痛不适,形成糖尿病牙龈炎和牙周炎。

(3)牙石形成、牙龈萎缩、牙齿松动移位,以及牙菌斑等退行性病变。

(4)患牙疼痛、压痛、叩击痛,有时炎症剧烈形成牙周脓肿,严重时呈反复或多发性脓肿。

(5)牙齿松动呈多发性且逐渐加重;牙齿松动影响咀嚼功能,糖尿病牙齿松动常伴发感染,出现牙痛,影响正常咀嚼功能。有时发生食物嵌塞或者咬合创伤等都会使牙齿松动逐渐加剧,进一步导致牙齿牙龈废用性萎缩。

2.体格检查　口腔科专科检查:检查菌斑指数(PLI)、探诊深度(PD)、龈沟出血指数(BI)、附着丧失(AL)。

3.检查方法

(1)X 线片检查:对牙周炎的诊断和治疗评价有重要意义。牙周炎时,X 线片可见牙槽骨呈现水平吸收或垂直吸收,硬骨板不完整或消失,牙周膜间隙增宽。

(2)特殊检查:可以开展生物学检查,如菌斑涂片检查、DNA 探针等方法鉴定菌斑内细菌种类,以确定致病微生物。

(二)诊断

1.糖尿病并牙周炎的临床表现　1997 年美国糖尿病协会对糖尿病的最新诊断标准:临床以多饮、多尿、多食、消瘦为特征,牙周炎的主要临床表现是牙龈炎症、出血、牙周袋形成、牙槽骨吸收、牙槽骨高度降低、牙齿松动移位、咀嚼无力,严重者牙齿可自行脱落或者导致牙齿的拔除。

2.牙周炎的诊断标准　牙周病轻中重分级:①轻度牙周炎:牙龈有炎症和探诊出血,牙周袋≤4mm,附着丧失 1～2mm,X 线片显示牙槽骨吸收不超过根长的 1/3,可有或无口臭;②中度牙周炎:牙周袋≤6mm,附着丧失 3～4mm,X 线片显示牙槽骨水平型或角型吸收超过根长的 1/3,但不超过根长的 1/2;牙齿可有轻度松动,多根牙的根分叉可能有轻度病变,牙龈有炎症和探诊出血,也可有脓;③重度牙周炎:牙周袋＞6mm,附着丧失≥5mm,X 线片显示牙槽骨吸收超过根长的 1/2 甚至达根长的 2/3,多根牙有根分叉病变,牙多有松动。炎症较明显或可发生牙周脓肿。

龈沟出血指数:0＝正常牙龈;1＝牙龈略有水肿探针探之不出血;2＝牙龈水肿探之点状出血;3＝牙龈出血沿龈缘扩展;4＝牙龈出血溢出龈缘;5＝牙龈有自发出血倾向或溃疡形成。

3.牙齿松动度记录　Ⅰ度牙松动度超过生理动度但在 1mm 以内;Ⅱ度牙松动度幅度在 1～2mm 间;Ⅲ度牙松动度幅度在 2mm 以上。

实验室的检查和 X 线片。静脉血检查空腹血糖＞7.0mmol/L 或餐后 2 小时血糖值＞11.1mmol/L 即可确诊为糖尿病。X 线片检查对牙周炎的诊断和治疗评价有重要意义。在 X 线片上可见牙槽骨呈水平吸收或垂直吸收,硬骨板不完整或消失,牙周膜间隙增宽。

【鉴别诊断】

慢性牙周炎临床可见有明显的菌斑、牙石及局部刺激因素,且与牙周组织的炎症和破坏程度较为一致;患病率和病情随年龄增大而加重,病情一般缓慢进展和加重,也可有快速进展的活动期;全身一般健康,也可有某些危险因素,如吸烟、精神压力、骨质疏松等。X 片检查牙槽骨有不同程度的水平或垂直吸收;化验检查血糖正常。

四、治疗

【西医治疗】

牙周炎是一种多因素疾病,糖尿病是其重要的促进因素,大量研究结果说明,糖尿病患者,尤其是血糖控制不良者,牙周组织的抗感染能力与感染后修复能力均发生了损伤,在受到牙周致病菌侵袭时容易发生牙周炎,且病损严重,进展迅速,治疗效果不理想。所以对于糖尿病牙周炎患者,控制血糖是一基本的措施,有效地控制血糖有利于微循环的改善,也有利于延缓糖尿病慢性并发症的发生与发展;而牙周状况较差的糖尿病患者血糖往往控制不佳。所以糖尿病牙周炎需要糖尿病与牙周炎分科治疗。

1.降糖治疗　糖尿病应进行整体合理治疗,使血糖缓慢下降,有利于牙周炎的炎症处理。而牙周炎的及时消炎治疗又有利于血糖水平的控制,二者密切相关,须同时分别进行治疗,方能取得明显疗效。

2.牙周炎治疗　在进行牙周炎治疗的时候,需要注意以下几点:

(1)实施非手术治疗,当发现患者菌斑去除不佳时,提倡对患者进行口腔健康指导,最后才是进行手术去除。

(2)反复向患者加强口腔健康卫生教育,坚持定期进行维护。

(3)定期进行患者情况随访,有研究指出,适当的随访可有效控制糖尿病情况。需要手术治疗的,利用手术清除牙周袋、固定松牙、拔除不能保留的病牙。但治疗过程中,应防低血糖,减少牙周治疗对组织的创伤,减轻患者的痛苦,注意术前采取抗生素保护,以防止菌血症发生。

3.牙周炎治疗主要分四个阶段进行

(1)基础治疗:为龈上洁治术、龈下刮治术及根面平整术同时进行,以去除局部刺激物,控制菌斑,消除炎症;龈下刮治破坏牙菌斑的生物膜,此时配合抗生素使用,能在直接作用于缺乏生物膜保护的细菌,达到最佳的治疗效果。牙周基础治疗通过有效去除牙菌斑以及牙石等局部刺激性物质,减轻口腔内炎症,降低炎症因子释放水平,从而显著改善临床症状;同时牙周炎症状缓解对于糖代谢状况改善亦有积极作用。

(2)牙周手术治疗:在第一阶段治疗4周后,仍有较深牙周袋、探诊出血等症状时,应行牙龈翻瓣术、牙龈切除术、袋内壁搔刮术等手术;对牙周脓肿做牙周袋分切除引流术。如牙龈萎缩明显,牙槽骨吸收明显时,可行引导性牙周组织再生术、植骨术等。

(3)修复治疗及松动牙固定术:牙周手术后,牙周炎症消除后固定松动牙,恢复咀嚼功能。

(4)维护期治疗:每3~6个月复查一次,每年拍一次X线片,进行病情比较和监测。另外,对于无法治疗的患牙要予以拔除,减少继发性咬合创伤,从而避免牙槽骨的丧失。

4.牙周炎的药物治疗 包括局部用药和全身用药。

局部用药:包括甲硝唑、四环素、二甲胺四环素、多西环素、替硝唑等,剂型也多种多样,如凝胶、药膜、纤维等。

全身用药:抗生素治疗主要是针对急性炎症期间,通过使用有效的抗生素药物来控制炎症的发展及改善症状,在炎症得到控制后更重要的处理是进行局部治疗。确诊后给予甲硝唑0.4g,口服,2次/d,或螺旋霉素0.9g,口服,3次/d,7d。近年有研究四环素衍生物派丽奥(主要成分为盐酸米诺环素),米诺环素为其局部制剂的最大优点是牙周袋内药物浓度高,作用时间长,而血药浓度低,全身副作用小,对牙周微生物的控制及牙周慢性感染的治疗效果十分明显。

【中医辨证论治】

1.胃热阴虚证

症状:牙痛齿松,牙龈出血,烦热干渴,头痛,多食易饥,口臭,尿多,形体消瘦,大便干燥,舌红,苔黄而干,脉浮洪,重按无力。

治法:清胃泻火,养阴增液。

方药:玉女煎加减。

常用药物:石膏,怀牛膝,熟地黄,知母,麦冬。

方解及加减法:出自《景岳全书》,具有清胃泻火,滋阴增液之功。石膏、知母善于泄胃肠之火;熟地黄补血滋阴;麦冬养阴;怀牛膝引火下行且充沛肾中之精气,故而达到滋阴降火、滋肾解毒的功效。火盛者,可加山栀子、地骨皮以清热泻火;血分热盛,齿衄出血量多者,去熟地黄,加生地黄、玄参以增强清热凉血之功。

2.肾阴亏损证

症状:牙龈微红肿,牙齿疏豁、动摇,齿根外露,咀嚼无力,牙周溢脓、渗血,尿频,混浊如脂膏,或尿甜,头晕耳鸣,腰膝酸软,五心烦热,口唇干燥,皮肤干燥,舌红少苔,脉细数。

治法:滋阴润燥,补肾固齿。

方药:六味地黄丸加减。

常用药物:熟地黄,茯苓,山药,牡丹皮,泽泻,山萸肉,骨碎补,杜仲。

方解及加减法:出自钱乙《小儿药证直诀》,为滋肾阴的主方。重用熟地黄,味甘纯阴,主入肾经,长于滋阴补肾,填精益髓,为君药。山茱萸酸温,主入肝经,滋补肝肾,秘涩精气;山药甘平,主入脾经,健脾补虚,涩精固肾,补后天以充先天,同为臣药。君臣相协,不仅滋阴益肾之力相得益彰,而兼具养肝补脾之效。肾为水脏,肾元虚馁每致水浊内停,故以泽泻利湿泄浊,并防熟地黄之滋腻恋邪;阴虚阳失所制,故以牡丹皮清泄相火,并制山茱萸之温;茯苓淡渗脾湿,既助泽泻以泄肾浊,又助山药之健运以充养后天之本,俱为佐药。六药合用,三补三泻,以补为主;三阴并补,以补肾阴为主。且寓泻于补,补不碍邪,泻不伤正,为平补少阴的常用方剂。齿为骨之余,故加用补肾壮骨之剂,骨碎补苦、温,归肾、肝经,补肾,强骨,续伤,止痛;杜仲味甘、性温,归肝、肾、胃经,补益肝肾、强筋壮骨。牙齿动摇者加枸杞子、龟甲、骨碎补、杜仲。

3.气血不足证

症状:齿龈萎缩色白,牙根宣露,牙齿松动,龈缝间少量脓血渗出,咀嚼无力,面色无华,四肢欠温,小便频数,舌淡苔白,脉沉细无力。

治法:益气补血,健肾固齿。

方药:八珍汤加减。

常用药物:当归,川芎,熟地黄,白芍,人参,白术,茯苓,甘草。

方解及加减法:出自《正体类要》。人参甘温益气,健脾养胃;白术苦温,健脾燥湿,加强益气助运之力;茯苓甘淡,健脾渗湿;苓、术合用,则健脾祛湿之功更显。炙甘草甘平,益气和中,调和诸药,四药配伍,共奏益气健脾之效。气虚进一步发展,可导致血虚等。血虚,是指血液不足,营养和滋润功能减退,以至脏腑百脉、形体官窍失养的病理变化,故血虚主要表现为全身或局部失养的虚弱证候,方用川芎、当归、熟地黄、白芍四物,四药配合,养血和血,可使营血调和,补血而不滞血,和血而不伤血。四君子汤健脾益气和中,四物汤滋阴养血和血,两方相合,则补气中兼有养血,养血中兼有益气,从而达到气血双补之效。牙龈渗血不止者,加阿胶、血余炭、藕节炭;牙齿松动者,加黄精、补骨脂、狗脊。

(赵继祖)

第二十章 特殊糖尿病

第一节 儿童糖尿病

儿童糖尿病是一种能量代谢疾病,主要是体内胰岛素绝对不足、胰岛素功能障碍或胰岛素拮抗激素增多引起的糖、脂肪和蛋白质代谢紊乱综合征。儿童糖尿病绝大多数为1型糖尿病,即胰岛素依赖型。临床上表现为多饮、多食、消瘦、乏力等,少数患儿可以脱水、昏迷、酮症酸中毒为首发表现。本文主要讨论1型糖尿病。

一、病因与发病机制

病因不明,目前认为是一种自身免疫性疾病,发病与遗传、病毒感染、环境因素等有关。由于某些HLA型赋予了机体对自身免疫性疾病的易感性,病毒感染或其他因子触发易感者,使其产生由细胞和体液免疫都参与的自身免疫过程,最终破坏了胰岛B细胞,使B细胞分泌胰岛素的功能衰竭。病理变化为有功能的胰岛B细胞数量明显减少,胰岛呈现纤维化和萎缩,且有大量淋巴细胞浸润。

二、临床表现

1.多急性起病,"三多一少"是其典型症状,即多饮、多尿、多食易饥、体重减轻。年幼儿童在自己能控制小便后又现遗尿。

2.少数起病较缓,表现为精神萎靡、消瘦较快、视力减弱,似成年起病者。

3.20%～30%的患儿以酮症酸中毒为首发症状,年龄越小酮症酸中毒发生率越高。开始表现为起病急、厌食、恶心、呕吐、腹痛、周身痛。继后迅速出现脱水和酸中毒征象:皮肤黏膜干燥,口唇樱红,囟门、眼窝深陷,泪少,脉搏细速,血压下降,体温不升;呼吸深长,节律不整,呼气带有酮味。随即出现嗜睡、淡漠,甚至昏迷、休克状态。

4.糖尿病患儿易发生各种感染,感染又使糖尿病加重,诱发酮症酸中毒。

三、诊断

(一)诊断要点

1.诊断依据

(1)空腹血糖≥7.0mmol/L,并有多饮、多尿、多食、消瘦表现。

(2)随机血糖≥11.1mmol/L。

(3)糖耐量试验中 2 小时血糖≥11.1mmol/L。

(4)排除继发性糖尿病。

(5)血浆 C 肽、胰岛素明显降低。血胰岛细胞自身抗体阳性。

具有上述第(1)～(3)项之一,可诊断为糖尿病,同时具有第(4)项,可诊断为原发性糖尿病,同时具有第(5)项,可诊断为 1 型糖尿病。

2.酮症酸中毒诊断标准(2001 年中华儿科学会内分泌遗传代谢组制订)

(1)血糖常>16.8mmol/L。

(2)血 pH 值<7.3,HCO_3^-<15mmol/L。

(3)阴离子间隙[$AG=(K^+ + Na^+)-(Cl^- + HCO_3^-)$]升高,AG 正常值8～16。

(4)血酮体>5mmol/L,尿酮体、尿糖阳性。

3.高渗性非酮症性昏迷 儿童 1 型糖尿病发生高渗性非酮症性昏迷很少见。多数是在神经系统疾病的基础上患糖尿病时发生高渗性昏迷。这时血糖、血钠升高,血浆渗透压>310mmol/L,有脱水与昏迷,但血、尿酮体无明显升高,无酸中毒。有时 1 型糖尿病患者由于严重脱水而使血浆渗透压>310mmol/L,血、尿酮体无明显升高,亦无昏迷,可诊断为糖尿病高渗状态。

(二)鉴别诊断

1.儿童 1 型糖尿病和 2 型糖尿病的鉴别 见表 20-1。

表 20-1 儿童 1 型糖尿病和 2 型糖尿病的鉴别

项目	儿童 1 型糖尿病	儿童 2 型糖尿病
发病年龄	各年龄均见	10 岁以上多见
季节	秋冬多见	无关
发病	急骤	缓慢
家族遗传性	易感性基因 DR3、DR4、Dqa1-52Arg、DQ-57NonAsp	多数呈三代垂直遗传,属常染色体显性遗传,葡萄糖激酶基因突变
与 HLA 关联	有	少有
肥胖	少见	多见
酮症酸中毒	多见	少见
胰岛 B 细胞	减少	不一定
血胰岛素	明显减少	稍减少、正常或增高
血 GAD、ICAs	阳性	阴性
空腹血 C 肽	<1μg/L	>1μg/L
胰高糖素试验	<1.8ng/ml	>1.8ng/ml
胰岛素治疗	依赖	不依赖
口服降糖药	一般无效	有效

2.与其他疾病的鉴别

(1)婴儿暂时性糖尿病:与胰岛 B 细胞发育不全有关,多数在生后 6 周内发病,表现为发热、呕吐、脱水等症状,血糖增高,尿糖和酮体阳性,持续数周,经补液或给予少量胰岛素即可恢复。

(2)其他还原糖尿症:尿中果糖、乳糖等均可使班氏试液呈色而尿糖阳性,但无多饮、多尿、多食,血糖正常。

（3）非糖尿病性糖尿症：主要是肾脏排泄葡萄糖功能异常所致，如范可尼综合征、肾小管酸中毒、胱氨酸尿症或重症重金属中毒等，可发生糖尿，但血糖正常。

（4）继发性糖尿病：如库欣综合征、甲状腺功能亢进症等，有相应临床表现与实验室检查异常。

（5）尿毒症：糖尿病患儿发生酮症酸中毒昏迷时应与尿毒症鉴别，后者有肾脏病史与肾功能损害，血糖正常。

四、治疗

采取综合治疗措施，计划控制饮食、运动治疗的基础上，应用胰岛素治疗、加强教育和精神支持，注意糖尿病监测，防治酮症酸中毒等并发症，保证患儿正常发育。

（一）一般治疗

1.计划饮食　是糖尿病的治疗基础，以维持正常血糖、满足生长发育和日常活动需要及控制理想体重为目标，在适当限制的原则下灵活掌握。

（1）每日热卡总需要量计算公式：每日热卡总需要量＝[4184＋年龄×（290～420）]kJ，或＝[1000＋年龄×（70～100）]kcal。对年龄小、较瘦儿童，或年长儿、活动量大的患儿可适当增加，＜3岁儿童每岁418.4kJ（100kcal）；年龄大、偏胖，尤其是青春期女孩适当减少，可每岁209.2～251.1kJ（50～60kcal）；此外还要考虑患儿的体重和食欲等情况。

（2）食物的成分和比例：热量分配为碳水化合物占50％～55％，蛋白质占15％～20％，脂肪占25％～30％。蛋白质在3岁以下儿童应适当增多。食物选择中碳水化合物以含纤维素高的玉米、糙米等粗粮为主，蛋白质以动物蛋白质为主，脂肪以含多价不饱和脂肪酸的植物油为主，每日还应摄入足够含糖量较少的蔬菜或含纤维素较多的食物。每日进餐应定时，全日热量分为三餐，分别为早餐为全量的1/5，午餐为2/5、晚餐为2/5，每餐中留少量（5％）食物做餐间点心。

2.运动治疗　糖尿病患儿在血糖得到控制后适当保持体力活动，运动时间以进餐1时后，2～3小时内为宜。不主张空腹时运动，运动时应注意调整好胰岛素的用量，以免造成低血糖的危险。

（二）胰岛素治疗

根据胰岛素产品的作用快慢和持续时间的长短，可分为短效的普通胰岛素（RI）、中效的珠蛋白胰岛素（NPH）和长效鱼精蛋白锌胰岛素（PZI）。

1.胰岛素的用法

（1）初治阶段

①普通胰岛素（RI）治疗：1型糖尿病患儿一般开始先用RI治疗。新确诊患儿，RI剂量为每日0.5～1U/kg。年龄＜3岁者，从每日0.25U/kg开始；3～5岁者，从每日0.5U/kg开始；＞5岁者，从每日1U/kg开始；已用胰岛素治疗者，从每日0.7U/kg开始，分3～4次，在进餐前20～30分钟皮下注射。空腹血浆C肽过低及病程较长者，早餐前用量偏大，中、晚餐前用量可相等。

②RI＋NPH混合胰岛素治疗：新诊患者RI与NPH之比为1∶1，空腹血浆C肽不太低者为1∶2，其他患者RI与NPH之比1∶3。每日2次，餐前30分钟皮下注射。早餐前用量占2/3，晚餐前用量占1/3。如中餐前血糖经常＞11.1mmol/L，可在中餐前加用小量RI，每次2～4U。

③RI＋PZI混合胰岛素治疗：用于病程较长、使用胰岛素剂量较多及需要长效胰岛素提供胰岛素基础量的患儿。可在RI每日注射3～4次的基础上，在早餐前或晚餐前的RI中加入PZI混合注射，RI∶PZI＞

3∶1，PZI 每日用量＜0.3U/kg。

应用混合胰岛素时，应先抽取 RI 后再抽取 HRI 和 PZI，每次尽量用同一型号的注射器，注射部位选在大腿、上臂和腹壁等处，按顺序轮番注射，1 个月内同一部位不应注射 2 次，两针间距离应在 2cm 左右，以防长期应用引起局部皮肤组织萎缩，影响吸收。

(2)调整阶段：根据血糖、尿糖及患者对胰岛素敏感性调整胰岛素用量。病情重、年龄大、病程长的胰岛素用量大，在感染、外伤、手术者用量大，存在胰岛素抗体者用量大。通常根据尿糖来调整胰岛素用量。将每日小便分为四段尿、四次尿分别测定尿糖，分法如下。

1)四段尿：第一段尿在上午 7～11 时；第二段尿在上午 11 时～下午 5 时；第三段尿在下午 5～9 时；第四段尿在晚 9 时～次晨 7 时。

2)四次尿：早、中、晚餐前半小时及睡前半小时排空膀胱，在此后半小时中留取的尿，分别称为早餐前次尿、中餐前次尿、晚餐前次尿、睡前次尿。

普通胰岛素调整：①早餐前用量，参照第一段尿及中餐前次尿的尿糖进行调整；②中餐前用量，参照第二段尿及晚餐前次尿的尿糖进行调整；③晚餐前用量，参照第三段尿及睡前次尿的尿糖进行调整；④睡前用量，参照第四段尿及次晨的早餐前次尿的尿糖进行调整。

RI＋NPH 混合胰岛素调整：早餐前与晚餐前 RI 用量调整同上述；早餐前 NPH 用量参照第二段尿及晚餐前次尿的尿糖进行调整。晚餐前 NPH 用量参照第四段尿及次晨的早餐前次尿的尿糖进行调整。

胰岛素的剂量还与饮食和运动有关，另外，当患者发生感染、发热、创伤等应激情况，或情绪激惹甚至天气变化均可引起血糖的变化。因此，患者在用胰岛素治疗的过程中，应定期监测血糖的变化，及时发现和寻找血糖发生变化的原因，调节胰岛素用量。每次胰岛素的增加或减少一般不超过每日 2U。

3)维持阶段：可用中效、短效或长效、短效胰岛素混合，目前多主张多次、多成分皮下注射胰岛素（强化胰岛素治疗），剂量早晨 3/5、晚餐前 2/5 或早、中、晚(2/5、1/5、2/5)分 3 次注射。

2.胰岛素注射笔　普通胰岛素注射器经过改良，设计出了胰岛素注射笔，用药方便，皮肤损伤少，可有效减轻患儿的精神压力。注射用的笔芯为普通胰岛素和长效或中效胰岛素的混合制剂，成分不同笔芯的型号不同。当普通注射器改为胰岛素注射笔时，胰岛素的用量应减少 15%～20%。

3.胰岛素泵　先调整好剂量，基础胰岛素量 RI 每分钟的注射量由胰岛素泵自动注射，于每餐前再加注小量 RI。用胰岛素泵前应先将血糖降至理想状态，开始用胰岛素泵时胰岛素的用量为平时用量的 80%。将其中的 40% 作为基础量，早餐前为 20%，午餐和晚餐分别为 15% 和 10%，余 5% 用于睡前加餐，具体用药根据每个患者的需要具体安排。应在餐前 20 分钟给予餐时加量的胰岛素。开始用胰岛素泵必须查三餐前和睡前加餐前及凌晨 3～4 时和早 7 时的血糖，以便及时发现 Somogyi 现象或黎明现象。使用胰岛素泵可以较好地控制血糖在接近正常的水平，控制糖尿病的发展，但要求患儿必须能够自己较好地掌握使用方法和调整剂量，并且能按时测血糖。年龄较小的儿童发生低血糖的机会增多，应严密观察。一般 10 岁以下患儿不宜用胰岛素泵。

(三)糖尿病酮症酸中毒(DKA)的治疗

DKA 较危重，可造成死亡，故一经确诊，应积极救治，开放 2 条静脉通道，针对高血糖、脱水、酸中毒、电解质紊乱及可能存在的感染进行综合治疗。

1.液体疗法(第一条液路：补液、抗感染、纠正电解质紊乱等)

(1)补液方法：DKA 时由于细胞外液容量的减少，患儿常有脱水的表现，首先需估计脱水的程度：轻度 60～80ml/kg，中度 80～100ml/kg，重度 100～120ml/kg，多数属等渗性中度脱水。输液开始第 1 小时内快速静滴生理盐水 20ml/kg，以纠正血容量不足、改善血循环和肾功能。之后在第 2～3 小时，根据血钠应用

0.9％或0.45％氯化钠溶液以10ml/kg继续静脉滴注。要求在治疗的首个8小时内补足累积损失量的一半，一般为50ml/kg；在此后的16小时内补充剩余累计损失量的一半，一般给予1/4～1/2等渗液体，速度按10～20ml/kg·h给予。具体病例可根据继续丢失量及患儿补液后改善情况灵活调整。

(2)补钾：见尿后补钾3～6mmol/(kg·d)，浓度不宜过高，一般为0.3％，定期监测血钾浓度，若心电图呈现T波高尖考虑为高血钾，若T波低平，U波出现考虑为低血钾。若输入40ml/kg液体后仍不排尿，患儿可能处于肾脏无尿或高渗状态，以后输液应小心。血钾补充不宜过急，钾应在输液过程中持续补入。

2.纠正酸中毒　此时的纠酸一般不常规应用碳酸氢钠溶液，以防造成脑细胞酸中毒和高钠血症，仅在pH值<7.1，HCO_3^-<12mmol/L时，开始应用1.4％ $NaHCO_3$溶液2mmol/kg，或按公式计算，碳酸氢钠补充量=(15-所测 HCO_3^-)×体重(kg)×0.6。开始先给半量，在1～2小时内输入以防加重高渗状态，以及防止引起心律不齐。之后再测血pH值，如果pH值仍<7.1应继续补充。当血pH值≥7.2时停用。

3.胰岛素治疗(第二条液路：控制血糖、消除酮症)

(1)用药方法：一般主张立即静脉给予正规胰岛素(RI)，以0.9％氯化钠溶液稀释，利用输液泵控制泵速(RI)0.1U/kg·h。具体操作如下：将20U胰岛素加入200ml生理盐水中(0.1U/ml)，按1ml/kg·h速度输入。每1～2小时监测血糖1次，根据血糖下降速度调整输液速度，血糖下降速度以4.2mmol/L·h(3.9～6.1mmol/L·h)为宜。注意婴幼儿对胰岛素敏感，<3岁的患儿可适当减慢速度以每小时0.5U/kg开始。

(2)停药指征：当血糖降至10～13.9mmol/L，若患儿完全清醒能进食，且血糖稳定时，先给予正规胰岛素0.2～0.25U/kg皮下注射，半小时后停用静脉胰岛素。此后每次进食前20～30分钟给予普通胰岛素0.25～0.5U/kg皮下注射，每4～6小时1次(同前胰岛素治疗)。若患儿仍不能进食或合并严重感染时，静脉胰岛素应继续输入，并静脉滴注5％葡萄糖液，其按每输入5g葡萄糖加2U胰岛素的比例给予胰岛素。

(3)后期用药：酮症酸中毒急性期过后，患儿开始进餐时，胰岛素应在进餐前30分钟皮下注射，第1日的胰岛素用量按0.5U/kg计算，分3～4次注射，然后可根据血糖监测调整胰岛素剂量。

(4)监测血糖：血糖是判定DKA治疗效果和调整胰岛素用量的重要指标。在治疗早期首个12小时内，应每2小时监测1次血糖，之后的24小时内每4小时监测1次。

4.对症治疗　若糖尿病酮症酸中毒的同时有感染时应给予有效抗生素治疗。如有脑水肿发生时，应立即在30分钟内快速输入20％甘露醇2.5～5ml/kg，4小时后可重复1次，以防止颅高压反跳。昏迷患儿应行气管插管、辅助呼吸，并注意清理呼吸道分泌物。

(齐　昊)

第二节　妊娠合并糖尿病

妊娠期的糖尿病可以分成两种情况，一种是原来已确诊糖尿病，妊娠发生在糖尿病确诊之后，称之为糖尿病合并妊娠；另一种情况是妊娠期发现或发生的糖耐量异常引起的不同程度的高血糖，当血糖异常达到一定渗断标准时，称为妊娠期糖尿病(GDM)。在诊断标准以下时，则称为妊娠期糖耐量减低(IGT)。

糖尿病合并妊娠可以按糖尿病原来分型，分成1型和2型糖尿病。1型糖尿病需用胰岛素治疗，2型糖尿病一般不需用胰岛素治疗。原来所称的胰岛素依赖型糖尿病(IDDM)及非胰岛素依赖型糖尿病(NIDDM)已不再使用，因这是基于不同的治疗进行的分类，并非按发病机制分类，容易引起混淆。

下面叙述我国临床上多见的妊娠期糖尿病和糖耐量减低。

一、发病机制

妊娠期母体内的代谢向着有利于胎儿生长发育的方向作适应性的调整,其中有关碳水化合物的代谢对胰岛素功能提出更高的要求,即胰岛负荷增加,并且随着胎儿的生长而负荷越来越高。

胎儿从母体血液中摄取葡萄糖,其摄取量与母体血糖浓度有关,但不是单纯依靠母儿血糖浓度梯度差的物理性扩散,而是一种由载体协助的转运过程。即使在母体发生低血糖时,这种运输也不会完全中断,这就保证了胎儿碳水化合物的来源。正常情况下,母体血糖稳定时,胎儿血糖也稳定,而且波动很小,胎儿血糖通常比正常母体血糖低 20～30mg/dl。母体的某些蛋白类激素如胰岛素、胰高血糖素、生长激素和胎盘催乳素(hPL)等均不能通过胎盘,因此,并不能直接调节胎儿血糖。但酮体能自由通过胎盘,当母体饥饿时,酮体通过胎盘可以作为胎儿热量来源。

使母体血糖稳定的调节因素有 hPL、胰岛素、胰高血糖素、游离肾上腺皮质激素、雌激素及孕激素等。其中胰岛素作用最为重要,可促进糖原合成。正常情况下,血糖浓度变化时胰岛能做出快速而灵敏的反应,分泌适量的胰岛素,因此在空腹时和进餐后,血糖均能稳定在一个适当的范围,不会有大幅度的波动,而且 24 小时的平均血糖值也在生理范围。胰高血糖素的作用为促进糖原分解,在机体摄入葡萄糖(或碳水化合物)时抑制了胰高血糖素分泌,使糖原分解减少,这有利于合成代谢,其结果延迟了餐后血糖上升的时间。这样可避免饥饿时容易发生低血糖。

胎盘分泌的雌激素、孕激素和 hPL 等均有拮抗胰岛素的作用。随着胎盘生长,这些抗胰岛素物质的分泌增加。正常孕妇的胰岛有一定的储备功能,能适应性地增加胰岛素的分泌量。与非孕期相比,妊娠后期胰岛素需要量约增加 30%,与正常妊娠时内源性胰岛素增加的量相当。但如果孕妇原来仅有临界的胰岛素储备功能,就无法适应这种需要;另一种情况是因肥胖而有胰岛素抵抗,就出现胰岛素相对不足。以上两者的结果均为血糖升高,达到诊断标准时为妊娠期糖尿病,低于标准时称为糖耐量减低。肥胖的妊娠期糖尿病患者,因为有外周胰岛素抵抗,所以出现的情况既有胰岛素需要量增加又有胰岛素分泌量增多,但分泌常呈延迟反应,例如正常餐后 30 分钟胰岛素分泌达高峰,但这类患者可后延到 1 小时。产后随着体重下降,胰岛素需要量降低,胰岛素抵抗也减少,大多数妊娠期糖尿病患者血糖能恢复正常。

随着 hPL 增多,合体滋养细胞产生多肽类激素,刺激脂肪组织分解成甘油及脂肪酸,以致减少了葡萄糖(和氨基酸)的利用而血糖升高。因此,hPL 也是一种与胰岛素有拮抗作用的物质。

雌激素和孕激素也能拮抗胰岛素。晚期妊娠时糖尿病胰岛素用量增加与此也有关。早孕时,雌、孕激素升高,此时胰岛的功能代偿性增高,促使胰岛素分泌增多,葡萄糖外周利用率增高而形成糖原积聚,同时肝糖原分解减少,因此容易造成空腹时低血糖。但此种情况比较容易发生在糖尿病合并妊娠患者,在妊娠期糖尿病不多见。

糖尿病合并妊娠,尤其是 1 型糖尿病,母体持续高血糖,引起胎儿血糖升高,刺激胎儿胰岛增生,引起高胰岛素血症。胎儿高胰岛素血症与死胎、低血糖、呼吸困难综合征和其他胎儿并发症有关。

糖尿病孕妇血中氨基酸增高,进入胎儿体内,促使胎儿过度生长,以致发生巨大儿。如控制空腹时母血中某些氨基酸的含量(如丝氨酸、脯氨酸和鸟氨酸)可控制胎儿体重。

二、分类

妇女已患糖尿病者发生妊娠,称为糖尿病合并妊娠;妊娠后首次发生或发现在糖尿病,则称为妊娠期糖尿病(不够诊断标准者则称为糖耐量减低),已如前述。实际上,妊娠期糖尿病中有一部分患者是糖尿病合并妊娠,即妊娠前没有得到诊断的那些患者。

西方国家糖尿病合并妊娠所占的比例比我国高,但在我国,绝大部分是妊娠期糖尿病和糖耐量减低。

在 1 型糖尿病中,遗传仅作为易感因子,其激发因子可能是病毒。病毒感染导致胰岛炎症,淋巴细胞浸润,B 细胞的细胞膜容易受具有细胞毒性的自体免疫性抗体攻击,最后 B 细胞死亡。单卵双胎中一人发生糖尿病,另一人发生的概率是 50%。

2 型糖尿病遗传倾向比 1 型更明显,单卵双胎同时患病的机会是 100%,兄弟姊妹为 40%,子女发病机会约 1/3。兄弟姊妹或子女可能患糖尿病,也可能仅是糖耐量异常。2 型糖尿病者胰岛素可以正常甚至偏高,此时主要为靶细胞产生胰岛素抵抗。到后期胰岛素分泌可减少,甚至发展成为必需依赖胰岛素。

White 分类是主要用于糖尿病合并妊娠的分类。分类是按有无并发症,以及并发症发生的脏器等因素而定,也兼顾到发病年龄及病程长短。但 White 改良分类中的 A 类,原来是指妊娠期糖耐量试验(100g 葡萄精,测至 3 小时)阳性,但空腹血糖<5.8mmol/L(105mg/dl),餐后 2 小时血糖<6.7mmol/L(120mg/dl),此类患者只需要饮食控制即可,目前称之为 A1。而对达到上述血糖控制标准时除饮食控制外,尚需用胰岛素者,则诊断为 A2。第三届世界糖尿病会议建议将 WhiteA 类改为妊娠期糖尿病。

A1 与 A2 虽同属妊娠期糖尿病,但对胎儿预后的影响不同。A1 围生儿死亡率明显低于 A2,晚期妊娠时死胎率也不增加。

糖尿病合并妊娠需用胰岛素治疗者再分为 B、C、D、F、R、H 及 T 类(妊娠期分类)。

B 类:20 岁以后发病,病程短于 10 年,无血管病变,也包括以往用过口服降糖药者。

C 类:10~19 岁发病,或病程已达 10~19 年。无血管病变。

D 类:病程≥20 年,或发病年龄低于 10 岁,或有高血压或良性视网膜病变,包括微小动脉瘤,渗出及静脉扩张。

F 类:指糖尿病有肾脏病变者,包括肌酐清除率下降和(或)蛋白尿,蛋白尿定量≥300mg/24h(蛋白尿定量应该在早孕时即测定)。

R 类:增殖性视网膜病变或玻璃体出血。

H 类:存在动脉硬化性心脏病的证据。

T 类:肾移植者。

三、妊娠期糖尿病的诊断标准

必须先明确非妊娠期糖尿病的诊断标准,因为一部分患者是属于孕前已有糖尿病的糖尿病合并妊娠。同时,还要明确妊娠期发生的程度不同的糖耐量异常的诊断标准,即妊娠期糖尿病和糖耐量减低的诊断标准。

1.排除标准　空腹血糖(静脉血浆)<5.5mmol/L(<100mg/dl),加上随时血糖<7.8mmol/L(140mg/dl)。

2.糖尿病诊断标准　空腹血糖(静脉血浆)≥7.0mmol/L(126mg/dl),或 75g 糖耐量试验 2 小时≥11.1mmol/L(200mg/dl)。

3.糖耐量异常诊断标准　空腹血糖(静脉血浆)≥6.1mmol/L 且<7.0mmol/L,或 75g 糖耐量试验 2 小时≥7.8mmol/L 且<11.1mmol/L。将糖尿病诊断标准中空腹血糖临界点自 7.8mmol/L 改为 7.0mmol/L 的原因是:如果按 7.8mmol/L 作为临界点而进行糖耐量试验(OGTT),则约有 1/3 患者会失去做 OGTT 的机会,而实际上这类患者中 OGTT 2 小时血糖可能>11.1mmol/L。这一类空腹血糖≥7.0mmol/L,但

＜7.8mmol/L,2 小时＞11.1mmol/L 的患者也可能有大血管病变的并发症。

4.诊断标准　妊娠期发现或发生的糖耐量异常引起的高血糖,达到上述糖尿病诊断标准时可诊断妊娠期糖尿病。未达到糖尿病诊断标准者,则称为妊娠期糖耐量减低(IGT)。

妊娠期糖尿病不排除妊娠前原已有不同程度的糖耐量异常,甚至原有糖尿病;妊娠期糖尿病之诊断也不论胰岛素应用与否;妊娠期糖尿病之诊断与产后血糖也无关。产后的诊断按产后 6 周随访时糖耐量的实际情况而决定,也就是说,按产后患者在当时的条件下胰岛功能的情况而定,可以是正常糖耐量,也可以是糖耐量减低或者是糖尿病。很大一部分妊娠期糖尿病产妇在产后随访时糖耐量。恢复正常。但继续随访时部分妇女又发现有糖尿病。Harris 发现 20～44 岁美国妇女未诊断出的糖耐量异常者实际上与妊娠期糖尿病发生率相当,可以印证以上论述,也可以认为妊娠期糖尿病是 DM 的高危人群。妊娠期发生的妊娠期糖尿病(或糖耐量减低)有可能是由于妊娠对机体胰岛功能的负荷增加,使那些胰岛功能临界或储备功能不全的情况提前表现出来,也就是说提前发生短暂的 2 型糖尿病。当妊娠终止,额外负荷消失,胰岛功能还能表现正常。但随着年龄增加,或有其他不良因素,部分将成为糖尿病或糖耐量减低。

四、妊娠期糖尿病的筛选和诊断

通常妊娠期糖尿病并没有明显症状和体征,唯一的诊断方法是在孕期检测糖耐量。需要探讨的问题有二:一是是否全部孕妇均进行检测,还是按有无高危因素而进行有选择的检测,这涉及漏诊率,也与人力、经济等因素有关;二是各种筛选方法和 OGTT 方法的比较。

妊娠期糖尿病的高危因素如下:糖尿病家族史、不明原因死产、畸形儿或巨大儿、肥胖、高血压、孕妇年龄超过 30 岁等。但约半数的妊娠期糖尿病患者并无高危因素。因此,如果仅以有无高危因素作为筛选对象,就会有部分妊娠期糖尿病漏诊。所以,每一个孕妇行糖筛选试验是合理的。

五、妊娠对糖尿病的影响

早孕时恶心呕吐,摄入量减少。一方面可引起低血糖甚至低血糖昏迷,低血糖较易发生于 1 型糖尿病合并妊娠,尤易发生在妊娠前半期;另一方面由于热量摄入不足,自身脂肪如代谢不全就容易产生酮体,而发生代谢性酸中毒。

糖尿病患者易发生感染,孕期感染较多见的是呼吸道和尿路感染。糖尿病如得不到控制,感染容易诱发胰岛素抵抗和酮症酸中毒。产后由于胎盘产生的拮抗胰岛素的多种激素(包括雌激素及 hPL)的快速撤退,胰岛素需要减量,否则可能发生低血糖。但如遇产后感染,则胰岛素需要量增加。

产后绝大部分(90%～95%)妊娠期糖尿病患者胰岛素功能都能表现正常,但多次发生妊娠期糖尿病,使原来潜能不足的胰岛素功能多次受影响,有可能促使发生或提前发生糖尿病,或者使原来不一定表现出糖耐量减低者表现出来。

六、糖尿病对妊娠的影响

1.围生儿死亡及患病　导致围生期胎儿(新生儿)死亡及患病的情况主要发生于糖尿病合并妊娠,母亲仅有餐后高血糖(A1)死胎率并不增加。但妊娠期糖尿病(包括 White 分类 A1 及 A2)处理不当,仍有可能产生不良的结果。

死胎的主要原因是缺氧。一方面这类胎儿需氧量较高,而另一方面氧供应却减少,这种突出的矛盾,导致胎儿缺氧,严重者则引起死胎,死胎尸体可见髓处造血,就是缺氧的佐证。死胎容易发生在妊娠 36 周之后。血糖控制不良、合并妊娠高血压综合征、巨大儿或羊水过多者死胎更易发生。

胎儿需氧量增高和高胰岛素血症有关,因其可以引起代谢率增高。至于胎儿氧供应减少则可以从母体和胎盘两个方面解释。糖尿病本身可引起血管病变及微循环障碍,如果合并妊娠高血压综合征,则出于螺旋动脉痉挛狭窄等因素,更加重缺氧。糖尿病一旦发生酮中毒,产生脱水、低血容量、低血压,使绒毛间腔血流量减少及胎儿氧供应减少。糖尿病还可引起母体红细胞氧的释放能力减低。

2.先天性畸形 一般讲,妊娠期糖尿病并不增加胎儿畸形率,因为其高血糖都发生在妊娠中期之后。但 1 型糖尿病合并妊娠胎儿大畸形发生率比自然发生率高 2~4 倍。糖代谢异常,例如糖分解障碍,可影响胎儿脏器的发育。妊娠中后期血糖如得到良好控制,则死胎发生率下降。导致围生儿死亡者主要为大畸形。大畸形一般发生在孕 7 周之前,可累及中枢神经系统、心血管、泌尿、骨髓及消化等系统。临床上常见的大畸形有大血管错位、无脑儿、室间隔缺损、脊椎发育不全等。大畸形的发生可能是胎儿遗传易感性和母体、胎儿代谢障碍合并作用的结果。血糖控制良好的妊娠期糖尿病很少发生胎儿畸形。

3.巨大儿 孕妇血糖水平与巨大儿发生率相关。1 型糖尿病合并妊娠如血糖控制不良则巨大儿发生率可高达 40%~50%。巨大儿可导致肩难产、新生儿窒息等并发症,当然也增加了剖宫产率。巨大儿在今后生长发育过程中易发生肥胖症和糖耐量异常。妊娠期糖尿病血糖控制不良者巨大儿发生率也明显增加。

4.新生儿低血糖 新生儿低血糖是指出生最初 12 小时内血糖低于 40mg/dl。1 型糖尿病合并妊娠易出现新生儿低血糖,发生率达 18%~49%。新生儿低血糖发生率受以下因素影响:①孕妇妊娠后半期的血糖水平控制不良者,胎儿发生高胰岛素血症,胎儿胰岛细胞对葡萄糖反应过度,易于发生低血糖。②分娩时的母体血糖水平。分娩时母血糖>90mg/dl 者新生儿低血糖发生率明显升高。

5.呼吸窘迫综合征(RDS) 母体高血糖,胎儿发生高胰岛素血症,胰岛素能影响肺表面活性物质之合成。Robent 等报告 10 年内 805 例 1 型糖尿病合并妊娠,新生儿 RDS 发生率为对照组的 6 倍。孕期血糖控制良好,则新生儿 RDS 明显下降,甚至与正常妊娠发生率相仿。

6.钙、镁代谢 新生儿血钙<7mg/dl 为低钙血症。1 型糖尿病合并妊娠新生儿低钙血症发生率升高,可能与甲状旁腺激素合成障碍有关。1 型糖尿病合并妊娠新生儿也可有低镁血症,而低血镁也可影响低血钙。

七、处理

由于临床多见为妊娠期糖尿病,故应是临床注意的重点。糖尿病合并妊娠容易发生并发症,监测并发症的重点是肾脏(F 类),以及视网膜(D 类和 R 娄)。胎儿则重点监测畸形及胎儿成长(体重过大或过小)。妊娠期糖尿病通常不必住院,可以门诊处理。

1.产前

(1)血糖监测:孕期严格控制血糖是改善母儿预后的最主要措施。血糖的平均值及波动值两者都应控制。控制目标是空腹血浆血糖 3.9~5.8mmol/L(70~104mg/dl),餐前血糖<5.6mmol/L(100mg/dl),餐后 1 小时血糖<7.8mmol/L(140mg/dl),餐后 2 小时血糖<6.7mmol/L(120mg/dl)。

在中期及晚期妊娠时都应达到以上血糖控制指标,而晚期妊娠时更为重要,29~32 周后餐后高血糖容易发生巨大儿。如在早孕时已诊断妊娠期糖尿病,控制目标同上,但更应注意到这类患者实际并非妊娠期糖尿病,而很可能是糖尿病合并妊娠。如属糖尿病合并妊娠,而按上述严格指标控制时,在早孕时易发生低血糖,应加以注意。

至少每周 1 次测空腹及餐后 2 小时血糖。必要时每天测 4 次(空腹,每次餐后 1 小时)。用胰岛素者,必要时应每日测 6 次(每次餐前及餐后)。如果备有血糖仪自测,更为方便,但应注意血糖仪值的校正。同时毛细管血糖值换算成血浆血糖值,应乘以一个系数,血糖愈高,则系数愈大,系数 109%～116%。

(2)并发症监测:并发症主要发生在糖尿病合并妊娠。可累及肾脏、视网膜及心血管等。此类并发症的发生除血糖浓度升高外,还需要时间,因此在妊娠期糖尿病患者中不多见。

(3)胎儿监测:主要三个方面大畸形、生长发育异常(如巨大儿或宫内生长受限)以及慢性缺氧状态。在控制良好的糖尿病合并妊娠或妊娠期糖尿病,这些情况很少发生。

1)大畸形:主要有神经管缺损、心脏畸形等。甲胎蛋白(AFP)是监测开放性神经管缺损的较好生化指标。AFP 在羊水与母血中的浓度约为 100∶1 至 200∶1,98% 开放性神经管缺损其羊水中 AFP 在孕 13～15 周时超过中位数 2.5 倍,22～24 周超过约 4 倍。监测母血或羊水中 AFP 应该从孕中期即开始,例如孕 16 周。B 超是诊断神经管缺损的良好方法,孕 18～20 周就可开始进行。

2)生长发育异常:巨大胎儿和胎儿宫内生长受限都应该属于胎儿生长发育异常的范畴。糖尿病产妇新生儿出生体重＞4kg 发生肩难产或头盆不称者比非糖尿病产妇新生儿同样体重者为多。自妊娠 32 周开始,用 B 超监测胎儿生长情况,其中尤以腹围测量为重要。大于胎龄儿(IGA)早在孕 32 周即可发现腹围加速生长。如以每周腹围增加 1.2cm 为界线,则判别巨大胎儿灵敏度为 84%,特异性为 85%。B 超测量腹围应在肝静脉水平,以两次呼吸间测得的最小数据为准。

胎儿宫内生长受限是另一种生长发育异常:胎儿生长发育除受基因控制外,营养状况是一个重要因素。营养不足可影响脏器组织的细胞数以及细胞体积。有血管病变的糖尿病,或妊娠期糖尿病合并妊娠高血压综合征者,由于胎盘功能不良,较易发生胎儿宫内生长受限。监测通过肝区腹围,是一个反映胎儿营养情况的良好指标。如果腹围低于该胎龄正常值的第 2.5 百分位数,则生长发育不良之阳性预测值可达 50%,但并不一定是胎儿宫内生长受限。B 超监测,每 2～4 周进行 1 次。

3)胎儿慢性宫内缺氧状态:有血管病变的糖尿病合并妊娠或控制不良的妊娠期糖尿病,胎儿较易发生慢性宫内缺氧。其监测方法如下:①胎动计数,自妊娠 28 周开始。②无应激试验(NST),自妊娠 32～34 周开始,每周 2 次,妊娠期糖尿病控制不好或糖尿病合并妊娠有血管病变者,提早监测时间。NST 无反应者,则进行缩宫素激惹试验(OCT)或生物物理评分(BPP)监测。OCT 阴性,通常胎儿在 1 周内无宫内缺氧死亡危险,当然也会有例外。OCT 阳性(胰岛素依赖型糖尿病中发生率约 10%),则胎心晚期减速、Apgar 低评分、呼吸困难综合征、胎儿宫内生长受限等发生率增高,围生儿死亡率上升。

(4)饮食控制:饮食控制目的为:①为母儿提供必要的营养;②控制血糖水平;③防止饥饿性酮中毒。

1)热量摄入:按理想体重以 25～30kcal/(kg·d)计算,随孕期增加而适当增加热量。妊娠前半期增加 150kcal/d,后半期增加 350kcal/d,并随劳动强度等而作适当调整。但每天总热量不得低于 1800kcal,以免产生酮中毒。

2)体型与热量的关系:以体质指数(BMI)为标准。BMI＝体重(kg)/身高(m)^2。WHO 推荐:BMI 20～24kg/m^2 为正常体型;BMI 24～26kg/m^2 为超重;BMI≥26kg/m^2 为肥胖。全国糖尿病调查 BMI 18.5～25kg/m^2 为正常,＜18.5kg/m^2 为营养不良,＞25kg/m^2 为超重。

凡系肥胖者,总热量仍按理想体重计算,但减少脂肪摄入量而增加碳水化合物比例。妊娠期不宜进行减肥。

整个孕期体重增加以 10～12.5kg 为准,但体重超过标准 50% 之肥胖妊娠期糖尿病者,体重增加应不超过 6～7kg，更肥胖者，孕期体重增加可降为 3kg，甚至不增加。

3）食物结构：碳水化合物提供总热量 50%～60%，蛋白质 15%～20%，脂肪 25%～30%。高蛋白饮食产生氨基酸血症，增加肾小球滤过率，使肾小球毛细管内压上升，损伤肾小球，故妊娠期糖尿病不宜高蛋白饮食，但也不能蛋白质摄入不足。

蔬菜类每天 500g，每餐饮食中搭配高纤维素食品可减缓糖吸收。注意各种维生素摄入。孕中期起常规补充铁剂，适当补充钙及叶酸。

4）食品及进餐次数：以热量为基础，照顾孕妇饮食习惯，以食品表所列营养要素及热值，进行交换搭配，构成既合理又为孕妇喜爱的饮食。这是一项细致而重要的工作。饮食控制能否成功，很大程度上取决于孕妇的理解和积极主动配合，以及膳食的合理调配，并按血糖结果做及时灵活调整。具体操作有赖于食谱记录和经常的血糖监测。

（5）孕期的运动治疗：运动时摄取葡萄糖量增加 40 倍。运动增加胰岛素与受体结合，增加胰岛素敏感性，且可持续达 48 小时。在孕期做非剧烈运动不会对妊娠构成危害，并不因较多的血液供给骨骼肌而减少子宫的血液供应或胎盘灌注，因此也不影响胎儿生长。运动时注意目标心率，目标心率＝（220－年龄）×0.7。但由于妊娠的特定状态，运动时应注意安全。步行是很好的体育锻炼，骑固定式踏车及上肢运动等在医师指导下都可进行。

（6）妊娠期胰岛素之应用：妊娠期糖尿病一般都能用饮食控制以达到血糖标准；10%～40% 的妊娠期糖尿病仅饮食控制达不到标准，而需用胰岛素。

关于应用胰岛素治疗的血糖标准各学者有不同意见。Langer 等认为，空腹血糖经常 ≥5.3mmol/L（95mg/dl）应开始胰岛素治疗，以减少巨大儿发生。有些热衷于胰岛素治疗者甚至提出即使饮食控制成功，仍可用胰岛素，以降低餐后轻微的高血糖，而此种高血糖能引起胎儿高胰岛素血症，并导致胎儿体重过大，产伤及剖宫产率上升。Persson 等对这种"预防性"胰岛素应用作前瞻性研究，甲组用饮食控制，乙组除饮食控制外加用"预防性"胰岛素，结果两组巨大儿发生率并无明显差别，皮肤折叠厚度亦无明显差别。总之，应该先用饮食控制，只有在饮食控制后空腹和（或）餐后血糖仍异常者，才应用胰岛素治疗。

妊娠期糖尿病的血糖控制标准（并非胰岛素应用标准）为空腹血糖＜5.8mmol/L（105mg/dl），及餐后 2 小时＜6.7mmol/L（120mg/dl）。良好的血糖控制应该达到如下标准，即空腹＜5.6mmol/L（100mg/dl），餐后 1 小时＜7.2mmol/L（130mg/dl），2 小时＜6.7mmol/L（120mg/dl），3～4 小时＜5.8mmol/L（105mg/dl），但以上标准，实际上很难达到。

胰岛素应用指征：①经正规饮食控制后空腹血糖＞5.8mmol/L（104mg/dl），早餐后 2 小时或晚餐前＞6.7mmol/L（120mg/dl）。②死胎、死产史或合并妊娠期高血压综合征。③空腹及餐后血糖均高，严格饮食控制出现尿酮（如此严格控制已不能摄入足够热量），只有应用胰岛素才能摄入足够量食物者。④出现内外科等合并症（如感染），或因种种原因，患者有精神压力，使机体处于应激状态而使血糖升高者。⑤White 分期 B～R 期。

肥胖者加大胰岛素量，甚至 1.5～2.0U/（kg·d）。双胎胰岛素量可能需加倍。

剂量分配：早餐前总量 2/3 或 1/2；中效：短效＝2:1。晚餐（午餐）前 1/3 或 1/2；中效：短效＝1:1。

Insulin Lispro 是一种胰岛素类似物，注射后 1 小时达作用高峰，能明显降低餐后高血糖，但不增加低血糖的发生，而且不产生胰岛素特异性抗体或 Lispro 特异性抗体。产时应用脐血中也测不到。故不论 1 型或 2 型糖尿病合并妊娠或妊娠期糖尿病，InsulinLispro 都可以与人正规胰岛素一样安全应用。

口服降糖药不能用于妊娠期。因为可以通过胎盘进入胎儿循环，刺激胎儿胰岛细胞增生，易于发生巨大儿，亦易发生新生儿低血糖。此外，口服磺脲类药物有致畸报道。双胍类及阿卡波糖也不能用于孕期。

因此,糖尿病孕前用口服降糖类药物者,妊娠期应改为胰岛素。

(7)入院指征

1)初次 50g 糖筛选试验阳性(1 小时≥7.8mmol/L),须行 OGTT 者;或有高危因素,初次 50g 糖筛选试验阴性(<7.8mmol/L)而在孕晚期须行第 2 次筛选者。但以上情况也可根据情况考虑在门诊进行。

2)妊娠期糖尿病经饮食控制后空腹和(或)餐后 2 小时血糖仍不能达标准者,入院进行饮食调整及饮食教育者。

3)经饮食控制后尿酮阳性而血酮阴性,首先调整饮食,适当增加碳水化合物。如出现血酮阳性,应入院。

4)饮食控制不良需加用胰岛素者。

5)出现产科并发症如妊娠期高血压综合征、胎儿生长受限等。

6)发生尿路感染,上呼吸道严重感染或其他应激状态者。

7)A1 血糖控制良好,无并发症,妊娠 37 周入院待产。以不超过 40 周为宜。

8)A2 或糖尿病合并妊娠 B 级以上者,入院时间应结合患者情况而适当提早,可考虑 32～34 周入院。

2.分娩

(1)分娩时机:何时终止妊娠,主要考虑因素有血糖控制情况、胎儿成熟度、是否合并妊娠期高血压综合征、肾脏情况及眼底等。如果血糖控制良好,胎儿监测无异常,则应等待胎儿成熟才考虑分娩。关于胎儿成熟度,妊娠 38 周时可考虑作羊水穿刺,测 L/S 比值。L/S≥2.0 表示胎肺成熟,但亦有学者认为在妊娠合并糖尿病者,L/S 比值预测胎肺成熟度不一定可靠,应再测酸性磷酸酯及磷脂酰甘油(PG)。因为在少数病例中,L/S 为 2～3,但测不到 PG,结果新生儿仍发生 RDS,所以 L/S 正常而 PG 测不到,应加警惕。此时,如果胎儿监护未出现宫内氧储蓄不足,可考虑再继续妊娠 1 周。如果胎儿监护出现宫内氧储蓄不足,而胎儿已成熟,应及早娩出。如 L/S 显示胎儿发育不成熟,则按 NST、CST 及生物物理评分结果综合分析而定。具体分娩时间建议如下。

1)A1 血糖控制良好,无并发症,妊娠 38～40 周(考虑宫颈成熟度与胎儿大小)终止妊娠。

2)A2 或 A1 有并发症,或血糖控制不满意者,应在胎肺成熟后及早终止妊娠。

3)B 级、C 级无并发症,可考虑 37～39 周终止妊娠。

4)不论何级,凡并发妊娠期高血压综合征、胎盘功能降低、羊水过多,有产死胎史,应考虑 36 周终止妊娠。

5)F～R 级,有胎儿宫内生长受限,如胎肺已成熟,考虑 34～35 周终止妊娠。

(2)分娩方式:并非所有妊娠期糖尿病或糖尿病合并妊娠都要剖宫产。凡有胎儿宫内缺氧,某些增加胎儿宫内缺氧的妊娠并发症如妊娠期高血压综合征,以及其他产科指征者应剖宫产。具体指征有:①胎儿宫内缺氧,尤其是急性宫内缺氧;②巨大儿或躯体较大的胎儿;③合并妊娠期高血压综合征,羊水过多,不能控制的高血压、肾功能不良等;④有微血管病变者;⑤其他产科指征。如有终止妊娠指征而宫颈未成熟,应放宽剖宫产指征。糖尿病合并妊娠 B～R 级之剖宫产率约 50％。

(3)分娩及产时胰岛素应用:如妊娠期不用胰岛素者分娩时亦不用,妊娠期应用胰岛素者,分娩当天停用常规量,改为静脉胰岛素滴注。静脉补液用两个瓶,第一瓶内含 5％葡萄糖生理盐水 1000ml;第二瓶生理盐水 500ml 内含正规胰岛素 50U,该瓶先放掉液体 50ml,使胰岛素与管道系统内壁的非特异性胰岛素结合物相结合。两瓶用 Y 形管相连接。按血糖水平调节两瓶的滴速。一般胰岛素速度为每小时 1～2U,有时可少些。简单的方法可以在 10％葡萄糖溶液内加胰岛素(接葡萄糖 4g 加胰岛素 1U 计算,重症可按葡萄糖 2g 加胰岛素 1U),临产过程用糖 200～250g。分娩后期最好改为 5％葡萄糖溶液(与胰岛素比例不变),

避免高糖诱发胎儿高胰岛素血症而导致新生儿低血糖。以上整个静脉胰岛素滴注期间每 2 小时测血糖 1 次,以调节滴速。

产后停止静脉胰岛素滴注,测血糖再决定是否应用胰岛素,注意并预防产后低血糖之发生。并按体重、血糖情况及是否哺乳重新计算热量及制定食谱。

(4)随访

1)妊娠期糖尿病患者鼓励母乳喂养。母乳喂养能降低 OGTT 血糖值,减少以后糖尿病发生率。绝大多数妊娠期糖尿病产后血糖能恢复正常,不需口服降糖药,故不影响哺乳。血糖不正常而需要哺乳者,应该用胰岛素,不能用口服降糖药。

2)大约半数妊娠期糖尿病患者于长期随访中最终发生糖尿病,因此,终生定期监测(每年 1～2 次测空腹及餐后 2 小时血糖)至关重要,平时亦不宜高热量高糖饮食,以免胰岛负荷过重。

3)避孕:①宫内节育器,尤其是带铜节育器,并不增加糖尿病妇女盆腔感染发生率,是安全有效的避孕方法,妊娠期糖尿病者可选用。②口服避孕药,低剂量雌孕激素的口服避孕药并不影响碳水化合物及脂代谢。但应用第 1 个月经周期后,仍应检测血糖、血压、体重等,以后每 3 月复查 1 次。

(赵淑娥)

第三节　老年糖尿病

糖尿病是一组由遗传和环境因素相互作用引起的临床综合征,分为原发性和继发性两类。系因胰岛素分泌绝对或相对不足以及靶细胞对胰岛素敏感性降低,引起糖、蛋白、脂肪、水和电解质等一系列代谢紊乱。临床以高血糖为主要标志,久病可引起多个系统损害。病情严重或应激时可发生急性代谢紊乱如酮症酸中毒等。原发性糖尿病可分为胰岛素依赖型(Ⅰ型)和非胰岛素依赖型(Ⅱ型)糖尿病。老年人糖尿病大多为非胰岛素依赖型,属于Ⅱ型糖尿病(T2DM)。老年糖尿病部分是老年期发病,还有一部分是从成年发病并一直延续至老年的,成为老年内分泌疾病中最常见的一种疾病类型。本节主要讲述 T2DM。

随着经济发展,社会生活节奏的加快,人群健康问题日益严重,诸多疾病发病持续上升,糖尿病也是如此。最近的调查发现,我国城市成人糖尿病发病率超过 10%,60 岁以上人群糖尿病发病率亦超过 10%,75 岁以上者患病超过 13%,而农村发病率相对较低。随着我国城镇化进程和步入老龄化社会,糖尿病以成为我国社会的重大负担。

一、病因与发病

糖尿病的病因和发病极其复杂,至今尚未完全阐明。不同类型有不同的病因,相同类型又存在着异质性。总体病因可以分为遗传因素和环境因素共同参与导致糖代谢异常的结果。

(一)遗传和环境因素

2 型糖尿病的遗传特点表现为:参与发病的基因很多,分别影响着糖代谢过程中的中间环节,而对血糖无直接影响;这些基因影响发病的程度不等,个别基因可能是主效基因;可见每个基因只是参与致病,非必须基因;综合这些基因后,形成了糖尿病的易感性。

环境因素中,主要包括人口的老龄化、现代的生活方式、营养的过剩、体力活动的减少等。在遗传和环境因素共同作用下,导致肥胖,特别是腹型肥胖,腰围颈围的增大,皮下脂肪堆积增多,增加胰岛素的抵抗,影响糖的代谢,表现为空腹或餐后血糖的升高或糖尿病。

(二)胰岛素抵抗和 B 细胞功能缺陷

如果出现胰岛素抵抗,B 细胞能够在反馈的调解下,进一步地增加分泌胰岛素,则可以是升高的血糖降低,维持正常血糖水平,但如果 B 细胞不能起到代偿的作用,就会发生 T2DM。可见胰岛素抵抗和胰岛素分泌缺陷是 T2DM 发病两个要素。不同患者这两个要素在其发病过程中起的作用不同,同一患者在不同的疾病进展时期,这两个要素表现也不同。

胰岛素抵抗,是指胰岛素作用的靶器官(肝脏、肌肉和脂肪组织)对胰岛素作用的敏感性降低。胰岛素是通过抑制肝脏葡萄糖产生,刺激内脏组织特别是肝脏和消化道对葡萄糖的摄取和促进外周组织,例如,骨骼脂肪组织等对葡萄糖的利用而达到降低血糖的目的。胰岛素的效应过程是通过受体和受体后效应的诸多环节达到降低血糖的,遗传和环境因素作用其中相关环节,引起胰岛素效应减弱,并经过逐级效应的叠加才达到促使血糖升高的。在这个过程中会导致一系列效应因子的,例如,一些炎症因子(TNF-α 等)进一步干扰胰岛素的信号转导,加重胰岛素抵抗,血糖进一步升高。所以改善这些组织对胰岛素的敏感,对于降低升高的血糖很有意义。

B 细胞功能在初期血糖升高的时候,可以引起胰腺 B 细胞分泌更多的胰岛素,以维持血糖在一个合适的范围,但随着调节胰岛素与葡萄糖利用的各个环节的紊乱和其他致糖尿病因素的存在,血糖逐渐升高,但随着血糖的进一步升高,胰腺 B 细胞在致病因素的作用下,合成和分泌胰岛素的功能逐渐降低,从胰岛素的分泌相对不足发展到绝对不足。

糖尿病是一个系统性代谢紊乱的疾病,在其发病过程中不但血糖升高,而且脂质代谢也出现紊乱。脂质的紊乱使非脂肪细胞内脂质含量增加,并通过多种途径导致胰岛素抵抗的发及引起胰岛 B 细胞脂性凋亡和合成与分泌胰岛素的功能缺陷。

2 型糖尿病早期由于胰腺 B 细胞在具有代偿能力下能够增加胰岛素的分泌类维持血糖水平,随着 B 细胞功能受损和凋亡增加胰岛素分泌逐渐降低或消失,糖尿病的治疗也从不需外源性胰岛素转导逐渐使用和增加外源性胰岛素的治疗模式。

二、临床表现

(一)症状

代谢紊乱的表现:血糖升高导致渗透性利尿,从而表现为多尿,多尿后出现失水故而发生口渴多饮。由于胰岛素的分泌相对不足或外周组织对胰岛素的敏感性降低,导致脂肪和蛋白质代谢异常,渐渐出现消瘦、乏力等表现。在反馈的调节下,人体会出现易饥饿,所以出现多食,就是临床上常说的"三多一少"症状。

老年人典型症状仅占 1/3 病例,多数表现为乏力症状明显,或可成为唯一症状。部分患者会出现皮肤黏膜瘙痒,特别是外阴瘙痒、视力模糊等。但更多的患者无上述典型临床表现,中国由于健康制度的滞后,很多患者不能获得较好的医疗条件,往往出现并发症时才发现是糖尿病。还有一大部分病例是在健康体检时发现血糖代谢异常。所以糖尿病被形容为一个"甜蜜的杀手"。

(二)并发症的临床表现

1.急性严重代谢紊乱的表现　主要包括糖尿病酮症酸中毒(DKA)和高血糖高渗状态。DKA 的临床表现主要有:早期,"三多一少"症状加重;酸中毒失代偿以后病情恶化,主要表现为疲乏、食欲减退、恶心呕吐、多尿、口干、头痛、嗜睡、呼吸深快以及烂苹果味,由于严重失水,可见尿量减少、眼眶下陷、皮肤黏膜干燥、心率加快、血压下降、四肢厥冷等循环障碍的表现，随着灌注不足发展可以出现不同程度的意识障碍和神经系统症状，如反应迟钝、阳性病理体征甚至昏迷等。

而高血糖高渗状态（HHS）主要由于血浆渗透压的升高出现组织脱水和不同程度的意识障碍。HHS一般起病较为缓慢，"三多一少"症状变化不具特征，后期随着组织脱水加重神经系统体征才逐渐出现。

此两种表现危重，并发症多，死亡率相对高，所以要早发现早治疗是关键。

2.感染性并发症　血糖的升高引起血管神经免疫等功能降低，导致了糖尿病患者易感染，常见的感染有：皮肤化脓性感染，如疖、痈、蜂窝组织炎和下肢溃疡；四肢的真菌感染，如手足癣、足坏疽并发感染；泌尿系统感染，如膀胱炎、肾盂肾炎；呼吸道感染，如肺炎、慢性支气管炎、肺结核等；牙周病等。这些感染严重时可引起全身菌血症及败血症、感染性中毒。不同部位不同严重程度的感染，表现出各自的特征。

3.慢性并发症的临床表现　糖尿病本身不是威胁糖尿病患者生命的主要因素，糖尿病的慢性并发症，大多数糖尿病患者死于心、脑血管动脉粥样硬化或糖尿病肾病，与非糖尿病人群对比，其心血管死亡增加大约3倍，失明增加10倍，下肢坏疽和截肢增加20倍，糖尿病肾病目前是西方国家致死性肾病的第一或第二位原因，我国目前呈增长趋势。

糖尿病患者中动脉粥样硬化的患病率很高，主要发病部位在主动脉、冠状动脉、脑动脉、肾动脉和肢体动脉等，从而导致大动脉硬化、冠心病、脑血管病、肾动脉硬化、外周动脉硬化甚或坏疽等。

微血管病变是糖尿病的特有并发症，病理表现为微血管基底膜增厚，引起所在脏器的微循环障碍，主要表现为视网膜、肾组织、神经和心肌组织.特别是肾组织和视网膜组织的微循环障碍常见。

糖尿病肾病的发病，一般周期都较长，其严重性排在心脑血管并发症之后，引起以下病理变化：①高度特异的结节性肾小球硬化；②最常见和最严重的改变为弥漫性肾小球硬化，但特异性不强；③渗出性病变，特异性亦不高。糖尿病肾病的发病过程经历5个阶段：①1期，糖尿病初期，肾小球代谢功能代偿性增高，肾小球体积增大，入球动脉扩张，血流量增加，肾小球内压力增高，肾小球滤过率明显升高；②2期，肾小球基底膜增厚，尿蛋白排泄率间歇性增高，滤过率轻度增高；③3期，早期肾病，出现微量白蛋白尿，滤过率正常或稍增高；④4期，临床肾病期，尿蛋白增多，滤过率下降，可伴有水肿和高血压，肾功能减退；⑤5期，肾单位闭锁，血肌酐水平增高，血压明显升高。早期，肾脏血流动力学异常，肾小球呈高灌注状态，加速病情发展。

糖尿病视网膜病变的发病过程也较漫长，患病10年后，大部分患者伴有不同程度的视网膜病变，是造成糖尿病患者失明的主要原因。导致视网膜背景性视网膜病变：分为3个期，1期，微血管瘤、小出血点；2期，出现硬性渗出；3期，棉絮状软性渗出。随着病变的进展，病理改变进入增殖性视网膜病变期：4期，新生血管生成、玻璃体积血；5期，纤维血管增殖、玻璃体机化；6期，牵拉性视网膜脱离、失明。在第二期的时候，一般常常伴有糖尿肾病和糖尿病神经病变。

心脏自身微血管病变常常引起心肌细胞的坏死，加重心脏功能，导致心力衰竭、心律失常、休克或猝死等严重并发症。

糖尿病神经病变包括引起的中枢神经病变，也包括周围神经和自主神经的病变，这些病变不仅仅是升高的血糖对神经的毒性的反应，其中涉及糖尿病血管病变，糖尿病发病过程中伴随的炎症反应等过程。特别是中枢性并发症，多伴有糖尿病酮症酸中毒、糖尿病高渗状态或者低血糖引起神经系统障碍引起的神志改变，糖尿病脑血管损害引起的卒中导致的中枢神经细胞坏死，随着年龄的增加，高血糖加速了患者的脑萎缩和痴呆的发生并加重其病情。糖尿病的周围神经病变最为常见，例如，临床上常见的"不宁腿综合征"，多呈对称发生，进展相对缓慢，从皮肤感觉的异常（疼痛、虫爬感等），逐渐发展引起运动神经损害导致反射亢进，后期则反射逐渐减少。糖尿病自主病变多表现在内脏功能的失常，临床表现为瞳孔的改变、排汗的异常、胃脘部胀闷不适、便秘、排尿困难、阳痿、心悸等。

糖尿病足,是临床常见的糖尿病并发症,是糖尿病血管病变和感染性并发症的共同表现,其感染可以直达深部组织。主要表现为足背动脉波动减弱、肢体皮肤干燥发凉、角质细胞增生甚至溃疡和坏疽,是导致截肢等严重影响生活质量的病变。

糖尿病是系统性代谢性疾病,直接影响到全身的糖、脂肪、水盐代谢,引起全身各个重要脏器,不同部位不同组织的并发症,临床表现多种多样,除了上述特异性的病变,大多为非特异性病变,故而门诊筛查或健康体检是发现糖尿病的重要手段。

(三)实验室及辅助检查

1.糖代谢异常的程度和血糖控制的检查

(1)尿糖测定:尿常规检查发现尿糖阳性,是发现糖尿病的一条重要途径。但尿糖不能代表血糖,尿糖阳性只是说明血糖水平超过肾糖阈,从而出现尿糖的阳性,并不代表血糖一定要高。同时,尿糖阴性,也不能排除血糖水平不高。例如,肾病患者,肾糖阈降低,可以出项尿糖阳性。

(2)血糖测定和糖耐量实验(OGTT):血糖升高是目前诊断糖尿病的主要依据,也是临床判断糖尿病患者病情和血糖控制情况的主要依据。当血糖升高而又未达到诊断糖尿病的标准时候,则需要进行OGTT,常常是清晨空腹,一次口服溶于250ml左右溶有75g葡萄糖粉的水,5～10分钟内饮完,饮前和饮后2个小时静脉检测血糖水平。

(3)糖化血红蛋白(GHBA₁)和糖化血浆白蛋白测定 GHBA₁是葡萄糖或其他糖与血红蛋白发生一种不可逆的蛋白糖化反应后的产物,与血糖浓度呈正相关。CHBA1是糖化血红蛋白的最主要成分,其检测主要反应的是患者近2～3个月的血糖总水平。血浆白蛋白与血糖发生糖化反应后形成果糖胺,主要反应的是患者近2～3周内的血糖总水平。

2.胰岛B细胞功能检测

(1)胰岛素释放试验:健康人空腹胰岛素水平为35～145pmol/L,在口服75g溶于水中的葡萄糖粉后,胰岛素水平会在0.5～1小时内达到高峰,峰值水平是空腹水平的5～10倍,4个小时左右恢复至正常水平。该实验反映了在高糖刺激下胰岛素释放功能。但会受到外源胰岛素和胰岛素抗体的影响。

(2)血浆胰岛素和C-肽测定:血浆胰岛素和C-肽水平测定有助于了解胰岛B细胞功能和指导治疗。正常人基础胰岛素为50～100mU/L,C-肽水平约为400pmol/L。正常人口服葡萄糖后,血浆胰岛素在30～60分钟上升至高峰,可为基础值的5～10倍,3、4小时恢复基础水平;血浆C-肽水平则升高5～6倍。

(3)还有其他一些检测胰腺B细胞功能,如胰升糖素-C肽试验等等,来检测B细胞的储备功能。

(四)糖尿病的分期和分型

(1)老年人糖尿病的分期可与成年期糖尿病做同样的分类:①糖尿病前期,无糖尿病症状,血糖和糖耐量均正常,具有某些遗传倾向的背景。②隐性糖尿病,系指在应激时糖耐量低下,皮质素糖耐量试验结果阳性。③无症状性糖尿病,无糖尿病症状,空腹血糖正常或升高,糖耐量试验结果阳性。④临床糖尿病,已有临床症状,空腹血糖升高。

(2)老年期糖尿病临床类型与成年期糖尿病,基本相同,多数人起病缓慢,临床症状轻,常可无症状,肥胖者多见,病情稳定,不易产生酮症,一般较容易控制,不依赖胰岛素治疗,称为非胰岛素依赖型(Ⅱ型)糖尿病。也有少数患者症状明显,消瘦,病情较重,容易产生酮症,依赖胰岛素治疗,称为胰岛素依赖型(Ⅰ型)糖尿病。

三、诊断标准和鉴别诊断

因为大部分糖尿病患者没有典型的临床表现，故而糖尿病的诊断需要临床医生提高诊断意识，特别是对高危糖尿病患者，空腹血糖不高的情况下，要注意监测餐后血糖，必要时进行 OGTT。

（1）目前糖尿病的诊断标准主要参照 WHO 1999 的标准。

（2）糖尿病除了检测上述血糖值外，也要排除应激状态下短暂的血糖升高，如感染、创伤和情绪激动等，均可引起血糖升高。

（3）做 OGTT 的选择：目前临床大多数的血糖筛查仍然是采用空腹血糖或随机血糖，餐后 2 小时血糖检查也不多，而流行病学研究发现仅靠随机血糖或空腹血糖，若不进行 OGTT 检查，会是很多血糖异常或糖尿病患者漏诊。

根据 2007 年我国糖尿病防治指南的建议，对所有糖调节受损的人群，均应该进行 OGTT 检查，以减少糖尿病的漏诊。同时强调，糖化血红蛋白不能被用来诊断糖尿病或糖尿病前期，目前国际对此问题还有较大争议，OGTT 检查也不能用来作为评价血糖控制好与坏的标准。

（4）鉴别诊断：主要排除其他原因所致的尿糖试验阳性、药物对糖耐量的影响及继发性糖尿病。

1）其他原因所致的尿糖阳性：有肾性糖尿、食后糖尿、应激性糖尿、假阳性反应等。肾性糖尿病系因肾糖阈降低所致，可见于妊娠妇女、肾炎、肾病者等，血糖于糖耐量均正常。食后糖尿及饥饿糖尿为短暂性。应激性糖尿可出现暂时性高血糖，可见于颅脑疾病、麻醉等。尿中出现乳糖、果糖、半乳糖可致班氏反应阳性，服用大量维生素 C 亦可致尿糖试验假阳性。

2）药物对糖耐量的影响：噻嗪类利尿药、呋塞米、糖皮质激素、口服避孕药、阿司匹林、吲哚美辛、氟哌啶醇、三环类抗抑郁药等由于抑制胰岛素释放或拮抗胰岛素的生理作用，从而降低糖耐量，甚至造成继发性糖耐量异常或糖尿病。

3）继发性糖尿病：肢端肥大症、皮质醇增多症、嗜铬细胞瘤可分泌生长激素、皮质醇、儿茶酚胺，对抗胰岛素而引起继发性糖尿病或糖耐量异常。长期大量服用肾上腺皮质激素可引起类固醇糖尿病。胰腺疾病或胰腺大部分切除后也可发生继发性糖尿病。详细询问病史、全面体检及必要的特殊检查和检验，不难做出鉴别。原发性疾病痊愈后，糖耐量应有改善或恢复正常。

4）糖尿病昏迷的鉴别：糖尿病酮症酸中毒昏迷需与其他性质和原因所致的昏迷相鉴别。低血糖昏迷，患者有注射胰岛素或口服降糖药、进食过少、体力活动过度等病史，有饥饿感、多汗、心悸等表现，尿糖阴性，血糖明显低下。糖尿病高渗性昏迷，多见于老年人未经妥善控制而大量失水者，常有嗜睡、幻觉、震颤、抽搐等神经系统症状，尿酮、血酮无明显增高，血糖显著增高，常在 33.3mmol/L 以上，血浆渗透压显著升高。

四、药物治疗

目前糖尿病主要的发病人群仍然是在 50 岁以后，所以目前糖尿病的患病群体是以老龄患者为主题，循证医学的大量研究证据也是以老龄患者为主题，所以老年人糖尿病治疗原则上与一般糖尿病相同，以饮食疗法和适当体力活动为基础，必要时用口服降糖药或胰岛素。目的在于纠正代谢紊乱，促进胰岛 B 细胞功能恢复，从而维持健康与劳动力，防治并发症，延长寿命，减少病死率。

结合糖尿病的病因和发病机制尚未完全阐明，对于糖尿病的治疗应是早期长期的个体化治疗为原则。

防治目标就是纠正代谢紊乱,消除或改善临床症状,防止或延缓并发症的出现,提高生活质量,延长寿命。

1.口服药物 T2DM 的药物治疗是基于其发病的两个主要机制,即胰岛素分泌障碍和胰岛素抵抗。所以治疗 T2DM 的口服药物可以分为两大类:胰岛素促分泌剂(包括磺脲类和格列奈类)和非胰岛素促分泌剂(包括双胍类、噻唑烷二酮类和仅糖苷酶抑制剂等)。磺脲类和格列奈类可以直接促进胰腺分泌胰岛素,降低血糖;双胍类则是抑制肝脏糖的输出;噻唑烷二酮类则是可以改善胰岛素的敏感性,促进外周组织对胰岛素的利用,达到降低血糖的目的;α-糖苷酶抑制剂则是通过抑制肠道对碳水化合物的吸收而达到降低餐后血糖的作用。以上可以看出,这几类降糖药物的作用机制各不相同,而糖尿病发病时的多因素、多机制的过程,临床中常常是在饮食和合理运动的基础上,采用两种或以上的药物联合应用,来控制血糖的。

口服胰岛素促分泌剂:

(1)磺脲类:第一代如甲苯磺丁脲等,现在已经基本停用;第二代的如格列苯脲、格列吡嗪、格列齐特、格列喹酮、格列苯脲等,主要是作用胰岛 B 细胞膜的钾离子通道,促使其分泌胰岛素,此类药物的作用要以保持相对数量功能良好的 B 细胞(30%以上)为基础。适用于新发 T2DM 非肥胖患者、非药物治疗措施失效者。常见的不良反应是低血糖,特别是发生在老年患者和肝、肾功能不全者的比例更高。

目前临床中常用是二代磺脲类降糖药,其中不同品种的磺脲类药物降糖作用基本相似,一般从小剂量开始,早餐前半个小时,临床中一般嘱患者在 15 分钟内服用,并逐渐增大剂量,必要时早、晚两餐前服用。注意:药物的作用机制是促胰岛素分泌,所以不宜几种磺脲类或磺脲类与其他类的促胰岛素分泌的药物联合使用。

(2)格列奈类:是 20 世纪 90 年代后期逐渐应用于临床的非磺脲类的促胰岛素分泌剂,可以改善早相胰岛素分泌,作用速度快,但持续时间短,主要应用于控制餐后血糖,低血糖发生率相对较低。目前常用的是瑞格列奈和那格列奈,于餐前或餐时服用。临床适应证和禁忌证与磺脲类相似,较适用于早期餐后高血压糖和老年餐后高血糖患者。

(3)双胍类:双胍类药物主要有苯乙双胍和二甲双胍,但临床中常用的是二甲双胍,主要适应证是体重超重和肥胖的 2 型糖尿病的一线用药,部分指南也推荐与非肥胖的 2 型糖尿病患者。

该药物主要是通过抑制肝脏葡萄糖的输出,同时也可改善外周组织对胰岛素的敏感性而达到降低血糖的目的,循证医学研究也发现其可以降低糖尿病相关的心血管事件和死亡率,同时能降低糖耐量异常患者向糖尿病患者转换的危险。单独使用二甲双胍不引起低血糖,但并发其他降糖药物,特别是胰岛素促分泌剂时,有发生低血糖的危险。同时,二甲双胍不但能够降低血糖,还有降低肥胖患者体重和改善血脂异常状态的非降糖效应。常见的严重副作用是诱发乳酸中毒,故而禁忌于心、肝、肾、肺功能不全和高热患者;另外,严重感染、大手术、外伤和造影检查患者也是禁忌。

(4)α-糖苷酶抑制剂:主要通过抑制食物中的糖分在肠道的吸收,而达到降低餐后血糖的目的,由此改善餐后糖负荷达到降低空腹血糖的目的。常用 α-糖苷酶抑制有阿卡波糖,主要通过抑制肠道对淀粉酶达到降低餐后高血糖的;另外一个是伏格列波糖,主要通过抑制麦芽糖酶和蔗糖酶达到降低血糖的目的。这两种药物的服用方法均是在进食第一口食物同时或之后服用的。单用该类药物不引起低血糖,但并发其他特别是胰岛素促分泌剂时候,可发生低血糖反应。常见的不良反应为腹胀、腹泻或排气增多,与此类药物作用机制相关。

(5)二肽基肽酶-4 抑制剂(DPP-4 抑制剂):通过抑制 DPP-4 而减少 GLP-1 在体内的失活,使内源性 GLP-1 的水平升高。GLP-1 以葡萄糖浓度依赖的方式增强胰岛素分泌,抑制胰高糖素分泌。目前在国内上市的 DPP-4 抑制剂为西格列汀、沙格列汀、维格列汀、利格列汀和阿格列汀。

(6)胰高血糖素样肽-1(GLP-1):GLP-1 受体激动剂通过激动 GLP-1 受体而发挥降低血糖的作用。

GLP-1 受体激动剂以葡萄糖浓度依赖的方式增强胰岛素分泌、抑制胰高糖素分泌,并能延缓胃排空,通过中枢性的食欲抑制来减少进食量。目前国内上市的 GLP-1 受体激动剂为艾塞那肽、利拉鲁肽、利司那肽和贝那鲁肽,均需皮下注射。

2.胰岛素治疗　1921 年,胰岛素首次应用于临床,揭开了糖尿病胰岛素治疗的序幕。胰岛素对于 1 型糖尿病患者是维持生命的,但是,随着病情的发展,口服降糖药无疗效或疗效降低时,胰岛素抵抗的存在和胰腺 B 细胞功能衰竭,2 型糖尿病患者最终还是需要胰岛素替代治疗。

胰岛素治疗不能替代生活方式干预措施,教育患者注意血糖监测,特别是教会患者防止低血糖的发生以及其急救方法,特别是要注意预防空腹或餐前低血糖的发生。在生活方式干预和口服降糖药物不能控制血糖的时候,就可以应用胰岛素,口服药物根据情况予以保留或减少促分泌药物的应用,另外,无其他原因出现的体重明显减低的患者,应尽早胰岛素治疗。

基础胰岛素的应用:在口服药物的同时,于睡前 0.2U/kg,予以皮下注射中或长效胰岛素。并根据血糖水平,每 3～4 天调整 1 次剂量(每次增减 1～4U),也可 1 天多次皮下注射。预混胰岛素的应用:在生活方式干预和口服药物的作用下,血糖未达标者或糖基化血红蛋白未达标者,可给予预混胰岛素,0.4～0.6U/kg/d,按早晚 1∶1,2 次分别皮下注射,调整方法同前。短效胰岛素由于其作用时间快,持续时间短,容易出现低血糖反应,需要反复应用,才有利于血糖的控制,故而多在三餐前注射,以控制餐后高血糖。同时短效胰岛素也是抢救糖尿病酮症酸中毒的唯一可以静脉注射的胰岛素。

多次胰岛素的注射治疗,多在这些情况下使用:生活方式干预加空腹降糖药物后血糖不能获得很好控制的患者,或患者进餐时间不定,需要全天多次注射胰岛素;预混胰岛素治疗基础上血糖仍未达标或反复出现低血糖的患者。参照 7 次血糖,进行调整三餐前胰岛素的使用剂量。

胰岛素的常见不良反应就是低血糖反应,另外,就是由于水钠潴留引起的水肿和过敏反应。

3.中药治疗

(1)2 型糖尿病前期气阴两虚证,建议在生活方式干预的基础上,联合口服天芪降糖胶囊。

(2)2 型糖尿病气阴两虚证,在单独应用二甲双胍疗效不佳的基础上,建议加用口服津力达颗粒。

(3)2 型糖尿病早中期肠道湿热证,建议口服葛根芩连汤。

(4)2 型糖尿病早中期肝胃郁热证,建议口服大柴胡汤加减。

(5)非增殖性视网膜病变气滞血瘀的糖尿病患者,可以应用复方胆森滴丸。

(6)单纯性视网膜病变气阴亏虚,肝肾不足,目络瘀滞的糖尿病患者,可以应用芪明颗粒。

五、老年糖尿病的特点

(一)老年糖尿病发病特点

老年糖尿病是年龄＞60 岁的患者,包括 60 岁前和 60 岁以后诊断为糖尿病的患者。

(1)老年糖尿病绝大多数为 T2DM,这也是本节主要论述 T2DM 的原因。流行病学研究发现,T2DM 的发病与年龄呈正相关,随着年龄的增长而发病率增高,国外研究发现 65 岁以上人群 T2DM 和糖耐量异常(IGT)发病率达 10％～20％。

(2)老年糖尿病起病多缓慢,大多无明显的临床症状,往往是在常规体检或诊疗其他疾病是发现血糖升高的。

(3)部分首次诊断的老年糖尿病患者,是以并发症的出现而诊断的,如冠心病、脑卒中、视力下降甚或高渗状体等明显临床症状下出现的。

（4）老年糖尿病患者不但多无明显临床症状，即使有临床表现，也是体温低、多汗、肌肉萎缩、认知障碍等一些特殊的临床表现。

（5）加强老年糖尿病高危人群的筛查，预防是防治的关键，保持健康的生活方式和习惯是治疗的基础。

（二）老年糖尿病的并发症

（1）老年糖尿病患者的急性并发症常常为高渗状态引起的意识障碍等，病情严重，死亡率较高。

（2）老年糖尿病患者的慢性并发症

1）与所有糖尿病患者一样，心脑血管病是老年糖尿病患者首位的并发症，大约80%的老年糖尿病患者最后死于心脑血管并发症。

2）随着年龄的增长，人体本身神经调节功能降低，所以老年糖尿病患者周围神经和自主神经并发症增多。

3）老年患者眼部并发症较其他年龄阶段患者为多，特别是白内障、视网膜病变等。

（3）老年糖尿病治疗过程中的注意事项

随着年龄的增长，人体代谢逐渐降低，无论水盐、糖脂、神经调节，均出现不同程度的紊乱，人体活动减低，能量的消耗也较中青年人为低，所以糖尿病的治疗，无论是非药物或药物的治疗，都要注意老年人的特点。

1）老年糖尿病患者脏器功能减低，特别是伴有心、肝、肾功能不全者，禁忌二甲双胍制剂。

2）心功能不全者禁忌噻唑烷二酮类药物。

3）首次使用降糖药物禁忌降糖效果剧烈、作用时间长的磺脲类药物，以防出现低血糖。

4）建议选用 α-糖苷酶抑制剂或小剂量的作用温和、半衰期短的胰岛素促分泌剂，以便根据血糖水平随时调节剂量。

因老年人的生理特点，决定了老年人对低血糖的耐受较差，发生低血糖则容易出现严重后果。所以老年糖尿病患者不建议强化降糖，应结合个体化原则，血糖水平和糖化血红蛋白水平可略高于青中年患者。

（刘耀华）

第二十一章　糖尿病与心血管疾病

第一节　糖尿病心血管疾病的流行病学和预防

糖尿病是一种常见且患病率快速上升的疾病。糖尿病患者发生冠心病、心力衰竭的危险极高,如进一步发生其他疾病,预后更差并且病死率增加。积极降低糖尿病患者的心血管疾病势在必行。证据显示严格控制血压(BP),控制血脂和血糖,以及戒烟,均能明显降低心血管疾病和死亡的危险。

缩写:ACE-血管紧张素转化酶;ARB-血管紧张素Ⅱ受体阻滞药;BP-血压;CAD-冠心病;CCB-钙通道阻滞药;DCCT-糖尿病控制和并发症研究;HbA1c-糖化血红蛋白;LDL-低密度脂蛋白;MI 心肌梗死;NCEP-国家胆固醇教育计划;SBP-收缩压;UKPDS-英国前瞻性糖尿病研究

一、糖尿病的流行性

全球范围内糖尿病的患病率很高,2 型糖尿病占 90%～95%。在美国患病人数估计在 2008 万,占人口的 7%,其中 1460 万诊断病例,还有 620 万未诊断病例。更让人忧虑的是,410 万美国人为糖尿病前期,定义为空腹血糖受损或糖耐量受损。年轻人中糖尿病的患病率最低(20 岁以下为 0.2%),但随年龄增长而上升,20 岁以上为 9.6%,60 岁以上 20.9%的人患有糖尿病。在美国,男性糖尿病的患病率高于女性,20 岁以上男性糖尿病患病率为 10.5%,女性为 8.8%。糖尿病的患病率在少数族裔明显增加,20 岁以上成年非西班牙白种人,糖尿病(诊断和未诊断的)患病率为 8.7%。调整人群的年龄差异以后,美国印第安人和阿拉斯加土著人患糖尿病的患病率为非西班牙白种人的 2.2 倍。同样的,生活在北美的非西班牙黑种人的患病率为非西班牙白种人的 1.8 倍,波多黎各裔美国人为 1.8 倍,墨西哥裔美国人为 1.7 倍,加利福尼亚的亚裔美国人为 1.5 倍。

在美国,糖尿病正在以惊人的速度增加,从 1980～1990 年 40～74 岁的人群的患病率增长了 38%。在 2005 年新诊断 150 万新发糖尿病,200 万青少年(年龄 12～19 岁)为糖尿病前期。

二、糖尿病对健康和医疗费用的影响

糖尿病对健康具有重大影响。根据 2002 年美国死亡证明,糖尿病是第 6 位死因,导致 224092 例死亡。因糖尿病通常在死亡证明的报告率较低,其影响可能被低估。糖尿病患者死亡的危险为非糖尿病患者的 2 倍。糖尿病患者发生微血管并发症的危险增加,包括视网膜病变,肾脏病变和神经病变,大血管并发症包括 CAD,脑血管疾病和外周动脉疾病,在 UKPDS 研究中,大血管终点发生率为微血管终点的 3 倍。此外,

心脏疾病占糖尿病患者死因的 75%,使糖尿病患者寿命缩短 10 年。

在美国,糖尿病的经济负担同样严重,在 2002 年约为 1320 亿。直接费用为 920 亿,包括糖尿病的治疗,糖尿病相关的慢性并发症,一般医疗问题费用的过高。间接费用 400 亿美元,包括 880 万因工作日的损失和限制,以及因糖尿病导致的死亡和永久性残疾。与非糖尿病患者比,2002 年的医疗费用平均为 2560 美元,而糖尿病患者为 13243 美元(比 1997 年增长了 30%)。实际上,用于医疗保健的每 10 美元中就有 1 美元花费在了糖尿病和其并发症的治疗。心脏病也是目前糖尿病并发症中花费最高的疾病。每年的费用约为 176 亿美元。

三、糖尿病是冠心病的危险因素

糖尿病患者使心血管疾病和死亡的危险明显增加,发表于 19 世纪 70 年代晚期的 Framingham 心脏研究结果显示,男性和女性的糖尿病患者发生冠心病(CAD)、外周动脉疾病和卒中的危险分别为非糖尿病患者的 2 倍和 3 倍。1 型糖尿病患者的危险更高。一项 292 例 1 型糖尿病患者的研究显示 55 发时的病死率高达 35%。芬兰的一项 2400 例患者研究提示,在为期 7 年的随访时间里,未发生心肌梗死(MI)确诊为糖尿病患者与有心肌梗死而无糖尿病的患者比较 MI 和卒中的发生率更高(分别为 20.2%、10.3% 和 18.8%、7.2%),由于心血管疾病引起的死亡率仅略低(15.4% 和 15.9%)。此为 2001 年美国国家胆固醇教育计划(NCEP)中在决定冠心病危险因素和胆固醇治疗目标时将糖尿病列为冠心病的等危症的主要依据之一。

四、糖尿病患者伴有冠心病的预后

与没有糖尿病的患者比较,糖尿病患者发生 MI 后预后更差。随访短期(28d)、中期(2～4 年)和长期(34 年)的研究显示病死率大约增加 2 倍。主要原因是再次发生 MI、卒中和发生心力衰竭的概率增加。此外,糖尿病患者 MI 后的病死率增加:包括 1 型和 2 型,各年龄段,无论男性还是女性。

五、糖尿病作为心力衰竭的危险因素

心力衰竭是导致糖尿病患者发病率和病死率增加的另一个重要原因。一个大样本糖尿病患者的研究资料显示,65 岁以上的患者,1994 年心力衰竭的患病率为 22.3%,随后每 100 人年的发生率为 12.6%。2 型糖尿病患者的队列研究显示与非糖尿病患者比较,2 型糖尿病患者发生心力衰竭的危险增加 2.5 倍。糖尿病发生心力衰竭的危险因素包括高龄、血糖控制不良、BMI 增加、缺血性心脏病,外周血管疾病和肾脏疾病。除了因 CAD 和高血压增加导致更多的缺血和高血压性的心肌疾病外,还有一个特殊的疾病称为"糖尿病心肌病"。

糖尿病心肌病的发生机制尚不完全清楚,可导致收缩性和舒张性功能障碍。糖尿病患者的基础射血分数下降,对运动的反应性增加也下降(心脏储备)。即使控制了 BMI 和血压后,左心室重量和室壁厚度也明显增加。除了自主神经失调外,这些也能引起舒张功能异常。

六、糖尿病患者伴有心力衰竭的预后

糖尿病伴心力衰竭的患者病死率明显高于不伴心力衰竭的患者(分别为 32.7/100 人年和 3.7/100 人

年）。此外,已发生心力衰竭的患者中,糖尿病患者尤其是女性,因心力衰竭住院的危险以及总病死率也中等程度增加。糖尿病患者心脏收缩和舒张功能异常均与糖尿病相关,但是左心室功能异常预防和治疗研究(SOLVD)中,似乎仅限缺血性心肌病的患者。

七、糖尿病心血管疾病的二级预防——控制血压

糖尿病患者合并高血压的发生率很高,可能是多种因素协同作用的结果,包括糖尿病肾病、高胰岛素血症、细胞外液增加和动脉僵硬度增加等。很多临床试验研究证实,降压治疗能减少糖尿病患者大血管和微血管并发症的发生率。UKPDS 研究结果显示,2 型糖尿病患者应用卡托普利或阿替洛尔严格控制血压(155/85mmHg)与常规控制血压比较,经过 9 年随访,严格控制血压使糖尿病相关的终点相对危险下降了24%,病死率下降了 32%,卒中下降了 44%。微血管并发症的危险下降了 37%,主要是糖尿病肾病。

该研究的进一步分析显示,血压下降越多,获益越多。收缩压每下降 10mmHg,死亡相对危险下降17%,而糖尿病并发症的危险下降 12%。但是该研究没有发现血压下降的安全阈值。血压<120mmHg的患者危险最低。

但是,一些小规模的研究的结果相反,提示过度降低血压可能会有害。例如,IDNT 研究的后续分析显示,血压<120/85mmHg 时心血管病事件明显增加。过度降低血压尤其对于缺血性心脏病患者不利,因为冠状动脉的灌注主要在舒张期。另一项研究证实了上述观点,在国际维拉帕米/群多普利研究的后续分析中,当舒张压下降低于 84mmHg 时,22000 例 CAD 伴高血压患者总病死率和 MI 明显增加。在 IDNT 研究结束时,血压达到 120mmHg 以下的患者中,既往心脏病史和心力衰竭病史更多。在该研究,血压下降更多似乎是心力衰竭恶化的标志,而并非是导致心血管事件增加的原因。此外,收缩压低于 120mmHg 的患者例数很少,其统计学的力度不足。

因此,总体上证据支持进一步降压,ADA 建议糖尿病患者血压控制的目标值为 130/80mmHg,但是血压降得更低是否获益还不清楚。但是流行病学研究支持血压“越低越好”。

尽管强化降压治疗是必需的,但是对于糖尿病患者降压治疗的首选不十分明确。很多设计良好的临床研究证实了,在一线降压药物中,利尿药、血管紧张素转化酶抑制药(ACEI)和血管紧张素受体拮抗药(ARB)对于糖尿病患者的降压治疗可能更有优势,而β受体阻断剂略优于安慰剂。降压和降脂预防心脏事件研究(ALLHAT 研究)入选了 33000 例高血压合并至少 1 项危险因素的患者,随机分为利尿药、钙拮抗药(CCB)和 ACEI 组。在糖尿病患者中,3 组 5 年随访终点事件相似,但与 CCB 和 ACEI 比较利尿药组中心力衰竭较低。此外,老年收缩期高血压项目合作研究组(SHEP)研究也支持高龄合并单纯收缩期高血压的患者,与安慰剂比较应用噻嗪类利尿药可以降低心血管疾病的危险。该研究对象为>60 岁的糖尿病患者和单纯收缩期高血压患者(SBP>160mmHg 且 DBP<90mmHg)。

支持 ACEI 作为糖尿病患者一线降压治疗的研究还有心脏预后预防评价(HOPE)研究,9000 例伴有血管疾病或糖尿病以及一项冠心病危险因素,但是没有心力衰竭和射血分数下降的患者,比较使用雷米普利与安慰剂。雷米普利组患者死亡、心肌梗死和卒中明显降低。

氯沙坦干预降低高血压终点事件(LIFE)随机研究中随机入选了糖尿病、高血压和心电图显示左心室肥厚的患者,接受氯沙坦和阿替罗尔(β受体阻滞药)治疗。结果显示氯沙坦组患心血管危险更低,且左心室肥厚逆转更明显,且不依赖降压作用。

ACEI 和 ARBs 能有效预防糖尿病的微血管并发症,尤其是糖尿病肾病,HOPE 研究的一项亚组研究MICRO-HOPE 显示,随访 4.5 年,没有蛋白尿的糖尿病患者应用雷米普利治疗后蛋白尿的发生下降了

24%。此外,氯沙坦肾脏和心血管预后(RENAAL)研究中,对于 2 型糖尿病合并肾病(基线蛋白尿和血浆肌酐升高)的患者,与安慰剂比较,氯沙坦能够使血肌酐双倍升高的基线下降、终末期肾病及死亡的联合终点下降 16%。

但是,糖尿病不伴冠心病患者应用 β 受体阻滞药控制血压优于安慰剂的证据很少,UKPDS39 研究显示阿替洛尔与卡托普利的降压疗效相似,大血管和微血管病终点事件也相近。但是 β 受体阻滞药组中坚持用药的比例低且该组患者体重增加较多。但是,在已经确诊的冠心病患者中,大量的证据支持 β 受体阻滞药可作为首选的降压治疗。例如,苯扎贝特梗死预防(BIP)研究的分析中,与未服用 β 受体阻滞药比较,经过 3 年随访,糖尿病合并冠心病患者应用 β 受体阻滞药总病死率下降 44%,心血管病死率下降 42%。但是,β 受体阻滞药可能导致血糖的控制恶化以及掩盖低血糖的症状,并且有可能加重外周血管疾病。在糖尿病的血糖作用(GEMINI)研究中,已经服用 ACEI 或 ARB 的患者,应用卡维地洛并没有增加血红蛋白 AIC(HbA1c)的水平,但美托洛尔却使 HbA1c 增加。卡维地洛还改善了胰岛素敏感性,卡维地洛族患者进展为微量白蛋白尿的比例较低。

在欧洲研究中收缩期高血压 500 例 60 岁以上糖尿病合并单纯收缩期高血压患者的后续分析显示,与安慰剂比较二氢吡啶类钙拮抗药(CCBs)明显降低了总病死率和心血管疾病的病死率。随机到硝苯地平组的患者总病死率和心血管疾病的病死率明显降低。但是,一些平行对照研究显示 ACEI 优于 CCBs。例如,糖尿病适当血压控制(ABCD)研究显示,尽管尼索地平(CCB)与依那普利(ACEI)组的降压程度相似,但是 CCB 组致死性和非致死性心肌梗死的发生率均较高。近期的 Anglo-Scandinvsay 心脏研究(ASCOT 研究)证实氨氯地平(CCB)与培多普利(ACEI)联合治疗优于噻嗪利尿药和 β 受体阻滞药阿替洛尔,对所有患者,包括糖尿病患者,心血管病死率降低。但该研究的主要终点事件在两治疗组没有明显差异。

总之,强化降压治疗对于糖尿病患者预防大血管和微血管并发症十分重要,血压应控制在 130/80mmHg 以下。多数患者达到上述标准需要联合 2 种以上的降压药物。临床研究证据显示利尿药、ACEI 和 ARB 均可作为糖尿病患者首选的降压药物。噻嗪利尿药对于老年单纯收缩期高血压患者尤其有效。ACEI 和 ARB 有额外的靶器官保护作用。ARB 对于左心室肥厚的逆转有益,尽管 β 受体阻滞药对糖代谢有不利的影响,但是对于已经合并冠心病的糖尿病患者,卡维地洛可以作为首选的降压治疗药物。CCB 可以作为进一步降低血压时联合用药的备选。

八、糖尿病患者心血管疾病的二级预防——调脂治疗

如前所述,糖尿病无 MI 病史的患者发生心肌梗死和卒中危险高于非糖尿病伴 MI 病史的患者,心血管病死亡的危险仅较低。据此,美国胆固醇教育计划(NCEP)明确将糖尿病视为"冠心病等同危险病症",并强调对糖尿病患者进行积极地降脂治疗。

降脂治疗对于糖尿病的获益证据最早来自 CAD 二级预防的亚组分析(即,预防 CAD 患者再发事件)。Scandinarian Simvasfatin 生存研究(4S)随机研究了 4444 例以往有 MI 或心绞痛病史并且基线低密度脂蛋白(LDL)升高的患者中(平均 186mg/dl),随机使用辛伐他汀(HMG CoA 还原酶抑制药或他汀)或安慰剂。经过 5 年随访,在 202 例糖尿病患者中,辛伐他汀组冠心病事件减少了 55%,总病死率降低了 43%,动脉粥样硬化事件减少了 37%,在治疗组中,糖尿病患者的绝对和相对获益优于非糖尿病患者。

胆固醇和再发事件(CARE)研究进一步在冠心病合并基线 LDL 中等程度升高的糖尿病患者中(平均 136mg/dl)证实上述观点。586 例糖尿病患者与安慰剂比较,跟踪 5 年后,随机分到普伐他汀组的患者冠状动脉事件的危险下降 25%,血供重建减少 32%。

心肌梗死血栓(TIMI)小组进行的普伐他汀或阿托伐他汀评估与治示(PROVEIT)研究提示急性冠状动脉综合征的患者可能需要更加强化治疗。该研究中4000例患者,基线LDL水平为106mg/dl。随机分为标准治疗组(普伐他汀20mg)和强化治疗组(阿托伐他汀80mg),治疗结束时,强化治疗组平均LDL为68mg/dl,而标准治疗组LDL为95mg/dl。经过2年的随访,强化治疗组联合终点事件相对危险下降16%(多数以不稳定性心绞痛住院)。734例糖尿病患者危险降低更明显,但是该组人群数量不足以显示出统计学差异。

其他很多随机研究显示他汀能有效用于冠心病的一级预防(例如,预防第一次CAD事件),尤其是糖尿病患者。例如,心脏保护(HPS)研究中,3000例糖尿病不伴确诊的冠心病的患者随机到辛伐他汀40mg组或安慰剂组。辛伐他汀治疗的患者首次的主要血管事件(非致死性MI、冠心病死亡、卒中或血供重建)的危险下降31%,对于基线LDL水平<116mg/dl的患者,作用更加明显。

CARDS研究的特殊性在于选取了仅患有糖尿病的患者。这项一级预防研究选取了近3000例患者,平均基线为LDL 117mg/dl,随机口服阿托伐他汀10mg或安慰剂。治疗组平均LDL达到了77mg/dl,25%的患者LDL降到<65mg/dl。由于冠心病事件、冠状动脉血供重建和卒中的危险相对减少37%,试验提前结束。死亡率降低27%,统计学差异在边缘。

基于上述研究以及很多未提及的研究,NCEP在2004年更新了如下建议。所有糖尿病患者应该作为心血管疾病高危人群对待,并给予强化治疗,LDL目标为<100mg/dl。如果LDL>100mg/dl,即应开始给予治疗性生活方式改变,包括减少总摄入和饱和脂肪的摄入,超重患者降低体重和进行有氧运动。基线LDL 100~129mg/dl时应考虑开始他汀治疗。在治疗性生活方式改变的基础上,LDL在100~129mg/dl即应开始治疗,或基线LDL≥130mg/dl也应开始治疗。此外,根据HPS和PROVE IT研究的结果,已知冠心病的糖尿病患者危险极高,理想的LDL治疗目标为<70mg/dl。一旦开始他汀治疗,应该调整剂量使LDL至少降低30%~40%。

九、糖尿病心血管疾病的二级预防——血糖的控制

严格控制血糖能降低糖尿病患者的大血管和微血管并发症。糖尿病控制和并发症(DCCT)研究首先发现强化胰岛素治疗能降低1型糖尿病患者的视网膜病变、肾脏疾病和神经疾病(微血管并发症)。在超过1400例年龄13-39岁患者中随机强化或传统胰岛素治疗,强化治疗包括每天注射胰岛素≥3次或应用胰岛素泵,平均随访6.5年,研究结束时,强化治疗组平均HbA1c为7.4%,传统治疗组为9.1%,视网膜病变、肾脏疾病和神经疾病的发生率降低超过50%。

最初的6.5年随访发现,大血管事件有下降的趋势,但没有达到统计学差异,这是因为年轻的患者事件较低。但是,EDIC研究延长了随访11年,患者的失访很少。在11年中,几乎所有的患者均接受强化胰岛素治疗,包括传统治疗组的94%患者。16年的随访研究结果显示在DCCT研究阶段(第一个6.5年)的强化治疗明显降低了MI、卒中和心血管疾病的死亡率达57%。

UKPDS研究显示严格控制血糖能降低2型糖尿病患者的微血管并发症。近4000例患者强化血糖控制随机使用二甲双胍或胰岛素,或仅传统饮食治疗。随访10年结束后,强化组平均HbA1c为7.0%,传统治疗组HbA1c为7.9%,强化治疗组糖尿病相关的事件更少,为12%,主要是更少的微血管病事件,为25%,其中包括需要视网膜光凝血治疗。

控制血糖的随机对照研究还未能证实2型糖尿病患者的大血管并发症可以明显降低。但是,观察性研究证实HbA1c与心血管事件有相关性。13项观察性研究的荟萃分析提示HbA1c每增加1%,心血管

疾病的相对危险增加 18%。同样的研究证实了高血糖与心力衰竭的相关性,即使经过了 CAD 的调整。

证据证实,无论是 1 型还是 2 型糖尿病患者,强化血糖控制不但能降低微血管并发症还能降低大血管并发症。ADA 建议 HbA1c 的目标为 7%,或在没有低血糖的情况下尽可能接近正常(<6%)。

十、糖尿病心血管疾病的二级预防——戒烟

吸烟在糖尿病患者中很常见。1989 年的一项调查,2400 例糖尿病患者中 27.3%吸烟,而普通人群中为 25.9%。与一般人群情况相似,吸烟使糖尿病患者死亡危险增加。吸烟的量与 CAD 危险之间存在剂量相关。此外,吸烟导致微血管病并发症增加,包括视网膜病变、肾脏疾病和神经疾病。

病死率与吸烟的时间相关,戒烟后数年内危险逐渐降低到正常。戒烟计划在糖尿病患者获得成功,因此应引起重视。

糖尿病是常见且患病率快速上升的疾病。糖尿病患者发生心血管疾病明显增加,发生心血管疾病事件预后更差。心血管病事件的发生可以通过强化危险因素控制而得到控制。血压应该降低到 130/80mmHg 以下,首选利尿药、ACEI 或 ARBs,合并冠心病患者首选 β 受体阻滞药。应用他汀治疗 LDL 胆固醇目标为<100mg/dl,如合并冠心病,目标为<70mg/dl。开始治疗后,调整他汀剂量使 LDL 下降 30%~40%。在不引起低血糖的情况下,尽可能使血糖下降接近正常(HbA1c 的目标为<6%),鼓励所有的吸烟者戒烟,提供戒烟干预。阿司匹林应作为糖尿病合并心血管疾病患者的二级预防,以及 40 岁以上合并其他 CAD 危险因素患者一级预防的治疗。目标驱动的强化干预和多重危险因素的控制是预防因日趋严重的糖尿病导致的心血管疾病的主要策略。

(罗恩斯)

第二节　糖尿病一氧化氮信号系统失调

糖尿病是全球范围流行的疾病,预计到 2030 年该病发病率将增加 1 倍。代谢及结构异常存在于糖尿病代谢征合征及重症监护手术后患者等人群中,均与内皮功能异常相关。近期的研究显示内皮功能异常是由于主要的信号分子一氧化氮(NO)的生物可利用率降低导致的,主要原因是内皮一氧化氮系统(eNOS)/可溶性鸟苷酸环化酶/cGMP 依赖通路异常。该通路异常导致过氧化和硝基化状态并加速糖尿病心血管并发症的进展。本节旨在根据目前已有证据对关于糖尿病状态下该信号系统异常进行阐述。

一、概述

(一)糖尿病的分类

糖尿病治疗花费巨大,是公共健康面临的严重问题。目前全球患病的人数约为 1.7 亿,并且随着人口的增长和老化,城市化以及肥胖和体力活动减少,预计到 2030 年该病发病率将增加 1 倍。

2 型糖尿病患者占糖尿病患者总数的 90%,主要发生在成年人当中,但在青少年和儿童也偶有报道。其特征包括胰岛素抵抗,通常还合并肥胖、高血压和高脂血症。主要致死病因是加速进行性动脉粥样硬化和随后的靶器官损害。此外,2 型糖尿病患者的胰岛素抵抗还与血管功能异常或者损伤、纤溶异常和轻度炎症等相关,并且独立于肥胖和血糖控制不良。代谢综合征患者或糖尿病前期患者的病死率增加,提示动

脉硬化的血管改变发生在显性糖尿病之前。而内皮功能异常是具有心血管危险因素的患者最初的病变。

1 型糖尿病主要发生在儿童和年轻人当中，占总患者群体的 5%～10%。其特征是因胰岛细胞异常所导致的胰岛素缺乏。

妊娠糖尿病占的比例很少，通常在分娩后消失。但是这些患者在妊娠后 10 年内更容易发生显性糖尿病。故应该对该部分人群长期随访以降低其危险。血管内皮功能异常导致妊娠糖尿病的女性心血管疾病的危险增加，而治疗妊娠糖尿病能明显降低围生期的病死率。

损伤性糖尿病发生在重病患者，与长期患严重疾病患者的不良预后有关。重症手术后的患者强化胰岛素治疗能控制术后的高血糖症状并改善病死率和病残率。但是对于其他类型患者，如内科监护患者和其他不需要监护治疗但仍然存在应激性高血糖的住院患者，强化胰岛素治疗的作用还需要进一步证实。此外，如果在手术中过度进行强化胰岛素治疗，可能导致病死率升高、神经系统预后不良以及严重神经或肌病。

（二）糖尿病的评估

血糖升高是糖尿病患者常规实验室检查结果中最典型的特征。但是近期发现在糖尿病前期或者胰岛素抵抗患者以及代谢综合征患者外科手术后应激状态下，可出现过氧化和硝基化的血清标记物升高；同样上述征象血糖控制良好的糖尿病患者也可以出现。

尽管总胆固醇、低密度脂蛋白胆固醇和糖化血红蛋白（HbA1c）等标记物已被常规用于（包括糖尿病在内的）心血管疾病的检测和治疗，但还需发现一些可以反应内皮功能的特异性的生物标记物，作为预测心血管疾病风险的替代标记物，用于如糖尿病前期、代谢综合征和胰岛素抵抗的患者 CVD 事件的风险预测。虽然初始的研究结果并不理想，但这些标记物可以间接评估目前的或最初治疗方法的疗效或者作为治疗的靶点，胰岛素或葡萄糖-胰岛素-钾制剂能抑制肿瘤坏死因子-α，白细胞介素-6、巨噬细胞转移抑制因子和自由基的产生，增强内皮 NO 的合成。但是一些研究并不支持这些结论。

（三）糖尿病的风险

所有糖尿病患者，无论是 1 型还是 2 型糖尿病，发生心血管疾病、外周血管疾病和充血性心力衰竭的危险较正常个体增加 2～8 倍。80% 的糖尿病患者实际死于心血管疾病，糖尿病人群死于心血管疾病的病死率比一般人群高 3 倍。

二、血管内皮

血管内皮由血管壁内连续的单层细胞组成，具有重要的稳态调节功能。血管内皮参与多个代谢和调节活动，包括凝血、纤维溶解、血管腔内的血小板和白细胞的相互作用、脂蛋白的相互作用、血管平滑肌细胞调节、血管张力的调控等。正常的内皮维持血管舒张，维持低水平的氧化及硝基化作用。内皮极其重要，通过血管舒张和抑制血小板可以抑制血管壁增殖、炎症和凋亡，通过释放 NO、前列腺素及内皮衍生的超极化因子抑制炎症，抑制内皮素和血管紧张素 II 的形成。某些内源性和外源性因子导致血管内皮功能异常。包括精神性和生理性应激、动脉粥样硬化、高血压、老龄化炎症和糖尿病等疾病状态，使内皮从稳定状态变为失平衡状态，表现为血管收缩、炎症、白细胞和血小板黏附和聚集、血栓形成、血管异常增殖以及动脉粥样硬化和高血压。

三、NO 合成酶何溶性鸟氨酸环化酶/GMP 依赖的途径

内皮生成 NO 不但是血管张力调节过程中最重要的环节，而且对于维持抗炎症和抗血栓的环境也至

关重要。内皮中,酶 eNOS 在 L-精氨酸转变为 L-瓜氨酸的过程中产生 NO,是血管生成 NO 的主要酶。尽管精氨酸的 L-和 D-旋光对映体均存在于体循环中,eNOS 仅能识别 L-精氨酸。某些其他因子如儿茶酚胺、缓激肽、剪切力等,可激活内皮细胞上的受体,引起钙内流,激活 eNOS 产生 NO。血管内皮细胞内产生的 NO,弥散进入血管平滑肌,激活鸟苷酸环化酶,最终导致血管舒张。该过程称为内皮依赖性血管舒张;临床常用氮供体,如硝酸甘油和硝普钠能够直接释放 NO 或者通过酶切反应后释放 NO,来自这些供体的 NO 通过与内源性 NO 同样的信号通路导致血管平滑肌舒张和血管扩张,该过程称为非内皮依赖性血管舒张。

四、内皮功能异常

内皮功能异常通常定义为血管舒张和收缩、抗凝与凝血、生长抑制与生长促进因子之间的失衡,使内皮环境转为血管舒张减弱、致炎症和致血栓状态。此外,内皮不断损伤导致细胞功能异常及内源性 NO 释放受损。内皮功能异常出现在动脉粥样硬化早期阶段,由长期暴露于某些心血管危险因素引起。实际上,内皮功能异常在动脉粥样硬化和糖尿病的病理生理过程中不可或缺,因为胰岛素抵抗、代谢综合征和动脉粥样硬化的发生途径相似。

五、糖尿病对血管壁的影响

血糖和糖化血红蛋白(HbA1c)升高是 2 型糖尿病的早期实验室检测的唯一手段。但是,近期研究发现氧化和硝基化的生物标记物可能是在糖尿病发展过程中内皮功能异常的早期指标。此外,某些研究提示功能异常可能是内皮衍生的 NO 生物利用率降低所致。

eNOS/可溶性鸟氨酸环化酶/cGMP 依赖途径是心血管危险因素导致血管壁损伤的共同途径。心血管危险因素包括糖尿病、高血压、吸烟、血脂异常、血管炎症、绝经、高半胱氨酸血症以及静息的生活方式。

(一)糖尿病对血管内皮的作用

尽管糖尿病患者心血管疾病的发病机制和进展是多个因素造成的,并受到代谢和其他因素的影响,但动脉粥样硬化是最主要因素。在糖尿病患者、胰岛素抵抗患者和具有 2 型糖尿病高危险因素的患者中均证实动脉粥样硬化的最初损伤病变为内皮功能异常。在临床中,通过观察血管产生的血清标记物变化评价内皮功能异常程度,或者测定 NO 依赖儿茶酚胺血管扩张内皮反应或短期阻断动脉后反应性充血试验的程度来测定。

(二)糖尿病对 eNOS 基质和协同因子的作用

糖尿病患者内源性 NO 的生物利用率的降低可能是由于 NOS 基质、L-精氨酸及一种或几种对于 NOS 重要的协同因子的减少而引起。其他因素包括翻译后的调控机制和受体介导的信号传导机制的不匹配。

(三)L-精氨酸缺乏

条件性必须营养素(CENs)是由身体正常产生的足以满足生理需求的有机物。但在应激情况下(例如心血管疾病)这些物质的生物合成往往不足。此时,这些 CENs 成为必需的营养素,类似于维生素。心血管疾病中最重要的 CENs 是辅酶 Ql0、L-卡尼丁、氯化丙酰-L-卡尼丁和 L-精氨酸。L-精氨酸通常并非限速因素,除非在需求很高的状态(例如 2 型糖尿病相关的动脉粥样硬化)。L-精氨酸的减少可能减少血管壁 eNOS 的活性。饮食中补充 L-精氨酸有助于预防动脉粥样硬化。在正常体重的 2 型糖尿病患者试验型中长期补充 L-精氨酸能提高胰岛素敏感性和改善内皮功能。对于吸烟者、高同型半胱氨酸血症和高血压患者,补充 L-精氨酸能改善内皮功能。饮食补充鱼油和富含黄烷醇的可可、酪蛋白酸或黄豆蛋白可能增强内皮依赖的血管舒张。

含有过分精制的糖和脂肪的现代西方饮食缺乏很多营养素,如锌、硒、维生素 A、维生素 B、维生素 C 和维生素 E。充足地摄取这些营养素有助于减少糖尿病的并发症。例如抗氧化剂、维生素 C 能改善胰岛素依赖和非胰岛素依赖的 2 型糖尿病患者的内皮依赖的血管扩张。研究指出氧诱导的自由基可使 NO 失活,并与血管异常有关。

(四)翻译后的调控机制

eNOS 曾被认为是由钙和钙调素调节的固定表达酶。但是目前认为 eNOS 的活性和随后的 NO 释放受翻译后机制调控,例如 eNOS 磷酸化和 RhoA/Rho-激酶的激活。此外,蛋白与蛋白之间的相互作用,如热休克蛋白 90(Hsp90)与 caveolin-1 的相互作用调节 NO 释放的事件和幅度。

(五)eNOS 的磷酸化

多种激素及机械性、药物性刺激通过多位点的 eNOS 磷酸化来调节内皮 NO 的合成。这一过程涉及多个激酶和磷酸化酶。糖尿病患者,特别是血糖控制不良的糖尿病患者体内多种活性氧产物(ROS)增加。这与信号通路的异常有关。

多种蛋白激酶包括 Ser/Thr 激酶 Akt/PKB(蛋白激酶 B)、cAMP 依赖的蛋白激酶和 AMP-活化的蛋白激酶,在多种刺激因素作用下通过 Ser-1177 的磷酸化激活 eNOS。例如,在血管内皮生长因子通路中,内皮细胞中存在一过性的 Ser-1177 的磷酸化增加,同时 Thr-495 的磷酸化减少,而在内皮细胞的蛋白激酶 C 信号中,eNOS 活性因 Thr-496 磷酸化和 Ser-1177 的脱磷酸化受抑制。相反,蛋白激酶 A 信号涉及 Ser-1177 的磷酸化和 Thr-496 脱磷酸化而活化 eNOS。

Ser/Thr 激酶 Akt/PKB 通路参与胰岛素的代谢作用,该通路在很多物种中均高度保守。近期研究提示在人内皮细胞中胰岛素能通过 PKB-介导的 Ser-1177 磷酸化过程而激活 eNOS。但是在高血糖时,eNOS 活性因 eNOS 在 Ser-1177 磷酸化受损而活性下降,但其他研究并不支持这一结论。

除了 Ser-1177 磷酸化是 eNOS 活化的必须过程外,eNOS 在 Ser-6332 磷酸化也能增加 eNOS 的活性,eNOS 磷酸化的调节还发生在 Ser-114 和 Ser-615,这些磷酸化位点还存在争议。最后,近期研究显示在内皮细胞中 Thr-496 的磷酸化/脱磷酸化的循环可能是决定 eNOS 产生 NO 或是产生过氧化离子的重要机制。

(六)RhoA/Rho-激酶通路

Rho 信号通路在正常生理情况下参与维持稳态,但在炎症时高度活化。除了持续活化外,在很多闭塞性疾病观察到很多病理后果,从动脉粥样硬化到再狭窄损伤。当 Rho-激酶激活,eNOS 的表达受抑制,而抑制 Rho-激酶导致 eNOS 的表达增加。

通过钙离子/钙调蛋白依赖的 MLC 激酶的活化以及肌球蛋白/肌动蛋白的桥接,肌球蛋白轻链(MLC)的磷酸化导致平滑肌的收缩。MLC 磷酸化的主要调节因子是 Rho-激酶,属于丝氨酸/苏氨酸激酶家族。RhoA、GTP 结合蛋白介导了激动剂诱导的 Rho-激酶活化。糖尿病兔体内 Rho-激酶蛋白的表达增加,提示 RhoA/Rho-激酶信号通路参与糖尿病相关的 ED。动物模型研究中,我们发现 RhoA/Rho-激酶相关的 eNOS 表达下调是糖尿病相关的血管功能异常。

(七)HsP90 与 Cavelin-1

近期研究显示翻译后调控机制以及蛋白-蛋白相互作用(HsP 90 与 Cavelin-1)的相互作用可调节 eNOS 活性和 NO 释放。HsP90 与 Cavelin-l 是主要的 eNOS 激活因子。高血糖通过 HsP 90 相互作用影响 eNOS 的功能而损伤 eNOS 活性,并进一步减少 NO 的生成。高血糖导致 HsP 90 移位是糖尿病损伤

eNOS 活性并减少 NO 产生的主要机制。在 1 型和 2 型糖尿病中常用的药物二甲双胍能通过增强 HsP 90 与 eNOS 的相互作用增加 NO 的释放。

与 HsP90 和 eNOS 相互作用不同,Cavelin-1 与 eNOS 的结合后占用钙调节蛋白的结合位点能够部分抑制 eNOS 活性。小凹是细胞膜上的小胞囊妆空隙,介导细胞内脂质的转运,如胆固醇。受体活化或激素及机械刺激,如雌激素和剪切力,导致 eNOS 重新分布远离胞浆膜小凹进入膜内结构。去除了张力抑制并使 eNOS 激活。

(八)eNOS 脱耦联和氧化应激状态

结构性 eNOS 的脱耦联导致过氧化物和过硝基化产物的过量产生。这两种潜在的细胞氧化物将 eNOS 从产生 NO 的酶转变生成过氧化物的酶,该现象称为 eNOS 脱耦联。在脱耦联状态时,电子转换为分子氧而并非 L-精氨酸。生成过氧化物而并非 NO,降低 eNOS 的功能活性。eNOS 脱耦联的机制被认为是 eNOS 和辅助因子四氢生物蝶呤(BH4)的锌硫醇部位的氧化,NOS 基质的可利用率降低,L-精氨酸(引起 eNOS 的单极化)通过 eNOS 增加 ROS 减少 NO 的产生。白细胞衍生的髓过氧化物酶的主要氧化物,即高氯酸可以氧化 eNOS 的锌硫醇中心使该酶脱耦联。

(九)甲基化 L-精氨酸

高同型半胱氨酸血症、高血压和糖尿病等多种疾病患者的甲基化 L-精氨酸水平增高,如非对称性二甲基精氨酸(ADMA)、单甲基精氨酸(L-NMMA)等。这些内源性氨基酸抑制 3 种 NOS 异构体,在蛋白的精氨酸残基甲基化的过程中产生。ADMA 不能作为 eNOS 的底物而形成 NO。ADMA 还能抑制 NOS 而减少 NO 的可利用度。研究发现,糖尿病体非致死性卒中、心肌梗死和肾功能不全的患者血浆 ADMA 升高。2 型糖尿病患者高血糖严格控制后 ADMA 水平下降

(十)氧化 LDL

动脉粥样硬化早期出现氧化 LDL,氧化 LDL(oxLDL)也促进动脉粥样硬化。研究提示 oxLDL 能减少局部内皮摄取 L-精氨酸。该作用导致局部 L-精氨酸清除,eNOS 脱耦联,过氧化离子的大量产生。此外,糖尿病患者的内皮细胞因糖基化 LDL 的作用更容易发生内皮细胞凋亡。

动物研究和小规模的人类研究发现给予抗氧化物维生素 E 或维生素 C 能减轻糖尿病相关的血管功能异常,例如减少 oxLDL 及过氧化应激。但是大规模的临床研究没能证实维生素 C 和维生素 E 对于糖尿病患者合并心血管疾病有益的治疗作用。

(十一)四氢生物蝶呤(BH4)

eNOS 主要负责血管 NO 的生成。eNOS 的正常功能需要该酶的二聚化,以及底物 L-精氨酸和基本辅助因子 BH4 的存在。BH4 稳定 eNOS 具有活性的二聚体形式,并协助电子从还原酶转运到 eNOS 的氧化区域,增强 L-精氨酸的结合。

内皮细胞暴露于高浓度的血糖可导致 eNOS 锌硫醇部位的受损(BH4 的结合部位),减少了细胞内可利用的 BH4,导致 NO 的生成减少,消耗增加,自由基产生增加,自由基有过氧化和过硝基化产物。BH4 对于过硝基化产物的氧化高度敏感。BH4 还能调节正常内皮细胞的增殖,BH4 的缺乏导致 NO 依赖的细胞增殖。具有心血管疾病危险因素的患者中发现 eNOS 有具有保护作用的酶转变为导致氧化应激的酶,食物中补充 BH4 改善糖尿病患者的内皮功能。此外,叶酸和维生素 C 也能恢复 eNOS 的功能,最大的可能性是增强了 BH4 的水平。因为 BH4 在调节 eNOS 和结构活性发挥了重要作用,所以增加内皮 BH4 的活性和或防止其氧化可能成为糖尿病患者及血管疾病状态下恢复 NO 依赖的血管舒张功能的治疗选择之一。

六、亚硝化应激

(一)可诱导的 NOS 激活

与来自 eNOS 的 NO 的保护性不同,炎症介质可刺激血管组织产生可诱导的 NOS(iNOS),从而产生 NO。在正常健康细胞中没有该水平的 NO 表达,而是内皮对于致炎症信号的反应。如果 NO 的增加与 ROS 的形成增加有关,特别是过氧化有关,则弊大于利。糖尿病与氧化应激和 iNOS 表达增加相关,能够产生过亚硝酸盐。过亚硝酸盐损伤血管内皮、血管平滑肌和心肌,导致心血管功能失调。过亚硝酸盐的产生增加不但导致亚硝化应激,产生组织毒性,还导致功能 NO 减少,使内皮依赖的血管扩张受损。氧化和亚硝化应激的增加在糖尿病患者发生心血管疾病的过程中发挥重要作用。

(二)过氧亚硝酸化

高血糖环境下,内皮细胞产生 NO 并将 NO 与过氧化物结合,导致产生过氧亚硝酸化。过氧亚硝酸盐与蛋白和非蛋白的硫基相互作用导致细胞的损伤。研究支持糖尿病患者内源性过氧亚硝酸化的病理性作用。过氧化亚硝酸化的生物标记物硝基酪氨酸存在于血浆和血小板中,通过促进 DNA 的损伤和(或)细胞凋亡导致血管内皮功能异常而损伤内皮细胞。此外,高血糖状态改变了前列腺环素合成酶,进一步抑制血管内的血管扩张、生长抑制、抗栓和抗黏附等作用,并促进血管收缩、促生长和促黏附、致栓等因子的释放,例如血栓烷 A2。

过氧亚硝酸化能攻击多种生物分子,进而通过多种机制导致糖尿病患者的心血管功能异常。笔者所在实验室研究显示过氧亚硝酸化的细胞毒性可能被夸大。尽管很多研究报道了过氧亚硝酸化对血管平滑肌、内皮细胞和血小板的毒性作用,但是在缺血再灌注损伤模型中过氧亚硝酸化具有保护作用。在麻醉鼠模型中,过氧亚硝酸化具有血管舒张的特殊作用。此外,还会产生快速抗药反应,和过氧亚硝酸化损伤血管扩张和血管收缩反应。过氧亚硝酸化的血管平滑肌扩张的机制涉及血管平滑肌细胞内的 NO 释放,激活可溶鸟氨酸环化酶和 cGMP 的聚集。于是推测 NO 和过氧化的快速反应是处理过多的过氧化物,延长 NO 扩张血管的作用的过程。我们发现反复注射过氧化亚硝基,不能改变血管扩张或血管收缩,说明过短时间的过氧化亚硝基化不能影响血管扩张和血管收缩机制,包括内皮依赖的反应。这一发现也证实氧化亚硝基化能被循环中具有 NO 供体特性的物质逆转,NO 形成可能介导了过氧化亚硝基化的血管舒张反应。

(三)多聚(ADP-核糖)多聚酶

过氧亚硝酸化通过多个途径攻击某些生物分子,导致糖尿病患者的心血管功能异常。尽管亚硝化应激导致多种细胞损伤,但最重要的是细胞 DNA 的损伤。亚硝化应激导致 DNA 单链断裂,以及 DNA 修复酶,多聚(ADP-核糖)酶(PARP)的过度活化。

PARP 主要参与催化 DNA 结合蛋白的多聚(ADP-核糖)化。PARP 是广泛存在的核蛋白之一,功能是 DNA 缺口感受器酶。但是,作为对过度氧化和亚硝基化介导的 DNA 单链缺口的反应,PARP 活化启动了能量消耗,生成无效的细胞代谢循环导致细胞受累,例如胰岛的 B 细胞或血管内皮细胞功能受损,最终促进了细胞功能异常和细胞凋亡。

PARP 还能通过激活核因子 kappa B 调节炎症过程,核因子 kappa B 调节涉及炎症和糖尿病血管功能异常的基因表达。

七、线粒体

内皮功能异常在糖尿病并发症的病理过程中起关键作用,糖尿病并发症是由慢性糖尿病导致的血管损伤。一种病理生理假说围绕着由线粒体电子转运链产生大量过氧化物展开。NO 能直接作用于呼吸链或间接通过调节线粒体钙离子的聚集影响线粒体呼吸活性。在病理浓度下,NO 导致线粒体呼吸功能不可逆的变化,并与 ROS 相互作用形成活性氮(RNS),进一步损伤线粒体的呼吸,甚至导致线粒体可渗透性转运通道开放及细胞凋亡。糖尿病和老龄化以及心力衰竭均与 ROS 生成增加以致于改变了线粒体内 NO 的平衡有关。线粒体过氧化物加剧 DNA 链断裂,激活了参与 DNA 修复的 PARP。PARP 激活通过多聚-ADP 核糖体化引起了 3-磷酸甘油醛脱氢酶(GAPDH)受抑制,进而减少了细胞内 ATP 的总量。此外,活化 PARP 使 NAD 和 ATP 减少,两者均导致糖尿病血管的急性内皮功能异常并引起糖尿病并发症。

(一)氧化还原信号

自由基和相关的 ROS(如 O_2^-,HO-,ONOO-,ROO-与内皮功能异常相关。这些 ROS 持续少量存在,但是在血糖控制不良状态下将引起葡萄糖自氧化及蛋白质的糖基化,并通过多羟基化合物途径导致流量增加,减少了 NO 的生物利用度。该过程在糖尿病并发症中发挥重要作用,通过产生 ROS 加速组织损伤。

(二)自氧化

持续的高血糖状态将引起内皮细胞内葡萄糖代谢物浓度增加。增高的细胞内葡萄糖代谢产物引起烟酰胺腺嘌呤二核苷酸(NADH)的大量产生。

过量 NADH 产生过量的线粒体离子,电子转移给氧产生 ROS。ROS 减少 NO 的生物利用度并抑制前列环素的合成。

(三)高级糖基化终末产物

多种疾病的发展过程中存在非酶性的糖基化,例如阿尔茨海默病和糖尿病,上述疾病均加速老化进程。ROS 产生的增加既可来自葡萄糖自身氧化,也可通过非酶性的糖基化。这些过程均产生高级糖基化终末产物。AGEs 是蛋白质或者脂质暴露于糖后被糖基化的产物,该过程被称为 Maillard 反应或 Browning 反应。科学家过去对 Maillard 反应感兴趣是因为与食物的腐败有关。AGEs,尤其是甘油醛衍生的 AGEs,在糖尿病患者的血管病变的病理生理过程中具有重要作用。AGEs 通过细胞外基质的基底膜分子的交联参与多种血管并发症的发生。AGEs 还能阻断内皮细胞 NO 的活性产生 ROS。

(四)多羟基途径

醛糖还原酶(AR)和山梨醇脱氢酶(SDH)参与 ROS 的产生。强有力的证据支持 AR 在微血管并发症的病理生理起关键作用,AR 是多羟基途径葡萄糖转化为果糖的第一个限速酶。AR 利用 NADPH 将葡萄糖还原为山梨醇。正常情况下,AR 产生的山梨醇是轻微的反应,而高血糖时,多达 35% 的葡萄糖通过该通路代谢。近期工作发现 NO 供体或 L-精氨酸明显降低了糖尿病组织的 AR 活性和山梨醇的聚集。尽管已研发出新 AR 抑制药,但是 AR 抑制药的临床研究结果令人失望,几个药厂放弃了该药的研发。

SDH 氧化山梨醇为果糖,同时 NADH 水平增加。NADHP 氧化酶利用升高的 NADH 生成过氧化物。

过羟基途径的 3 个可能机制参与氧化应激。AR 活性大大减少了辅助因子 NADPH,而辅助因子是谷胱甘肽还原酶产生 GSH 所必需的。高血糖状态下,葡萄糖进入多羟基途径,引起 NADPH 大大减少并降低 GSH。高血糖时 AR 激活削弱了细胞抗氧化能力。SDH 将山梨醇氧化为果糖诱导氧化应激,辅助因子 NAD^+ 转变为 NADH,NADH 氧化酶作用于高水平的 NADH 产生 ROS。多羟基途径葡萄糖转变为果糖。因为果糖及其代谢产物,果糖-3 磷酸化和 3-脱氧葡萄糖醛酮,比葡萄糖的非酶性糖基化更强,所以葡萄糖流动通过多羟基途径延长 AGEs 的代谢过程。AGEs 能增加氧化应激。

(五)胰岛素抵抗

多数情况下,胰岛素抵抗被认为是代表细胞水平通过受体后胰岛素缺陷的信号。在多种疾病中,胰岛素抵抗增加心血管疾病和死亡风险,例如糖尿病、肥胖、高血压、代谢综合征和心力衰竭患者。胰岛素抵抗综合征包括糖耐量异常、高胰岛素血症、血脂异常、高血压。胰岛素抵抗还是代谢综合征的组成之一,其他组合包括中心性肥胖和高凝状态。肥胖的流行导致 2 型糖尿病明显增加以及心血管致死和致残增加。胰岛素抵抗被认为是糖尿病的前奏,是早发心血管疾病的主要病理机制。致炎症细胞因子比例增加并且循环中游离脂肪酸增加,减少了内皮衍生的 NO 释放。脂肪酸血浆浓度增加抑制葡萄糖受体转运葡萄糖。致炎症细胞因子和细胞黏附因子,如肿瘤坏死因子-α,IL-6,IL-8,IL-10,von Willebrand 因子,高敏感 C 反应蛋白,组织纤溶酶原激活剂和纤溶酶原激活剂的抑制药-1,这些因子在血管和血细胞受到生长因子,如 VEGF 刺激时由血管和血细胞表达,参与低水平的慢性炎症过程。

相反,胰岛素抵抗患者脂联素表达降低。肿瘤坏死因子-α 等物质能调节脂肪细胞脂联素的分泌而参与胰岛素的代谢。脂联素调节内皮功能,抑制血管平滑肌细胞增殖,参与炎症的调节。噻唑烷二酮目前用于 2 型糖尿病患者以改善胰岛素抵抗和内皮功能异常。噻唑烷二酮直接作用于脂联素,该类药物影响胰岛素抵抗的调节因子的释放和表达,进而改善机体的胰岛素的敏感性。脂联素具有抗炎症和抗动脉粥样硬化作用,对代谢具有多重保护作用。

以 NO 生物利用度降低为特征的内皮功能异常,构成了动脉粥样硬化和糖尿病早期的病理过程。研究显示内皮依赖的血管扩张受损预示心血管事件的发生。eNOS/可溶性鸟苷酸环化酶/cGMP 系统异常是心血管病危险因素介导血管壁的有害作用的共同机制,其中包括血管炎症、静息生活方式、绝经、高胆固醇血症、高血压、吸烟、高同型半胱氨酸血症和糖尿病。糖尿病患者发生动脉粥样硬化更早也更严重,糖尿病相关的死亡主要是心血管并发症。

内皮衍生的 NO 缺陷是联系胰岛素抵抗和内皮功能异常的主要机制。NO 缺陷主要是合成减少,以及组织中高水平的 ROS 和 RNS 降解。内皮功能异常通过下列机制导致胰岛素作用受损:改变胰岛素进入靶组织的穿毛细通道,毛细网络的扩张受损,减少代谢活性组织的血流。在胰岛素抵抗导致内皮功能异常和葡萄糖异常和血脂代谢异常之间建立了正反馈机制。脂质沉积和氧化应激导致血管损伤激活炎症反应,化学趋化因子和细胞因子的释放进一步加重了胰岛素抵抗和内皮功能异常。从临床角度看,很多实验证据支持通过治疗改善胰岛素抵抗和内皮功能进而减少心血管病人死亡。恢复血管内皮功能的主要目标是优化血糖控制、降脂、戒烟、恢复正常血压、改善内皮 NO 的释放、抗氧化以清除氧自由基、恢复正常同型半胱氨酸水平及降低高胰岛素血症。

发现早期血管功能异常可能是干预糖尿病血管病变和抑制其进展的最佳时机。血管内皮功能异常似乎满足这一标准。因此早期干预内皮功能异常是预防糖尿病致死后果的机会。糖尿病耗费了巨大的人力和经济资源,需要全球协同努力来面对这一问题。

(罗恩斯)

第三节　游离脂肪酸

肥胖患者的血浆中游离脂肪酸(FFAs)水平增高,使胰岛素的主要靶器官,包括肌肉组织、肝脏、内皮细胞对胰岛素产生抵抗,从而促使 2 型糖尿病(T2DM)、高血压、血脂代谢紊乱、血液凝固和纤维蛋白溶解平衡失调及非酒精性脂肪性肝病(NAFLD)的发生发展。在胰岛的 B 细胞中,FFAs 增强由葡萄糖刺激的胰岛素分泌,其程度恰好代偿了游离脂肪酸诱导的胰岛素抵抗,从而防止了绝大多数肥胖、胰岛素抵抗患者发生 2 型糖尿病。另一方面,对于 B 细胞功能有遗传缺陷的人(糖尿病前期患者)此代偿作用消失从而发生 2 型糖尿病。游离脂肪酸诱导胰岛素抵抗的机制,可能包括细胞内三酰甘油和二酰甘油的堆积、丝氨酸/苏氨酸激酶的激活,导致胰岛素信号转导途径中胰岛素受体底物(IKS)1/2 的酪氨酸磷酸化降低及胰岛素受体底物/磷酸肌醇 3 激酶途径的破坏。血中升高的 FFAs 同时能激活细胞核因子 KB 途径,导致促炎症因子和致动脉粥样硬化因子的合成和释放,从而引起骨骼肌和肝脏组织的轻度炎症反应。因此,无论是肥胖还是由于摄入过多脂肪所引起的血游离脂肪酸水平增高,均可导致胰岛素的主要靶器官产生胰岛素抵抗,这是 2 型糖尿病发生的一个主要原因。另外,FFAs 引起低水平的炎症反应,使肝脏低密度脂蛋白(VLDL)的合成增加,并通过加重胰岛素抵抗和高胰岛素血症促使血液凝固性增加和纤溶活性降低。游离脂肪酸的所有这些效应都促使动脉粥样硬化性血管疾病和 NAFLD 的发生发展。

一、概述

在美国有2/3的成年人超重或肥胖,令人感到不安的是,近 10 年来肥胖人群中增长数量最快的是儿童和年轻人。这种增长趋势引起了公众对健康问题的担忧,因为肥胖与一些严重影响健康的疾病密切相关,包括 2 型糖尿病、高血压、血脂异常、非酒精性脂肪肝、凝血和纤溶系统失衡,已认识到这些疾病是动脉粥样硬化性血管疾病,包括心肌梗死、卒中、外周动脉疾病的独立危险因素。

为什么肥胖与这些疾病密切相关? 以下认识有助于解释其原因:脂肪是代谢活跃的组织,它能合成并释放大量生物活性物质,这些物质统称为脂肪释放因子;肥胖能够引起胰岛素抵抗,因此实际上所有的肥胖人都存在胰岛素抵抗,只是程度不同而已;肥胖是一种轻度的炎症反应状态。

肥胖可引起胰岛素抵抗和低水平的炎症状态;同时导致多种严重的疾病,包括 T2DM、高血压、血脂异常和凝血及纤溶的异常,所有这些异常是动脉粥样粥样硬化血管疾病的独立危险因素。FFAs:游离脂肪酸,T2DM:2 型糖尿病,ASVD:动脉粥样硬化血管疾病

Ad1:肥胖人群血浆中由脂肪组织合成的生物活性物质,包括 TNF-a、IL-6 和抑制素的浓度升高,其中一些物质与肥胖相关的胰岛素抵抗增加有关。然而迄今为止,在人体试验中仅证实 FFAs 是肥胖和胰岛素抵抗之间联系的中介。另外已经证实,血浆 FFAs 的急性升高会激活一个重要的炎症途径,并升高血浆中脂肪释放因子的浓度。因此,肥胖人体内脂肪释放因子的增加,可能是或至少部分是血浆中 FFAs 升高的结果。

Ad2:胰岛素抵抗是 2 型糖尿病发病机制中一个关键环节,且对高血压、血脂异常、NAFLD、凝血和纤溶系统紊乱的发生发展起着重要的作用。

Ad3:认识到肥胖是一种轻度的炎症状态很重要,因为炎症在 ASVD、NAFLD 的发生中起着关键作用,并促使胰岛素抵抗的发生。

因此本节将重点讨论 FFAs 在胰岛素抵抗/2 型糖尿病、高血压、血脂异常、NAFLD 和 ASVD 发病机制中所起的作用。

二、FFAs 和胰岛素抵抗

在肥胖人群胰岛素抵抗的发生中 FFAs 起着重要作用,证据归纳如下:几乎所有肥胖人血浆中 FFAs

的水平都升高,FFAs浓度的变化与胰岛素抵抗程度呈正相关性。肥胖人血浆FFAs升高的机制还不完全清楚,可能机制包括过度增加的脂肪组织增加了FFAs的释放量,FFAs的摄取和利用减少,以及在肥胖后期由于脂肪组织对胰岛素抵抗性升高使得脂解作用增强。然而,无论是什么原因引起FFAs升高,已经证实血中升高的FFAs均能抑制胰岛素对其靶器官(包括骨骼肌、肝脏、血管内皮细胞)发挥效应。

(一)骨骼肌

血中游离脂肪酸急性升高的程度(通过静脉注射肝素化三酰甘油乳浊液)和剂量依赖性的由胰岛素刺激的葡萄糖摄取(>80%发生在骨骼肌组织)受抑制程度呈正相关性,此作用与性别、年龄、是否患糖尿病无关。FFAs升高后2~4h出现胰岛素抵抗,而FFAs恢复正常4h后,胰岛素抵抗消失。

研究发现在肥胖个体中,血中FFAs水平缓慢升高也能引起胰岛素抵抗。研究发现将肥胖的非糖尿病人群血中FFAs缓慢降低到正常水平12h后,胰岛素敏感性恢复到正常。而肥胖的糖尿病患者胰岛素敏感性有轻微的改善,但没有恢复正常。这表明在肥胖非糖尿病患者FFAs升高可能是引起胰岛素抵抗的唯一原因,而在肥胖的糖尿病患者FFAs升高仅是发生胰岛素抵抗的部分原因。

(二)肝脏

已经明确证实,血浆FFAs急性升高的水平达到肥胖人群血浆中FFAs的水平时,诱导肝脏产生急性胰岛素抵抗,即抑制了胰岛素对内源性葡萄糖合成(EGP)的抑制效应。近期研究表明,这主要是由于FFAs抑制胰岛素对糖原分解的抑制效应,而对糖异生几乎没有作用。

(三)内皮细胞

胰岛素增加四肢血流量,主要通过外周血管NO的合成增加起作用,而FFAs则会抑制静脉和外周血流中胰岛素诱导的NO效应。

三、FFAs诱导胰岛素抵抗的机制

(一)骨骼肌

尽管肥胖引起胰岛素抵抗的确切机制还不完全清楚,但已经证实,FFAs能抑制胰岛素对葡萄糖转运和(或)磷酸化水平的效应,这种抑制效应是通过FFAs诱导胰岛素信号转导途径缺陷而实现的。最近提出了一个关于FFAs抑制胰岛素信号转导机制的假说,该假说是基于如下发现:血浆中FFAs浓度增加会引起心肌细胞中三酰甘油及一些参与其合成的物质包括长链酰基CoA和DAG的增加。DAG尤为重要,因为它是PKC两种亚型之间相互转化的有效变构激活剂。血浆中FFAs水平升高4h能使骨骼肌中PKC的总活性增加,并使PKC-β_2和PKC-δ两种亚型活性成倍增加,PKC具有丝氨酸/苏氨酸激酶活性,通过降低胰岛素受体底物(IRSs)1/2酪氨酸磷酸化水平而引起胰岛素抵抗。事实上这个问题要复杂的多,例如,RASs有40多个丝氨酸/苏氨酸共有位点,这些位点可以被磷酸化。因此其他丝氨酸/苏氨酸激酶包括c-JunNH2末端的激酶(JNK)、KB激酶-β抑制药(IKK-β)可能也参与FFAs诱导的对胰岛素信号转导途径及其效应的抑制作用。

(二)肝脏

血浆FFAs浓度急性升高会诱导肝脏产生急性胰岛素抵抗,即抑制了胰岛素对内源性葡萄糖合成(EGP)的抑制作用。EGP包括糖原分解和糖异生。而最近研究证实血浆FFAs急性升高诱导肝脏胰岛素抵抗的机制,主要是通过抑制胰岛素对糖原分解的抑制效应,而对糖异生几乎没有影响。以下2个研究进一步解释FFAs诱导胰岛素抵抗的机制,Lam等研究发现,向大鼠体内注入肝素化脂质(以增加血浆FFAs水平)后会激活肝脏中PKC-δ的活性。在另一项研究中,对雄性大鼠进行胰岛素钳夹实验,与对照相比,体内注入肝素化脂质后(增加血浆中 FFAs 的浓度),FFAs 诱导的肝脏胰岛素抵抗与肝脏中 DAG 含量增加及两种丝氨酸/苏氨酸激酶 PKC-8 和 IKK-β 活性增强有关,此机制与骨骼肌中的相似。

(三)内皮细胞

在内皮细胞中,胰岛素通过刺激 NO 合成而增加外周血流,FFA 能通过两种

途径抑制胰岛素的该作用。首先,如上面提到的,通过降低 IRS-1/2 的酪氨酸磷酸化而抑制 PI3/Akt 途径,该途径调节胰岛素刺激葡萄糖摄取,另外也是刺激内皮细胞 NO 合成所必需的;其次,FFAs 以 DAG/PKC 方式激活 NADPH 氧化酶,后者导致 ROS 的合成,ROS 会引起 NO 破坏。

四、FFAs 与炎症反应

现在我们已经认识到肥胖是一种轻度炎症状态,这与其血浆中炎症因子水平增加有关,这些炎症因子大多来源于过度增长的脂肪组织,统称为脂肪释放因子。例如,摄入高脂肪的小鼠,其肝脏将会发生胰岛素抵抗,且伴随着一些炎症细胞因子的合成和释放的增加,出现亚急性肝脏炎症反应,但这些研究未能解释高脂肪摄入引起胰岛素抵抗和肝脏炎症反应的机制,其他的研究提示 FFAs 是中介者。在这些研究中,血浆 FFA 的急性升高导致肝脏和外周胰岛素抵抗的发生与以下因素有关:骨骼肌和肝脏中 DAG 的含量增加,两种丝氨酸/苏氨酸激酶 PKC 和 IKK 的激活,前炎症核因子(NF)γ-B 途径的激活,炎症因子包括 TNF、IL-1、IL-6 的表达增加,血浆 MPC-1 的增加。进一步研究表明,向人体持续 48h 注入肝素化脂类,骨骼肌中胞外基质相关基因的表达则会增加,后者是炎症反应的特点。从这些研究中可以得出这样的结论,血浆中 FFAs 的升高,无论由于肥胖还是由于高脂肪摄入引起,都会引起胰岛素抵抗和低水平的炎症反应,并可能进一步发展为 2 型糖尿病、脂肪性肝脏炎症和 ASVD。另外,在肥胖者体内,脂肪组织中存在巨噬细胞浸润,但这种浸润出现在晚期阶段,因此不可能是炎症的起始因素,但其可能参与脂肪组织的慢性炎症反应。

五、凝血和纤溶系统

(一)血液凝固系统

组织因子途径是启动血液凝固的主要生理途径。无活性凝血因子Ⅶ(FⅦ)与 TF 结合后,FⅦ转变成有活性的 FⅦa,TF-FⅦ复合物再激活 FⅨ和 FX,分别生成有活性 FⅨa 和 FXa,后者进而导致凝血酶原酶复合物和凝血酶的形成。最初认为位于血管壁外膜的组织因子,只有在血管壁损伤或基膜裂开时才会启动凝血途径,并促进凝血酶的形成。最近新的研究成果更新了这一认识,已经证实在血浆中存在着 TF 的循环池,TF 与细胞和微粒相关,并能促进血栓的形成。有研究表明,对于非糖尿病志愿者,如果将其血浆中胰岛素水平(尤其是胰岛素和葡萄糖水平同时升高)升高至 2 型糖尿病患者血浆中相应的水平,结果其循环 TF-促凝血剂活性及凝血酶形成的标记物(凝血酶原酶片段 1+2 及凝血酶-抗凝血酶复合物)明显增加。正如前面提到的,肥胖者血浆中升高的 FFAs 会引起胰岛素抵抗,胰岛素抵抗又与非糖尿病个体的高胰岛素水平及 2 型糖尿病的患者高胰岛素血症和高血糖有关。因此,FFAs 诱导的胰岛素抵抗通过高胰岛素血症(对于糖尿病患者还有高血糖),促使机体处于高凝的状态。

(二)纤溶系统

肥胖、胰岛素抵抗及 2 型糖尿病的发生与纤溶系统受损有关,这些个体血浆中纤维蛋白溶酶原激活抑制药-1(PAI-1)浓度较高,PAI-1 是纤维蛋白溶解的主要抑制药,它能通过抑制纤溶酶的合成而降低纤溶活

性,因而促进血栓形成并增加心血管疾病的发生风险。PAI-1 是由内皮细胞和肝脏细胞合成的,存在于血浆和血小板中。体外培养条件下,脂肪细胞内胰岛素能刺激 PAI-1 的分泌,在肝脏细胞内 FFAs 能刺激其分泌,因此血浆 FFAs 水平升高,通过引起胰岛素抵抗和高胰岛素血症(伴或不伴高血糖),而促使机体处于血栓形成倾向增加、血凝块降解能力下降的状态,在这种状态下发生急性心血管事件的危险性大大增加。

六、FFAs 和脂蛋白

肝脏合成极低密度脂蛋白过多是血脂异常的主要因素,高密度脂蛋白水平降低和三酰甘油浓度升高,也常见于肥胖且胰岛素抵抗患者及 2 型糖尿病患者。肝脏过度合成 VLDL 的主要原因是,血浆中 FFAs 升高导致肝脏对 FFAs 的摄取增加。另外在体外培养的肝脏细胞中发现,FFAs 能刺激 VLDL 的合成及分泌。然而,肝脏摄取 FFAs 增加不是其过多合成 VLDL 的唯一因素,同样重要的是,肝脏胰岛素抵抗也能通过一些机制影响 VLDL 的合成。例如,胰岛素能刺激肝细胞内 ApoB 的降解,抑制微粒体 TG 转运蛋白,从而阻止 VLDL 前体向分泌型 VLDL 的转化,而胰岛素抵抗时则会产生相反的效应。因此,FFAs 不仅通过为肝脏合成 VLDL 提供过多原料,还通过干扰胰岛素的作用来影响肝脏 VLDL 的合成。

有关长期降低血浆 FFAs 的策略如下:

目前普遍认为,在与肥胖相关的疾病中,升高的 FFAs 和胰岛素抵抗是这些疾病发生发展的关键环节,因此血浆升高的 FFAs 应该作为治疗的靶点。事实上,患有 2 型糖尿病的肥胖者及其一级亲属应用阿昔莫司(烟碱酸的类似物),将血浆 FFAs 水平降至正常,胰岛素抵抗的确会明显得到改善。然而,目前可应用的药物很难将血浆 FFAs 水平持续的降低,应用烟碱酸或长效烟碱酸类似物会导致血浆 FFAs 反跳到很高水平,所以这些药物不宜用于长期控制血浆 FFAs。噻唑烷二酮类(TZDs)能长期降低血浆 FFAs 水平且没有反跳效应。然而它的作用强度很弱,故对于 2 型糖尿病的患者来说,TZD 降低 FFAs 的作用通常不足以最大限度地增加胰岛素的敏感性。最近有报道指出,在 2 型糖尿病患者的治疗过程中,给予 TZDs(罗格列酮)和贝特类(非诺贝特)联合治疗,与 TZDs 单一治疗相比,前者能更有效地降低血浆 FFAs 水平,并且更有助于改善胰岛素抵抗、降低血糖及血红蛋白 AIC 的浓度,更有趣的是联合治疗还能避免 TZDs 单一治疗所产生的水潴留和体重增加不良反应。这些初步研究成果表明,对于肥胖的 2 型糖尿病患者来说,TZDs 与贝特类联合治疗更为合适,因为联合治疗能长期降低血浆 FFAs 且不会产生反弹效应,并且能更好地改善胰岛素抵抗、葡萄糖耐受,有效地控制血糖。

为了更好地控制血浆 FFAs 的水平,就需要监测血浆 FFAs 的浓度,然而目前还不能达到把其作为常规检查,目前许多公司正在研制新方法以便能够像家用血糖监测方法一样,能定期或连续监测血浆或组织液中 FFAs 的浓度。

(罗恩斯)

第四节　胰岛素的抗炎作用和抗动脉粥样硬化作用

由于胰岛素影响糖、脂类、蛋白质的代谢并且胰岛素缺陷会导致糖尿病,因此胰岛素处于代谢调节的中心位置。然而近 15 年中,人们逐渐发现胰岛素还是 1 种血管活性激素并有抑制炎症和氧化反应的作用,这些发现有助于理解胰岛素抵抗发病机制中的氧化反应和炎症反应以及为什么肥胖和 2 型糖尿病患者存在炎症和动脉粥样硬化的倾向。实验性动脉粥样硬化的鼠实验证实了胰岛素的抗动脉粥样硬化作用,在实验中干扰胰岛素信号转导的鼠易形成动脉粥样硬化。最近发现糖和大量营养素的摄入诱发氧化反应和炎症,这项发现为解释肥胖和糖尿病患者易发炎症和动脉粥样硬化增加了证据。

这些数据足以为我们制定临床治疗方案提供依据,即在治疗急性综合征如急性心肌梗死和接受外科或内科治疗的 ICU 患者的过程中应用胰岛素作为抗炎因子。

一、胰岛素的抗炎作用

胰岛素抗炎作用的发现可以追溯到最早发现它有扩张动脉、静脉和毛细血管(微循环)的作用。这些报道指出胰岛素的扩血管作用是因内皮生成的 NO 的产生,进一步发现在体内胰岛素有直接促使血管内皮细胞释放 NO 的作用。人脐静脉内皮细胞释放 NO 的量与胰岛素刺激程度呈正比,进一步研究证实胰岛素对人动脉内皮细胞作用也是如此。

最终证实胰岛素抗炎作用的实验是在体外进行的人动脉内皮细胞实验,该实验表明生理浓度胰岛素抑制人动脉内皮细胞炎性因子的表达,如细胞黏附分子-1(ICAM-1)、趋化因子、单核细胞黏附蛋白-1(MCP-1)和关键的致炎症转录因子,核因子 KB(NFKB)。之后的研究表明给肥胖的实验对象输入低剂量胰岛素(2U/h)能够抑制活性氧的产生、抑制 p47phox(NADPH 氧化的抑制药,催化产生超氧化物的酶)的表达、抑制核因子 κB 的结合、增加单核细胞 κBα 抑制因子的表达。另外,胰岛素能引起血浆中细胞黏附分子-1、单核细胞黏附蛋白-1、另一个炎症转录因子、早期生长反应因子-1(Egr-l)、组织因子 TF 及纤维蛋白溶解酶原激活抑制因子(PAI-)浓度的急剧下降。研究表明胰岛素也能抑制基底膜金属酶-9(MMP-9)和血管内皮生长因子(VEGF),后两者均是炎症扩散和血管通透性增加的重要介质。

一项以(AMI)为研究对象的实验表明,在葡萄糖浓度保持不变的前提下,输注胰岛素后的 24h 内,C 反应蛋白(CRP)和血清淀粉样物质 A(SAA)减少了 40%。胰岛素的这种效应在患有心肌梗死的高血糖患者和接受冠状动脉旁路移植术的患者身上也得到了证实,甚至在更早期(胰岛素输注后的 12h 内)这种效应即表现明显,C 反应蛋白和血清淀粉样物质 A 同样比对照组减少了 40%,尽管其总体浓度比 AMI 患者高 30 倍。一项以 CABG 为实验对象的研究也表明,皮下注射胰岛素维持正常血糖浓度并不能引起 C 反应蛋白浓度的降低,因此很可能只有通过静脉内输注胰岛素并给予小剂量葡萄糖防止低血糖以使胰岛素维持在高水平它才能发挥抗炎作用。在心肌梗死患者治疗中加入胰岛素也能抑制 PAI-1 和促进 MMP-1 生成。在 ICU 患者的治疗中输注胰岛素也能抑制肝脏 iNOS 的表达、降低血浆硝酸盐和亚硝酸盐的浓度,后两者是 NO 的代谢产物。胰岛素抗炎作用在烧伤患者和实验性烧伤的动物模型中也得到证实。最近有资料表明,在体外,胰岛素能干扰脂肪细胞白细胞介素-6 的信号转导。因此,STAT-3 的磷酸化和激活使其移位于细胞核并激活相应基因开始转录,被 STAT-3 激活的两个重要致炎基因是 SAA 和结合珠蛋白。

最近发现胰岛素的另一个有趣作用是对心肌梗死患者的心肌保护作用。在鼠和狗的病理模型中观察到的这种效应与胰岛素抑制前凋亡因子有关,在再灌注之前给这些动物模型注入胰岛素能使心肌梗死面积减少 45%,这一奇特现象可以解释心肌梗死的临床试验中胰岛素的心肌保护作用。胰岛素对 C 反应蛋白的抑制作用有助于显著降低梗死的面积,因为在给心肌梗死的鼠模型注入 C 反应蛋白后心肌梗死的面积增加,若提前给予能结合并阻止 C 反应蛋白的合成分子则会降低心肌梗死的面积。

除此之外,胰岛素还能诱导动脉和静脉扩张、增加微循环流量,该作用是由于胰岛素刺激内皮细胞合成 NO,后者导致血管平滑肌细胞 cGMP 的增加。血管成形术后心肌充血反映了微循环流量的增加。研究表明胰岛素在体内和体外均具有抗血小板作用,此作用是由血小板 NO 合成的激活和释放以及随后在鸟甘酸环化酶作用下 cGMP 合成介导的。最近,在给急性冠状动脉综合征的患者静脉输注胰岛素的研究中也证实了胰岛素的该作用。胰岛素的抗血小板作用更加有助于其抗炎作用，因为血小板载有 CD40 配体，与其受体 CD40 结合后能激活致炎途径，因此抑制血小板聚集除了能减少血栓形成倾向还能防止 1 条重要炎症途径的激活。

从最近发现的胰岛素有多种新作用来看，可以推断胰岛素抵抗状态时这些效应会减退，因此某些临床特点可能是由于胰岛素作用的部分或完全缺陷造成的。

二、胰岛素的抗动脉粥样硬化作用

自发形成动脉粥样硬化的鼠实验表明胰岛素具有抑制 ROS 和抗氧化反应的作用。在这些动物中，O_2、脂质过氧化物以及巨噬细胞胆固醇的合成均受到抑制，动脉粥样硬化的总面积和病变的数量也减少，这些都是胰岛素的抗动脉粥样硬化作用的第一证据。研究表明删除 IRS-2 基因干扰胰岛素的信号转导会加速动脉粥样硬化的形成，鼠在第 8 周时动脉内膜开始发生病变至第 20 周时完全形成。因为动脉粥样硬化是动脉壁的慢性炎症过程，所以胰岛素的抗动脉粥样硬化作用与其抗炎和抗氧化反应作用是一致的。

胰岛素致动脉粥样硬化作用的结论主要基于体外研究，该理论正在受到近 6 年来研究结果的挑战。最近发表的 2 篇文章进一步激起了这场争论，该文章指出剔除骨髓细胞——单核细胞（在动脉粥样硬化的形成机制中具有关键作用）的前体细胞——上的胰岛素受体后，在 LDL 受体缺陷的鼠模型中其具有抗动脉粥样硬化作用而在 ApoE 缺陷动物则有致动脉粥样硬化作用。

胰岛素抗动脉粥样硬化作用的最好证据是 DCCT-EDIC 队列实验研究，该研究表明接受胰岛素强化治疗组与不接受胰岛素治疗组相比，其动脉内膜中膜厚度减少并且心血管事件发生率明显降低，尽管其血糖浓度及 HbA1c 浓度与对照组相近。很明显，胰岛素强化治疗使血糖正常后带来改变的持续时间比维持血糖正常本身的时间还长。

三、葡萄糖和其他大量营养素的致炎作用

人们起初很奇怪正常人口服 75g 葡萄糖后，葡萄糖能够诱导 ROS 和超氧化物的生成并诱导白细胞生成 p47[phox]，而血浆葡萄糖浓度在正常水平。很明显，即使正常负荷剂量的葡萄糖也能导致氧化反应。研究还表明葡萄糖摄入增加 NFKB 的结合、降低 IkBα、激活 IkB 激酶 αβ、引起细胞和分子水平的广泛炎症反应并使 p47[phox] 移位到细胞膜。另外，葡萄糖摄入导致肿瘤坏死因子（TNF-α）mRNA 表达的增加。给正常人输入生长激素释放抑制因子阻断内源性胰岛素的分泌的同时，输入葡萄糖将导致肿瘤坏死因子和白细胞介素-6 的增加。葡萄糖摄入还能增加激活蛋白-1 和早期生长因子-1 这两个重要的炎症转录因子，以及被 MMP-2、MMP-9、TF 激活的基因的表达，TF 是外源性凝血途径的激活因子，因此葡萄糖摄入会促进血栓形成。葡萄糖摄入增加 ICAM-3 和 CD69 的表达（JayFriedman 博士的观点），后者是 T 细胞激活受体，因此具有致炎性。有趣的是心肌梗死的患者体内 CD69 水平较高，其增加与心血管事件的发生有关。2 型糖尿病患者摄入葡萄糖后更易激活凝血途径，这种效应在服用抗氧化剂后会降低。

以乳化物的形式摄入饱和脂肪酸（33g 脂肪相当于 300Cal（1Cal = 4.1868J）也能导致白细胞 ROS 生成增加并在细胞和分子水平上增加炎症的发生率，这些效应和上述葡萄糖的作用相似。给正常人和肥胖人均输入三酰甘油和肝素使他们体内的游离脂肪酸（FFAs）浓度从 $200 \sim 300 \mu mol/L$ 上升到 $800 \sim 900 \mu mol/L$，结果 ROS、NFKB 结合及血浆 MIF 浓度均增加，另外还会引起急性胰岛素抵抗。摄入高热量的快餐食物后 ROS、p47 phox、Iκ 激酶 αβ 及 NFκB 结合均增加，IκBα 降低，这种炎症反应持续长达 3 个多小时，对于肥

胖患者这种效应更为显著且更持久,可能是因为肥胖的人在禁食一晚之后仍处于促炎症氧化应激状态,因此快餐食物效应是又一个附加的效应。在讨论宏量营养素诱发炎症效应的同时,更重要的是能否找到避免诱发炎症反应和氧化反应的食物。最近的研究结果表明,橙汁、酒精、富含水果和纤维的食物不会诱发炎症和氧化反应。因此,正确的饮食能够避免炎症和氧化反应的损伤。

正因为宏量营养素的摄入导致炎症和氧化反应,故减少其摄入会减少炎症和氧化反应,因此肥胖者每天热量摄入降至 1000Cal 时,体内 ROS、脂质过氧化物、蛋白羧化物以及苯丙氨酸的氧化损伤均显著降低,并在 4 周内体重减少了 5.85kg(13Ibs)。一项以健康人为研究对象的实验表明,禁食 24h 白细胞生成的 ROS 减少 35%,48h 减少 50%。基于这些发现,可以得出这样的结论,宏量营养素的摄入是体内氧化反应最重要的因素,肥胖患者饮食控制后尿中异前列腺烷的排泄明显降低也证实了这些结论。长期限制热量减轻体重能使炎性细胞因子 TNF-α 及其他细胞因子和 CRP 降低。

胰岛素抑制 ROS 和 O_2^- 的产生以及 NADPH 氧化酶的表达,而葡萄糖则有刺激其表达作用。在巨噬细胞内 O_2^- 激活 IKKp 并增强 IKB 的磷酸化,进行蛋白降解,释放 NFκB 转移进入细胞核。NFκB 刺激编码致炎症蛋白的基因表达,包括 TNF-α,IL-6,MCP-1 和 MMPs。在内皮细胞内,胰岛素还诱导 eNOS 的表达,导致受调控的 NO 释放和血管扩张,而血糖的作用正相反。葡萄糖诱导黏附分子 ICAM-1 和 E-选择素的表达,而胰岛素抑制它们在内皮细胞的表达。

四、临床意义

关于胰岛素的抗炎作用、葡萄糖和 FFAs 诱发炎症效应以及炎症反应与临床预后的关系的研究发展很快,由此可见在危重患者如急性冠状动脉综合征(AMI、ACS、CABG 术)、急性脑血管病、外周血管疾病的治疗中输注胰岛素维持血糖正常是一项重要治疗策略,该领域还需要进一步的研究证实。

已有资料明确表明,高血糖使预后恶化、增加 ICU 患者(内科和外科)的死亡率,并使急性心肌梗死、卒中和住院患者疾病恶化甚至死亡,此影响与血糖浓度呈正相关。对于烧伤和 ICU 的患者,输注胰岛素控制高血糖能改善临床预后。在并

发症的发生和治疗中,葡萄糖的诱发炎症和氧化反应、胰岛素的抗炎及抑制 ROS 作用可能起着重要作用。在一些以急性心肌梗死为研究对象的研究中,输入固定浓度的胰岛素和高比例葡萄糖混合液通常导致胰岛素对机体的有利作用被抵消,因此应该避免这一治疗方案。最近的研究采用输注胰岛素使血糖恢复正常后再输注低剂量葡萄糖以防止低血糖的方法,以评价这一方法能否对心肌梗死的患者起到保护心肌和改善临床预后的作用。这种治疗方案需要在不同的临床情况下(假设这种方案是有利的)进行验证。

(罗恩斯)

第五节　胰岛素增敏剂和心血管疾病

2 型糖尿病是由于骨骼肌、脂肪组织和肝脏发生胰岛素抵抗(IR)及胰岛分泌功能受损所引起的进行性疾病。流行病学研究表明胰岛素抵抗是心血管疾病的独立危险因素。IR 通过多种已证实的危险因素(包括高血压、血脂异常、血液高凝状态)而促使动脉粥样硬化的发生及发展。内皮功能障碍是许多血管疾病(包括动脉粥样硬化和糖尿病微血管病变)的主要原因,而胰岛素抵抗综合征中许多症状都影响内皮细胞

功能的完整性。二甲双胍可抑制肝细胞糖异生、提高外周组织胰岛素敏感性,此作用可能是由于体重下降,并且有研究证实二甲双胍能降低 2 型糖尿病患者心血管事件的发生率,且与血糖的控制无关。噻唑烷二酮类(TZDs)主要降低肌肉组织中的(IR),从而增加其对葡萄糖的摄取而降低血浆葡萄糖水平,也可能是通过降低血浆游离脂肪酸水平从而提高胰岛素敏感性。TZDs 通过多种不同的机制作用于内皮细胞,对多种细胞因子都有调节作用。最近研究表明二甲双胍也能改善内皮细胞的功能,目前正在进行一些长期试验以评估二甲双胍对高危患者血糖控制及心血管疾病预后的长期效应。

一、胰岛素增敏剂概述

2 型糖尿病是由于骨骼肌、脂肪组织和肝脏发生胰岛素抵抗(IR)和胰岛分泌功能缺陷所引起的进行性疾病。高胰岛素血症提示胰岛素抵抗的存在,流行病学研究表明胰岛素抵抗是心血管疾病的独立危险因素。在 2 型糖尿病治疗过程中,从根本上纠正胰岛素抵抗可能降低心血管疾病发生风险。胰岛素抵抗主要是通过多种已明确的其他危险因素,包括高血压、血脂异常、血液的高凝状态促使动脉粥样硬化形成。2 型糖尿病患者与非 2 型糖尿病的患者相比,发生心血管疾病的危险性较高。2 型糖尿病的发病率和致死率与心血管事件有关,确诊 2 型糖尿病的心血管事件发生率及病死率与非 2 型糖尿病患者相比明显增加。心脏病学领域的进步使得非糖尿病患者心血管疾病的病死率显著降低,而糖尿病患者心血管疾病的病死率降低没有达到统计学意义。

胰岛素抵抗导致 2 型糖尿病患者血糖水平过高及多种代谢异常,如血浆三酰甘油升高、高密度脂蛋白胆固醇降低、高血压、纤溶系统异常,并与冠心病密切相关,这些异常称作胰岛素抵抗综合征或代谢综合征。

UKPDS 研究中的 2 型糖尿病肥胖患者,使用二甲双胍治疗组与常规治疗组相比,心血管疾病的发生率和病死率降低了 30%。因患者数量较少,该结果还存在争议。二甲双胍抑制肝糖异生,提高外周组织对胰岛素的敏感性,可能由于体重下降。二甲双胍降低 2 型糖尿病患者心血管事件的发生,此作用与血糖的控制无关。

噻唑烷二酮类(TZDs)是一类广泛应用于 2 型糖尿病治疗的药物,它们主要降低肌肉组织对胰岛素的抵抗从而增加其对葡萄糖摄取以降低血糖,其次也能降低肝脏中葡萄糖的合成。噻唑烷二酮类是通过降低血浆游离脂肪酸浓度来提高胰岛素敏感性,由于游离脂肪酸会影响葡萄糖和脂代谢从而对血管产生不利作用,因此,降低血浆游离脂肪酸可能会对心血管疾病有益。

因为胰岛素抵抗在心血管疾病发生中起着非常重要的作用,所以直接提高胰岛素敏感性的药物如 TZDs 除降低血糖外还可能纠正胰岛素抵抗综合征中其他的代谢异常。

二、胰岛素增敏剂对脂代谢的影响

30%～50% 的糖尿病患者存在脂代谢异常,2 型糖尿病和胰岛素抵抗患者脂代谢异常的特征包括高密度脂蛋白胆固醇(HDL)降低、三酰甘油(TG)升高、小而密的低密度脂蛋白(LDL)颗粒增加,这些异常进一步促使了动脉粥样硬化的发生。二甲双胍能一定程度地降低 LDL、增加 HDL,对 TGs 有各种不同的作用,研究表明二甲双胍联合磺酰脲类或其单独治疗能降低一些非经典的心脏病危险因素(包括残余脂蛋白胆固醇)。

TZDs 对脂蛋白的影响更为复杂。2 型糖尿病患者体内 LDL 变得更小更致密,因此致动脉粥样硬化作用更强。TZDs 单独治疗可使 LDL 增加 8%～10%,载脂蛋白 B 几乎没有变化,而显著的变化是 LDL 从小而致密变得大而疏松。TZDs 还能增加 HDL(尤其对于 HDL 浓度＜35mg/dl 的糖尿病患者)。2 型糖尿病与富含 TGs 颗粒的增加有关,后者通过激活核因子 KB(NF-KB)促发炎症反应。然而 TZDs 对 TGs 的影响是多样的,并与基础 TG 水平有关。所有的 TZDs 都能增加 HDL 的浓度,而只有匹格列酮和曲格列酮能持续降低 TG。

低 HDL 胆固醇也是 2 型糖尿病和胰岛素抵抗中出现的脂代谢异常特征之一,HDL 降低削弱了胆固醇逆向转运途径的保护性作用。内脏脂肪组织脂解作用增强,流入肝脏门脉系统的 FFAs 增加,从而使肝脏产生 IR、胰岛素清除率降低,脂类合成增强。

二甲双胍作为单独治疗或联合其他药物治疗能使基础血糖和餐后血糖降低 25%。一项随机、双盲、对照、固定剂量的Ⅲ期临床试验,对缓释二甲双胍和速效二甲双胍的作用、耐受性、安全性进行了评估,观察总胆固醇、HDL 胆固醇、LDL 胆固醇及 TGs 与基线比较在特定时间的浓度变化,受试对象分别随机服用二甲双胍缓释片 1500mg,1/d、1500mg,2/d、2000mg,1/d、二甲双胍速效剂 1500mg,2/d 及相应的安慰剂以保证试验过程的双盲。结果所有治疗组的总胆固醇、LDL 和 HDL 胆固醇浓度在开始和终点都相近,只有 LDL 和 TGs 的终点浓度差异明显。其中二甲双胍缓释剂 2000mg 组 LDL 胆固醇($P=0.015$)和 TGs($P=0.03$)浓度最低,而二甲双胍速效剂治疗组 TGs($P=0.030$)浓度最低。

三、胰岛素增敏剂和高血压

有研究证明 IR 可能导致高血压。反之,提高胰岛素敏感性应该有助于降低血压。TZDs 对血压的影响已经在临床和实验中得到了证实。罗格列酮联合常规抗高血压治疗方案可使血压得到控制并改善 IR。Raji 等评估了罗格列酮对原发性高血压患者 IR 和血压的疗效,尽管 24h 平均收缩压轻微降低但毕竟有意义,但通过用钳夹实验发现,收缩压降低与胰岛素敏感性增高有关。非糖尿病的高血压患者经罗格列酮治疗后胰岛素敏感性增强、收缩压和舒张压降低、心血管危险因素的标记物向有利的方向改变。Scherbaum 及其同事研究并报道了吡格列酮也能降低非糖尿病的高血压患者的收缩压,与罗格列酮疗效相似。而二甲双胍本身对血压没有影响。

改善胰岛素敏感性增强了胰岛素介导的血管舒张效应,这可能是 TZDs 引起的血压下降的潜在机制;另一种假设机制是细胞内钙离子水平降低使心肌细胞收缩受到抑制及内皮素-1 表达和分泌减少。与 TZDs 不同,二甲双胍类对血压的影响很小甚至有争议。

四、胰岛素增敏剂对内皮细胞功能及血管反应性的影响

血管内皮细胞参与血管张力、通透性及血管再生的调节。各种血管收缩和舒张因子,尤其是 NO 和血管内皮素,是血管张力的决定因素,血管内皮在维持血管紧张性、通透性和血液流动性方面起着关键作用,内皮功能障碍是许多血管疾病包括动脉粥样硬化和糖尿病微血管病变的最重要原因。胰岛素抵抗综合征中的许多症状如高血压、血脂异常、高血糖可影响内皮细胞功能的完整性。

在糖尿病发生之前就可能已经存在血管病变,糖尿病前期的患者冠心病的病死率明显增加 2～3 倍。作为冠状动脉粥样硬化的前兆,内皮细胞功能障碍既存在于糖尿病前期也存在于糖尿病期。Quinones 等提出胰岛素抵抗患者其冠状动脉舒缩功能障碍早在糖代谢异常之前就存在,甚至代谢综合征(国家胆固醇教育计划定义的)之前就已出现。为了证实这个假设他们用正电子成像术非侵入性测量胰岛素敏感和胰

岛素抵抗患者的冠状动脉血流情况,试验对象是墨西哥裔美国老年人,无其他心血管疾病危险因素且糖耐量正常,其中胰岛素抵抗患者 50 例、非胰岛素抵抗患者 22 例。25 例胰岛素抵抗患者给予 3 个月的 TZDs治疗,然后在静息状态下用正电子成像术分别测量在服用双嘧达莫(主要是血管平滑肌依赖性的)及冷加压试验(主要是内皮依赖性的)状态下心肌的血流情况,胰岛素敏感组和胰岛素抵抗组心肌血流对双嘧达莫的反应相似,而在冷加压试验中,胰岛素抵抗组心肌血流增加了 14.4%,胰岛素敏感组增加了 47.6%。TZDs 治疗使胰岛素抵抗亚组患者的胰岛素敏感性得到改善、空腹胰岛素水平降低、心肌血流对冷加压试验的反应恢复到了正常,停止 TZDs 治疗后,则这些有益效应完全消失,说明这些改变是 TZDs 作用的结果。然而 TZDs 使心肌血流在冷加压试验情况下恢复到正常的机制还不完全清楚。上述研究结果表明 IR 和冠状动脉舒缩功能异常有关,强调了早期认识到 IR 是内皮细胞功能障碍的危险因素的重要性,但因为研究的样本量较小,对于这些研究结果的解释应该慎重。

另一项研究表明 IR 是 2 型糖尿病发生内皮功能障碍的主要原因。Pistrosch 等证实了 IR 会引起内皮功能障碍,此作用不依赖于血糖的控制。一般来说,内皮细胞 IR 可能是 IR 的一个方面。他们指出罗格列酮治疗能使 IR 和内皮细胞功能障碍的患者的 IR 降低 60%。他们的研究结果同时表明罗格列酮可能改善内皮依赖性血管舒张而与 NO 前列环素无关。也有报道指出肥胖的非糖尿病患者在接受罗格列酮治疗后其血管反应性也能得到改善,该作用可使炎症和内皮活化标记物发生有利的变化。

Asnani 等进行了一项随机、双盲、安慰剂对照的试验以评估吡格列酮对内皮功能的作用,该试验选取了 20 例胰岛素治疗的糖尿病患者,分别接受 4 个月的吡格列酮 30mg 治疗和安慰剂治疗,之后经 FMD 评价内皮功能状态,结果表明吡格列酮治疗组与安慰剂组(P=0.705)相比,内皮功能明显改善(10.1%±4.0%～14.6%±6.2%,P=0.056),且硝酸甘油诱导的血管舒张有改善趋势,在胰岛素治疗基础上加用吡格列酮治疗能改善 2 型糖尿病患者的血管舒张功能。

TZDs 可通过多种机制作用于内皮,包括增加 NO 合成、调节各种细胞因子如参与动脉粥样硬化的形成过程的黏附分子。最近研究发现二甲双胍也能改善内皮功能,Mather 等以 2 型糖尿病患者(无代谢综合征中其他的心血管疾病危险因素)为研究对象,二甲双胍 500mg,2/d 治疗组与安慰剂组相比,乙酰胆碱刺激下的血流变化明显改善,具有统计学意义(P=0.0027),其作用强度较 TZDs 弱。

五、胰岛素增敏剂和血管壁异常

颈动脉内膜-中膜厚度是早期动脉粥样硬化的指标,与 IR 有关。B 超是测量颈动脉内膜-中膜厚度的一种非侵入性方法,有可能成为动脉粥样硬化事件的替代指标。颈动脉内膜-中膜厚度增加的患者随着时间的推移其心血管事件发生危险性增高。最近 Koshiyama 和他的合作者们报道 2 型糖尿病患者经吡格列酮治疗后内膜-中膜厚度显著降低,TZDs 很可能是直接作用于动脉粥样硬化形成进程中的细胞而与影响 IR 无关。

CHICAGO(动脉粥样硬化的患者经吡格列酮治疗后颈动脉内膜-中膜厚度)研究是一项随机、双盲、对照、多中心的试验,在芝加哥 28 个临床单位进行多种族人群研究以评估吡格列酮和格列美脲(主动对比药)对 2 型糖尿病患者颈总动脉内膜-中膜厚度的影响,分别给予吡格列酮 15～45mg/d 而格列美脲组剂量为 1～4mg/d,主要测量左右劲总动脉后壁内膜-中膜厚度的绝对变化,2 型糖尿病患者经过 18 个月吡格列酮治疗后与格列美脲(主动对比药)相比,内膜-中膜厚度(CIMT)增加明显延缓,在第 72 周,吡格列酮组的平均 CIMT 是－0.001mm 而对照组是＋0.012mm,相差 0.013mm,95% 可信区间,－0.024～－0.002,P=0.02。然而,研究者提到 TZDs 可能会引起血容量和血管张力的急性变化,这种变化在抗高血压的治疗中也会出现,Zanchetti 等研究了抗高血压治疗对 CIMT 的影响,他们得出 CIMT 改变仅 1% 是由于颈动脉直径的总体改变引起的。

六、胰岛素增敏剂与凝血及纤溶系统的关系

动脉粥样硬化和心血管疾病与纤溶活性降低及血浆纤维蛋白溶酶原激活抑制药-1(PAI-1)升高有关,PAI-1 是内源性组织纤维蛋白溶酶原激活剂的主要抑制因子。2 型糖尿病患者和胰岛素抵抗的患者 PAI-1 水平升高,现在已认识到 PAI-1 的升高是胰岛素代谢综合征的不可缺少的组成部分并与血浆胰岛素水平有重要关联。在其他胰岛素抵抗状态如多囊卵巢综合征中也存在纤溶系统受损。Fonseca 和他的同事们证实了 2 型糖尿病患者经 TZDs 治疗后,其血浆 PAI-1 水平降低,其他一些研究中也证实这一结论,TZDs 的作用机制可能是激活 PPAR-γ,进而抑制 PAI-1。

七、胰岛素增敏剂和白蛋白尿

微量蛋白尿是糖尿病患者的常规检测指标,它被看作是心血管疾病和糖尿病肾病的标志。严格控制血糖的基础上使用血管紧张素转化酶抑制药(ACE)或血管紧张素受体抑制药 ARB 是目前降低微量蛋白尿的治疗模式。在一项为期 52 周的开放试验中,给予 2 型糖尿病患者以罗格列酮或格列本脲治疗,结果发现罗格列酮可使尿中白蛋白与肌酐比值明显降低。动物实验证明 PPAR-γ 受体表达于肾小球系膜细胞,并能抑制肾小球系膜细胞的增殖及血管紧张素-2 诱导的 PAI-1 表达。因此 TZDs 对微量蛋白尿的影响可能成为我们在选择降血糖药物时的另一个参考因素。因为它可能在 ACEI 或 ARB 抑制药的基础上提供更多的益处。TZDs 对糖尿病肾病发生和进展的影响目前还不清楚。

八、胰岛素增敏剂对充血性心力衰竭、左心室质量和 2 型糖尿病的作用

Ghazzi 等研究了 2 型糖尿病患者服用曲格列酮 800mg/d(大于临床常规使用剂量)或格列本脲是否会发生心脏肥大或功能受损,二维超声心动图显像和脉冲多普勒测量结果表明曲格列酮和格列本脲治疗 48 周不会对左心室质量和功能产生明显影响。应用罗格列酮和吡格列酮的类似的试验也没有发现对心肌质量和功能有影响。

然而严重心力衰竭(纽约心脏病协会分级的 Ⅲ 级、Ⅳ 级)时因血容量增加,禁用 TZDs 治疗。医生开 TZDs 处方时需要注意到这点。在 TZDs 的临床研究中充血性心力衰竭(CHF)并不常见,罗格列酮单独治疗或其与磺酰脲类或与二甲双胍联合应用时 CHF 的发生率<1%。另外,重要的一点是此结果与安慰剂治疗组相似。当在胰岛素治疗的基础上给予罗格列酮 4mg/d 和 8mg/d 治疗时 CHF 的发生率则分别增加到 2% 和 3%,而胰岛素单独治疗组增加到 1%。罗格列酮和胰岛素联合治疗的临床试验与罗格列酮单独治疗安慰剂对照试验、或联合二甲双胍、或联合磺酰苯类相比,更多患者已经存在微血管和心血管疾病。在罗格列酮和胰岛素治疗基础上发生 CHF 的患者,其年龄更大并且糖尿病病史更长。

吡格列酮的试验结果与上述类似,在一项安慰剂对照的试验中,吡格列酮 15mg 加胰岛素治疗的 191 例患者中有 2 例发生了 CHF,而吡格列酮 30mg 加胰岛素治疗的 188 例患者中也有 2 例发生 CHF,胰岛素单独治疗 187 例患者中无一例发生 CHF,上述 4 例 CHF 患者都有潜在的冠状动脉疾病。因这些药物增加血容量的作用相当,因此引发 CHF 的危险性不可能有很大的差异。总之服用 TZDs 发生 CHF 的概率很

低,但如果同时服用胰岛素治疗或大剂量 TZDs 及有其他 CHF 危险因素,CHF 发生率确实会增加。

一些临床试验证明,PPAR-a 药物能降低心血管事件的发生并延缓动脉粥样硬化的进展,如上文提到的,PPAR-γ 激动剂能增加胰岛素敏感性并被广泛应用于 2 型糖尿病的治疗。莫格列他是 PPAR-α 和 PPAR-γ 家族的双重激动剂,临床试验表明莫格列他与 CHF 的发生率增加有关,与安慰剂相比,前者发生 CHF 的相对危险性是 7.43(0.97-56.8,P=0.053),其心血管毒性的机制还不明确,应该考虑到与其他药物发生相互作用的可能性。

DREAM 是一项双盲、随机、安慰剂对照的研究,评估雷米普利和 TZDs 对主要终点新发糖尿病和死亡率的影响。研究对象是 5269 名年龄 >30 岁、空腹血糖调节受损和(或)葡萄糖耐量异常、且没有心血管疾病的成年人。罗格列酮治疗组与安慰剂组相比,主要终点新发糖尿病和死亡率显著降低[危险比(HR) 0.40,95%CI 0.35～0.46;P<0.000-1],且次要终点血糖恢复正常的患者明显增加(HR1.71,1.57-1.87;P< 0.001)。

糖尿病预后进展的试验(ADOPT)是一项国际、多中心、双盲、随机临床试验,评估罗格列酮、格列本脲和二甲双胍作为新确诊的 2 型糖尿病的起始治疗的疗效,结果发现 5 年内罗格列酮、格列本脲和二甲双胍单药治疗失败的累计发生率分别是 15%、21%、34%,即罗格列酮与二甲双胍相比危险下降了 32%,与格列本脲相比降低了 63%,(两组 P 值相同 P<0.001),与罗格列酮(P<0.05)相比,格列本脲治疗组心血管事件(包括 CHF)发生危险性较低,二甲双胍组与罗格列酮组类似。

CHF 患者禁忌使用二甲双胍。对患有 CHF 的糖尿病患者的治疗非常棘手,可能与其交感神经兴奋性过高引起的胰岛素抵抗有关,利尿药会使血糖状况恶化,通常需要胰岛素治疗。Masoudi 等的一项研究表明,尽管美国食品和药物管理已经发出了警示同时患有糖尿病和充血性心力衰竭且享受医疗保险患者中 TZDs 和二甲双胍的应用在增加。

九、预防 2 型糖尿病大血管并发症的研究

一些正在进行的大样本试验研究在糖尿病的不同阶段(如前驱期和后期)PPAR 激动剂对心血管事件的一级预防和二级预防。第一个试验是 PROactive 研究,下面我们将介绍其研究结果。

PROactive 研究是一项随机、对照、前瞻性的研究,以 5238 例同时患心血管疾病的糖尿病患者为研究对象,一组给予吡格列酮,逐渐增加剂量至 45mg/d,另一组给予相应的安慰剂,吡格列酮组在常规降糖治疗的基础上同时使用吡格列酮,以评价不依赖于其降血糖效应的纯效应。主要复合终点包括各种原因引起的死亡、非致死性心肌梗死、卒中、急性冠脉综合征、血管重建或截肢术,次要复合终点包括任何原因引起的死亡、非致死性心肌梗死(不包括陈旧性心肌梗死)、卒中,结果表明吡格列酮组主要复合终点心血管事件的危险性降低了 10%,未达到统计学意义,但该组次要心血管事件危险性却降低 16%。尽管主要终点的结果是否定的,但次要终点的结果是有统计学意义的降低。吡格列酮能降低死亡率、心肌梗死和卒中。

该研究具有很大的局限性。首先研究对象主要是高加索人种,该人群的胰岛素抵抗性低于美国和其他国家人的人种,其次吸烟者比率相对较高,已确诊为大血管疾病的患者抑制素使用率较低,人组速度比预期快导致研究结束较早。发生主要终点事件的 Kaplan-Meier 曲线在 18 个月后开始分开。36 个月的结果未能发现两组的差异。可能的原因是 TZDs 的起效慢,与该类药物作用机制有关。次要终点当然在糖尿病患者中很重要。

吡格列酮的有益作用可能因 CHF 的发生率增加而减弱。吡格列酮的这一不良作用已经很清楚,尤其是患者合并应用胰岛素和高剂量的 TZDs。在联合治疗中,吡格列酮被批准的剂量是 45mg/d。因此,问题

是如果匹格列酮的剂量为 30mg/d,研究结果是否会有不同？该研究排除了 NYHA 分级为 Ⅱ～Ⅳ 级的心力衰竭患者,而该药物实际上已经批准用于 NYHA 分级为 Ⅱ 级的心力衰竭患者。如果研究入选 NYHA分级为 Ⅱ 级的心力衰竭患者,住院率的有效性、CHF 相关的死亡率将成为问题。心力衰竭导致的死亡率并没有增加,提示与吡格列酮相关的心力衰竭应该很容易处理。应用吡格列酮的研究过程中,可以观察到肝功能指标得以改善。

很可能该研究的患者的病情太严重而不能从治疗中获益。尽管,回答同样问题的另一些研究还没有结果,PROactive 研究促进了更深入的研究,同时支持降低 IR 以降低死亡率和心肌梗死的观念。

UKPDS 研究显示,胰岛素强化治疗和磺脲类药物比较,尽管血糖控制相似二甲双胍强化治疗可使新诊断的 2 型糖尿病患者的大血管终点事件和病死率明显下降。在最大剂量的磺脲类药物基础上加用二甲双胍,治疗 3 年使空腹血糖水平明显降低均值(95％CI)为 −0.47(−0.82～−0.13),而磺脲组增加 0.44(0.07～0.13),(P＜0.0001)。二甲双胍对收缩压和舒张压和 HDL 胆固醇的作用很弱并且没有显著性差异。

十、正在进行的研究

近 10 年来,尽管非糖尿病的患者其冠状动脉疾病死亡率整体上降低,而糖尿病的死亡率却大大增加。在美国糖尿病发病率很高且还在快速增长。无论患者是否伴有明显 2 型糖尿病,IR 已经成为冠状动脉疾病进展和预后的主要决定因素。与非糖尿病患者相比,糖尿病患者接受经皮冠状动脉介入术的预后不佳,因此,人们开展了 2 型糖尿病血管搭桥成形和血供重建治疗研究(BRAI2D),目标是评价与给予胰岛素控制相同的血糖水平的治疗方案相比,以改善 IR 为靶目标的治疗方案能否阻止或延缓冠状动脉疾病的进展,目前该试验正处在研究之中。

研究表明 TZDs 在改善 2 型糖尿病患者心血管疾病危险因素及其替代标记物中起着至关重要的作用。然而在有些患者中它也可能引起水潴留从而导致心力衰竭。罗格列酮对糖尿病患者心脏病预后和血糖控制影响的评估试验(RECORD)是一项为期 6 年、开放的随机试验,该试验的研究对象是使用二甲双胍或磺酰脲类治疗 HbA1c 控制在 7.1％～9.0％ 的糖尿病患者,该试验目前正处于研究之中,目的是评价其对 2 型糖尿病患者心血管疾病预后的长期效应及长期血糖控制的作用。

2 型糖尿病是以 IR 为根本机制的进行性疾病,IR 导致高血糖和多种代谢异常,2 型糖尿病患者心血管疾病发病率和死亡率增加,TZDs 是 PPAR-γ 的高亲和力配体,PPAR-γ 是介导胰岛素敏感效应的核受体家族的成员之一,在胰岛素抵抗的动物模型和 2 型糖尿病患者中 TZDs 能降低血浆葡萄糖、胰岛素和 TG水平,临床试验表明它能改善多种代谢异常和心血管疾病危险因素,并能延缓糖尿病进展,使空腹血糖调节受损和葡萄糖耐量异常的患者血糖水平恢复到正常,然而却会使 CHF 的危险性增加。

二甲双胍通过改善外周胰岛素敏感性、减少胃肠道对葡萄糖的吸收、降低肝脏葡萄糖合成降低血糖。临床试验表明,与安慰剂相比,二甲双胍单一疗法对新诊断的 2 型糖尿病患者有益,与磺酰脲类联用时这些益处仍存在。胰岛素增敏剂已经成为 2 型糖尿病治疗的基石。

(罗恩斯)

第六节　糖尿病患者筛查

糖尿病发病率的不断升高,以及相关心血管疾病的流行使许多研究者在除了试图诊断疾病终末期状态之外还寻找疾病临床前期的诊断依据。尽管许多用于诊断一般人群冠状动脉疾病的技术被证实有价值，然而对于糖尿病患者，这些方法诊断的整体精确性似乎较低。此外，即使检查结果正常，糖尿病患者短期事件的发生率明显高于一般人群。

一、糖尿病合并冠状动脉疾病

在世界范围内，2型糖尿病的发病率迅速增加。静坐的生活方式、人口老龄化以及肥胖是主要原因。在1995年，美国20岁以上成人糖尿病患者约占4%。如今据估计人群中的6.3%患有糖尿病（约90%为2型糖尿病），尽管多达520万患者并未诊断。

无论是在微血管水平还是在大血管水平，糖尿病早已被认为是心血管疾病的独立危险因素。此外，一旦主要事件发生，糖尿病患者比非糖尿病患者的预后更差。事实上，糖尿病患者在初次发生心肌梗死后，其再发事件或猝死的发生率较非糖尿病患者更高。同样，接受经皮冠状动脉成形术的患者需要再次手术和发生心肌梗死或死亡的发生率都高于非糖尿病患者。这也导致了糖尿病合并冠心病患者的病死率一直居高不下，而过去的几十年，总体人群的病死率则呈下降趋势。因此，早期检测冠状动脉疾病并采取积极的一级预防措施是改善这些患者预期寿命的唯一途径。

虽然医生面临多重挑战，甚至在严重CAD诊断的确立方面，在早期和临床前期的CAD诊断尤为困难。所有这些用于诊断冠心病的技术的主要问题之一是确认偏倚。事实上，若患者某项检查结果异常，通常需要对检测的特点进行评价（例如核素负荷试验异常），之后患者进行另外一项检测（冠状动脉造影）以证实或排除疾病。这种方法只能提供阳性检测结果的敏感性、特异性等，然而阳性检测不一定是特异性检测，还需要考虑超声心动图负荷试验（EST）的局限性。在一项去除了确认偏倚的研究中，尽管EST的特异性很高（85%），然而敏感性较低（40%～50%）。这表明EST对于患病概率较低的个体是一项较好的检测，但对于检测前患病概率较高的个体则并不适用。然而，EST结果似乎能够提供预后信息。在一项关于动脉粥样硬化和糖尿病的Milano研究中（MiSAD）阴性EST结果预测事件发生率低至0.97/100人年，而EST结果异常预测的事件发生率为3.85/100人年（P<0.001）。而在EST中获得的一些其他非缺血数据也能提供一些重要的预后信息。运动时限（心肺健康）和心率恢复（运动后心率恢复到正常水平）已被证实与预后不良有关。

由于现有检测手段固有的局限性，使用精确的、互补的影像学技术有助于冠心病的诊断，特别是其早期阶段的诊断。

二、负荷超声心动图试验

负荷超声心动图试验可以利用平板运动或运动踏车（ESE）或利用药物（例如多巴胺）来进行。由于糖尿病患者通常不能运动，药物负荷超声心动图是常用的一种安全、敏感的替代方法。当负荷引起左心室心肌一个或多个节段出现新的运动功能减退或减退加重、运动不能、或运动异常时，即可诊断为心肌缺血。由于室壁运动异常大多发生在胸痛或心电图出现异常之前，因此可以作为检测心肌缺血的一种敏感性方法。

由于回声窗较差、患者体质、呼吸运动过度和操作者技术经验的限制，约10%的负荷超声心动图不能用于诊断。相比而言，负荷核素试验的非诊断率为1%～2%。然而，与负荷核素试验研究相比，负荷超声心动图优点在于便携、花费低廉并且无辐射。

糖尿病患者中,负荷超声心动图对于阻塞性冠状动脉疾病的诊断精确性较之前报告的非糖尿病患者稍低。根据美国心脏学院的声明,负荷超声心动图在总体人群中的平均敏感性和特异性分别为 86% 和 81%。而在几项研究中该项检测在糖尿病患者中完成稍差。

Penformis 等对 56 例无症状糖尿病患者进行了 3 种检测:心电图负荷试验,多巴胺负荷超声心动图(DSE),和 ^{201} Tl 单电子发射计算机体层运动显像(SPECT)。所有患者均有长期糖尿病病史(1 型糖尿病患者病史>15 年,2 型糖尿病患者病史>5 年),并至少有冠状动脉疾病的 3 项危险因素,同时静息心电图检查无异常。研究者报告 DSE、SPECT 和运动心电图的阳性预测值(造影显示管腔狭窄>50%)分别为 69%、75% 和 60%。因此,DSE 和 SPECT 具有相似的诊断能力并且都优于心电图负荷试验。

Hennessy 等对 52 例有症状的糖尿病患者行 DSE 检查并报告其敏感性为 82%,特异性为 54%,阳性预测值为 54%,阴性预测值为 50%,证实了在糖尿病患者中此项检测的精确性较一般人群低。

然而,负荷超声心动图试验可为糖尿病患者提供重要的预后信息。Marwick 等进行了一项多中心研究,937 例确诊为 2 型糖尿病的患者接受 ESE 或 DSE 对已知或可疑的冠状动脉疾病进行评估,主要终点为全因病死率。无论以往是否患有冠状动脉疾病的患者,静息或者负荷诱发的室壁运动异常与高病死率(45%~50%)相关。在多变量模型中,预测死亡率的最强指标为药物负荷试验,而不是 ESE,其次为负荷时缺血表现,最后为心力衰竭和年龄。因此,不能运动是预后不良的重要预测因子。此外,作者指出负荷超声心动图试验中可诱发的缺血在基于临床变量(年龄,心力衰竭,心肌梗死史和药物负荷试验的使用)模型的基础上提供了更多预测全因死亡率的信息。其他研究也报道了相似的结果,这些研究评价了负荷超声心动图在预测全因死亡率和特定心血管病事件的价值。例如 Mc-Cully 等对 1874 例患者进行 ESE 检查,其中 206 例为糖尿病患者,研究中的所有患者均显示较好的运动耐受性,但在负荷试验时显示异常的超声心动图表现。在 3 年随访结束时,心源性死亡和心肌梗死的事件年发生率为 2%。糖尿病、负荷诱发的左心室异常和心肌梗死病史是不良事件的独立预测因素。

尽管上述结果非常重要,但另一重要的发现仍值得关注。Marwick 等与 Kamalesh 等都报道了负荷超声心动图结果阴性的糖尿病患者在随访最初的 5 年内年死亡率为 4%。这一结果明显高于负荷超声心动图阴性的非糖尿病患者(每年约 1%)。因此,可以得出 3 条重要结论。首先,负荷试验阳性或阴性的糖尿病患者,其死亡的最强预测因素为药物负荷试验而不是运动负荷试验,强调了运动耐量受限在可疑冠状动脉疾病的糖尿病患者预后中的重要性。再者,负荷超声心动图阴性的糖尿病患者其事件发生率高于非糖尿病患者很可能与糖尿病患者并发症多和心血管功能失调更严重有关。最后,尽管负荷超声心动图阴性,但事件发生率仍然较高,说明不能仅仅依靠对阻塞性冠状动脉疾病进行检测来评估糖尿病患者的总体风险。本节后面会提到,使用直接观察动脉粥样硬化斑块负荷的技术可能改进这些患者危险分层。

用于检测冠状动脉疾病的新技术也已经被用于糖尿病患者。血管内超声对比剂由内部充入惰性气体(主要是 6 氟化碳)的脂质包裹微球组成,可用于负荷和静息时心肌灌注。利用这项技术,也称为心肌对比超声心动图(MCE),对冠状动脉疾病的评估的方式与核素负荷显像相似。然而在技术建立和临床医师培训阶段,负荷超声灌注显像需要专家来进行。Scognamiglio 等对 1899 名无症状的 2 型糖尿病患者进行双嘧达莫负荷 MCE 试验,其中大多数患者(1121 例患者)至少有 2 种冠状动脉疾病的危险因素。合并一种或没有相关危险因素的患者与合并 2 种或 2 种以上的患者中相比,MCE 异常的发生率相似(约 60%)。然而,侵入性冠状动脉造影显示的冠状动脉解剖在两组患者中存在明显差异,表现为多支血管和弥漫病变,完全冠状动脉闭塞更为常见(分别为 33.3% 和 7.6%,55% 和 18%,31% 和 3.8%,所有 P<0.001)。结果,45% 具有多种危险因素的糖尿病患者不能进行血供重建。作者认为,目前的 ADA 推荐对具有 2 个以上危险因素的糖尿病患者进行筛查可能会发现终末阶段冠心病,与早期发现并积极干预比较,这可能会降低医

疗干预的有效性。

负荷超声心动图已不仅仅用于糖尿病患者诊断冠状动脉疾病,还可用于糖尿病患者进行腹内脏器移植前合理的危险分层,排除冠状动脉成形术后再狭窄和为心肌梗死后存活心肌提供精确的信息。

总之,负荷超声心动图安全、使用广泛,尽管与负荷核素试验相比敏感性稍差,但其特异性更高且操作成本更为低廉。然而它有一些局限性,例如需要经过严格训练的有资质的超声心动图专业人员和医生来操作,以及糖尿病患者较一般人群的整体精确性更低。

三、核素负荷心肌灌注显像

(一)技术因素

过去的 30 年,核素心肌灌注显像(MPD 已经成为发现和评估阻塞性冠状动脉疾病(CAD)预后最为有用的非侵入性确诊工具。在一般人群诊断严重管腔狭窄检测的敏感性和特异性分别为 88% 和 74%。阻塞性冠状动脉疾病表现为严重狭窄(>50%)的冠状动脉灌注的一个或多个心肌区域对放射性示踪剂的摄取能力减低(定义为灌注异常)。灌注缺损是由于进行负荷试验后管腔固定狭窄的区域血流需求或供应不平衡引起的。在负荷状态下,血管阻塞区域不能提供与需氧增加相匹配的血流。在休息时,血流异常区域可以部分或完全恢复正常(部分或完全可逆性的灌注缺损)或者持续不变(固定的灌注缺损)。可逆性缺损表明存活心肌缺血的存在,而固定缺损大多提示陈旧性心肌梗死和瘢痕的存在。然而,随着更为尖端的技术出现,即使明显死亡的区域也有可能检测到存活心肌。虽然临床医生倾向于采用根据主要血管分布(例如,左前降支、右冠状动脉和左回旋支分布)对心肌不同部位进行评价这种简易的方法,但积分系统也可用于评价灌注异常的范围和严重程度。计算机技术的最新进展可以分析静息状态和负荷诱发的左心室射血分数和室壁运动异常以联合评价局部心肌灌注。所有这些技术的联合应用可对心肌灌注和心室功能异常的范围和严重性提供综合性评价。

SPECT 显像最常用的放射性示踪剂为 ^{201}Tl 或标记 ^{99m}Tc 的示踪剂。正电子发射断层显像(PET)检查可以使用多种示踪剂,但灌注显像最常用的是 82kb。每一个示踪剂具有不同的药代动力学和药效动力学特征。^{201}Tl 的半衰期长(约 73h),与 ^{99m}Tc 相比高峰射血率较低(70~90keV),利用钾通道循环进出存活细胞。由于其再分布迅速,必须在示踪剂运动峰值注射后立即进行检测负荷诱发的灌注缺损。由于可通过存活心肌细胞的细胞膜进行再循环,示踪剂的摄取可能表现为延迟显像(通常在负荷显像 3~4h 之后),而这种摄取在负荷显像时不能检测到。^{99m}Tc 与 ^{201}Tl 相比高峰射血率更高(140eV),半衰期更短(约 6.5h)。它较少循环进出存活细胞,能局限在最初摄取的部位,因此能够提供注射时瞬时的灌注状态信息。因 ^{99m}Tc 的示踪剂没有再分布,必须在其运动峰值注射,并在静息时再次注射以比较负荷和静息时的影像。82Rb 是正电子发射示踪剂,半衰期很短(1~2min),其生物特性与 ^{201}Tl(和钾)相似。由于它半衰期极短,在用于 PET 扫描时,必须在静息时注射,负荷后再次注射。因此,只能通过腺苷灌注进行 PET 显像药物负荷试验。

核素显像常常利用断层技术进行重建,例如 SPECT 利用 ^{201}Tl 和 ^{99m}Tc 示踪剂或者 PET 利用铷 82Rb。SPECT 及 PET 的应用使得我们可以将左心室在三维空间上进行分区,与现已淘汰的平面显像相比有更高的空间分辨率及诊断能力。

负荷试验既可利用踏车或自行车进行,也可与负荷超声心动图一样利用药物进行。糖尿病患者通常表现为运动耐受性差,受外周血管疾病和心肌病的影响,通常限制了他们达到最佳运动负荷的能力。因此,药物负荷试验常作为运动负荷试验的替代方法用于糖尿病患者的冠心病的危险分层。MPI 最常用的负荷试验药物为扩血管药物(双嘧达莫或腺苷),而正性肌力药物如多巴胺则很少应用。使用血管扩张药的目的是诱发局部心肌血流的异常分布,药物刺激后可扩张的冠状动脉血管分布区域的灌注超过存在固定狭窄的冠状动脉区域的灌注。正性肌力药物增加心率和心肌收缩力,并通过增加狭窄冠状动脉节段心肌耗氧需求诱发缺血产生灌注异常。此部位冠状动脉不能提供维持负荷所需要的氧。

(二)临床应用

糖尿病患者冠状动脉疾病常无明显症状,特别是在糖尿病晚期阶段才发现的冠状动脉疾病。因此,一些学者利用负荷试验来检测无症状缺血(SI)。糖尿病患者进行无症状缺血筛查得出的阳性率为 $12\%\sim50\%$。筛查结果变异性较大的原因可能是由于不同的研究者采用了不同标准和受试患者测试前的患病概率不同。男性患者已被认为是与 2 型糖尿病运动心电图出现 SI 的独立因素。Senior 等对连续入选的 60 例 1 型糖尿病患者在进行胰岛细胞移植前进行检测,发现心电图负荷试验预测阻塞性冠状动脉疾病的特异性很高(97%),但敏感性很低(17%)。Ruttel 等对 43 例有微白蛋白尿和 43 例无微量白蛋白尿的 2 型糖尿病患者进行踏车 EST 试验,发现有 52%的患者存在 SI。在多因素模型中,SI 是心血管事件最强的预测因子。Cosson 等对 262 例长期患有 2 型糖尿病(平均病程 12 年)的无症状患者进行踏车心电图负荷试验和核素灌注显像检查后平均随访 3 年,约有 21%的患者心电图结果异常,负荷试验异常是单因素分析中的预测因子。而且,运动负荷试验的阴性预测值很高(97%)。

将 MPI 与简单运动负荷试验相结合证实了 SI 在无症状糖尿病患者的高发病率($20\%\sim40\%$)。在 DIAD 研究中,只有来自美国和加拿大的 14 个中心共 1124 例 2 型糖尿病患者参与。其中 502 个患者接受了腺苷-^{99m}Tc sestamibi 负荷实验,其余患者则未做此项检查。在影像学检查组中,尽管每 18 个患者只有一个(5.5%)显示出中到重度的灌注缺损预示预后不良,但是 22%的患者的 MPI 值异常。由于入选标准要求明确诊断的 2 型糖尿病,心电图检查结果正常,以及无明确的 CAD,作者认为即使在没有 ADA 声明中推荐的最少两个其他危险因素的患者,也应该考虑该项筛查。事实上,DIAD 实验的结果提示,如果严格遵循 ADA 对筛查的建议,那么将有 41%的 2 型糖尿病患者无症状的 CAD 被漏诊。有趣的是,在 DIAD 实验中没有发现灌注异常的可诱导性和传统或新危险因素(如 CRP)之间有关联。

同样,De Lorenzo 等将 180 例无症状的成年人起病的糖尿病患者进行负荷 MPI 实验,以检测非可疑的阻塞性 CAD,其中 26%的患者检查结果为阳性。在 2 年的随访中,34 例患者发生了心脏事件,7 例心源性死亡,6 例非致死性心肌梗死,10 例接受冠状动脉旁路手术,11 例接受了经皮冠脉成形术。男性和 MPI 灌注异常是心血管事件的独立预测因子。MPI 结果异常增加临床表现及压力负荷实验预测严重事件(MI 和心源性死亡;5.4;$P=0.001$)和总事件 27.4;$P=0.0001$)的能力。MPI 正常的患者严重事件和总事件的发生率分别为 2%和 5%,相比而言 MPI 异常的患者分别为 9%和 38%。

Fagia 等报道了 MISAD 研究的 5 年随访结果。研究者对 925 个无症状 2 型糖尿病患者进行了运动心电图试验,对检查结果异常的患者进一步做负荷核素显像。对 735 例患者随访 5 年;其中 638 例患者运动负荷实验正常,45 例 EST 异常而 MPI 正常,其余 52 例 EST 及 MPI 均异常。任何一次检查异常的患者总事件发生率比检查正常患者显著升高(21%比 5%;$P<0.0001$)。在多因素分析中,MPI 异常是最强的事件预测因子(相对危险度:5.47,$P<0.001$),其次是糖尿病视网膜病变和糖尿病持续时间。在 Valensi 等的研究中,370 例伴有 2 个或更多 CAD 危险因素的无症状患者被分为运动负荷实验组和 MPI 组,平均随访 38 ± 23 个月,结果 35%的患者存在 SI,并且与严重事件的发生密切相关(相对危险度:3,CI:$1.53\sim5.87$)。因此,无症状糖尿病患者心血管事件的发生率与 SI 的存在相关,通过 MPI 可以准确检测临床前 CAD。

在已知或可疑的 CAD 患者中,MPI 的作用已经被广泛证实。Iellweyer 等对一个大样本的糖尿病患者群(N=1737)。进行了双同位素负荷试验,研究了症状在决定 MPI 的结果和影响预后中的重要性。双同位素影像(静息显像时用铊,压力负荷显像时用锝)几年前开始使用,目的是提高信噪比,以提高核素负荷显像的准确性。无症状患者中有 CAD 客观证据的占 39%,而有心绞痛的患者为 44%,有呼吸困难的患者为 51%。随访 2 年后,MPI 异常和呼吸困难为主要症状的患者年事件发生率最高(分别为 13.2% 和 7.7% 正常 MPI 伴呼吸困难),其次为心绞痛(分别为 5.6% 和 3.2% 正常 MPI 伴心绞痛)及无症状患者(分别为 3.6% 和 2.2% 正常 MPI 不伴症状)。MPI 增加了检查前临床信息的预测价值。(整体从 52 增加到 98,P<0.0001)。

Kang 等发表了两篇文献,分析了 MPI 对糖尿病患者 CAD 的诊断和治疗的作用。一项包括 203 例糖尿病患者和 260 例非糖尿病患者的小规模研究中,他们发现在糖尿病和非糖尿病患者中 MPI 有相同的敏感性(均为 86%)和特异性(分别为 56% 和 46%)。敏感性均很高,但是特异性仅中度,且比一般人群中报道的低。在第二项研究中,比较 1271 例糖尿病患者和 5862 例非糖尿病患者 MPI 在临床信息基础上对事件的预测价值。在平均 24 个月的随访中,糖尿病患者比非糖尿病患者严重事件发生率(4.3% 和 2.3%,P<0.001),联合事件发生率(严重事件加再血管化治疗,9% 和 5.3%,P<0.001)更高。与其他研究相似,MPI 的结果显著(P<0.001)增加临床和历史资料的预测价值。

两组研究者分析了负荷 MPI 异常对糖尿病患者全因死亡率的影响。在一个大型多中心的研究中,Giri 等评估了在有症状糖尿病患者和非糖尿病患者中 MPI 作为危险分层工具的价值。在基线 MPI 检查之后,研究者对 8411 例患者(20% 糖尿病)平均随访了 2.5 年。主要终点为心源性死亡和非致死性 MI 或血供重建。在糖尿病和非糖尿病患者 MPI 结果异常是 MI 和心源性死亡显著的预测因子。采用通过计数血管区域反映心肌缺血的程度一个简单的评分系统,缺血区域的总数(从 0 到 3)与糖尿病和非糖尿病患者的死亡率的明显增加相关。然而,与非糖尿病患者比较,糖尿病患者即使仅存在一个血管区域缺血也明显地增加死亡率。不管危险因素如何,糖尿病患者存在多支血管缺血是总冠脉事件最强的预测因子,而多个固定灌注缺损是心源性死亡的最强预测因子。作者进一步描述无论在糖尿病还是非糖尿病患者 MPI 正常与短期的无事件生存率相关。然而,在糖尿病患者这一被称作正常 MPI 的保护作用在 2 年后消失,并很快出现事件。因此作者建议,糖尿病患者因为疾病进展更迅速应该比其他 MPI 正常的人群更早开始重复筛查。值得注意的是,在这一研究中糖尿病女性患者任何程度的可逆性心肌缺血提示预后更差。Elhendy 等对 297 个伴随有已知或可疑 CAD 的糖尿病患者进行负荷 MPI。MPI 异常发生率非常高,2 年后死亡率接近 27%。正常 MPI 患者的年死亡率为 2.5%,伴有固定灌注缺损患者的年死亡率为 4.5%,伴有缺血的患者为 6%。年龄,充血性心力衰竭,周围血管疾病和负荷 MPI 缺血表现均是死亡的独立预测因子。

在一个单中心的研究中,Berman 等报道在 6173 例糖尿病和非糖尿病患者连续检测腺苷负荷 MPI 对心血管事件的预后价值。在非糖尿病患者,SPECT 检查正常、轻度异常、和中到重度异常的患者相应的心源性死亡年发生率从 0.8% 到 6.1% 不等。尽管在非糖尿病男性和女性事件率相似,伴灌注缺损的糖尿病女性比糖尿病男性死亡率更高。对糖尿病女性,MPI 正常、轻度异常、中度异常和严重异常患者的事件率分别为 1.5%,3.3%,4.1%,8.5%(P<0.0001)。相比而言,核素扫描结果正常到严重异常的糖尿病男性患者的事件率从 0.8% 到 6% 不等。可诱发缺血的糖尿病妇女的高事件率与之前 Giri 等的研究结果一致。糖尿病患者中女性比男性预后更差的原因仍不明确,可能与女性患者的年龄较高和危险因素的更多有关。Berman 等的研究中,MPI 正常的需要胰岛素的糖尿病患者的心源性死亡率与不需要胰岛素的糖尿病患者相似,但明显高于非糖尿病患者。MPI 正常时,非糖尿病患者与不需要胰岛素的糖尿病患者和需要胰岛素的糖尿病患者的病死率分别为 0.6%、1.8% 和 2.5%。相比而言,当 MPI 异常时,与不需要胰岛素的糖尿病患者和非糖尿病患者相比,需要胰岛素的糖尿病患者年心源性死亡率大约高 2 倍。上述结果提醒临床医生,即使没有可诱发的灌注缺损,也应警惕糖尿病带来的严重危险,可能需要进一步检查其血管状况。

四、CT 对冠脉钙化的筛查

(一)技术考虑

用于诊断 CAD 的传统非侵入性影像诊断方法(伴或不伴影像方法的心电图或药物负荷实验)与诊断管腔狭窄有关,对于血运重建的结局很重要。但是,即使没有阻塞性病变,血管壁广泛存在粥样斑块负荷仍与急性冠脉综合征的发生相关。因此在有症状的 CAD 发生前诊断粥样硬化引起了人们急切的兴趣。

心脏计算机断层扫描(CT)已被用于评估有症状和无症状患者的冠脉钙化程度(CAC),以对心脏事件进行危险分层。在早期阶段,钙就开始在粥样斑块沉积,并且随斑块发展不断进展。羟基磷灰石(与骨骼相似的磷酸钙晶体)的沉积并非溶液中晶体的简单沉积,而是与成骨相似的钙化过程。这一过程被成骨细胞样血管细胞所调控,血管细胞利用存在于骨组织并参与骨重塑的酶转化为成骨样细胞。这一过程的始动因素仍不清楚,尽管很多毒性因子(氧化脂质,炎症刺激,高磷酸血症,维生素 D,糖基化终末产物等)都可能引起血管平滑肌细胞向非收缩性骨样细胞的转变。

CT 快速成像技术可以发现并准确定量冠脉内的钙沉积。需要高成像速度以避免由于持续的心脏运动所引起的影像模糊。第一个用于此目的的 CT 是电子束体层成像(EBT),随后最近又发明了多排 CT 可以同时探测多个层面。在这两个系统,钙化程度都是用钙化评分来评估,即通过计算机软件根据斑块大小和密度来计算得出。钙化评分和冠脉血管造影狭窄呈中度相关,随着钙化评分增加狭窄可能性增加。必须谨记,这一相关性并不显著(R 值~50%),因此并不推荐使用 CAC 预测冠脉狭窄。相比之下,CAC 的主要目的是探测管壁粥样硬化,它即使在没有管腔狭窄时也加速了冠脉事件的发生。

(二)临床应用

利用 CAC 对非糖尿病患者群进行筛查已经积累了大量的证据。在这些人群中,CAC 使事件的发生率明显增加并且与钙化的程度成比例,在预测心血管硬事件的传统预测因素基础上增加预测价值。但是利用 CAC 对糖尿病患者筛查的证据仍十分有限,正处于初步研究中。与伴有代谢综合征或者具有相似年龄或其他相似危险因素的非糖尿病患者相比,糖尿病患者 CAC 更严重。此外,2 型糖尿病患者冠状动脉钙化的数量与无糖尿病的冠心病患者相似,证实了糖尿病是冠心病的高危症。有趣的是,女性糖尿病患者的CAC 数量与男性糖尿病患者相当,再次证实了临床研究显示,女性糖尿病患者冠状动脉粥样硬化的发生率和程度并不低于男性。Hoff 等利用大型数据库来计算无症状的糖尿病患者冠状动脉钙化积分在不同年龄和性别的(百分比)分布。结果显示年龄较小的糖尿病患者与年龄较大的非糖尿病患者的斑块负荷程度相当。因此,糖尿病不仅抵消了性别差异,还抵消了动脉粥样硬化进展的年龄差异。然而,CAC 的发生率和程度可能会受到种族和遗传的影响。事实上,西班牙裔美国糖尿病患者的冠状动脉钙化和主动脉钙化积分要低于非西班牙裔白种人。此外,Wagenknecht 等显示遗传性对 2 型糖尿病患者 CAC 的变异有重要影响。

Olson 等研究了 1 型糖尿病患者 CAC 与冠状动脉疾病病史的关系。共入选 302 例(146 例男性,156例女性)有心肌梗死,心绞痛病史、负荷试验或体表心电图显示有缺血证据的 1 型糖尿病患者。患者为参加(EDC)研究的受试者,这是一项 10 年前瞻性随访研究,主要研究 17 岁前诊断为 1 型糖尿病患者发生并发症的危险因素。EBT 显像显示 CAC 随着年龄增长而增加(从 30 岁以下的 11%到 50-55 岁以上 88%)。CAC 存在于所有 50 岁以上确诊为冠状动脉疾病的患者。临床未确诊为冠心病的患者,CAC 积分≥400(代表动脉粥样硬化的负荷较大)占 5%,而心绞痛/心肌缺血的患者则为 25%,患有心肌梗死或侵入性造影显示管腔狭窄的患者占 80%。CAC 对于患有冠状动脉疾病的男性和女性的敏感性分别为 84%和 71%,对心肌梗死和阻塞性冠状动脉疾病的敏感性为100％。在多变量回归分析中,无论是男性还是女性,CAC与心肌梗死或阻塞性冠状动脉疾病独立相关,与男性的独立相关性最强。

在1型糖尿病冠状动脉钙化(CACTI)研究中,1型糖尿病患者冠状动脉钙化的发生率和严重程度更高,并且男性与女性没有差异。作者推测,脂肪沉积相关的胰岛素抵抗可能与女性1型糖尿病患者CAC发生率增加有关。有趣的是,女性1型糖尿病患者CAC发生率增加与传统的动脉粥样硬化的危险因子无关,与脂蛋白的大小和浓度也无关联,但可能与炎症程度有关。

糖尿病患者CAC与预后关系的研究数据比较有限。Hosoi等进行了小样本的研究分析CAC作为一个预测因子对事件的影响。作者对急诊室心绞痛和心电图提示心肌缺血的101例糖尿病患者和181例非糖尿病患者进行了研究。所有患者接受冠状动脉造影检查,在造影的2周内行CAC显像。在无冠状动脉狭窄的患者中,糖尿病患者较非糖尿病患者的CAC更为广泛。相比之下,存在冠状动脉管腔阻塞的糖尿病患者和非糖尿病患者CAC负荷则并无明显差异。在糖尿病患者中,CAC积分≥90与冠状动脉阻塞75％的敏感性和特异性相同,而CAC积分＞200敏感性和特异性分别为64％和83％。作者指出在无症状性糖尿病患者中,CAC是冠状动脉狭窄程度和需要血供重建的预测因素。在随后的研究中,Wong等对1043例患者行CAC筛查和负荷MPI试验证实了这一观点,其中糖尿病(140例)或代谢综合征(173例)患者共313例。当患者CAC积分＜100时,负荷诱发MPI异常的发生率非常低(约2％)。然而,与无代谢性疾病相比,存在代谢异常(糖尿病或代谢综合征)患者的CAC积分在100~399或＞400则与更高的缺血事件发生率有关(分别为13％和3.6％,P＜0.02,23.4％和13.6％,P~0.03)。MPI缺血比值比是log-CAC积分每一个标准差增加4.3倍(P＜0.001),合并代谢综合征时为2倍(P＜0.01)。同样,Anand等对180例2型糖尿病患者进行了连续CAC和MPI检查。心肌缺血的发生率与CAC积分直接相关。2型糖尿病患者CAC积分为0,11~100,101~400,401~1000,和＞1000,负荷MPI显示心肌缺血的发生率分别为0％,18％,23％,48％和71％。因此,尽管正如DIAD研究所示,MPI不能直接发现高危糖尿病患者,但连续的影像检查,包括使用CAC积分是发现大部分可诱发缺血患者的有效方法。总之,基于Wong和Anand的数据,2型糖尿病患者CAC积分＞100时,MPI显示缺血的发生率增加。

关于CAC是否为无症状患者发生事件的危险因子,两项的研究结论不一致。The South Bay Heart Watch(SBHW)研究是一项前瞻性队列研究,该研究主要分析高危无症状成人CAC与心血管结果之间的关系。在洛杉矶地区,共有1312例年龄≥45岁、有心脏危险因素的无症状患者通过邮寄广告的方式入选本项研究,其中19％为糖尿病患者。Qu等在一项亚组分析中,对患者平均随访6年后,发现与非糖尿病患者相比,CAC使糖尿病患者心血管事件(死亡,心肌梗死,卒中和血供重建)的风险性明显增加。然而,随着CAC积分的增加,这种危险性的增加并未达到统计学意义。Raggi等分析了10377例无症状患者中的资料(903例糖尿病患者),进行CAC筛查后平均随访5年,研究的主要终点是全因死亡率。结果无论钙化程度如何,糖尿病患者较非糖尿病患者全因死亡的风险明显增加,并且这种风险随着钙化积分的增加而增加。此外,对于糖尿病患者和非糖尿病患者,无CAC预示短期病死率较低(5年约1％)。因此,即使是已知动脉粥样硬化的危险因素例如糖尿病存在的情况,存在还是不存在CAC都是危险事件的重要因素。这说明糖尿病患者以及其他高危人群具有很大的异质性,危险分层可能有益,即使是在被认为动脉粥样硬化并发症高危的患者。

有趣的是,在Giri等的研究中,负荷MPI正常的糖尿病患者其随访时死亡率和致残率是负荷MPI正常的非糖尿病患者的4倍,而在Raggi等研究中,无论是否患有糖尿病,无钙化或轻度钙化的患者具有相同的临床结果。

上述讨论提示,不同的技术联合应用诊断CAD有助于临床医生评价患者的危险。

五、目前建议

目前,仅在美国就有近 1600 万确诊的糖尿病患者,其中 350 万已知患有冠状动脉疾病。在 1250 万无症状糖尿病患者中,应该对哪些患者筛查亚临床的冠状动脉疾病?近期,ADA 和美国心脏病学院(ACC)制定了标准化的建议。根据 1998 年的指南,有或无影像学检查的负荷试验应当应用于下列患者:有症状患者和静息心电图异常的无症状患者,已知有冠状动脉疾病 2 个或 2 个以上危险因素的患者,有外周或颈动脉疾病的患者,或那些有剧烈运动训练的人。对＞35 岁存在自主神经病变以及有微量白蛋白尿的糖尿病患者应当考虑进行检查,因为这两项指标是确定心血管疾病的高危因素。然而,2007 年 1 月,ADA 制定了筛查糖尿病患者冠状动脉疾病的新标准。有症状的糖尿病患者,无论症状是否典型,以及静息心电图显示异常的患者仍应当接受负荷试验。然而在新的流程图中,只有存在外周或颈动脉疾病病史或者年龄＞35 岁,计划进行剧烈的运动训练的无症状患者建议进行检查。由于大部分糖尿病患者存在至少 2 种以上其他危险因素,ADA 认为根据这一标准进行筛查不再适用。此外,该指南认为,并无证据表明对有危险因素的无症状患者进行检查能够改善生存率。关于 ADA 的新观点有 2 个相关的评价:需要建立相关的证据,取消(或不推荐)检查会延误获得必要的数据资料。筛查本身不应该能挽救患者生命,而是应该由根据这些检查结果进行治疗的医生负责。

有趣的是,以往 AHA 的指南与最新的 ADA 指南相似。事实上,他们并不推荐对无症状性糖尿病患者进行常规筛查。这项建议旨在理解糖尿病作为心血管疾病的等危症,无论非侵入性影像检查的结果如何均需要强化治疗,且并无可靠数据表明无症状型糖尿病患者接受介入治疗能够改善临床结果。最后,法国糖尿病协会建议对外周血管病变患者、蛋白尿和(或)合并多种心血管危险因素的患者,或年龄超过 65 岁的患者推荐进行负荷试验检查。

尽管每一位糖尿病患者应当接受积极的治疗并作为发生冠状动脉疾病的高危患者对待。但考虑到这些人群的异质性,每个患者都应当作为一个个体进行治疗而不应将其视为一组人群中的一部分。若要改善心血管疾病的预后,需要强化对并存疾病的糖尿病患者进行检查。治疗的责任则在于要求进行检查的医生,而不是检查本身。如何选择合适的患者进行筛查,建议临床医生应当利用临床指征来决定例如运动耐力差,自主神经功能紊乱,微量白蛋白尿,视网膜病变,性别和胰岛素依赖。然而,正如最近 ADA 标准治疗中所作的正确陈述那样,目前尚缺乏支持强化筛查策略的证据。

在现有诊断冠状动脉疾病的非侵入性检查中,负荷超声心动图和 SPECT 显像已被证明能够对主要不良事件危险分层进行精确评价。血流灌注和室壁运动异常的范围和严重程度是进行有效危险分层的核心。负荷试验正常提示预后较好,尽管与负荷试验正常的非糖尿病患者相比略差。这可能与负荷试验正常的糖尿病患者症状进展快速(约 2 年)有关,也提示已经接受过检查的糖尿病患者应当比非糖尿病患者更快的接受再次检查。此外,即使负荷试验正常仍有一定数量的事件发生,提示是否需要直接对斑块显像能够改善对风险的预测,例如利用计算机断层显像进行 CAC 对动脉粥样硬化斑块负荷进行测量或测量颈动脉内膜中层厚度。这些技术在糖尿病患者中的作用仍需进一步阐明。尽管如此,这些在一般人群中对危险性评估有改善作用的方法最终也能用于在糖尿病患者。

(罗恩斯)

第二十二章　肥胖相关疾病

第一节　血脂紊乱

　　肥胖就像一棵粗壮的根基深厚的树干,有众多枝杈。肥胖是树干,树根是遗传因素和环境因素,而树根的不良结果又造成众多的枝杈——即肥胖导致的并发症。肥胖并发症分为两大类:一类是与代谢相关的,如代谢性高血压、血脂紊乱、脂肪肝、糖尿病、痛风等;一类是超重带来的非代谢性疾病,如骨关节的损害、胆囊炎、胆结石、睡眠呼吸暂停综合征、颈椎病、腰椎病、腰椎间盘突出、膝关节老化等。二者的性质和危害程度迥然不同;而体内脂肪组织区域性分布是决定肥胖与疾病相互关系的重要因素。

　　随着病情的发展,肥胖人群中的一部分又会患上代谢综合征、心脑血管疾病等相关疾病,这是肥胖向病情严重方向演变的重要趋势特点。肥胖——代谢综合征——心脑血管疾病为肥胖发展的三部曲。肥胖是代谢综合征的重要基础,中心性肥胖通过影响胰岛素的敏感性参与代谢综合征的形成和发展。代谢综合征的前期(早期)以超重、肥胖为特征,继而出现一系列代谢性疾病,其最终结果是导致多种并发症,如视网膜病变、神经病变、肾功能衰竭、冠心病、脑梗死等。

【概述】

　　血浆脂质中一种或多种成分的浓度超过正常界限时称血脂代谢紊乱,即通常所说的高脂血症。血脂代谢紊乱主要是指胆固醇和三酰甘油代谢的紊乱,当然,这些都与高密度脂蛋白(HDL)和低密度脂蛋白(LDL)的异常降低和升高有密切的联系。由于血浆脂质为脂溶性,必须与蛋白质结合为水溶性复合物而运转全身,故高脂血症常表现为高脂蛋白血症。国内此症并不罕见。临床上分原发性和继发性两大类,后者尤多见于许多疾病中,包括心血管疾病,尤其是与冠心病的发生和发展密切相关,是代谢综合征的组成成分之一。已有的证据说明冠心病的发病中有若干危险因素起重要作用,包括高胆固醇血症、高血压、吸烟和糖尿病。低高密度脂蛋白血症也是重要的危险因素。在以上各因素中高胆固醇血症最被重视,其临床意义已经反复证实,随血胆固醇的长期增高,冠心病事件的发生率增加,长期控制血胆固醇于合适的水平,可以预防动脉粥样硬化,而降低血胆固醇可以减轻动脉粥样斑块,减少冠心病事件。因此,防治本症与防治许多疾病有重要关系。

【病因】

　　本病病因可分原发性和继发性两大类。原发性病因未明,大多有家族史和遗传史。可能由于先天性酶缺陷引起。世界卫生组织暂定标准把本症分为五型,以Ⅱ型及Ⅳ型较多见,Ⅰ型较少见,Ⅲ型及Ⅴ型也较少见。近来有人认为家族型患者的细胞表面脂蛋白受体减少(见于异型合子)或缺如(见于同型合子),因此乃脂蛋白不能以正常速度进入细胞内进行代谢而发病。继发者继发于下列多种疾病。

　　1.糖尿病性高脂血症

　　(1)血糖控制不佳致胰岛素缺乏,促使肝脏生成 VLDL 增加,而且 LPL 活性降低,导致 VLDL 清除减少,出现高三酰甘油血症和高胆固醇血症。

(2)血浆脂蛋白成分发生变化,VLDL 中游离胆固醇与磷脂比值显著增高,而小颗粒 VLDL 和 IDL 中胆固醇含量丰富,蛋白质含量减少。

(3)血浆脂蛋白糖化使其化学性质改变,降低了其与受体的亲和力。

2.甲状腺疾病性高脂血症

(1)甲状腺素合成不足时,肝脏中胆固醇合成增加,其机制为:①胆固醇合成限速酶(HMG-CoA 还原酶)活性下降;②LCAT 被活化;③细胞膜上 LDL 受体活性下降,导致 LDL 依赖受体的降解途径受损同时引起血浆 LDL-C 和 ApoB 水平升高,LDL 生成增多;④甲状腺功能减退患者都伴体重增加,如其体重超出正常范围,则肥胖就成为不依赖甲状腺激素而影响血浆脂蛋白代谢的因素。肥胖患者的胆固醇合成增加。

(2)甲状腺激素对血浆三酰甘油浓度的影响可能与甲状腺功能减退患者的病情轻重程度有关,病情较重者常有三酰甘油水平升高,这可能与患者体内的三酰甘油合成增加有关,但也可能是由于三酰甘油的降解障碍所致。

3.肾脏疾病性高脂血症

(1)肾病综合征:一般认为肾病综合征的脂质代谢紊乱多数表现为 Yb 型高脂蛋白血症,也可为 N 或 V 型高脂蛋白血症。肾病综合征时的高脂血症由脂蛋白降解障碍和合成过多的双重机制引起。当尿蛋白量少时,以降解障碍为主;而当尿蛋白量超过每日 10g 时,则脂蛋白合成增多成为主要机制。

(2)慢性肾功能衰竭:高三酰甘油血症在慢性肾功能衰竭患者中很常见,主要是由于血浆 VLDL 和 LDL 颗粒增加。尽管血浆胆固醇水平多正常,但 HDL-C 水平降低。其机制可能为:①富含三酰甘油的脂蛋白降解减少和(或)组织细胞对其摄入功能障碍;②内源性脂蛋白合成增加;③肝或肠合成 HDL 减少所致低 HDL-C 血症;④HDL2 向 HDL 转化受抑制。

4.药源性高脂血症   降血压药可影响血浆脂蛋白的代谢,利尿药可升高 TC 和 TG 水平,β受体阻断药可升高 TG,降低 HDL。大量长期应用糖皮质激素治疗可促进脂肪分解,使血浆 TC 和 TG 水平上升。在应用苯妥英钠和氯丙嗪的过程中也可出现血浆脂质代谢异常。

5.其他   血脂异常还可见于肝胆系统疾病(如各种原因引起的胆道阻塞,胆汁性肝硬化、胰腺炎,长期大量饮酒等。

【病理】

1967 年 Fredrickson 等先提出高脂蛋白血症的分型法。他们基于各种血浆脂蛋白升高的程度不同而进行分型,将高脂血症分为五型(Ⅰ、Ⅱ、Ⅲ、Ⅳ和 Ⅴ型)。这种高脂蛋白血症分型法不但促进了人们对高脂蛋白血症的了解,并且有利于临床上对高脂血症的诊断和治疗,所以逐渐被广泛应用。1970 年世界卫生组织(WHO)对 Fredrickson 等提出的高脂蛋白血症分型法进行了部分修改,将其中 Ⅱ 型分为 Ⅱa 型和 Ⅱb 型。一般常见分型如下。

1.高血脂分类

(1)单纯性高胆固醇血症:血胆固醇含量增高而三酰甘油含量正常。

(2)单纯性高三酰甘油血症:血三酰甘油含量增高而胆固醇含量正常。

(3)高胆固醇和高三酰甘油血症:二者都高于正常。

2.高脂蛋白血症分型

(1)Ⅰ型:高乳糜微粒血症,空腹血浆中有乳糜微粒;VLDL 正常或仅轻度增高。

(2)Ⅱ型:高β脂蛋白血症,LDL 浓度异常;其中 Ⅱa 型 VLDL 正常,三酰甘油亦正常;Ⅱb 型 VLDL 增高,三酰甘油亦增高。

（3）Ⅲ型："漂浮 β"或"阔（宽）β"型高脂蛋白血症,血浆中胆固醇及三酰甘油均增高,其中含有异常脂蛋白称"阔 β"或"β-V9LDL"。

（4）Ⅳ型:高前 β 脂蛋白血症,VLDL 明显增高,LDL 不增高,且无乳糜微粒存在。

（5）Ⅴ型:高前 β 脂蛋白及乳糜微粒血症,VLDL 增高伴乳糜微粒。

【诊断】

高脂血症的临床表现主要包括以下几方面:①脂质在真皮内沉积所引起的黄色瘤。②脂质在血管内皮沉积所引起的动脉粥样硬化(可产生冠心病和周围血管病等)。高脂血症时黄色瘤的发生率并不十分高,动脉粥样硬化的发生和发展需要相当长的时间,所以多数高脂血症患者并无任何症状和异常体征发现,其常常是在进行血液化验时被发现的。③继发高脂血症原发病的临床表现。

（一）黄色瘤

黄色瘤是一种异常的局限性皮肤隆起,其颜色可为黄色、橘黄色或棕红色,多呈结节、斑块或丘疹形状,质地一般柔软。主要是由于真皮内集聚了吞噬脂质的巨噬细胞(泡沫细胞)又名黄色瘤细胞所致。

（二）其他表现

高脂血症还可出现两个体征,即角膜弓和高脂血症眼底改变。角膜弓又称老年环,若见于 40 岁以下者,则多伴有高脂血症,以家族性高胆固醇血症为多见,但特异性并不很强。高脂血症眼底改变是由于富含三酰甘油的大颗粒脂蛋白沉积在眼底小动脉上引起光散射所致,常常是严重的高三酰甘油血症并伴有乳糜微粒血症的特征表现。此外,严重的高胆固醇血症尤其是纯合子家族性高胆固醇血症可出现游走性多关节炎。不过,这种情况较为罕见,且关节炎多为自限性。明显的高三酰甘油血症还可引起急性胰腺炎,应该引起注意。

（三）实验室检查

1.总胆固醇(TC)　TC 是指血液中所有脂蛋白所含胆固醇之总和。人群 TC 水平主要取决于遗传因素和生活方式。各地区调查所得参考值高低不一,以致各地区有各自的高胆固醇血症划分标准。当前国内外心血管疾病学者都提倡根据冠心病发病危险性高低的 TC 水平作为划界界限。1997 年中华心血管病学会提出中国人的血脂异常防治建议和美国胆固醇教育计划成人治疗组第三次指南(ATPⅢ)所制定的 TC 标准与我中国稍有不同(表 22-1、表 22-2)。

表 22-1　中国血脂防治建议中 TC 水平划分标准

划分标准	mmol/L	mg/dl
合适水平	<5.2	<200
临界高值	5.2～5.7	200～220
高脂血症	>5.7	>220

表 22-2　美国 ATP Ⅲ中 TC 水平划分标准

划分标准	mmol/L	mg/dl
合适水平	<5.2	<200
临界高值	5.2～6.2	200～240
高脂血症	>6.2	>240

血胆固醇浓度升高的主要危害是易引起动脉粥样硬化和冠心病。目前认为降低血清胆固醇水平是冠心病防治最有效的措施之一。低胆固醇血症主要见于慢性消耗性疾病。

2.血清三酰甘油(TG)　所测定的 TG 代表血清中所有脂蛋白的三酰甘油。TG 水平的个体内(不同时间所测定的值)与个体间差异都比 TC 大。中国血脂异常防治建议中对空腹 TC 水平划分界限为:正常 TG <1.7mmol/L(<150mg/dl)。在美国胆固醇教育计划成人治疗组第三次指南(ATPⅢ)中,规定正常 TG< 1.7mmol/L(<150mg/dl);临界高值 TG 1.7~2.3mmol/L(150~200mg/dl);增高 TG>2.3mmol/L(> 200mg/dl);重度升高 TG>5.7mmol/L(<500mg/dl)。

3.血清高密度脂蛋白胆固醇(HDL-C)　　我国成年男性 HDL-C 多在 1.16~1.42mmol/L(45~ 55mg/dl),女性较高,多在 1.29~1.55mmol/L(50~60mg/dl)。HDL-C 水平随年龄的变动较小。中国血 脂异常防治建议中认定 HDL-C<0.9mmol/L(<35mg/dL)为异常;美国胆固醇教育计划成人治疗组第二 次指南(ATPⅡ)中也是同样的标准,但是,在新发表的 APTⅢ 中则将低 HDL-C 标准定为<1.0mmo/L (40mg/dl)。HDL 亚类的参考值文献中不很一致。HDL-C 中 HDL2-C 大致占 40%,HDL3-C 占 60%左 右。女性 HDL2-C 高于男性;HDL3-C 的男女差异较小。

4.血清低密度脂蛋白胆固醇(LDL-C)　　血清 LDL-C 测定可采用公式计算,也可采用沉淀法直接测定。 由于 TC 中的主要部分是 LDL-C,故 LDL-C 与 TC 的变化是基本一致的。

5.载脂蛋白 A1　　血脂正常者 Apo A1 水平多在 1.2~1.6g/L 范围内,女性略高于男性。HDL 组成中 蛋白质(载脂蛋白)约占 50%,蛋白质中 Apo A1 占 65%~75%,而其他脂蛋白中 Apo A1 极少,所以血清 Apo A1 可以代表 HDL 水平,与 HDL-C 呈明显正相关,其临床意义也大体相似。

6.载脂蛋白 B　　血脂正常人群中血清 Apo B 多在 0.8~1.1g/L 范围内。正常情况下,每一个 LDL、 IDL、VLDL 和 Lp(a)颗粒中均含有一分子 Apo B100,因 LDL 颗粒占绝大多数,大约有 90%的 Apo B100 分布在 LDL 中,故血清 Apo B 主要代表 LDL 水平,它与血清 LDL-C 水平呈明显正相关,Apo B 水平高低 的临床意义也与 LDL-C 相似。在少数情况下,可出现高 Apo B100 血症而 LDL-C 浓度正常的情况,提示 血浆存在较多小而致密的 LDL。也就是说,对于 LDL-C 正常者测定 Apo B100,也有一定的临床意义。

7.脂蛋白-α　　现多采用 ELISA 法测定脂蛋白 a[Lp-α]。正常人群中 Lp-α 水平呈明显偏态分布,虽然 个别人可高达 1000mg/L 以上,但 80%的正常人在 200mg/L 以下,文献中的平均数多在 120~180mg/L, 中位数则低于此值。通常以 300mg/L 为重要分界,高于此水平者患冠心病的危险性明显增高。

Lp-α 水平主要决定于遗传因素,家族性高 Lp-α 与冠心病发病倾向相关。男女之间与不同年龄间无明 显差异。环境、饮食与药物对 Lp-α 水平影响也不明显。

在进行血脂检查时,受检者在抽血前的最后一餐,忌进高脂肪食物及饮酒,并应空腹 12h 以上。首次 检查发现血脂异常,应在 2~3 周内复查,若仍然属异常,则可确立诊断。

【治疗】

(一)饮食治疗

不少高脂蛋白血症由于饮食不当或继发于糖尿病、黏液性水肿、肝病、肾病综合征等疾病者,如能及早 注意均可防止本病的发生和发展,所以必须使病人充分理解控制饮食是治疗本病的基本措施,方能取得长 期坚持治疗的效果。因此,治疗时尤宜强调以控制饮食及增加体力活动(包括运动及劳动)入手,切不可完 全依赖药物而忽视饮食治疗;如不能奏效时可再加用降血脂药物,但长期应用,不免会发生各种不良反应, 故绝非上策。

(二)药物治疗

1.药物治疗指征　　①在一级预防(即对无冠心病的胆固醇升高病人进行治疗)中不愿进行饮食治疗的 成年患者,或饮食及生活方式控制不理想,低密度脂蛋白胆固醇>4.9mmol/L,或低密度脂蛋白胆固醇≥ 4.1mmol/L,并伴有两种其他危险因素(包括男性>45 岁或停经妇女、糖尿病、肥胖、末梢或脑动脉硬化、高 血压、吸烟、高密度脂蛋白胆固醇<0.91mmol/L 或家族成员 55 岁以前有动脉粥样硬化史)者。②血脂升

高(血清 TC 水平＞5.2mmol/L 或血清 TG＞2.3mmol/L)，且伴冠心病和(或)有周围动脉粥样硬化患者。

2.常用调脂药物

(1)HMG-CoA 还原酶抑制药：HMG-CoA 还原酶抑制药他汀类是一组最新的降脂药，有洛伐他汀、美伐他汀、氟伐他汀及塞伐他汀等。HMG-CoA 还原酶是体内胆固醇生物合成的限速酶，此类药通过抑制 HMG-CoA 还原酶，使其活性降低，终致胆固醇之体内合成减少，从而起到降低胆固醇的作用。适用于高胆固醇血症和以血清 TC 水平升高为主的混合型高脂血症。各类他汀类药物剂量：洛伐他汀 20～80mg，辛伐他汀 10～80mg，普伐他汀 10～40mg，阿伐他汀 10～40mg。除阿伐他汀可在任何时间服药外，余均为晚上 1 次口服，可根据实际情况选用。主要不良反应为少数病例服用大剂量时可引起转氨酶、肌酸激酶、碱性磷酸酶水平轻度升高，2％～3％患者服药后出现胃肠功能紊乱、恶心、失眠、皮疹，偶见红斑狼疮、肌肉触痛、白内障。与烟酸、吉非贝齐等合用可引起横纹肌溶解症及肝肾功能损害。此类药不宜用于孕妇、哺乳期妇女及儿童。

(2)贝特类(苯氧乙酸类)：本类药物通过抑制腺苷酸环化酶，使脂肪细胞内 cAMP 含量减少，抑制脂肪组织水解，使血中非酯化脂肪酸含量减少，导致肝脏合成 VLDL 减少。另外，它可使脂蛋白酯酶的活性增强，加速 VLDL 及 TG 的分解代谢。通过抑制肝细胞胆固醇合成及增加胆固醇从肠道排泄，最终使血中 TC、TG 降低。有一定升高 HDL-C 作用，但机制尚不清楚。主要适用于高三酰甘油血症及以三酰甘油增高为主的混合型高脂血症。可在下列药物中选用：氯贝丁酯，口服，每次 0.25～0.5g，每日 3 次；苯扎贝特，口服，每次 0.2g，每日 3 次。另外有两种长效苯扎贝特：必降脂缓释片，口服，每次 0.4g，每日 1 次；脂康平，口服，每次 0.4g，每日 1 次。非诺贝特，口服，每次 0.1g，每日 3 次；吉非贝齐，口服，每次 0.6g，每日 2 次。此类药物的不良反应一般轻微，主要是胃肠道反应，如恶心、呕吐等，有时有一过性转氨酶升高，孕期及哺乳期妇女忌用。肾功能不全为本类药物的相对禁忌证。另外，此类药物可使胆固醇排入胆汁的量增多而易产生胆结石，能增强抗凝药物的抗凝药效，二者合用时，抗凝药剂量应减少 1/3～1/2。

(3)胆酸整合剂：通过阻止胆酸或胆固醇从肠道吸收，促进胆酸或胆固醇随粪便排出，促进胆固醇的降解，从而起到降低血清 TC 之作用，仅适用于高胆固醇血症。对任何类型的高三酰甘油血症无效。对混合型高脂血症，须合用其他类型调节血脂药。主要制剂有考来烯胺(消胆胺)，常用剂量为口服，每次 4～5g，每日 3～4 次，总量每日不超过 24g，可以从小剂量开始服，1～3 个月内达最大耐受量。不良反应较常见的有便秘，还有恶心、嗳气、胀满、胃部灼热感，但随时间延长可消失；干扰脂溶性维生素与其他许多药物的吸收，如叶酸、地高辛、华法林、普罗布考、贝特类、他汀类等。

(4)烟酸类及其衍生物：烟酸属水溶性维生素 B 类。当用量超过作为维生素作用的剂量时，就有明显降脂作用，是治疗高脂血症最便宜的药物。其衍生物有阿西莫司、烟酸肌醇酯和烟酰轻丙茶碱。该类药可能与抑制脂肪组织的分解和减少肝中 VLDL 合成和分泌有关，可降低 TC、TG、LDL-C。开始服药的 3～7 日内，每次 0.1～0.5g，每日 4 次，以后逐渐增至每次 1～2g，每日 3 次。阿西莫司是烟酸衍生物，饭后口服，每次 0.25g，每日 3 次。不良反应为面红、皮肤瘙痒、食欲缺乏、恶心、胃肠胀气、腹痛和腹泻，偶见有高尿酸血症及急性痛风、斑疹、黑色棘皮病及轻度糖耐量减低等。长期大量服用，应定期检查肝功能。

(5)多不饱和脂肪酸类：这类不饱和脂肪酸制剂，有月见草油及海鱼油。月见草油属亚油酸和亚麻酸制剂，国内生产的有月见草油胶丸，而海鱼油为 ω-3 脂肪酸。ω-3 脂肪酸主要为二十碳五烯酸(EPA)和二十二碳六烯酸(HDA)，以海鱼油中含量最为丰富。其降血脂机制尚不完全清楚，海鱼油有可能是抑制肝内脂质及脂蛋白的合成，促进胆固醇从粪便中排出，减少肝脏对极低密度脂蛋白的合成并降低乳糜微粒水平，因而使三酰甘油水平降低。主要适用于轻度的高三酰甘油血症。

（三）外科治疗

对于少数病例如纯合子型家族性高胆固醇血症患者，在常规疗法或对药物不能耐受时，可考虑外科治疗。临床上已开展且有一定疗效的手术有回肠末端切除术、门腔静脉分流术和肝移植术。

（四）血浆净化疗法

适用于难治性高胆固醇血症患者，先将患者血液抽出，从血浆中分离出某些成分并将其弃去（去除高浓度的脂蛋白），再输入新的血浆或代用品，故又称为血浆置换。有多种方法，主要有免疫吸附和肝素沉淀法。

（五）基因治疗

通过利用特定的重组 DNA，在基因水平治疗遗传性疾病。目前已有多种方法，但尚未成熟，有待进一步研究和发展。

（陈铭俊）

第二节　调节血脂药及抗动脉粥样硬化药

动脉粥样硬化主要是由于脂质代谢紊乱及纤维蛋白溶解活性降低而引起的，目前调节血脂药可分为：

1.影响脂质合成、代谢和廓清的药物　按其化学结构及作用机制又可分为：①烟酸类，如烟酸、烟酸肌醇酯、阿昔莫司等；②氯贝丁酯类，如氯贝丁酯、非诺贝特等；③苯氧乙酸类，如吉非贝齐等；④羟甲基戊二酸单酰辅酶 A（HMG-CoA）还原酶抑制药，如洛伐他汀、辛伐他汀等。

2.影响胆固醇及胆酸吸收的药物　如考来烯胺等。

3.多烯脂肪酸类药物　如亚油酸、二十碳五烯酸等。

4.其他类别的药物　如钙拮抗药，亦具有调整血脂代谢的作用。

不同类型的高脂血症可以选择不同的药物，例如可以降低血浆三酰甘油的药物，如烟酸、氯贝丁酯（安妥明）等，适用于Ⅳ型高脂血症，亦可用于Ⅲ型及Ⅴ型。可以降低血浆胆固醇的药物，如亚油酸、考来烯胺等，适用于Ⅱa 型，亦用于Ⅱb 型。

（一）阿西莫司（吡莫酸，氧甲吡嗪）

【药理作用】

为烟酸的衍生物，能抑制脂肪组织的分解，减少游离脂肪酸自脂肪组织释放，从而降低三酰甘油在肝中合成，抑制 LDL 及 VLDL 的合成，减少它们在血浆中的浓度。

【临床应用】

用于Ⅱ～Ⅴ型高脂血症的治疗。

【用法用量】

口服，一次 250mg，一日 2～3 次。

【不良反应】

开始服用可能出现红斑、热感和瘙痒，偶见上腹不适、头痛、乏力等。

【注意事项】

消化性溃疡者禁用。妊娠期及哺乳期妇女慎用。肾功能不全者酌减用量。

【制剂规格】

胶囊剂：250mg。

（二）氯贝丁酯（氯苯丁酯，安妥明）

【药理作用】

能抑制胆固醇和三酰甘油的合成，增加固醇类的排泄。降低三酰甘油作用明显，对Ⅲ至Ⅴ型血脂蛋白过高症较有效，而且能降低血浆纤维蛋白原含量和血小板的黏附性，可减少血栓的形成。

【临床应用】

用于动脉粥样硬化及其继发症，如冠状动脉病、脑血管疾病、周围血管病及糖尿病所致动脉疾病等。

【用法用量】

口服，一次 0.25～0.5g，一日 3 次，饭后服。

【不良反应】

有恶心、呕吐、食欲缺乏等。为减少胃肠道反应，开始宜采用小量，再逐渐增量，在 1 个月内达到规定剂量，且停药时也最好采取递减方式。

【注意事项】

严重肝、肾功能不全患者及妊娠期妇女禁用。本品可增强抗凝血药的作用。

【制剂规格】

胶囊剂：0.25g，0.5g。

（三）非诺贝特（苯酰降脂丙酯，普鲁脂芬）

【药理作用】

为氯贝丁酯类降血脂药，其药效较强，具有显著降胆固醇及三酰甘油的作用。

【临床应用】

用于高胆固醇血症、高三酰甘油血症及混合型高脂血症。

【用法用量】

口服，一次 100mg，每日 2～3 次。

【注意事项】

妊娠期及哺乳期妇女禁用。肝、肾功能不全患者慎用。

【制剂规格】

胶囊剂：0.1g，0.2g，0.3g。

（四）吉非贝齐（二甲苯氧戊酸）

【药理作用】

为非卤化的氯贝丁酯类药物。它能降低 VLDL 的合成，增加肝外脂蛋白酶活性，促进 VLDL 分解而使三酰甘油减少，作用比氯贝丁酯强而持久。

【临床应用】

用于Ⅱa、Ⅱb、Ⅲ、Ⅳ及Ⅴ型高脂血症的治疗。

【用法用量】

口服，一日 1200mg，分 2 次于早、晚餐前 30 分钟服。可根据情况增、减剂量。

【不良反应】

较轻，主要为胃肠道反应和乏力。

【制剂规格】

片剂及胶囊剂：0.3g。

(五)洛伐他汀

【药理作用】

为第一个新型调节血脂药——羟甲基戊二酸单酰辅酶 A(HMG-CoA)还原酶抑制剂类药物。其可使内源性胆固醇合成减少,触发肝脏代偿性地增加 LDL 受体的合成,增加肝脏对 LDL 的摄取,这就使血脂下降,从而降低血浆 TC、LDL 及 VLDL 的水平,也能降低 TG 的水平,增加 HDL,使 TC/HDL-C 及 LDL-C/HDL-C 比值下降。

【临床应用】

用于原发性高胆固醇血症(Ⅱa 及Ⅱb 型)及合并有高胆固醇血症和高三酰甘油血症,而以高胆固醇血症为主的患者。

【用法用量】

口服,开始剂量一次 20mg,每日 1 次,晚餐时服用。

【不良反应】

较轻,如头痛、倦怠、胃肠道反应、皮疹等.并可有肌痛、肌酸激酶增加。

【注意事项】

本品过敏者、持续肝功能异常者、妊娠期及哺乳期妇女禁用。本品不与苯氧酸类、烟酸、红霉素、环孢素合用,避免发生横纹肌溶解。

【制剂规格】

片剂:10mg,20mg,40mg。

(六)辛伐他汀[基](新伐他汀,塞瓦停,斯伐他汀)

【药理作用】

为第一个新型调节血脂药——羟甲基戊二酸单酰辅酶 A(HMG-CoA)还原酶抑制剂类药物。其可使内源性胆固醇合成减少,触发肝脏代偿性地增加 LDL 受体的合成,增加肝脏对 LDL 的摄取,这就使血脂下降,从而降低血浆 TC、LDL 及 VLDL 的水平,也能降低 TG 的水平,增加 HDL,使 TC/HDL-C 及 LDL-C/HDL-C 比值下降。

【临床应用】

用于原发性高胆固醇血症(Ⅱa 及Ⅱb 型)及合并有高胆固醇血症和高三酰甘油血症,而以高胆固醇血症为主的患者。

【用法用量】

口服,每次 10mg,一日 1 次,晚餐时服,必要时于 4 周内增量至每次 40mg。

【不良反应】

较轻,如头痛、倦怠、胃肠道反应、皮疹等.并可有肌痛、肌酸激酶增加。

【注意事项】

本品过敏者、持续肝功能异常者、妊娠期及哺乳期妇女禁用。本品不与苯氧酸类、烟酸、红霉素、环孢素合用,避免发生横纹肌溶解。

【制剂规格】

片剂:10mg,20mg。

(七)普伐他汀(帕瓦停,普拉司丁,萘维太定)

【药理作用】

为第一个新型调节血脂药——羟甲基戊二酸单酰辅酶 A(HMG-CoA)还原酶抑制剂类药物。其可使内源性胆固醇合成减少,触发肝脏代偿性地增加 LDL 受体的合成,增加肝脏对 LDL 的摄取,这就使血脂下降,从而降低血浆 TC、LDL 及 VLDL 的水平,也能降低 TG 的水平,增加 HDL,使 TC/HDL-C 及 LDL-C/HDL-C 比值下降。但作用较强,降低胆固醇的作用较明显,对三酰甘油几无降低作用。

【临床应用】

用于原发性高胆固醇血症(Ⅱa 及 Ⅱb 型)及合并有高胆固醇血症和高三酰甘油血症,而以高胆固醇血症为主的患者。

【用法用量】

口服,一日 10mg,分 2 次服,可根据情况增量至 1 日 20mg。

【不良反应】

较轻,如头痛、倦怠、胃肠道反应、皮疹等.并可有肌痛、肌酸激酶增加。有时还可见肌酸激酶、尿酸升高及尿隐血等。

【注意事项】

本品过敏者、持续肝功能异常者、妊娠期及哺乳期妇女禁用。本品不与苯氧酸类、烟酸、红霉素、环孢素合用,避免发生横纹肌溶解。

【制剂规格】

片剂:5mg,10mg。

(八)氟伐他汀

【药理作用】

为第一个新型调节血脂药——羟甲基戊二酸单酰辅酶 A(HMG-CoA)还原酶抑制剂类药物。其可使内源性胆固醇合成减少,触发肝脏代偿性地增加 LDL 受体的合成,增加肝脏对 LDL 的摄取,这就使血脂下降,从而降低血浆 TC、LDL 及 VLDL 的水平,也能降低 TG 的水平,增加 HDL,使 TC/HDL-C 及 LDL-C/HDL-C 比值下降,同时具有直接抑制动脉平滑肌细胞增殖,延缓内膜增厚的功能。

【临床应用】

用于饮食控制无效的高胆固醇血症。

【用法用量】

口服,一次 20mg,每日 1 次,晚间服用。

【不良反应】

轻微,为胃肠道不适,肌酸激酶水平显著升高者要停药。

【注意事项】

本品过敏者、持续肝功能异常者、妊娠期及哺乳期妇女禁用。本品不与苯氧酸类、烟酸、红霉素、环孢素合用,避免发生横纹肌溶解,需定期检查肝功能。

【制剂规格】

胶囊剂:20mg,40mg。

(九)阿托伐他汀

【药理作用】

为第一个新型调节血脂药——羟甲基戊二酸单酰辅酶 A(HMG-CoA)还原酶抑制剂类药物。其可使内源性胆固醇合成减少,触发肝脏代偿性地增加 LDL 受体的合成,增加肝脏对 LDL 的摄取,这就使血脂下降,从而降低血浆 TC、LDL 及 VLDL 的水平,也能降低 TG 的水平,增加 HDL,使 TC/HDL-C 及 LDL-C/HDL-C 比值下降。

【临床应用】

用于原发性高胆固醇血症、混合型高脂血症或饮食控制无效杂合子家族型高胆固醇血症患者。

【用法用量】

口服,每日 10mg,如需要,4 周后可增至每日 80mg。

【不良反应】

较轻,如头痛、倦怠、胃肠道反应、皮疹等.并可有肌痛、肌酸激酶增加。

【注意事项】

本品过敏者、持续肝功能异常者、妊娠期及哺乳期妇女禁用。本品不与苯氧酸类、烟酸、红霉素、环孢素合用,避免发生横纹肌溶解。

【制剂规格】

片剂:10mg,20mg,40mg。

（十）普罗布考（丙丁酚）

【药理作用】

可降低血浆 LDL-C 和 HDL-C,对 TG 和 VLDL 基本无影响,同时具有强大的抗氧化作用,抑制 LDL 在体内的氧化修饰,抑制泡沫细胞形成。

【临床应用】

用于Ⅱa 型高脂血症,与其他降脂药物合用可用于Ⅱb 和Ⅲ、Ⅳ型高脂血症。

【用法用量】

口服,每次 500mg,每日 2 次,早、晚餐时服用。

【不良反应】

轻微,主要有腹泻、腹痛、恶心、呕吐等,有氨基转移酶、胆红素一过性升高,偶见 Q-T 间期延长。

【注意事项】

有心肌受损、严重室性心律失常、Q-T 间期异常、晕厥者及妊娠期妇女等,以及急性心肌梗死、心肌缺血、感染患者禁用。

【制剂规格】

片剂:0.5g。

（陈铭俊）

第三节　高血压病

【概述】

(一)高血压的分类

高血压是以体循环动脉压增高为主要表现的临床综合征,是最常见的心血管疾病。

1.按血压水平的高低分类　世界各国目前统一的标准规定成年人的正常血压为收缩压 140mmHg 以下,其舒张压为 90mmHg 以下,也就是说,140/90mmHg 为高血压的临界线。160/95mmHg 为轻度高血压,160～180/110mmHg 为中等度高血压,180～200/110～120mmHg 则为严重高血压。这个标准是根据几个工业化国家抽样调查所得结果制定的。根据 McLain 的意见,儿童高血压的标准为 132～140/82～88mmHg,也是工业化国家儿童高血压的暂行标准。这些标准不是永远不变的,随着高血压研究工作的发展,估计各个国家和地区的高血压标准将不完全相同,不同种族与不同年龄的高血压标准也不尽一样。

2.按主要脏器受损的程度分类　第1期高血压:仅有血压升高,没有主要脏器受损的客观体征,亦无自觉症状;第2期高血压:有血压升高及某种主要脏器受损的一些体征,如左心室肥大和视网膜动脉局部或普遍狭窄;第3期高血压:主要脏器受累的程度比第2期重,可出现左心室功能衰退,眼底检查见视网膜出血与视盘水肿,严重者还有心绞痛、心肌梗死、颅内动脉梗塞、肾动脉受损等。

3.按病因学分类　分为原发性高血压与继发性高血压。大多数患者为原发性高血压;继发性高血压约占5%。

(二)高血压的流行病学

根据最近世界卫生组织 MONICA 资料显示,欧美国家成人(35～64 岁)的高血压患病率在 20% 以上。同一国家不同种族间患病率也有差别,如美国黑人的高血压患病率是白人的 2 倍。美国男性确诊高血压患病率为 23.5%,芬兰高达 45.5%。亚洲国家高血压病患病率大体上与我国相近,日本人血压平均值及高血压病发病率稍高于我国。据资料报道,福冈市 10116 名 40～69 岁人口中,高血压患病率为 25%。日本、蒙古由于高血压病患病率较高,其脑卒中发病率及死亡率也较高;新加坡高血压患病率 14.1%。非洲地区高血压也是最常见的心血管病,患病率约 10%,美洲地区患病率为 10%～20%。我国 3 次大规模全国性高血压抽样调查结果显示,15 岁以上人群高血压患病率 1959 年 5.11%,1979～1980 年为 7.73%,1991 年为 11.88%。1959～1979 年的 20 年间,高血压的现患人数平均每年增长 140 万,而 1980～1991 年的 12 年间,平均每年增加 320 万,并有继续上升的趋势,目前我国高血压患病率已超过 1 亿。高血压与下列因素有关:①城市人口中的高血压流行率比农村人口高些。②婴儿、幼儿、少年、青年、中年与老年人中均有高血压患者,其流行率随年龄增长而增加,特别是 40 岁以上者增加更为明显。近年来,各年龄组的高血压流行率均在上升,有人认为这与社会经济状况及精神因素有关。男女两性的高血压流行率在 45 岁以前无明显差别,但在 50 岁以后,妇女患高血压者比男性明显增多,且其高血压水平也比男性稍高。但高血压的死亡率男性比女性高 1～2 倍,这与男性卒中的发生率比女性高有关。③不同种族的高血压发病率也不相同,这与社会经济状况,文化教育和生活条件及生活习惯均有关系。

(三)肥胖与高血压

体重增加可导致高血压增高,甚至可发生原发性高血压。Richard 等认为,当超重由 8kg 增至 30kg 时,则收缩压>170mmHg;若由 30% 增至 50%,收缩压随体重而上升。应用模糊数学综合评判法对老年前期人群高血压病发病的五个危险因素——职业(脑力劳动)、过度吸烟、过度饮酒、每日食盐过多、身体超重的致病作用重要性进行分析,结果表明:职业、身体超重两个因素最重要,分别占 55.25% 和 43.09%,说明超重是高血压发病的重要危险因素,是许多原发性高血压病人血压增高的主要原因。超重和肥胖是高血压及其他心脑血管疾病最重要的危险因素之一。Framingham 研究表明,超过理想体重 20% 或更多的人,发生高血压病的机会是常人的 10 倍。人群统计表明,体脂增加 10%,收缩压(SBP)和舒张压(DBP)平均分别上升 6mmHg 和 4mmHg。体重指数≥25kg/m² 的患者发生高血压和脂代谢紊乱的危险性较体重指数<22kg/m² 的患者高出 2 倍。肥胖对高血压的影响不仅在西方发达国家平均体重指数人群中发现,而且在我国这样一种膳食、生活方式完全不同,平均 BMI 不高的人群中也同样如此。我国研究表明,超重肥胖组的平均 SBP 及 DBP 均显著高于体重正常组和体重偏低组,超重肥胖组高血压的检出率高达 60%,分别是体重正常组和体重偏低组的 1.72 倍与 2.02 倍。

血压和体重的关系在儿童和青年期即已存在。高血压的危险随年龄和体重的增加而进行性增加。血压随着年龄的增加而增加的人,其体重的增加对高血压起重要作用。如随着年龄增加而体重不增加,就很少甚至没有与年龄相关的血压增加。高血压发病的相对危险性(RR)随 BMI 增加而明显增加也受年龄影响。年龄越小 RR 随 BMI 上升越快,年龄越大则越慢。BMI 每增加一个单位(kg/m^2),确诊和临界以上高血压发病的 RR 分别增加 10.8% 和 8.6%。在男性 55~59 岁组确诊高血压发病 RR 在不同 BMI 组甚至无明显改变。此结果意味着控制体重对 35~45 岁人群比对 50~59 岁更重要。BMI 对临界高血压发病影响在女性比男性更强。

肥胖作为高血压的独立危险因素,不但与血压呈显著正相关,使人群中高血压患病率升高,基线 BMI 水平还与 4 年中新发高血压密切相关。

其他流行病学资料也显示出人群平均动脉压与体重、体脂含量及腰围、脂肪细胞重量有显著正相关关系。与肥胖整体测量指标体重和 BMI 相比,体脂分布是更强的血压决定因子。相信肥胖即 WHR 高者与收缩压或舒张压独立正相关,而相同体重或 BMI 的外周肥胖者相关性差,这提示 WHR 高的向心性肥胖与心血管疾病的关系更密切。在肥胖类型中,腹型肥胖高血压患病率最高,女性腰围>88cm,男性>102cm,高血压发生率增加 1 倍。高血压肥胖妇女中,呈向心性肥胖,即腰围、腰/臀围比值(WHR)及臀部/股部脂肪/肌肉比值较大者居多,而正常血压的肥胖女性多为外周型肥胖。以年龄>45 岁为研究对象,以 WHR>0.91 为腰臀比阳性,对 WHR 高血压的关系进行的现况研究结果显示,WHR 阳性组高血压患病率(46.10%)显著高于 WHR 阴性组(23.64%)。

肥胖者易于发生高血压的原因在于:肥胖者脂肪组织增多,耗氧量加大,心脏做功量大,促使心肌肥厚,左心室负担尤其加重,久之易诱发高血压。而高胰岛素血症、IR 也是肥胖者患高血压的一个重要原因。肥胖者胰岛素抵抗所致的高胰岛素血症对肾上腺素能系统和肾素-血管紧张素-醛固酮系统有刺激作用。主要通过降低血管平滑肌细胞对胰岛素敏感的 Na^+-K^+-ATP 酶活性,使血管平滑肌细胞钠潴留,从而导致细胞膜容易去极化而兴奋性增高,刺激肾脏潴留钠盐也有协同作用;同时高胰岛素血症还降低 $Ca^{2+}-Mg^{2+}-ATP$ 酶活性,引起细胞内 Ca^{2+} 浓度增加,直接引起血管收缩,与水钠潴留一起共同导致高血压。高胰岛素血症同时增强血管对去甲肾上腺素、血管紧张素等升压物质的反应,可诱发或维持高血压。另外,高胰岛素血症还促进小血管壁平滑肌增生,抑制前列腺素 PGI_2 及 PGE_2 产生,从而加快、加剧高血压的发生。高胰岛素血症使中枢交感神经系统活性增强引起心率加快、心输出量增加,也在肥胖形成高血压的过程中发挥了作用。而且交感神经系统活性过度增高还促使 β 肾上腺素能受体反应性下调,而减少机体能量消耗,最终不可避免地发生体重增加和肥胖。因此,交感神经活性增强被认为是肥胖与高血压之间的重要联系。近年来发现脂肪组织也存在肾素-血管紧张素系统,血管紧张素原基因在内脏脂肪组织中的表达与 BMI 呈正相关增加,也参与了高血压的发生。同时,肥胖儿童血内源性洋地黄样因子(EDLF)显著升高,EDLF 升高可影响细胞因子转运,使细胞内 Ca^{2+} 增多,血管平滑肌收缩,周围循环阻力增大,起到促发及维持血压升高的作用,是一种参与高血压病例生理过程的生化因子。另外,leptin 的反应性改变也可能参与了肥胖者高血压的发生。再者,已知神经肽 Y(NPY)的血浆浓度与体重存在高度相关性,单纯性肥胖者外周 NPY 升高,不仅介导了直接的血管收缩作用,还可以通过增强缩血管物质的作用,减弱舒血管物质的作用。因此,肥胖引起的 NPY 升高也促进了高血压的发生。

【诊断】

18 岁以上成年人高血压定义为:在未服抗高血压药物情况下收缩压≥140mmHg 和(或)舒张压≥90mmHg。患者既往有高血压史,目前正服用抗高血压药物,即使血压低于 140/90mmHg,仍应诊断为高血压。

(一)临床表现及并发症

1.一般表现　原发性高血压通常起病缓慢,早期常无症状,可以多年自觉良好而偶于体格检查时发现血压升高,少数患者则在发生心、脑、肾等并发症后才被发现。高血压患者可有头痛、眩晕、气急、疲劳、心悸、耳鸣等症状,但并不一定与血压水平相关,且常在患者得知患有高血压后才注意到。体检时可听到主动脉瓣第二心音亢进、主动脉瓣区收缩期杂音或收缩早期喀喇音。长期持续高血压可有左心室肥厚并可闻及第四心音。

高血压病初期只是在精神紧张、情绪波动后血压暂时升高,随后可恢复正常,以后血压升高逐渐趋于明显而持久,但一天之内白昼与夜间血压水平仍可有明显的差异。高血压病后期的临床表现常与心、脑、肾功能不全或器官并发症有关。

2.并发症　血压持久升高可有心、脑、肾、血管等靶器官损害。

(1)心:左心室长期面向高压工作可致左心室肥厚、扩大,最终导致充血性心力衰竭。高血压可促使冠状动脉粥样硬化的形成及发展,并使心肌氧耗量增加,可出现心绞痛、心肌梗死、心力衰竭及猝死。

(2)脑:长期高血压可形成小动脉的微动脉瘤,血压骤然升高可引起破裂而致脑出血。高血压也促进脑动脉粥样硬化发生,可引起短暂性脑缺血发作及脑动脉血栓形成。血压极度升高可发生高血压脑病,表现为严重头痛、恶心、呕吐及不同程度的意识障碍、昏迷或惊厥,血压降低即可逆转。

(3)肾:长期持久血压升高可致进行性肾硬化,并加速肾动脉粥样硬化的发生,可出现蛋白尿、肾功能损害,但肾衰竭并不常见。

(4)血管:除心、脑、肾、血管病变外,严重高血压可促使形成主动脉夹层并破裂,常可致命。

(二)实验室检查

实验室检查可帮助原发性高血压病的诊断和分型,了解靶器官的功能状态以及有无合并的疾病,尚有利于治疗时正确选择药物。血尿常规、肾功能、尿酸、血脂、血糖、电解质(尤其是血钾)、心电图、胸部 X 线与眼底检查应作为本病病人的常规检查。

1.血常规　红细胞和血红蛋白一般无异常,但急进型高血压时可有 Coombs 实验阴性的微血管病性溶血性贫血,伴畸形红细胞,血红蛋白高者血液黏度增加,易有血栓形成并发症(包括脑梗死)和左心室肥大。

2.尿常规　早期病人尿常规正常,肾浓缩功能受损时尿比重逐渐下降,可有微量尿蛋白、红细胞,偶见管型。随着病变进展,尿蛋白量增多,在良性肾硬化者如 24h 尿蛋白在 1g 以上时,提示预后差。红细胞和管型也可增多,管型主要是透明和颗粒者。

3.肾功能　多采用血尿素氮和肌酐来估计肾功能。早期病人检查并无异常,肾实质受损到一定程度可开始升高。成人肌酐>114.3mmol/L,老年人和妊娠者>91.5mmol/L 时提示有肾损害。内生肌酐清除率等可低于正常。

4.胸部 X 线检查　可见主动脉,尤其是升、弓部迂曲延长,其升、弓或降部可扩张。出现高血压性心脏病时有左室增大,有左心衰竭时左室增大更明显,全心衰竭时则可左右心室都增大,并有肺淤血征象。肺水肿时则见肺门明显充血,呈蝴蝶形模糊阴影。应常规摄片检查,以便前后检查时比较。

5.心电图　左心室肥厚时心电图可显示左心室肥大兼有劳损。心电图诊断左心室肥大的标准不尽相同,但其敏感性和特异性相差不大,假阴性为 68%～77%,假阳性为 4%～6%,可见心电图诊断左心室肥大的敏感性不很高。由于左室舒张期顺应性下降,左房舒张期负荷增加,心电图可出现 P 波增宽、切凹、PV 的终末电势负值增大等,上述表现甚至可出现在心电图发现左心室肥大之前。可有心律失常如房性、室性期前收缩、心房颤动等。

6.超声心动图　目前认为,和胸部 X 线检查、心电图比较,超声心动图是诊断左心室肥厚最敏感可靠的手段。可在二维超声定位基础上记录 M 型超声曲线或直接从二维图进行测量,室间隔和(或)左心室后壁厚度>13mm 者为左室肥厚。高血压病时左心室肥大是对称性的,但有 1/3 左右以室间隔肥厚为主(室间隔和左室后壁厚度比>1.3),室间隔肥厚常上端先出现,提示高血压时最先影响左室流出道。超声心动图尚可观察其他心脏腔室、瓣膜和主动脉根部的情况并可做心功能检测。左室肥厚早期虽然心脏的整体功能,如心排血量、左室射血分数仍属正常,但已有左室收缩期和舒张期顺应性的减退,如心肌收缩最大速率(Vmax)下降,等容舒张期延长、二尖瓣开放延迟等。在出现左心衰竭后,超声心动图检查可发现左室、左房心腔扩大,左室壁收缩活动减弱。

7.动态血压监测(ABPM)   可观察被测试者一天 24h 的血压变化,一般白昼每 15~20min,夜间每20~30min 测定血压 1 次,并可将各时间点测得的血压值连成曲线观察。本项检查有助于:①明确高血压的诊断,尤其是"白大衣高血压"(在医师检查时的血压增高)。②了解血压的昼夜变化,可依次将高血压分成构型与非构型高血压两类,构型者血压仍有昼间高夜间低的特点,约 80% 高血压病人属此型。而非构型高血压者夜间血压下降不明显(血压下降小于昼间 10%),一般认为,非构型高血压对靶器官的影响更大,更易发生心血管事件。ABPM 还可观察情绪、活动改变时血压的变化以指导治疗。③观察药物的疗效和安全性,评价抗高血压新药,可计算降压的谷/峰比值和平滑指数,分析高血压药物治疗时出现药物抵抗或低血压的原因等。④预后的判断。高血压病人清醒时 ABPM 平均血压＞135/85mmHg,睡眠时＞120/75mmHg,但 ABPM 的实施方法和一些参数的标准尚未统一。

8.眼底检查   测量视网膜中心动脉压可见增高,在病情发展的不同阶段可见下列的眼底变化。

Ⅰ级:视网膜动脉痉挛

Ⅱ级:A 视网膜动脉轻度硬化

      B 视网膜动脉显著硬化

Ⅲ级:Ⅱ级加视网膜病变(出血或渗出)

Ⅳ级:Ⅲ级加视视盘水肿

9.其他   检查病人可伴有血清总胆固醇、三酰甘油、低密度脂蛋白胆固醇的增高和高密度脂蛋白胆固醇的降低及载脂蛋白 A-Ⅰ的降低。亦常有血糖增高和高尿酸血症。部分病人血浆肾素活性、血管紧张素Ⅱ的水平升高。

(三)高血压病的分级

对本病的分级是为了估计病人的预后并指导治疗,以往的分级只考虑血压的水平,然而,影响本病患者预后除血压外,还有合并心血管疾病的危险因素,靶器官损害和并存的临床情况等。因此,将血压升高的水平结合有无上述影响病人预后的因素,根据可能出现危险性的高低将病人分层更具临床意义。2003年 WHO/ISH 高血压指南委员会总结了可影响高血压病人预后的因素并根据血压水平和影响因素对病人的危险性进行分层。

低危组   高血压水平 1 级,年龄男性＜55 岁,女性＜65 岁,无任何其他危险因素。本组病人 10 年内发生主要心血管病事件的危险为 15%,临界高血压患者的危险尤低。

中危组   高血压水平 2 级或 1~2 级并有 1~2 个危险因素。本组病人 10 年内发生主要心血管病事件的危险因素为 15%~20%,若高血压水平 1 级兼有一种危险因素为 15%左右。

高危组   高血压水平 1 级或 2 级,兼有 3 种或更多的危险因素,兼靶器官损伤或糖尿病者,或高血压水平 3 级但无其他危险因素。本组病人 10 年内发生主要心血管病事件的危险为 20%~30%。

很高危组   高血压水平 3 级同时有 1 种以上的危险因素或靶器官损害、糖尿病或高血压水平 1~3 级兼有临床相关病变。本组病人 10 年内发生主要心血管病事件的危险最高达 30%。

危险分层越高的病人治疗应越积极。近年来高度重视糖尿病对心血管疾病发生发展的作用,认为该病为冠心病的等危症。

【治疗】

治疗包括非药物及药物治疗两大类。

（一）非药物治疗

非药物治疗适用于各级高血压患者。第 1 级高血压如无糖尿病、靶器官损害即以此为主要治疗。非药物方法可通过干预高血压发病机制中的不同环节使血压有一定程度的降低,并对减少心血管并发症有利。

1.合理膳食

（1）限制钠盐摄入,首先要减少烹调用盐,每人每日食盐量以不超过 6g 为宜。

（2）减少膳食脂肪,补充适量蛋白质,多吃蔬菜和水果,摄入足量钾、镁、钙。

（3）限制饮酒,酒精摄入量与血压水平及高血压患病率呈线性相关,高血压患者应戒酒或严格限制饮酒量。

2.减轻体重 体重增高与高血压密切相关（前已论述）,高血压患者体重降低对改善胰岛素抵抗、糖尿病、高脂血症和左心室肥厚均有益。可通过降低每日热量及盐的摄入,加强体育活动等方法达到。

3.体育运动 体育运动不仅可使收缩压和舒张压下降（6～7mmHg）,且对减轻体重、增强体力、降低胰岛素抵抗有利。可根据年龄及身体状况选择慢跑、快步走、太极拳等不同方式。运动频度一般每周 3～5 次,每次持续 20～60min。

4.气功及其他生物行为方法 气功是我国传统的保健方法,通过意念的诱导和气息的调整发挥自我调整作用。长期的气功锻炼可使血压控制较好、减少降压药量,并可使脑卒中发生率降低。

5.其他 保持健康的心理状态、减少精神压力和抑郁、戒烟等对高血压患者均十分重要。

（二）药物治疗

目前西医常用的降压药物可归纳为六大类,即利尿药、β 受体阻滞药、钙通道阻滞药、血管紧张素转换酶（ACE）抑制药、血管紧张素 Ⅱ 受体阻滞药及 α 受体阻滞药。

1.利尿药 降压作用缓和,服药 2～3 周后作用达高峰,适用于轻、中度高血压,尤其适宜于老年人收缩期高血压及心力衰竭伴高血压的治疗。可单独用,更适宜与其他类降压药合用。有噻嗪类、祥利尿药和保钾利尿药三类。噻嗪类应用最普遍,但长期应用可引起血钾降低及血糖、血尿酸、血胆固醇增高,糖尿病及高脂血症患者宜慎用,痛风患者禁用;保钾利尿药可引起高血钾,不宜与 ACE 抑制药合用,肾功能不全者禁用;祥利尿药利尿迅速,肾功能不全时应用较多,但过度作用可致低血钾、低血压。另有制剂吲达帕胺,同时具有利尿及血管扩张作用,能有效降压而较少引起低血钾。

2.β 受体阻滞药 β 受体阻滞药降压作用缓慢,1～2 周内起作用,适用于轻、中度高血压,尤其是心率较快的中青年患者或合并有心绞痛、心肌梗死后的高血压患者。β 受体阻滞药对心肌收缩力、房室传导及窦性心律均有抑制,可引起血脂升高、低血糖、末梢循环障碍、乏力及加重气管痉挛。因此,对下列疾病不宜用,如充血性心力衰竭、支气管哮喘、糖尿病、病态窦房结综合征、房室传导阻滞、外周动脉疾病。冠心病患者长期用药后不宜突然停用,因可诱发心绞痛;由于抑制心肌收缩力,也不宜与维拉帕米等合用。

3.钙通道阻滞药（CCB） CCB 有维拉帕米、地尔硫卓及二氢吡啶类三组药物。前两组药物除抑制血管平滑肌外,还抑制心肌收缩及自律性和传导性,因此不宜在心力衰竭、窦房结功能低下或心脏传导阻滞患者中应用。二氢吡啶类（如硝苯地平）近年来发展迅速,其作用以阻滞血管平滑肌钙通道为主,因此,对心肌收缩性、自律性及传导性的抑制少,但由于血管扩张,引起反射性交感神经兴奋,可引起心率增快、充血、潮红、头痛、下肢水肿等。上述不良反应主要见于短作用制剂,其交感激活作用对冠心病事件的预防不利,因此不宜作为长期治疗药物应用。近年来二氢吡啶类缓释、控释或长效制剂不断问世，使上述不良反应显著减少，可用于长期治疗。

钙通道阻滞药降压迅速，作用稳定，可用于中、重度高血压的治疗。尤适用于老年人收缩期高血压。

4.血管紧张素转换酶抑制药（ACEI）　是近年来进展最为迅速的一类药物。ACE 抑制药对各种程度高血压均有一定降压作用，对伴有心力衰竭、左室肥大、心肌梗死后、糖耐量减低或糖尿病肾病蛋白尿等合并症的患者尤为适宜。高血钾、妊娠、肾动脉狭窄患者禁用。最常见的不良反应是干咳，可发生于 $10\%\sim20\%$ 患者中，停用后即可消失。

5.血管紧张素 Ⅱ 受体阻滞药　适应证与 ACE 抑制药相同，但不引起咳嗽反应为其特点。血管紧张素 Ⅱ 受体阻滞药降压作用平稳，可与大多数降压药合用（包括 ACE 抑制药）。

6.α 受体阻滞药　分为选择性及非选择性两类。非选择性类如酚妥拉明，除用于嗜铬细胞瘤，一般不用于治疗高血压。选择性 α_1 药物降压作用明确，对血糖、血脂代谢无不良反应为其优点，但可能出现体位性低血压及耐药性，使应用受到限制。

（陈铭俊）

第四节　2 型糖尿病

【概述】

糖尿病（DM）是由于胰岛素分泌绝对或相对不足（胰岛素分泌缺陷），以及机体靶组织或靶器官对胰岛素敏感性降低（胰岛素作用缺陷）引起的以血糖水平升高，可伴有血脂异常等为特征的代谢性疾病。目前，全世界已经确诊的 DM 患者约 1.94 亿，到 2025 年将突破 3.33 亿。在我国 1980 年 DM 的患病率为 0.67%，1994 年为 2.51%，1996 年上升到 3.21%，大城市达 $4\%\sim5\%$，患病人数达 4000 万。DM 可分为原发性 DM 和继发性 DM，原发性 DM 又分为 1 型糖尿病（T1DM）和 2 型糖尿病（T2DM）。T1DM 为胰岛素分泌绝对不足，T2DM 为胰岛素不足伴抵抗；T1DM 必须使用胰岛素治疗，T2DM 多采用中西医综合控制。在 DM 中 90% 以上为 T2DM。DM 血糖严重升高者可发生 DM 酮症酸中毒或非酮症性高渗综合征等急性并发症；长期血糖升高可导致视网膜、肾脏、周围神经或血管等全身大血管、微血管及神经病变，是 DM 致死致残的主要原因。

肥胖是 2 型糖尿病发病的独立危险因素。约 75% 肥胖者发生 2 型糖尿病，而 90% 的 2 型糖尿病在发病前即有体重增加。Nurses Cohort 研究发现，随着 BMI 的升高，糖尿病发病的可能性成倍增加，而且肥胖女性发生糖尿病的危险要大于肥胖男性。扣除年龄因素的影响，BMI 在 $23\sim25kg/m^2$ 和 BMI$>35kg/m^2$ 的女性患 2 型糖尿病的危险性分别是 BMI$<22kg/m^2$ 女性的 4 倍和 93.2 倍；与 BMI$<21kg/m^2$ 的同性别的人相比，BMI$>35kg/m^2$ 的男性患糖尿病的危险性升高 42 倍。在日本的美国人，肥胖者（BMI$\geqslant25kg/m^2$）2 型糖尿病发病率比非肥胖者高近 2 倍。我国的研究表明，肥胖者糖尿病患病率比体重正常者高 4 倍，重度肥胖者糖尿病患病率比体重正常者竟高 30 倍之多。1994 年我国糖尿病协作组普查了 25 岁以上 15615 例糖尿病患者，结果显示：随着 BMI 逐渐升高，血糖、血压和三酰甘油水平呈线性增长。与 BMI$<21kg/m^2$ 组相比，BMI$\geqslant25kg/m^2$ 时发生糖尿病的危险性增加 1.61 倍。因此，BMI$>25kg/m^2$ 是我国发生糖尿病的高危人群。针对中老年人的研究同样显示，超重、肥胖使糖耐量减低，患糖尿病的倾向更大，而且肥胖对餐后血糖（PBS）的影响大于空腹血糖（FBS）。

另外,值得注意的是,脂肪组织的分布也是糖尿病发病的一个重要的危险因素。即使 BMI 控制在正常范围内,如果腹部肥胖,腰围>102cm,糖尿病的发病危险也会提高 3.5 倍。腹部肥胖也是亚洲人和我国人群发生 2 型糖尿病的常见危险因素。1996 年全国 11 省市进行的 2 型糖尿病及糖耐量异常流行病学材料分析显示,其中年龄 40 岁、体重指数 25kg/m² 以及腰臀比 0.9 以上人群的糖尿病或糖耐量异常的患病率增加。2000 年对上海华阳地区 2978 例 15 岁以上人群调查显示,随着总体脂(以 BMI 衡量)及局部体脂(指标为腰围、腰臀比)的增加,糖尿病及糖耐量减低的患病率显著升高。当 BMI 为 23kg/m²、腰围 80cm 及腰臀比 0.85 时,糖尿病、糖耐量减低的患病率显著升高,相对风险增加。

【诊断】

(一)临床表现

典型的 DM 具有多饮、多食、多尿及体重下降;在 T2DM 中约 50% 的患者无症状,80%DM 患者以皮肤或外阴瘙痒、皮肤化脓性感染、视物模糊等为首发症状。

1.DM 期主要症状　①多饮,多尿,烦渴,渴喜冷饮,小便频数量多,有泡沫,或有甜味;②多食易饥,食欲亢进,易饥饿,进食量多,倍于常人;③体重下降,T2DM 开始表现为肥胖或超重,当血糖异常升高至一定程度时,营养物质丢失,体重下降,往往伴有体力不支、倦怠乏力等;④其他症状如心烦易怒、失眠多梦、健忘、腰膝酸软等,女子带下量多,月经不调。

2.并发症期主要症状　DM 急性并发症或慢性并发症引起的脏器功能障碍等可出现相应的表现,如四肢麻木、视力障碍、便秘或大便时干时稀、心悸心慌、眩晕、水肿、男子性欲低下、阳痿等。

(二)体征

早期病情较轻,大多无明显体征。病情严重时出现急性并发症,有失水等表现,病久则发生大血管、微血管、周围或内脏神经、肌肉、骨关节等各种并发症而出现相应的体征。

(三)理化检查

1.血液检查

(1)血糖:DM 诊断必须采用静脉血浆血糖,DM 监测可用指血检测毛细血管血糖。

(2)OGTT:DM 前期人群,或 DM 疑似人群(有 DM 家族史者,反复早产、死胎、巨婴、难产、流产的经产妇,或屡发疮疖痈疽者,或皮肤及外阴瘙痒者)及 DM 高危人群(肥胖、高血压、冠心病、血脂异常)均须进行 OGTT。

(3)糖化血红蛋白(HbA_{1c}):血糖与红细胞膜血红蛋白逐渐结合形成 HbA_{1c},存在于红细胞生成至破坏的全过程中,可以反映近 2～3 个月的平均血糖水平。

(4)糖化血清蛋白:血糖与血清白蛋白结合形成糖化血清蛋白,可以反映近 1～2 周的血糖情况。

(5)空腹血浆胰岛素与胰岛素释放试验:可以反映胰岛 β 细胞的贮备功能。

(6)C 肽释放试验:外源性注射胰岛素的病人更适合测定 C 肽。

(7)胰岛细胞自身抗体:常见的有胰岛细胞抗体(ICA)、胰岛素自身抗体(IAA)和谷氨酸脱羧酶抗体(GADA)。

(8)血脂:DM 患者的三酰甘油、总胆固醇与低密度脂蛋白胆固醇均升高,而高密度脂蛋白胆固醇降低。其中三酰甘油升高最常见。

2.尿液检查

(1)尿糖:正常人肾糖阈为 8.96～10.08mmol/L(160～180mg/dl),超过此水平时才出现尿糖。

(2)尿蛋白:一般无 DM 肾病者阴性或偶有微量白蛋白。

(3)尿酮体:见于 DM 酮症或酮症酸中毒时,也可因进食过少发生饥饿性酮症。

(4)其他:DM 尿路感染时常规尿检或尿液镜检可见大量白细胞。

3.人体测量学

(1)体重指数(BMI):BMI＝实际体重/身高^2(kg/m^2)。2001 年提出中国成人体重指数分类的推荐意见,认为 BMI 在 24.0～27.9kg/m^2 时为超重,≥28kg/m^2 时为肥胖。

(2)腰围与腰围臀围比率(WHR):中国人腰围男性≥85cm、女性≥80cm 为腹型肥胖。WHR＝腰围/臀围,WHR 是区分体脂分布类型的指标,正常指标为男性<0.90、女性<0.85。若男性>0.90 为中心性肥胖,女性>0.85 为中心性肥胖。

(3)其他检查:当出现急性并发症时要进行血酮、电解质、渗透压、酸碱度等相应的检查。

(四)诊断标准

参照 1999 年 WHO 专家咨询委员会对 DM 的定义、分类与诊断标准:DM 症状(多尿、多饮及不能解释的体重下降),并且随机(餐后任何时间)血浆葡萄糖(VPG)≥11.1mmol/L(200mg/dl);或空腹(禁热量摄入至少 8h)血浆葡萄糖(FPG)水平≥7.0mmol/L(126mg/dl);或口服葡萄糖(75g 脱水葡萄糖)耐量试验(OGTT)中 2h 的血浆葡萄糖(2h PG)水平≥11.1mmol/L(200mg/dl)。

注:在无引起急性代谢失代偿的高血糖情况下,应在另一日重复上述指标中任何一项,以确定 DM 的诊断,不推荐做第三次 OGTT 测定。

(五)鉴别诊断

1.非葡萄糖尿　乳糖尿见于哺乳妇女或孕妇及婴儿,果糖及戊糖尿见于进食大量水果后,为罕见的先天性疾病。

2.非 DM 性葡萄糖尿　当过度饥饿后,一次进食大量糖类食物,可产生饥饿性糖尿;少数正常人在摄食大量糖类食物后,或因吸收过快,可出现暂时性滋养性糖尿;胃切除或甲状腺功能亢进可出现暂时性糖尿及低血糖症状。肾炎、肾病等可因肾小管再吸收功能障碍而发生肾性糖尿。怀孕后期或哺乳期妇女由于乳腺产生过多乳糖,且随尿排出产生乳糖尿。脑出血、大量上消化道出血、脑瘤、窒息等,有时血糖呈暂时性过高伴尿糖为应激性糖尿。尿酸、维生素 C、葡萄糖醛酸等具有还原性的物质或异烟肼、青霉素、强心苷、噻嗪类利尿药等随尿排泄的药物使尿糖出现假阳性。

3.甲状腺功能亢进症　表现为多食、易饥、口干口渴、怕热多汗、急躁易怒等高代谢状态,血甲状腺激素水平升高。

【治疗】

(一)基础治疗

1.饮食　坚持做到总量控制、结构调整、次序颠倒,就是指每餐只吃七八分饱,以素食为主,其他为辅,营养均衡,进餐时先喝汤、吃青菜,快饱时再吃些主食、肉类。在平衡膳食的基础上,根据病人体质的寒热虚实选择相应的食物:火热者选用清凉类食物,如苦瓜、蒲公英、苦菜、苦杏仁等;虚寒者选用温补类食物,如生姜、干姜、肉桂、花椒作调味品炖羊肉、牛肉等;阴虚者选用养阴类食物,如黄瓜、西葫芦、丝瓜、百合、生菜等;大便干结者选黑芝麻、菠菜、茄子、胡萝卜汁、白萝卜汁;胃脘满闷者选凉拌紫苏叶、荷叶、陈皮丝;小便频数者选核桃肉、山药、莲子;肥胖者采用低热量、粗纤维的减肥食谱,常吃粗粮杂粮等有利于减肥的食物。针对糖尿病不同并发症常需要不同的饮食调摄,如糖尿病神经源性膀胱患者晚餐后减少水分摄入量,睡前排空膀胱;合并皮肤瘙痒症、手足癣者应控制烟酒、浓茶、辛辣、海鲜发物等刺激性饮食;合并脂代谢紊乱者可用菊花、决明子、枸杞子、山楂等药物泡水代茶饮。

2.运动　坚持做适合自己的运动,应循序渐进、量力而行、动中有静、劳逸结合,将其纳入日常生活的规划中。青壮年患者或体质较好者可以选用比较剧烈的运动项目,中老年患者或体质较弱者可选用比较温和的运动项目,不适合户外锻炼者可练吐纳呼吸或打坐功;八段锦、太极拳、五禽戏等传统的养身调心锻炼方式适宜大部分患者;有并发症的患者原则上避免剧烈运动。

3.心理调节　DM患者应正确认识和对待疾病,修身养性,陶冶性情,保持心情舒畅,调条畅气机,树立战胜疾病的信心和乐观主义精神,配合医生进行合理的治疗和监测。

(二)西医治疗

1.治疗原则和代谢控制的目标　纠正DM患者不良的生活方式和代谢紊乱,以防止急性并发症的发生,减少或延缓慢性并发症的发生率与风险,提高DM患者的生活质量。综合性治疗包括饮食控制、运动、血糖监测、DM自我管理教育和药物治疗等措施。针对病情采用降糖、降压、调脂、改变不良生活习惯。

2.饮食治疗　饮食治疗应尽可能做到个体化,达到平衡膳食。热量分配:糖类占55%~65%、脂肪占25%~30%、蛋白质占15%,主副合理,粗细搭配,营养均衡;限制饮酒,特别是肥胖、高血压和(或)高三酰甘油血症的病人;每天食盐限量在6g以内,尤其是高血压病人;妊娠的DM患者应注意叶酸的补充,以防止新生儿缺陷;钙的摄入量应保证每天1000~1500mg,以减少发生骨质疏松的危险性。

3.运动治疗　运动治疗的原则是适量、经常性和个体化。保持健康为目的的体力活动包括每天至少30min中等强度的活动,如慢跑、快走、骑自行车、游泳等,运动时注意安全性。

4.DM的治疗

(1)口服降糖药:①促胰岛素分泌药,包括磺脲类药物和格列奈类药物,刺激胰岛β细胞分泌胰岛素,增加体内胰岛素的水平;②双胍类药物,主要抑制肝脏葡萄糖的产生,还可能有延缓肠道吸收葡萄糖和增强胰岛素敏感性的作用;③α-糖苷酶抑制药,延缓肠道对淀粉和果糖的吸收,降低餐后血糖;④格列酮类药物,胰岛素增敏药,可通过减少胰岛素抵抗而增强胰岛素的作用。

选择降糖药物应注意的事项:肥胖、不良反应、过敏反应、年龄及其他的健康状况如肾病、肝病可影响药物选择;联合用药宜采用不同作用机制的降糖药物;口服降糖药物联合治疗后仍不能有效地控制高血糖,应采用胰岛素治疗。严重高血糖的患者应首先采用胰岛素降低血糖,减少发生DM急性并发症的危险性。待血糖得到控制后,可根据病情重新制定治疗方案。

(2)胰岛素治疗:T1DM要及时应用胰岛素治疗,T2DM可用胰岛素补充治疗,根据病情与经济条件适当选用动物或人胰岛素。

(陈铭俊)

第五节　阻塞性睡眠性呼吸暂停综合征

【概述】

睡眠呼吸暂停综合征(SAS)是一种曾经被严重忽视的与睡眠相关的严重呼吸障碍,目前比较公认的呼吸暂停界定为睡眠过程口鼻呼吸气流均停止>10s且次数>30次,或平均每小时睡眠呼吸暂停低通气次数(睡眠呼吸紊乱指数AHI)>5,通气不足。低通气则指呼吸气流降至正常气流强度的50%,并伴有SaO_2下降≥4%。传统分类包括阻塞性睡眠呼吸暂停综合征(OSAS)、中枢性睡眠呼吸暂停综合征和混合性睡眠呼吸暂停综合征。其中以OSAS最常见,国外资料显示成年人中患病率达2%~4%,是多种全身性疾病独立危险因素,甚至发生夜间猝死。

(一)肥胖与阻塞性睡眠性呼吸暂停综合征

据报道,美国OSAS高发年龄为45~65岁,成年男性OSAS发病率为4%~9%,女性为1%~2%。

而在病态肥胖患者中其发病率比一般人群高 12～30 倍。肥胖是 OSAS 最显著的危险因素。其危险度是性别的 4 倍、年龄的 2 倍。尤其是上身肥胖,颈围的增粗(男性＞43cm,女性＞39cm)与 AHI 呈明显正相关。大多数 OSAS 见于肥胖患者,至少 60％～70％的 OSAS 患者伴有肥胖。BMI 与 OSAS 病情严重程度密切相关。肥胖者 45％～55％出现打鼾,严重打鼾和习惯性打鼾者常伴程度不同的 OSAS。实际上,大多数打鼾者是在打鼾多年后才出现 OSAS。在肥胖患者中,OSAS 发病率男性为 42％～48％,女性为 8％～38％。

肥胖者由于胸、腹部大量脂肪堆积,使胸壁顺应性减低,增加呼吸系统机械负荷,使肺功能残气量降低,而低肺容量通气则可使气道潮气量呼吸时处于闭合状态。另外,肥胖是造成咽喉狭窄的主要因素之一。肥胖者咽壁及软腭脂肪堆积过多,悬雍垂下垂,且多伴有舌体肥厚,加之扁桃体肥大等因素致后咽部横截面积明显减少,呼吸时这段气流受阻,引起软腭下缘及悬雍垂急速颤动,从而发出过响的鼾声。颈部脂肪沉积导致颈围增加,在睡眠时引起上气道充填和阻塞。Stauffer 等的研究发现,OSAS 患者悬雍垂中肌肉和脂肪的百分比明显高于对照组,说明脂肪已渗透到了咽组织。上气道的阻塞使胸腔负压不正常的增加,从而导致咽部的扩大肌和收缩肌疲劳、弹性减退,最终使 OSAS 症状逐步加重,特别是仰卧位时症状更加严重。肺容量的减少加之呼吸肌收缩强度降低,均可导致肺总量减少,通气/血流比例失衡加重,导致低氧血症、高碳酸血症、血二氧化碳分压升高、pH 降低。产生肺及全身血管收缩、迷走性心动过缓、心肌和脑组织缺血、睡眠紊乱、躯体活动增加,引起机体多脏器功能的损害。除此之外,在 OSAS 患者中,呼吸控制机制亦有不同程度的损害。

(二)睡眠呼吸暂停综合征的危害

OSAS 是一种发病率较高,具有潜在危险的疾病。睡眠时肺通气不足可引起或促进呼吸暂停的发生,导致血氧分压下降、二氧化碳分压升高、血 pH 下降,从而引起脑功能障碍、肺动脉高压、高血压、心动过缓,严重者可出现心衰、呼吸衰竭甚至猝死。有研究表明,当排除肥胖、性别、年龄后,OSAS 是高血压发生发展的独立危险因素。OSAS 与冠心病也有较强的相关性。OSAS 患者还容易出现心室肥大、心功能衰竭、缺血性脑卒中、出血性脑卒中和糖尿病。

【病因】

(一)性别、年龄和肥胖

OSAS 常见于男性,在妇女绝经前,男性的发病率显著高于女性,男性与女性的发病比例为(2～3):1;妇女绝经后,发病率明显增加,与男性发病率相近。OSAS 好发于中老年人群,且随年龄增加而加重。中老年人 OSAS 的高发生率与肥胖密切相关,肥胖致口咽部黏膜下脂肪沉积,特别是在软腭水平,加重阻塞。

(二)上呼吸道疾病

鼻息肉、鼻甲肥大及慢性鼻炎等疾病导致鼻腔阻塞,加重睡眠时打鼾及发生反复的呼吸暂停及低氧血症。扁桃体肿大、慢性咽炎导致的黏膜肿胀、增厚及舌肥大、舌根后坠等因素均使咽腔狭窄,加重病情。

(三)肌肉因素

任何因素致气道肌肉张力改变皆可致夜间发生上气道阻塞。

(四)神经、体液及内分泌因素

神经因素、绝经后妇女、肥胖、肢端肥大症及甲状腺功能减退等内分泌紊乱均易发生夜间呼吸暂停。

(五)先天性因素

颈短、颅面畸形、下颌畸形等均可使咽腔的正常解剖发生改变,出现咽腔等上呼吸道通路变狭窄。

(六)种族及遗传因素

年轻的非洲裔美国人与高加索人相比,发生 OSAS 的危险性明显增加,且这些种族的差异随着年龄的增长而下降。非肥胖的 OSAS 病人存在家庭聚集,有一定的遗传特性。

(七)乙醇及药物

乙醇及安眠镇静药的使用可降低上气道肌肉张力,抑制觉醒反应,抑制网状激动系统的效应,降低腭舌肌对低氧及高碳酸血症的反应,导致夜间发生睡眠呼吸暂停。

(八)神经系统的损害

中枢神经系统疾病如肿瘤、外伤、血管栓塞、颅内感染,运动系统疾病如脊髓灰质炎、肌强直性营养不良等神经肌肉病变等均有可能发生 OSAS。

(九)低氧血症及高碳酸血症

许多慢性阻塞性肺病(COPD)患者,当发生低氧血症或高碳酸血症时,上述因素可损害患者的呼吸中枢功能,易合并 OSAS。

【诊断】

(一)临床表现

OSAS 患者睡眠时有打鼾,且鼾声很大,打鼾与呼吸暂停间歇交替发作,呼吸暂停严重者出现窒息后憋醒,部分患者夜间憋醒后感心慌、胸闷或心前区不适。白天嗜睡和困倦,严重患者频繁打瞌睡。由于夜间出现反复的呼吸暂停及低氧血症,久之,可影响患者全身各脏器功能,出现与全身各脏器功能损害有关的各种远期并发症,如肺动脉高压、肺心病、心律失常、高血压、心肌梗死、脑栓塞、红细胞增多症、代谢紊乱和性欲减退。

(二)睡眠呼吸监护和相关检查

1.睡眠呼吸监护适应证　夜间反复打鼾、睡眠不宁,清晨头痛,白天嗜睡,易疲劳者;肥胖,睡眠时伴有明显低氧血症和心律失常者;打鼾伴有药物难于控制的顽固性高血压或不明原因的胸闷者;打鼾伴有不明原因的蛋白尿和糖尿病者;与脊柱后侧凸、肌肉萎缩有关的膈肌或胸廓损害者;通气/血流比例和弥散严重受损的肺疾病,如肺纤维化、纤维化性肺结核;影响呼吸中枢的疾病;肥胖性低通气综合征;慢性高山病、睡眠中反复出现低氧血症者;长期接受强效利尿药,由于代谢性碱中毒抑制通气功能者。

2.监护方法　标准的多导睡眠图(PSG)应完整地记录如下数据:脑电图、肌电图、心电图、通气、口鼻及胸腹部呼吸运动的结果。直接监测通气需用咬口或面罩收集呼出气,但患者不易耐受,且影响自然睡眠状态。间接监测通气包括定性和半定量两种方法。定性方法可应用热敏电阻或快速 CO_2 分析仪监测通过口鼻的呼吸气体。半定量方法可采用磁强计或呼吸感应性体容积描记仪。胸腹呼吸运动可用膈肌电图、经膈压测定和呼吸感应性容积描记仪监测。呼吸紊乱结果的监测主要有直接或间接测定 PaO_2、$PaCO_2$ 和 $SaO_2\%$。

3.相关检查

(1)身高、体重,计算体重指数 BMI=体重(kg)/身高(m)^2。

(2)体格检查包括颈围、血压(睡前和醒后血压)、评定颌面形态、鼻腔、咽喉部的检查;心、肺、脑、神经系统检查等。

(3)血细胞计数特别是红细胞计数、血细胞比容(HCT)、红细胞平均体积(MCV)、红细胞平均血红蛋白浓度(MCHC)。

(4)动脉血气分析。

(5)肺功能检查。

(6)X 线头影测量(包括咽喉部测量)及胸片。

(7)心电图。

(8)病因或高危因素的临床表现。

(9)可能发生的合并症。

(10)部分患者应检查甲状腺功能。

(三)诊断和鉴别诊断

1.诊断标准　临床上有典型的夜间打鼾及呼吸不规则、白天过度嗜睡、经 PSG 监测显示夜间 7h 睡眠中呼吸暂停及低通气反复发作>30 次,或低通气指数(每小时呼吸暂停+低通气次数),5 次/h。

2.鉴别诊断

(1)CSAS:CSAS 通常没有打鼾和呼吸暂停,胸腹呼吸运动消失。

(2)低通气综合征和其他原因低通气:综合临床表现、神经-肌肉疾病、肺功能和 PSG 检测等资料进行鉴别。需要注意肥胖低通气综合征常和 OSAS 并存。

(3)原发性鼾症和上气道阻力综合征:严重打鼾,但无呼吸暂停和血氧饱和度降低。

【治疗】

(一)一般措施

运动和适当控制饮食等减肥措施对 OSAS 常有明显效果。单纯氧疗对于 OSAS 患者无明显疗效,原因在于氧疗使缺氧对外周化学感受器的刺激消失,可能使其对缺氧的唤醒反应减弱,应结合呼吸机进行。戒烟酒和避免应用镇静药。

(二)呼吸机治疗

经鼻持续性气道正压呼吸(CPAP)可保证上气道扩张,较好地预防睡眠时呼吸暂停,疗效高达 90%~95%;对于重叠综合征(OSAS 合并慢性阻塞性肺病)患者或 OSAS 病情严重、CPAP 治疗压力较高者可采用经鼻双水平气道正压呼吸机治疗;自动调节 CPAP 呼吸机的使用有利于提高患者使用呼吸机的舒适度和长期使用呼吸机的依从性。

(三)手术治疗

鼻甲肥大、鼻息肉等可采用激光或手术治疗;扁桃体和增殖体肥大的应做手术。悬雍垂-腭咽成形术(UPPP)对单纯性口咽部阻塞有一定的疗效;UPPP 手术近期疗效较好,远期(3~5 年)易复发,总有效率为 50%~60%。严重者无法适应呼吸机治疗或不适宜 UPPP 时,可考虑气管切开和造瘘术。

(四)其他

口腔正畸及矫治器可减轻打鼾,但对改善缺氧和呼吸紊乱的效果尚难评价,且耐受性差。对于 CSAS 可试用茶碱、乙酰唑胺、阿米三嗪和黄体酮等呼吸中枢兴奋药物治疗。

(陈铭俊)

第二十三章　高尿酸血症与痛风

据城市调查结果,我国正常人群血尿酸浓度,男性为 $143\sim380\mu mol/L(2.4\sim6.4mg/dl)$,女性更年期以前为 $95\sim309\mu mol/L(1.6\sim5.2mg/dl)$,更年期后则接近男性。血尿酸浓度超越正常上限即称之为高尿酸血症。血尿酸的饱和度在 $37℃$ 时为 $416\mu mol/L(7.0mg/dl)$,如超过此值即达超饱和,尿酸可在组织内沉积从而引起关节炎、痛风石形成、尿酸性肾结石和痛风性肾实质病变等临床表现,称为痛风。高尿酸血症只有部分患者发展为痛风,其转变机制未明,因而两者的界限不易划分,但临床上一般以仅有高尿酸血症表现者较为多见。近年来由于经济发展,人们生活水平提高,加上对本病认识加深,痛风患病率日渐增高。

【病理生理】

尿酸为嘌呤的代谢终产物,大部分由肾排出。故任何原因使肾排出尿酸减少和(或)尿酸生成增多,均可导致高尿酸血症。高尿酸血症和痛风可分为原发性和继发性两大类。原发性的基本属遗传性,但遗传方式大多未明。目前认为原发性痛风与肥胖、原发性高血压、血脂异常、糖尿病、胰岛素抵抗密切相关。继发性主要因肾、血液系统等疾病或药物、高嘌呤食物等引起。血尿酸增高或其他原因(如血浆白蛋白减少、α_1 和 α_2 球蛋白减少、局部组织 pH 和温度降低等)使尿酸盐溶解度下降,尿酸盐容易以无定形或微小结晶的形式析出而沉积于不同的组织中,引发机体病理生理的改变。

1.痛风性关节炎　关节组织中血液供应相对较少,温度较低,pH 较低(关节周围的基质中含有较多的酸性黏多糖),故较其他组织更易发生尿酸盐沉积。尿酸盐被关节滑囊中的多形核白细胞吞噬后,激发趋化因子及炎性因子的释放,引起关节的炎症反应。下肢关节,尤其是踇趾的跖趾关节,承受压力大,易损伤,局部温度低,常为痛风性关节炎好发部位。最容易发生尿酸盐沉积的组织为关节软骨,可引起软骨退行性变,导致滑囊增厚、软骨下骨质破坏及周围组织纤维化,晚期可发展为关节强硬及关节畸形。

2.痛风石　痛风的特征性表现。尿酸盐以结晶形式沉积于组织,引起慢性炎症反应,其周围有大量单核细胞、巨核细胞包绕,有时还有分叶核细胞浸润,形成肉芽肿。随着沉积物的不断增多,在局部逐渐形成黄白色赘生物。早期质地较软,后期质地逐渐变硬(由于痛风石内纤维组织增多)。痛风石可经破溃的皮肤排出,由此形成的溃疡不易愈合。

3.痛风性肾改变　尿酸可在远曲小管和集合管形成结晶而析出,引起肾小管及肾间质的化学性炎症。

(1)痛风性肾病(尿酸性肾病):尿酸盐沉积于肾髓质、椎体等部位,白细胞及巨噬细胞浸润,引起慢性间质性肾炎。一般病情进展慢,晚期可因肾小管变性、萎缩及肾小球硬化而导致肾衰竭。高血压、肾动脉硬化、尿路结石及尿路感染常加重肾损害。

(2)急性梗阻性肾病:短期大量尿酸结晶沉积肾集合管、肾盂、肾盏及输尿管内,引起尿路阻塞而发生急性肾衰竭。多见于骨髓增生性疾病和肿瘤化疗或放疗后,尿酸生成大量增加。

(3)尿酸性肾石病:尿酸性结石形成与血尿酸浓度、尿中尿酸排泄量及尿 pH 有关。血尿酸浓度越高、尿酸排泄量越大、pH 越低,则尿酸性结石的形成也越多。

【临床表现】

1.**发病人群**　以男性多见,患病率随年龄增长呈逐渐增高趋势,发病高峰年龄在 40 岁左右,常伴有肥胖、高脂血症、高血压、糖尿病。如系女性,多在绝经后发病。

2.**诱发因素**　常见的诱因为酗酒、过度疲劳、走路过多引起的关节疲劳、关节受伤、寒冷、摄入大量高嘌呤食物。

3.**临床分期**

(1)无症状期:仅有血尿酸水平增高,而无任何临床表现。慢性无症状高尿酸血症与心血管疾病密切相关。大部分患者终身停留于高尿酸血症,仅小部分发生临床痛风,如未做临床检查,往往漏诊。

(2)急性关节炎期:常是痛风的首发症状。典型发作起病急骤,多于午夜因剧痛而惊醒,最易受累部位为姆趾的跖趾关节的内侧面,其次依次为踝、跟、膝、指、肘等关节。局部有红、肿、热、痛、功能障碍,触之剧痛,至日间可好转。次日凌晨疼痛再度加重,局部皮肤由红色转为紫蓝色,伴凹陷性水肿,一般持续3~20d。

(3)间歇期:两次发作之间的病情稳定期。多数患者的发作间隔不等。

(4)慢性关节炎期:痛风石是特征性的表现。关节炎反复发作,未治疗或治疗不彻底者,可表现为多个关节受累。由于痛风石的不断增大和增多,软骨及关节周围结缔组织尿酸盐沉着,纤维增生,骨质破坏,导致关节强直、畸形、活动障碍等。

4.**肾并发症**

(1)尿酸性肾石病:细小的泥沙样结石容易随尿液排出,患者可无症状;较大的结石常引起肾绞痛及血尿;并发尿路感染者,可有尿频、尿急、尿痛等尿路刺激征及腰痛。

(2)痛风性肾病:病程进展较慢。早期表现为间歇性蛋白尿,随着病情的发展,转变为持续性蛋白尿,肾浓缩功能受损,出现夜尿增多等。晚期可发生慢性肾功能不全,出现相应症状。

(3)急性肾衰竭:尿酸盐结晶引起尿路梗阻,突然出现少尿甚至无尿,需立即处理。

5.**继发性痛风**　继发性者除有原发疾病的临床表现外,主要以高尿酸血症为主,血尿酸较原发性高,而痛风临床症状不典型。常见于骨髓增生性疾病和淋巴增生性疾病(如白血病、淋巴瘤、多发性骨髓瘤等),以及肿瘤的化疗与放疗阶段,可因细胞增殖和急剧破坏,核酸分解增多,大量产生尿酸,以致引起急性高尿酸血症肾病较为多见。因病程短,慢性关节炎的症状不易见。

【诊断依据】

1.**临床表现及家族病史**　临床表现见上文,询问家族病史。

2.**实验室检查**

(1)血尿酸:血尿酸升高时痛风患者的重要临床生化特点,但血尿酸与临床表现的严重程度并不一定完全平行,少数患者关节炎急性发作期血尿酸水平可正常。

(2)尿酸排量:正常饮食情况下,24h 尿酸排量增多,可>1000mg(正常人一般不超过 600mg),排泄过多是高尿酸血症导致的结果。也有患者 24h 尿酸排量减少,<600mg,排泄过少是导致高尿酸血症及痛风的原因。

(3)病变关节液检查:急性期关节腔穿刺抽取关节液,偏振光(折光)显微镜检查可见白细胞内有双折光针状的尿酸盐结晶。

(4)痛风石活检:取出的痛风石,偏振光显微镜可发现大量尿酸盐结晶。也可通过紫尿酸氨试验、尿酸氧化酶分解及紫外分光光度计测定等方法分析活检组织化学组分。

(5)其他:急性期红细胞沉降率加快,一般在 50~60mm/h;白细胞增多,伴中性粒细胞增多。

3.影像学检查

(1)X线检查:早期非特异性改变,表现为软组织肿胀、骨质疏松、无菌性坏死性骨病变。典型的表现为囊性变、骨皮质缺损,多见于第一趾骨远端。病程久者,关节腔隙狭窄、骨赘(尤其在足背前有垂直赘生物,边缘锐利)。某些患者可见痛风石。

(2)CT及MRI:用于对沉积在关节腔内的痛风石的诊断。两项检查联合进行可对多数关节内痛风石做出准确诊断。

4.痛风的诊断标准　　下列标准中符合2项即可诊断。

(1)血尿酸,男性$>417\mu$mol/L(7mg/dl),女性$>357\mu$mol/L(6mg/dl)。

(2)有痛风石。

(3)关节液中找到尿酸盐结晶或组织内有尿酸盐沉积。

(4)有2次以上发作。

(5)有典型的关节炎发作(突然起病、夜剧昼缓、局限于下肢远端)。

(6)秋水仙碱治疗48h内缓解。

【鉴别诊断】

1.化脓性关节炎　　常为单个关节受累,可具明显红、肿、热、痛特点,易与痛风性关节炎混淆,但化脓性关节炎常伴淋巴结肿大,血尿酸水平多在正常范围内,关节滑囊液内含大量白细胞,培养可得致病菌有助于两者鉴别。

2.类风湿关节炎　　常见于青、中年女性,好发于手指小关节及腕、膝、踝、骶髂和脊柱等关节。表现为游走性、对称性关节炎,血尿酸不高,类风湿因子多阳性,X线关节面粗糙、关节间隙狭窄、关节面融合等,与痛风所致的骨质缺损相鉴别。

3.风湿热　　表现对称性、游走性关节炎,有心脏损害。痛风无心脏损害,关节病变局限于下肢远端,累计单关节常见,可予鉴别。

4.结晶性关节炎

(1)假性痛风:多见于老年人,为骨关节钙化所致,以膝关节最常受累。血尿酸水平正常,秋水仙碱治疗多无效,关节滑囊液检查有焦磷酸钙结晶及磷灰石结晶。X线片可显示关节软骨钙化。

(2)类固醇结晶样关节炎:常见于女性,受累关节多为类固醇封闭注射的关节。血尿酸水平正常,关节滑囊液检查可发现类固醇结晶,X线片可见关节组织钙化,秋水仙碱治疗无效。

【治疗方案】

治疗目的在于迅速终止发作,防止复发;纠正高尿酸血症,使血尿酸保持在正常范围;防止尿酸结石形成和肾功能损害。

1.一般处理　　除防止超重或肥胖、严格戒酒、避免诱发因素、不宜进食高嘌呤食物外,饮食方面应少食果糖,糖类占总热量不超过60%,蛋白质每日摄入量为每千克标准体重1g左右,多饮,使每日尿量在2000ml以上。尿pH 6.0以下时,需给予碱化尿液药物,如晨尿酸性则可于晚上睡前给予乙酰唑胺250~500mg。

2.急性发作期的处理

(1)秋水仙碱

①用法:口服法,每小时0.5mg或每2小时1.0mg,每日总量4~8mg,持续24~48h直至疼痛缓解,或出现胃肠道反应不能耐受时停止使用。静脉法,1~2mg溶于生理盐水20ml中,5~10min缓慢注射,4~5h可再次注射,总量不超过4mg,切勿外漏造成组织坏死。秋水仙碱对痛风有特效,但由于其毒性大、不良反应明显,故临床多先采用吲哚美辛、吡罗昔康等非甾体消炎药治疗。

②不良反应:恶心呕吐、腹泻、肝细胞损害、骨髓抑制、脱发、呼吸抑制等。

③禁忌证:骨髓抑制、肝肾功能不全、白细胞减少者。

(2)非甾体消炎药:最广泛应用的是吲哚美辛(消炎痛)。

①用法:吲哚美辛,开始剂量50mg,1/6h。症状减轻后逐渐减为25mg,2~3/d。

②不良反应:胃肠道刺激、水钠潴留、头晕、头痛、皮疹等。

③禁忌证:活动性消化溃疡者。

(3)糖皮质激素:泼尼松等糖皮质激素虽然使症状迅速缓解,但停药后往往症状复发加重,故只在秋水仙碱、非甾体类抗炎药治疗无效或禁忌时才考虑短期使用。一般用泼尼松(强的松)10mg,3/d,症状缓解后逐渐减量。

(4)注意事项:禁用排尿酸的药物(噻嗪类利尿药、氨苯蝶啶、烟酸、乙胺丁醇、吡嗪酰胺、左旋多巴等)。降低血尿酸药物在用药早期可使进入血液中的尿酸增多,有诱发急性关节炎的可能,可加重及延长急性发作过程,故在本阶段不使用。

3.间歇期和慢性期处理　急性期控制后需使用排尿酸药或抑制尿酸合成药,使血尿酸维持在正常范围。使用排尿酸药和(或)抑制尿酸生成药期间可引致痛风急性发作,给予秋水仙碱或吲哚美辛等非甾体消炎药,可使症状缓解,不必停药。

(1)排尿酸药:应用排尿酸药时,需多饮水,保持每日尿液在2000ml以上,同时应碱化尿液,防止尿酸排出过程中形成尿路结石。

①适用人群:适用于肾功能尚好的患者,如肌酐清除率<80ml/min时疗效开始降低,达30ml/min时无效。已有尿酸结石形成或每日从尿排出尿酸盐900mg以上时,不宜使用。

②常用药物:苯溴马隆(痛风利仙或立加利仙)25~100mg,早餐后一次顿服;丙磺舒(羧苯磺胺),初用0.25g,2/d,2周内增至0.5g,3/d,单日最大量2g。

(2)抑制尿酸生成药

①适用人群:适用于尿酸生成增多,使用排尿酸药无效或不宜使用的患者。如无禁忌而病情需要,亦可与排尿酸药合用,可使血尿酸浓度能较快降至正常范围,特别适用于痛风石严重而肾功能良好的病者。

②常用药物:主要别嘌呤醇,剂量一般为100mg,3/d,根据血尿酸浓度调整,最大剂量可用至600mg/d。也可用别嘌醇0.3g,1/d。不良反应有胃肠道刺激、皮疹、发热、肝损害、骨髓抑制等。肾功不全者,此药使用宜减半量。

4.急性肾衰竭的处理　痛风及高尿酸血症导致急性肾衰竭,须紧急处理。先予乙酰唑胺500mg,继而250mg,3/d。再给予静脉滴注1.25%碳酸氢钠碱化尿液及大量补液,同时静脉注射呋塞米60~100mg,使水分排出,增加尿流量,冲开结晶的堵塞。立即使用别嘌醇,剂量于开始时为每日每千克体重8mg,一次服,3~4d后减至100~300mg/d,视血尿酸浓度水平进行调整。病情较重,血尿素氮增高显著,可予血液透析。如为肾盂或输尿管的尿酸性结石所引起,可先行经皮肾造瘘术,以缓解肾外梗阻,再做有关肾石的进一步处理。

5.无症状高尿酸血症的处理　对血尿酸经常超过正常,经饮食治疗仍不能令人满意,尤其有明显家族史者,即使无明显临床表现,也可考虑给予药物治疗。

6.继发性痛风的治疗　主要针对原发病治疗,处理原则同原发性,降低血尿酸药物首选别嘌呤醇。

【小结】

痛风是终身性疾病,无肾功损害或关节畸形者,经有效治疗后一般不影响生活质量。药物治疗的不及时或不合理,可导致急性痛风的慢性化或产生耐受性痛风。因此,痛风的综合、合理治疗十分重要。治疗的同时应加强患者教育工作,对痛风的防治亦十分重要。

(陈铭俊)

第二十四章 内分泌代谢性疾病肾损害

第一节 肥胖相关性肾病

肥胖是一种疾病,它不仅是糖尿病、冠心病、高血压、高脂血症和睡眠呼吸暂停综合征等疾病的高危因素,同时也能导致肾脏病。自从1974年Weisinger首次报道了重度肥胖与蛋白尿之间的关系,肥胖相关性肾病(ORG)日益受到重视。

一、病因

确切的病因机理还不十分清楚,可能是肥胖者肾包膜下脂肪紧紧包裹,部分脂肪向肾实质内渗透,造成对肾组织的机械压力,导致肾组织局部缺氧性损伤;肥胖者常常伴有高血压、高血脂及胰岛素抵抗,这些变化能造成肾脏血流动力学的改变,也就是说有可能引起肾脏的高滤过、高灌注性的损伤。

二、临床表现

各年龄肥胖患者均可发生ORG。患者常伴发其他代谢疾病,如高脂血症(尤其高三酰甘油血症)、高尿酸血症、胰岛素抵抗综合征及糖尿病等。

ORG通常隐袭起病,54.4%的患者临床无明显症状,多在体检时发现尿检异常而就诊。早期GFR增高,出现微量白蛋白尿,而后逐渐出现显性蛋白尿,乃至大量蛋白尿,但是低白蛋白血症及肾病综合征发生率低(可能与肾小球足细胞损伤程度、蛋白尿选择性、肾小管重吸收及分解蛋白能力等因素相关,机体能充分代偿尿蛋白丢失)。约14%患者有镜下血尿,无肉眼血尿发作。部分患者可出现肾功能不全,但是肾功能损害进展缓慢。

三、实验室检查

1.尿液检查　表现为肾病性或非肾病性蛋白尿,少数患者合并镜下血尿。

2.血液检查　血液黏质度升高,血色素多高于正常水平;糖代谢异常,空腹血糖升高(7.0＞空腹血糖＞6.1mmol/L);游离脂肪酸增加;高胰岛素血症(空腹胰岛素＞25mIU/L);高脂血症(尤其是高三酰甘油血症);高尿酸血症;皮质激素水平异常;C-反应蛋白(CRP)可轻度升高;一般不合并严重低蛋白血症,白蛋白大于30g/L;较少进展至终末期肾脏病患者可伴有尿素氮、肌酐增高。

3.肾脏 B 超　可表现肾脏体积增大。

4.病理检查　光镜下最突出的表现为肾小球体积增大,肾小球体积的增加幅度与肥胖程度相关。组织学改变包括单纯肾小球肥大、局灶节段性肾小球硬化(FSGS)或球性硬化,肾小管及肾间质病变轻,小动脉正常或呈轻、中度玻璃样变。免疫荧光可见肾小球节段硬化区域 IgM、C_3 沉积。电镜下可见肾小球毛细血管襻扩张和系膜区增宽。

四、诊断及鉴别诊断

(一)诊断

ORG 目前尚无统一诊断标准。要依据临床及病理表现综合分析。

1.肾脏疾病起病前存在明确肥胖:BMI>28kg/m^2,可伴有腰围>90cm(男)/>85cm(女),排除内分泌性、药物性肥胖。

2.临床呈现代谢紊乱及蛋白尿,病理表现为肾小球体积增大,或肾小球体积增大伴 FSGS 等,并需排除其他肾小球疾病如糖尿病及特发性 FSGS 等才能诊断。

(二)鉴别诊断

肥胖相关性肾病应与特发性 FSGS 鉴别。ORG 患者年龄常较大,临床上虽可呈大量蛋白尿,但低白蛋白血症及肾病综合征较少见,虽有脂肪代谢紊乱,但三酰甘油增高常较胆固醇增高明显,虽可出现肾功能不全,但肾损害进展速度缓慢,病理表现上常呈"经典型"表现,非硬化的肾小球体积增大。

五、治疗

治疗应该把握两个基本点,即控制代谢紊乱和纠正肾脏局部存在的血流动力学异常。治疗的关键在于控制肥胖,减轻体重,纠正代谢紊乱。强调以行为、饮食、运动为主的综合治疗,必要时辅以药物或手术治疗。

(一)减轻体重

治疗的两个主要环节是减少热量摄取及增加热量消耗。通过宣传教育使患者及其家属对肥胖症及其危害性有正确认识从而配合治疗,采取健康的生活方式,将饮食控制和增加运动有机结合,自觉地长期坚持,达到治疗肥胖的长期效果。

1.医学营养治疗　控制总进食量,采用低热量、低脂饮食。对肥胖患者应制订能为之接受、长期坚持下去的个体化饮食方案,使体重逐渐减轻到适当水平,再继续维持。只有当摄入的能量低于生理的需要量、达到一定程度负平衡,才能把贮存的脂肪动员出来消耗掉。由于每千克身体脂肪含热量 31050kJ(7500kcal),因而如果每天热量负平衡达到 2070kJ(500kcal)则每 15 天可使体重减轻 1kg。热量过低患者难以坚持,而且可引起衰弱、脱发、抑郁,甚至心律失常等,有一定危险性。一般所谓低热量饮食指每天 62～83kJ(15～20kcal)/(kg·IBW),极低热量饮食指每天少于 62kJ(15kcal)/(kg·IBW)。减重极少需要极低热量饮食,而且极低热量饮食不能超过 12 周。饮食的合理构成极为重要,需采用混合的平衡饮食,糖类、蛋白质和脂肪提供能量的比例,分别占总热量的 60%～65%、15%～20% 和 25% 左右,含有适量优质蛋白质、复杂糖类(例如谷类)、足够新鲜蔬菜(400～500g/d)和水果(100～200g/d)、适量维生素和微量营养素。避免油煎食品、方便食品、快餐、巧克力和零售等,少吃甜食,少吃盐。适当增加膳食纤维、非吸收食物及无热量液体以满足饱腹感。限制饮酒。

2.体力活动和体育运动　提倡有氧运动与抗阻力运动,如走路、慢跑、骑自行车等,与医学营养治疗相结合,并长期坚持,可以预防肥胖或使肥胖患者体重减轻。尽量创造多活动的机会、减少静坐时间,鼓励多步行。

肥胖相关性肾病患者应在医生指导下,制定出个体的科学饮食和运动方案,持之以恒。减轻体重以达到从根本上治疗本病,达到减少心血管疾病的风险和降低糖尿病的发生、改善长期预后的目的。

(二)纠正胰岛素抵抗

胰岛素抵抗是肥胖相关性肾病发生的一个重要病理生理基础,提高胰岛素敏感性,是治疗肥胖相关性肾病的有效途径。目前临床上应用的胰岛素增敏剂主要有噻唑烷二酮类和双胍类(二甲双胍)。

1.噻唑烷二酮类药物　噻唑烷二酮类药物主要有罗格列酮和比格列酮。该类药物可以提高胰岛素受体、胰岛素受体底物-1、磷脂酰肌醇-3 激酶和葡萄糖转运蛋白-4(GLUT-4)的表达,促进 GLUT-4 从细胞内移位于细胞的表面,增加外周组织对葡萄糖的摄取,抑制肝糖输出。在有效改善胰岛素抵抗的同时,还具有降低血脂水平和抑制炎性因子的作用。噻唑烷二酮的不良反应主要为体重增加、水钠潴留。在治疗中,患者充血性心力衰竭的发生率增加。

2.双胍类药物　双胍类药物主要有二甲双胍,二甲双胍改善胰岛素敏感性的机制是其可作用于胰岛素的靶器官如肝脏、骨骼肌和脂肪组织,增加胰岛素受体的数目以及亲和力,增加胰岛素受体后的信号传导,提高 GLUT-4 的活性,抑制肝糖输出,促进外周组织对葡萄糖的利用,减低脂肪氧化。二甲双胍还可以抑制肠道对葡萄糖的吸收,有效降低体重。二甲双胍主要不良反应为消化道反应,表现为腹部不适、腹泻、便秘、恶心和腹痛等。一般在服药 1 个月后减轻,但长期使用带来的肝毒性不容忽视。

近年来,一系列体内和体外研究证明大黄酸具有逆转胰岛素抵抗,改善机体代谢紊乱的作用。大黄酸抑制细胞 GLUT-1 的过度表达,进而抑制己糖胺通路的过度活化。目前,临床上应用的制剂为大黄酸胶囊(炎黄保肾胶囊)口服,100mg,每日 2 次(最大可用至 200mg,每日 2 次)。除个别患者有腹痛、腹泻外,无明显不良反应。

(三)纠正肾脏局部血流动力学异常

由于肾脏血流动力学改变(高压、高灌注及高滤过)在发病中起着一定作用,因此可以应用血管紧张素转化酶抑制剂(ACEI)或(和)血管紧张素 II 受体拮抗剂(ARB)进行治疗。抑制肾素-血管紧张系统活性是控制高血压,纠正肾脏局部血流动力学异常,减少蛋白尿,减轻炎症反应和保护肾功能的有效措施。ACEI/ARB 不仅是肥胖相关性肾病患者高血压的首选药物,在血压正常的患者也是常规治疗用药。对于血压不低于 120/70mmHg 的情况下,氯沙坦(科素亚)起始剂量为 100mg/d,而缬沙坦(代文)的起始剂量为 160mg/d。

(四)减肥药物治疗

1.适应证　根据《中国成人超重和肥胖预防控制指南(试用)》,药物减重的适应证为:①食欲旺盛,餐前饥饿难忍,每餐进食量较多;②合并高血糖、高血压、血脂异常和脂肪肝;③合并负重关节疼痛;④肥胖引起呼吸困难或有睡眠中阻塞性呼吸暂停综合征;⑤BMI≥24 有上述并发症情况,或 BMI≥28 不论是否有并发症,经过 3～6 个月单纯控制饮食和增加活动量处理仍不能减重 5%,甚至体重仍有上升趋势者,可考虑用药物辅助治疗。

2.禁忌证　下列情况不宜应用减重药物:①儿童;②孕妇、乳母;③对该类药物有不良反应者;④正在服用其他选择性血清素再摄取抑制剂。

3.减肥药物的种类　目前对减重药物治疗的益处和风险的相对关系尚未作出最后评价。减重药物应在医生指导下应用。减重药物主要有以下几类:①食欲抑制剂:作用于中枢神经系统,主要通过下丘脑调节摄食的神经递质如儿茶酚胺、血清素能通路等发挥作用。包括拟儿茶酚胺类制剂,如苯丁胺等;拟血清素制剂,如氟西汀;以及复合拟儿茶酚胺和拟血清素制剂,如β-苯乙胺(西布曲明)。②代谢增强剂:β_3 肾上腺素受体激动剂可增强生热作用、增加能量消耗,其效应仍在研究和评价之中;甲状腺素和生长激素已不主张应用。③减少肠道脂肪吸收的药物:主要为脂肪本酶抑制剂奥利司他。目前获准临床应用的只有奥利司他和西布曲明,且尚需长期追踪及临床评估。

4.治疗方法

(1)奥利司他:非中枢性减肥药,是选择性胃肠道脂肪酶抑制剂,可减慢胃肠道中食物脂肪水解过程,减少对脂肪的吸收,促进能量负平衡从而达到减重效果。可降低体重指数,预防体重反弹,改善血脂异常,降低血压与血糖及心血管疾病风险。推荐剂量为 120mg,每天 3 次,与餐同服。不良反应主要表现为轻度消化系统副作用如肠胃胀气、大便次数增多和脂肪泻等。

(2)西布曲明:中枢性减肥药。特异性抑制中枢对去甲肾上腺素和 5-羟色胺二者的再摄取,抑制食欲,促进肌肉对葡萄糖利用,降低血糖与血脂,同时不引起 5-羟色胺释放,不发生二尖瓣瓣膜病变。推荐剂量为每天 10~30mg。常见不良反应为不同程度口干、失眠、乏力、便秘、月经紊乱、心率增快和血压增高等。老年人及糖尿病患者慎用;高血压、冠心病、充血性心力衰竭、心律不齐或卒中患者不能使用;血压偏高者应先降压后方可使用。

(五)外科治疗

可选择使用吸脂术、切脂术和各种减少食物吸收的手术,如空肠分流术、胃气囊术、小胃手术或垂直结扎胃成形术等。手术有一定效果,部分患者获得长期疗效,术前并发症不同程度地得到改善或治愈。但手术可能并发吸收不良、贫血、管道狭窄等,有一定危险性,仅用于重度肥胖、减重失败而又有严重并发症,这些并发症有可能通过体重减轻而改善。术前要对患者全身情况作出充分估计,特别是糖尿病、高血压和心肺功能等,给予相应监测和处理。

(陈铭俊)

第二节　高尿酸血症肾病

近年来,随着我国居民膳食结构中动物蛋白比例的增加,高尿酸血症的人群也在日益增多。高尿酸血症本身对肾脏和心血管系统有着直接的操作作用,是肾脏疾病和心血管疾病的独立危险因素。

尿酸与肾脏疾病之间的关系在很久以前就很明确,但人们主要关注的是痛风所导致的肾脏疾病。随着近年对高尿酸血症研究的深入,发现尿酸对肾脏的损伤不仅仅是尿酸结石所导致的,高尿酸血症对肾脏纤维化的进展有着更为复杂的机制,较以往所认识的更为严重,并且对心血管系统的影响也非常显著。本部分内容主要阐述除痛风外的高尿酸血症与肾脏操作之间的关系以及治疗。因此,维持正常的血尿酸水平对人体是非常重要的。

一、病因

1.遗传因素　家族性高尿酸血症性肾病(尿调制蛋白的突变)、莱-尼氏综合征 Lesch-Nhyan syndrome(次黄嘌呤-鸟嘌呤磷酸核糖转换酶 HGPRT 的突变)、S-磷酸核糖-1 焦磷酸合成酶(PRPPs),的突变。

2.食物因素　高嘌呤饮食(动物内脏、贝类、高脂肪肉类)、高果糖含量食物(高果糖的玉米糖浆、调味糖、蜜)、乙醇、低盐饮食。

3.药物　噻嗪类利尿剂、襻利尿剂、钙神经蛋白抑制剂(环孢霉素＞他克莫司)、吡嗪酰胺、低剂量阿司匹林。

4.低血容量状态　缺氧状态(组织性的或者系统性的)、细胞更新显著增加性疾病(骨髓增生性疾病,真性红细胞增多症)、与高尿酸血症相关的状态:肾功能衰竭、肥胖/代谢综合征、未治疗的高血压、非裔美国人、先兆子痫、剧烈运动。

二、临床表现

高尿酸血症导致的临床异常主要有痛风、肾结石和肾病三种。

1.痛风　急性痛风性关节炎发病前没有明显先兆。轻度外伤、暴食高嘌呤食物或过度饮酒、疲劳、内科急症,均可诱发痛风急性发作。夜间发作的急性单关节或多关节疼痛通常是首发症状。疼痛进行性加重,急剧痛。体征类似于急性感染。大趾的跖趾关节累及最常见,全身表现包括发热、心悸、寒战、不适及白细胞增多。疾病初始阶段局部症状和体征消退,关节功能恢复。随着病情的进展,如果不进行预防,将出现慢性关节症状,并发生永久性破坏性关节畸形。手、足可出现增大的痛风石并排出白垩样尿酸盐结晶碎块。

2.肾结石　尿酸在尿路结晶可引起结晶尿、结石和梗阻。患者有排尿困难和血尿,尿中析出尿酸结晶。

3.无症状高尿酸血症　临床上高尿酸血症所致的肾脏损伤不一定必须有尿酸结晶在肾脏的沉积,患者往往合并肥胖、高血压病、高脂血症、糖尿病、动脉硬化、冠心病、脑血管疾病、肾结石和尿路感染等多因素共同参与。这些合并的疾病或并发症会加重,肾脏损害,使病情复杂化。

除血液系统肿瘤化疗时导致的急性尿酸性,肾病可表现为少尿性肾功能衰竭外,慢性尿酸性肾病主要表现为间质性肾损害,肾小管浓缩功能受损早于肾小球功能受损,临床上并无特异性的特征。

三、诊断

诊断主要依靠临床表现、血尿酸水平,急性血尿酸升高有时可以在尿中找到尿酸盐结晶,但慢性高尿酸血症的临床表现和影像学检查没有特异性表现,因此主要靠化验检查。

1.高尿酸血症的定义　高尿酸血症一般定义为血清尿酸水平大于 $408\mu mol/L(6.8mg/dl)$,但不同种族和医院设定的标准可能略有不同。大部分儿童的血尿酸水平在 $180\sim240\mu mol/L(3.0\sim4.0mg/dl)$,随年龄增长而达到成人水平。但女性在绝经期前血尿酸水平较男性低,绝经期后与男性一致,这可能与雌激素影响尿酸排泄有关。成人和绝经期前妇女血尿酸水平分别为 415 和 $360\mu mol/L(6.8$ 和 $6.0mg/dl)$。高尿酸血症在正常活动的成人中比例约为 $2.0\sim13.2\%$,但在卧床患者中更高。

2.影响血尿酸水平的因素　饮食对血尿酸的影响与其嘌呤含量成正比。严格控制嘌呤摄入量可以使血尿酸水平降低约 $60\mu mol/L(1.0mg/dl)$,尿尿酸排泄水平降低约 $1.2mmol/d(200mg/d)$。尿尿酸的测定可将痛风或高尿酸血症分为产生过剩型和排泄不良型。在无嘌呤饮食情况下,肾功能正常的男性每天分泌的尿酸少于 $3.6mmol/d(600mg/d)$。因此,如果每日的尿酸排泄量超过这个值,说明为产生过多,如果低于这个值,则为分泌减少。但在正常饮食情况下,这个值应定在 $4.2mmol/d(800mg/d)$,绝大多数发生痛风的原因,都是因尿酸盐排泄不足所致(约占 90%)。

3.各种疾病情况下血尿酸水平的特点　急性血尿酸增高多有肿瘤化疗等因素存在。肿瘤破坏导致的高尿酸血症通常会高于 15mg/dl(893,umol/L)，而其他急性肾衰一般不高于 12mg/dl(714μmol/L)。对于肾功能已经有减退的患者，如果血尿酸水平超过一定程度，说明高尿酸血症不仅仅由肾功能减退引起：血肌酐≤1.5mg/dl(132μmol/L)，血尿酸>10mg/dl(5361μmol/L)；血肌酐 1.5～2.0mg/dl(132～176μmol/L)，血尿酸>10mg/dl(595μmol/L)；晚期肾衰，血尿酸>12mg/dl(714μmol/L)。

4.检查血尿酸的注意事项　需要空腹 8 小时以上，一般要求晚上 12 点后禁食，但可饮水。而且要排除患者是由其他疾病导致的血尿酸水平升高，如淋巴或者骨髓的增生改变、红细胞增多、氯仿中毒、牛皮癣、维生素 B$_{12}$缺乏、铅中毒、子痫、妊娠反应、脱水状态等疾病。另外，饮水、利尿剂和药物应用等因素均可影响血尿酸水平。

5.肾活检　单纯性尿酸性肾病，如果病因非常清楚，一般不需要肾脏活检。但如果考虑是伴随其他肾脏疾病出现的高尿酸血症，则需要进行肾活检以明确诊断。

(1)急性尿酸性肾病：由短时间内大量尿酸结晶堆积于肾脏集合管、肾盂和输尿管所导致。由于尿液中尿酸浓度骤然增高形成过饱和状态。显微镜下可见管腔内尿酸结晶的沉积，形成晶体或呈雪泥样沉积物。可阻塞肾小管，近端肾小管扩张，而肾小球结构是正常的。这种肾病通常是可逆的，这些沉积物导致梗阻及急性肾衰，间质纤维化及痛风石通常不会出现。如果得到恰当的治疗，肾功能可恢复正常。

(2)慢性尿酸性肾病：长期但不严重的高尿酸血症患者易出现肾脏的小管间质的慢性病变，有时也叫痛风性肾病。其严重程度与血尿酸升高的持续时间和幅度有关。慢性高尿酸血症可导致尿酸晶体主要在远端集合管和肾间质沉积，尤其在肾髓质和乳头区。镜下可见尿酸和单钠尿酸盐在肾实质内沉积。间质尿酸结晶来源于集合管。这些结晶体形成核心，周围有白细胞、巨噬细胞浸润及纤维物质包裹，这种标志性组织学改变称为痛风石。经典的痛风性肾病，痛风石在皮髓交界处及髓质深部沉积。在有长期痛风病史的患者中，肾脏不仅表现为痛风石形成，而且还伴有纤维形成、肾小球硬化、动脉硬化及动脉壁增厚。

(3)肾结石：镜下可见尿酸结晶在肾乳头和集合管内沉积。

6.影像学检查　纯尿酸性结石在 X 线下不显影，超声检查可见回声。痛风受累关节的特征性 X 线表现是软组织和骨质破坏。骨与关节的 X 线下不显影，超声检查可见回声。骨与关节的 X 线表现晚于临床症状，骨质破坏大约在起病 10 年以后才出现，当然进展特别快的患者例外。一般说来，X 线检查如发现有骨质破坏，则说明病情已经较重，病变往往不可逆。

四、治疗方案及原则

(一)饮食控制

大部分高尿酸血症患者是无症状的。对于血尿酸轻度升高 420～600μmol/L 的无症状患者是否给予积极治疗仍有争议。由于饮食中的嘌呤含量对血尿酸水平影响非常，因此严格控制高嘌呤食物的摄入是非常重要的。我们常吃的食物种类繁多，对每种食品都进行嘌呤含量测试很难做到，而且各家测得的数据差异较大，所以只根据食品中嘌呤含量进行分类并不十分准确。一般认为动物内脏、肉汤(长时间炖肉使大部分嘌呤进入汤中)等嘌呤含量最高，其次包括大部分鱼类、贝类、肉食及禽类。蔬菜中以芦笋、菜花、四季豆、菜豆、菠菜、蘑菇、花生等含量较多。而奶、蛋、米及面制品和其他大部分蔬菜嘌呤含量较低。蔬菜水果多属碱性食物，可以增加体内碱储量，使体液 pH 值升高。不少蔬菜水果中含有少量的钾元素，钾可以促进肾脏排出尿酸，减少尿盐沉积。另外要注意多喝水。血尿酸与体重指数呈正相关，因此应节制每日的进食总热量。控制每天饮食中的总热量，减轻体重。痛风病人的饮食以控制在正常人食量的 80% 左右为妥，严禁暴饮暴食。

（二）药物治疗

1.别嘌呤醇　别嘌呤醇是治疗高尿酸血症的首选药物,抑制尿酸生成。应用于对饮食控制等常规治疗无效、结石复发或痛风患者。别嘌呤醇也可以使已形成的结石体积减小,但有些人会出现严重的过敏反应,皮肤坏死溶解、表皮脱落性皮炎、多行红斑(Stevens-Johnson综合征),白细胞增多等。有肾功能减退的患者风险更大,尤其是没有调整用药量的时候。如果肾功能是正常的,别嘌呤醇的初始剂量应该为100mg/d,逐渐加量至300~400mg/d,最大剂量800mg/d。如果有肾功能不全,应随时调整剂量。300mg/d的剂量对于85%的患者都是有效的。

2.促进尿酸排泄的药物　①丙磺舒(Probenecid,羧苯磺胺);②苯溴马隆(Benzbromarone,苯溴马龙)是迄今为止最强效的利尿酸药物。对于严重的肾脏疾病患者也可服用。通常病人都能适应,可用于长期性治疗高尿酸血症及痛风病。毒性作用轻微,对肝肾功能无明显影响;③磺吡酮(Sulfinpyrazone,硫氧唑酮);④Benziodarone:对于别嘌呤醇过敏者可使用,有临床观察发现其大剂量应用时,在肾移植患者中降尿酸效果优于别嘌呤醇;⑤氯沙坦:该药物除可降低血压外,还有促尿酸排泄的功能。其机理可能是与尿酸竞争转运,并可以保护肾功能。

3.尿酸酶类药物　静脉注射尿酸酶药物可以将尿酸分解为尿囊素。目前商品化的尿酸酶主要有两类:一类是天然的尿酸酶,如从黄曲霉菌提取纯化的Uricozyme,另一类则是用基因重组技术制备的尿酸酶,如Rasburicase。

4.其他　促进肠道排泄尿酸药,如一些活性炭类的吸附剂,和别嘌呤醇合用效果好。血液透析对于因恶性肿瘤治疗而产生的急性高尿酸血症可以考虑使用。

（陈铭俊）

第二十五章 内分泌疾病的护理

第一节 糖尿病的护理

一、糖尿病患者的生活护理

糖尿病患者除必要时去就医,在医护人员的指导下进行治疗外,大多数时间都要自行安排生活。从这个意义上讲,生活护理就显得尤为重要。

(一)讲究卫生,按时作息,养成良好的生活习惯

因为糖尿病患者体虚,身体抵抗力低下,稍不注意就容易合并各种感染。一旦发生感染较难治愈,且感染又能使原有的糖尿病或并发症加重。因此,生活中必须注意个人卫生、饮食卫生和环境卫生。指导和协助糖尿病患者搞好个人卫生,洗澡时,水温不宜过热。应使用刺激小的中性香皂、浴液,切勿使用刺激大的碱性洗涤剂。洗澡时应轻手搓揉,防止皮肤破损引起感染。老年患者每次洗澡时间不宜过长。对于皮肤干燥引起瘙痒者浴后可涂少量护肤乳保护皮肤。每周修剪指甲一次,挫平指甲边缘,防止搔抓时抓破皮肤。经常检查双手、双足及暴露部位的皮肤有无破损,皮下注射部位及经常受压部位有无红肿现象。对已合并周围神经病变的患者,应避免使用过热的水、热水袋、电热褥等,以免造成烫伤而合并感染,不吃生冷腐败不洁净的食品等;同时要养成饭前便后洗手、饭后漱口、早晚刷牙、睡前洗足的良好习惯。环境卫生同个人卫生同样重要,优美的环境可以净化空气,使人心旷神怡。有条件者可养花、种草,创造美好的环境,给人以舒适的感觉。

糖尿病患者在病情得到控制以后,可以担负正常的工作和劳动,安排恰当,按时作息,劳逸结合,避免过度劳累。规律的生活与糖尿病的治疗和防止病情波动有着重要的关系。这说明每日的工作、休息、睡眠、饮食及体育活动等都有时间和量的问题,要做到定时定量。充足的睡眠对于血糖的稳定和下降具有积极的意义;吃饭的时间和进食量及其三餐分配要每日基本相同;体育活动的时间和活动时间的长短、活动量的大小要做到基本相同。如因某些原因(如出差、参加会议、更换工种班次)难以做到有规律的生活时,则要做到灵活掌握各种治疗措施,特别要对饮食、用药及体力活动三方面进行有计划的、灵活的调整。

糖尿病患者还需要严格地戒除不良的生活习惯,尤其是吸烟和酗酒。糖尿病患者应尽量不要喝酒,因为长期喝酒会加速糖尿病合并心血管疾病、高血压的发生与发展,由于乙醇使肝脏中糖异生发生障碍但不影响糖原分解,大量饮酒还可能引发空腹血糖降低,给病情的控制和监测带来极大的障碍。所以糖尿病患者尽量不要喝酒。

(二)积极预防,注意冷暖,防止病情加重

糖尿病患者常在冬季病情加重,这是因为寒冷刺激引起肾上腺素分泌增多,它可促使肝糖输出增多,肌肉对血中葡萄糖的摄取减少。同时糖尿病患者由于胰岛素缺乏,失去与肾上腺素对抗的作用,血糖就必然升高,病情因而加重。因此,天气突然变冷,特别容易使糖尿病情恶化。这就要求患者要积极地了解天气情况,及时地更换衣服,有效地预防病情的变化。糖尿病患者在病情控制不好时,由于体质弱,抵抗力差,特别容易伤风感冒,每次持续时间很长,同时糖尿病的病情也因而加重。所以积极预防感冒,对于稳定糖尿病是十分重要的。治疗措施以预防为主,平时应参加体育锻炼,增强体质,增加抵抗力。在感冒流行季节,如冬、春季,要减少出门和到公共场所,出门戴口罩。可用食醋放在室内煮沸熏闻。一旦得了感冒要及时治疗,同时增加胰岛素用量(轻者每日增加 $4\sim10U$,重者每日增加 $10\sim20U$),使血糖、尿糖不致升高,在感冒痊愈后要及时减少胰岛素用量以防止低血糖。

(三)糖尿病并发症多在夜间发生,加强巡视,及时发现病情变化

糖尿病患者常并发脑、心、神经、血管等并发症,值班护士应了解患者的血压、心电图、心功能等变化。上述并发症多在夜间发生,如脑血栓形成、脑出血、心肌梗死、下肢栓塞等,应早期发现病情变化并及时汇报医师妥善处理。应用降糖药物,特别是胰岛素治疗的患者,常在夜间发生低血糖症。除了解情况外,还应注意患者进餐情况,尤其是服用降糖药后未及时进餐,或者应用胰岛素剂量过大,特别用长效胰岛素治疗的患者,多在半夜或凌晨发生低血糖症。老年糖尿病患者的低血糖症状常不明显,缺乏心慌、出汗、手抖、饥饿感等典型低血糖症状,如发现患者可疑低血糖时,可用血糖测试仪检测,如血糖 $<2.8mmol/L$(50mg/dl)时,应报告医师,及时处理。

二、糖尿病患者的心理护理

所谓心理护理,主要是指对心理、情绪等方面出现的不良变化进行调整,对因情绪变化而引起的不良反应进行的心理干预、治疗及护理。糖尿病患者不可能生活在特别净化的环境中,同样面临来自家庭、社会诸多方面的可能不良刺激。因此而产生的情绪波动甚至心理改变对病情有着不容忽视的影响。精神紧张、焦急忧虑、发怒、恐惧等精神因素使病情加重,是由于肾上腺素及肾上腺皮质激素分泌增多,交感神经的兴奋增高,因而血糖升高,且脂肪分解加速,血中脂肪酸增多,可产生酮症。无论是成年或幼年的糖尿病患者,都会受精神因素的影响,而幼年患者尤为明显。所以糖尿病患者要保持思想乐观,情绪稳定,心胸宽广,冷静处事。在日常生活中,培养有益的兴趣与爱好有利于糖尿病患者的康复。有益的兴趣与爱好可以消除不良情绪,使人愉快、乐观、豁达,遇事心平气和,有利于身心健康。糖尿病患者尤其是老年糖尿病患者可根据自己的爱好,听京剧、欣赏音乐、练书法、养鱼、养鸟、种花草、散步、打太极拳等。生活增添了乐趣,精神上有了寄托,则心情愉快,情绪稳定,有利于病情的康复。

(一)密切护患关系,增进感情交流,沟通护患心理

护患关系是护理过程中的重要环节,良好的护患关系是做好心理护理的前提条件。主动触患者,像对待亲人那样对待患者,缩短与患者的心理距离。经常深入病房,了解患者的生理需要,糖尿病患者需要被人理解,渴望得到好医生,希望受到格外关照。护士要主动向患者介绍医院制度、规定,介绍主治医师、主任、护士长,并介绍自己的姓名,医生护士向患者询问病史时,态度温和、语言关切、动作轻柔,使患者感到就像在家里一样。用正面的治疗效果,提高患者的信心,病情稍有好转,就告诉患者,并予以鼓励和祝贺,分享其精神快乐。

糖尿病患者入院后,经过饮食控制及药物治疗后,血糖下降,尿糖变阴性,要及时转告患者,让其看到明显的效果,增强患者的信心,加深对医护人员信任。鼓励患者要用积极的态度、乐观的精神对待疾病。向患者说明糖尿病虽然是终生疾病,不能治愈,但可以控制。只要饮食控制得当,并进行适当的治疗,注意

体育疗法,可以控制糖尿病的发展,稳定病情,不影响正常寿命,不影响正常工作,不影响正常生活。

（二）加强护理宜教

组织病员间进行良好的交流,介绍各自控制血糖、减少尿糖的经验。目前我国不少城市成立了糖尿病协会,医务工作者及患者互相交流信息,让糖尿病患者能成为自己的保健医师,进行自我监测和治疗。在糖尿病专科病房也可张贴宣传材料,扩大糖尿病知识的普及。

（三）教育指导患者

患者的心理因素与护士的指导有密切关系,因为护士与患者的接触时间远远超过医生,护士是患者最直接、最具体、接触机会最多的指导者。教育和指导的内容为:糖尿病的基本知识、治疗方法、急慢性并发症的防治;家庭护理,诸如食谱的制定,自己化验尿糖,自己注射胰岛素及胰岛素的保存和使用方法,自我管理的目的和意义;心理康复等。教育和指导的结果,使患者积极进行自我调节,加强自我控制,主动配合治疗和护理。糖尿病为终生疾病,对患者进行教育指导比其他任何疾病都有实际意义,患者住院时间毕竟是短暂的,大部分时间在院外,让患者学会自我管理,在糖尿病有特殊作用。

三、糖尿病的饮食护理

饮食疗法是糖尿病最重要、最基本的疗法之一。肥胖患者应减低每日饮食摄入量,减肥可以消除胰岛素抵抗,增加组织对胰岛素的敏感性。消瘦患者应鼓励其进食,但三餐饮食必须均匀、恒定。特别是应用胰岛素治疗的患者,必须在餐前注射胰岛素后定时、定量进餐,以防止低血糖的发生。不管哪一类型的糖尿病,不论轻、重型,不论服哪种降糖药,不论有无并发症,都需要适当的从量与质上调节控制饮食。较轻糖尿病只需单纯的控制调节饮食,往往便可不药而愈。中、重型的患者通过合理的饮食调理,可以减少降糖药的用量,并可减少药物在体内的不良反应。

控制饮食的目的在于摄入最低限度的碳水化合物,维持机体正常需要,以减轻胰岛 B 细胞的负担,有利于 B 细胞的休养恢复。尤其是肥胖型患者,通过饮食控制减少机体脂肪贮存,消除过厚的腹部脂肪,使胰岛素受体密度增加,提高靶细胞的亲和力,充分发挥胰岛素的效应,确实可以不药而愈。正常人吃饭后,体内血糖升高,与此同时,胰岛素的分泌也增多,使血糖维持在略高的正常范围,不会发生糖尿病。糖尿病患者,因胰岛功能减退,储备的胰岛素数量减少,不能随着血糖增高而增多,于是血糖就超过正常范围而发生了糖尿病。因此,不管哪一类型的糖尿病都需要合理的饮食护理。

（一）饮食护理首先要做到一日三餐、定时定量

每日早、中、晚三餐的时间大致相同,每日每餐纳入的总能量大致相同。如果血糖控制不佳,反复出现低血糖,也可以改为少食多餐。有的人平时不爱吃早餐,一日只吃两顿饭,这对糖尿病患者十分不利,应改变这种不良习惯。在选择食物方面要掌握低脂肪、低糖分、高蛋白、多维生素的原则。尽量不吃动物脂肪,可食芝麻油、花生油、豆油、菜籽油等。多选择豆类食品及蔬菜。对于糖尿病患者,提倡多吃青菜,因为青菜能量低、含糖少,既能饱腹,又不升血糖;青菜富含多种维生素和微量元素,均为糖尿病患者所必需;糖尿病患者平时还应以低盐饮食为主,因为食入过多的盐对病情极为不利。若不节制咸食会使血中氯化钠浓度上升,高血钠加上高血糖会造成细胞内脱水状态进一步加重,代谢更为紊乱。高盐饮食还可以促进冠心病、高血压、动脉硬化等并发症的发生与发展,尤其是糖尿病肾病患者更要严格控制咸食,每天食盐的摄入量不要超过 3g。糖尿病患者应该少荤多素,提倡素食是因为素食糖分少、能量低、易消化,有利于病体康复。

（二）糖尿病患者饮食护理计划

关于糖尿病的饮食计划,国内外研究文献很多,繁简不一。较实用者首推简易计算法和食品交换

份法。

1.简易计算法 患者的饮食控制,主要是制定合理的食谱,食谱的制定多数由医生和营养师制定,真正付之实施,还要靠护士的监督指导。

计算法:下面式中的 1cal＝4.18J

(1)身高(cm)－105＝标准体重(kg)

(2)体重(kg)×热量(kcal)/kg＝全日热量(轻体力劳动 30kcal/kg,中体力劳动 35kcal/kg,重体力劳动 40kcal/kg,消瘦者 25kcal/kg,正常体重者 20kcal/kg,肥胖者 15kcal/kg)

(3)体重(kg)×1.2＝蛋白质(g)

(4)体重(kg)×1.0＝脂肪(g)

(5)总热量(kcal)－[蛋白质(g)×4＋脂肪(g)×9]＝碳水化合物应供应的热量

(6)碳水化合物应供应的热量÷4＝全日碳水化合物数量(g)

(7)按 1/5、2/5、2/5 的食物分配比例,确定各餐的营养素及热量。

(8)查食物成分表,计算各餐中食物的品种及数量,烹调方法可由患者自己决定。

(9)参考食物换算法,选择个人爱好的食物。每日所需热量,取决于治疗开始时患者的营养状态、体重、年龄、性别、体力活动等情况,对肥胖者应限制总热量,而对体重减轻或弱的患者则予以增加热量。

2.食品换份法 目前,国外多采用食品换份法,即对等值热量的不同食品组成一份,患者根据早、午、晚正餐和加餐的热量分配和自己的饮食习惯进行选择。按食品成分分为 60 类食品,订出了每类食物的一个交换单位份的重量、热量及三大营养素的数量,还制定了各类食物的等值交换表。我们可以指导患者运用交换表,选择个人的食物种类及单位份数,再制定自己的主食谱。

糖尿病患者要注意:①饮食中的主副食数量应基本固定在每日每餐中,主要含碳水化合物的主食、含蛋白质较多的副食要严格按规定制定食谱,避免随意增减;②免用各种食糖及含糖的糖果、点心、小食品、冷饮、水果及各种酒类;③患者晨间锻炼时,不宜空腹。活动增加、劳动强度较平日大时,可适当增加食物;④外出吃饭、参加宴会时也要严格按平时定量选,切勿暴饮暴食,以免引起病情加重。

(三)糖尿病患者不宜吃的食物

1.可使血糖升高的食物 白糖、红糖、冰糖、葡萄糖、麦芽糖、蜂蜜、巧克力、奶糖、水果糖、蜜饯、水果罐头、汽水、果汁、甜饮料、冰淇淋、甜饼干、甜面包、蛋糕及糖制糕点。

2.可使血脂升高的食物 牛肉、羊肉、猪肉、黄油及奶油等。

3.各种酒类 包括白酒、啤酒、葡萄酒。

(四)糖尿病患者适宜吃的食物,即可以延缓或减少血糖、血脂升高的食物

1.大豆及其制品 除富含蛋白质外,还含有较多的不饱和脂肪酸,这种不饱和脂肪酸既能降低血清胆固醇,又能降低血清三酰甘油,所含的类固醇也有降脂作用。

2.粗杂粮 荞麦面、燕麦面、玉米面等除含有多种微量元素、B 族维生素和食物纤维外,还具有延缓血糖升高的作用。有人用玉米、黄豆、小麦按 2∶2∶1 的比例做成馒头、烙饼、面条等作为主食,长期食用,收到降血糖、降血脂的效果,而且耐饥饿。

3.糖尿病患者饮食注意 糖尿病患者在食用土豆、山药、粉皮、藕等含碳水化合物较高的食物时,要相应减少主食的用量。此外应注意,如果糖尿病患者出现低血糖时,上述不宜吃的食品都可以立即吃一点。

四、糖尿病运动疗法的护理

适当的体育运动是治疗糖尿病的一项重要措施。运动可以促进肌肉和组织对糖的利用。从而降低血

糖、减少尿糖并减少胰岛素需求量。运动可以减轻体重。体重下降、体力消耗可降低血糖;减少人体脂肪,促进肥胖患者脂肪消耗,恢复正常体重;降低三酰甘油,增加高密度脂蛋白,减少低密度脂蛋白和极低密度脂蛋白,从而有助于防治动脉粥样硬化及冠心病等;运动锻炼使末梢组织特别是肌肉,对胰岛素敏感性增强,从而降低血糖。运动也会对糖尿病患者产生良好的心理影响,可以使糖尿病患者思想开朗、精神愉快、增强体质、促进健康、增强抵抗力,还可以促进全身新陈代谢,减少心血管并发症。因为运动对糖尿病患者可以产生良好影响,所以提倡糖尿病患者根据自己情况进行适当的活动。

糖尿病患者的活动内容很多,如散步、慢跑、跳舞、体操、游泳、气功、太极拳、攀登楼梯、栽花、养鸟等,都可作为活动的内容。每个人可根据自己的实际情况选择不同的运动内容。

总的原则是活动后感到舒适即可。需要注意的是活动要在饭后进行,运动量适度、因人而异、循序渐进、持之以恒。还需要具体注意以下几个事项。

1.运动前先做简单的热身运动,轻柔地伸展肢体,减少肌肉、骨骼损伤危险,5～10 分钟后逐渐加大运动量,使心率上升不致过快。

2.老年糖尿病患者由于血液循环系统适应能力差,运动后有可能因血压过低发生晕厥或发生心律失常,必须在运动快结束时,放慢速度进行至少 5 分钟的减速调整运动。

3.冬天由于冷空气刺激而诱发心绞痛者,可戴口罩或在室内活动;下雾天不宜到室外活动;夏天运动前后要及时补充水分,防止脱水。心电图曾有过 ST 段下降或 T 波倒置者,应采取运动量较小的慢速步行或运动和缓的太极拳,运动前服用并随身携带硝酸甘油类药物。运动时最好有人在旁监护。高血压者要避免持续的肌肉收缩运动,如俯卧撑、单双杠等,防止血压急速升高而出现危险。

4.如果运动后经常发生低血糖反应,说明运动对改善糖代谢发挥了一定的疗效。身体消瘦者可适当增加主食量,肥胖者则应减少口服降糖药及胰岛素用量。

5.1 型糖尿病患者在未能很好地控制血糖的情况下,由于胰岛素缺乏,肌肉利用葡萄的能力下降,运动可促使血糖升高,加速脂肪分解而发生酮症或酮症酸中毒。因此,1 型糖尿病患者在血糖未控制理想的情况下,不宜剧烈活动。

6.有眼底病变的糖尿病患者若运动量过大,血液循环加快,微血管网的扩张受限而通透性增加,将会加重眼底病变,增大出血危险。因此,糖尿病并发眼底病变者,不宜剧烈活动。

7.有严重末梢神经病变及糖尿病足坏疽者宜少走路运动。

8.运动治疗的同时,必须注意与其他疗法相结合。应综合运用而不可偏废。

五、应用胰岛素的护理

注射胰岛素是治疗糖尿病的主要手段,从护理角度看,涉及许多理论和技术内容,近年来,有关这方面的研究有很多进展。

(一)准确执行医嘱

使用胰岛素应按医嘱执行。做到胰岛素的种类正确、剂量准确、按时注射。

1.抽吸胰岛素前应检查有效期和质量　胰岛素应保存在 2～8℃ 的环境中,防止冰冻,避免阳光照射,以免变质。若普通胰岛素变色或有悬浮颗粒,中、长效胰岛素摇匀后形成均匀的白色或灰色悬浮物,如有簇状、渣状、丝状物或变白,均说明胰岛素已变质,即使仍在有效期内也不能使用。

2.抽吸胰岛素的方法　抽吸中、长效胰岛素前,将胰岛素瓶置于两手掌心中搓揉数次,将混悬液均匀后再抽吸,切忌持瓶上下用力震荡以免成块。抽药前要将等量的空气注入瓶中,以免瓶中形成负压,剂量不准确。如两种不同类型的胰岛素同时注射时,应先抽普通胰岛素,再抽长效胰岛素。如长效胰岛素质量不稳定时,最好不要混合使用,以免长效胰岛素中少量未结合部分与普通胰岛素结合,而增加长效胰岛素剂量,可能诱发低血糖。

3.输液瓶内加胰岛素要保证剂量准确　在输液瓶内加注胰岛素时,注射器针头的长度应能通过瓶塞内的塑料纸为宜。推注胰岛素后需反复拍吸液体数次,使注射器和针内的胰岛素全部注入瓶内。再将输液瓶倒置数秒钟后放正,使粘于瓶壁的胰岛素完全溶入液体中。

4.皮下注射的时间要求　普通胰岛素一般在餐前 30 分钟;中效胰岛素在餐前 2~3 小时;长效胰岛素在早餐前或晚餐前 1 小时,1 次/天。

(二)皮下注射部位的选择与轮替注射

不同的注射部位和方法,对胰岛素的吸收效果不同,发挥作用也不一样。同一部位长期注射,由于反复刺激造成局部组织血液循环障碍,局部肿胀,硬结形成,影响胰岛素的吸收。而且局部组织缺血,造成皮下组织变性、萎缩甚至出现坏死,发生功能障碍。因此,要采取多部位皮下注射法。多部位轮流注射,使注射点分散,可供注射范围大,在轮流各部位时有间歇期,组织受到.的机械性刺激可得到恢复,胰岛素吸收好。方法是选择臀大肌、上臂外侧、腹部及股外侧。选择注射部位后,用指尖或掌心检查一下注射部位是否有结节或疼痛,如果有应更换注射部位。每个部位可划为 15 个注射点。按每日 3 次注射计算,每个部位 5 天,5 天后换另外部位,如左臀-右臀-左股外侧-右股外侧-左臂-右臂-腹部,然后再循环反复。每个注射点的排列顺序可以纵向分 3 行,每行 5 个注射点,两点相距 1.5~2cm,注射顺序,第一行由上向下,第二行由下向上,第三行由上向下。

(三)温度、按摩、注射深度、胰岛素浓度以及注射剂量均会影响胰岛素的吸收

胰岛素吸收不稳定是使血糖水平每日之间不稳定的主要原因之一。有研究证实,上臂、腹部和股外侧 3 个不同部位吸收胰岛素速度快慢不一,尤其是受活动的影响。上臂和腹壁注射胰岛素比股外侧注射吸收快,能更有效地控制高血糖。其中,腹部皮下注射面积大且温度恒定,且不受运动影响,便于注射操作,特别适宜自行注射的糖尿病患者。腹部注射可减少运动所致的低血糖发生,而在休息状态下,把注射部位从腿部换到腹或上臂,可加速胰岛素吸收,降低餐后血糖水平,而同一解剖区域的轮流注射可使胰岛素吸收更规则,使血糖更稳定。

(四)进食与胰岛素注射

临床护理上,要特别注意进食和注射胰岛素的关系。要准确无误地执行胰岛素的注射时间,严格要求患者按时就餐。注射时间与进餐时间一定要配合好,这是至关重要的。普通胰岛素皮下注射后 0.5~1 小时开始发挥作用,2~4 小时作用最强,可持续 6~8 小时,所以一定要在餐前半小时皮下注射胰岛素。当胰岛素注射半小时,药物发挥作用时,患者已在进餐,这样就不会出现低血糖。当胰岛素作用最强时,患者已进餐两小时,体内血糖在较高水平。护士必须明白餐前半小时注射胰岛素的意义。提前或延长注射时间,都会给患者带来痛苦。患者要懂得胰岛素注射 30 分钟后应立即进餐的道理,提前或拖延进餐时间,都可能发生低血糖反应。各种原因引起的食欲减退、进食量少,没有即时减低胰岛素用量,或因胃肠道疾病呕吐、腹泻、消化不良胃肠道吸收少,没有改变胰岛素用量,都可引起低血糖,护士注射前要注意患者的病情变化,询问进食情况,如有异常,应立即通知医生,做相应处理。

(五)活动与胰岛素注射

糖尿病患者在注射胰岛素后,要特别注意避免过多活动,体力活动过多,特别是不习惯的体力活动及各种激烈的运动,都可以引起低血糖反应。不稳定型糖尿病患者,病情不稳定时对体力活动特别敏感,日常活动稍多一点,上下楼梯、多走路,都可出现低血糖反应。运动可使皮下注射胰岛素吸收快,增加机体对

胰岛素的敏感。机体对糖的吸收加快。按计划进行体育疗法时,必须告诉患者,注射胰岛素 0.5～1 小时内进行活动,运动要循序渐进,持之以恒,不可以突然加大运动量;注射胰岛素后 2 小时,不要过多活动,如做检查,应用轮椅推送患者。

(六)注射胰岛素反应及其护理

1.低血糖反应　多数在胰岛素发挥作用最强之时,胰岛素在皮下注射 3～4 小时后出现心慌、出汗、饥饿、眩晕,进一步出现精神症状,有时嗜睡,严重者昏迷。

处理:轻度低血糖患者可口服水果汁或糖水、糖块;重症有意识障碍无法口服者,则采用静脉补充治疗。一般用 50%葡萄糖 50ml 静推。必要时 10%葡萄糖静滴。

护理要点如下。

(1)加强对患者血糖的动态观察,注意发现早期低血糖表现。

(2)加强对糖尿病患者和家属的护理指导,使其了解发生低血糖的原因、表现、危害性及处理方法。增强患者的自我保护意识,及时妥善自行处理,避免诱发低血糖的因素出现,如突然增大运动量应增加饮食量。注射胰岛素后要按时定量进食等。

(3)静脉滴注胰岛素时,按医嘱准确执行胰岛素的剂量、时间、滴入量,并匀速滴入。皮下注射时尤应合理选择部位。

(4)防止漏服或多服降糖药,因检查需禁食时,应暂停注射胰岛素或口服降糖药。

(5)夜间巡视病房时要注意观察重点患者,特别是老年患者的细微变化,如烦躁不安、全身出冷汗、呼之不应等。使用中、长效胰岛素且剂量较大者,更要加强夜间和凌晨等低血糖好发时间的观察。

(6)定时监测血糖、尿糖,观察治疗反应,为调整胰岛素或降糖药提供依据。

2.过敏反应　荨麻疹、血管神经性水肿、紫癜,极个别有过敏性休克。注射半小时至数小时出现硬块、疼痛、红晕。

处理:轻者反应轻,可以耐受,自动脱敏,也可用抗组胺药物,重者可以更换制剂或改用口服降糖药。脱敏法:脱敏前停用 24～48 小时胰岛素再脱敏,开始时用极小剂量普通胰岛素 0.001U,若无反应,数小时后逐步加大至 0.002U、0.004U,每天皮下注射 3～4 次。若出现反应,则退至未出现反应的剂量,用此剂量 2～3 小时后再增加,直至需要量。紧急脱敏,也可由 0.001U 开始,每 15～30 分钟加倍注射,直至需要量。过敏休克时,即皮下注射肾上腺素 0.8～1mg,并可用氢化可的松 100～300mg 或地塞米松 5～10mg 加入 5%葡萄糖 250ml 静脉滴注。

六、糖尿病急性代谢性并发症的护理

糖尿病急性并发症主要有糖尿病酮症酸中毒、糖尿病非酮症高渗性昏迷以及糖尿病乳酸性酸中毒,在这些疾病的治疗中,护理都是很重要的。

(一)病情观察

1.一般观察

(1)体温:因易发生多种急慢性感染,重者可发生肺结核、肾盂肾炎、胆道感染等。可使体温上升,除感染因素外,还要注意有否高渗性昏迷。由于毛细血管扩张,通透性增强,影响和微循环功能,可使体温下降。

(2)脉搏:细弱表明血容量不足。

(3)呼吸:呼吸加深加快,呼气中含有丙酮,有烂苹果味,病情加重时,呼吸变慢,呈潮式呼吸。

(4)血压:下降,常因微循环功能失常;严重失水、血容量减少、血压下降、甚至周围循环衰竭。

（5）神志：意识从清醒到迟钝表示病情发展；烦躁、头痛、嗜睡甚至昏迷,显示病情恶化程度。

（6）皮肤黏膜：口干、舌红、声音嘶哑、口渴、皮肤干燥、弹力差、眼窝凹陷。

（7）少尿或尿闭：轻度失水患者仍可因高血糖渗透性利尿而多尿,只有在肾功衰竭或休克时,尿少或尿闭。

通过观察体温、脉搏、呼吸、血压、周围循环、神志、尿量、皮肤弹力等,可以及时了解病情好转或恶化,协助医生治疗,并且要认真做好记录。

2.其他观察项目

（1）胃肠道症状：食欲减退,恶心呕吐,有时腹痛。

（2）记录24小时出入量：记录每日进水量,包括饮水量、食物中含水量、输液量。每日出量,包括粪便量、尿量、呕吐物,夜班护士总结24小时出入量。

（3）定时采集标本：测定钾、钠、氯,掌握电解质紊乱情况；特别是血钾更为重要,及时掌握高血钾、低血钾情况,学会分析各项指标。监测血气分析,观察酸中毒进展情况。按时做血糖、尿糖和血酮测定。

（二）护理措施

1.患者须绝对卧床休息,并注意保暖；安置好患者后立即两路输液,其中一路用来补液,另一路用来补充胰岛素。设专人护理,密切配合医生进行抢救。对有谵妄、烦躁不安者应加床挡,以免发生意外。

2.及时留尿,查尿糖、尿酮体,抽血查钾、钠、氯、二氧化碳结合力、血糖及肾功能,要求每小时化验尿糖和尿酮体一次,每2小时化验血糖一次,以便及时调整胰岛素用量,正确给药治疗。要注意血糖下降速度,当血糖降到13.9mmol/L时应及配通知医师以便更改医嘱。'

3.应及时准确地执行医嘱,给予正确的补液及小剂量胰岛素治疗。能口服补液者尽量口服补液。注意钾的补充,但要见尿补钾。

4.如患者有休克时,应按休克患者进行护理。加强保暖,给予热水袋保暖时,要避免烫伤。

5.对昏迷者,应按昏迷患者进行护理,保持呼吸道通畅。

6.严密观察病情变化,及时测量体温、脉搏、呼吸、血压并记录,严密观察患者的神志及瞳孔的变化。

7.要严格记录出入量,写好特别记录单。

8.做好心理护理,给患者和家属讲解糖尿病的发生、发展及转归,使其对糖尿病有正确认识,增强战胜疾病的信心,并积极配合治疗。

9.加强基础护理,预防感染。

（1）当发生抽搐、烦躁不安、严重意识障碍时,要注意保持呼吸道通畅,防止发生窒息及吸入性肺炎。防止坠床、自伤等意外。昏迷者按昏迷常规护理。

（2）保持床铺清洁、平整、干燥。按时翻身,加强皮肤护理,防止发生褥疮。休克伴低体温时,皮肤和皮下组织严重缺血、缺氧,抵抗力明显下降,易发生褥疮。可使用减压气垫床或厚海绵床褥,减少褥疮的发生。

（3）保持病室空气新鲜,加强口腔护理。使用广谱抗生素时要注意观察有无真菌感染的发生。

（4）留置导尿的患者,要注意预防泌尿系统感染。应选择优质双腔或三腔尿管,以避免因尿管脱落反复插管造成的感染。保持会阴部清洁、干燥,每日清洗2次,大便后随时清洗。用1：1000苯扎溴铵（新洁尔灭）消毒尿道口每日2次。如行膀胱冲洗,应按密闭式静脉输液法操作要求进行。冲洗前放净尿液,冲洗液加热至37℃左右,滴入速度不宜过快,一次剂量不超过300ml。冲洗过程中要注意观察患者的反应,以及冲洗液和尿的颜色、性状、量的变化。

在糖尿病基础上发生的糖尿病酮症酸中毒、非酮症高渗性糖尿病昏迷和糖尿病乳酸性酸中毒,为糖尿病三大急症之一。护理中要密切注意有关症状的诱因,及时与医生交流。

七、糖尿病皮肤感染的护理

糖尿病患者皮肤组织内含糖量高,易于细菌繁殖,又由于血糖增高,血液中嗜中性粒细胞移动缓慢,致吞噬能力异常,杀菌能力降低,所以,糖尿病患者易患细菌和真菌感染性皮肤病,病情较一般患者重。皮肤软组织感染,常见者为脓皮病、疖、痈、丹毒等。护理要点如下。

1.早期有效地控制感染,对微小病灶也不可忽视而拖延治疗。发现感染灶立即做细菌培养及敏感度试验,在回报前就要应用有效足量的抗生素。待细菌培养和药敏试验有结果时,再更改抗生素。对于已发生的皮肤破损,表浅者可消毒包扎,如破损较深,范围较大,或已化脓感染者,可酌情行清创、缝合、切开引流等处理并给予足量的抗生素治疗。

2.每周修剪指甲一次,挫平指甲边缘,防止搔抓时抓破皮肤。经常检查双手、双足及暴露部位的皮肤有无破损,皮下注射部位及经常受压部位有无红肿现象。

3.对已合并周围神经病变的患者,避免使用过热的水、热水袋、电热褥等,以免造成烫伤而合并感染。

4.卧床患者应做好预防褥疮的护理,发生褥疮者应注意勤翻身,减少局部组织受压,做好破损皮肤的护理,褥疮合并感染时应行外科换药促进褥疮愈合。

5.皮肤、黏膜瘙痒时要注意判断有无合并真菌感染,发生真菌感染者应及时治疗。发生足癣、股癣时,除使用抗真菌外用药治疗外,还要注意保持局部皮肤干燥,选用通气性能好的天然织物内衣、内裤、袜等。鞋不宜过紧,且通气良好。

6.加强对糖尿病的治疗,感染时对胰岛素的需要量要大。化脓感染较病毒,结核感染对胰岛素的需要量更大,所以当患者急性感染时,提醒医生投用或加大胰岛素用量。

7.全身支持疗法,包括足够的热量、水分及维生素,保持水电解质的平衡。注意用5％、10％葡萄糖输液时,要按液体中的含糖量,加入适量的短效胰岛素,每2～4g糖加1U胰岛素。输液过程中不宜应用林格氏液,必要时可输入白蛋白、血浆或氨基酸等。

8.皮肤疖、痈等,反复发生久治不愈,应考虑有糖尿病的可能,要检查血糖、尿糖,发现糖尿病时,积极进行治疗,只有在血糖得到满意控制后,抗生素才能发挥作用,控制感染才可望成功。

9.积极预防感染。应指导和协助糖尿病患者搞好个人卫生,洗澡时,水温不宜过热。应使用刺激小的中性香皂、浴液,切勿使用刺激大的碱性洗涤剂。洗澡时应轻手搓揉,防止皮肤破损引起感染。老年患者每次洗澡时间不宜过长。对于皮肤干燥引起瘙痒者浴后可涂少量护肤乳保护皮肤。

八、糖尿病肾病的护理

糖尿病肾病是糖尿病的主要并发症之一,这是糖尿病患者劳动力丧失和死亡的主要原因之一。无论是胰岛素依赖型还是非胰岛素依赖型糖尿病,糖尿病肾病的发生率高达50％左右,因此,一旦发生肾病则护理工作显得非常重要。

(一)糖尿病肾病的护理观察

1.症状观察   糖尿病肾病,发病隐蔽,进展也缓慢,因此,早期的症状观察往往难以实施。但对于糖尿病病程在15年以上的患者,特别是老年患者,要密切观察尿毒症的早期表现,如神志有无疲倦、嗜睡、头痛、精神恍惚、烦躁不安、严重失眠等,胃肠反应有无恶心、呕吐、腹痛、腹泻等。肾功能不全时,可有持续性恶心、食后呕吐、上腹部不适。这时,患者食欲减退,进食少、进食不规律,很易发生低血糖,要注意应用胰岛素时,应减少剂量。情况加重,要做好透析准备,不适合透析的患者,进食前 30 分钟,肌注胃复安 10mg,严重者每日 3 次。腹泻者服复醛氧化淀粉,3 次/天,每次 1～2 包。

2.体征观察　对糖尿病肾病患者,除一般护理观察外。要重点观察血压、水肿、尿量和尿蛋白的变化。

(1)血压:糖尿病肾病 47％合并高血压。观察血压,可了解病情的发展,在糖尿病肾病初期,血压在运动后升高,而在糖尿病肾病明显阶段,血压升高持续。当然水钠潴留,血压也可升高。而血压下降,表明血容量不足。血压明显升高,一旦出现头痛、呕吐、肢体活动不灵、视物障碍等,要特别注意高血压脑病的发生。让患者保持安静,卧床休息并立即报告医生。

(2)水肿:糖尿病肾病有水肿者占 40％,且多严重,注意观察水肿程度、分布的部位、消长情况。水肿表现机体水钠潴留,也反映体内低蛋白血症。低蛋白水肿纠正后效果好,而水钠潴留,临床纠正困难。护理观察水肿,除每天观察水肿消长情况外,要测量体重。每日观察体重增减情况,更能反映体内液体量的多少。

(3)出入水量:记每日出入水量。入量含饮水、食物中含水量、输入液体及血液等;排出量,主要记录排便量和尿量。尿量要白天、夜间分别计量,记录昼夜次数,了解夜尿增多情况,由夜班护士总结 24 小时出入量。24 小时总尿量超过 2500ml 为多尿,400ml 以下为少尿,100ml 以下为尿闭。

(4)尿蛋白:要特别重视对蛋白尿的观察,出现尿蛋白是糖尿病肾病患者肾功能损害的重要标志。可分为微量蛋白尿(20～200μg/min)、临床蛋白尿(＞200μg/min)。尿蛋白的出现是糖尿病肾病早期唯一的临床征象。开始为间断性蛋白尿,以后转为持续性、无症状蛋白尿和轻度蛋白尿,大量蛋白尿提示预后较差,持续性蛋白尿数年后,可出现肾病综合征。从观察蛋白尿的变化,可以了解疾病的进程,观察治疗效果,指导饮食护理,所以仔细了解尿蛋白情况,是护理的重要职责。

(二)护理措施

1.督促、检查、协助患者及其家属完成糖尿病的自我监测,按要求完成尿糖、血糖的测定,以便为调整用药提供依据。

2.督促患者按医嘱服药,并注意观察治疗效果。要严格控制血糖,严格控制高血压。显性糖尿病肾病的患者空腹血糖控制以 5.6～7.0mmol/L 为宜。高血压者应把血压控制在(120～140)/(75～85)mmHg 为宜。

3.饮食:低蛋白饮食可减慢肾小球滤过率的下降,还可使尿蛋白排泄量减少,故目前多主张低蛋白饮食。一期患者蛋白摄入量控制在每日每千克体重 1g;二期患者控制在每日每千克体重 0.6～0.8g 为宜。摄入的蛋白质最好为动物蛋白。

4.利尿药的使用:对有水肿的患者可按医嘱使用利尿药,同时适当限制水和钠的摄入,尽量减轻肾脏负担。

5.防止泌尿系统感染:泌尿系统感染会使糖尿病加重,最终导致肾功能衰竭,所以积极预防和治疗泌尿系统感染非常重要。要搞好个人卫生,尤其是妇女要注意会阴部清洁卫生。对有感染者应查明感染的细菌,做药物敏感试验,选择适当抗生素治疗。

6.定期做尿微量白蛋白的测定、尿常规、肾功能的检查,以便及时掌握病情变化。

7.注意保护肾脏,避免使用对肾脏有毒害作用的药物及造影剂。

8.尽量避免泌尿生殖道各种器械检查及导尿,以免诱发感染。

(王　焱)

第二节　甲状腺功能亢进症的护理

甲状腺功能亢进症(简称甲亢)是指血液循环中甲状腺激素过多,引起以神经、循环、消化等系统兴奋性增高和代谢亢进为主要表现的一组临床综合征。临床上以弥漫性毒性甲状腺肿 Graves 病(GD)最常见,约 85%。这里主要讨论 Graves 病。Graves 病又称弥漫性毒性甲状腺肿,GD 是甲状腺功能亢进症的最常见病因,占全部甲亢的 80%~85%。西方国家报道本病的患病率为 1.1%~1.6%,我国学者报道是 1.2%,女性显著高发(女:男 4~6:1),高发年龄为 20~50 岁。

一、基础护理

1.环境　保持环境安静、避免嘈杂。病人因基础代谢亢进,常怕热多汗,应安排通风良好、室温适宜的环境。

2.体重监测　每日测量体重,评估病人的体重变化。

3.休息与活动　评估病人的活动量、活动和休息方式,与病人共同制定日常活动计划。活动时以不疲劳为度,维持充足的睡眠,防止病情加重。病情危重或合并有心力衰竭应卧床休息。

4.皮肤护理　对出汗较多的病人,应及时更换衣服及床单,协助沐浴,防止受凉。

5.饮食护理　高糖类、高蛋白、高维生素饮食,满足高代谢需要。成人每日总热量应在 12552~14644kJ,约比正常人提高 50%。蛋白质每日 1~2g/kg,膳食中可以各种形式增加奶类、蛋类、瘦肉类等优质蛋白以纠正体内的负氮平衡。餐次以一日六餐或一日三餐间辅以点心为宜。主食应足量。每日饮水2000~3000ml,补偿因腹泻、大量出汗及呼吸加快引起的水分丢失,有心脏疾病者除外,以防水肿和心衰。忌食生冷食物,减少食物中粗纤维的摄入,改善排便次数增多等消化道症状。多摄取蔬菜和水果,禁止摄入刺激性的食物及饮料,如浓茶或咖啡等,以免引起病人精神兴奋。病人腹泻时应食用含维生素少且容易消化的软食。慎用卷心菜、花椰菜、甘蓝等致含碘丰富的食物。

6.心理护理　指导患者克服不良心理,解除身心因果关系的恶性循环,重建心理平衡,通过机体生理生化反应,促使患者恢复健康。

二、专科护理

1.药物护理　有效治疗可使体重增加,应指导病人按时按量规则服药,不可自行减量或停服。密切观察药物不良反应。①粒细胞减少,主要表现为突然畏寒、高热、全身肌肉或关节酸痛、咽痛、红肿、溃疡和坏死。要定期复查血象,在用药第 1 个月,每周查 1 次白细胞,1 个月后每 2 周查 1 次白细胞。若外周血白细胞低于 3×10^9/L 或中性粒细胞低于 1.5×10^9/L,考虑停药,并给予利血生、鲨肝醇等促进白细胞增生药物,进行保护性隔离,并预防交叉感染。②严重不良反应,如中毒性肝炎、肝坏死、精神病、胆汁淤滞综合征、狼疮样综合征、味觉丧失等,应立即停药并给予相应治疗。③药疹,可用抗组胺药控制症状,不必停药。若皮疹加重,应立即停药,以免发生剥脱性皮炎。

2.放射性[131]I 的治疗护理　空腹服[131]I 2h 以后方可进食,以免影响碘的吸收。在治疗前后 1 个月内避免服用含碘的药物和食物、避免用手按压甲状腺、避免精神刺激、预防感染、密切观察病情变化,警惕甲状腺危象、甲减、放射性甲状腺炎、突眼恶化等并发症发生。

3.眼部护理 指导病人保护眼睛,外出戴深色眼镜,减少光线、异物的刺激。睡前涂抗生素眼膏,眼睑不能闭合者覆盖纱布或眼罩,眼睛勿向上凝视,以免加剧眼球突出和诱发斜视。指导病人减轻眼部症状的方法:0.5%甲基纤维素或0.5%氢化可的松溶液滴眼,减轻眼睛局部刺激症状;高枕卧位和限制钠盐摄入减轻球后水肿,改善眼部症状;每日做眼球运动以锻炼眼肌,改善眼肌功能。定期眼科角膜检查以防角膜溃疡造成失明。

4.甲状腺危象的护理

(1)立即配合抢救,立即建立静脉通道,给予氧气吸入。

(2)及时、准确、按时遵医嘱用药。注意PTU使用后1h再用复方碘溶液,严格掌握碘剂用量,注意观察有无碘剂中毒或过敏反应。按规定时间使用PTU、复方碘溶液、β体阻滞药、氢化可的松等药物。遵医嘱及时通过口腔、静脉补充液体,注意心率过快者静脉输液速度不可过快。

(3)休息:将病人安排在凉爽、安静、空气流通的环境内绝对卧床休息,呼吸困难时取半卧位。

(4)降温:高热者行冰敷或乙醇擦浴等物理降温和(或)药物降温(异丙嗪+哌替啶)。

(5)密切监测病情:观察生命体征、神志、出入量、躁动情况,尤其要密切监测体温和心率变化情况,注意有无心衰、心律失常、休克等严重并发症。

(6)安全护理:躁动不安者使用床栏加以保护,昏迷者按照昏迷常规护理。做好口腔护理、皮肤护理、会阴护理。保持床单平整、干燥、柔软,防止压疮。

(7)避免诱因:告知病人家属甲状腺危象的诱因,并尽量帮助减少和避免诱因,如感染、精神刺激、创伤、用药不当。

三、健康指导

1.指导病人保持身心愉快,避免精神刺激和过度劳累。

2.指导病人每日清晨卧床时自测脉搏,定期测量体重,脉搏减慢、体重增加是治疗有效的重要标志。

3.告知病人有关甲亢的疾病、用药知识,教导病人学会自我护理。指导病人上衣领不宜过紧,避免压迫肿大的甲状腺,严禁用手挤压甲状腺以免甲状腺激素分泌过多,加重病情。

4.向病人解释长期用药的重要性,指导病人按时服药,定期到医院复查,如服用甲状腺药物者应每周查血象1次,每隔1~2个月做甲状腺功能测定。讲解使用甲状腺素抑制药的注意事项,如需定期检查甲状腺的大小、基础代谢率、体重、脉压、脉率,密切注意体温的变化,观察咽部有无感染如出现高热、恶心、呕吐、腹泻、突眼加重等应及时就诊。

5.妊娠期甲亢病人,在妊娠期间及产后力争在对母亲及胎儿无影响的情况下,使甲状腺恢复正常,妊娠期不宜用放射性[131]I和手术治疗,抗甲状腺药物的剂量也不宜过大,由于甲状腺药物可从乳汁分泌,产后如需继续服用,则不宜哺乳。

(王 焱)

第二十六章　神经内科常见疾病

第一节　急性脑血管病

【概述】

　　脑血管病(CVD)是指由于各种血管源性脑病变所引起的脑功能障碍,并非严格意义上的一种疾病,是一组疾病的总称。急性脑血管病是一组急性起病导致局灶性或弥散性脑功能障碍的脑血管疾病,又称脑血管意外。急性脑血管病依据神经功能障碍持续时间,将24小时内神经功能完全恢复者成为短暂性脑缺血发作(TIA),超过24小时者称为脑卒中。短暂性脑缺血发作,又称一过性脑缺血发作,是指血管缺血导致的相应区域一过性局灶性脑或视网膜功能障碍,其症状在24小时内完全恢复。目前认为TIA持续时间其实很短暂,颈内动脉系统TIA平均发作14分钟,椎基底动脉系统TIA平均发作8分钟,多在1小时内缓解,超过2小时常遗留轻微的神经功能缺损表现或CT、MRI显示的脑组织缺血征象,但目前仍沿用传统的TIA定义时限为24小时。1989年世界卫生组织公布的脑卒中定义是由于血管问题而导致的剧烈的神经性失调并伴有神经中枢相关的症状和体征,也可以定义为至少续续24小时的神经性失调并由于颅内出血或蛛网膜破裂出血引起的,或由于大脑某部分的供血血管部分或完全阻塞引起的脑组织破坏。

　　脑卒中依据其病理性质可分为缺血性脑卒中和出血性脑卒中,前者又称脑梗死(CI),后者包括脑出血(ICH)和蛛网膜下腔出血(SAH)。脑梗死包括脑血栓形成、脑栓塞、腔隙性脑梗死和分水岭脑梗死等,占全部脑卒中的70%～80%。脑血栓形成(CT)是脑动脉主干或皮层支动脉粥样硬化斑块形成、管壁变厚、血栓形成、管腔狭窄或闭塞,引起相应供血区血流减少或中断,脑组织缺血缺氧坏死,出现局灶性神经系统症状体征。脑栓塞是各种栓子随血流进入脑动脉阻塞血管,引起相应供血区脑组织缺血缺氧坏死及脑功能障碍,也叫栓塞性脑梗死。腔隙性脑梗死是指脑深部小血管或穿通血管病变和闭塞所引起的小区域梗死。分水岭脑梗死(CWSI)是指相邻血管供血区分界处或血管供血区的边缘带的脑梗死,多因血流动力学障碍所致,也称血流动力学性脑梗死。脑出血是指原发性非外伤性脑实质内出血,也称自发性脑出血。蛛网膜下腔出血是指脑底部或脑表面血管破裂后,血液流入蛛网膜下腔引起相应临床症状的一种脑卒中,又称原发性蛛网膜下腔出血;继发性蛛网膜下腔出血指颅内其他部位出血血液流入蛛网膜下腔者。

　　过去曾认为脑卒中是心血管系统或整体性疾病的脑局部表现,而被归类为心血管疾病之中。近年来,由于对脑血管疾病病因及危险因素的研究日趋深入和神经科学的发展,脑部血管疾患区别于身体其他部位血管疾患(如冠状动脉疾患)的特点日益被人们所认识。因此,在世界卫生组织编制的国际疾病分类(ICD)将脑血管疾病与心血管疾病、周围血管疾病、肺血管疾病等并列在循环系统疾病中,在分科较细的临床医疗机构中,脑血管病现均被列为神经系统疾病,是最常见的神经科疾患。

　　2008年第六届世界卒中大会公布全世界每年因卒中死亡约570万,是第二大死亡因素和第一大致残因素。同年我国卫生部公布的全国第三次死因调查结果显示脑血管病是国人第一大死亡原因,占死亡总数 22.45％,我国现有脑卒中患者约 850 万人,最近北京发布的调查结果还显示,脑卒中发生率还在以每年约 8.7％的速度增加。

急性脑血管病多属于中医"中风"之"类中风"范畴,根据临床表现的差异,部分病例也可归属于中医"头痛"、"眩晕"等疾病范畴。

【诊断提要】

(一)临床表现

临床表现对于初步判断是否急性脑血管病有重要价值。

1.发病方式　突然急性起病是所有急性脑血管病的共同特点,也是提示急性脑血管病的重要线索。发病的诱因、发病时的状况和体位、疾病进展情况等对于判断急性脑血管的性质和机制有一定的帮助。

2.常见症状

(1)突然出现的面、上肢、下肢麻木或无力,特别是位于肢体一侧。

(2)突然出现的言语或语言理解困难。表达或理解困难为失语,言语含糊不清为构音障碍。

(3)突然出现的单眼或双眼视觉障碍。

(4)眩晕。单纯眩晕也是许多非血管性疾病的常见症状,因此,应至少有一个其他的脑血管病症状存在。

(5)突然行走困难、步态笨拙、蹒跚、平衡或协调困难。上肢或下肢协调困难为肢体共济失调,站立或行走时平衡障碍为躯干共济失调。

(6)其他症状。包括突然、严重、不明原因的头痛,突然意识水平的下降等。

上述症状可以轻、中、重度出现,或多种症状同时出现,

3.体格检查　神经系统专科检查主要包括神志与认知、颅神经、肌力、肌张力、感觉、反射(生理、病理)、共济运动、脑膜刺激征、自主神经等检查。神经系统体征对于定位诊断有重要价值,对于既往有神经系统病变者要注意区别新旧体征。

(二)辅助检查

急性脑血管病诊断主要的辅助检查有神经影像学检查和腰穿。影像学检查的主要目的是:①鉴别缺血性、出血性脑血管病,并帮助定位。②鉴别脑血管病与其他疾病,如肿瘤、硬膜下积液、脑炎等。③判断缺血或出血的程度。④显示异常血管。在某些情况下要通过腰穿明确有无蛛网膜下腔出血。

1.中枢神经组织结构影像学检查　头颅 CT 或 MRI。

(1)CT 检查:CT 可即刻发现颅内出血,建议将 CT 扫描作为常规、最重要的诊断性检查手段,越早检查越好。为避免造影剂与血液混淆,初次行 CT 检查时不施行增强扫描。新鲜的脑出血在 CT 上显示为高密度,SAH 可以密度较淡,可呈现细的、白色的一层,如果患者贫血严重或出血量很少则可能无明显征象。急性缺血卒中早期在 CT 上表现不明显,如果比较大的病灶可能发现如下征象:灰质、白质间的对比度降低或脑组织密度降低,脑沟、蛛网膜下腔池变浅变窄,甚至脑室变形和中线移位;大血管闭塞后或可见高密度血管影。血管闭塞区侧支循环越差,缺血越严重,CT 上异常改变越早。

(2)MRI:MRI 灌注像类似于 CT 灌注像,注射增强剂后,可立即显示脑灌注的改变;MRI 的弥散像对脑缺血的检查最敏感,不到 1 分钟,可检查出数分钟前刚闭塞的血管所产生的异常改变,有助于发现血管阻塞或脑损伤的部位。PWI、DWI 的综合应用有助于发现缺血半暗带,为溶栓治疗提供影像依据。建议对急性缺血发病 3～6 小时的患者行 MRI 弥散及灌注成像(DWI、PWI)。但急性脑血管病早期不应以 MRI 检查取代 CT 检查。

2.脑血管影像学检查 TCD、颈部血管超声、MRA、CTA、DSA 等。

脑血管检查对于发现异常血管,进而判断发病机制、侧支血管代偿能力、预后及指导治疗尤其是二级预防治疗等有重要意义。

3.腰穿 约5％SAHCT 扫描正常,这类患者往往出血较少并且无局灶的神经系统缺损。如果临床怀疑 SAH,即使 CT 扫描正常也应行腰穿。

(三)诊断

虽然影像学检查对于急性脑血管疾病的诊断已先进到几乎一目了然的程度,但神经系统症状体征仍有重要的诊断价值,尤其是对于缺血性脑卒中的早期及其与其他中枢神经系统病变的鉴别方面。

1.定位诊断 对于缺血性脑血管病一般以受累动脉定位,出血性脑血管病一般以受累结构部位定位。一个方向性的线索是交叉性(一侧颅神经麻痹伴对侧该颅神经以下运动或感觉缺失)或双侧神经系统体征提示病灶位于脑干。常见症状体征与定位的关系见表 26-1。

表 26-1 常见症状体征与定位的关系

症状与体征	颈内动脉	椎基底动脉
眩晕	－	＋
晕厥	＋	＋
复视	＋	－
单眼视觉异常	－	＋
双眼视觉异常	－	＋
眼震	－	＋
颅神经麻痹	－	＋
语言障碍	＋	－
构音障碍	－	＋
意识障碍	＋	＋
跌倒发作	－	＋
半身感觉异常	＋	＋
偏瘫	＋	＋
四肢瘫	－	＋
抽搐	＋	－
认知障碍	＋	－
小脑体征	－	＋

2.定性诊断

(1)短暂脑缺血发作

1)TIA 应该符合如下特点:①起病突然。②脑或视网膜局灶性缺血症状。③持续时间短暂,颈内动脉系统 TIA 平均发作 14 分钟,椎基底动脉系统 TIA 平均发作 8 分钟,多在 1 小时内完全缓解,最长不超过24 小时。④恢复完全。⑤常反复发作。

2)应与局灶性癫痫、复杂性偏头痛、短暂性全脑遗忘、晕厥、梅尼埃病、脑肿瘤、硬膜下血肿、低血糖、低血压等鉴别。

（2）脑梗死

1）临床上突然出现的脑局灶性症状和体征都要怀疑脑梗死的可能,容易与之相混淆的是脑出血,区别脑梗死与脑出血的最可靠方法是头CT和（或）MRI,其他临床方法均不能作为确诊方法。

2）通过生化检查、心电图、超声心动图、颈动脉超声等检查寻找脑梗死的危险因素,主要包括高血压、心脏病、糖尿病、吸烟、颈动脉狭窄、高脂血症等。

3）还应注意与脑肿瘤、晕厥、癫痫、多发性硬化、慢性硬膜下血肿等的鉴别。

（3）脑出血

1）突发局灶性神经功能缺损,病程进展迅速,尤其伴随头痛、恶心、呕吐、意识水平下降和血压升高者,应高度怀疑脑出血。确诊的最有效方法是头颅CT扫描,CT上表现为高密度,CT值为75~80Hu。

2）脑出血的病因多种多样,要尽可能做出病因诊断,以有利于治疗。下面给出常见病因的诊断线索。

①高血压性脑出血:a.高血压病史。b.常见部位是基底节区、小脑和脑桥。c.急性期极为短暂,出血持续数分钟。d.无外伤、淀粉样血管病等其他出血证据。

②脑淀粉样血管病:a.老年患者或家族性脑出血的年轻患者。b.出血局限于脑叶。c.无高血压史。d.有反复发作的脑出血病史。e.确诊靠组织学检查。

③瘤卒中:a.脑瘤或全身肿瘤病史。b.出血前有较长时间的神经系统局灶症状。c.出血位于高血压脑出血的非典型部位。d.多发病灶。e.影像学上早期出血周围水肿和异常增强。

④动静脉畸形出血:a.发病早,年轻人的脑出血。b.遗传性血管畸形史。c.脑叶出血。d.影像学发现血管异常影像。⑤确诊依据脑血管造影。

（4）蛛网膜下腔出血

1）突然剧烈头痛、恶心、呕吐、脑膜刺激征阳性的患者都要怀疑SAH。确诊方法是CT发现蛛网膜下腔有高密度和（或）脑脊液均匀一致血性。怀疑SAH,如果CT阴性,必须加作脑脊液检查。

2）判定出血的部位。

①利用CT上血液浓缩区判定:a.血液浓缩区在脚间池或环池前部提示出血部位在后交通或基底动脉尖部。b.鞍上池不对称性分布血液浓缩区提示出血部位在颈内动脉系统。③血液浓缩区在外侧裂提示出血部位在大脑中动脉。c.血液浓缩区在额叶半球间裂前底部提示出血部位在前交通动脉。

②根据临床特征判定:a.伴动眼神经麻痹提示大脑后动脉或其与后交通动脉连接处动脉瘤。b.发病时一侧或双侧下肢轻瘫提示前交通动脉瘤破裂。c.轻偏瘫或失语提示动脉瘤位于大脑中动脉的第一个主要分叉处。d.单侧盲提示动脉瘤位于Willis环前内侧眼动脉起源处附近。e.伴无动性缄默或意志缺失的清醒状态支持动脉瘤位于前交通动脉。f.单侧为主的头痛或视网膜周围出血、单眼痛或罕见的动脉瘤破裂声提示动脉瘤在该侧。

③脑血管造影明确病因:DSA是确诊动脉瘤或脑血管畸形的金标准,一般选在发病后3天内或3周后。

【中医临床证治】

辨治思路

急性脑血管病归根到底是血脉病变,直接病理机制是血行障碍、瘀血形成、闭阻经络脑窍,导致各种脑机能障碍。所以首先当辨瘀在脉中还是瘀在脉外,借助现代影像学检查不难辨别。其次当辨导致瘀血形成的机制。一般瘀在脉外者,多因平素肝阳亢盛（或阴虚阳亢）,疏泄太过,或亢阳化火,损伤血络,血不循经,奔溢脉外所致,一般病势较急,病情较重,易出现神窍闭阻现象。瘀在脉中者,可因气虚推动无力,血滞而瘀;或因气结血郁而瘀;或因痰湿蕴结脉络,血阻而瘀,其痰湿之邪可因平素饮食不节而酿湿生痰,也可因阳盛化火炼津为痰。再次当辨辨病位浅深和病情轻重、病势顺逆以及闭证和脱证,各版教材及多数参考书中均有论述,在此不复赘述,应该注意的是。最后当辨兼证,兼证以腑实证多见,还常出现外感发热、伤络动血等兼证。

治疗当以活血通络、醒脑开窍为宗旨。无论瘀在脉中抑或瘀在脉外,也无论是急性期还是恢复期或后遗症期,活血通络应贯穿始终,急性期以通脉散瘀为目的,后期以防脉瘀血溢为目的;具体运用时,当根据瘀血形成的机理选用适当的方法,因虚致瘀者当以补为通,因邪实阻滞而瘀者当以泄为通,并非一意使用动血散血之品,尤其是瘀在脉外之急性早期动血散血不宜太过。各种脑机能障碍如偏瘫、言语不利、肢体麻木等,皆因脑窍闭阻所致,即广义之闭窍,所以醒脑开窍也应尽早,不应只待神窍闭阻出现意识障碍之闭证(狭义之闭窍)才开始使用;开窍之法有开窍本法,还有根据导致闭窍的机制不同所采取的具体方法,如清热开窍、豁痰开窍、通瘀开窍等。治疗过程中还应注意标本缓急,当出现闭证或脱证等危重之候,应以开窍醒神或扶正固脱为急务;有时某些兼证成为制约治疗的关键,当侧重或兼顾解除兼证,或通腑泄降,或清热祛邪,或止血防变等。神经功能康复治疗对于预后的改善有重要作用,病情稳定 48 小时后即可开始进行,应该功能锻炼、针灸、中频治疗等多种手段联合应用。目前相关的中成药很多,可辨证选用。

【西医处理要点】

(一)缺血性脑血管病处理要点

1.一般紧急处理　常规建立静脉通道;第一瓶液给与生理盐水,避免给予含糖溶液;保证气道通畅,纠正缺氧及高血糖和高热;合理管理血压;暂禁食水,直到咽水试验证实吞咽功能正常,必要时下鼻饲;注意保持水电解质平衡;避免膀胱插管,必要时可导尿。

2.抗栓治疗

(1)静脉溶栓:对于急性缺血性梗塞发病 3 小时内,无溶栓禁忌证者,推荐静脉内使用 rt-PA 或 UK。不推荐使用链激酶进行静脉溶栓治疗。rt-PA 0.9mg/kg(最大用量 90mg),UK 100 万～150 万 IU。10%静脉推注＞1 分钟,其余静脉点滴＝1 小时。溶栓后前 24 小时内不得使用抗凝药或阿司匹林。24 小时后CT 显示无出血,可行抗血小板和(或)抗凝治疗。

梗死发作后 3～6 小时,不推荐常规 rt-PA、UK 静脉给药,若应用可在特殊影像(PWI、DWI)指导下应用。符合下列条件可以溶栓:①PWI＞DWI;②DWI 面积＜1/3MCA 分布区。

(2)抗血小板治疗:抗血小板治疗既可用于急性期,也是二级预防的主要措施,主要用于非心源性脑梗死及心源性脑梗死急性期、或有抗凝禁忌、或不愿意使用抗凝药的患者。

(3)抗凝治疗:对于中度以下的非老年脑梗死患者 2 日以后开始口服抗凝药(INR 2.0～3.0)。中度以上或老年患者 2～4 周以后开始口服抗凝药(INR 2.0～3.0)。

(4)降纤治疗可用于动脉粥样硬化性脑梗死早期患者,一般用蛇毒制剂于 3 小时内给药,隔日 1 次,连用 3 次,或每日 1 次,连用 5 日,需监测 FIB。但目前尚无确切循证医学证据,不推荐使用。

(5)扩容疗法:不作为常规治疗方法,但对于非心源性血流动力因素所致的低灌注性分水岭脑梗死可用 706 代血浆或盐水扩容。

3.神经保护剂　神经保护剂很多,如改善脑组织代谢的胞二磷胆碱,钙拮抗剂尼膜同,兴奋性氨基酸拮抗剂硫酸镁、门冬氨酸钾镁,自由基清除剂银杏叶制剂、依达拉奉等,但目前均无明确循证医学证据,可适当选用,建议联合用药。使用尼莫同时应注意排除严重血管狭窄。

4.神经系统并发症治疗

(1)脑水肿、颅内高压的处理:适度限制入量,避免应用低渗液,积极治疗发热、低氧血症及高碳酸血症,仰卧位(30°);必要时使用甘露醇、呋塞米等脱水机及去骨片减压术,不主张应用激素。

(2)癫痫:不建议预防性抗癫痫治疗。以癫痫形式起病,且仅发作 1 次者不需治疗;急性期反复发作者,需药物治疗,但可早期尝试停药;恢复期以后反复发作者按癫痫病常规治疗。

(3)出血转化:依据出血性状、出血量和症状区别对待。

5.其他系统并发症

(1)感染:肺炎常发生于卧床和不能咳嗽的患者,一旦发热,要寻找是否肺炎和使用抗生素。尿路感染占 5％,插管增加感染机会,可使用间断插管和尿液酸化。抗胆碱药物可以促进膀胱功能恢复。

(2)静脉血栓:对于不能活动的患者建议皮下抗凝剂,间断弹力袜。不能使用抗凝剂者使用阿司匹林。

(3)应激性溃疡:急性期可予抗酸剂预防应激性溃疡,尤其是病灶靠近中线及下丘脑者或重症患者。出现应激性溃疡出血者暂停用抗栓治疗。

6.康复　在卒中治疗中占非常重要地位,如果患者病情允许,应尽早进行康复。康复应因人而异,应循序渐进,有步骤有计划进行,最大限度的恢复患者的自立能力。

(二)脑出血处理要点

1.急性期治疗

(1)一般治疗:保持安静、避免不必要的搬动、保持大便通畅、适当使用镇静药、吸氧。加强支持治疗,保证营养;纠正代谢紊乱,维持水电解质平衡。积极处理发热。康复措施早期介入,如保持良好体位,肢体关节被动活动及心理治疗等。

(2)控制血压。避免血压大幅波动、过高或过低。

(3)控制脑水肿,降低颅内压:20％甘露醇、呋塞米、10％甘油果糖等。

(4)促进脑代谢,加强脑保护治疗。如亚低温治疗、抗氧化剂、自由基清除剂、脑蛋白水解物、神经节苷酯、维生素及能量合剂等。

(5)并发症的处理:主要是呼吸、循环、消化、泌尿等系统的并发症及褥疮、下肢深静脉血栓形成等,控制癫痫发作。

(6)手术治疗:消除血肿,打断脑出血后病理生理改变的恶性循环。主要有开颅清除血肿术及穿刺吸除血肿术。注意手术适应证、手术时机及方法的选择。

2.恢复期和后遗症期的治疗

(1)在急性期治疗的基础上,积极稳定病情,加强营养,同时应用改善脑循环、脑代谢及神经营养药物,以促进神经功能的恢复。

(2)进行系统的康复评估及训练,加强对患者的康复指导。

(3)后遗症期治疗的目的主要是防止瘫痪肢体功能的进一步废用,防止复发。

(三)蛛网膜下腔出血处理要点

治疗原则是控制继续和再次出血、防治迟发性脑血管痉挛、对症治疗、去除病因。

1.一般处理　监护生命体征,绝对卧床休息 4～6 周,避免用力,保持大便通畅,维持水电解质平衡,给予止痛镇静药物。

2.控制脑水肿。

3.止血剂　6-氨基己酸等。

4.防治迟发性血管痉挛　尼莫同等。

5.脑脊液置换疗法。

6.手术治疗　去除病因、及时止血、防止再发。Hunt-Hess 分级Ⅲ级以下者尽快血管造影,必要时血管内介入治疗,这一治疗措施已越来越得到肯定和重视。

【名中医经验荟萃】

创建以针灸治疗为中心的中风诊疗体系,针对中风病的基本病机为瘀血,肝风,痰浊等病理因素蒙蔽脑窍致"窍闭神匿,神不导气"创立了"醒脑开窍"针刺法,选穴以阴经和督脉穴为主,并强调针刺手法量学规范,有别于传统的取穴和针刺方法。以"醒脑开窍"针刺法治疗为主,并根据病情需要辅以降颅压,抗感染等,经过 9005 例临床各期中风患者的治疗统计,痊愈率 59.27%,显效率 23.15%,总有效率 98.56%。

中风用药经验如下:①活血祛瘀、通腑泄热:根据"治风先治血,血行风自灭",及"凡治血者,必先以祛瘀为要"等理论,无论是缺血性还是出血性中风都存在瘀血,而且大便不通在很多中风患者中常见,并影响着预后。常以活血化瘀配以通腑泄热法治疗中风急性期患者,常用方药为桃仁承气汤加减。②清热涤痰、开窍醒脑:根据《临证指南医案·中风》中"风阳上僭,痰火阻窍,神识不清,则有至宝丹芳香宣窍,或以辛凉清上痰火"的思想,常以温胆汤合菖蒲郁金汤治疗中风急性期痰热蒙窍者。③平肝熄风、育阴潜阳:对于肝肾亏虚,水不涵木,肝阳偏亢者,常选用的药物有:羚羊角、天麻、钩藤、生石决明、草决明、怀牛膝、菊花、白蒺藜、桑叶、牡蛎等,配选枸杞子、菟丝子、白芍、桑寄生、杜仲、地黄等。④祛风化痰、舒经活络:多于中风后期,选用虫类药如地龙、僵蚕、全蝎、蜈蚣等,并配合葛根、秦艽、木瓜、桑枝、白芍等。

【研究进展】

(一)急性期脑保护研究

阻断卒中后损伤级联反应,防止神经元损伤,延长缺血耐受时间及治疗时间窗,逆转半暗带,促进神经功能恢复,是目前研究的一大热点。卒中后脑组织损伤的机制是一个多环节、多因素、多途径损伤过程,不同个体的梗死类型、恢复模式和相关临床干扰因素又存在很大差异,迄今基于动物模型或体外培养技术的实验均难以全面模拟、研究评估。目前对急性缺血性脑卒中脑保护药物进行了大量的临床前期试验及临床研究,除了依达拉奉已经应用于临床外,大多数基于动物模型和基础研究所获得的研究成果,因临床观察无确切疗效或因副反应较大而难以应用于临床,但有些药物已显示出一定的疗效。虽然现阶段临床前试验及临床研究遇到较多亟待解决的问题,一些药物的临床应用效果并不如意,但是随着对脑缺血损伤机制的进一步认识、新药研发技术的不断改进,并且综合考虑药物的作用机制、用药时间、联合用药干预缺血级联反应的多个环节及在病程中应用不同的药物,相信在不久的将来,以神经功能的最终恢复为目标,脑保护药物在临床上将可能得到很好的应用,全方位地对卒中患者进行及时、有效的治疗。

(二)缺血性脑血管病急性期静脉溶栓研究

继 NINDS 试验确立静脉溶栓地位后,不断有临床试验试图将静脉溶栓时间窗延长,2008 年发布了 ECASS-3 试验结果,确定了将静脉溶栓时间窗延长到 4.5 小时的合理性。2009 年欧洲和加拿大指南已将静脉溶栓时间窗延长到 4.5 小时。

(三)缺血性卒中二级预防研究进展

抗血小板、抗凝治疗的二级预防作用已有充分的循证医学证据。2006 年发布的 SPARCL 研究结果首次证实了他汀类降脂药在二级预防中的作用,随后的亚组分析表明对于非心源性脑梗死的其他类型脑梗死均有一定的预防效果,以大血管动脉粥样硬化为发病基础的脑梗死效果最佳。目前中药的二级预防研究是中医药领域的一大热点,但是尚缺乏多中心大样本 RCT 研究结果的支持。

(四)中医药研究

中医药治疗中风的临床报道很多,涉及的治疗方法多样,包括复方中成药、辨证分型治疗、中药有效成分、针灸等。一项系统评价共纳入了 191 项临床试验,包括 21 种中成药共 189 项临床试验 19180 例患者的 Meta 分析显示中成药能改善随访期缺血性脑卒中患者神经功能。Cochrane 系统评价了符合纳入标准的包括 1208 例患者的 14 项针刺治疗急性缺血性卒中研究,Meta 分析的结果显示,与对照(假针刺和不作针刺)组相比,针刺组随访期末的病死或残疾人数降低,病死或需要住院人数显著降低,治疗结束时全面神经功能缺损评分显著改善;当针刺与假针刺进行单独比较时,两组随访期末的病死或残疾人数及全面神经功能缺损评分变化无显著差异;针刺严重不良反应发生率较低。一项纳入 13 个 RCT(1035 例患者)Meta 分析结果显示,醒脑静注射液能改善脑出血患者的神经功能缺损,有减少死亡、依赖的趋势。

(五)评价与展望

从目前的循证证据看,现代医学对于脑卒中急性期脑保护尚无很好的方法和药物,中医药在该领域的应用应该有较广阔的前景,虽然中国专家根据几项 Meta 分析结果推荐急性期使用一定的中医药方法治疗,但是证据及推荐级别均比较低,原因是分析所纳入的临床试验的方法学质量均较低或者病例数较少,当务之急就是组织更多高质量的 RCT 进一步证实。对于脑血管病的一级和二级预防,现代医学虽有不少措施(如血管内治疗)或药物,但有的效率并不高或实施受限制,中医药在这方面应该有所作为,但是以脑血管病发生率或复发率为终点事件的中医药临床试验报道较少,高质量的 RCT 更少。已证明现代神经功能康复治疗是有很高效率的措施,中医有丰富的康复手段,应结合现代神经康复理念进行整合并验证。

(李作伟)

第二节　重症肌无力

【概述】

重症肌无力(MG)是由乙酰胆碱受体抗体(AchR-Ab)介导的,细胞免疫依赖及补体参与的一种神经-肌肉接头(NMJ)传递障碍的自身免疫性疾病。近年研究发现该病不除外有肌细胞损伤和能量代谢障碍存在。重症肌无力典型的临床表现为活动后加重、休息后减轻的全身或局部骨骼肌疲劳和无力。如眼外肌无力,则眼睑下垂、复视;舌下神经支配的肌肉无力,则吞咽困难,饮水呛咳,语言不利;四肢肌肉无力,则起坐行走困难;呼吸肌、膈肌受累可出现咳嗽无力、呼吸困难,易发生危象。

根据被国内外广泛采用的、改良后的 Osserman 分型标准,重症肌无力可分为 5 种临床类型:①眼肌型(Ⅰ型)。②轻度全身型(ⅡA 型)。③中度全身型(ⅡB 型)。④重度激进型(Ⅲ型)。⑤迟发重症型(Ⅳ型)。⑥伴肌肉萎缩型(Ⅴ型)。

重症肌无力在一般人群中发病率为 8～20/10 万,患病率为 50/10 万。本病可在任何年龄发病,多在 20～40 岁之间,国内好发于儿童和青壮年,男女比例约为 1：1.5。

根据患者临床症状特点,该病当属中医“痿证”、“睑废”等病症的范畴。

【诊断提要】

重症肌无力的诊断主要靠肌无力的临床特点、疲劳试验、药物试验和电生理检查,必要和有条件时,可作 AchR-Ab 和肌肉活检检查,同时排除其他肌无力的疾病后可确诊。

(一)临床特点

1.女性多于男性,任何年龄组均可发病,40 岁以前女性患病率是男性的 2～3 倍,中年以上发病者,则以男性居多。

2.大多起病隐袭,首发症状多为一侧或双侧眼睑下垂、斜视和复视,10 岁以下小儿眼肌受损较为常见。

3.受累肌肉呈病态疲劳,连续收缩后发生严重无力甚至瘫痪,短期休息后又可好转;症状多于下午或傍晚劳累后加重,早晨和休息后减轻,但白天用药干预后晨轻暮重现象可发生变化,临床上应注意。

(二)疲劳实验

受累肌肉重复活动后肌无力明显加重即为阳性。疲劳出现越早、程度越重诊断价值越大。为减少主观差异,亦可采用定量疲劳实验方法:参照王秀云、许贤豪等的量表,丛志强的重症肌无力临床记分量表。

(三)药物实验

1.新斯的明试验　即以新斯的明肌内注射,剂量:每次成人按 0.02mg/kg,儿童按 0.02~0.03mg/kg。注射后 20~60 分钟内每 10 分钟做一次疲劳试验,有明显改善者为阳性。试验时应先备好阿托品,若出现毒蕈碱样反应,可给予阿托品 0.5~1mg 肌内注射(儿童 0.01mg/kg)。

试验前应询问患者有无心绞痛发作、哮喘发作等病史,是否正在服用地高辛或β受体阻滞剂,若有上述情况则不适用此方法。试验前还应常规查心电图,若发现严重房室传导阻滞、窦性心动过缓、阵发性室上性心动过速、心肌梗死、预激综合征等均禁用新斯的明。

2.腾喜龙试验　腾喜龙 10mg,先静脉注射 2mg,若无不良反应,以后 15 秒加 3mg,另 15 秒后再将其余 5mg 注入,数十秒钟内症状缓解者为阳性,可持续数分钟。该试验起效迅速而稳定,作用时间短暂,若出现胆碱能危象易抢救。

(四)电生理检查

1.低频重复电刺激(RNS)　一般认为低频重复电刺激(小于 5Hz),其波幅或面积衰减超过 15% 者为阳性。服用胆碱酯酶抑制剂者,最好于停药 12~18 小时后行此项检查,其阳性率可能较高。

2.单纤维肌电图(SFEMG)　该检测中最有价值的参数是颤抖和纤维密度(FD)。颤抖客观地反映单个神经肌肉接头传导的安全阈;纤维密度反映同一运动单位内肌纤维的密度。重症肌无力患者颤抖明显增宽,严重时出现阻滞。SFEMG 是当前诊断重症肌无力,尤其是眼型或全身型轻型重症肌无力患者最为敏感的电生理手段。

必须注意 SFEMG 的特异性较低,在多种疾病均可出现异常即 SFEMG 颤抖增宽,并非就是重症肌无力。

(五)血清 AchR-Ab 测定

此项检查特异性较高,敏感性为 85%~95%,但正常滴度者不能排除诊断。一般地,同一患者血清 AchR-Ab 滴度与肌无力的严重程度相一致;不同患者则不能由此来判断其病情的严重程度。

(六)鉴别诊断

1.致眼睑下垂、眼外肌麻痹的其他疾病　重症肌无力常表现为眼睑下垂、复视、眼球运动障碍等眼外肌麻痹征象,但有这些眼部症状的并不都是重症肌无力,应该与下列疾病鉴别。

(1)线粒体脑肌病:在第 1 型线粒体脑肌病患者中均有慢性进展性眼外肌麻痹,主要表现为双眼睑下垂,眼球各方向运动受限。亦可有肢体近端乏力。线粒体脑肌病患者血乳酸浓度增高,肌肉活检电镜发现线粒体形态异常,数目增多。组织化学染色可见有明显的破碎红纤维(RRF)。肌酸磷酸激酶(CPK)正常但亦可增高。新斯的明试验阴性。

(2)Fisher 综合征:此为格林-巴利综合征的一种特殊类型,主要表现为:急性起病的双侧眼外肌麻痹,双侧小脑性共济失调,四肢腱反射减弱或消失三大主征。新斯的明试验阴性。

2.表现为四肢无力的其他神经疾病

(1)肌无力综合征(Lambert-Eaton 综合征):见表 26-2。

表 26-2　重症肌无力与肌无力综合征的鉴别要点

项目	重症肌无力	肌无力综合征
病变性质及部位	自身免疫性病,突触后膜 AchR 病变导致 NMJ 传导障碍	自身免疫性病,累及胆碱能突触前膜电压依赖性钙通道
患者性别	女性居多	男性居多
伴发疾病	其他自身免疫病	癌症,如肺癌
临床特点	眼外肌、延髓受累,全身骨骼肌波动性肌无力,活动后加重,休息后减轻,晨轻暮重	四肢肌无力为主,下肢症状重,脑神经支配肌不受累或轻度受累
疲劳试验	阳性	短暂用力后增强,持续收缩后又呈病态疲劳
药物试验	阳性	可呈阳性,但不明显
低频、高频重复电刺激	波幅均降低,低频更明显	低频波幅降低,高频波幅增高
血清 AchR-Ab 水平	增高	不增高

（2）格林-巴利综合征：为急性起病的四肢对称性无力,常伴咽喉肌麻痹和面肌无力,与急性暴发型重症肌无力相似,但前者很少侵犯眼外肌,新斯的明试验阴性,肌电图呈神经源性损害,运动传导速度降低、腱反射减弱或消失,可有四肢远端的末梢型感觉减退,脑脊液可呈蛋白细胞分离现象。

（3）周期性麻痹：周期性麻痹是以反复发作的四肢近端弛缓性瘫痪为特征的肌病,常伴有血钾改变,下肢重于上肢,可伴肢体酸痛,数小时达高峰,腱反射减弱或消失,血钾降低（<3.5mmol/L）,心电图呈低钾改变（P-R 间期延长,QRS 增宽,ST 降低,T 低平,出现 U 波）。新斯的明试验阴性。

（七）重症肌无力危象

危象指急骤发生呼吸肌严重无力,出现呼吸麻痹,不能维持正常换气功能,可危及患者生命,是该病死亡的常见原因。

1.肌无力危象　新斯的明或腾喜龙试验,肌无力症状有短暂和明显的好转。

2.胆碱能危象　表现为瞳孔缩小、出汗、唾液增多、腹痛、肠鸣音亢进、肌束颤动等。新斯的明或腾喜龙试验,症状加重或无改变,而用阿托品 0.5mg 静脉注射,症状稍好转。

3.反拗危象　对抗胆碱酯酶药突然失去效应。检查无胆碱能副作用征象,新斯的明或腾喜龙试验无变化。

【中医临床证治】

（一）辨治思路

重症肌无力以脾胃虚弱为本,日久由虚致损,并渐而延及他脏。损及肝肾则肝血不足,肝窍失养,肾精亏损而致复视、斜视;肝郁痰结则情绪不稳,烦躁不安,颈前结块肿大;损及肺肾可加重构音不清,声音嘶哑,饮水反呛,呼吸气短;伤及心血则致表情呆滞,心悸,失眠;胸中大气下陷则呼吸困难,出现危象。脾病可以影响他脏,而他脏有病也可以影响脾脏,从而形成多脏同病的局面,即"五脏相关"。但主要病机仍为脾胃虚损,故立"补脾益损,兼治五脏"治疗大法。

肾上腺皮质激素常用于治疗重证肌无力,但存在副作用大,易复发,易产生依赖性的缺点,临床应用始终受到限制。中药峻补脾胃,升阳举陷治其本,协同提高抗胆碱酯酶药物的效能及延长其药效时间,特别在抗感染（中药扶正祛邪）、保持气道畅通（中药化痰）方面对促进患者身体恢复起到了积极的作用,提高了抢救成功率;中药能减轻西药的副作用,在中药起效后可逐渐减少西药的用量,这对患者逐渐减药或停药有重要的意义。

（二）现代中成药应用

1.脾胃亏虚型,可选用强肌健力胶囊、强肌健力饮、强肌健力冲剂口服。

2.气虚明显者,可选用黄芪注射液稀释后静脉滴注。

3.气阴虚者,可选用参麦注射液、生脉注射液稀释后静脉滴注。

【西医处理要点】

（一）药物治疗

1.胆碱酯酶抑制剂　常用的有溴吡斯的明,每次 60～120mg 口服,每日 3～4 次,从小剂量开始。机制是通过竞争性地与胆碱酯酶结合,抑制胆碱酯酶水解乙酰胆碱的活力,使乙酰胆碱破坏减少,突触间乙酰胆碱聚集,对骨骼肌兴奋作用增强。长期应用此类药物会加重神经-肌肉接头处的病理改变,表现为对这类药物的敏感性降低、需求量增加,并且副反应也更为明显。

2.肾上腺皮质激素　通常对所有年龄的中至重度 MG 患者有效,不论其是否做过胸腺切除,且较安全,常同时合用 AchEI。根据个人临床经验的不同,所服具体药物、剂量、疗程及减量方法等亦各不相同。常用的有:大剂量冲击、逐渐减量维持疗法、中剂量冲击、小剂量维持疗法和递增法等,使用期间应注意预防激素的副作用。

3.免疫抑制剂　此类药物适用于伴肺结核、溃疡病和糖尿病的 MG 患者;胸腺切除术后及血浆交换后症状有反复的 MG 患者;长期应用激素效果越来越差和对激素有依赖的 MG 患者。传统常用的有硫唑嘌呤、环磷酰胺等,但由于其不良反应较大,患者耐受性较差,近年来逐渐被麦考酚酸酯、他克莫司（FK506）所取代。双盲安慰剂对照实验证实麦考酚酸酯可明显改善控制欠佳的 MG 患者症状。低剂量他克莫司（FK506）能缩短新诊断的 MG 患者住院治疗时间,减少对血浆置换＋静脉注射大剂量甲泼尼龙或单纯静脉注射大剂量甲泼尼龙等其他疗法的需要,还可减少每日泼尼松龙的维持剂量。

4.免疫球蛋白　静脉注射免疫球蛋白,总剂量为 1～2g/kg,或每日 0.4g/kg,5 日为 1 个疗程,持续有效时间为 2～3 个月左右,用于病情加重时或各种类型的危象。副作用有头痛、感冒样症状,1～2 日内症状可缓解。

（二）非药物治疗

1.血浆置换　此法能从血循环中除去 AchR-Ab、补体和细胞因子,起效迅速,但作用不持久,一般 6～10 日后症状复现。除用于 MG 危象发作外,也可用于胸腺切除术或放射治疗前的准备治疗,及对其他方法无效的 MG 患者的周期性治疗。该法安全,但费用昂贵。

2.胸腺切除　西医目前主张切除胸腺治疗 MG,手术一般在血浆置换、激素类治疗等使病情好转后进行。但有相当部分患者切除胸腺后,重症肌无力并没有得到缓解,因此应慎重考虑胸腺切除指征,而不盲目切除胸腺。

（三）重症肌无力危象的急救

当危象发生时,首先要判断是哪一种危象,然后根据不同的危象进行救治。

1.肌无力危象　一旦确诊即用新斯的明 1mg,肌内注射,每隔半小时注射 0.5mg,如出现 M-胆碱样副作用,恶心、流涎、腹痛、腹泻,可同时肌注阿托品 0.5～1mg,以减少腺体分泌;病情好转后逐渐改用适当剂量口服。

2.胆碱能危象　静脉注射阿托品 1～2mg,根据病情可每小时重复 1 次。直至症状减轻,出现轻度阿托品化现象时,再根据新斯的明或腾喜龙试验的结果,如肌无力的症状能减轻或缓解,可开始使用抗胆碱酯酶药,并谨慎地调整剂量。

3.反拗危象　应停用抗胆碱酯酶药,紧急气管插管或气管切开,给予呼吸机辅助通气;静脉滴注肾上腺皮质激素,可使用大剂量冲击疗法,以缓解呼吸肌的麻痹。也可用极化液静脉点滴,3 日后,重新确定抗胆碱酯酶药的用量。

气管插管或气管切开的指征:呼吸频率比正常快一倍以上,胸式呼吸明显减弱或消失,咳嗽反射消失,吞咽困难,紫绀,大汗淋漓,意识由烦躁→谵妄→昏迷;血氧分压 $PaO_2 < 8kPa(60mmHg)$,二氧化碳分压 $PaCO_2 > 6.67kPa(50mmHg)$。

【名中医经验荟萃】

某学者提出"脾胃虚损,五脏相关"学说。某学者在 20 世纪 80 年代就提出重症肌无力应属于中医脾胃虚损病症,其病因可归纳为先天禀赋不足,后天失调,或情志刺激,或外邪所伤,或疾病失治、误治,或病后失养等等。脾胃虚损,是由上述病因引起脾胃气虚,渐而积虚成损所致,故不同于一般的脾虚证。而且脾脏可以影响他脏,他脏有病也可影响脾脏,最终形成多脏同病的局面,即五脏相关,这亦可解释临床重症肌无力患者证候的复杂性,然而其病机转化始终以脾胃虚损为中心环节,这就是辨证论治的着眼点。临床辨证主张以脾气虚作为重症肌无力的基本证型,其他相关之证作为兼证处理,以执简驭繁。治疗上以补中益气汤为基本方加减治疗,强调大剂量使用北芪及"南芪"(五爪龙),用量常在 60~250g 间。

在"脾胃虚损,五脏相关"的病理机制中,脾与肾的关系更为密切。肌肉虽为脾气所司,但因为肾主精,藏元阳之气,为生命之根,所以脾气有赖肾气温煦,才能更好地发挥作用。重症肌无力病情缠绵,经久难愈,久病则穷极于肾。故李东垣在《脾胃论》中说:"脾病则下流乘肾,土克水则骨乏无力"。刘教授十分重视在治脾的同时兼补肾虚,常酌情选用狗脊、杜仲、巴戟天、千年健、枸杞子、千斤拔、牛大力等益肾强筋之品。由于脾肾阳气亏虚,气化失常,引起水湿内停,痰浊内生.湿郁则化热,最终湿、热、痰相互胶结,并进一步累及脾、肾,因此临床上除了固护脾肾亏虚之本,还需注意患者虚中夹湿、夹痰、夹热、夹瘀之证,临证宜细辨,审证求因,灵活辨证方可提高疗效。

首创从奇经和络脉论治重症肌无力的新见解。奇经八脉之中,督脉督领真元及一身之阳气;任脉具有妊养和总调诸阴经脉气的功能,若任督二脉统摄阴阳周流气血之功失职,则终成精血受伤,肌肉筋骨不得充养,全身颓废之象;冲脉总领诸经气血之要冲,若冲脉失养,则血气不能统摄,运行逆乱无序;带脉约束各条经脉,为阴阳交泰之机要,阴阳总宗筋之会,带脉不和,约束失司,则宗筋不引,下肢痿废不用。阴阳跷脉主一身左右之阴阳,司下肢运动,为人行走、平衡之机要,并有濡养眼目、司眼睑开合的功能,跷脉为病则出现肢体无力,行动迟缓,眼睑下垂等一派痿废不用之象;阴阳维脉用以维络人身阴经与阳经,若"阴阳不能自相维",则"怅然失志,溶溶不能自收持"。因此吴氏认为"奇阳亏虚,真元颓废"为重症肌无力发病之本,而"络气虚滞"为其主要病理环节。故重症肌无力实属邪盛正衰、本虚标实之证。由此制定了"温理奇阳,扶元振颓,通畅络气"的治疗大法。其中"温"是指温养、温填;"理"是指疏理畅通;"奇阳"是指奇经之阳气,且督主奇阳;"扶元"指扶助元气。在此理论指导下研制出"重肌灵散"(鹿茸、人参、菟丝子、黄芪、枸杞子、当归、麻黄等)。临床采用重肌灵系列制剂治疗本病,取得较好疗效。

【研究进展】

重症肌无力属于中医痿证的范畴,当代中医结合各自临床实践经验,对传统中医的痿证理论进行了充实、发展和提高,对重症肌无力的病因病机等方面进行了有益的理论探索,形成了各家争鸣的现象。

(一)理论研究

1.从脏腑论

(1)肝肾亏损,髓枯筋痿:肝藏血,肾藏精,素有"肝肾同源"之称。而肝开窍于目,主筋,为罢极之本。肝血不足,肾精亏损,则筋骨肌肉失于濡养而萎软,宗筋弛纵而不能耐劳,精血不能上注于目则出现复视、眼球转动不灵活等。故马耀茹等认为,虽然本病以肾不足为病机关键,但肝肾亏损,髓枯筋痿同样具有重要作用。

（2）脾肾亏损：脾为"后天之本"，肾为"先天之本"。肾内寄元阴元阳，脾之健运、化生精微须借助于肾阳的温煦，所谓"脾阳根于肾阳"；肾中精气亦有赖于水谷精微之充养，所谓"元气非胃气不能滋之"。两者相互资助，相互为用。若一方虚损，必及另一方。禀赋不足，劳倦内伤，致使脾肾两虚，气血化生不足，肌肉不能得充，而致肌痿无力，行动迟缓。从经络走行来看，足少阴肾经循喉咙挟舌本，肾精亏损，亦可有喉咙、舌之病变，如声音嘶哑、咀嚼吞咽无力等。因此李庚和强调：脾肾虚损则真气不足，是重症肌无力的本质。

（3）肝不主筋：某研究员根据多年的临床经验及观察，认为本病病机除了脾虚气陷这一方面外，肝不主筋也是重要病机。肝主藏血，"主身之筋膜"（《素问·痿论》），而筋膜附着于骨而聚于关节，直接联结关节、肌肉，影响着肌肉的收缩弛张、关节的屈伸转侧，故《素问·五脏生成》称之为"诸筋者，皆属于节"。因此肝之血液充盈，筋得其养，则筋强而能主其用，肌健而运动有力；如果肝之气血衰少，筋膜失于濡养，则筋软失用而肌痿无力。正因为肝与肢体活动关系密切，因之认为肝不主筋是重症肌无力的重要病机。

2.从气血津液论 根据大多数重症肌无力患者有盗汗和胃呆的临床表现，且多在肌无力发病前已存在，因而强调气血津液不足为主要病因。

（二）临床研究

重症肌无力是一种慢性疾病，目前尚缺乏有效的根治方法，易反复发作，迁延难愈。现代医学多采用抗胆碱酯酶药、激素、免疫抑制剂、血浆置换、胸腺切除等方法，虽可使本病的临床症状有一定改善，但大多存在疗效不稳定、副作用大，而且停药后易复发等缺点。中医药的独特作用可以在一定程度上弥补上述缺陷，因此中医药及早地参与本病的综合治疗，对提高疗效有重要意义。

1.辨病论治 郑开梅总结孙慎初经验，将本病分为眼肌型和全身型两类，认为眼肌型主要是中气不足，治疗以补中益气为主；全身型属肺、脾、肾三脏虚损，治疗应重在补中益气，兼补肺肾。吴快英等认为眼肌型重症肌无力的病机主要为脾虚气损，并兼有肾阴亏损，故治疗上以补气健脾为主，佐以滋补肾阴。

本病的病位在肝，用疏风通络为主的复肌宁粉（片）和滋补肝肾、镇肝熄风为主的复肌宁1号方合用，随证加减，疗效显著。张宏伟等认为肝主筋，重症肌无力治疗从滋补肝入手可营养筋骨肌肉，使肢体痿软得复，因此临床上以治肝为主，采用疏肝、清肝、养肝、柔肝等法，配合必要的辨证施护，取得较好疗效。

2.辨证分型 本病辨为脾胃气虚、气阴两虚、气血亏虚、脾肾阳虚4种证型，分别采用补中益气汤合四君子汤、黄芪生脉二至四君子汤合方、黄芪八珍汤、黄芪理中汤合右归丸治疗。将本病分3型。脾肾阴虚型：基本方六味地黄汤合生脉散。脾胃气虚型：基本方五味异功散、六君子汤加减。气血两亏型：方用八珍汤加减。

3.专方专药 自拟复方健肌丸（党参、苍术、陈皮、淫羊藿、黄芪等）治疗本病。根据益气养血、培补脾肾、活血解毒原则，以复肌康（糖衣片，由黄芪、白术、当归、巴戟天、大黄、甘草等组成）治疗本病，报道疗效优于以溴吡斯的明、泼尼松治疗的对照组。

4.综合治疗 以补中益气汤内服，配合黄芪注射液、当归注射液等穴位注射治疗本病取得满意疗效。主穴：脾俞、肾俞、足三里；配穴：眼睑下垂加阳白、合谷；吞咽困难加廉泉、列缺；咀嚼无力加颊车、下关；四肢无力加身柱、命门；呼吸困难加膻中、气海；颈部无力加大椎、风池。

（三）评价与展望

重症肌无力的治疗一直是医学界的一大难题，而中医药治疗具有毒副作用极低，疗效较稳定等独到优势，据临床观察，中西医结合治疗重症肌无力可以很好地缓解病情，不少患者症状消失，可以恢复正常工作、学习和生活。

但是，中医药治疗重症肌无力的研究也存在一些问题。虽然目前理论众多，百家争鸣，各具特色，主要包括从脾论治、从脾肾论治、从肝肾论治、从肝不主筋论治、从奇经络脉论治等等,但其作用机理均有待进一步阐明,故影响其推广应用。并且临床报道以经验总结为主,缺少严谨的临床随机对照试验,可信度不够高。如何筛选有效治疗方剂、改革药物剂型、提高疗效以进一步推广中医药在重症肌无力治疗中的应用,有待今后继续研究。

(李作伟)

第三节　短暂性脑缺血发作

短暂性脑缺血发作(TIA)指的是局灶性脑或视网膜缺血所致的神经系统局限性功能障碍,无脑梗死依据。好发于 50～70 岁的中老年人,男多于女,持续时间短暂,一般为 10～15 分钟,不超过 1 小时,即完全恢复,不留后遗症,但可反复发作,且发生脑梗死、心肌梗死、猝死的风险很大。目前的临床研究结果对传统的 TIA 概念提出了挑战,据统计 97% 的 TIA 患者在 3 小时内症状缓解,若症状持续超过 3 小时的患者 95% 可有影像学及病理学改变,因此对 TIA 发作时间的限定尚存在争议。

根据本病的临床表现可归属于中医学的"中风"或"中风先兆"范畴。

【诊断要点】

(一)临床表现

好发于 50～70 岁的中老年人,男多于女,持续时间短暂,一般为 10～15 分钟,不超过 1 小时,即完全恢复,不留后遗症,但可反复发作。由于缺血的部位不同,其表现常为眼前一过性黑蒙、雾视、视野中有黑点、眼前有阴影摇晃,光线减少或一侧面部或肢体出现无力、麻木,有时也会表现出眩晕、头晕、偏头痛、跌倒发作、共济失调、复视、偏盲或双侧视力丧失等症状。具体可分为颈动脉系统和椎-基底动脉系统两型。

1.颈内动脉系统 TIA 发作　病灶对侧轻偏瘫、偏身感觉障碍和偏盲,即三偏症状。此外,优势半球病变则出现失语症,特征性改变是一侧视力下降甚则丧失,这与供应眼部的眼动脉缺血有关,而非优势半球受损可出现空间定向障碍。查体可在颈部听到血管杂音,触诊时颈动脉搏动减弱。

2.椎-基底动脉系统 TIA 发作　最常见的症状是眩晕、恶心和呕吐,耳鸣很少出现,伴视野缺损、复视、眼震、言语不清、共济失调、视物模糊、声嘶、呃逆等症状。此外,典型的症状是交叉性瘫和交叉性感觉障碍,这是脑干损害的表现,特有的症状是跌倒发作,即突然出现短暂的四肢无力而跌倒,但意识是清楚的,可随即自行站起,是由于双侧脑干网状结构缺血所致,为机体肌张力突然减低所致。上述症状均是小脑和脑干的症状。

此外,还可有短暂性全面遗忘症,短暂性近记忆力下降,无其他症状,为大脑后动脉颞支或椎-基底动脉缺血,影响边缘系统即海马、颞叶、穹窿、乳头体等与近记忆力或短时记忆力有关的部位所致。

(二)辅助检查和实验室检查

1.神经影像学检查　头颅 CT 或 MRI 可排除极少数临床表现与 TIA 类似的小量脑出血和腔隙性脑梗死;如疑有严重的颈动脉粥样硬化斑块、血管狭窄或阻塞考虑外科手术时,可根据条件行脑血管造影或数字减影脑血管造影(DSA)或磁共振脑血管造影(MRA)。经颅多普勒超声(TCD)检查可了解脑血管的功能状况及有无血管狭窄和动脉硬化的程度。

2.颈椎检查　X 线或 CT 或 MRI 检查可发现有无颈椎病变。

3.心脏检查　心电图、B 超、24 小时动态心电图可发现有无心脏疾患,如心律失常、心脏瓣膜病变等。

4.实验室常规检查　如血脂、血糖、血液流变学等可发现相应异常改变。

（三）诊断标准

1.为短暂的、可逆的、局部的脑血液循环障碍，可反复发作，少者 1～2 次，多至数十次。

2.可表现为颈内动脉系统或椎-基底动脉系统的症状和体征。

3.每次发作持续时间通常在数分钟至 1 小时左右，症状和体征在 24 小时内完全消失。

4.头颅影像学排除脑出血、脑梗死。

【鉴别诊断】

1.局限性癫痫　脑皮质受刺激后出现的症状，如抽搐或发麻，持续时间仅数秒至数分钟，症状常按皮质的功能区扩展。脑电图多有异常。局限性癫痫大多为症状性，辅助检查可能查到脑部局灶性病灶。

2.梅尼埃病　表现为发作性眩晕、恶心、呕吐，与 TIA 相似，但发作时间多较长，常超过 24 小时，伴有耳鸣，多次发作后听力可减退。本病除有眼震外无其他神经系统体征，且发病年龄较轻。

3.昏厥　亦为短暂性发作，但多有意识丧失而无局灶性神经功能缺失，发作时可有血压过低或心脏方面的体征。

【治疗方法】

（一）西医治疗

1.治疗原则　TIA 是发生脑卒中的重要危险因素，尤其是在短时间内反复多次发作者，故应给予足够重视。治疗的目的是消除病因，减少及预防复发，保护脑功能。

2.一般治疗　对 TIA 的病因进行治疗，如调整血压，治疗心律失常或心肌病变，纠正血液成分异常等。

3.药物治疗

（1）抗血小板聚集剂

1）阿司匹林肠溶片：每日 50～300mg，一般为 50～150mg，po，qd。其最佳剂量尚未统一，亦可与双嘧达莫联合应用。

2）氯吡格雷：75mg，po，qd。

3）噻氯吡啶：125～250mg，po，qd 或 bid。

抗血小板聚集剂可能会减少微栓子的发生，对预防复发有一定疗效，主要药物有阿司匹林、氯吡格雷、噻氯吡啶。阿司匹林具有抗血小板聚集功能，减少微血栓的形成，主要不良反应为胃肠道反应，加重出血倾向，无溃疡病或出血性疾病常用该药治疗。氯吡格雷较阿司匹林胃肠道反应及出血倾向轻，临床有溃疡及出血倾向的患者多选择该药。噻氯吡啶是一种新型的血小板聚集抑制剂，与氯吡格雷都是阻碍 ADP 介导的血小板活化的药物，疗效显著，作用持久，优于阿司匹林。不良反应有腹泻、食欲不振、皮疹，偶见白细胞减少和消化道出血。

（2）抗凝药物

1）肝素 100mg 加入 5% 葡萄糖或生理盐水 500ml 中，ivgtt，qd，每分钟 10～20 滴。

2）低分子肝素 4000～5000 单位，腹壁皮下注射，bid，连用 7～10 天。

3）华法林 6～12mg/d，po，qd，3～5 天后改为 2～6mg 维持。

如 TIA 发作频繁，程度严重，发作症状逐次加重；或对于心房颤动和冠心病的患者，且无明显抗凝治疗禁忌者（如出血倾向、溃疡病等），可行抗凝治疗。该类药主要有肝素、低分子肝素、华法林。肝素是带有大量阴电荷的大分子，不易通过生物膜，口服不被吸收，主要不良反应是自发性出血，表现为各种黏膜出血、关节腔积血和伤口出血等。应仔细观察患者，控制剂量及监测凝血时间及部分凝血活酶时间维持在正常值（50～80s）的 1.5～2.5 倍，可减少这种风险。禁忌证为有出血倾向、血友病、血小板功能不全和血小板减少症、严重高血压、肝肾功能不全、溃疡病、颅内出咖、患者及孕妇等。低分子肝素可由肝素直接分离而得或由普通肝素降解后再分离而得,与肝素相比可静脉用药也可以皮下用药,静脉用药可维持 12 小时,皮下注射每日 1 次即可。小良反应有出血、血小板减少症、低醛固酮血症伴高钾血症、皮肤坏死、过敏反应和暂时性转氨酶升高等。禁忌证与肝素相似。华法林属于香豆素类抗凝药物,是一类含有 4-羟基香豆素基本结构的物质,口服后参与体内代谢发挥抗凝作用。该类药物是维生素 K 拮抗剂,抑制维生素 K 在肝由环氧化物向氢醌型转化,从而阻止维生素 K 的反复应用。维生素 K 是 γ-羟化酶的辅酶,可以使凝血因子停留在凝血活性的前体阶段,从而影响凝血过程。过量使用易导致自发性出血,最严重为颅内出血。华法林能通过胎盘,可引起出血性疾病,还能影响胎儿骨骼正常发育。应用该类药物期间必须测定凝血酶原时间一般控制在 18～24s(正常为 12s)较好。短期内频繁发作者可立即使用肝素静滴,同时要监测部分凝血活酶时间,使其控制在正常范围的 1.5 倍之内。

(3)钙拮抗剂

尼莫地平　20～40mg po tid

或尼卡地平　20～40mg po tid

或盐酸氟桂利嗪　5mg po qn

有防止脑动脉痉挛、扩张血管等作用,能增加脑血流量,常用药物有尼莫地平、尼卡地平、盐酸氟桂利嗪等。

4.外科治疗　经检查确定 TIA 是由颈部大动脉病变如动脉硬化斑块致动脉明显狭窄或闭塞所引起时,为了消除微栓塞,改善脑血流量,建立侧支循环,对高度颈动脉狭窄(狭窄在 70%～90%)可考虑颈动脉内膜剥离-修补术、颅外-颅内血管吻合术等,或血管内介入治疗,可根据具体情况,严格掌握适应证。

(二)中医治疗

1.中药辨证论治

(1)痰浊中阻,上扰清空

1)主证:一过性手足麻木无力、言语謇涩,头晕目眩,动则尤甚,胸膈痞闷,恶心呕吐,摇晃不稳,大便秘结,苔腻或水滑,脉弦滑。

2)治法:健脾祛湿,化痰通络。

3)处方:十味温胆汤加减。

半夏 9g,熟地黄 15g,茯苓 15g,陈皮 8g,党参 15g,枳实 15g,酸枣仁 15g,五味子 6g,远志 10g,甘草 6g。水煎服,日一剂。

(2)气虚血瘀,痰阻脑络

1)主证:一过性偏身麻木无力或手指麻木,或语言謇涩,头晕目眩,面色㿠白,少气懒言,身倦乏力,舌质暗淡,脉细涩无力。

2)治法:益气活血,通络开窍。

3)处方:补阳还五汤加减。

生黄芪 30g,当归 10g,川芎 10g,赤芍 10g,地龙 6g,桃仁 8g,红花 6g,鸡血藤 15g。水煎服,日一剂。

(3)肝肾阴虚,浮阳上越

1)主证:肢麻腿软,头重脚轻,头痛头昏,多梦健忘,夜寐不安,咽干盗汗,心中烦热,急躁易怒,舌红少苔,脉弦或数。

2)治法:平肝息风,滋阴安神。

3)处方:建瓴汤加减。牛膝 15g,代赭石(先煎)20g,龙骨(先煎)15g,牡蛎(先煎)15g,白芍 15g,山药 15g,生地黄 15g,柏子仁 10g,甘草 6g。水煎服,日一剂。

2.中成药

(1)全天麻胶囊:2粒,po,tid。平肝潜阳,熄风止痉。

(2)血栓心脉宁胶囊:2～3粒,po,tid。芳香开窍,活血散瘀。

(3)川芎嗪注射液:40～80mg加入5%葡萄糖液500ml,ivgtt,qd。活血化瘀,通经活络。

3.针灸疗法

(1)主穴:百会、内关、水沟、三阴交、极泉、尺泽、委中。气虚血瘀者加气海、血海、足三里;肝阳上亢者加太冲、太溪;痰浊阻络者加丰隆、合谷。

(2)手法:留针20分钟,内关用泻法,三阴交用补法,水沟用雀啄灸法,以眼球湿润为佳。

(李作伟)

第四节　脑梗死

由于脑部血管狭窄或闭塞,血供不足而使相应的局部脑组织缺血、缺氧、坏死软化称为脑梗死(CI),也称为缺血性脑卒中。

按不同的发病机制和临床表现,临床上又分为动脉粥样硬化性血栓性脑梗死(脑血栓形成)、脑栓塞和腔隙性脑梗死。

腔隙性脑梗死是高血压小动脉硬化引起的一种特殊类型微梗死,有学者认为少数病例也可以由于动脉硬化导致的微栓塞引起,是指位于脑干和大脑深部的小动脉闭塞产生的微梗死,晚期因微小的软化灶内的坏死组织被清除后遗留有小的囊腔,故称腔隙。主要见于深穿支供血区,如壳核、尾状核、内囊、丘脑、桥脑基底部等,病变血管直径多为100～200μm,梗死灶直径一般为0.2～15mm。发病率很高,约占脑梗死的20%。相当一部分患者不出现临床症状,只在影像学检查时发现,临床症状较轻,持续时间较短,半数以上病例有高血压病史。Fisher将本病的症状归纳为21种综合征:如纯运动性轻偏瘫,约占60%;纯感觉性卒中,约占10%;构音障碍-手笨拙综合征,约占20%;共济失调性轻偏瘫等。

此外,颅内大的静脉或静脉窦血栓形成性脑梗死少见,而腔隙性脑梗死的治疗与脑血栓形成相同,故本节重点介绍脑血栓形成和脑栓塞。

根据临床表现本病归属于中医学的"中风病"范畴。

一、脑血栓形成

脑血栓形成(CT)系指由于脑动脉血管壁病变,尤其是在动脉粥样硬化的基础上发生血流缓慢、血液成分改变或血液黏稠度增高而形成血栓,致使动脉管腔狭窄或闭塞,引起脑局部血流减少或供血中断,使脑组织缺血、缺氧性坏死,出现相应部位的神经系统的症状和体征。

【诊断要点】

1.一般特点　本病好发于中年以后,多见于50～60岁以上患有动脉硬化的老年人,男性较多于女性。多于安静时发病,起病较急。多数病例症状经数小时至1～2天达高峰,通常意识清楚,生命体征平稳,急性颅内压增高症状不明显,但当大脑大面积梗死或基底动脉闭塞病情严重时,出现意识障碍,甚至有脑疝形成引起死亡。

2.临床分型

(1)完全性卒中:指起病 6 小时内病情即达到高峰者,常为完全性偏瘫,病情一般较严重,甚至昏迷。

(2)进展性卒中:局限性脑缺血症状逐渐进展,呈阶梯式加重,可持续 6 小时至数天。

(3)可逆性缺血性神经功能缺损(RIND):缺血后出现的神经症状较轻,持续 24 小时以上,但可于 3 周内恢复,不留后遗症。

3.不同动脉闭塞时的临床症状

(1)颈内动脉系统

1)颈内动脉颅外段:可完全无症状或短暂性一侧视力丧失,同侧 Horner 征,对侧三偏症状(偏瘫、偏盲、偏身感觉障碍)、失语(优势半球受累)、昏迷等。

2)大脑前动脉

①主干闭塞:发生于前交通动脉之前,因对侧代偿可无任何症状;发生于前交通动脉之后可有对侧中枢性面舌瘫及偏瘫,以面舌瘫及下肢瘫为重,可伴轻度感觉障碍;尿潴留或尿急(旁中央小叶受损);精神障碍,如淡漠、反应迟钝、欣快、始动障碍和缄默等(额极与胼胝体受累),常有强握与吸吮反射(额叶病变);优势半球病变可见上肢失用,亦可出现 Broca 失语。

②皮层支闭塞:对侧下肢远端为主的中枢性瘫,可伴感觉障碍(胼周和胼缘动脉闭塞);对侧肢体短暂性共济失调、强握反射及精神症状(眶动脉及额极动脉闭塞)。

③深穿支闭塞:对侧中枢性面舌瘫及上肢近端轻瘫(影响内囊膝部及部分前肢)。

3)大脑中动脉

①主干闭塞:三偏症状,病灶对侧中枢性面舌瘫及偏瘫、偏身感觉障碍和偏盲或象限盲;上下肢瘫痪程度基本相等;可有不同程度的意识障碍;优势半球受累可出现失语症,非优势半球受累可见体象障碍。

②皮层支闭塞:上分支包括眶额部、额部、中央回、前中央回及顶前部的分支,闭塞时可出现病灶对侧偏瘫和感觉缺失,面部及上肢重于下肢,Broca 失语(优势半球)或机体象障碍、(非优势半球);下分支包括颞极及颞枕部,颞叶前、中、后部的分支,闭塞时常出现感觉性失语、命名性失语和行为障碍等,而无偏瘫。

③深穿支闭塞:主要是豆纹动脉病变,对侧中枢性上下肢均等性偏瘫,可伴有面舌瘫,对侧偏身感觉障碍,有时可伴有对侧同向性偏盲;优势半球病变可出现皮质下失语。

(2)椎-基底动脉系统

1)椎动脉:主要支配延髓、小脑,而出现相应的症状和体征。

①椎动脉颅外段病变:若两侧椎动脉的粗细差别不大,一侧椎动脉病变时因其侧支循环良好,可因代偿而不引起任何症状。

②双侧椎动脉病变:约 40% 的患者呈椎动脉一过性缺血发作的表现,40% 可无严重症状,20% 左右可有严重小脑受损的症状,如共济失调、平衡障碍、肌张力减低等。

③椎动脉主干病变:常以眩晕、恶心、呕吐起病,可表现有不同程度的意识障碍,四肢弛缓性瘫痪或去大脑强直、瞳孔大小不等或 Horner 征、球麻痹等。如果双侧椎动脉完全关闭,常因生命中枢受损而迅速死亡。

④椎动脉颅内段上颈段脊髓前动脉闭塞:四肢瘫。

⑤椎动脉颅内段下、中部病变:主要表现为小脑后下动脉病变,即延髓背外侧综合征。临床表现为Horner 征、小脑共济失调、前庭神经、舌咽神经、迷走神经麻痹;交叉性感觉障碍等。

⑥椎动脉旁正中支、脊髓前动脉病变:主要为延髓内侧综合征,或称延髓腹侧综合征,表现为病侧舌下神经周围性麻痹,对侧上下肢中枢性瘫痪。

2）基底动脉病变

①基底动脉主干病变：即脑桥梗死，可迅速导致死亡。或闭锁综合征，是一种特殊的意识状态，主要表现为四肢瘫痪，大小便功能障碍，不能说话。患者仅能通过睁闭眼和眼球活动来表达意识。

②中脑穿通动脉闭塞：Weber综合征，动眼神经麻痹＋对侧瘫；Claude综合征，同侧动眼神经麻痹＋对侧肢体共济失调（累及红核）。

③脑桥支闭塞（旁正中动脉）：脑桥腹外侧综合征，又称Millard-Gubler综合征，表现为展神经、面神经麻痹十对侧瘫；桥脑旁正中综合征，又称Foville综合征，表现为周围性面瘫＋对侧瘫＋同侧凝视麻痹。

④小脑前下动脉病变：病侧小脑性共济失调、神经性耳聋、周围性面神经麻痹、局部触觉障碍、Horner征，对侧上下肢及躯干的痛温觉障碍。

⑤小脑上动脉病变：小脑症状，如眩晕、恶心、呕吐、眼球震颤、言语不清和共济失调，病侧Horner征，病变对侧偏身感觉障碍，听力减退。

⑥大脑后动脉病变：主干闭塞，双侧同向性偏盲，伴有黄斑回避现象（黄斑视力保存），皮层盲或失读、失用、感觉性失语症等；深支病变，出现丘脑综合征（丘脑膝状体动脉闭塞），病变对侧弛缓型一过性偏瘫或轻偏瘫、深浅感觉障碍、面部表情运动障碍、丘脑性疼痛（烧灼样痛，伴情绪反应）、舞蹈徐动症、共济失调；皮层支病变，如为一侧病损则表现为病变对侧的同向偏盲、象限盲，视动性眼球震颤，视幻觉及枕叶性癫痫发作等，如双侧枕叶受损，可出现皮层盲及各种视觉失认症；颞叶综合征，临床表现为各种记忆障碍，如一过性遗忘综合征及精神症状等。

4.辅助检查和实验室检查

（1）实验室常规检查：血糖、血脂等的测定对脑血栓的诊断有重要意义。

（2）脑脊液检查：通常CSF压力、常规及生化检查正常，大面积脑梗死CSF压力可增高，出血性脑梗死CSF可见红细胞，如通过临床及影像学检查已经确诊为脑梗死，则不必进行CSF检查。

（3）脑电图：可出现两侧不对称，病灶侧出现慢波。

（4）心电图：可发现有心肌供血不足之表现或有节律紊乱等。

（5）颅脑CT：颅脑CT多数脑梗死病例于发病后24小时内不显示密度变化，24～48小时后逐渐显示与闭塞血管供血区一致的低密度梗死灶，如梗死灶体积较大则可有占位效应。出血性脑梗死呈混杂密度改变。如病灶较小，或脑干、小脑梗死CT检查可不显示。值得注意的是，病后2～3周（亚急性期）梗死区处于吸收期，此时因水肿消失及吞噬细胞的浸润病灶可与脑组织等密度，导致CT上不能见到病灶，称"模糊效应"，需强化方可显示。

（6）头颅MRI：脑梗死数小时内，病灶区即有MRI信号改变，与CT相比，MRI具有显示病灶，早期病灶检出率为95％。功能性MRI如弥散加权MRI可于缺血早期发现病变，发病后半小时即可显示长T1、长T2梗死灶。

（7）血管造影（DSA或MRA）：可发现血管狭窄和闭塞的部位，可显示动脉炎、脑底异常血管网、动脉瘤和血管畸形等。

（8）其他：彩色多普勒超声检查（TCD）可发现颈动脉及颈内动脉的狭窄、动脉粥样硬化斑或血栓形成。超声心动图检查有助于发现心脏附壁血栓、心房黏液瘤和二尖瓣脱垂。脑电图、脑电地形图、脑超声检查等已很少在脑梗死的诊断中应用。虽然SPECT能早期显示脑梗死的部位、程度和局部脑血流改变，PET能显示脑梗死灶的局部脑血流、氧代谢及葡萄糖代谢，并监测缺血半暗带及对远隔部位代谢的影响，但由于费用昂贵，难以在脑梗死诊断中广泛应用。

5.诊断标准

(1)中年以上有高血压及动脉硬化病史者。

(2)常于安静状态下发病,大多数发病时无明显头痛和呕吐。

(3)急性起病,多逐渐进展或呈阶段性进展。

(4)一般发病后意识清楚或轻度障碍。

(5)有颈内动脉系统和(或)椎-基底动脉系统中某一动脉供血区功能损伤的症状和体征。

(6)CT 或 MRI 检查提示梗死灶。

【鉴别诊断】

1.脑出血　脑梗死有时与小量脑出血临床症状相似,但活动中起病、病情进展快、高血压病史常提示脑出血,常需头颅 CT 鉴别。

2.脑栓塞　起病急骤,一般缺血范围较广,症状常较重,常有风湿性心脏病心房纤颤、细菌性心内膜炎、心肌梗死或其他原因容易产生栓子来源的疾病。

3.颅内占位性病变　少数的脑肿瘤、慢性硬膜下血肿和脓肿的患者,可以突然起病,表现为局灶性神经功能缺失,而易与脑梗死混淆,CT 或 MRI 等检查可资鉴别。

【治疗方法】

1.西医治疗　脑梗死的治疗应根据不同的病因、发病机制、临床类型、发病时间等,实施以分型、分期为核心的个体化治疗。通常按病程可分为急性期(1 个月),恢复期(2~6 个月)和后遗症期(6 个月以后)。重点是急性期的分型治疗,腔隙性脑梗死不宜脱水,主要是改善循环;大、中梗死应积极抗脑水肿降颅压,防止脑疝形成。在<6 小时的时间窗内有适应证者可行溶栓治疗。

(1)溶栓治疗:梗死组织周边存在半暗带是缺血性卒中现代治疗的基础。缺血性脑卒中发病 3h 内应用重组组织型纤溶酶原激活物(rt-PA)的静脉溶栓疗法,不仅显著减少了患者死亡及严重残疾的危险性,而且还大大改善了生存者的生活质量。现在,美国 FDA 及欧洲国家均已批准了其临床应用。我国"九五"攻关的随机双盲研究结果表明,对脑 CT 无明显低密度改变、意识清楚的急性缺血性脑卒中患者,在发病 6h 之内,采用尿激酶静脉溶栓治疗是比较安全、有效的。

动脉溶栓较静脉溶栓治疗有较高的血管再通率,但其优点被耽误的时间所抵消。一个随机对照研究显示,对发病 6h 之内采用重组尿激酶原动脉内溶栓治疗大脑中动脉闭塞的缺血性卒中患者初步证实是安全、有效的,但这一结论尚需进一步证实。对基底动脉闭塞时间较长的患者采用溶栓治疗也可能有益,由于基底动脉血栓形成的死亡率非常高,而溶栓治疗可能是唯一的抢救方法,因而溶栓治疗的时间窗和适应证可以适当放宽。目前尚无资料说明经颈动脉注射溶栓药物治疗缺血性卒中的有效性及安全性。

1)适应证

①年龄 18~75 岁。

②发病在 6h 以内。

③脑功能损害的体征持续存在超过 1 小时,且比较严重(NIHSS 7~22 分)。

④脑 CT 已排除颅内出血,且无早期脑梗死低密度改变及其它明显早期脑梗死改变。

⑤患者或家属签署知情同意书。

2)禁忌证

①既往有颅内出血,包括可疑蛛网膜下腔出血;近 3 个月有头颅外伤史;近 3 周内有胃肠或泌尿系统出血;近 2 周内进行过大的外科手术;近 1 周内有不可压迫部位的动脉穿刺。

②近 3 个月有脑梗死或心肌梗死史。但陈旧小腔隙未遗留神经功能体征者除外。

③严重心、肾、肝功能不全或严重糖尿病者。

④体检发现有活动性出血或外伤(如骨折)的证据。

⑤已口服抗凝药,且 INR＞1.5;48 小时内接受过肝素治疗(aPTT 超出正常范围)。

⑥血小板计数＜100,000/mm³,血糖＜2.7mmol/L(50mg)。

⑦血压:收缩压＞180mmHg,或舒张压＞100mmHg。

⑧妊娠。

⑨不合作。

3)溶栓药物治疗方法

①尿激酶:100 万 IU～150 万 IU,溶于生理盐水 100～200ml 中,持续静滴 30min。

②rtPA:剂量为 0.9mg/kg(最大剂量 90mg),先静脉推注 10%(1min),其余剂量连续静滴,60min 滴完。

4)溶栓治疗时的注意事项

①将患者收到 ICU 或者卒中单元进行监测。

②定期进行神经功能评估,在静脉点滴溶栓药物过程中 1 次/15min;随后 6h 内,1 次/30min;此后 1 次/60min,直至 24h。

③患者出现严重的头痛、急性血压增高、恶心或呕吐,应立即停用溶栓药物,紧急进行头颅 CT 检查。

④血压的监测:溶栓的最初 2h 内 1 次/15min,随后 6h 内为 1 次/30min,此后,1 次/60min,直至 24h。如果收缩压≥185mmHg 或者舒张压≥105mmHg,更应多次检查血压。可酌情选用 β-受体阻滞剂,如拉贝洛尔、压宁定等。如果收缩压＞230mmHg 或舒张压＞140mmHg,可静滴硝普钠。

⑤静脉溶栓后,继续综合治疗,根据病情选择个体化方案。

⑥溶栓治疗后 24 小时内一般不用抗凝、抗血小板药,24 小时后无禁忌证者可用阿司匹林 300mg/d,共 10 天,以后改为维持量 75～100mg/d。

⑦不要太早放置鼻胃管、导尿管或动脉内测压导管。

(2)降纤治疗:很多证据显示脑梗死急性期血浆中纤维蛋白原和血液粘滞增高。蛇毒制剂可以显著降低血浆纤维蛋白原水平,尚有增加纤溶活性及抑制血栓形成作用,更适用于合并高纤维蛋白原血症患者。

1)巴曲酶:国内已应用多年,积累了一定临床经验。国内曾有一项多中心、随机、双盲、安慰剂平行对照研究,入组者为发病 72 小时内的颈内动脉系统脑梗死患者,结果显示巴曲酶治疗急性脑梗死有效,可显著降低纤维蛋白原水平,症状改善快且较明显,不良反应轻,但亦应注意出血倾向。

2)降纤酶:近期国内完成的大样本多中心、随机、双盲、安慰剂对照的临床试验证实,应用国产降纤酶可有效地降低脑梗死患者血液中纤维蛋白原水平,改善神经功能,并减少卒中的复发率,发病 6 小时内效果更佳。值得注意的是纤维蛋白原降至 130mg/dl 以下时增加了出血倾向。

3)其它降纤制剂:如蚓激酶、蕲蛇酶等临床也有应用。

(3)抗凝治疗:抗凝治疗的目的主要是防止缺血性卒中的早期复发、血栓的延长及防止堵塞远端的小血管继发血栓形成,促进侧支循环。但急性期抗凝治疗虽已广泛应用多年,但一直存在争议。

全量的普通肝素(UFH)治疗脑梗死尚无临床试验报告。低或中等剂量 UFH 皮下注射治疗急性脑梗死的随机对照试验(IST)显示:虽然肝素可降低卒中的早期复发,但出血风险也同时增加;

国外一些研究对低分子肝素(LMWH)治疗缺血性卒中疗效的评价不一,香港对两种剂量 LMW,皮下注射低分子肝素治疗发病 48 小时内的缺血性卒中 10 天,显示大剂量组(4100U 皮下注射,每日 2 次)6 个月时死亡率明显降低,但是欧洲 3 个临床试验没有显示同样的结果;美国的 TOAST 试验显示类肝素不降低卒中复发率,也不缓解病情的发展,但在卒中亚型分析时发现类肝素可能对大动脉硬化型卒中有效;静脉溶栓后使用肝素,可以增加血管再通率,但是出血并发症也增加。国外多数研究认为溶栓后24小时内不主张使用抗凝治疗。

(4)抗血小板制剂:已经有一些研究验证阿司匹林或其它抗血小板制剂治疗缺血性卒中的效果。

两个大型研究结果(IST、CAST)显示缺血性卒中早期使用阿司匹林对于降低死亡率和残疾率有一定效果,症状性脑出血无显著增加,但与溶栓药物同时应用可增加出血的危险。已经有单独使用或者联合糖蛋白Ⅱb/Ⅲa受体抑制剂治疗脑梗死的研究,小样本研究显示这类制剂还是安全的。

(5)扩容:对一般缺血性脑梗死患者而言,目前尚无充分的随机临床对照研究支持扩容升压可改善预后,但对于脑血流低灌注所致的急性脑梗死如分水岭梗死可酌情考虑扩容治疗,但应注意可能加重脑水肿、心功能衰竭等并发症。

2.中医治疗

(1)中经络:无神识障碍。

1)风痰阻络

①主证:半身不遂,口舌歪斜,舌强语塞或不语,肢体麻木或手足拘急,头晕目眩。舌质暗淡,舌苔白腻或黄腻,脉弦滑。

②治法:健脾化痰,息风通络。

③处方:化痰通络汤加减。

半夏9g,茯苓15g,白术10g,胆南星6g,天竺黄10g,天麻10g,香附10g,丹参10g,大黄(后下)10g。水煎服,日1剂。

2)肝阳暴亢

①主证:半身不遂并麻木,舌强语塞或不语,口舌喝斜,眩晕头痛,面红目赤,心烦易怒,口苦咽干,便秘尿黄,舌红或绛,苔黄或燥,脉弦有力。

②治法:平肝潜阳,泻火息风。

③处方:天麻钩藤饮加减。

天麻15g,钩藤(后下)15g,生石决明(先煎)20g,川牛膝15g,黄芩10g,栀子10g,杜仲10g,桑寄生10g,茯神15g,夜交藤10g,益母草10g。水煎服,日1剂。

3)痰热腑实

①主证:半身不遂或伴麻木,舌强不语,口舌喝斜,口黏咳痰或痰多,腹胀便干便秘,午后面红烦热。舌暗红或暗淡,苔黄腻或灰黑,脉弦滑。

②治法:化痰息风,通腑泄热。

③处方:星蒌承气汤加减。

瓜蒌15g,胆南星10g,生大黄(后下)10g,芒硝(冲服)8g。水煎服,日1剂。

4)气虚血瘀

①主证:半身不遂,肢体软弱,偏身麻木,舌歪语謇或不语,面色淡白,气短乏力,心悸自汗,手足肿胀。舌质暗淡,或有瘀点瘀斑,苔薄白或白腻,脉沉细或细弦。

②治法:益气活血,通窍息风。

③处方:补阳还五汤加减。

生黄芪30g,当归15g,川芎10g,赤芍10g,地龙10g,桃仁8g,红花8g。水煎服,日1剂。

5)阴虚风平

①主证:半身不遂,肢体麻木,口舌歪斜,舌强语謇,心烦失眠,眩晕耳鸣,手足心热或拘挛或蠕动。舌红绛或暗红,苔少或光剥,脉弦细或弦细数。

②治法:滋阴潜阳,息风通络。

③处方:镇肝熄风汤加减。

怀牛膝 30g,白芍 10g,龙骨(先煎)15g,牡蛎(先煎)15g,龟甲(先煎)15g,代赭石(先煎)30g,天冬 10g,玄参 10g,茵陈 10g,川楝子 6g,生麦芽 15g,甘草 6g。水煎服,日 1 剂。

(2)中脏腑。

(3)中成药

1)血塞通粉针注射液:200～400mg,加入 5%～10%葡萄糖注射液 250～500ml,ivgtt,qd。

2)复方丹参注射液:10～16ml,加入 5%葡萄糖注射液 250～500ml,ivgtt,qd。

3)醒脑静注射液:10～20ml,加入 5%～10%葡萄糖注射液或生理盐水 250～500ml,ivgtt,qd。

4)脑安胶囊:0.8g,po,bid。

5)通心络胶囊:0.52g,po,tid。

6)脑脉泰胶囊:1g,po,tid。

常用血塞通粉针注射液主要成分为三七总皂苷,有活血祛瘀、通脉活络的功效;复方丹参注射液中由丹参、降香组成,故能扩张血管,增加血流,降低血黏度,有活血祛瘀、理气止痛的功效;醒脑静注射液由麝香、郁金、冰片、栀子组成,有清热解毒、凉血活血、开窍醒脑的功效;脑安胶囊主要成分为川芎、当归、人参、红花、冰片,有活血化瘀、益气通络的功效;通心络胶囊有益气活血、通络止痛的功效;脑脉泰胶囊能益气活血,熄风豁痰。

(4)针灸疗法

1)中经络主穴:内关、水沟、三阴交、极泉、尺泽、委中。肝阳暴亢者,加太冲、太溪;风痰阻络者,加丰隆、合谷;痰热腑实者,加曲池、内庭、丰隆;气虚血瘀者,加足三里、气海;阴虚风动者,加太溪、风池;口角㖞斜者,加颊车、地仓;上肢不遂者,加肩髃、手三里、合谷;下肢不遂者,加环跳、阳陵泉、阴陵泉、风市;头晕者,加风池、完骨、天柱;足内翻者,加丘墟透照海;便秘者,加水道、归来、丰隆、支沟;复视者,加风池、天柱、睛明、球后;尿失禁、尿潴留者,加中极、曲骨、关元。

2)手法:十二井穴用三棱针点刺出血;太冲、合谷用泻法,强刺激;关元、气海用大艾炷灸。

二、脑栓塞

脑栓塞系指来自身体各部位的栓子随血流进入颅内动脉,阻塞脑部血管引起相应供血区脑组织坏死及脑功能障碍。本病占脑梗死的 15%～20%。根据其临床表现属于中医学的"中风病"范畴。

【诊断要点】

1.临床表现

(1)任何年龄均可发病,但以青壮年多见。多在活动中突然发病,常无前驱症状,局限性神经缺失症状多在数秒至数分钟内发展到高峰,是发病最急的脑卒中,且多表现为完全性卒中。个别病例因栓塞反复发生或继发出血,于发病后几天内呈进行性加重,或局限性神经功能缺失症状一度好转或稳定后加重。

(2)多数患者意识清楚或仅有轻度意识模糊,颈内动脉或大脑中动脉主干的大面积脑栓塞可发生严重脑水肿、颅内压增高、昏迷及抽搐发作,病情危重;椎-基底动脉系统栓塞也可发生昏迷。

（3）局限性神经缺失症状与栓塞动脉供血区的功能相对应。约 4/5 脑栓塞累及 Willis 环前部，多为大脑中动脉主干及其分支，出现失语、偏瘫、单瘫、偏身感觉障碍和局限性癫痫发作等，偏瘫多以面部和上肢为重，下肢较轻；约 1/5 发生在 Willis 环后部，即椎-基底动脉系统，表现为眩晕、复视、共济失调、交叉瘫、四肢瘫、发音及吞咽困难等；栓子进入一侧或两侧大脑后动脉可导致同向性偏盲或皮层盲；较大栓子偶可栓塞在基底动脉主干，造成突然昏迷、四肢瘫或基底动脉尖综合征。

（4）大多数患者栓子来源的原发疾病，如风湿性心脏病、冠心病和严重心律失常等；部分病例有心脏手术、长骨骨折、血管内治疗史等；部分病例有脑外多处栓塞证据，如皮肤、球结膜、肺、肾、脾、肠系膜等栓塞和相应的临床症状和体征，肺栓塞常有气急、发绀、胸痛、咯血和胸膜摩擦音等，肾栓塞常有腰痛、血尿等，其他如皮肤出血点或瘀斑、球结膜出血、腹痛、便血等。

2.辅助检查

（1）实验室常规检查：常规做血生化和血液流变学检查可发现血脂、血黏度、血糖等异常。

（2）头颅 CT：在 12 小时内常无明显改变，24 小时后呈低密度病灶，部分在病灶中间或周边有点状散在高密度影。

（3）头颅 MRI：T_1 相为低信号，T_2 相为高信号。

（4）腰穿：除大面积脑栓塞外，多无压力增高，CSF 色清。生化及细胞数一般正常，在出血性梗死时红细胞增多。亚急性细菌性心内膜炎产生含细菌的栓子，故 CSF 中白细胞增加，蛋白常升高，糖含量正常。

（5）有关心脏方面的检查：如心电图、24 小时动态心电图、心脏 B 超、胸部 X 线检查等有助于了解心脏情况及肺部有无感染、癌肿等。

（6）其他：正电子发射电子脑 X 线断层扫描（ECT）、TCD 检查以了解不同脑血管的血流情况及局部血管壁变化情况。MRA 和 DSA 有助于阻塞血管的定位诊断及病因诊断，对评价颅内外动脉的狭窄程度和动脉斑块有意义。

3.诊断标准

（1）多为急骤发病。

（2）多数无前驱症状。

（3）一般意识清楚或有短暂性意识障碍。

（4）有颈动脉系统和（或）椎-基底动脉系统的症状和体征。

（5）腰穿脑脊液一般不含血，若有红细胞可考虑出血性脑梗死。

（6）栓子的来源可为心源性或非心源性，也可同时伴有其他脏器、皮肤、黏膜等栓塞症状。

（7）头颅 CT 或 MRI 提示梗死灶。

【鉴别诊断】

1.急性脑血管病　脑血栓形成发病年龄多在 60 岁以上，起病相对缓慢，无心脏病特别是心房颤动史；脑出血多在活动中起病，病后血压较高，有明显头痛、呕吐等症状，头颅 CT 或 MRI 可资鉴别。

2.颅内肿瘤　平素多有头痛、呕吐、肢体抽搐等症状，病情逐渐加重，进行性发展。

【治疗方法】

1.西医治疗

（1）治疗原则：与脑血栓形成的治疗原则基本相同，主要是改善循环、减轻脑水肿、防止出血、减少脑梗死范围。注意在合并出血性梗死时，应停用溶栓、抗凝和抗血小板药，防止出血。

（2）一般治疗：与脑血栓形成基本相同。急性期应卧床休息数周，避免活动；患者如烦躁不安，可用适当应用镇静类药物；对于伴有癫痫的患者，可适当使用抗癫痫药物；保持呼吸道通畅和心脏功能；保持水和电解质平衡;加强护理防止肺炎、泌尿系感染、压疮和下肢深静脉血栓形成等并发症的发生。

（3）原发疾病的治疗:最常见的风湿性心脏病伴二尖瓣狭窄、心房颤动等,对其治疗参照相关疾病的治疗。对于由亚急性感染性心内膜炎、败血症及其他感染所致脑栓塞,必须根据可能的病原,采用足量有效的、敏感的抗生素治疗。最好根据药物敏感试验,来选择适当的抗感染药物。

（4）脱水降颅压:是治疗脑栓塞的主要措施之一,目的在于减轻脑水肿,防止脑疝形成,以降低病死率。常用的是高渗脱水剂、利尿药等。高渗脱水剂以20%甘露醇为最常用。缺点是有增加血容量的作用,如果是心源性脑栓塞,尤其是合并心功能不全时,容易加重心脏负担,从而加重病情。这种患者可以合理选用利尿药如呋塞米(速尿)或利尿酸钠等,也常用以降颅压,特别是伴有心力衰竭的患者,效果较好。不良反应是易引起电解质紊乱,应注意纠正。

（5）抗凝及溶栓治疗:应用抗凝及溶栓疗法,比动脉粥样硬化性脑梗死的适应证更严格,考虑溶栓剂易发生出血的并发症,应特别慎重。由于临床上心源性脑栓塞最多见,为预防心内形成新血栓以杜绝栓子的来源,同时防止脑血管内的栓子或母血栓继续增大,避免脑梗死范围扩大,多采用抗凝治疗。对慢性风湿性心脏病伴心房颤动者,较长期使用抗凝及溶栓疗法有助于防止脑栓塞再发,且有预防心脏手术并发腑栓塞的作用。有学者主张对心肌梗死所致脑栓塞者只短期使用,通常为6个月或更短即可。炎症性病变所致的脑栓塞,如亚急性感染性心内膜炎等,禁忌应用。通常在严格观察出、凝血时间,凝血酶原活动度和时间的条件下,先给予肝素钙(低分子肝素)治疗,也可选用华法林,剂量应随时调整。

（6）抗血小板聚集剂:阻止血小板的聚集,有助于预防心内新血栓的形成,防止血管内血栓继续增殖扩展,故在脑栓塞发病后就必须重视使用抗血小板聚集剂。通常可选用阿司匹林、双嘧达莫(潘生丁)等。

（7）血管扩张药:部分学者主张用效果确实、作用快速的药物。在适应证的控制上应比动脉粥样硬化性脑梗死更严格,若有意识障碍、颅内压增高或脑脊液有红细胞,禁忌应用;病程已超过24小时或心功能不全者,也不宜使用。常用的有罂粟碱、烟酸、碳酸氢钠或山莨菪碱(654-2)静滴、口服桂利嗪(脑益嗪)、双氢麦角碱等,以促进侧支循环,增加缺血区的局部血容量。

但是也有学者认为,在急性期,病灶部位由于乳酸和二氧化碳等代谢产物的积蓄,引起局部组织酸中毒,导致局部血管扩张,即过度灌注综合征。如果在此时使用脑血管扩张药,会使病灶远处的血管扩张,引起病灶部位的血流减少,即引起脑内盗血综合征。所以一般不主张使用脑血管扩张药。如果要用,则应当早用,超过24小时就不宜再用,以免产生脑内盗血综合征。

（8）神经保护剂:缺血超早期,神经元膜离子转运停止,神经元去极化,钙离子内流导致兴奋性氨基酸增多,加剧钙离子内流和神经元去极化,致细胞的结构破坏。可采用钙离子拮抗剂如尼莫地平、桂利嗪等,兴奋性氨基酸受体拮抗药如镁离子盐,自由基清除剂如维生素E、依达拉奉、甘露醇:等,神经节苷脂和亚低温治疗等。不少神经保护剂在动物实验时证实有效,但缺乏有说服力的循证医学的支持。

（9）外科治疗:颈动脉内膜切除术(CEA)对防治脑栓塞也有一定的疗效。对伴有重度颈动脉狭窄(即狭窄>70%)者可酌情予CEA,不推荐发病24小时内紧急CEA治疗;脑水肿明显时,采用颅骨开窗减压或切除部分坏死组织对大面积脑梗死可能挽救生命。

（10）康复治疗:宜早期开始,病情稳定后,积极进行康复知识和一般训练方法的教育,鼓励患者树立恢复生活自理的信心,配合医疗和康复工作,争取早日恢复,同时辅以针灸、按摩、理疗等,以减轻病残率提高生存质量。尤其是日常生活训练如进食、洗脸、梳头、穿衣、刷牙和写字等。同时要使患者、家属了解有关康复知识,恢复自我的耐心、信心和毅力,这样有利于康复。

2.中医治疗

中医学对其病因病机的认识同样也与脑血栓和脑出血的认识是大同小异的。若中经络则按脑血栓之中经络辨治,若中脏腑则按脑出血之中脏腑辨治。只是在定位方面除定在脑外,还应与心有很大关系。心为君主之官,内藏君火,当君火暴盛,或心阳不振则致痰瘀互结阻于脑脉,使脉道闭塞而发中风;心阴不足或心血不足则脉道空虚不利,不能上荣于脑,脑府失司运动、感觉、意识之职而发生突然卒中。轻者中经络,重者中脏腑。因此,在病因病机方面除与脑血栓有相同之处外,不同之处就是与心脏关系更密切,此点我们在临床上要特别注意。

(李作伟)

第五节　癫痫

癫痫是脑部神经元反复发作异常放电,导致暂时性中枢神经系统功能失常为特征的慢性脑部疾病和综合征,其表现为运动、感觉、意识、自主神经等功能障碍及精神异常,具有突然发生、反复发作的特点,每次发作或每种发作称为痫性发作,患者可有一种或数种痫性发作作为其临床症状。

癫痫属于中医学"痫证"范畴。是因风痰伏阻脏腑,脏腑受损,神机受累,元神失控所致的病证。临床表现以发作突然意识丧失,仆倒不省人事,两目上视,口吐涎沫,四肢抽搐,或口中怪叫,移时苏醒,一如常人为主要表现的一种发作性疾病。又称"痫证"、"癫痫"、"羊癫风"。

一、病因

西医认为本病可由遗传因素和获得性因素引起。依据现有检查方法,按有无病因而将癫痫分为原发性癫痫和继发性癫痫两大类。

(一)原发性癫痫

又称"特发性"或"隐源性"癫痫。目前在这组患者的脑部尚未发现可以解释本病的病理变化或代谢异常的原因,推测与遗传因素密切相关。可能是由于遗传了较低的抽搐阈度;或某些遗传特性构成了某些特异性原发性癫痫的基础,或是脑的遗传性疾病中产生癫痫发作的结构性障碍等。此类型癫痫多见于幼儿及青少年期发病。

(二)继发性癫痫

又称症状性癫痫,见于多种脑部疾病和引起脑组织代谢障碍的一些全身性疾病,占癫痫的大多数,可发生于各个年龄组。其病理因素主要包括以下几方面。

1.先天性损害　脑先天性损害是胎儿发育中各种病因导致脑穿通畸形、小头畸形、先天性脑积水、胼胝体阙如及大脑皮质发育不全,围产期胎儿脑损伤等,以及母亲妊娠期药物毒性反应及放射线照射等引起的获得性发育缺陷。

2.高热惊厥后遗症　严重和持久的高热惊厥导致脑神经元缺失和胶质增生的脑损害,主要在颞叶内侧面,尤其在海马体。

3.颅脑外伤　分娩时产伤是婴儿期癫痫的常见病因,颅脑外伤是成人癫痫发生的主要原因,绝大多数病例在外伤后 2 年内出现。

4.感染　各种中枢神经系统细菌、病毒、真菌、寄生虫、螺旋体感染及获得性免疫缺陷综合征神经系统并发症等。

5.中毒　一些重金属和药物,如铅、汞、一氧化碳(CO)、乙醇、士的宁(番木鳖碱)、异烟肼中毒以及全身性疾病如妊娠高血压综合征、尿毒症等。以及不恰当的停用镇静性药物或服用致抽搐药等。

6.颅内肿瘤　为中年发生癫痫的常见病因,生长于额叶及中央回皮质附近的胶质细胞瘤、脑膜瘤、星形细胞瘤和转移性肿瘤等较为多见。

7.脑血管疾病　如脑动静脉畸形、脑梗死和脑出血等。癫痫发作可发生于卒中的急性期,亦可见于卒中后1年左右。急性脑血管病中以蛛网膜下腔出血和脑栓塞引起癫痫较多见,此外颅内静脉窦及静脉血栓形成亦可引发癫痫,高血压脑病也常诱发癫痫。

8.营养代谢性疾病　儿童患佝偻病时常发生癫痫。在成人中,胰岛细胞瘤所致低血糖、糖尿病、甲亢、甲减和维生素 B_6 缺乏症等可产生发作。

9.脑部变性疾病　如胶原血管病、变态反应性脑病、多发性硬化、急性播散性脑脊髓炎等也是癫痫发生的原因。

二、发病机制

1.神经元膜的兴奋性增高　如体液中钙离子和二氧化碳张力降低,甲状腺素、雌激素增加以及脑内乙酰胆碱和脑腓肽含量增加可使神经元膜的兴奋性升高,使兴奋性电位易于扩布。

2.抑制性冲动不足　如癫痫灶中 γ-氨基丁酸、牛磺酸、甘氨酸等抑制性递质含量减少;以及损害了正常情况下发出抑制性冲动的神经元群(如小脑齿状核)或其通路,从而降低了神经元的兴奋阈,有利于癫痫样放电的形成和扩散。

3.神经元膜电位不稳定　全身代谢障碍如低血糖或缺氧影响神经元的能源供应,多种中毒阻碍了神经元的酶代谢,结果不能维持膜电位稳定,从而使神经元膜难以维持相对稳定的极化状态,易形成自发性、长期的电位波动。

4.遗传素质　遗传的易感性能使较轻的代谢紊乱和上述异常变化易于导致癫痫发作。

5.痫性活动的停止　发作终止主要由于各层的抑制作用,包括痫灶周围抑制性神经细胞的活动,胶质细胞对兴奋性物质的回收,以及痫灶外抑制系统的参与。

三、病理

在正常人可因电刺激或化学刺激而诱发癫痫发作。因此,正常脑可能具有产生发作的解剖——生理基础,易受各种刺激而触发。一定频率和电流强度刺激脑产生的发作放电在刺激停止后仍持续放电,导致全身强直性发作。减弱刺激参数后可能只出现简短后放电。

癫痫病灶中,一组病态神经元异常过度放电,并能导致其周围以及远处的许多神经元同步放电。痫性活动仅涉及大脑皮质某一区域而不扩散,此为单纯部分性发作;如在皮质突触环内长期运转,则造成持续性部分性癫痫。痫性活动时常由皮质通过下行投射纤维传播到丘脑和中脑网状结构,引起意识丧失,再经弥散性丘脑投射系统扩散至整个大脑皮质,产生继发全面性强直-阵挛发作。痫性放电源于中脑及丘脑网状结构,再经丘脑投射系统扩布至双侧大脑皮质,此为原发的全面性强直-阵挛发作。失神发作痫性放电传播至网状结构内即被抑制。

四、临床表现

【症状】

癫痫在20岁以前发病率高,特别是10岁前的婴幼儿最高。这与婴幼儿大脑发育特点、先天性疾病、遗传因素等有关。20～50岁发病率相对较低和50岁以后再次升高。后者与颅脑外伤、脑血管病、脑瘤发病率增高有关。其中原发性癫痫多数为多基因遗传,仅少数家族呈现单基因遗传,故癫痫亲属患病率远高于一般人群。

影响癫痫发作的因素可概括为遗传和环境两个方面。

1.遗传因素 癫痫有着明显的家族遗传性,这在特发性癫痫尤其明显。大量研究发现癫痫患者亲属患病率远高于群体患病率,其中一级亲属为2.28%~6.86%,二级亲属为0.66%~1.03%。

2.环境因素 目前研究认为癫痫的发生是多因素作用的结果(除一些特殊表型外),即遗传和环境共同作用,这在继发性癫痫中体现更明显。

(1)大脑发育过程的影响:多种特发性癫痫的发病率和年龄密切相关,如儿童期失神癫痫多在6~7岁出现,约半数成年以后自动痊愈,另半数青春期后转为全身性强直-阵挛发作。

(2)内分泌:在女性患者中,许多类型发作与性激素代谢有关。雌激素低落和孕酮急降时最易发作。少数女性患者仅在经期内发作,称为经期性癫痫;有些仅在妊娠早期方发作,又称为妊娠性癫痫。

(3)睡眠:特发性强直-阵挛发作和肌阵挛发作常在晨醒后发生,婴儿痉挛症常在醒后和睡前发作,良性儿童期中央颞部癫痫多在睡眠中发作,颞叶癫痫常在日间表现为精神运动性发作,而在夜间发生强直-阵挛发作。

(4)诱发因素:疲劳、饥饿、过饱、饮酒、缺睡、便秘、情感冲动、过度换气,以及各种一过性代谢紊乱和过敏反应都可能诱发发作,一些患者对闪光也有诱发作用。

【体征】

(一)部分性发作

或称为局灶性、局限性发作。为以皮质某一区神经元激活起始的发作,临床症状决定于受涉及皮质区。因此,可根据局限性发作时的特异神经症状确定发作活动所起源的皮质局限区域而区分:

1.简单部分性发作 发作一般不超过1分钟,意识保持清醒,不失去对周围环境的知觉,可有四个方面的症状表现:运动性症状、感觉性症状、自主神经症状、精神症状等。

(1)单纯部分性运动性发作:局部肢体抽动,多见于一侧口角、眼眶、手指或足趾,也可累及一侧肢体,有时表现为言语中断。发作自一处开始后沿大脑皮质运动区的分布扩散,如一侧拇指-上肢-面部-下肢,称为杰克逊癫痫。局限性运动性发作连续不断而患者意识始终清醒者称为部分性癫痫连续发作。一次严重的局限性运动性发作后可出现抽动肢体的短时间瘫痪。

(2)单纯部分性感觉性发作:放电发生在与感觉有关的皮质区可引起对侧身体局限部位的感觉异常,如发作性麻木感、针刺感、冷感、触电感等,也有的表现为发作性眩晕或简单视幻觉、听幻觉或嗅幻觉。

(3)精神性发作:发作放电始自颞叶或额叶皮质有关结构时可引起发作性的精神症状,如恐惧、愤怒、似曾相识感、陌生感、各种错觉、复杂的幻觉(例如,听到他人呼唤自己名字或说话)。

(4)自主神经性发作:发作性自主神经功能紊乱,表现为皮肤发红或苍白、血压升高、心悸、多汗、恶心、呕吐、腹痛、大便失禁、头痛、嗜睡等。这类发作多为伴随症状,易扩散出现意识障碍。

2.复杂部分性发作 有意识障碍,发作时患者对外界刺激无反应,发作后不能或部分不能复述发作的细节,病灶多在颞叶及边缘系统。发作开始时可能先出现简单部分性发作的嗅幻觉或精神症状,患者意识到自己又将发作。患者往往先瞪视不动,然后进行一些无意识的动作,如咂嘴、咀嚼、吞咽、舔舌、流涎,抚摸衣扣或身体某个部位,或机械地继续其发作前正在进行的活动,如行走、骑车或进餐等。有的突然外出,无理吵闹、唱歌、脱衣裸体、爬墙跳楼等。每次发作持续达数分钟或更长时间后,神志逐渐清醒,对发作经过无记忆。

3.部分性发作继而全身性 发作简单和复杂部分性发作两者均可转为全身性发作。患者意识丧失,全身强直阵挛,与原发性全身性发作相同,患者常有发作后记忆丧失而忘却先出现的部分性发作症状。

(二)原发性全身性发作

1.全身性强直-阵挛性发作　发作开始时突然大叫一声伴意识丧失、跌倒,躯体和肢体双侧强直性伸展性强硬。强硬几秒钟后,转入阵挛期,阵挛期震颤幅度增大并延及全身,发作呈对称性、节律性四肢抽动,先快后慢。不同肌群强直和松弛交替出现,阵挛频率渐慢,松弛期逐渐延长,本期持续 0.5～1 分钟;最后一次强烈阵挛后抽搐停止,所有肌肉松弛。在强直期间,可伴紫绀、口吐白沫、二便失禁。若舌或颊部被咬破,则口吐血沫。自发作开始至意识恢复经历 5～10 分钟,偶有几小时,甚至一天或更长。意识逐渐转为清醒的过程中可能出现失定向或无意识的动作、行为。完全清醒后对整个发作经过无记忆,有时对发作前一段时间内的事也失去记忆,患者常感头痛、周身酸软,嗜睡。全身性强直-阵挛性发作若在短期内频繁发生,以致发作间歇期内意识持续昏迷者,称为癫痫持续状态。常伴有高热、脱水、血白细胞增多和酸中毒。

2.强直性发作　突然发生的肢体或躯干强直收缩,其后不出现阵挛期,时间较全身性强直-阵挛性发作为短。

3.肌阵挛发作　为身体一部分或全身肌肉突然、短暂的单次或重复收缩。患者可因全身肌阵挛发作而突然跌倒。常与其他发作形式合并存在。

4.失神发作　见于 5～14 岁的儿童。失神发作是短暂的意识中断,失去对周围的知觉,但无惊厥,也不会跌倒。病孩突然停止原来的活动,中断谈话,面色变白,双目凝视,手中所持物件可能跌落,有时眼睑、口角或上肢出现不易觉察的颤动,也可能机械地从事原先的活动,一般持续 10 秒。在青春期趋于消失,且少有致残。

5.非典型失神　表现与失神发作相似,发作和停止可能不如前者迅速。

6.失张力性发作　多在儿童期起病,表现为意识和姿位张力的突然丧失,造成颈垂、张口、肢体下垂或全身跌倒,不发生肌肉的强直性收缩,很快恢复正常。

五、实验室及其他检查

(一)脑电图

脑电图是诊断癫痫的一种重要方法。它不仅可以用于明确癫痫的诊断,也可用于确定癫痫的类型、监测治疗效果、客观评价预后。常见的癫痫放电类型有:棘波、尖波、棘-慢综合波、多棘-慢综合波、多棘波群等。脑电图检查可为诊断本病提供依据,但必须结合临床症状。

(二)CT 和 MRI

有助于发现新发癫痫的青少年和成人发作癫痫的病灶,对于有明确的病史和体征等提示为原发性全身性发作的可不作此项检查。

(三)SPECT 和 PET

SPECT 可检出致痫灶间歇期血流量减少,发作期血流量增加。PET 可发现复杂部分性发作致痫灶间歇期葡萄糖代谢减低,发作期代谢增加。

六、诊断与鉴别诊断

【诊断】

1.病史　癫痫诊断主要根据发作史,目击者对发作过程提供可靠的详细描述,包括发作的环境、过程,发作时姿态、面色、声音，有无肢体抽搐及大致顺序，发作后表现，有无怪异行为和精神失常，既往的发作史，发作的年龄、诱因，发作频率，有无产伤、头颅外伤、脑膜炎、脑炎、寄生虫感染史以及家族史等。

2.脑电图　脑电图是诊断癫痫最重要的辅助诊断依据。结合多种激发方法，特殊电极、长程或录像脑电图，阳性率在80%以上。即使在发作间歇期，50%以上的癫痫患者仍有异常的脑电图，脑电图对癫痫的发作类型及局限性癫痫的定位有重要意义。

3.影像学及实验室检查　通常脑部影像学检查如 CT、MRI、SPECT 及各种化验有助于明确继发性癫痫的病因。

【鉴别诊断】

1.癔症　复杂部分性发作有时需与癔症鉴别。癔症为发作性，突发突止，发作时无意识丧失，常有一定的情绪因素，总有他人在场，有夸张色彩，哭叫、挥臂踢腿，逐渐跌倒而不致伤，脸色正常，无咬舌、血沫，无尿失禁，发作时间相当长，经抚慰或暗示治疗后好转，能回忆发作经过。癔症发作时 EEG 无异常，而癫痫发作时 EEG 多有异常改变。

2.晕厥　晕厥因全脑短暂缺血引起意识丧失和跌倒。起病和恢复都较缓慢，大多有一定的原因（见血、疼痛刺激、湿热环境中久立、排尿等）。一开始可能有头昏、眼前发黑、心慌胸闷、恶心或冷汗等症状，平卧后可逐渐恢复。清醒后常有肢体发冷、乏力等。

七、中医病因病机

本病发病多与下列因素有关。

1.七情所伤　主要责之于惊恐。由于突然受大惊大恐，造成气机逆乱，肝肾受损，则易致阴不敛阳而生热生风。脾胃受损，则易致精微不布，痰浊内聚，一遇诱因，痰浊随气逆，或随火炎，或随风动，蒙闭心神清窍，诱发痫证。小儿脏腑娇嫩，元气未充，神气怯弱，或素蕴风痰，受惊后易发痫证。

2.先天因素　痫证幼年发病者与先天因素有密切关系，也就是说"病从胎气而得之"，古人多责之于"在母腹中时，其母有所大惊"所致，若母体突受惊恐，一则致气机逆乱，一则致精伤而肾亏，所谓"恐则精却"，母体精气耗伤，必使胎儿发育不良，出生后，易发痫证。

3.脑部外伤　跌仆撞击，或出生时难产，颅脑受损伤，使神志逆乱，昏不知人，气血瘀阻，则络脉不和，肢体抽搐，遂发痫证。

本病的基本病机为气机逆乱，风痰闭窍，元神失控。其病位在心、脾、肝、肾。不同的证类，病位中心有所不同，但大多数均影响于心而发病。一般而言，心、肝、肾、脾亏虚是本病主要病理基础，并由此而产生之风阳、痰火、血瘀是本病的重要因素。本病以风痰伏阻脏腑，感邪即发或感而不发，故临床可有先兆症状或无先兆症状，但无论有无先兆症状，都以起病急骤为特点。故其病性以肝风痰浊为主，又可以寒化或热化，总的病势是由实转虚，虚实夹杂。初起痰瘀阻滞，继则伤及心、脾，最终导致肝肾阴虚。

至于发作时间的久暂，间歇期的长短，则与气机顺逆和痰浊内聚程度、正气的盛衰有密切关系。久发耗伤精气，可致心肾亏虚；或气血不足，而见心脾两虚。

痫证的病机转化决定于正气的盛衰及风痰伏邪深浅。发病初期，风痰阻窍，肝郁化火生风，或痰火炽盛等以实证为主，因正气尚足，痰浊尚浅，易于康复；若日久不愈，损伤正气，首伤心脾，继损肝肾，加以伏邪凝结胶痼，表现虚实夹杂，则治愈较难，甚至神情呆滞，智力减退。

八、中医诊断及病证鉴别

多有先天因素或家族史,尤其病发于幼年者,关系密切。每因惊恐、劳累、情志过极、饮食不节或不洁、或头部外伤、或劳欲过度等诱发。起病多骤急,发作前常有眩晕、胸闷、叹息等先兆。癫痫的辨证首当辨别病情轻重。而判别本病的轻重取决于以下两个方面:一是病发持续时间之长短,一般持续时间长则病重,短则病轻;二是发作间隔时间之久暂,即间隔时间久则病轻,短暂则病重。其次,应辨证候之虚实。痫证之风痰闭阻、痰火扰神属实,而心脾两虚、肝肾亏虚属虚。发作期多实或实中夹虚,休止期多虚或虚中夹实,阳痫发作多实,阴痫发作多虚。

【病证鉴别】

1.中风病　痫证重证需与中风病相鉴别。本病重证与中风中脏腑均有突然仆倒、昏不知人的主症,而本病无半身不遂、口舌歪斜等症。中风病一般亦无本病之口吐涎沫、两目上视或发作怪叫等症。

2.厥证　厥证亦见突然仆倒、昏不知人,伴有面色苍白、四肢厥冷,而无口吐涎沫、两目上视、四肢抽搐和怪叫之见症。

3.痉证　都具有时发时止、四肢抽搐等相同症状。痫证口吐涎沫及类似猪羊叫声,且醒后与常人无别。痉证发时则四肢抽搐、角弓反张、身体强直,一般经治疗方可恢复,但往往有原发疾病的存在。

九、治疗

【治疗思路】

不论是原发性或继发性癫痫,中西医目前尚未能根治,其最重要的治疗是控制发作。应用抗癫痫药物治疗,是控制发作的最主要手段。药物治疗约70%的癫痫患者发作能获得控制,而有些部分性发作或症状性癫痫,可继续发展成为难治性癫痫。若经过充分正规的药物治疗,仍不能使发作控制于较为合理程度,甚至严重影响到日常生活的患者,或有明显固定的局限性癫痫灶的患者,可考虑外科手术治疗。同时可结合中医的辨证施治优势,在西药控制发作的前提下,可减低发作频率和延长发病的间隔时间。针对痫证发作时而言,以开窍复苏与息风定痫为重点。在发作时要控制发作,开窍醒神治其标,辅以豁痰息风,开窍定痫。在缓解期,祛邪补虚以治其本,可采用健脾化痰、补益肝肾、养心安神法治疗。

【西医治疗】

(一)发作时的处理

一般原则不少发作的时间极短,等他人发现时已经终止。若无意识障碍,无需特殊照顾。全身性强直-阵挛性发作应防止患者意识丧失、跌倒而遭受伤害。应让患者取侧卧位,防止唾液和呕吐物误吸入气管。将手帕或其他软物塞入患者张开的上下臼齿间,以防痉挛时的舌部咬伤,并将衣领及裤带解松,不要强按患者抽动的肢体。发作短时后自行终止,适当休息即可恢复。

(二)病因治疗

代谢紊乱如低血糖、低血钙等引起的发作,治疗要针对病因,代谢功能恢复后,会停止不发,脑瘤、囊肿或血管畸形在手术切除后也可能消除发作。服用酚噻嗪类、苯丙胺类、抗组胺类或氨茶碱等药物,铅、砷、四氯化碳或杀昆虫剂等中毒诱发的癫痫发作,应立即停止用药或接触。颅内感染给予针对致病因素的有效治疗。

（三）预防复发

在没有诱因情况下出现 2 次癫痫发作的患者，必须给予正规抗痫药物治疗，但发作稀疏，如 1 年或数年 1 次者，则无必要。

（四）药物控制

药物治疗为预防癫痫发作的基本手段，最理想的用药是以单个抗痫药物的最低有效剂量完全控制发作而无任何副作用，但临床上治疗上往往是以患者能耐受药物最少的副作用取得发作最大治疗效果，因此在单独应用可供选择的抗痫药物不理想时，应考虑合并药物治疗。联合用药时应逐渐调整剂量，密切注意药物的相互影响和可能出现的副作用和毒性反应。药物的选择：

1.全身性强直-阵挛性发作　多数患者可用以下一种药的适当剂量得到控制，但要具体根据患者对何种药物的副反应为最轻而选用。

（1）苯妥英钠：儿童开始剂量：50～100mg，每晚，用 1 周；然后每周增加 25～50mg。儿童维持剂量：5～8mg/（kg·d），每日分 2～3 次服。成人剂量：3～5mg/（kg·d）。

（2）卡马西平：儿童开始剂量：50mg 每晚，用 1 周，然后每周增加 50mg。儿童维持剂量：1 岁以内 100～200mg；1～5 岁 200～400mg；5～10 岁 400～600mg；10～15 岁 600～800mg，每日分 2～3 次服。成人剂量：10～20mg/（kg·d）。

（3）苯巴比妥：儿童开始剂量：每晚 15mg，用 1 周，然后每周增加 15mg。儿童维持剂量：3～5mg/（kg·d），每晚 1 次或每日分 2 次服；成人剂量：1.5～3mg/（kg·d）。

（4）丙戊酸钠：儿童开始剂量：每日 100～200mg，用 1 周，然后每周增加 100mg。儿童维持剂量：20～30mg/（kg·d），每日分 3 次服。成人剂量：10～20mg/（kg·d）。

2.其他原发性全身性发作　失神发作的首选药物为乙琥胺，其次为丙戊酸钠；二线药物为氯硝西泮。苯妥英钠、苯巴比妥可加重失神发作。非典型失神和肌阵挛发作较难控制，选用丙戊酸钠，也可应用氯硝西泮，但易产生耐药性。

3.部分性发作　简单部分性发作首选卡马西平，其次为苯妥英钠或苯巴比妥；二线为氯硝西泮。复杂部分性发作首选卡马西平，其次苯妥英钠；二线为扑痫酮或苯巴比妥。

4.癫痫持续状态　多数是由于癫痫患者的突然停用或减少原来长期在服用的抗痫药物，少数患者是因脑部感染、颅脑外伤或代谢性脑病等。除病因治疗外，应在最短时间内终止发作，并保持连续 24 小时以上。

（1）地西泮：为癫痫持续状态急救的首选药物。地西泮首剂量 10～20mg，注射速度＜2mg/min。地西泮静脉注射有效时间为 30～60 分钟，如静脉注射后发作未控制，半小时后可重复一次，或 50～100mg 地西泮溶于 5% 葡萄糖生理盐水 500ml 中，于 12 小时内静脉滴注完。地西泮对呼吸有抑止作用，甚至引起呼吸停顿。应有抢救呼吸的手段。使用时密切观察呼吸和血压。

（2）苯妥英钠：为长作用抗痫药。在注射地西泮控制发作后，通常需要防止其复发。在癫痫大发作持续状态时，主要用静脉注射，首次剂量为 150～250mg，速度不超过 50mg/min，达到总量 750～1250mg（15～18mg/kg）。此药不产生呼吸抑制，但对心脏有明显影响，能降低心肌传导性，如果注射较快，能使心率减慢、血压下降，注射速度过快时，可引起严重低血压、甚至心跳停止，因此，在缓慢静脉注射过程中，应严密注意心率和血压变化，应在心电图监护下注射。有糖尿病者忌用。

（3）异戊巴比妥钠：0.5～1.0g，溶于注射用水 10～20ml 内缓慢静脉注射。根据患者发作情况、呼吸、心率和血压调节注射速度。

（4）水合氯醛：多与上述药物配合使用，成人量 2～3g，儿童为 0.05g/kg，配成 10% 溶液，加等量生理盐水保留灌肠。大剂量使用可引起呼吸抑制、血压下降和抑制心肌收缩力。

发作难于控制者,必要时在 EEG 监护下全身麻醉,达到惊厥和痫样电活动都消失的程度。一开始应注意维护患者的呼吸道畅通和监测血压、心脏。反复全身性强直-阵挛性发作会引起脑水肿而使发作不易控制,可静脉快滴甘露醇等。

【中医治疗】

辨证论治

(一)发作期

1.阳痫

证候:病发前期多有眩晕,头痛而胀,胸闷乏力,喜呻欠等先兆症状,或无明显症状,旋即仆倒,不省人事,面色潮红或紫红,继之转为青紫或苍白,口唇青紫,牙关紧闭,两目上视,项背强直,四肢抽搐,口吐涎沫,或喉中痰鸣,或发猪羊叫,甚则二便自遗,移时苏醒。苏醒后除感疲乏、头痛外,一如常人,舌质红,苔多白腻或黄腻,脉弦或滑。

治法:急以开窍醒神,继以泻热涤痰息风。

方药:黄连解毒汤合定痫丸加减。

药用黄连、黄芩、黄柏、山栀子、贝母、胆南星、半夏、茯苓、橘皮、生姜、天麻、全蝎、僵蚕、琥珀、石菖蒲、远志、甘草等。热甚加清开灵注射液,或灌服安宫牛黄丸以清热醒脑开窍,或灌服紫雪丹清热镇痉。

2.阴痫

证候:发作时面色晦暗青灰,手足厥冷,昏愦,僵卧,肢体拘急,或抽搐时作,口吐涎沫。也有仅为呆木无知,不闻不见,不动不语;或动作中断,手中物件落地;或头突然向前倾下,又迅速抬起;或二目上吊数秒及至数分钟即可恢复,病发后对上述症状全然无知,多一日频作十数次或数十次。醒后周身疲乏,或如常人,舌质淡,苔白腻,脉多沉细或沉迟。

治法:息风涤痰,定痫开窍。

方药:半夏白术天麻汤合涤痰汤加减。

药用半夏、胆南星、橘红、茯苓、白术、党参、天麻、全蝎、蜈蚣、远志、石菖蒲等。昏愦,手足厥冷者,灌服苏合香丸芳香温化开窍,或加用参附注射液温阳补气固脱;出汗多者加参麦注射液益气固表;呕吐痰涎者加姜竹茹、白芥子化痰开结。

3.脱证

证候:持续不省人事,频频抽搐。偏阳衰者:伴面色苍白,汗出肢冷,鼻鼾息微,脉微欲绝;偏阴竭者:伴面红身热,躁动不安;息粗痰鸣,呕吐频频。

治法:益气固脱,化痰祛风,醒神开窍。

方药:予灌服安宫牛黄丸;偏阳衰者,予参附注射液静脉推注或静脉滴注;偏阴竭者,予参麦注射液静脉滴注。抽搐甚者予紫雪丹;喉中痰声沥沥者予竹沥膏开水化溶后灌服。待苏醒后始按上述辨证方案给药。

(二)恢复期

1.痰火扰神

证候:急躁易怒,心烦失眠,咳痰不爽,口苦咽干,便秘溲黄。病发后,症情加重,甚则彻夜难眠,目赤,舌红,苔黄腻,脉多沉滑而数。

治法:清泻肝火,化痰宁神。

方药:当归龙荟丸加减。

药用龙胆草、芦荟、青黛、大黄、黄连、黄芩、黄柏、山栀子、木香、当归、麝香等。若痰火壅实,大便秘结,方中大黄宜后下,取其迫下泻热之功用;彻夜难眠者加柏子仁、酸枣仁宁心定志。

2.风痰闭阻

证候:平素多有眩晕,胸闷,乏力,痰多,郁闷不悦,舌质红,苔白腻,脉滑有力。

治法:涤痰息风,镇痫开窍。

方药:定痫丸加减。

药用天麻、川贝母、全蝎、僵蚕、半夏、胆南星、橘红、石菖蒲、琥珀、远志、茯神、丹参、麦冬、姜汁、炙甘草等。抑郁者加香附、郁金以行气解郁;眩晕明显者加刺蒺藜平肝定眩;腹胀者加青皮、枳壳以行气消胀。

(三)休止期

1.心脾两虚

证候:反复发痫不愈,神疲乏力,心悸失眠,面色苍白,体瘦,纳呆,大便溏薄,舌质淡,苔白腻,脉细无力。

治法:补益心脾。

方药:归脾汤加减。

药用黄芪、党参、白术、茯苓、龙眼肉、炙甘草、酸枣仁、木香、当归、远志等。头晕痰多者如天麻、半夏、橘红息风涤痰;夜寐不安者加生龙骨、夜交藤以重镇安神;舌质淡黯,有瘀斑者,加丹参、红花行气活血化瘀。

2.肝肾阴虚

证候:痫病频作,神思恍惚,面色晦暗,头晕目眩,两目干涩,耳轮焦枯不泽,健忘失眠,腰膝酸软,大便干燥,舌红,苔薄黄,脉沉细而数。

治法:滋养肝肾。

方药:大补元煎加减。

药用人参、熟地黄、枸杞子、山药、当归、山茱萸、杜仲、炙甘草等。若肾精不足,大便于结者,加肉苁蓉以养阴润燥通便;手足心热甚者加地骨皮、丹皮清虚热;腰膝酸软明显者加桑寄生、续断补肾强腰;兼有痰热者可加天竺黄、竹茹清热化痰。

(李作伟)

第六节　神经衰弱

　　神经衰弱是由于大脑功能活动的长期过度紧张,导致大脑皮质内抑制过程减弱,以精神容易兴奋和脑力容易疲乏为特征,常伴情绪烦恼和心理生理症状的神经性障碍。这些症状不能归属于已存在的躯体疾病、脑器质性病变或某种特定的精神疾病,但病前可存在持久的情绪紧张或精神压力。本病属于中医的"郁证"范畴,中医按"郁证"进行辨治。

一、病因与发病机制

　　尚未完全清楚,目前认为主要有以下几个方面:

　　1.精神因素　凡能引起持续精神紧张和长期内心冲突的因素,如工作造成精神过度紧张,使神经活动处于强烈持久地紧张状态,精神活动能力减弱而导致本病。

　　2.个体素质　遗传因素、先天和后天形成的个体生理和心理特征与本病发生有关。如精神病患者、神经症患者均易患本病。

3.躯体因素 感染、中毒、脑外伤或其他躯体疾病均可导致本病发生。过度疲劳和营养不良、大量失血可能为本病发生提供条件。

二、临床表现

起病较缓慢,可能找到导致长期精神紧张的因素。少数病例无明显的外界原因。

1.衰弱症状 精力不足,反应迟钝,困倦疲乏,工作或学习稍久即不能集中精力,思考困难,效率下降。

2.兴奋症状 指向性思维发生困难,缺乏指向的思维活跃,精神易兴奋,不能自制。

3.情绪症状 易烦恼、易激动。可表现为工作、学习效率下降或精力不足而焦急、苦恼。但无广泛的焦虑或原因不明的心境低沉。

4.紧张性疼痛 情绪紧张可引起头痛、头胀和头部紧压感,颈项僵硬、酸胀、四肢、腰背肌肉酸痛等症状。

5.睡眠障碍 入睡困难,多梦,易醒,睡醒后不解乏,睡眠节律紊乱。

三、诊断与鉴别诊断

1.诊断依据 1994年7月制定的《中国精神病分类方案与诊断标准》,本病诊断标准如下:

(1)符合神经症的诊断标准。

(2)以脑功能衰弱为主要临床表现,至少有以下症状中的三项:①衰弱症状;②情绪症状;③兴奋症状;④肌肉紧张性疼痛;⑤睡眠障碍。

(3)不符合其他任何一种神经症的诊断。

2.鉴别诊断 神经症是一组精神障碍的总称。症状至少有下列1项:

(1)恐惧。

(2)强迫症状。

(3)惊恐发作。

(4)焦虑。

(5)躯体形式症状。

(6)躯体化症状。

(7)疑病症状。

(8)神经衰弱症状。

病程至少1个月,惊恐障碍则1个月内有3次惊恐发作,或首次发作后继发害怕再发的焦虑持续1个月。排除器质性精神障碍、精神活性物质与非成瘾物质所致精神障碍、各种精神病性障碍如精神分裂症与偏执性精神障碍、心境障碍等。

三、治疗

1.心理治疗 可分为集体指导和个别交谈,要态度和蔼,耐心听取患者的陈述,帮助患者认识疾病本质,解除顾虑,纠正不正确的看法,帮助患者分析病因,建议合理安排生活,指导用脑卫生。

2.药物治疗

(1)抗焦虑药:舒乐地西泮 1～2mg,或阿普唑仑 0.4～0.8mg,3/d。

(2)镇静催眠药:三唑仑 0.25～0.5mg,或硝西泮 5～10mg,或氯硝西泮 2～4mg,睡前服用,应交替、间断使用,避免出现药物依赖性。

(3)抗抑郁药:有焦虑、抑郁、早醒者可给予多虑平或阿米替林每次 25～50mg,睡前服用。

3.胰岛素低血糖治疗　对消化功能障碍、消瘦患者,有强壮和改善营养状态的效果。

四、预防

正确对待工作与学习,正确处理各种矛盾,积极参加体育锻炼和集体活动,可预防本病和加快康复。

（李作伟）

第七节　偏头痛

偏头痛是一种反复发作的神经血管紊乱性疾病。病因尚未完全明确,一般认为,可能与 5-羟色胺代谢紊乱有关,与遗传、内分泌、代谢、精神因素也有一定关系。临床可分为先兆偏头痛、无先兆偏头痛和特殊类型偏头痛 3 种。治疗的目的在于减轻或终止头痛发作缓解伴发症状,预防头痛复发。

本病属于中医"头痛""头风""脑风"等范畴',治疗多以平肝、息风、化痰、通络、止痛为主。

一、诊查要点

1.临床主要表现为一侧眶后或额颞部发作性搏动性钻痛、钝痛或刺痛,可扩展到半侧头部或全头部,每次发作可持续 4～72 小时,常伴有恶心、呕吐、畏光、畏声等症状。服镇痛药或睡眠后醒来头痛缓解。

2.发作频率不定,自每年 1 次至数次或每月 1 至数次不等,少数可每周发作数次。

3.女性多于男性,多在青春期、青年期起病,可有家族史。

4.有先兆偏头痛临床发作可分为 5 个阶段:前驱期、先兆期、头痛期、缓解期和后遗症期。

5.特殊类型偏头痛包括眼肌麻痹型偏头痛、偏瘫型偏头痛、基底动脉型偏头痛及偏头痛等位发作等。

二、西医治疗

1.前驱症状的治疗　可选用多潘立酮 10mg,口服,每日 3 次;或甲氧氯普胺 5～10mg,口服,每日 3 次。

2.先兆期治疗　可选用丙戊酸钠 0.2g,口服,每日 3 次;或德巴金 0.5g,口服,每日 1 次;或氟桂利嗪(西比灵)5mg,睡前服;或阿司匹林 50mg,睡前服。

3.头痛期治疗

(1)轻-中度头痛:宜避光、安静休息,可选用萘普生 0.5～0.75mg,睡前服;或布洛芬 0.6～1.2g,每日 1 次,饭时服。

(2)中-重度头痛:可选用酒石酸二氢麦角胺 0.25～1.0mg,肌内注射或静脉注射;或麦角胺 0.6～1.0mg,口服或 2.0mg 舌下或直肠给药;或曲马多 100mg,肌内注射,或 50～100mg/次,口服,1 日不超过 400mg。

（3）严重头痛：可选用酒石酸二氢麦角胺 1mg，肌内注射，或静脉注射；或可待因 15～60mg，口服；或氯丙嗪 12.5～25mg，肌内注射。

4.预防治疗　可选用普萘洛尔 10mg，口服，每日 3 次；或氟桂利嗪（西比灵）5mg，睡前服；或苯噻啶 0.5mg，口服，每日 3 次；或阿司匹林 75mg，睡前服；或多虑平 25mg，口服，每日 3 次；或丙戊酸钠 0.2g，口服，每日 3 次；或德巴金 0.5g，口服，每日 1 次。一般需持续 2 个月以上。

三、中医治疗

（一）辨证施治

1.风火上扰　头痛常为一侧，头痛且胀，或头痛如劈，或呈跳痛。颜面潮红，畏光羞明，心烦易怒，口燥咽干，失眠多梦。常有烦劳、外感等诱因。舌红，苔薄白或薄黄，脉弦或数。

治法：疏风清热泻火。

方药：散偏汤加减。川芎 12g，白芷 10g，赤芍 10g，白芍 15g，柴胡 8g，菊花 10g，钩藤 15g（后下），制香附 10g，甘草 5g。

加减：口干口苦，加栀子、龙胆草、夏枯草；痛如针刺，加桃仁、红花、全蝎；眩晕失眠，加珍珠母、龙骨、牡蛎。

2.肝阳上亢　头痛且胀，或呈跳痛，以一侧额颞部头痛多见。或头目眩晕，或心烦易怒，夜眠欠安，口苦口干。常因精神因素或值月经期加重。舌红苔黄，脉弦或弦细数。

治法：平肝潜阳。

方药：天麻钩藤饮加减。天麻 6g，钩藤 15g（后下），石决明 18g（先煎），杜仲 12g，川牛膝 10g，桑寄生 12g，刺蒺藜 12g，川芎 10g，当归 10g，黄芩 10g，甘草 5g。

加减：头角胀痛，目赤口苦，加龙胆草、栀子、夏枯草；头痛眩晕，腰膝酸软，加熟地黄、制何首乌、枸杞子、女贞子。

3.风痰阻络　头痛头胀，痛连目眶，沉重如裹，时发时止，缠绵不已，头晕胸闷或伴恶心、呕吐痰涎，纳呆食少。舌苔白腻，脉弦滑。

治法：祛风化痰，降浊开窍。

方药：半夏天麻白术汤加减。清半夏 10g，生白术 10g，天麻 6～9g，代赭石 30g（先煎），竹茹 10g，胆南星 6g，橘红 10g，钩藤 15g（后下），赤芍 12g，石菖蒲 9g，制地龙 12g，甘草 6g。

加减：舌苔厚腻，加厚朴、苍术；干呕、吐涎沫，加吴茱萸、生姜；痰浊久郁化热、口苦、苔黄腻，去白术，加陈胆星、黄芩、枳实、茯苓。

4.瘀血阻窍　头痛日久不愈，痛处固定，如锥如刺，面色晦暗。舌质暗紫，或有淤斑淤点，脉弦细数脉涩。

治法：活血通窍，化瘀止痛。

方药：通窍活血汤加减。川芎 10g，赤芍 10g，蔓荆子 10g，桃仁 10g，红花 10g，白芷 9g，僵蚕 10g，老葱 3 根，麝香 0.6g（分 2 次冲服）。

加减：疼痛剧烈，加全蝎、蜈蚣；兼夹寒邪，加细辛、吴茱萸。

5.气血两虚　头痛隐隐，遇劳加剧，面色萎黄，神疲乏力，少气懒言，头昏目眩，心悸少眠。舌淡体胖，边有齿印，苔白，脉细弦。

治法:益气养血。

方药:补中益气汤加减。炙黄芪 20g,炒白术 10g,党参 15g,陈皮 10g,升麻 6g,当归 10g,白芍 12g,熟地黄 12g,川芎 10g,白芷 10g,甘草 5g。

加减:心悸不寐,加酸枣仁、桂圆肉、炙远志。

(二)常用中成药

1.复方羊角胶囊　每服 1.25g,每日 3 次,用于各型偏头痛。

2.正天丸　每服 6g,每日 3 次,用于风寒、瘀血、血虚之偏头痛。

3.镇脑宁　每服 2~4 片,每日 3 次,用于肝气郁结、肝风内动之偏头痛。

4.太极通天口服液　每服 10ml,首日分别在各服后 1、2、4、6 小时后再服,以后每日 3 次,3 日为 1 个疗程,用于风邪上扰、瘀血阻滞之偏头痛。

5.养血清脑颗粒　每服 4g,每日 3 次,用于血虚肝旺之偏头痛。

(三)单方验方

"消瘀止痛汤",治疗瘀血阻络之偏头痛。基本方:当归 10g,川芎 10g,桃仁 10g,红花 10g,赤芍 10g,白芷 6g,川牛膝 10g,地龙 12g,甘草 5g,桔梗 6g,全蝎 3g(研粉分吞)。加减:因寒而诱发或遇寒加重,加细辛 4g(后下),桂枝 10g;因情志抑郁诱发而加重,加柴胡 6g,枳壳 10g,白芍 12g;肝郁化火,去白芷,加黄芩 10g,夏枯草 10g;肝阳偏亢,加钩藤 12g(后下),菊花 10g,生地黄 10g,白芍 12g;兼见恶心呕吐,加制半夏 10g,竹茹 10g;兼风痰,加白附子 6g,僵蚕 10g;瘀重,加土鳖虫 10g,血竭 6g;气虚,加黄芪 15g,党参 10g。

(四)外治法

定痛散塞　鼻药用细辛、徐长卿、川芎各 9g,蜈蚣 4 条,山柰 6g,冰片 0.6g,分别研成细末后和匀,用布一小块包药末少许塞鼻,左侧头痛塞右鼻孔,右侧头痛塞左鼻孔。每天换药 1~2 次,上药一料用完为 1 个疗程,疗程间隔 3~5 日。

四、预防与调护

1.注意气候变化,避免各种诱发因素。

2.头痛严重时,可在阴暗房间内卧床休息;保持安静,消除紧张和恐惧心理。

3.饮食需有营养,但宜清淡;有明显饮食诱发病史者,应忌食相关食物。

(李作伟)

参考文献

1.薛耀明.甲状腺疾病防治指导(第二版).北京:人民军医出版社,2015

2.陈宝荣,朱惠娟.内分泌及代谢性疾病.北京:北京科学技术出版社,2014

3.段文若.甲状腺疾病的诊断及个体化治疗.北京:人民卫生出版社,2012

4.施红.中西医结合内分泌与代谢性疾病.北京:科学出版社,2011

5.仝小林.糖尿病中医防治标准.北京:科学出版社,2016

6.徐春.糖尿病并发症治疗.北京:人民军医出版社,2014

7.王战建,宋庆芳,胡建军.糖尿病.北京:人民军医出版社,2011

8.丁国宪,杨涛.内分泌代谢性疾病临床处方手册(第二版).江苏:江苏科学技术出版社,2015

9.吕晓红.甲状腺疾病.北京:中国医药科技出版社,2014

10.邢小平.内分泌科诊疗常规.北京:中国医药科技出版社,2013

11.田建卿,张征,刘光辉.内分泌疾病诊治与病例分析.北京:人民军医出版社,2012

12.杨乃龙,袁鹰.内分泌科临床备忘录.北京:人民军医出版社,2011

13.惠国桢.垂体瘤(第二版).北京:人民军医出版社,2011

14.向红丁,李广智.糖尿病(第三版).北京:中国医药科技出版社,2013

15.喻陆.代谢综合征相关疾病临床药物使用指南.北京:人民军医出版社,2013

16.吕晓红.痛风.北京:中国医药科技出版社,2013

17.刘小海,冯铭,王任直.垂体腺瘤分型的历史、现状及展望.中国神经精神疾病杂志,2016,42(09):565-568

18.田佳星,赵林华,连凤梅,仝小林.中医药防治糖尿病研究进展述评.中医杂志,2015,56(24):2093-2097

19.汪会琴,胡如英,武海滨,俞敏.2型糖尿病报告发病率研究进展.浙江预防医学,2016,28(01):37-39+57

20.哈斯,郭玲玲,谷伟军,窦京涛,杨国庆,金楠,陈康,杜锦,臧丽,杨丽娟,郭清华,巴建明,吕朝晖,母义明.273例肌酸激酶增高的内分泌疾病病因构成分析.解放军医学院学报,2015,36(12):1165-1168

21.董芬,张彪,单广良.中国甲状腺癌的流行现状和影响因素.中国癌症杂志,2016,26(01):47-52

22.曹素艳.女性生殖内分泌疾病应用甾体激素的疗效观察.实用妇科内分泌杂志(电子版),2016,3(01):148+150

23.吴艳.妇科内分泌疾病的诊治与进展.实用妇科内分泌杂志(电子版),2016,3(03):121-122

24.巩纯秀.肾上腺危象处理.中国实用儿科杂志,2016,31(06):425-428

25.公媛媛.糖皮质激素治疗内分泌疾病的临床研究.吉林医学,2012,33(01):113-114

26.钟英.中西医结合治疗多囊卵巢综合征的研究近况.中医临床研究,2012,4(05):121-122

27.康继宏,宁光,吴家睿,管又飞.中国糖尿病防治研究的现状和挑战.转化医学研究(电子版),2012,2(03):1-24

28.陈茂胜.80例内分泌疾病致症状性高血压的误诊分析.深圳中西医结合杂志,2015,25(04):57-58

29.付鸿玉,刘海彤,金雪花.内分泌疾病临床治疗方法研究及其治疗效果观察.齐齐哈尔医学院学报,2015,36(04):510

30.荆红波.中西医结合治疗多囊卵巢综合征疗效观察.医药论坛杂志,2015,36(10):176-177

31.张丽娜,李保英.垂体前叶功能减退症的发病机制及治疗进展.疑难病杂志,2011,10(03):239-242

32.包继英,贾凤玲.中西医结合治疗多囊卵巢综合征致不孕18例.中国民族民间医药,2011,20(07):88

33.金美娟,王健,李进,俞红,黄璟,张惠峰.中西医结合治疗甲状腺功能亢进症疗效观察.浙江中医杂志,2011,46(09):659-660

34.王斌,林兰,倪青,苏诚炼.中西医结合防治内分泌代谢疾病进展.医学研究杂志,2011,40(08):19-22

35.张士良,于友三.中西医结合治疗甲亢腹泻38例.中国中医急症,2010,19(02):314-315

36.龙廷,于晓静,秦达念,马英,郭政,康玉明.代谢综合征与下丘脑功能改变.生理科学进展,2010,41(05):395-398

37.罗胜兰,俞敏,龚巍巍.甲状腺癌的流行现况及其危险因素.中国预防医学杂志,2013,14(04):317-322

38.刘石平,张志,周智广.284例糖尿病足患者的临床分析.中国动脉硬化杂志,2013,21(03):257-261

39.陈永刚,李云,安利杰,魏晓明,李俊娟,赵晓琳,孟令民,吴寿岭.高血压对糖尿病人群心脑血管事件的影响.中华高血压杂志,2013,21(04):346-351

40.付晓红,薛鑫诚,周培志,尹森林,姜曙.垂体瘤术后垂体功能变化及激素替代.四川大学学报(医学版),2013,44(03):448-451

41.李玲,臧莎莎,宋光耀.糖尿病足溃疡的危险因素与治疗进展.中国全科医学,2013,16(33):3159-3163